食品・医薬品 包装ハンドブック

■ 21世紀包装研究協会　編
監　修　　新田茂夫
編集委員長　横山理雄

Foods & Pharmaceuticals Packaging Handbook

幸書房

発刊にあたって

　包装は人から人へ物を手渡すに当たり，やさしく包み，入れ，保護し，その内容を表示・説明し，人がそれらを選ぶための情報伝達を担い，総じてそれら包装物の価値を高める役割を果たして来た．

　しかし，21世紀を目前に控え地球環境への対応という問題に直面して，包装分野も大きな転換期にさしかかっている．

　つまり，20世紀を支えてきた大量生産，大量販売，大量廃棄型の経済はもはや許されず，地球資源の効率的な活用で，持続的成長が可能な最適生産，最適消費，最小廃棄型（グリーン化）の21世紀型経済への歴史的転換が世界的に押し進められているのである．このようなパラダイムシフトが企業経営にも厳しく求められ，それは産業革命に匹敵する程の意識と生産様式の変革と言ってもよいだろう．

　私達の健康に直接関わりの深い，食品，医薬品業界にとっては，製品の安全性はもとより最重要課題であるが，21世紀における食品，医薬品包装も環境対応と安全性は大きな課題である．これらの包装分野では，1990年代初頭からいち早く環境適合性，安全・衛生性，バリアフリー性，高機能性の諸課題に取り組んできたが，こうした流れを受け今まで以上に見直され新しい試みが進んでいる．とりわけ軽量化，減量化，易処理化の包材開発が一段と活発化している．

　また，高齢化時代の到来を背景としたバリアフリー，循環型経済社会をにらんだ高機能化，そして廃棄物ゼロ化の一環として可食性包材の台頭も注目されている．

　欧州の最新の包材動向は，デザイン・フォ・エンバイロメントを重視した容器包装形態への見直しと開発が目立ち，その多くはリデュース（軽量化，減量化，薄肉化，減容化）と言われている．

●容器包装リサイクル法の完全実施

　わが国では，2000年4月より容器包装リサイクル法の完全実施に伴い，再商品化義務コストの削減が直接的なインパクトとなって総量削減を狙った軽量化，減容化が進んでいる．PETボトルの薄肉化は顕著な動きを示し，単に重量容器から軽量容器への代替だけでなく，包装材料の単体での軽量化，ワンウェイ・リターナブルを問わず容器包装の軽量化が一段と加速している．具体的には，ガラス容器からプラスチック容器へ，プラスチック容器からスタンディングパウチへ，ボトル容器からフィルムへ，紙器またはプラスチック容器からマイクロフルート段ボール箱（段高が低く段数の多い段ボールでオフセット直印刷可能）へと軽量化とともに他の包材への置換も進展している．

　さらに，1990年代後半よりレス・マテリアル（より少ない最小限の材料），リサイクル（再資源化），イージーディスポジション（易処理化）を環境要素としてアプローチが進められている．

●注目される新包材

　易処理化で注目されるのは，生分解性プラスチック（グリーンプラ）の出現である．現在のところ食品容器の素材としてはコストの問題や，実際に土の中で微生物などにより大地に還元（炭酸ガスと水に分解する）されるのか，分解された物質が安全なのかどうか，解決しなければならない技術的課題を抱えている．

　しかし，仮に焼却処理しても発熱量も炭酸ガスの発生量も従来のプラスチック樹脂の1/3から1/2と言われており，環境負荷の低いグリーンプラの諸問題が解決されれば21世紀の食品包装容器分野の主役となる可能性は極めて大きい．予想される用途としては，生鮮食品のトレー，即席食品容器，ファーストフードのトレーおよび容器，食品フィルム，紙パック・紙コップの内部コーティング，医薬品の被覆剤などがあげられる．

　また，ダイオキシン，環境ホルモンの規制強化のよって食品容器はかつてない変容を余儀なくされている．ダイオキシン防止の動きから脱PVCの包材開発，発泡ポリスチレン容器の内分泌かく乱化学物質の溶出で浮上した安全性指向から，基礎データに拠る「人間の健康と溶出物質の関係解明に基づく容器包装の基準づくり」が待望されている．

　高機能性については従来の機能に加え，新しい優れた機能を備えなければならない．酸素吸収性包装容器は，内部に酸素吸収剤（塩ビゾルコンパウンド）を練り込んだバリヤー容器，吸湿性包装材料は凍結乾燥食品の吸湿・固化防止機能を高め，ハイバリヤー透明蒸着包装材料は外部からの酸素透過を防止することが出来るので，詰替用のスタンディングパウチへの採用が期待されている．ガス選択透過性包材は，二酸化炭素の透過率を高めた包材で食品の膨張を防ぐとされている．

　これらの高機能性を持つ包材は21世紀初頭には数多く上市される可能性が大きい．

●高齢化・少子化・女性の社会進出

　2000年代は高齢化社会の到来で，バリアフリー包材の開発は急務である．利便性，機能性はもとより開封閉封の簡便化，選択・識別のしやすさ，持ちやすさ，取り出し・注ぎやすさをふまえてバリアフリーパッケージを見直す必要があろう．

　また，少子化・女性の社会進出，独身世帯の増加などにともない，生活スタイルは大きく変化しており，食事に対する意識や欲求も大きく変わってきている．

　その中の一つに，簡便で安全でおいしい食事を家庭で楽しみたいという生活者のニーズがある．これに対応する形としてHMR（Home Meal Replacement；家庭食事の置き換え）やMS（Meal Solution；食事の改善）が食品業界から始まっている．HMRやMS用のパッケージとしては，電子レンジ・オーブン適性，耐水性，耐油性，保温性，断熱性の機能を持つ食器型容器でテイクアウト後も調理容器，食器としての機能を併せ持つ環境配慮型のものが求められている．

　現在は，ペーパーディッシュ（紙絞りトレー）が活用されている．この容器は，近い将来環境対応の紙容器として脚光を浴びるものと思われる．

●医薬品包装

　人間の生命に直接影響を及ぼす医薬品包装は，遮光性，バリヤー性，密封性，安全性，衛

生性などが要求される．医薬品包装は多種多様であるが，最もポピュラーなのはPTP包装である．従来は加工適性や機械適性，廉価性などからPVCがPTP包装のメイン包材となっていたが，環境と安全性からPPへの転換が急速に進んでいる．

一方PTP包装では，誤飲防止が継続的課題である．

医療用チューブはアルミチューブが主流となり，一般大衆薬ではラミネートチューブが採用されている．

保守的といわれていた医薬品包装も時代を反映し変化の兆しを見せている．

以上，変化の激流にある食品・医薬品包装の特徴をのべたが，本書は，容器包装リサイクル法の完全実施，循環型社会への移行の変革期に当たって，食品包装，医薬品包装のメルクマールを当研究協会のメンバーおよびベテランの諸賢に解説して戴いたものである．

本書が読者諸氏に少しでもお役に立てば望外の喜びである．

最後に，本書出版に尽力いただいた幸書房 夏野出版部長に感謝申し上げる．

2000年6月

21世紀包装研究協会　会長　新田　茂夫

■編　　集　21世紀包装研究協会
　監　　修　新田　茂夫　21世紀包装研究協会　会長
　　　　　　　　　　　　高成(株)代表取締役　社長
　編集委員長　横山　理雄　神奈川大学　理学部　応用生物科学科　講師
　　　　　　　　　　　　石川県農業短期大学　名誉教授
　編集委員　平田　貞夫　国際環境研究所　極東ネットワーク　代表
　　　　　　水口　眞一　水口技術士事務所　所長
　　　　　　里見　弘治　(社)日本農林規格協会
　　　　　　三浦　秀雄　三共エール薬品(株)開発部　部長
　　　　　　大須賀　弘　ニットーパック(株)茨城工場長

■執　筆　者（執筆順）
　横山　理雄　神奈川大学　理学部　応用生物科学科　講師
　三浦　秀雄　三共エール薬品(株)開発部　部長
　瀬戸　義弘　(株)メイワパックス　技術開発本部　品質保証部　理事・部長
　門屋　　卓　神奈川大学　総合理学研究所　顧問
　水口　眞一　水口技術士事務所　所長
　葛良　忠彦　東洋製罐グループ綜合研究所　調査企画室　主任部員
　平田　貞夫　国際環境研究所　極東ネットワーク　代表
　猪狩恭一郎　バリヤー材料技術研究会　主宰
　広瀬　和彦　呉羽化学工業(株)食品研究所　所長
　山口　力男　尾池産業(株)包装材料部　部長
　井坂　　勤　(株)東洋紡パッケージング・プラン・サービス　代表取締役　社長
　小島　瞬治　東洋製罐(株)技術情報室　室長
　金井　隆市　(株)ピーシーシー包装研究所　大阪支所　支所長
　中川　善博　凸版印刷(株)パッケージ事業本部　包装研究所　主任研究員
　里見　弘治　(社)日本農林規格協会
　田中　好雄　呉羽化学工業(株)環境・安全・品質部　課長
　西出　　亨　食品コンサルタント
　加藤　　登　(株)紀文食品　供給本部　原材料仕入部　マネジャー
　石川　　豊　筑波大学　農林工学系　助教授
　太田　英明　中村学園大学　食物栄養学科　教授
　牧野　輝男　酪農学園大学　食品流通学科　教授
　佐伯　昌俊　キッコーマン(株)生産本部購買部　部長職
　桑垣　伝美　キッコーマン(株)商品開発室
　安平　仁美　安平発酵食品研究所　所長
　野田　治郎　キユーピー(株)研究所　課長
　加藤　孝之　カゴメ(株)総合研究所　商品開発研究部
　江川　和徳　新潟県農業総合研究所　食品研究センター　穀類食品科　科長

執筆者一覧

中江　利昭	中江食料技術研究所　所長	
法西皓一郎	(社)日本即席食品工業協会　事務局長	
下川　正明	森永製菓(株)研究所　包装・材料研究室　主席研究員	
鈴木　　明	(株)サトウ　技術部　取締役技術部長	
宮尾　茂雄	東京都立食品技術センター　研究室　主任研究員	
市橋　　進	カゴメ(株)品質環境推進部　環境推進グループ　部長	
鳥居　正樹	キリンビール(株)技術開発部　パッケージング研究所　所長	
五領田俊雄	東洋製罐(株)マーケティング部　プラスチック・フィルム容器開発担当課長	
金澤　俊行	(株)東京コールドチェーン　顧問	
天野　　肇	天野実業(株)代表取締役　社長	
中山　秀夫	中山技術士事務所　所長	
西田穣一郎	澁谷工業(株)プラント技術統轄本部　取締役　副本部長	
田端　修蔵	澁谷工業(株)PHPエンジ部　部長代理	
田中　義晴	大森機械工業(株)専務取締役	
松岡　秀明	東洋自動機(株)取締役　東日本営業本部長	
板屋　皓三	医薬品包装技術研究会	
松永　　容	アンリツ(株)産業機械事業部　第1開発部プロジェクトチーム　主任	
土井　義明	北海道電力(株)総合研究所　電気利用グループ　研究員	
園田　　務	藤沢薬品工業(株)医薬事業部　学術部　課長	
大須賀　弘	ニットーパック(株)茨城工場長	
辰濃　　隆	(社)日本食品衛生協会　食品衛生研究所　技術参与	
三田　浩三	大日本印刷(株)包装研究所　グループリーダー	
土田　拓生	武田ヘルスケア(株)製造部　取締役　製造部長	
矢野　俊博	石川県農業短期大学　食品科学科　教授	
髙藤　愼一	雪印乳業(株)取締役	
根橋　秀邦	雪印乳業(株)品質保証部　課長	

「食品・医薬品包装ハンドブック」

主要目次構成

●概　説
　概　説　1　21世紀の食品包装を展望して……………………………（目次頁：ix　　）2
　概　説　2　医薬品包装の現状とその展望……………………………（目次頁：ix　　）6
　概　説　3　包装の歴史と役割…………………………………………（目次頁：x　　）15

●第　1　編　包装材料と包装容器
　第1章　紙および紙製品と紙製容器……………………………………（目次頁：x　　）22
　第2章　プラスチックと包装容器………………………………………（目次頁：xii　　）53
　第3章　複合容器…………………………………………………………（目次頁：xvi　　）117
　第4章　金属と容器………………………………………………………（目次頁：xvii　　）136
　第5章　ガラスと容器……………………………………………………（目次頁：xix　　）162
　第6章　これからの包装材料・包装容器………………………………（目次頁：xx　　）171

●第　2　編　包装技法と評価
　第1章　包装技法と食品の保存…………………………………………（目次頁：xxi　　）184
　第2章　各種食品の包装特性と注目される次世代包装技法…………（目次頁：xxi　　）192
　第3章　医薬品の包装技法と品質保持…………………………………（目次頁：xxx　　）363
　第4章　評　価　法………………………………………………………（目次頁：xxxi　　）400

●第　3　編　次世代包装機械とシステム
　第1章　HACCP仕様のボトル詰無菌充填包装機……………………（目次頁：xxxii　　）412
　第2章　深絞り真空包装機………………………………………………（目次頁：xxxiv　　）429
　第3章　パウチ充填包装機と次世代機…………………………………（目次頁：xxxiv　　）438
　第4章　医薬品包装ラインの自動化……………………………………（目次頁：xxxv　　）444
　第5章　包装ラインの検査システム……………………………………（目次頁：xxxv　　）453

●第　4　編　包装食品における次世代殺菌システム
　第1章　従来技術と次世代技術の比較と評価…………………………（目次頁：xxxvi　　）462
　第2章　次世代殺菌システムとその技術………………………………（目次頁：xxxvi　　）468

●第　5　編　安全・衛生・環境と表示
　第1章　包装に関連する法規……………………………………………（目次頁：xxxvii　　）488
　第2章　安全・衛生………………………………………………………（目次頁：xxxviii　）507
　第3章　環境包装…………………………………………………………（目次頁：xxxx　　）543
　第4章　食品容器包装の情報・表示……………………………………（目次頁：xxxxii　　）567

「食品・医薬品包装ハンドブック」

目　　　次

●概　　説

概説1．21世紀の食品包装を展望して ……2

1. 21世紀初頭に人気を集める食品 ……2
2. 環境時代に適した機能性包装材料 ……2
   - 2-1 環境に対応した食品包装設計 ……2
   - 2-2 環境対応の機能性包装材料 ……2
   - 2-3 生分解性包装材料 ……3
3. 包装食品の安全を守るには ……3
   - 3-1 食品の安全対策 ……3
   - 3-2 HACCP方式による食品衛生管理 ……4
4. 食品の保存技術の進歩 ……4
   - 4-1 食品包装技法 ……4
   - 4-2 食品の微生物制御 ……5

概説2．医薬品包装の現状とその展望 ……6

1. 規制と医薬品包装 ……6
   - 1-1 GMPとバリデーション ……6
   - 1-2 日本薬局方改正 ……7
   - 1-3 添付文書関係 ……7
   - 1-4 固形医薬品の製造承認申請における製造方法欄への包装材質記載 ……7
   - 1-5 OTC医薬（大衆薬）品の販売に関する規制緩和 ……7
   - 1-6 小包装 ……8
2. 医薬品包装分野における合理化および品質向上 ……8
   - 2-1 表示材料設計上の合理化 ……8
   - 2-2 異種・異物混入防止 ……8
   - 2-3 計数的データによる安定性予測法の応用 ……8
3. 安全衛生性に関する若干の問題 ……8
   - 3-1 環境ホルモン問題 ……8
   - 3-2 シリコンの安全性 ……9
   - 3-3 アルミの衛生性 ……9
4. 新技術・新材料・新容器・新システム ……9
   - 4-1 メタロセン触媒ポリエチレン ……9
   - 4-2 環状ポリオレフィンポリマー ……9
   - 4-3 金属蒸着フィルム ……9

	4-4	新ガラス容器	10
	4-5	PEN, PET 容器	10
	4-6	PTP の動向	10
	4-7	ガラスびん用キャップ	10
	4-8	キット製品	11
	4-9	Powderject システム	11
	4-10	Blow-Fill-Seal システム	11
	4-11	そ の 他	11
5.	**バリアフリーデザイン（ユニバーサルデザイン）と使用性および誤飲・誤用**		**11**
	5-1	医療機関の要望	11
	5-2	添付文書および表示	12
	5-3	PTP 誤飲問題	12
	5-4	小児安全包装および改ざん防止包装	13
	5-5	高齢者向け包装	13
6.	**包装と環境問題**		**13**

概説3．包装の歴史と役割 ……………………………………………………………15

1. 包装の起源 …………………………………………………………………………15
2. 包装の歴史 …………………………………………………………………………15
3. 包装の発展 …………………………………………………………………………17
4. 包装の機能と一般的具備要件 ……………………………………………………18
5. 包装の役割 …………………………………………………………………………19

■第1編　包装材料と包装容器

第1章　紙および紙製品と紙製容器 ……………………………………………22

1.1 紙 ……………………………………………………………………………………22

1.1.1 紙系材料 ……………………………………………………………………22
1）紙 と は ……………………………………………………………………22
2）包装材料としての紙の長所と欠点 ……………………………………22
3）包装用紙について ………………………………………………………25
（1）包装用未加工紙 ……………………………………………………26
（2）加工紙とくに食品・医薬品包装材料としての紙 ………………28

1.2 紙　　　器 …………………………………………………………………………36

1.2.1 紙器とは ……………………………………………………………………36
1.2.2 包装の機能と紙器の役割 …………………………………………………36
1）保 護 機 能 ……………………………………………………………37
2）包装作業機能 ……………………………………………………………37
3）利 便 機 能 ……………………………………………………………37
4）経 済 機 能 ……………………………………………………………37

	5）商品機能 ··· 37
	6）衛生機能 ··· 37
	7）社会環境機能 ··· 37
1.2.3	紙器の特性 ··· 37
1.2.4	紙器の品質設計 ··· 38
1.2.5	紙器の分類と構造形態 ··· 38
	1）紙器の分類と呼称 ··· 38
	2）折りたたみ函 ··· 38
	（1）中舟式カートン ··· 38
	（2）一重式タックエンドカートン ······································· 40
	（3）一重式シールエンドカートン ······································· 40
	（4）一重式ボトムロックカートン ······································· 40
	（5）トレイ ··· 40
	（6）蓋付き折りたたみ函 ··· 41
	（7）その他変形カートン ··· 41
	3）組立函 ··· 41
	（1）人手による組立函 ··· 41
	（2）ロックカートン ··· 41
	（3）フォーミングカートン ··· 42
	4）貼り函 ··· 42
	5）特殊カートン ··· 42
	（1）キャリーカートン ··· 43
	（2）中仕切り函 ··· 43
	（3）ベンディング用紙カップ ··· 43
	（4）ディスプレイカートン ··· 43
	6）複合カートン ··· 43
	（1）保存用カップ容器 ··· 44
	（2）ラインドカートン ··· 44
1.2.6	紙器の製造工程 ··· 44
	1）受注から品質設計まで ··· 44
	（1）受注 ··· 44
	（2）商品企画 ··· 44
	（3）品質設計 ··· 44
	2）印刷 ··· 44
	3）表面加工 ··· 47
	（1）ビニル引き ··· 47
	（2）プレスコート ··· 47
	（3）フィルム貼り ··· 48
	（4）ワックス加工 ··· 48
	（5）エンボス加工 ··· 48
	（6）箔押し ··· 48
	4）打抜きとムシリ ··· 48

　　　　　（1）抜き型 …………………………………………………………………………48
　　　　　（2）罫線による折曲げの機構 ………………………………………………………48
　　　　　（3）打抜機の種類 ……………………………………………………………………48
　　　　　（4）印刷同時打抜機 …………………………………………………………………49
　　　　　（5）ムシリ ……………………………………………………………………………49
　　　5）製函・成形 ………………………………………………………………………………49
　　　　　（1）サックマシン ……………………………………………………………………49
　　　　　（2）スタウドマスター ………………………………………………………………49
　　　　　（3）フレームシールマシン …………………………………………………………49
　　　　　（4）紙カップ成形機 …………………………………………………………………49
　　　　　（5）トレイ容器成形機 ………………………………………………………………50
　　　　　（6）コンポジット容器（筒状容器）成形機 ………………………………………50
　　　6）包装・保管とユーザーにおける充填 …………………………………………………50
　1.2.7　機能を持たせた主な紙器 ………………………………………………………………50
　　　1）発泡カートン ……………………………………………………………………………50
　　　2）紙ブリスター ……………………………………………………………………………50
　　　3）バリアフリー対応エンボスカートン …………………………………………………50
　　　4）F段の利用 ………………………………………………………………………………50
　　　5）HMR対応容器 …………………………………………………………………………51
　　　6）クリスピーカートン ……………………………………………………………………51
　1.2.8　紙器の動向と将来 ………………………………………………………………………51
　　　1）紙と森林資源 ……………………………………………………………………………51
　　　2）紙器の将来動向 …………………………………………………………………………51

第2章　プラスチックと包装容器 …………………………………………………………53

2.1　プラスチック包装材料 ………………………………………………………………53
2.1.1　プラスチック材料 …………………………………………………………………53
　　　1）プラスチックの分類 ……………………………………………………………………53
　　　　　（1）熱可塑性高分子と熱硬化性高分子 ……………………………………………53
　　　　　（2）結晶性高分子と非晶性高分子 …………………………………………………53
　　　2）高分子構造 ………………………………………………………………………………53
　　　　　（1）高分子一次構造 …………………………………………………………………53
　　　　　（2）高分子固体構造 …………………………………………………………………54
　　　　　（3）結晶化度 …………………………………………………………………………54
　　　　　（4）分子配向 …………………………………………………………………………54
　　　3）各種包装用プラスチック ………………………………………………………………55
　　　　　（1）ポリエチレン（PE）……………………………………………………………55
　　　　　（2）ポリプロピレン（PP）…………………………………………………………55
　　　　　（3）ポリスチレン（PS）……………………………………………………………55
　　　　　（4）ポリエチレンテレフタレート（PET）…………………………………………56
　　　　　（5）ナイロン（NY）…………………………………………………………………56

　　　　（6）ポリ塩化ビニル（PVC） ··56
　　　　（7）エチレンビニルアルコール共重合体（EVOH） ·······························56
　　　　（8）ポリ塩化ビニリデン（PVDC） ··56
　2.1.2 包装用プラスチックの要求特性 ··56
　　　1）ガスバリヤー性と水蒸気バリヤー性 ··56
　　　2）非 収 着 性 ···58
　　　3）耐 熱 性 ···58
　　　4）材 料 強 度 ···58
　2.1.3 フィルム包装 ···58
　　　1）フィルムの製造方法 ··58
　　　2）フィルムの表面処理およびコーティング ··59
　　　3）ラミネーション方法 ··59
　　　　（1）ドライラミネーション ··59
　　　　（2）無溶剤ラミネーション ··59
　　　　（3）押出ラミネーション ··60
　　　　（4）ヒートラミネーション ··60
　　　　（5）共押出ラミネーション ··60
　　　4）単体フィルム包装 ···61
　　　5）多層フィルム包装 ···61
　2.1.4 レトルトパウチ包装 ··61
　2.1.5 酸素吸収性包装材料 ··62
2.2 プラスチック包装容器 ···**64**
　2.2.1 プラスチック包装容器の概観 ··64
　2.2.2 フィルム包装と容器包装 ··66
　2.2.3 プラスチックの種類と包装材料としての特徴 ··66
　　　1）用語の定義 ···66
　　　2）分子構造による合成樹脂の分類 ···66
　　　　（1）モノマーのポリマー化 ··66
　　　　（2）熱可塑性樹脂と熱硬化性樹脂 ···67
　　　　（3）ホモポリマーとコポリマー ···67
　　　　（4）結晶性樹脂と非結晶性（非晶性あるいは無定形）樹脂 ·················67
　　　　（5）親水性樹脂と疎水性樹脂 ··68
　　　3）プラスチックの包装材料としての長所と短所 ····································69
　　　4）主要合成樹脂の略号 ··70
　　　5）汎用プラスチックの特徴 ···70
　　　　（1）低密度ポリエチレン（LDPE） ··70
　　　　（2）高密度ポリエチレン（HDPE） ···71
　　　　（3）ポリプロピレン（PP） ··71
　　　　（4）塩化ビニル樹脂，ポリ塩化ビニル（PVC） ······························71
　　　　（5）ポリ塩化ビニリデン（PVDC） ···71
　　　　（6）ポリカーボネート（PC） ··72
　　　　（7）ポリスチレン（PS） ···72

　　　　　　（8）ポリエチレンテレフタレート（PET） ……………………………72
　　　　　　（9）その他成形容器に用いられる合成樹脂 ……………………………72
　　　6）主なプラスチックフィルムの性能 …………………………………………72
　　2.2.4　プラスチック成形容器の製造方法 …………………………………………74
　　　1）圧縮成形およびトランスファー成形 ………………………………………74
　　　2）注 型 成 形 ……………………………………………………………………75
　　　3）射 出 成 形 ……………………………………………………………………75
　　　　　　（1）プランジャー式射出装置によるもの ……………………………75
　　　　　　（2）プリプラ式射出装置によるもの …………………………………75
　　　　　　（3）インラインスクリュー式射出装置によるもの …………………76
　　　4）押 出 成 形 ……………………………………………………………………76
　　　5）中空（ブロー）成形 …………………………………………………………77
　　　　　　（1）ダイレクトブロー法 ………………………………………………78
　　　　　　（2）延伸ブロー法 ………………………………………………………80
　　　6）熱 成 形 ………………………………………………………………………80
　　　　　　（1）ストレート成形法 …………………………………………………81
　　　　　　（2）ドレープ成形法 ……………………………………………………81
　　　　　　（3）プラグアシスト法 …………………………………………………81
　　　　　　（4）エアブロー法 ………………………………………………………81
　　　　　　（5）その他の成形法 ……………………………………………………82
　　2.2.5　プラスチック包装容器の今後 …………………………………………………82
　2.3　機能性包装材料 ……………………………………………………………………83
　　2.3.1　バリヤープラスチック包装材料 ………………………………………………83
　　　1）バリヤープラスチックの発展 ………………………………………………83
　　　2）バリヤー材料開発と技術的背景 ……………………………………………83
　　　3）高分子材料中のガスの透過および包装材料としてのガスの透過 ………85
　　　　　　（1）高分子材料中のガスの透過 ………………………………………85
　　　　　　（2）包装材料としてのガスの透過 ……………………………………85
　　　4）バリヤー材料概説 ……………………………………………………………86
　　　5）最近のバリヤー材料の動向 …………………………………………………87
　　　　　　（1）共押出フィルム ……………………………………………………87
　　　　　　（2）無機物蒸着フィルム ………………………………………………87
　　　　　　（3）コーティングによるバリヤーフィルム …………………………87
　　　　　　（4）既存のバリヤー樹脂の改質（EVOH） …………………………88
　　　6）注目される新技術 ……………………………………………………………88
　　2.3.2　ガス選択透過性プラスチック包装材料 ………………………………………89
　　　1）高分子膜のガス選択透過機構 ………………………………………………90
　　　　　　（1）細孔モデル …………………………………………………………90
　　　　　　（2）溶解・拡散モデル …………………………………………………91
　　　　　　（3）促進輸送モデル ……………………………………………………91
　　　2）食品用包装材料にガス選択透過機能が要求される場面 …………………92
　　　　　　（1）包材設計の要点 ……………………………………………………93

	（2） ナチュラルチーズの包装	93
	（3） 剝きニンニクの包装	94

2.3.3 透明蒸着フィルム ...96
　　1）透明蒸着フィルムの登場の背景 ...96
　　2）透明蒸着フィルムの市場展開 ...96
　　3）透明蒸着フィルムの製造法 ...98
　　　（1） 物理蒸着法（PVD法） ...98
　　　（2） 化学蒸着法（CVD法） ...99
　　4）透明蒸着フィルムの特徴 ...100
　　5）透明蒸着フィルムの性能 ...100
　　　（1） バリヤー性 ...100
　　　（2） 透　明　性 ...101
　　　（3） 保　香　性 ...101
　　　（4） 耐 屈 曲 性 ...101
　　　（5） 電子レンジ適性 ...102
　　　（6） 金属探知器適性 ...102
　　　（7） 各種加工適性 ...102
　　6）今後の展開 ...104
　　　（1） ONY（延伸ナイロン）およびOPPフィルムの蒸着 ...104
　　　（2） 蒸着膜質の改良 ...105

2.3.4 帯電防止フィルム ...105
　　1）静電気の発生原因 ...105
　　　（1） 摩 擦 帯 電 ...105
　　　（2） 誘 電 帯 電 ...105
　　　（3） コロナ帯電 ...105
　　2）帯電防止の基本技術と帯電防止フィルム ...105
　　　（1） 帯電防止剤による帯電防止 ...105
　　　（2） 電子電導型帯電防止PETフィルム ...110
　　　（3） 高分子型帯電防止タイプ ...111
　　　（4） 静電誘導型帯電防止 ...111
　　　（5） 導電性材料による帯電防止 ...111
　　　（6） 静電シールド性帯電防止 ...112
　　3）帯電防止フィルムの使用例 ...112
　　4）今後の展望 ...112

2.3.5 透過性フィルム ...112
　　1）フィルムの透過性能に影響する因子 ...112
　　　（1） ポリマーの化学的構造 ...112
　　　（2） 結 晶 化 度 ...112
　　　（3） ガラス転移温度（Tg） ...112
　　　（4） 溶解度指数 ...113
　　　（5） 自 由 体 積 ...113
　　　（6） 水 素 結 合 ...113

　　　　（7）分子配向度 …………………………………………………………………………113
　　　　（8）温　　度 …………………………………………………………………………113
　　2）非多孔透過性フィルム ……………………………………………………………………114
　　　　（1）ポリ4メチルペンテン-1 フィルム …………………………………………………114
　　　　（2）透湿性ポリエステルフィルム ………………………………………………………114
　　3）延伸による空洞含有フィルム ……………………………………………………………114
　　4）有孔フィルム ………………………………………………………………………………114
　　　　（1）熱針による機械的穿孔 ………………………………………………………………115
　　　　（2）溶　融　法 ……………………………………………………………………………115
　　　　（3）電気的方法 ……………………………………………………………………………115
　　　　（4）最新の技術 ……………………………………………………………………………115
　　5）透過性フィルムの用途 ……………………………………………………………………115
　　　　（1）青果物鮮度保持包装，菌床栽培 ……………………………………………………115
　　　　（2）メディカル，ヘルスケア，サニタリー分野 ………………………………………116
　　　　（3）食品包装用途 …………………………………………………………………………116
　　　　（4）産　業　資　材 ………………………………………………………………………116
　　　　（5）そ　の　他 ……………………………………………………………………………116
　　6）今後の展望 …………………………………………………………………………………116

第3章　複合容器 ……………………………………………………………………………117

3.1　複合容器とは …………………………………………………………………………………117
3.2　複合液体紙容器の用途別分類 ………………………………………………………………117
　3.2.1　パーソナル・ユース（個人用）……………………………………………………………117
　3.2.2　ファミリー・ユース（家庭用）……………………………………………………………118
　3.2.3　インダストリーユース（業務用）…………………………………………………………118
3.3　流通の違いによる複合容器の構成と端面処理 ……………………………………………119
　3.3.1　低温流通用と常温流通用の容器の違い …………………………………………………119
　3.3.2　端面処理方法 ………………………………………………………………………………119
3.4　各種複合紙容器の形態 ………………………………………………………………………120
　3.4.1　正四面体容器 ………………………………………………………………………………120
　3.4.2　屋根形容器（ゲーベルトップ）……………………………………………………………120
　　1）低温流通用容器 ………………………………………………………………………………120
　　2）常温流通用容器 ………………………………………………………………………………121
　　3）充填・包装ライン ……………………………………………………………………………122
　3.4.3　レンガ状形容器（ブリックタイプ）………………………………………………………123
　3.4.4　その他の変形容器 …………………………………………………………………………123
　3.4.5　折込みシール形紙カップ，円錐容器 ……………………………………………………124
　3.4.6　トレイ形複合容器（蓋材シール）…………………………………………………………125
　3.4.7　直方体形容器 ………………………………………………………………………………125
　　1）平巻被せ蓋形式容器（ハイパー）……………………………………………………………125
　　2）平巻被せ蓋形式容器（セカキャン；CEKA-CAN）…………………………………………125

目 次—第1編 包装材料と包装容器

　　　3.4.8　保存用複合カップ容器 ……………………………………………………………126
　　　　　　1）低温流通用カップ（蓋シール） …………………………………………126
　　　　　　2）常温流通用カップ ……………………………………………………………127
　　　3.4.9　円柱形容器（平巻ストレート缶） ………………………………………………127
　　　　　　1）減圧吸収ストレート容器 ……………………………………………………127
　　　　　　2）カートカン ……………………………………………………………………128
　　　3.4.10　インサート成形容器およびカップ ……………………………………………128
　　　　　　1）射出成形時のインサート容器 ………………………………………………128
　　　　　　2）シート成形時のインサート成形容器 ………………………………………129
　　　3.4.11　コンポジット缶 ……………………………………………………………………129
　　　　　　1）スパイラル缶 …………………………………………………………………129
　　　　　　2）平巻ストレート缶 ……………………………………………………………130
　　　3.4.12　バッグ・イン・ボックス（BIB；Bag in Box） ……………………………130
　　　3.4.13　バッグ・イン・カートン（BIC；Bag in Carton） …………………………130
　　　3.4.14　ボトル・イン・ボックス（Bottle in Box） ……………………………………131
　　　3.4.15　ラインドカートン（Lined Carton） ……………………………………………131
　　　3.4.16　二重容器と各種断熱カップ ………………………………………………………132
　　　3.4.17　電子レンジ用耐熱複合容器 ………………………………………………………133
　3.5　液体紙容器の製造（ゲーベルトップタイプ） ……………………………………………**133**
　3.6　飲料用紙容器の保存技法 ……………………………………………………………………**135**
　3.7　複合紙容器の現状と将来 ……………………………………………………………………**135**

第4章　金属と容器 ……………………………………………………………………………**136**

　4.1　金属容器 ………………………………………………………………………………………**136**
　　　4.1.1　金属缶の歴史と特徴 …………………………………………………………………136
　　　4.1.2　金属缶の種類と製造方法，用途 ……………………………………………………136
　　　　　　1）3ピース缶 ……………………………………………………………………136
　　　　　　　（1）はんだ缶 ………………………………………………………………137
　　　　　　　（2）接着缶 …………………………………………………………………137
　　　　　　　（3）溶接缶 …………………………………………………………………138
　　　　　　2）2ピース缶 ……………………………………………………………………139
　　　　　　　（1）DI缶 ……………………………………………………………………139
　　　　　　　（2）TULC …………………………………………………………………139
　　　　　　　（3）DRD缶 …………………………………………………………………140
　　　　　　　（4）打抜缶 …………………………………………………………………140
　　　　　　　（5）インパクト缶 …………………………………………………………140
　　　4.1.3　金属缶の市場 …………………………………………………………………………140
　　　4.1.4　金属缶の特徴比較 ……………………………………………………………………142
　　　　　　1）スチールとアルミニウム（素材） …………………………………………142
　　　　　　2）2ピース缶と3ピース缶（形態） …………………………………………143
　　　　　　3）DI缶とTULC（形態） ………………………………………………………143

4.1.5 リサイクル特性 144
1）アルミニウム缶のリサイクル 144
2）スチール缶のリサイクル 144
4.1.6 金属缶の将来予想 145
1）PETボトルとの競合 145
2）将来の金属缶 146
3）環境ホルモン問題 146

4.2 アルミニウム箔と容器 **147**
4.2.1 アルミニウム箔（アルミ箔）の需要の概要 147
4.2.2 アルミ箔の製造方法 148
4.2.3 アルミ箔の種類 148
1）純度および合金成分による分類 148
2）製造工程の違いによる分類 148
　（1）硬質箔と軟質箔 148
　（2）片つや箔と両つや箔 150
3）JISに規定されるアルミ箔の寸法 150
4.2.4 アルミ箔の特性 151
1）アルミ箔の特徴 151
2）アルミ箔の物理的性質 151
　（1）機械的性質 151
　（2）透湿度とピンホール 151
　（3）光の反射および遮光 152
　（4）熱の反射 153
　（5）表面物性 153
3）アルミ箔の化学的性質 155
4.2.5 アルミ箔の加工 155
1）アルミ箔の貼合加工（ラミネート） 155
　（1）ウェットラミネート（湿式貼合） 155
　（2）ドライラミネート（乾式貼合） 155
　（3）ホットメルトラミネート（ワックス貼合） 155
　（4）エクストルージョンラミネート（押出式貼合） 155
2）樹脂コート加工（コーティング） 157
3）印刷，着色加工 157
4）型付け加工 157
5）成形加工 159
　（1）容器の種類と用途 159
　（2）成形用アルミ箔材料 159
　（3）成形方法 160
4.2.6 アルミ箔の用途 160
1）包装材料 160
2）その他の材料 160

第5章　ガラスと容器 ………………………………………………………………162

5.1　ガラスとは …………………………………………………………………162
5.1.1　ガラスの定義 …………………………………………………………162
5.1.2　ガラスの構造 …………………………………………………………162
5.1.3　ガラスの分類 …………………………………………………………162
1）石英ガラス ………………………………………………………162
2）ソーダ石灰ガラス（ソーダライムガラス）…………………162
3）ホウケイ酸ガラス ………………………………………………163
4）鉛ガラス …………………………………………………………163

5.2　ガラスびんの製造方法 ……………………………………………………163
5.2.1　原　料 …………………………………………………………………163
1）主原料 ……………………………………………………………163
2）副原料 ……………………………………………………………163
3）カレット …………………………………………………………163
4）調合と組成 ………………………………………………………163
5.2.2　溶　解 …………………………………………………………………164
1）溶解炉 ……………………………………………………………164
2）溶解工程と分配 …………………………………………………164
5.2.3　成　形 …………………………………………………………………165
1）ブローアンドブロー法 …………………………………………165
2）プレスアンドブロー法 …………………………………………166
5.2.4　徐　冷 …………………………………………………………………167
5.2.5　表面処理 ………………………………………………………………167
1）内面処理 …………………………………………………………167
2）外面保護処理 ……………………………………………………167
3）表面強化処理 ……………………………………………………168
5.2.6　検　査 …………………………………………………………………168
1）光学検査装置 ……………………………………………………168
2）厚み測定 …………………………………………………………168
3）寸法測定 …………………………………………………………168
5.2.7　プラスチック・コーティング ………………………………………168
5.2.8　装　飾 …………………………………………………………………168
1）フロスト加工およびエッチング ………………………………168
2）印　刷 ……………………………………………………………168
3）ラベリング ………………………………………………………169

5.3　ガラスびんの品質管理 ……………………………………………………169
5.3.1　重量，容量，および寸法 ……………………………………………169
5.3.2　強　度 …………………………………………………………………169
1）耐内圧強度 ………………………………………………………169
2）機械衝撃強度 ……………………………………………………169
3）熱衝撃強度 ………………………………………………………169

　　　　4）そ の 他 ……………………………………………………………………169
　　5.3.3　化学的耐久性 …………………………………………………………………170
5.4　ガラスびんの環境への対応 ……………………………………………………………170

第6章　これからの包装材料・包装容器 …………………………………………………171

6.1　包装に求められる機能の変化 …………………………………………………………171
6.2　ユニバーサルデザイン …………………………………………………………………171
　6.2.1　バリアフリーとユニバーサルデザイン ………………………………………171
　6.2.2　パッケージにおけるバリアー …………………………………………………172
　6.2.3　パッケージのユニバーサルデザイン …………………………………………173
　　1）購　入　時 ………………………………………………………………………173
　　　（1）識　別　性 …………………………………………………………………173
　　　（2）運　搬　性 …………………………………………………………………173
　　2）使　用　時 ………………………………………………………………………173
　　　（1）開　封　性 …………………………………………………………………173
　　　（2）使　用　性 …………………………………………………………………174
　　　（3）安　全　性 …………………………………………………………………174
　　3）保　管　時 ………………………………………………………………………174
　　　（1）収　納　性 …………………………………………………………………174
　　　（2）再　封　性 …………………………………………………………………174
　　4）廃　棄　時 ………………………………………………………………………174
　　　（1）分　別　性 …………………………………………………………………174
　　　（2）処　理　性 …………………………………………………………………174
　　5）表　　　示 ………………………………………………………………………175
　　　（1）表 示 場 所 …………………………………………………………………175
　　　（2）表 示 内 容 …………………………………………………………………175
　　　（3）文 字 と 色 …………………………………………………………………175
　6.2.4　バリアフリー，ユニバーサルデザインの追求 ………………………………175
　　1）バリアフリーの規格化 …………………………………………………………175
　　2）ユニバーサルデザインの推進 …………………………………………………176
6.3　ミール・ソリューションとホーム・ミール・リプレイスメント対応 ……………176
　6.3.1　日本における食生活の変化 ……………………………………………………176
　6.3.2　ミール・ソリューションとホーム・ミール・リプレイスメント …………177
　6.3.3　MS・HMR対応パッケージ ……………………………………………………177
　　1）MS・HMR対応パッケージの機能 ……………………………………………177
　　2）MS・HMR用パッケージ ………………………………………………………178
6.4　環境対応容器 ……………………………………………………………………………178
　6.4.1　パッケージとごみ問題 …………………………………………………………178
　6.4.2　環境対応型パッケージ …………………………………………………………178
　　1）環境対応型パッケージの種類 …………………………………………………178
　　2）リサイクル対応パッケージ ……………………………………………………179

3）リユース対応パッケージ ··· 179
　　　4）減量化パッケージ ··· 179
　　　5）易焼却パッケージ ··· 180
　　　6）易減容化パッケージ ··· 180
　6.4.3　これからの環境対応型パッケージ ··· 180

■第2編　包装技法と評価

第1章　包装技法と食品の保存 ··· 184

1.1　微生物による劣化とその防止 ··· 185
　1.1.1　無菌包装（無菌充填包装） ··· 185
　　　1）無菌包装のメリット ··· 186
　　　2）食品の殺菌 ··· 186
　　　3）包装容器（包装材料）の殺菌 ··· 186
　　　4）無菌包装における無菌レベル ··· 186
　1.1.2　無菌化包装 ··· 187
　1.1.3　ガス置換包装 ··· 188
　　　1）置換ガスの微生物に対する作用 ··· 188
　　　2）ガス置換包装のメリット，デメリット ··· 188
　　　3）包装材料 ··· 188

1.2　化学的劣化（酸化）と包装による防止 ··· 189
　1.2.1　包材の酸素透過度 ··· 189
　1.2.2　光線の影響 ··· 189
　1.2.3　包装による酸化防止 ··· 190
　1.2.4　包材の酸素透過度と食品のシェルフライフ ································· 190

1.3　物理的劣化と包装による防止 ··· 191

第2章　各種食品の包装特性と注目される次世代包装技法 ····················· 192

2.1　食肉と食肉製品の包装 ··· 192
　2.1.1　変わりゆく食肉産業の現状と21世紀への展望 ····························· 192
　2.1.2　食肉と食肉製品の包装の歴史 ··· 192
　2.1.3　食肉と食肉製品の包装としくみ ··· 192
　　　1）包装のしくみと全体像 ··· 192
　　　2）包装材料の分類と用途 ··· 193
　2.1.4　食肉と食肉製品の包装と流通の実際 ··· 194
　　　1）食　　肉 ··· 194
　　　　（1）チルドビーフ，ポークの流通 ··· 194
　　　　（2）食肉の包装材料として必要な諸物性 ······································· 195
　　　　（3）収縮，非収縮バッグ，パウチ ··· 196
　　　2）食肉製品 ··· 196

　　　　　　（1）ハム，ソーセージ，ベーコン，焼肉の流通 …………………………………196
　　　　　　（2）食肉製品の包装材料として必要な諸物性 ……………………………………196
　　2.1.5　包装された食肉と食肉製品の保存性 …………………………………………………197
　2.2　魚肉ソーセージおよび水産品の包装……………………………………………………**200**
　　2.2.1　魚肉ハム，ソーセージ …………………………………………………………………200
　　　　1）歴　　史 ……………………………………………………………………………200
　　　　2）製　造　工　程 ……………………………………………………………………200
　　　　3）魚肉ハム，ソーセージの包装の問題点 …………………………………………201
　　　　　（1）ケーシング ………………………………………………………………………201
　　　　　（2）結　　紮 …………………………………………………………………………202
　　　　　（3）UV（紫外線）対策 ……………………………………………………………202
　　　　　（4）ピンホール ………………………………………………………………………203
　　　　　（5）ケーシング開口性 ………………………………………………………………203
　　　　　（6）ケーシング密着性ほか …………………………………………………………203
　　　　　（7）ロールフィルムの蛇行 …………………………………………………………204
　　　　　（8）外　　装 …………………………………………………………………………204
　　　　4）食品添加物以外での保存技法 ……………………………………………………204
　　2.2.2　その他の水産物 …………………………………………………………………………206
　　　　1）FDAの衛生規格と日本の水産物の問題点 ……………………………………206
　　　　2）イ　ク　ラ …………………………………………………………………………206
　　2.2.3　これからの水産品の包装 ………………………………………………………………209
　2.3　水産練り製品の包装………………………………………………………………………**210**
　　2.3.1　練り製品の概要 …………………………………………………………………………210
　　2.3.2　練り製品の包装と概要 …………………………………………………………………211
　　　　1）簡易包装製品の変敗 ………………………………………………………………211
　　　　2）完全密封包装製品の変敗 …………………………………………………………213
　　　　3）包装の効果 …………………………………………………………………………213
　　2.3.3　練り製品の包装方法とその装置 ………………………………………………………213
　　　　1）加熱後包装とその装置 ……………………………………………………………213
　　　　　（1）3方シール包装機（正ピローまたは逆ピロータイプ）……………………213
　　　　　（2）角折り包装機（かまぼこ包装機）……………………………………………214
　　　　　（3）ストレッチフィルム包装機（トレイパック）………………………………214
　　　　　（4）バッチ式真空包装機 ……………………………………………………………214
　　　　　（5）ロータリー式真空包装機 ………………………………………………………215
　　　　　（6）深絞り式真空包装機 ……………………………………………………………215
　　　　2）加熱前包装（生包装）………………………………………………………………216
　　　　　（1）かまぼこ自動生包装機 …………………………………………………………216
　　　　　（2）リテーナ成形かまぼこ自動生包装機 …………………………………………216
　　　　　（3）ケーシング包装 …………………………………………………………………217
　　2.3.4　包装および梱包工程での管理事項 ……………………………………………………217
　2.4　農産物・農産加工品の包装………………………………………………………………**219**
　　2.4.1　野菜および野菜加工品の包装 …………………………………………………………219

         2.4.2 MA 包装（MAP） ··219
            1）MA 包装の原理 ···219
            2）野菜の包装に用いられるプラスチックフィルム ··220
            3）野菜の包装に用いられる機能性フィルム ··221
         2.4.3 MA 包装が品質に与える影響 ···223
         2.4.4 野菜の包装と品質変化 ···224
            1）アスパラガス ··224
            2）ニ　　ラ ··225
            3）ハクサイ ··225
            4）パ セ リ ··225
            5）ヤマノイモ ··225
            6）シイタケ ··225
            7）カット野菜 ··225
         2.4.5 農産加工品の包装 ··226
            1）びん詰，缶詰の包装工程 ···226
            2）スイートコーン缶詰 ··227
            3）トマト加工品 ··227
            4）マッシュルーム缶詰 ··227
            5）タケノコ缶詰 ··227
    2.5 果実飲料の包装 ···**228**
         2.5.1 果実飲料の製造と包装システム ··228
            1）果実飲料の形態 ···228
            2）果実飲料の製造法と包装システム ···228
               （1）熱間充填（ホットパック）飲料 ···229
               （2）チルドパック（コールドパック）飲料 ···229
               （3）無菌充填（ロングライフ）飲料 ···229
               （4）冷凍果実飲料 ···230
         2.5.2 包装が果汁品質に及ぼす影響 ···230
            1）果汁の品質劣化因子 ··230
            2）果実飲料用容器と品質変化 ···231
               （1）ガラスびん ··231
               （2）金　属　缶 ··231
               （3）プラスチック・紙容器 ··232
         2.5.3 今後の方向 ··233
    2.6 牛乳・乳製品の包装 ··**234**
         2.6.1 牛乳・乳製品の種類と定義 ··234
         2.6.2 牛乳・乳製品の包装動向 ···235
            1）飲用牛乳，乳飲料（冷蔵保存製品） ··235
            2）LL 牛乳（常温保存製品） ···237
            3）発酵乳・乳酸菌飲料 ··239
            4）チ ー ズ ··240
            5）調 製 粉 乳 ··241

　　　　6）バター··241
　　　　7）アイスクリーム··241
　2.6.3 これからの包装動向··241
2.7 醬油の包装···**243**
　2.7.1 醬油の変質···243
　　　1）醬油の変質··243
　　　2）醬油の褐変··243
　　　　（1）加熱褐変と酸化褐変···243
　　　　（2）醬油の褐変と成分変化···244
　　　　（3）醬油の色の変化··244
　　　3）微生物による変化··245
　　　4）容器に起因する変化··245
　　　　（1）容器のガス透過性・香気の吸着···245
　　　　（2）容器からの溶出···246
　　　5）容器による変質防止とシェルフライフ··246
　2.7.2 醬油の容器···246
　　　1）容器の歩み··246
　　　2）醬油の各種容器···247
　　　　（1）ポリエチレン（PE）製液体コンテナ···247
　　　　（2）バック・イン・ボックス（BIB；Bag in Box）···248
　　　　（3）ガラスびん···250
　　　　（4）プラスチック容器··250
　　　　（5）ポーションパック··250
2.8 味噌の包装···**253**
　2.8.1 味噌包装の沿革と意義···253
　2.8.2 容器の材料と形態···253
　2.8.3 味噌包装の要件··255
　2.8.4 これからの味噌の包装···256
　2.8.5 環境との調和···257
2.9 マヨネーズ・ドレッシングの包装···**258**
　2.9.1 マヨネーズ・ドレッシングの種類と市場動向···258
　2.9.2 マヨネーズ・ドレッシングの製造工程··259
　2.9.3 マヨネーズ・ドレッシングの特性と包装への要求性能···259
　　　1）細菌学的変化··261
　　　2）化学的変化··261
　　　3）物理的変化··261
　　　　（1）冷却・加熱による分離···261
　　　　（2）振動による分離···262
　　　　（3）圧力による分離···262
　　　　（4）乾燥による分離···262
　2.9.4 マヨネーズ・ドレッシングの包装と最近の動向··262
　　　1）軟質ポリエチレンチューブ···262

　　　　2）プラスチックボトル……………………………………263
　　　　3）ガラスびん…………………………………………………263
　　　　4）小　　　袋…………………………………………………264
　2.9.5　マヨネーズ・ドレッシング包装の今後の課題……………265
　　　　1）包装材料の使用量の削減………………………………265
　　　　2）環境汚染物質の排除……………………………………265
　　　　3）廃棄適性の向上とリサイクルの推進…………………265
2.10　トマトペースト・ケチャップの包装………………………………**266**
　2.10.1　トマトの伝来……………………………………………………266
　2.10.2　トマト加工品とその包装の変遷………………………………267
　2.10.3　トマト加工品の分類……………………………………………267
　2.10.4　トマト加工品の品質劣化要因と包装…………………………268
　2.10.5　包装工程と留意点………………………………………………268
　　　　1）トマトケチャップのプラスチックボトル商品………269
　　　　2）トマトペーストのドラム商品…………………………269
　2.10.6　トマト加工品包装の課題と今後………………………………270
2.11　米飯類の無菌包装……………………………………………………**270**
　2.11.1　無菌包装米飯の生産量の推移と製造工程………………………270
　2.11.2　無菌的米飯の調製技術……………………………………………271
　　　　1）原料米の選定……………………………………………271
　　　　2）原料米の精白管理………………………………………272
　　　　3）洗　米　方　法…………………………………………273
　　　　　（1）物理的洗米法……………………………………273
　　　　　（2）化学的洗米法……………………………………274
　2.11.3　炊　飯　技　術……………………………………………………275
　2.11.4　米飯用包材…………………………………………………………275
2.12　パン・洋菓子の包装…………………………………………………**276**
　2.12.1　包装の変遷…………………………………………………………276
　2.12.2　包装の目的…………………………………………………………276
　2.12.3　パンの水分，老化と包装…………………………………………276
　2.12.4　洋菓子と水分活性…………………………………………………278
　2.12.5　共押出フィルム……………………………………………………278
　2.12.6　包　装　装　置……………………………………………………280
　2.12.7　包装への課題………………………………………………………280
　　　　1）新しい包材への期待……………………………………280
　　　　2）電子レンジ対応フィルムの開発………………………281
　　　　3）多品種少量生産への対応………………………………281
2.13　即席めん類の包装……………………………………………………**282**
　2.13.1　即席めんの発展と包装資材………………………………………282
　2.13.2　軟　包　材…………………………………………………………282
　2.13.3　袋物即席めんに対する軟包材の要求性能………………………283
　　　　1）バリヤー性………………………………………………283

2）機械適性 ………………………………………283
　　　3）突刺し強度 ……………………………………283
　　　4）引裂き強度 ……………………………………284
　　　5）耐衝撃性 ………………………………………284
　　　6）ヒートシール性 ………………………………284
　　　7）ラミネート強度 ………………………………284
　2.13.4　即席めん類に使用される軟包材の性質 …………284
　　　1）ポリエチレンテレフタレート（PET）………284
　　　2）ポリエチレン（PE），低密度ポリエチレン（LDPE）………284
　　　3）直鎖状低密度ポリエチレン（LLDPE）………284
　　　4）延伸ポリプロピレン（OPP）…………………284
　　　5）未延伸ポリプロピレン（CPP）………………284
　　　6）延伸ナイロン（ONY, ON）…………………284
　　　7）ポリ塩化ビニリデン（PVDC）コート（Kコート）………284
　　　8）アルミニウム箔 ………………………………284
　2.13.5　袋物即席めんの包材 ………………………………284
　2.13.6　粉末スープなどの包材 ……………………………285
　2.13.7　スナックめんの容器 ………………………………285
　　　1）容器の材質および成形方法 …………………285
　　　　（1）ポリスチレン（PS）系容器 ……………285
　　　　（2）ポリプロピレン（PP）系容器 …………286
　　　　（3）紙容器 …………………………………286
　　　　（4）金属容器 ………………………………286
　　　2）容器の食品衛生上の安全性 …………………286
　2.13.8　スナックめん容器の蓋材 …………………………287
　　　1）アルミキャップ ………………………………287
　　　2）かぶせ蓋 ………………………………………287
　2.13.9　スナックめん容器のシュリンク包装 ……………287
　2.13.10　容器包装リサイクル法の完全実施とこれからの包材 ………287
2.14　菓子・スナックの包装 ……………………………………**288**
　2.14.1　糖類の性質 ……………………………………………289
　2.14.2　菓子の性質と包装 ……………………………………289
　　　1）キャンディ ……………………………………289
　　　　（1）キャンディ類の製造方法 ………………290
　　　　（2）キャンディの吸湿性 ……………………292
　　　　（3）キャンディの包装 ………………………292
　　　2）ビスケット ……………………………………292
　　　　（1）ビスケット類の製造方法 ………………292
　　　　（2）品質特性と包装上の留意点 ……………292
　　　3）チョコレート …………………………………293
　　　　（1）チョコレートの製造方法 ………………293
　　　　（2）品質特性と包装上の留意点 ……………294

　　　　4）スナックの包装 ··· 294
　　　　　（1）品質特性と包装上の留意点 ·· 294
2.15　豆腐の包装 ··· **296**
　2.15.1　豆腐の包装技術の進歩 ·· 296
　2.15.2　豆腐の種類と包装形態 ·· 296
　2.15.3　豆腐の包装機械 ·· 296
　2.15.4　豆腐の包装材料 ·· 298
　2.15.5　包装豆腐の製造 ·· 298
　　　　1）にがり充填豆腐の製造 ·· 298
　　　　2）木綿，絹豆腐の製造 ·· 300
　　　　3）無菌充填包装豆腐の製造 ·· 301
　2.15.6　包装豆腐の微生物と保存性 ·· 302
　　　　1）市販包装豆腐の細菌数 ·· 302
　　　　2）包装豆腐の加熱処理による細菌数変化 ······································ 303
　　　　3）豆腐・油揚げ製造工程の細菌数変化 ·· 303
　2.15.7　次世代の豆腐包装と包装システム ·· 304
　　　　1）HACCP対応の豆腐包装システム ·· 304
　　　　2）これからの包装豆腐の傾向とその製造システム ······························ 305
2.16　漬物・浅漬の包装 ··· **306**
　2.16.1　漬物の包装形態と材料 ·· 306
　　　　1）プラスチック包装と要求性能 ·· 306
　　　　　（1）物理的強性 ·· 306
　　　　　（2）耐　熱　性 ·· 306
　　　　　（3）酸素遮断性 ·· 306
　　　　　（4）防　湿　性 ·· 306
　　　　　（5）保　香　性 ·· 306
　　　　　（6）耐 化 学 性 ·· 306
　　　　2）漬物に用いられる包装用フィルム ·· 306
　　　　3）漬物のプラスチック製小袋包装 ·· 307
　2.16.2　包装による漬物の品質保持 ·· 308
　　　　1）香りの保持 ·· 308
　　　　2）色調の保持 ·· 310
　　　　3）保存性の向上 ·· 311
　　　　　（1）漬物製造における微生物管理 ·· 311
　　　　　（2）銀ゼオライト練込みフィルムの利用 ···································· 311
　2.16.3　炭酸ガス選択透過性フィルムの漬物への利用 ·································· 313
2.17　清涼飲料水の充填包装 ··· **313**
　2.17.1　清涼飲料水の概要 ·· 313
　　　　1）清涼飲料水とは ·· 313
　　　　2）清涼飲料水と容器の動向 ·· 313
　2.17.2　茶系飲料の無菌充填 ·· 315
　　　　1）清涼飲料水のpHと無菌充填 ··· 315

　　　　2）無菌充填のメリット ……………………………………………………………316
　　　　3）無菌充填工程 ……………………………………………………………………316
　　　　4）「六条麦茶®」の無菌充填機構 …………………………………………………316
　　　　　（1）クリーンルームの機構例 …………………………………………………316
　　　　　（2）充填の機構 …………………………………………………………………317
　　　　　（3）容器・キャップの滅菌・リンス …………………………………………318
　　　　5）最近のPETボトルの無菌充填の特徴 …………………………………………319
　　　　　（1）新しい無菌充填の特徴 ……………………………………………………319
　　　　　（2）新しい無菌充填の機構 ……………………………………………………320
　2.18　ビール・酒類の容器 ……………………………………………………………………**320**
　　2.18.1　ビールなど容器に求められる一般的特性 ……………………………………320
　　　　1）容器の必要特性 …………………………………………………………………320
　　　　　（1）充　填　工　程 ……………………………………………………………320
　　　　　（2）CO_2含量と求められる容器特性 …………………………………………321
　　　　　（3）内容液の品質特性と求められる容器特性 ………………………………321
　　　　　（4）微生物安定性，熱殺菌の有無と求められる容器特性 …………………321
　　　　　（5）流通条件・シェルフライフと求められる容器特性 ……………………322
　　　　2）ビールの表示 ……………………………………………………………………322
　　　　3）環境・リサイクル対応 …………………………………………………………323
　　　　4）国際規格：ISO …………………………………………………………………323
　　2.18.2　ビール・酒類の充填容器（素材別各論）……………………………………323
　　　　1）ガ　ラ　ス ………………………………………………………………………323
　　　　2）金　　属 …………………………………………………………………………325
　　　　　（1）アルミ缶，スチール缶 ……………………………………………………325
　　　　　（2）ステンレス大樽，ビア樽 …………………………………………………325
　　　　3）プラスチック（PETボトル）……………………………………………………325
　　　　4）クロージャー（キャップ）……………………………………………………327
　　　　5）ラ　ベ　ル ………………………………………………………………………327
　　　　6）プラスチック通い箱（P箱）……………………………………………………327
　　　　7）マルチパック・段ボールカートン ……………………………………………328
　　　　8）パ　レ　ット ……………………………………………………………………328
　　2.18.3　ビール・酒類容器の今後の技術開発の方向 …………………………………329
　2.19　日本酒の包装（紙容器を主体とする）………………………………………………**329**
　　2.19.1　日本酒とは ………………………………………………………………………329
　　2.19.2　日本酒の容器の特性 ……………………………………………………………330
　　　　1）光による影響 ……………………………………………………………………330
　　　　2）温度による影響 …………………………………………………………………332
　　　　3）酸素による影響 …………………………………………………………………332
　　2.19.3　日本酒の品質保持のための各種容器とその評価 ……………………………332
　　2.19.4　日本酒の包装フローチャート …………………………………………………333
　　2.19.5　日本酒包装に使用する複合紙容器 ……………………………………………333
　　　　1）日本酒用の複合紙容器 …………………………………………………………333

　　　　2）日本酒と屋根形容器 …………………………………334
　　　　3）日本酒とブリック（レンガ）形容器 …………………336
　　　　4）日本酒とバック・イン・カートン ……………………336
　　　　5）日本酒とカップ容器 …………………………………337
　　　　　（1）多層複合材料を使ったカップ ……………………337
　　　　　（2）インサート成形カップ ……………………………338
　　　　　（3）二重カップ …………………………………………338
　　　　6）日本酒とバック・イン・ボックス（BIB） …………339
　　　　　（1）フィルム液体BIB容器 …………………………339
　　　　　（2）成形液体BIB容器 ………………………………339
　　　　7）日本酒とお燗容器（加温熱源付き容器） ……………340
　　2.19.6　これからの日本酒と包装容器 ……………………………340
2.20　レトルト食品の包装 ……………………………………………**341**
　　2.20.1　レトルト食品包装の基本性能 ……………………………341
　　　　1）保　存　性 ……………………………………………341
　　　　2）耐　熱　性 ……………………………………………341
　　　　3）圧　縮　強　度 ………………………………………341
　　　　4）シール強度 ……………………………………………341
　　　　5）落　下　強　度 ………………………………………342
　　2.20.2　レトルト包装の構成 …………………………………………342
　　　　1）ポリエチレン（PE） …………………………………342
　　　　2）ポリプロピレン（PP） ………………………………343
　　　　3）ポリエチレンテレフタレート（PET） ……………343
　　　　4）ナイロン（NY） ………………………………………343
　　　　5）エチレンビニルアルコール共重合体（EVOH） …343
　　　　6）塩化ビニリデン共重合体（ポリ塩化ビニリデン；PVDC） …343
　　　　7）アルミ箔 ………………………………………………343
　　　　8）スチール箔 ……………………………………………343
　　　　9）蒸着フィルム …………………………………………343
　　2.20.3　包　装　形　態 …………………………………………………343
　　　　1）パ　ウ　チ ……………………………………………343
　　　　2）シート成形品 …………………………………………343
　　2.20.4　酸　化　防　止 …………………………………………………344
　　　　1）レトルト中の酸化 ……………………………………344
　　　　2）酸素の外部からの侵入 ………………………………344
　　2.20.5　環境問題への対応 ……………………………………………344
　　2.20.6　衛生性とフレーバー …………………………………………344
　　2.20.7　レトルト食品包装の展開 ……………………………………345
　　　　1）熱伝達特性 ……………………………………………345
　　　　2）成形容器のレトルト変形 ……………………………345
　　　　3）電子レンジへの対応 …………………………………345
2.21　弁当・そうざい類（冷凍・チルド食品を含む）の包装 ………**346**

2.21.1　包装容器は生産者と消費者との橋渡し ……………………………………… 346
　　　2.21.2　包装容器は食品のデザイナーであり，演出家 ………………………………… 346
　　　2.21.3　弁当・そうざいの包装特性 ……………………………………………………… 348
　　　　　1）弁当・そうざいの用語の定義 ………………………………………………… 348
　　　　　2）包装容器は食品の情報伝達手段 ……………………………………………… 348
　　　　　3）弁当・そうざいの特性 ………………………………………………………… 349
　　　　　　（1）消費者の立場で見る弁当・そうざいの特性 …………………………… 349
　　　　　　（2）生産者の立場で見る弁当・そうざいの特性 …………………………… 350
　　　2.21.4　弁当・そうざいの包装容器の特性 ……………………………………………… 353
　　　　　1）弁当・そうざいの包装容器の材質と要求性能 ……………………………… 353
　　　　　2）弁当・そうざいの包装容器の形態 …………………………………………… 354
　　　2.21.5　弁当・そうざい包装の今後 ……………………………………………………… 354
　　　　　1）製造者と販売者を橋渡しする容器メーカー ………………………………… 354
　　　　　2）容器の標準化 …………………………………………………………………… 354
　　　　　3）新規の包装容器 ………………………………………………………………… 355
　　　　　　（1）電子レンジ料理用包装容器 ……………………………………………… 355
　　　　　　（2）色柄模様の容器 …………………………………………………………… 356
　　　　　　（3）紙　容　器 ………………………………………………………………… 356
　2.22　乾燥食品の包装 …………………………………………………………………………… **357**
　　　2.22.1　凍結乾燥食品の動向 ……………………………………………………………… 357
　　　2.22.2　凍結乾燥食品の製造 ……………………………………………………………… 358
　　　　　1）凍結乾燥の原理 ………………………………………………………………… 358
　　　　　2）凍結乾燥の工程 ………………………………………………………………… 358
　　　　　3）凍結乾燥食品の保存性 ………………………………………………………… 359
　　　　　4）抗酸化処理 ……………………………………………………………………… 359
　　　　　5）仮　包　装 ……………………………………………………………………… 360
　　　2.22.3　凍結乾燥食品の包装と保存性 …………………………………………………… 360
　　　　　1）作　業　環　境 ………………………………………………………………… 360
　　　　　2）包材の選定 ……………………………………………………………………… 361
　　　2.22.4　これからの乾燥食品包装の包材 ………………………………………………… 362

第3章　医薬品の包装技法と品質保持 …………………………………………………………… 363

3.1　医薬品の品質とそれに係わる法的規制 ……………………………………………………… 363
　　　　　1）薬事法第56条などに該当する不良医薬品 …………………………………… 363
　　　　　2）不正表示医薬品 ………………………………………………………………… 363
　　　　　3）封が不良の医薬品 ……………………………………………………………… 363
　　　　　4）その他（有害な容器または被包を使用した医薬品および無許可医薬品）…… 363
　　　　　5）回収時に行うべき事項 ………………………………………………………… 363
　　　　　6）回収報告および情報提供 ……………………………………………………… 363
3.2　医薬品の安定性の基礎 ………………………………………………………………………… 364
　　　3.2.1　医薬品の承認と安定性 …………………………………………………………… 364

〈安定性試験実施方法のガイドライン（抜粋）〉 …… 364
　3.2.2　医薬品の品質に影響を与える外的要因 …… 367
　　　1）温　　度 …… 367
　　　2）相対湿度 …… 367
　　　3）酸　　素 …… 368
　　　4）光 …… 368
　　　5）微　生　物 …… 368
　　　6）物理的衝撃 …… 368
　3.2.3　劣化モデル …… 368
3.3　防湿包装 …… **369**
　3.3.1　反応機構・劣化形態とストレス …… 369
　3.3.2　反応速度および反応次数 …… 369
　　　（1）1次反応による反応速度定数推定法 …… 370
　3.3.3　反応速度の温度および温度以外のストレス依存性 …… 370
　3.3.4　反応速度と水分含有および湿度（吸湿現象） …… 372
　3.3.5　防湿包装の手順 …… 376
　　　1）安定性試験および簡易評価法 …… 376
　　　2）包装内固形剤の水分含量推定法 …… 377
　　　3）反応速度論的安定性評価法 …… 379
3.4　多重包装 …… **384**
3.5　環境調製包装 …… **385**
　3.5.1　乾燥剤封入包装 …… 385
　3.5.2　脱酸素剤封入包装 …… 388
　3.5.3　脱臭・賦香包装 …… 388
　3.5.4　エタノール揮発剤封入包装 …… 389
　3.5.5　ガス置換包装 …… 389
　3.5.6　真空包装 …… 390
3.6　異物混入防止包装 …… **390**
　3.6.1　防虫包装 …… 391
　3.6.2　異物混入防止 …… 391
3.7　遮光包装 …… **391**
　〈医薬品用原薬及び製剤の光安定性試験法〉 …… 394
3.8　無菌包装 …… **396**

第4章　評　価　法 …… **400**

4.1　包装材料の物性評価 …… **400**
　4.1.1　試験雰囲気の標準条件 …… 400
　4.1.2　厚さおよび坪量の測定 …… 400
　4.1.3　物理的強度の測定 …… 401
　　　1）引張強さおよび伸び …… 401
　　　（1）紙および板紙 …… 401

　　　　　（2）プラスチックフィルム･･･402
　　　　　（3）引張試験装置･･402
　　　2）引裂強さ･･･403
　4.1.4　物性と機械適性･･403
　　　1）材料のカール性･･404
　　　　　（1）懸垂カール･･404
　　　　　（2）反りカール･･404
　　　2）材料のこわさ（腰の強さ）･･404
　　　3）滑り性（スリップ性）･･405
　　　4）ヒートシール性･･406
　　　　　（1）ヒートシール強さの試験･･406
　　　　　（2）ホットタック性（熱間剥離強さ）････････････････････････････････406
4.2　水蒸気およびガス透過性評価･･･**407**
　4.2.1　ハイバリヤー性の評価と基準･･･407
　4.2.2　気体透過率の測定･･408
　　　1）水蒸気透過度試験方法･･408
　　　　　（1）JIS Z 0208（1976）「防湿包装材料の透湿度試験方法」･････････････409
　　　　　（2）JIS K 7129（1992）「プラスチックフィルム及びシートの水蒸気
　　　　　　　透過度試験方法（機器測定法）」･････････････････････････････････409
　　　　　（3）ガスクロマト（GC）法･･･････････････････････････････････････409
　　　　　（4）重量法による防湿包装容器の試験法････････････････････････････409
　　　2）気体透過度試験方法･･409
　　　　　（1）真　空　法･･･409
　　　　　（2）差圧法および等圧法･･409

■第3編　次世代包装機械とシステム

第1章　HACCP仕様のボトル詰無菌充填包装機 ･････････････････････**412**

1.1　食品機械の国際標準化の動き･･**412**
1.2　HACCPシステムとボトル詰無菌充填包装機････････････････････････････**412**
　1.2.1　無菌の定義と無菌充填包装システム･･････････････････････････････････412
　1.2.2　飲料の微生物的危害と殺菌･･414
　1.2.3　ボトルやキャップの殺菌･･415
　1.2.4　包材の殺菌能力の設計･･416
　1.2.5　無菌充填包装と一般衛生管理プログラム･･････････････････････････････416
1.3　ボトル詰無菌充填包装機の成立要件････････････････････････････････････**417**
　1.3.1　熱充填PETボトルと無菌充填PETボトル･････････････････････････････417
　1.3.2　充填内容物と通路･･418
　1.3.3　無菌充填包装機の無菌ゾーン･･419
　1.3.4　バイオフィルムと洗浄・殺菌･･420
　1.3.5　無菌充填包装機の微生物的検証･･････････････････････････････････････421

- 1.4 「3-A 規格」·· **422**
  - 1.4.1 材　　料···422
    - 1）金　　属··422
    - 2）非　金　属··422
    - 3）プロセス装置··423
    - 4）製品との非接触面···423
  - 1.4.2 一般製造条件···423
    - 1）表面組織··423
    - 2）永久継ぎ手···423
    - 3）ホースおよびフレキシブル管··423
    - 4）洗浄および検査性···423
    - 5）ド　レ　ン··423
    - 6）フィラーボール···423
    - 7）ガスケット···423
    - 8）半　　径··423
    - 9）シールドおよびガード···423
    - 10）ネ　　ジ···424
    - 11）スプラッシュ接触面上のネジ··424
    - 12）金　属　管··424
    - 13）流　量　計··424
    - 14）製品ポンプ··424
    - 15）計器の接続··424
    - 16）サニタリーバルブ··424
    - 17）スプリング··424
  - 1.4.3 特殊な製造条件···424
    - 1）無　菌　装　置··424
    - 2）容器の殺菌・滅菌装置···424
    - 3）圧　縮　空　気··424
- 1.5 欧州衛生設備設計グループ（EHEDG）規格·· **424**
  - 1.5.1 EHEDG 規格の概要···424
  - 1.5.2 微生物学的に安全な食品の無菌充填···425
    - 1）さまざまな汚染原因による微生物汚染率···425
    - 2）無菌充填に用いられる設備要件··425
    - 3）製品の充填と投与の設備··425
    - 4）充填機の内装··425
    - 5）製品の暴露···426
    - 6）洗　　浄··426
    - 7）汚　染　除　去··426
    - 8）パッケージング資材の保管と取扱い··426
    - 9）パッケージグ資材の殺菌··426
    - 10）無菌エアシステム··426
    - 11）焼　　却···426

            12）ろ　　過……………………………………………………………426
            13）操 作 手 順……………………………………………………426
            14）バリデーション………………………………………………427
      1.5.3　衛生的な設備の設計基準………………………………………427
            1）機能的要件……………………………………………………427
                （1）洗浄性と汚染除去……………………………………427
                （2）微生物の成長防止……………………………………427
                （3）他要件との適応性……………………………………427
            2）サニタリー設計基準…………………………………………427
                （1）表面と形状寸法………………………………………427
                （2）排水性とレイアウト…………………………………427
                （3）設　　置………………………………………………427
                （4）非有毒性………………………………………………427
                （5）ステンレス……………………………………………427
                （6）プラスチック…………………………………………428
                （7）エラストマー…………………………………………428
                （8）潤　滑　剤……………………………………………428

第2章　深絞り真空包装機……………………………………………………429

2.1　深絞り自動真空包装機の沿革……………………………………………429
2.2　深絞り自動真空包装機の仕組……………………………………………430
2.3　フィルム送りの駆動………………………………………………………431
2.4　フィルムの成形……………………………………………………………432
2.5　被包装品の供給……………………………………………………………433
2.6　真空・密封シール…………………………………………………………433
2.7　ガス置換シール……………………………………………………………433
2.8　カッター装置………………………………………………………………434
   2.8.1　ストレートカッター………………………………………………434
   2.8.2　縦カッター…………………………………………………………434
   2.8.3　コーナートリミング………………………………………………434
2.9　自動供給装置………………………………………………………………435

第3章　パウチ充填包装機と次世代機…………………………………………438

3.1　パウチ充填包装機の概要…………………………………………………438
3.2　パウチ充填包装機の基本的な工程………………………………………438
   3.2.1　給　　袋……………………………………………………………438
   3.2.2　印　　字……………………………………………………………439
   3.2.3　開　　口……………………………………………………………439
   3.2.4　投　　入……………………………………………………………439
   3.2.5　液 充 填……………………………………………………………440

 3.2.6 脱　　気 …………………………………………………………………………440
 3.2.7 シール・冷却 ……………………………………………………………………440
3.3 パウチ充填包装の重要点（充填・脱気・密封シール）……………………………440
 3.3.1 充填方法 …………………………………………………………………………440
 3.3.2 脱気方法 …………………………………………………………………………441
 3.3.3 密封シール方法 …………………………………………………………………442
3.4 パウチ充填包装機の将来 ………………………………………………………………443

第4章　医薬品包装ラインの自動化 ……………………………………………………444

4.1 品質保証の前提 …………………………………………………………………………444
4.2 医薬品包装ラインの構成要素 …………………………………………………………444
 4.2.1 諸要素の分類 ……………………………………………………………………444
 4.2.2 移動軌跡の分類 …………………………………………………………………445
4.3 改正GMPと標準化 ……………………………………………………………………446
4.4 包装ラインの標準化 ……………………………………………………………………446
 4.4.1 標準化の意義 ……………………………………………………………………446
 4.4.2 標準化の過程 ……………………………………………………………………447
  1）実　　験 ………………………………………………………………………447
  2）試　　製 ………………………………………………………………………447
   （1）機械の調整操作の標準化 ………………………………………………447
   （2）目視検査による選別作業 ………………………………………………448
   （3）製造条件・品質管理項目の指定 ………………………………………448
  3）生産初期・継続 ………………………………………………………………448
  4）検査と選別 ……………………………………………………………………448
  5）不良発生の要因と解消 ………………………………………………………448
   （1）不良発生の要因 …………………………………………………………448
   （2）解消策 ……………………………………………………………………449
  6）標準状態の実現 ………………………………………………………………449
 4.4.3 マニュアル化（SOP化）………………………………………………………450
4.5 包装ラインの自動化 ……………………………………………………………………451
 4.5.1 製造工程の改善と自動化の諸活動 ……………………………………………451
 4.5.2 包装ラインの自動化 ……………………………………………………………451

第5章　包装ラインの検査システム ……………………………………………………453

5.1 重量選別機 ………………………………………………………………………………453
 5.1.1 用　　途 …………………………………………………………………………453
  1）量目検査 ………………………………………………………………………454
  2）欠品検査 ………………………………………………………………………454
  3）分　　類 ………………………………………………………………………454
  4）監視・制御 ……………………………………………………………………454

5.1.2　測定原理 ………………………………………………………………… 454
　　5.1.3　選別部 …………………………………………………………………… 454
　　5.1.4　有効利用法 ……………………………………………………………… 454
　　5.1.5　今後の動向 ……………………………………………………………… 454
　5.2　金属検出機 …………………………………………………………………… 455
　　5.2.1　用　途 ……………………………………………………………………… 455
　　5.2.2　検出原理 …………………………………………………………………… 456
　　　1）磁性金属の検出方法 ……………………………………………………… 456
　　　2）非磁性金属の検出方法 …………………………………………………… 457
　　　3）製品への影響 ……………………………………………………………… 457
　　5.2.3　有効利用法 ……………………………………………………………… 457
　　5.2.4　今後の動向 ……………………………………………………………… 457
　5.3　X線異物検出機 ……………………………………………………………… 458
　　5.3.1　用　途 ……………………………………………………………………… 458
　　5.3.2　検出原理 …………………………………………………………………… 458
　　5.3.3　有効利用法 ……………………………………………………………… 458
　　5.3.4　今後の動向 ……………………………………………………………… 459
　5.4　外観検査装置 ………………………………………………………………… 459
　　5.4.1　用　途 ……………………………………………………………………… 459
　　5.4.2　検出原理 …………………………………………………………………… 459
　　5.4.3　有効利用法 ……………………………………………………………… 459
　　5.4.4　今後の動向 ……………………………………………………………… 459

■第4編　包装食品における次世代殺菌システム

第1章　従来技術と次世代技術の比較と評価 …………………………………… 462

　1.1　食品殺菌における従来技術と次世代技術 ………………………………… 462
　1.2　従来技術と次世代技術の比較評価 ………………………………………… 462
　　1.2.1　食品形態と対応可能な殺菌技術 ……………………………………… 463
　　1.2.2　胞子形成菌（芽胞菌）の殺菌 ………………………………………… 463
　　1.2.3　食品の部位別殺菌 ……………………………………………………… 465
　1.3　期待される非加熱殺菌法 …………………………………………………… 466

第2章　次世代殺菌システムとその技術 ………………………………………… 468

　2.1　実用化されている殺菌装置と無菌化技術 ………………………………… 468
　　2.1.1　殺菌とは …………………………………………………………………… 468
　　2.1.2　実用化の概要 …………………………………………………………… 468
　　2.1.3　食品分野での微生物殺菌方法 ………………………………………… 470
　2.2　閃光フラッシュ装置の開発と使われ方 …………………………………… 471
　　2.2.1　Pure Bright パルスライトプロセス …………………………………… 471

- 2.2.2 Pure Bright の微生物に対する殺菌効果 … 471
- 2.2.3 BFS (blow fill seal；ブロー・充填・密封) 容器注入水での閃光パルス殺菌 … 472
- 2.3 高性能紫外線殺菌装置 … **472**
  - 2.3.1 紫外線による微生物殺菌のメカニズム … 474
  - 2.3.2 従来の紫外線殺菌装置 … 474
  - 2.3.3 高性能紫外線殺菌装置 … 474
  - 2.3.4 紫外線の各種微生物に対する殺菌効果 … 476
  - 2.3.5 紫外線と各種殺菌法の併用効果 … 476
  - 2.3.6 食品・医薬品に対する紫外線殺菌の利用 … 477
    - 1) 医薬用リンゲル液などの殺菌 … 478
    - 2) ミルク・ヨーグルトなどの無菌充填包装 … 478
    - 3) 真空包装された食肉への紫外線照射 … 478
- 2.4 放射線殺菌装置 … **479**
  - 2.4.1 放射線による微生物殺菌のメカニズム … 479
  - 2.4.2 放射線照射装置 … 480
    - 1) γ線照射装置 … 480
    - 2) 電子線照射装置 … 480
  - 2.4.3 放射線の微生物殺菌の利点 … 480
  - 2.4.4 食品と包材の殺菌への利用 … 481
- 2.5 通電加熱殺菌 … **483**
  - 2.5.1 通電加熱とは … 483
  - 2.5.2 通電加熱殺菌装置 … 484
  - 2.5.3 オーミック無菌包装システム … 484
- 2.6 実験段階のパルス殺菌装置 … **484**
  - 2.6.1 パルス殺菌とは … 484
  - 2.6.2 パルス電界殺菌装置 … 484
  - 2.6.3 パルス電界による微生物殺菌 … 485

■第5編　安全・衛生・環境と表示

第1章　包装に関連する法規 … **488**

- 1.1 消費者保護の立場から包装に関連ある法規 … **488**
  - 1.1.1 独占禁止法（私的独占の禁止及び公正取引の確保に関する法律）… 488
    - 1) 私的独占の禁止 … 488
    - 2) 不当な取引制限の禁止 … 488
    - 3) 不公正な取引方法の禁止 … 488
  - 1.1.2 景表法（不当景品類及び不当表示防止法）… 488
    - 1) 制定の目的 … 490
    - 2) 不当表示防止 … 490
      - (1) 公正競争規約 … 490
    - 3) 不当景品類の提供の禁止 … 490

　　　　　　　（1）景品の規制 …………………………………………………………………491
　　1.1.3　消費者保護法 ………………………………………………………………………491
　　　　1）消費者保護法とは …………………………………………………………………491
　　　　2）消費者保護法の特徴 ………………………………………………………………492
　　1.1.4　包装適性化条例 ……………………………………………………………………493
　　　　1）包装適性化について ………………………………………………………………493
　　　　2）包装適正化についての基本的考え方 ……………………………………………493
　　　　　　（1）「適性包装」についての考え方と包装適正化の目標 …………………493
　　　　　　（2）包装適正化推進のための具体的方策 …………………………………494
　　　　　　（3）包装適正化のための関係者の役割 ……………………………………496
　　　　3）自治体における包装適正化施策の現状 …………………………………………496
　　　　　　（1）条例などによる包装適性基準 …………………………………………496
　　　　　　（2）大阪市消費者保護条例に基づく「過大包装の基準」と実施要項の抜粋 ………496
1.2　包装におけるPL法 ………………………………………………………………………**498**
　1.2.1　製造物責任法（PL法）の内容 ………………………………………………………498
　1.2.2　包装材料業者の責任 …………………………………………………………………499
　1.2.3　PLの訴訟例 ……………………………………………………………………………502
　　　　1）O-157訴訟 …………………………………………………………………………502
　　　　2）ウニ訴訟 ……………………………………………………………………………503
　　　　3）合成洗剤訴訟 ………………………………………………………………………503
　　　　4）耳ケアー用品訴訟 …………………………………………………………………503
　　　　5）ポテトチップス袋訴訟 ……………………………………………………………503
　　　　6）口栓付き容器訴訟 …………………………………………………………………503
　1.2.4　民事訴訟法の改正 ……………………………………………………………………505
　　　　1）少額訴訟手続きの創設 ……………………………………………………………505
　　　　2）選定当事者（集団訴訟） …………………………………………………………505
　　　　3）証拠収集手続きの拡充 ……………………………………………………………505
　1.2.5　PL法の影響 ……………………………………………………………………………506

第2章　安全・衛生 ……………………………………………………………………**507**

2.1　包装材料の食品衛生規格 …………………………………………………………………**507**
　2.1.1　容器包装の衛生性 ……………………………………………………………………507
　2.1.2　食品衛生法と容器包装 ………………………………………………………………507
　　　　1）厚生省令第52号　乳及び乳製品等の成分規格に関する省令 …………………508
　　　　　　（1）乳容器包装についての規格 ……………………………………………508
　　　　　　（2）発酵乳，乳酸菌飲料や乳飲料の容器包装についての規格 ……………508
　　　　　　（3）調製粉乳の場合 …………………………………………………………508
　　　　2）厚生省告示第370号　食品，添加物等の規格第3　器具及び容器包装 ………508
　2.1.3　衛生的安全性について ………………………………………………………………508
　　　　1）食品添加物についての衛生的安全性の検討法 …………………………………508
　　　　　　（1）1日摂取量 …………………………………………………………………508

　　　　　　(2) 1日摂取許容量 509
　　　　　　(3) 毒性試験 509
　　　　　　(4) その他の生物学的試験 509
　　　　　　(5) その他の文献 509
　　　　　　(6) 毒性試験の方法 509
　　2.1.4 各包装材料について 510
　　　　1) 紙　類 510
　　　　　　(1) 着色料 510
　　　　2) 陶磁器，ガラス，ホウロウ製品 510
　　　　3) 金属製品 511
　　　　　　(1) 一般規格 511
　　　　　　(2) 個別規格 511
　　2.1.5 用途による規格基準 514
2.2 **包装材料の製造に係わる安全性・衛生性** **515**
　　2.2.1 原材料からみた包装材料の安全・衛生（自主規制基準を中心に） 515
　　　　1) ポリマー添加剤 515
　　　　2) 接着剤 516
　　　　3) 印刷インキ 517
　　2.2.2 包装材料製造工程における安全・衛生管理 519
　　　　1) 包装材料製造工場の環境衛生管理 519
　　　　　　(1) 作業所の塵埃，微生物管理 519
　　　　　　(2) 清掃の励行 519
　　　　　　(3) 作業所内外の殺菌・駆除 521
　　　　　　(4) 作業者の衛生管理 521
　　　　　　(5) 作業所の出入り口 522
　　　　　　(6) 作業室の外窓 522
　　　　　　(7) 作業所の内装材料 522
　　　　　　(8) 作業所の照明 522
　　　　　　(9) 空調・給排気 522
　　　　　　(10) 配　管 522
　　　　　　(11) 運搬車 522
　　　　　　(12) 便　所 522
　　　　　　(13) 手洗い設備 522
　　　　　　(14) 夜間屋外照明 522
　　　　2) 微生物 522
　　　　3) 異　物 522
　　　　4) 異　臭 523
　　　　　　(1) 残留溶剤 523
　　　　　　(2) 揮発性モノマー 523
　　　　　　(3) トリクロロアニソールによるカビ臭 523
　　2.2.3 安全設計のための密封性・耐ピンホール性確認 524
　　　　1) 耐ピンホール強さ 524

2）引張り衝撃強さ……………………………………………………………525
2.3 薬事法と包装……………………………………………………………**528**
　2.3.1　薬事法と包装……………………………………………………………528
　　　1）薬事法の目的と定義………………………………………………………528
　　　2）薬事法と包装用語…………………………………………………………529
　　　3）包装に求められる機能……………………………………………………529
　　　　（1）包装への記載事項，表示事項…………………………………………529
　　　　（2）封………………………………………………………………………530
　　　　（3）安定性に関する資料…………………………………………………530
　　　4）不良包装の禁止……………………………………………………………530
　2.3.2　日本薬局方と包装…………………………………………………………530
　　　1）機能からみた容器の種類…………………………………………………530
　　　　（1）容　　器：Container（通則33）……………………………………530
　　　　（2）密閉容器：Well-closed Container（通則34）………………………530
　　　　（3）気密容器：Tight Container（通則35）………………………………531
　　　　（4）密封容器：Hermetic Container（通則36）…………………………531
　　　　（5）遮　　光：Light-resistant（通則37）………………………………531
　　　2）注射用ガラス容器試験法…………………………………………………531
　　　3）輸液用ゴム栓試験法………………………………………………………531
　　　4）プラスチック製医薬品容器試験法………………………………………531
　　　5）プラスチック製医薬品の容器……………………………………………532
　2.3.3　製造承認申請と包装………………………………………………………532
　2.3.4　GMP，バリデーションと包装……………………………………………533
　　　1）GMPに基づく包装…………………………………………………………533
　　　　（1）製造管理上から必要な書類…………………………………………534
　　　　（2）品質管理上から必要な書類…………………………………………535
　　　　（3）その他の製造・品質管理上から必要な書類………………………535
　　　　（4）構造設備（GMPハード）……………………………………………536
　　　2）バリデーションと包装……………………………………………………537
　　　　（1）バリデーションの必要性……………………………………………537
　　　　（2）バリデーション基準…………………………………………………537
　　　　（3）バリデーションの種類………………………………………………538
　　　　（4）バリデーションの実施手順…………………………………………540
　　　　（5）包装のバリデーション………………………………………………541

第3章　環境包装……………………………………………………………**543**

3.1　環境保全と包装………………………………………………………………**543**
　3.1.1　環境保全の流れ……………………………………………………………543
　3.1.2　環境保全について…………………………………………………………543
　3.1.3　包装が具備すべき機能……………………………………………………543
　　　1）省資源化……………………………………………………………………543

　　　　　2）環境適合化 ··· 544
　　　　　3）容器の製造・回収・再生あるいは再使用工程における環境汚染防止への対応 ··· 544
　　3.1.4　21世紀の包装 ·· 544
　3.2　**容器包装リサイクル法** ·· **546**
　　3.2.1　容器包装リサイクル法の原点 ··· 546
　　3.2.2　容器包装リサイクル法と関連法規 ··· 546
　　3.2.3　国連の経緯・地球環境問題 ··· 546
　　　　　1）国連人間環境会議 ··· 546
　　　　　2）地球環境問題 ··· 547
　　　　　3）リオ「環境と開発に関する国連会議」 ··· 547
　　3.2.4　公衆衛生問題の経緯 ··· 548
　　　　　1）廃掃法制定まで ··· 548
　　　　　2）廃　掃　法 ··· 548
　　3.2.5　環境（破壊）問題の経緯 ··· 549
　　　　　1）公　害　問　題 ··· 549
　　　　　2）改正公害対策基本法 ··· 549
　　　　　3）環境基本法 ··· 549
　　　　　4）環境基本計画 ··· 549
　　3.2.6　資源（節約）問題の経緯 ··· 550
　　　　　1）リサイクル法 ··· 550
　　　　　2）産構審（産業構造審議会）品目別・業種別ガイドライン ················· 550
　　　　　3）EPR（拡大生産者責任） ··· 550
　　　　　4）循環型経済システムの構築に向かって（産構審） ························· 551
　　　　　　　（1）廃棄物・リサイクル対策の再構築 ··· 551
　　　　　　　（2）容器包装リサイクル法の完全実施 ··· 552
　　3.2.7　容器包装リサイクル法のフレーム ··· 553
　3.3　**環境対応の新技術** ·· **553**
　　3.3.1　環境対応の技術の概要 ··· 553
　　3.3.2　容器包装自体の環境対応 ··· 554
　　　　　1）包装のコンパクト化と包材の単一化 ··· 554
　　　　　2）PETボトルにおける環境対応 ··· 555
　　　　　　　（1）PETボトルの薄肉化 ··· 555
　　　　　　　（2）UV（紫外線）バリヤーPETボトル ··· 557
　　　　　　　（3）PETボトルにおけるその他の環境対応 ································· 557
　　　　　3）紙容器における環境対応 ··· 557
　　　　　4）ガラス容器における環境対応 ··· 558
　　　　　5）代　替　包　装 ··· 558
　　3.3.3　容器包装リサイクルの環境対応 ··· 559
　　　　　1）分　別　法 ··· 559
　　　　　2）油　　　化 ··· 559
　　　　　3）高炉還元剤 ··· 560
　　　　　4）ガ　　　ス　　　化 ··· 562

　　　　5）コークス炉原料化……………………………………………………562
　　　　6）固形燃料化……………………………………………………………562
　　　　7）その他の方法…………………………………………………………564
　　3.3.4　生分解性高分子の分解………………………………………………564
　　　　1）コンポスト化による分解……………………………………………564
　　　　2）生分解性プラスチックの再利用……………………………………565
　　3.3.5　新技術を活かす分別回収……………………………………………565

第4章　食品容器包装の情報・表示……………………………………………567

4.1　容器包装の表示の役割……………………………………………………567
4.2　法令による表示……………………………………………………………567
　　4.2.1　食品衛生法………………………………………………………………567
　　4.2.2　栄養改善法………………………………………………………………567
　　4.2.3　JAS法（農林物資の規格化及び品質表示の適正化に関する法律）……567
　　　　1）JAS規格制度（日本農林規格）……………………………………568
　　　　2）品質表示基準制度……………………………………………………568
　　　　3）有機（オーガニック）表示…………………………………………568
　　　　4）遺伝子組換え食品の表示……………………………………………568
　　　　5）JAS制度における表示（一括表示）………………………………569
　　4.2.4　計　量　法………………………………………………………………569
　　4.2.5　不当景品類および不当表示防止法……………………………………569
4.3　主な任意表示…………………………………………………………………569
　　4.3.1　アレルゲン表示…………………………………………………………569
　　4.3.2　PLに関わる表示…………………………………………………………570
　　4.3.3　容器包装資材表示………………………………………………………570
　　4.3.4　照会先の表示……………………………………………………………571
4.4　表示の方法……………………………………………………………………571
　　4.4.1　ユニバーサルデザインの考え方………………………………………571
　　4.4.2　ユニバーサルデザインを考慮した容器包装…………………………571
　　4.4.3　見やすさの配慮…………………………………………………………571
　　　　1）文字の大きさ…………………………………………………………571
　　　　2）字　　　体……………………………………………………………571
　　　　3）字間・行間……………………………………………………………571
　　　　4）地色と図色の関係……………………………………………………571
　　　　5）視覚的・眼科的障害への配慮………………………………………572
　　　　6）絵表示化など…………………………………………………………572

概　説

概説 1. 21世紀の食品包装を展望して

21世紀の食品包装分野でのキーワードは，健康，安全と環境の3つといわれている．これらのキーワードを軸にして，次世代の包装材料や包装システムが開発され，食品の安全を守るための包装技法や微生物制御技術が生まれてきている．

ここでは，「21世紀の食品包装を展望して」というテーマで，これから伸びてくる食品，環境対応包材，食品の安全対策や保存技術について述べてみたい．

1. 21世紀初頭に人気を集める食品[1]

食品業界では，21世紀初頭にどのような食品がヒットするかが関心の的になっている．新製品の開発も，その時期に合せて研究開発が行われている．日経産業新聞では，好感度消費者931人とビジネスマン*800人を対象にして，21世紀初頭に人気を集める食品についてアンケートをとったところ，①工場生産の無農薬野菜，57.5%（59.8%），②機能性食品，53.7%（61.9%），③高品質のレトルト・チルド食品，41.7%（66.2%）という結果が得られた（*( )内数字はビジネスマン）．健康と安全性の点から，無農薬野菜や食品添加物の少ない食品が好まれる傾向にあり，そのうえ，医薬品に頼らずに健康を維持できる機能性食品が望まれている．とくに機能性食品（特定保健用食品）に対しては，サラリーマンの要望比率が高い．また，簡便さと電子レンジで調理できるレトルト食品やチルド食品では，うまくて高品質のものが望まれている．

健康ということでは，自分の健康は自分で守るといった考え方が強くなっており，ガンを予防する緑黄色野菜の摂取，骨を丈夫にするカルシウムと乾燥しいたけの摂取が常識的になり，日常の食事に組み込まれてきている．

人口の老齢化に伴い，活性酸素[2]による動脈硬化や糖尿病が問題になってきており，それらを予防するため，トコフェノール（ビタミンE），カロチンなどが含まれた食品が食べられるようになってきている．医療食の宅配がクローズアップされてきており，それら食品の包装材料，包装方法と低温配送などが検討され，具体化されてきた．消費者は，食品を購入する場合，つぎの6点を要求している．

① より便利なこと：保存が容易で充分なシェルフライフがあること．
② 高品質であること：フレーバーやテクスチャー，外観が良いこと．
③ 新鮮であること．
④ より自然であること．
⑤ 栄養的に健康指向が満たされること．
⑥ 安全であること．

21世紀の消費者は，新しい価値，満足，楽しさと情報を食品業界に求めている．これからの食生活は，新洋風化，新健康食化に動いていく可能性がある．

2. 環境時代に適した機能性包装材料

2-1 環境に対応した食品包装設計

地球環境，産業廃棄物問題を考慮した食品包装材の設計が，包材メーカーやコンバーターで行われている．これらの会社で食品包装設計[3]する場合，包装材料に対して，両資源化，易処理化と総量削減を考慮する必要がある．

とくに包装材料の易処理が重要なテーマであり，①嵩ばらない構造と分解しやすい素材などの減容積化，②燃焼カロリーの低い素材，有毒物質の出ない素材などの易焼却性の2つが，もっとも重大な課題である．

2-2 環境対応の機能性包装材料

機能性包装材料は，とりわけ優れた機能を持

ち，今までになかった新しい機能が付与された包装材料と定義付けられている．環境時代には，嵩ばる容器類から埋立てが容易な軟包材に移る可能性がある．それら軟包材は，1～2つの機能を持った包装材料ではなくてはならない．最近，プラスチック容器や金属缶に詰められたサラダ油や飲料がスパウトパウチ（口栓付き）に詰められている．これらは，嵩ばらないことから，環境に対応した容器といえよう．

新しい機能を持った食品包装材料[4]は，酸素吸収性，吸湿性，透明ハイバリヤー性とガス選択性の機能を持っている．

酸素吸収包装容器[5]は，容器内部に酸素吸収剤を練り込んだものであり，食品容器内のヘッドスペースの容存酸素や外部からの侵入する酸素を吸収して，食品の変色や褐変を防止することができる．

吸湿性包装材料[6]は，ラミネート包装材料の内層面に無機ライナーが貼り合せられたものであり，外部の水分をこの層で吸湿し，凍結乾燥食品などの吸湿・固化を防ぐことができる．

ハイバリヤー透明蒸着包装材料[7]は，PET（polyethylene terephthalate, ポリエチレンテレフタレート）フィルムにシリカ蒸着されたものであり，外部からの酸素透過を防ぐことができるので，液体調味料のスタンディングパウチに使われてくる可能性がある．

ガス選択性包装材料[8]は，チーズの熟成中に発生する炭酸ガスを透過させるために開発されたものである．酸素に対する炭酸ガス透過の比率を上げたものであり，包装後，食品から発生する炭酸ガスを包装材料外部に透過させ，食品の膨張を防ぐことができる．

2-3 生分解性包装材料

生分解性プラスチックは，21世紀には世界的に使われてくる可能性がある．この包材は，土壌中の微生物などにより分解するプラスチックであり，分類すると，微生物が生産するバイオプラスチックを利用する方法と天然高分子および生分解可能な合成高分子を利用する方法とがある．

微生物由来で代表的なものは，英国ICI社で開発されたバイオポール[9]であり，これは水素細菌にプロピオン酸を加え，発酵合成した共重合ポリエステルであり，175～180℃で成形加工できる熱可塑性プラスチックである．

天然物由来では，でんぷん，熱可塑性でんぷんやセルロース・キトサンを加えたフィルムが作られている．

合成高分子由来では，脂肪族ポリエステル，ポリグリコリッド，PVA（polyvinyl alchol, ポリビニルアルコール）系フィルムなどが研究されている．

天然高分子の中で融点[10]を持つものは，微生物由来のポリヒドロキシアルカン酸（PHA）のみであり，生分解性と熱可塑性を有する唯一の天然高分子素材としてその利用が期待されている．

生分解性プラスチックは，包材の廃棄ということで期待されているが，本当に土中などで分解するのか，分解された物質の安全性はどうか，プラスチック原料価格をどのように引き下げるかなど解決しなければならない問題が多くある．

3. 包装食品の安全を守るには

3-1 食品の安全対策[11]

輸入食品原材料や生鮮食品，加工食品には多くの危害原因物質がある．この危害原因物質を除去するために，どのような対策が立てられているのであろうか．

食中毒菌，腐敗菌，かび，酵母，ウィルス，寄生虫などの生物菌危害を排除するためには，原材料の洗浄・殺菌，加工食品や機械設備などの加熱殺菌，生鮮食品と加工食品の包装，包装食品の冷蔵などがある．

また，かび毒や化学物質による危害については，くん蒸殺菌を行ったり，化学分析・毒性試験などによって，輸入食品原材料や生鮮食品，加工食品の安全を守ることができる．

ガラス，金属，毛髪などの異物は，洗浄や金属検知機により除去されている．とくに，食中毒菌，腐敗菌による危害を防ぐ手段としては，HACCP方式が注目されている．

3-2 HACCP方式による食品衛生管理

生鮮食品や加工食品の製造，包装には，HACCP方式による食品衛生管理が行われている．

HACCP方式[12]とは，hazard analysis critical control point (inspection) system の略称で，危害分析・重要管理点（管理または監視）方式と訳されている．すなわち，HACCP方式は，危害分析（HA）と重要管理点監視（CCP）の2つの部分から成っている．食品の原材料の生産から始まり，製品の製造・加工，保存，流通を経て最終消費者の手に渡るまでの各段階で発生する恐れのある微生物危害（病原微生物および腐敗・変敗微生物），化学的危害および物理的危害について調査・分析し，その評価を行う．危害を防除するための監視を行うことにより，食品の安全性(safety)，健全性(wholesomeness)および品質(quality)を確認する，計画的な監視方式である．

HACCPによる品質管理は，①危害分析，②重要管理点（CCP）の決定，③管理基準（CL）の決定，④CCPの監視，⑤CCPの管理限界を逸脱した場合の改善措置，⑥検討方法の設定，⑦記録およびその保管の7つの原則に基づいて行われている．

わが国では，このHACCP方式を取り入れた食品衛生法が制定され，乳・乳製品，食肉・食肉製品，レトルト食品，魚肉練り製品と清涼飲料水の5分野で「総合衛生管理製造過程」の承認制度が施行されている．今後1～2の食品分野でこの制度が導入されてくるであろう．

また，1998年7月に法制化されたHACCP手法支援法によって，食品工場の施設，設備の整備が進み，食品製造機械，食品包装機械や包装材料でのHACCP対応が急速に進んでくる可能性がある．食品包装材料メーカーにおいては，包装材料の製造に直接HACCP手法を導入することはしないが，包装材料に加えられる可塑剤，安定剤や印刷インキ，接着剤の安全性および異物混入に注意しなければならない．食品メーカーの一部では，水性インキ印刷の複合パウチで真空包装された食品を販売している．

食品製造機械，食品包装機械についても，食品衛生，とくに食品微生物の生育と異物混入に関心が持たれ，HACCP方式に則した管理基準が作られつつある．ヨーロッパでは，EHEDG (European hygienic equipment design group) が，食品製造機械に対してHACCPを導入するためのガイドラインを作成している．それによると，食品に接触する部分は化学物質の溶出がなく，微生物が付着しない材質を使うことを規定している．また，ボルト，溶接部は他の物質で埋込みし，軸受けなどからオイルが食品に入らないようカバーすることなど，詳細にわたって規定されている．また，アメリカおよびカナダには，食品製造機械の衛生基準として3-A規格などがある．

わが国では，包装機械について，1999年衛生規格基準が作られ，その基準に合格した包装機械は，HACCP対応とみなされている．

4. 食品の保存技術の進歩

食品の保存性は，真空包装などの包装技法と微生物制御技術によって決まるといわれている．したがって，食品保存は，包装材料，包装システム，包装技法，微生物制御と密接な関係を保っている．21世紀に向けて，新しい包装材料，包装技法が生まれ，今までになかった微生物殺菌装置が開発されたことにより，食品の保存性も向上し，安全な食品が生まれつつある．

4-1 食品包装技法

食品を保存するために各種の包装技法[13]が使われている．真空包装は，容器中の空気を脱気し，密封する方式であり，真空包装後に再加熱するものが多い．ロースハムなどの加工食品，カニ足風かまぼこなどの水産加工品，乳製品，そうざい，漬物などが真空包装されている．

ガス置換包装は，ヨーロッパで盛んに行われており，日本でも多くの食品で取り入れられている．この包装技法は容器中の空気を脱気してから，窒素（N_2），炭酸ガス（CO_2），酸素（O_2）などのガスと置換して密封する方式である．たとえば生鮮牛肉は，O_2 80％＋CO_2 20％の混合ガスで

置換包装されている．また，海外へ輸出されるハマチはバリヤー性包材に入れ，N_2 80％＋CO_2 20％の混合ガスで置換包装し，低温で流通販売されている．

レトルト殺菌包装はバリヤー性の容器に食品を入れ，脱気，密封の後，120℃・4分以上，高温高圧で殺菌するものである．このような食品には，カレー，米飯，食肉加工品，魚肉練り製品，油揚げなどがあり，30℃で3か月以上保存できる．

脱酸素剤封入包装は，バリヤー性容器に食品を入れ，完全密封するものであり，容器中の酸素を脱酸素剤が吸着して脱気状態にして食品を長期間保存させる．

無菌充填包装は，ロングライフミルク，飲料茶などの製造に採用されており，食品を高温短時間殺菌し，冷却後，殺菌済み容器に無菌的に充填する方式である．

無菌化包装は，食品を殺菌したり，食品表面を洗浄・殺菌したものをバイオクリーンルーム内で，殺菌された包装容器に無菌的に充填包装するものである．無菌包装食品には，スライスハム，スライスチーズ，無菌化米飯や魚肉練り製品などがある．

食品の安全と保存性を上げるためには，無菌化包装と真空包装，ガス置換包装と無菌化包装のように，2～3種の包装技法が組み合されるようになるであろう．

4-2 食品の微生物制御

食品の腐敗・変敗防止には，pHコントロール，有機酸添加など静菌作用を利用するものと，加熱，化学的合成殺菌剤などの殺菌作用を利用するものの2つの方法が採られている．

食品の殺菌方法[14]には，加熱殺菌と冷殺菌の2通りがある．加熱殺菌法には，蒸気，過熱蒸気，火炎，通電によるものや，マイクロ波，赤外線，遠赤外線などによるものがある．食品の無菌充填包装では，過熱蒸気を使用したHTST（高温短時間）殺菌装置，UHT（超高温短時間）殺菌装置が使われている．

一方，発熱を伴わない冷殺菌法には，紫外線殺菌，放射線殺菌および化学的殺菌がある．化学的殺菌剤として化学合成殺菌剤，静菌剤，天然抗菌剤があり，ガスやオゾンなども用いられている．

これから使われてくるであろう殺菌方法として，電子レンジ向け食品に使われるマイクロ波殺菌，固液混合食品の殺菌に用いられる通電加熱，香辛料や粉末食品の殺菌に効果のある電子線殺菌などがある．とくにアメリカでは，O-157食中毒菌対策として，包装牛肉のガンマ線照射，閃光パルス法[15]やパルス放電法による水やビールの殺菌が盛んになってくるであろう．

食品保存に化学的殺菌剤を使うことは制約されてくるが，有機酸，天然保存料，日持ち向上剤や香辛料抽出物を加えた食品が増えてくることは間違いない．

引用・参考文献

1) 横山理雄：食品科学で何を学ぶか，PACKPIA，**43**(7)，32～37 (1999)
2) 川岸舜朗：食品の機能性と機能性食品，同誌，**43**(8)，36～46 (1999)
3) 平山正博：環境・リサイクル対応の包装容器技法，リサイクル社会の食品包装設計，pp. 89～105，幸書房 (1996)
4) 芝崎 勲，横山理雄：新版 食品包装講座，第3刷，pp. 336～355，日報 (1999)
5) 小山正泰：酸素吸収性包装容器，包装技術，**34**(10)，10～13 (1996)
6) 清水太一：吸湿性フィルム包材，同誌，**34**(10)，22～24 (1996)
7) 八木敬子：セラミック蒸着フィルム，同誌，**33**(4)，29～34 (1995)
8) 広瀬和彦：ガス選択性フィルムについて，同誌，**33**(4)，13～17 (1995)
9) 常盤 豊：工業材料，**38**(1)，39～46 (1990)
10) 小山直之，土肥義治：プラスチックの生分解制御，日本包装学会誌，**7**(1)，3 (1998)
11) 横山理雄：食品の安全とHACCPを支える技術，HACCP必須技術，pp. 1～11，幸書房 (1999)
12) 河端俊治：日水誌，**60**，449 (1994)
13) 横山理雄：食品の品質劣化と保存技術，HACCP必須技術，pp. 32～53，幸書房 (1999)
14) 芝崎 勲：微生物制御用語辞典，pp. 103～105，文教出版 (1985)
15) 高野光男，横山理雄：熱を用いない殺菌法，食品の殺菌，pp. 49～50，幸書房 (1998)

（横山 理雄）

概説 2. 医薬品包装の現状とその展望

緒　言

　昨今の医薬品包装に対して，影響を与えている事情として挙げることができるのは，経済状況のみではなく，①GMP (good manufacturing practice, 品質の良い優れた製品) 改訂とバリデーション，②日本薬局方改訂，③保健制度の変更および薬価引き下げ，④安全衛生問題に対する意識の変化，⑤PL (product liability, 製造物責任) 法施行と消費者意識の向上，⑥人口の高齢化，⑦バリアフリーの動向，⑧包装材料または包装サイズ・形状の標準化，⑨国際化の進展，⑩廃棄物処理問題，⑪小包装への傾斜などである．
　以下，これらの中から若干の例を述べることとする．

1. 規制と医薬品包装

1-1　GMPとバリデーション

　すでに平成6年4月から医薬品の品質確保のための体制をさらに強化し，より高品質の医薬品を供給することを目的として，薬事法上新たな位置付けがなされ，GMPが施行されている．その最大の特徴は「政令で定めた医薬品を製造する場合，その製造所における製造管理および品質管理の方法が厚生省令で定めた基準に適合しない場合には許可を与えない」旨の規程がなされていることである．本規程は動物用医薬品や体外診断薬・薬局製剤など，一部の医薬品を除いた大部分の医薬品に適用されている．当然のことながら，「製造管理および品質管理」には包装材料・容器および包装工程も深い関係を有しており，適切な対応が必要とされている．適切な対応をするためには，技術的な検討が適正に行われなければならない．そこで，「医薬品の製造管理および品質管理規則 (厚生省令第3号)」が定められ，それに基づいてバリデーションが義務付けられている．バリデーションとは「製造所の構造設備ならびに手順，工程その他の製造管理および品質管理の方法が期待される結果を与えることを検証し，これを文書とすることをいう」と定義されており，製品を作り上げる各製造工程が，それぞれ所期の目的どおりに機能・作動しているか否かを科学的に検証することを目的とし，各製造工程をチェックすることになる[1]．この定義を包装材料・容器分野に置き換えると，「包装材料・容器の品質が，期待される結果を与えることを検証し，これを文書化することをいう」となる．包装材料・容器は，通常材料メーカーから購入されているから，バリデーションは医薬品メーカーのみではなく，材料メーカーに対しても大きな影響を及ぼしつつある．医薬品用包装材料の品質に関しては，医薬品メーカー内での開発段階，購入段階，製造工程，流通段階，使用段階などの各ステージにおけるバリデーションが行われるようになりつつある．わが国をはじめ諸外国の例を見ても包装不良 (コンタミネーション，表示違反，工程エラー，異種混入，異物混入，レーベル不良など) に起因する回収が，かなりの比率を占めていることを考慮し，どのような項目をバリデートすべきかについて，包装形態，包装工程，包装機械，材料特性，試験項目，試験方法などに関して合理的な判断と決定を行い，能率的かつ合理的システムを構築することが肝要である．適切なシステム構築に失敗すれば，製品回収などの致命的な問題を招来するであろう．当該企業は致命的な物的あるいは信用上の損害を受け，ときには企業としての存続が危ぶまれる事態に発展する可能性もある．すでに各医薬品メーカー内においてGMP組織，実施基準などが制定され，現実に実行に移されているが，会社間の解釈に相違があるケースも残っており，全国一律に実施されているとはいいにくい面もある．実際は予測的バリデーション，同時的バリデーショ

ン，回顧的バリデーション，変更時の再バリデーション，定期的な再バリデーション，洗浄のバリデーション，分析方法のバリデーションなどがあり，包装はこれらの大部分と関係している．とくに法律に係わる表示や，直接材料・容器などに関するバリデーションには，細心の注意を払う必要があろう．バリデーション実施によって，医薬品メーカーは，①製造工程への理解がより深まることによって，工程異常のリスクが減少し，工程を順調に稼働させることができるようになる，②欠陥製品に起因するコストの削減が可能になる，③法規からの逸脱のリスクが減少する，などの利益を享受できるとされている．

このような考え方は，製品の製造・管理のみならず，研究開発・治験薬作成管理や流通過程にまで及んでいる．

1-2 日本薬局方改正

13改正日本薬局方[2]に「プラスチック製医薬品容器試験法」が収載された．プラスチック製医薬品容器試験法において挙げられている試験の内容は，「灰化試験」「溶出物試験」「微粒子試験」「透明性試験」「水蒸気透過性試験」「漏れ試験」「細胞毒性試験」となっており，従前の「微生物透過性」などの不適切とも思える項目が削除される一方，より合理的な項目が収載され，容器の用途によって試験項目を適宜取捨選択するようになっている．今後，医薬品用プラスチック容器の試験に威力を発揮することが期待されている．

1-3 添付文書関係

最近になって「医療用医薬品添付文書記載要領」が変更になった[3]．添付文書は薬事法によって添付が義務付けられており，それには効能効果・副作用情報や使用法など，多岐にわたる情報が記載されている．添付文書に誤記載・欠落などがあった場合には致命的な事態に至る可能性があり，間違いは許されない．添付文書への記載内容は年々増大する傾向があり，現在ではA4サイズがもっとも多いが，A4サイズの紙の表裏両面のみでは不足になり，A3サイズになっている製品もある．これらの添付文書は，折りたたまれて個装箱内に収容されているが，サイズ・紙質などの変更によって折り方が変化したり，挿入方法が変化したり，包装サイズを変更するのやむなきに至ることがあるなど，実際の包装工程に少なからざる影響を被ることになる．平成11年12月末までにすべての添付文書の改訂を終了すべきことになっており，各社ともおおむね終了しているといえるが，昨年来，医薬情報の積極的公開の方針に基づいたいわゆる「SGML」および「PDF」形式による添付文書のインターネットへの掲載が義務付けられた[4]．大部分の会社ではSGML化およびPDF化を自社内で行うには人員的余裕がなく，しかも技術的な問題があったのは事実である．そのため多くの会社は外注によって対処し，全体としてはほぼ順調に推移しているといえるが，唐突とも思えるような指示に混乱した会社が多かったのは事実である．

1-4 固形医薬品の製造承認申請における製造方法欄への包装材質記載

さる2000年2月8日付の「医薬審第39号」に収載されている材質，すなわちポリエチレン，ポリプロピレン，ポリエチレンテレフタレート，ポリ塩化ビニル，環状ポリオレフィン，セロファン，アルミ，ガラスおよびそれらの組合せからなる材料に関しては，以後製造方法欄への記載が不要となり，かつ一部変更申請に際しては安定性データを省略してもいいことになった[5]．これは規制緩和の一環として打ち出されたものであり，今後の固形剤の包装変更・改善を促進するものとなろう．

1-5 OTC医薬（大衆薬）品の販売に関する規制緩和

すでに販売規制が緩和されているつぎの製剤，すなわち，のど清涼剤，健胃清涼剤，外皮消毒剤，傷消毒保護剤，ひび・あかぎれ用剤（クロヘキシジン主剤），ひび・あかぎれ用剤（メントール・カンフル主剤），ひび・あかぎれ用剤（ビタミンAE剤主剤），あせも・ただれ用剤，うおのめ・たこ用剤，かさつき・あれ用剤，ビタミンC剤，ビタミンE剤，ビタミンEC剤，ビタミン含有保

健剤，カルシウム剤の15製品群については，薬店以外でも販売可能になっている[6]．従来から郊外型薬店は大形化してきており，消費者は棚の上に置かれている商品を手に取った後，代金を支払う仕組になっている．このようなケースでは，ときとして商品が棚から落下するケースが増大し，それに伴って破損事故およびクレームが増加することが予想できる．結果として，事故防止を目的として破損しにくい材料の使用量が増加する可能性がある．たとえば，プラスチック容器が多用されるような状況になると，感圧・感熱レーベルが多用されようになるであろう．

1-6 小包装

若干の地域差があるにしても医薬分業は着実に進んでおり，調剤薬局が徐々に増えつつある．調剤薬局は，処方箋によって医薬品を患者に供給することになるから，多種類の医薬品を準備しておく必要がある．そのため，いきおい小包装品が要望されることになる．薬局側としては小包装が望ましいことは明確であるが，包装材料量や工数が増えるから必然的に生産コスト高騰につながるし，材料の廃棄に伴う拠出金も着実に増加する．したがって生産側からは歓迎されている訳ではなく，今後の推移に注意すべきである．

2. 医薬品包装分野における合理化および品質向上

2-1 表示材料設計上の合理化

情報伝達は添付文書のみではなく，個装函やレーベルによるものも重要である．通常，医薬品メーカーでは最新の情報を医療機関に出すことを目的として，連日印刷物の制改訂作業を行っており，それらの製版工程は印刷メーカーのみではなく，医薬品メーカーにとっても大きな負担になっている．したがって，これら製版工程の合理化を図ることは印刷・医薬品メーカー双方にとって意味のあることである．すでに国内製薬メーカーが，コンピューターによる電子製版ネットワークシステムを，印刷業者と協力して構築済みである．電子製版によって印刷業務が合理化できることは，かねて指摘されて来たことであり，適正に運用できればかなりのコスト的・時間的メリットを享受できよう．もちろん，この電子製版システムは，紙器の印刷のみではなく，プラスチック製ラミネート材料などの柔軟包装材料や段ボールにも応用できる技術であり，従来の考え方に固執せずに適切な運用ができる会社が有利になることは疑いのないところであろう．

2-2 異種・異物混入防止

医薬品のさらなる品質向上のために，まず最初に実施されるべきは異物・異種品混入防止である．いずれの医薬品製造企業においても，異物・異種品混入対策として，ハードウェア・ソフトウェア両面から懸命の努力を重ねているが，異種異物混入事故を長年月「ゼロに保持する」ことはいかなる企業でもいうべくして困難である．

2-3 計数的データによる安定性予測法の応用

包装内製剤の安定性予測は，包装設計を行ううえで必要欠くべからざる過程であるが，従来の安定性評価は多くの場合，計量的データによって行われてきた．しかしながら，実際の検討では，色調，斑点，光沢，臭気，さらつきの変化などのような計数的データで，安定性もしくは品質をチェックしなければならないことが多い．幸いなことに，ワイブル確率密度関数を使用した「計数的データによる安定性評価法」[7]が可能になっている．この方法は，食品・化粧品はもちろん材料や容器の開発などにも充分に有用である．

3. 安全衛生性に関する若干の問題

3-1 環境ホルモン問題

いわゆる「環境ホルモン（外因性内分泌かく乱化学物質）問題」[8]は，医薬品包装分野においても，徐々にではあるが波紋を広げつつある．医薬品包装材料・容器としては，従来からポリカーボネートやポリスチレンの使用量はごく微量であ

り，ほとんど何らの影響も受けなかったが，PTP（press through package）削除用として汎用されているポリ塩化ビニルについてはダイオキシンとの関係が云々されるに及んで，代替材料の検討が加速している．すでにダイオキシンとの関係が議論される以前に，焼却時に塩素ガスとともに微量のフォスゲンが発生する可能性があることを潔しとしない一部医薬品メーカーでは，すでにポリプロピレンなどの代替材料に変更済みである．代替材料としては上述のポリプロピレンや環状ポリオレフィン（以下「COC」と略称）のような材料が俎上に乗せられている．

3-2 シリコンの安全性

豊胸用シリコンに端を発するシリコン問題は，一部ですでに解決を見たかのような報道がなされているが，米国において依然として数多くの訴訟が審理中と伝えられている．

この問題から派生したシリコンオイル問題は，医薬品包装分野においては主として注射剤用ゴム栓表面へのコーティング剤，すなわち滑剤の使用可否としてとらえることができる．注射剤用ゴム栓表面へのシリコンオイルのコーティング量はμg/個オーダーであり，その有害性は現在のところ証明されているとはいいにくいが，その無害性が証明されている訳でもないということになろう．したがって，シリコンオイルをコーティングしたゴム栓を使用するか否かは各医薬品メーカーの判断に依存することになる．

今後の趨勢を見極めたうえで，各社の適切な判断が求められることになる．

3-3 アルミの衛生性

現在，医薬品包装分野において使用されているアルミ材料としては，固形剤用PTP用アルミ箔，SP（strip package，ストリップ包装），外装用柔軟包装材料，軟膏・クリーム剤用のアルミチューブなどがある．アルミニウムとアルツハイマー病との関係は，ほぼ否定されているようであるが[9]，学者間にも意見の相違があるようである．もちろん，包装用アルミは直接体内に摂取される訳ではないから，ほとんど問題にはならないともいえる．現状では，ただちにアルミニウムがアルツハイマー病を促進する恐れは非常に少ないとの理解の基に使用している訳である．ただ，「人の健康を預かる医薬品」を標榜する医薬品業界としては，本件についても今後の推移を注意深く見守ることが肝要である．

4. 新技術・新材料・新容器・新システム

4-1 メタロセン触媒ポリエチレン

メタロセン触媒によるポリエチレンは，①分子量分布および組成分布が狭く，したがって粘着成分や透明性阻害成分を含有しないためブロッキングが発生しにい，②高い引張強度・引裂強度・衝撃強度を有する，③低融点グレードの製造も容易で低温シール性と夾雑物シール性に優れている，④有機溶剤などによる溶出性が低く，低臭性である，⑤耐ストレスクラック性が高いなど多くの優れた特徴を有しているため[10]，盛んに検討がなされている．とくに重要視されているのがシール挙動で，欠陥のないシールにより品質を向上させるとともに生産速度の高速化が試みられている．

4-2 環状ポリオレフィンポリマー

メタロセン触媒ポリエチレンと同様注目されているのが，メタロセン触媒による環状ポリオレフィンポリマー，すなわちCOCである．COCのもっとも顕著な点は，非晶性であるために透明性が高く，かつ非晶性であってガラス状の外観を呈しているのみならず，水蒸気透過性が低く，かつ耐熱性も優れているという点にある．このように，COCは医薬品包装容器としてきわめて好都合な特性を備えているといえよう．すでにCOC成形容器によって，α型セファゾリンナトリウムの安定性が担保できることが示されている[11]．供給安定性と価格が改善されれば将来大きく伸びる可能性がある．

4-3 金属蒸着フィルム

アルミ蒸着材料はすでに多くの分野で実用されていて，なおかつ注目されている材料として酸化

ケイ素蒸着フィルムと酸化アルミ蒸着フィルムを挙げることができる[12]. とくに酸化ケイ素蒸着フィルムの中には高い防湿性を示すグレードがあり, しかもアルミ箔で発生しやすいいわゆる「アルミ切れ」のような現象が発生しにくい利点も有しており, 機能的には医薬品用包装材料, つまり散剤などの分包包装材料およびピロー包装材料などとして実用できる段階にあるといえる. ところが酸化ケイ素蒸着フィルムが淡黄色の外観を呈することと, 材料を変更するために厚生省に「一部変更申請」をする必要がある点が本材料使用拡大を抑制して来たが, 規制緩和に伴ってより簡単に変更が可能になるであろう. また, 酸化アルミ蒸着材料も実用段階にあり, 今後さらに重要性が高まる可能性がある.

4-4 新ガラス容器

ガラスびんにおいても種々の新技術が検討されている. たとえば, 紫外線吸収剤を混入したガラスびんや熱処理によって発色するびん[13], γ線・電子線照射によっても着色しにくいガラスの開発[14]など注目すべき技術があり, これらを看過することはできない.

4-5 PEN, PET 容器

材質としてはとくに新しいという訳ではないが, PET (polyethylene terephthalate, ポリエチレンテレフタレート) 容器[15]や PE (polyethylene, ポリエチレン) 容器[16]が開発されている. これらは形態に工夫をこらして使用性を高めたり, あるいは将来の標準化を念頭においたりしており, それらが市場において定着しつつあることを考え合せると「先を見た製品化」といえる. これらの会社の先見性は高く評価されるべきものである.

最近注目されている PEN (polyethylene naphtalate, ポリエチレンナフタレート) は, 防湿性が PET の3~4倍であり, PET 容器に代わるものとして検討の価値があるように思われる.

4-6 PTP の動向

固形剤用の包装形態として現在もっとも多用されているのは PTP である. 最近の PTP システムは上述のバリデーション対策や品質向上・安定稼働などを考慮して, 包装材料の流れを直線的にしたり, 配管などの突起物を表面から排除したり, 透視性と異物混入防止性を高めるなどの配慮が従来よりも徹底的に行われるようになっている[17].

PTP に関しては上述以外のことでも, ①誤飲問題とその対策, ②品質向上・廃棄物処理問題と使用性の関係, ③シート・ポケットの標準化と識別・差別化, ④新材質 (CPP; cast polypropylene film, APEL, Aclar など) の採用, ⑤蓋材の材質変更, ⑥シートへの表示問題, ⑦シートの分割性・ポケットからの押出性・透明性などの使用性に関する試験法および基準値の設定, ⑧ポケットの透湿性・シートの耐衝撃性など品質に関係する試験法および基準値の設定, ⑨小包装問題などの諸問題が山積している.

また, PTP は, 従来主として固形剤用として使用されてきたが, 数年前から話題になっている Zydis (ポケット成形後に液を充填し, それを凍結乾燥し錠剤を製造するシステム) などがある[18]. 当然のことながら, Zydis システムによって製造された製剤は, 溶解性または崩壊性が高く, 新たな用途が得られる可能性があるが, 残念ながら生産性が高いとはいえずややコスト高である点に問題があろう.

4-7 ガラスびん用キャップ

従来のキャップの多くはぶりきなどの金属からなる成形物であり, パッキングとして天然ゴムが多用されている. この天然ゴムパッキングをガラスびん口に密着させることで, びん全体の気密性を保持している. このゴムパッキングとガラスの粘着を防止することを目的として, あらかじめゴム内にパラフィンなどを混入し経時とともにゴム表面にブルームさせる技術が使用されている. ところが, このパラフィンは何らかの条件により揮発し, ガラス内面に付着し, 曇った外観を呈することがある. このような事態は商品価値を損うのみでなく, 一種の異物混入とも解釈できる. このような問題を克服するために, 天然ゴムを使用しないシステム, たとえば樹脂キャップと成形パッ

キングの組合せなどが開発・使用されるようになっている．

さらに，びん包装内に封入されている緩衝材については経済的な理由からポリエチレンシートが多用されているが，錠剤などがシートの皺や凹み部分内に入り込み，ポリエチレンシートの取出しと当時に，内容製剤がびん外に転がり落ちるなどの事故が多発している．この件に関しては，プラスチック成形パッキング・プラスチック発泡体などが開発されており，今後しだいに多用されるようになるであろう．また，びん容量と製剤充填量の関係に大きな差がない場合には，びん内緩衝材を省略することも考慮に値する．

4-8 キット製品

いうまでもなくキット製品は，米国との協議に端を発したものであり，その定義は「医療機関で投薬調剤時の負担軽減，細菌汚染・異物混入防止などを目的として医薬品と医療用具（特殊容器を含む），または2つ以上の医薬品を1つの投与体系として組み合せた製品」であり，その中には予充填式使い捨て注射剤や通称ダブルバッグ（2室混合式注射剤）などが含まれている[19]．キット製品は上述のほかにも，「調剤時の過誤の防止」「緊急時の迅速な対応」「注射剤の適正使用」など多くの利点を兼ね備えており，数年前の有力な新製品の上市後の動向を見ると，今後も増加するのは確実であるように思われる．キット製品のメリットの中には，使用性に属する項目が多く含まれている．

また，使用性を改善すべくユニットドーズ点眼剤が出されている[20]．ユニットドーズ点眼剤は，通常後述のブローフィルシール機を使用して製造され，無菌性保持，携帯性，防腐剤の省略による処方の単純化のほか，前処理が不要などの長所を有しており，コスト低減も可能であり，大きなメリットを有している．

4-9 Powderject システム

いわゆる「キット製品」の概念には含まれていないが，注射針を使用しないで直接皮膚内に薬剤を投与する「Powderject システム」がある[21]．本システムは，製剤研究に時間を要する点に難点があるが，今後の一つの方向を示すものであり，先進的な会社ではすでに検討が行われていると伝えられている．Powderject システムは容器と医療器具の中間的概念に位置するものであり，医薬品の投与経路に大きな変革を迫るものである．

4-10 Blow-Fill-Seal システム

すでに点眼薬や点滴用生理食塩水などの容器として市場に出ている BFS システムは，プラスチックペレットを使用して容器を成形しつつ内容液を充填し，最後にシールするという一連の工程をインラインで行うものである．本システムは初期投資が必要であるが，ランニングコストが低く，また容器滅菌・洗浄・乾燥などの前処理が不要であり，かつ点眼薬などでは常に無菌の液を点眼できるという大きなメリットがある．

4-11 その他

以上の他にも数多くの改良・改善，すなわち「表示を読みやすく，かつ改ざんを不可能にすることを目的としインモールドラベル」「びん包装された液剤からの液だれ防止中栓」「環境問題を意識した液体紙容器の採用」などが上市されている．

もちろん，「新技術の検討がすべて」ではないが，新技術・新材料・新システムへの挑戦を積極果敢，かつ継続的に実施できる企業においては，製品品質と生産性のさらなる向上を図ることが可能となり，その過程で人材の育成を円滑に行うことができ，ひいては今後の業績伸長に繋がるであろう．

5．バリアフリーデザイン（ユニバーサルデザイン）と使用性および誤飲・誤用

5-1 医療機関の要望

医薬品包装分野では，従来，内容物の安定性確保に重点が置かれ過ぎていたきらいがあり，使用性は，ともすれば軽視されがちであったことは否めない事実である．しかし人口の高齢化や PL 法

の施行に伴って，開封性，再封性，携帯性，識別性，読解性などの使用性に対する消費者の意識が高まっており，メーカーに対する要望やクレームが増加する傾向を示している．医療機関，とくに病院薬剤部などからの要望が増加している．医療機関側からの要望事項が記事[22]にまとめられており，その要望の内容は多岐にわたっているが，それらをまとめると，①医療機関ごとに関心の大きさに著しい差がある，②医療機関間で意見が異なることがある，③同一医療機関でも医師・看護婦・薬剤師間で意見が異なることがあるなどの問題点を抱えていることが理解できる．いかに要望があっても，技術的に困難な内容も少なからずあり，医薬品メーカー側では苦慮しているというのが実情であろう．もちろん，最終消費者である医薬品使用者からも種々の要望事項が出されているが，医療従事者と最終消費者の要望が一致しないこともある．そのような場合にいずれの要望を優先させるべきかについて，会社のポリシーを決めておくことが望ましい．

5-2 添付文書および表示

日本大衆薬工業会の調査では，「説明書または添付文書が読みにくい」「どれが重要か分らない」「あいまいな表現がある」「内容が専門的すぎる」などの声が大きいことが判明している．とくに高齢者では50％以上の人が読みにくいとの回答をしている．これらの要望は充分に理解できる内容であり，今後医薬品メーカーは改善への動きを早めることになろう．とくに今後著しく増加する高齢者への配慮は，欠かすことのできない事項である．高齢者への配慮と同様に，視覚障害者への点字表示は特筆される事柄である．会社によっては，すでに大衆薬に対してバリアフリーデザインを施して高い評価を得ており[22]，栃木県病院薬剤師会では点字表示の薬袋の配布を開始しており，いずれも高く評価されている．このような姿勢は，バリアフリー社会を構築するうえで必要とされることであり，他社または他地域に拡大することになると思われる．このような心身障害者への配慮は，使用性を向上させるのみではなく，一般消費者の使い勝手を改良することにもなり，最終的には誤飲・誤用問題の解決の一助となるものである．視覚は加齢とともに衰えるから，視覚に頼る情報伝達には充分な配慮が必要とされる．

5-3 PTP 誤飲問題

使用性そのものではないが，最近医薬品業界で話題になっていることに，PTPの誤飲問題がある．常識的には，内容物を取り出さないままのPTPそのものを嚥下（えんか）するという行為はおよそ想像できないが，統計によると「239件/10年間・日本全国」という数字が出ており，年平均23.9件の誤飲事故が発生しているとされる[24]．最近やや減少傾向を示しているとはいいながら，この数字は想像よりも多い．しかも報告されていない例もかなりあると考えられるため，年間24件以上発生しているとも考えられる．誤飲件数は高齢者に多い傾向が強く，性別間の差は認められない．PTP成形材はおおむね厚さ200〜300μのPVC（polyvinyl chloride，ポリ塩化ビニル）またはCPP（無延伸ポリプロピレン）から成っており，元来硬いため1錠ごとに切り離した後には，4角形の鋭利な形状になり，ときとして食道穿孔や胃腸内壁に傷をつけたりするなどの事故に繋がる．このような事態を改善すべく，日本製薬団体連合会の「薬剤包装（PTP）に関する自主申し合わせ[25]」によってつぎのような対策が取られている．

① スリットミシン目は横方向（マシンダイレクション）のみとする．

② PTP裏面に全製薬メーカーで統一した取出し図を表示する．

③ 添付文書に「PTPシートから取り出して服用する」旨の表示を行う．

しかし，これらの対策は決して完全なものではなく，はさみなどでPTPポケットを切り離したりすれば，元の木阿弥になる訳である．このような対策が採用された背景には，

① 包装を大形化すれば嚥下できないが，省資源・廃棄物減少と矛盾することになる．

② 生体内崩壊性プラスチックを使用することも考えられるが，概して生体内崩壊性プラスチックは防湿性が低く，内容物の安定性担保が困難であ

るうえ，食道では崩壊しないから食道穿孔などに対しては無力である．
③ 切り離したあとの形状が4角形にならないように各角部に丸みを付けて危険性を減じることも有力であるが，現在の技術では，一部を切り離しながら他の一部を精度良く残すことが困難であるうえ，裁断くずが異物となってピロー包装内に混入する恐れもある．

などの技術的問題があるためである．PTPは医薬品包装の中でもっとも重要な形態であり，本誤飲問題が解決しなければ「PTPは暗い影を背負いながら使用され続ける」といった状況を打破できないことになるから，何らかのブレークスルーが必要になるであろう．

5-4 小児安全包装および改ざん防止包装

医薬品の場合にはPTPの誤飲のみではなく，小児によるシロップ剤の誤飲などにも注意すべきであり，一手段として一部で安全包装容器が採用されている．push-and-turn方式のキャップについてはその安全性はすでに証明されているから[26]，今後採用するについての技術的問題点はほとんどない．ただし，小児の安全はその保護者たる両親が第一義的な責任を負うのが正しく，安全包装はあくまで補助的手段であるに過ぎないことを認識する必要がある．

また，上述のように大衆薬の販売に関する規制緩和によって，医薬品の販売が薬店以外の一般店舗でも可能になったことと，昨今の異物・毒物・針の食品などへの混入事件の多発は，改ざん防止包装の重要性を再認識させるに充分であり，今後の動向に注意を払う必要がある．すなわち従来の対人販売から，不特定の消費者がスーパーストアのような店舗において医薬品を購入するようになることは，ある意味では便利であるが，一方では陰の部分を作るということでもあろう．これからはPTP・紙個装函・分包・アンプル・アルミチューブなどのような改ざん防止包装のみではなく，びん類のインナーシールなどのような新たな手段を追加せざるを得ない状況が現出する可能性が高い．

5-5 高齢者向け包装

ヒトの種々の機能が加齢とともに衰えることは周知の事実である．包装で問題になるのは，視覚・聴覚・触覚をはじめ，手の握力・回転力・滑り性など多くの感覚および筋力である．とくに視覚は表示物を読解するために必須の感覚である．医薬品用添付文書の文字数は多く，しかも小さなポイントで印刷されているケースが多く，文章の内容も専門用語が連なっており，理解困難であることが多い．医療用医薬品では，多いものではA3サイズの両面にほとんど空スペースがない程，文字や図表で埋め尽くされ，さらに記載量が増加する傾向にある．すでに高齢者向けの製剤のあり方に関して有益な提言がなされ[27]，高い評価が得られている．包装側もそれに対応できる材質・形状・機能を工夫する必要がある．

6．包装と環境問題

環境問題は医薬品包装のみではなくすべての製品に関係しているが，平成12年4月からOTC医薬品用材料について規制を受けることとなり，該当する会社は拠出金の算定を実施し申請しつつある．将来は，医療用医薬品用の包装材料・容器がリサイクル法の対象になることはほぼ確実視されており，今回とは比較にならないほどの混乱が生じる恐れがある．方針が急激に変更されるケースがあることに注意すべきである．今後はいかなる方針変更があっても対応できるよう，社内のコンピューターシステムに組み込んで，容易に正確な計算ができるようにすることが肝要である．医療・医薬品分野における廃棄物処理は，おおむね感染性，損傷性，有機化学物質，手術後生体組織などの医療廃棄物と医薬品包装廃棄物からなっており[28]，その中の医療廃棄物には危険なものが含まれているうえ，包装材料の種類形態が多岐にわたることもあり，医療機関側で整然と分別することに多大の困難を来しているのが偽らざる実情である．いまや環境問題は地球規模の問題となっており，医療活動といえども環境問題を無視することはできず，各自が責任を持って対処する必要が

ある．

おわりに

以上，私見に基づいて雑多な内容を述べたが，医薬品包装をとりまく諸情勢はますます困難さを増しており，医薬品メーカー内の技術者のみならず，材料・機械メーカー内の技術者との，より密接な連携が必要になって来ている．一方では，目まぐるしく変化する社会情勢に技術者の育成が追いつかないというような状態が現出しつつあり，将来は試験・研究などのアウトソーシングが必要になる可能性があることを指摘したい．

　本稿は，日本包装学会が平成12年4月13日に開催した，第22シンポジウム「医薬品包装の動向」の要旨に加筆訂正を加えたものである．

引用・参考文献

1) 丈達泰史：*Pharm. Tech. Japan*, **10**(11), 17 (1994)
2) プラスチック製医薬品容器試験法, 第13改正 日本薬局方解説書 一般試験法 45, 廣川書店 (1996)
3) 製薬協ニューズレター, No. 63 (1998)
4) 医薬品等安全性情報, No. 154, 厚生省医薬安全局 (平成11. 4)
5) 医薬審 第39号（平成12. 8）
6) 「新医薬部外品」に関する説明会：Q&A集, 日本製薬団体連合会（平成11）
7) 三浦秀雄, 長谷川和他：薬剤学, **49**(1), 41 (1989)
8) 宮本純之：バイオサイエンスとインダストリー, **56**(6), 375 (1998)
9) 「アルミニウムと健康」フォーラム要旨集, 「アルミニウムと健康」5団体連絡協議会 (2000. 3)
10) 上原弓人, 池野 元：プラスチックス, **47**(2), 14 (1995)
11) 佐々木功, 細谷武士, 植村俊信：*Pharm. Tech. Japan*, **14**(8), 15 (1998)
12) 今井伸彦：包装技術, **36**(9), 81 (1988)
13) 小室彦次郎：*Packpia*, No. 6, 52 (1998)
14) 興亜硝子：特願平8-111586（平成8）
15) 出牛幸平, 篠田 晃, 宮崎 章：包装技術, **32**(12), 26 (1994)
16) 岡田 清, 奥田 清, 大西倫夫他：包装技術, **25**(12), 57 (1994)
17) 箕浦貞夫：製剤機械技術研究会誌, **6**(2), 15 (1997)
18) S. Corveleyn, J. P. Remon：*Int. J. Pharm.*, **152**, 215 (1997)
19) 医薬品製造指針：注射剤に溶解液等を組み合わせたキット製品等の取り扱い, p. 300, 薬業時報社 (1998)
20) 大槻智宏：包装技術, **32**(12), 20 (1994)
21) M. D. Eisenbraun, D. H. Fuller, J. R. Haynes：*DNA and Cell Biology*, **12**, 701 (1993)
22) 黒山政一, 朝長文弥：製剤と機械（平成6. 9. 15）
23) Pharmaweek, 第7742号（平成8. 8. 19）
24) 岩田重信, 小林由充子, 高須昭彦他：日気食会報, **46**(5), 406 (1995)
25) PTP誤飲対策に関する説明会資料：日本製薬団体連合会（平成8. 6）
26) 日高正人, 三浦秀雄, 杉原正泰：日本包装学会誌, **8**(1), 23 (1999)
27) 伊東明彦：製剤と機械（平成10. 8. 15）
28) 高橋 亨：製剤機械技術研究会誌, **7**(1), 4 (1998)

（三浦　秀雄）

概説3．包装の歴史と役割

1. 包装の起源

包装は人類の知恵であり，生活文化の中で育んだ，重要な生活技術のひとつである．

人類の最初の祖先の出現は約400万年前で，進化して現在の人類の直接の祖先が出現したのは4万年前といわれている．

人類も他の動物と同様に生存のためには食糧の確保が課題であり，狩猟・漁労・採集といった手段によっていた．そして氷河期の終りで気候が温暖化して食糧が得にくくなり，農業という技術を手にしたのは約1万年前と考えられている．それと同様に，「得た食料を保存する」ことが必要になったのに違いない．

さらに進んで人が集落を作って生活したのは5000年前で，この時代には交換経済が成り立ち，物資を輸送することが盛んに行われたはずである．

これらの定説となっている年代は，最近の遺跡発掘でさらに古く書き替えられつつあるので，実際にはもっと以前にさかのぼることになる．保存したり輸送したりするためには，詰める・入れる・くるむ・まとう・守るといった具体的な行為が必要であり，これが包装の始まりであるといえよう．その包装の具体的な材料は天然にあるものをそのまま利用したのであろうが，加工して明らかに形となったものが土器である．もっと進んでガラスを発明したのはB.C. 3500年頃エジプトでガラス製造の絵が発見されており，B.C. 2000年頃ポンペイで密封びん詰貯蔵食品が発掘されている．これが機能のはっきりしている包装の最古のものであろう[1]．

2. 包装の歴史

包装の発展は常に材料の発明にともなって行わ

表2.1 有史以来の主な包装材料の発明

年代	主な発明・出現
B.C. 550年	エジプト：陶器製壺出現，ワイン・飲料水の輸送用．後に革袋が発明される．
A.D. 105年	中国：紙の発明．
1250年	ボヘミア：ぶりきの発明．
1500年	コルク栓の発明．
1558年	日本：桶を醸造容器として利用．
1608年	アメリカ：ジョン・スミス，ガラスびん工場設立．
1730年	ぶりき製造技術，ドイツからイギリスに移転．ぶりきを使った容器が発明される．缶詰の始まり．
1810年	フランス：ニコラ・アペール，びん詰による食品貯蔵技術を発明．
1843年	ハイラム他，ラムネびん発明，発泡飲料水用．
1852年	イギリス：段ボールの発明．
1897年	ジュリアス・フレチンガ，二重巻締め缶，完成．密封性大幅に改良．
1930年	アメリカ：ポリエチレンの利用開始．
1937年	アメリカ：電気メッキぶりきの生産開始．
1945年	アメリカ：プラスチックボトル出現．
1954年	イタリア：モンテ社，ポリプロピレン発明．
1955年	アメリカ：カイザー社，アルミDI缶(drawn & ironed can, 絞りしごき缶)
1959年	アメリカでレトルト食品パウチ製造開始．
1965年	PTP(press through package)包装，出現．
1972年	アメリカ：プラスチックシールドびん開発．
1974年	ハイレトルト法，開発．

れてきている．
有史以来の世界の主なものを**表2.1**に列挙する[2]．

日本における包装の発展は便宜上，
① 明治維新まで
② 明治維新から第二次世界大戦終戦まで
③ 第二次世界大戦終戦後
の3つの時代に分けて考察することができる．
① 明治維新まで
　明治維新までは日本古来の包装であり，用いられていた包装材料の主なものを**表2.2**に列挙する．もちろん材質は天然素材である．
② 明治維新から第二次世界大戦戦終戦まで
　この時期に新たに登場した包装の主なものとして**表2.3**のようなものが挙げられる．この時代は急速に欧米の文化を取り入れる時代であり，輸入された包装商品を見て，国産化が企てられた[3]．
③ 第二次世界大戦後
　日本の包装の近代化は実質第二次世界大戦の終

表2.2　日本古来の包装

包装材料	用　途
筵〔藁製〕	主に梱包材料として利用．
叺・俵〔藁製〕〔藁製〕	米・塩・木炭・こんにゃく粉・石灰などの容器として，および藁とともに陶器の緩衝包装．
ざる・かご〔竹製〕〔竹製〕	みかん，その他の果物・野菜類の容器として利用．
つづら〔木製〕	広く輸送および保管の容器として利用．輸送用はとくに行季と呼ばれた．
風呂敷〔布製〕	万能の運搬用
箱・櫃・長持〔竹製〕〔木製〕	広く保管容器として利用．さらに構造上の工夫を施して輸送用に利用．
樽・桶〔木製〕	酒・味噌・醤油などの液状必需物質の輸送および保管用．さらに漬物用としてのアフターユーズ．
苞（つと）	木の葉・竹皮などで包む，もっとも原始的なもの．
縄	結束材料として利用．
土器	須恵器：かめ（煮炊用）・壺（貯蔵用・供献用）などの形状のものがあった．壺は貯蔵用の他，運搬用にも用いられた．
ふくろ（麻製）	輸送用．当初は稀少であった．

表2.3　明治維新から第二次世界大戦終戦までの新規包装

包装材料	用　途
帯鋼	綿花・羊毛・綿布・繊維製品の圧縮荷造．洋紙の板締・洋樽の締金として利用．
缶	1.5ガロン缶・缶詰用缶・グリース缶などの小形のものから，輸送用のドラム缶までさまざまなものがある．缶詰は明治4年(1871)松田雅典が長崎でフランス人レオンデューリーより伝授される．
金属製箱	小形商品の通い箱．
びん	ガラスびんで酒・酢・焼酎・醤油の容器．籐・柳・竹などで編包して薬品容器として利用．
段ボール	明治42年(1909)，レンゴー(株)井上貞治が製造化に着手．

表2.4 第二次世界大戦後の日本の包装の発展

年代	時代の特色	包装に関係するキーワード	包装の主な発展	*法整備など
昭和20年代 (1945〜)	戦後模索時代 再建復興時代	JIS制定 米軍特需	窒素ガス充填粉乳登場 ポリエチレンフィルム国産化 プラスチックブローボトル登場	*包装関係JIS制定(1950) *食品衛生法制定(1947)
昭和30年代 (1955〜)	開発躍進時代	スーパーマーケット 消費革命 包装革新	マヨネーズにブローボトル採用 ぶりき製ビール缶登場・炭酸飲料缶発表 日本テトラパックが牛乳容器供給開始 缶入りコカ・コーラ プルトップ付きビール缶 PTP包装登場	
昭和40年代 (1965〜)	国際進出時代 資源調整時代	国際協力 オイルショック・省資源 トータル物流コスト 包装適正化	ビールにプラコン使用 レトルトパウチ開発 缶コーヒー登場 トーヨーシーム缶ビールに採用 アルミ製DI缶生産開始 レトルト食品包装用途拡大 POS(point of sales system, 販売時点情報管理システム)導入	
昭和50年代 (1975〜)	国際発展時代	量から質へ メカトロニクス	PET(polyethylene terephthalate, ポリエチレンテレフタレート)容器市販開始 注ぎ口付き紙パック ラミコンチューブ開発 耐熱PETボトル開発 トリプルネックDI缶開発	*レトルトパウチ食品のJAS制定(1975) *食品衛生法改定PETなど9種認可(1982)
昭和60年代 (1985〜)	社会環境重視時代	包装戦略 消費者ニーズ多様化 ハイテク	アセプティックPETボトル入りコーヒー登場(1989) 電子レンジ対応食品開発	*食品添加物の表示規制
平成年代 (1989〜)	環境保全時代 安全再認識時代	再資源化 リサイクル PL(product liability, 製造物責任)法 ダイオキシン 環境ホルモン バリアフリー	CAD(computer aided design, コンピューター援用設計)・CAM(computer aided manufacturing, コンピューター援用生産)・CG(computer graphic, コンピューターグラフィック)の導入 TULC(TOYO Ultimate can)缶登場 SiO_x(酸化ケイ素)蒸着フィルム開発実用化	*PL法施行(1995) *容器包装リサイクル法制定(1997)

戦後,復興とともにスタートした.時代区分に合せてそれぞれの時代の主な包装の発展の経過を表2.4にまとめた[4].

3. 包装の発展

包装の歴史的発展をみると,まず包装の対象となる内容物を保護する機能から始まっている.保護機能は包装の対象が広がるにつれて,内容物に応じて保護すべきファクターもさまざまに広がり,さらに保護すべき機能のレベルも逐次高まってきた.とくに食料の保存という人類にとって最大かつ共通の課題に向けて,保存技術とともに密封性やバリヤー性は高度なレベルに達してきた.

つぎに運搬の前提手段としての便利さの機能が必要とされ，運びやすく保管しやすい適当な大きさや形が工夫されるとともに，保護機能にも堅牢度が求められた．さらに包装されたものとして売買の対象となり，そのまま商品となるに及んで流通上の便利さから使用上の便利さの機能のウェイトが高まってきた．今日では便利さをどのように保有させるかで商品を特色付けるまでに至っている．

情報機能は包装物が人の手から手に渡るとともに必要となり，当初は単に内容物が何であるかと量目を示すことで目的を達した．次いで物流手段が多様化し，目的に応じて，また扱う環境を考慮したさまざまな注意事項も加えられた．後に包装が内容物と一体となった商品を形成するに及んで，商品そのものの情報を表示するようになった．さらに販売手段が売り手から買い手に直接渡るのではなく，スーパーマーケットの発達により店頭に陳列された商品を消費者が見て選ぶようになり，サイレントセールスマンとして商品イメージを訴求し，かつ競合品との差別を主張するデザインが重視されるに至った．

これら3つの基本機能は包装のそれぞれの側面として，相互に関連し合いながら発展してきた．用いられる包装材料も粘土・藁・竹・木材などの天然素材から始まって，紙・ガラス・ぶりきなどの加工材料を経てプラスチックの発明に至り画期的な進歩を遂げた．

プラスチックは軽量・透明性・バリヤー性・加工性・強度・変質しにくさなど，それ自体が包装材料としてきわめて優れている．それだけでなく金属材料と組み合せて防蝕性を改良したり，紙と組み合せて耐水性・耐湿性・遮蔽性などの性質を附与するなど，今やプラスチックなしに包装は存在し得ない必須材料となっている[5]．包装の技法も単に包むことから，目的により水蒸気・酸素・炭酸ガスなど多様なバリヤー性や適度な保持性を充足するようになった．また，各種殺菌技術・レトルト・ガス制御などの発明があり，緩衝包装も単にパッキンを詰める段階から物流ファクターを考慮した力学的根拠に基づく合理的な設計技法を用いるに至っている．

一方これら基本機能の高度化と，使用材料の多様化と工業化にともなって，包装材料の使用量が大量化したために，さまざまな制約事項が顕在化してきた．一つは安全面の問題であり，もう一つは環境面の問題である．

食品包装では食品に直接接する材料の毒性について，古くはすずの溶出が取り上げられ，許容値が法制化された．その後合成化学の進歩で各種のプラスチックスが登場したのをはじめ，無数の有機化合物が合成され，多くの目的で用いられるようになり，材料そのものの人体への毒性有無や微量添加物の影響が問題になった．環境ホルモン問題はその典型である．新しい毒性が明らかになるにつれて無数の合成化学物質そのものはもとより製法から存在する微量夾雑物まで，規制を受ける範囲とレベルは厳しさを増してきている．食品衛生法も厳しくなる改正はあっても緩和されることは稀であろう．

もう一つの環境問題は産業革命以後，急速に工業化した人類の営みそのものが，「有限な化石資源を大量に消費し地球環境をさまざまな面で汚染したり生物の生存を危うくする方向へ悪化させている現実」からどう是正するか，人類共通の課題として国際的に見直されている．包装も資源・エネルギーを消費する以上，この課題と正面から取り組まなければならない．そのために，使用材料の絶対量を縮減させること，リサイクル可能な材料を選択しリサイクル可能に設計すること，リサイクルされた材料を使用すること，それとともに廃棄処理でたとえば燃焼した場合，ダイオキシンなどの有害物質を発生させない材料選定であることなどが求められている．

4. 包装の機能と一般的具備要件

このような発展過程を経て今日集大成された包装とはどのようなものでなければならないのかを，包装の果たす役割から保有すべき機能と，包装という行為にともなういろいろな制約事項すなわち具備要件に分けて**表4.1**にまとめてみた．

表4.1 包装の機能と具備要件

	機能または要件	内容・視点
保有すべき機能	① 保護機能	・物理的要因からの保護…流通中の圧縮,振動落下衝撃による破損,外力による変形,熱,電気,湿気,水 ・化学的要因からの保護…酸化,光劣化,腐蝕,活性化学物質による作用,臭気 ・生物的要因からの保護…微生物(生菌・真菌),虫,ねずみ ・人為的要因からの保護…悪戯,犯罪,誤用
	② 利便機能	・流通上の利便…荷役(運びやすい・持ちやすい),保管(積みやすい・置きやすい),仕分け(見分けやすい) ・販売上の利便…陳列(並べやすい・見分けやすい・置きやすい),単位(売りやすい) ・消費上の利便…開封,再封,携帯,インスタント(レトルト・レンジ対応) ・廃棄上の利便…分別性,破壊容易性,減容性
	③ 情報機能	・訴求性…商品のアピール,美粧効果,デザイン,ファッション,差別化,ロゴマーク,基本刷色 ・商品表示…食品衛生法,JAS法,景表法に基づく表示:名称・品名・食品添加物・原材料名・内容量・賞味期限・保存方法・製造者・原産国・成分表示・使用上の注意・調理方法,薬事法に基づく表示:有効成分名称分量・効能・用法・容量・使用上の注意・PL法対応取扱い上の注意 ・荷扱表示…バーコード,荷扱上の注意・ケアマーク・開封方法・開梱方法 ・包装材料…材質表示・廃棄方法 他
具備要件	① 安全衛生性	・各種法規制をクリアすること:食品衛生法・乳等省令・各種自主規制・業界団体基準・薬事法・環境ホルモン非含有など ・人体安全性の確保:PL法対応 ・微生物管理・臭気管理・異物管理・防虫防そ管理・GMP(good nanufacturing practice, 品質の良い優れた製品)対応・HACCP(hazard analysis-critical control point system, 危害分析重要管理点方式)対応
	② 社会環境性	・省資源化を図っていること:再資源利用,リユース,リサイクル適性,廃棄性(焼却排ガス・生分解・光分解) ・ダイオキシン懸念なきこと ・適正包装 ・消費者保護法適合
	③ 生産適性	・包装作業性:包装機械・ライン化適性,材料の量産および供給安定性・品質安定性(寸法・形態誤差・固有性能・欠点など)
	④ 経済性	・材料価格:材料価格の安定性,調達容易性

5. 包装の役割

包装は保有する機能で充足できる役割を担っていることは当然であり,機能を最大限活用することから逆に果たす役割も広がってきた.一方役割期待が広がるとともに新しい機能が要求される.このような経過をたどる中で今日包装が担っている役割はつぎのように要約されよう.

① 多様な商品の提供

消費者包装では内容物を保護する脇役としての包装から,今日では内容物と一体をなして,商品を形成している.そして消費段階を中心とした多くの利便性を附与することでさまざまな特徴ある商品が考えられ,まさに包装が「生活に便利な商品を生み出している」といえる.

② 資源・エネルギーの節約

包装それ自体は資源エネルギーを消費するが,包装によってものの輸送効率・保管効率を高めることの効果のほうがはるかに大きく,物流のための資源エネルギーを大幅に節約している.

また,食糧資源に着目すると,食品保存技術と一体になってロスを少なくすることに大きく貢献

している．包装技術がなければ適正な食糧配分ができず，多くの人々が飢えにさらされることになろう．

③ 生活への貢献

医学の進歩にともなって，ますます高度化と多様化の進む医療においては，有効性の保持と安全性の確保が包装によって成立していることは，いまさら言を待たない．

用法・用量の正確さも，開・再封，携帯などの便利さも包装によってもたらされていることは，日常生活の中で実感されるとおりである．

スーパーマーケット，コンビニエンスストアの発達による流通環境の変化・生活習慣の変化にともなう食品のニーズの多様化・女性の生き方の多様化——自己実現・有職化——から，調理済みあるいは半調理済み食品，1人1回分のパッケージ・レトルト・レンジ対応といった多様な食品包装が今日の食生活を大いに支えている[4]．

④ 商品の品質保証

ほとんどの商品は包装されており，包装が完全な状態であることによって商品の品質保証を担っている．また，必要な情報が網羅されていることによって商品を正確に理解し，選択し，正しく用いることができる[4]．

⑤ 生活コストへの寄与

包装のもたらす付加価値は，今日の豊かさ・便利さを支えることへの寄与であり，それは莫大なものである．包装以外の手段を仮定することはまったく無意味である．

今日，高齢化・情報化が一層進む中でバリアフリーをはじめ，包装の役割期待はますます多様化・高度化してきている．その一方で，深刻さを増す環境問題対策と安全性の確保は包装の正面から迫る本質的な課題であり，避けて通ることはできない．包装は，これらの両面を考慮しながら，さらなる発展を遂げてゆかなければならない．

引用・参考文献

1) 沖 慶雄：東缶, 東洋製缶（株）(1990.3)
2) 包装技術便覧, 日本包装技術協会, pp.53〜64 (1995.7)
3) 日本包装技術協会編：包装の歴史, 日刊工業新聞社, pp.1〜46 (1978)
4) 包装って, なに？, 日本包装技術協会, pp.7, 10〜11, 97〜104 (1994.9)
5) 沖 慶雄：包装技術, 日本包装技術協会, p.28 (1990.11)
6) 包装のリサイクルとバリアフリー, 日本包装技術協会, p.46 (1999.10)

（瀬戸 義弘）

第1編　包装材料と包装容器

第1章　紙および紙製品と紙製容器

1.1 紙

1.1.1 紙系材料

1）紙とは

　紙の定義は JIS P 0001 によれば、「植物繊維その他の繊維をからみ合わせ、こう着させて製造したもの、広義には合成高分子物質を用いて製造した合成紙も含む」と示されており、原材料である植物繊維は木本類あるいは草本類から採取されたセルロース繊維が主体である。ここで挙げられている合成紙（後述）は天然セルロース系繊維を用いた紙とは異質なものであるが、紙の機能を有する平面材料として広義の紙の部類に位置付けられている。しかし、本章では主として天然セルロース系繊維を素材とする紙の食品・医薬品包装を中心に解説を行うことにする。

　紙の本質は幅20～40ミクロン、長さ1～3mm、厚さが数ミクロンの主として木材繊維が、10本から100本程度重なり合い、繊維相互は絡み合い一部が結合してシート状を構成し、場合によってその構成中に薬品あるいは填料、異種の繊維が加わってでき上がった薄層体であると理解される。この薄層体が形成される条件によって、印刷、包装用紙はもとより、薄く軟らかいティッシュペーパーや紙タオルのような紙が製造され、さらに段ボール原紙、紙器用板紙、建材原紙などの硬質材料が造り出され、表面を異種材料で処理することによってアート紙のような塗工紙、印画紙、ワックス紙、情報記録用紙、ラミネート紙などのさまざまな紙の製造が可能になる。

　紙の用途を大別すると、情報・印字を記録し保存する、ものを包み保護する、液体をろ過し吸い取り、拭き取るという機能に分けられ、これを紙の3大機能と称しているが、最近社会情勢の高度化、多様化に応じて、従来の3大機能から逸脱したものが出現し、包装分野へも波及してきている。

　すなわち、最近の紙はそれを構成している主素材である木材パルプ繊維のほかに各種合成繊維、無機繊維、金属繊維などに加えて草本系を原料とした非木材繊維（バガス、タケ、ワラ、ケナフなど）が加わり、従来の紙の概念は大きく変貌してきた。

　わが国では紙を大別して和紙と洋紙に分けているが、現在の和紙はきわめて限られた分野に向けられているのみで、99%以上が洋紙、すなわち明治以降わが国が導入した紙の製造法によって造られている。

　通産省の紙パルプ統計では、紙、板紙、和紙という分類により、紙は69種、板紙は15種、和紙は7種の代表品目が挙げられている。

　紙と板紙の区分は目方または厚さによって分けられるが、その区別はわが国では明瞭でない。一般的には紙は板紙より薄く、軽く、また柔軟性があり、板紙は厚く、重く（一般に坪量120～130 g/m² 程度以上とされている）、紙質が硬く、腰が強いなどの抽象的な表現で区別され、米国では12ポイント（厚さ0.3mm）以上を板紙として分類しているが、いくつか例外がありこの区分も明瞭ではない[1]。

　表1.1.1は紙・板紙の代表的機能と用途を類別したもので、大別すると文化需要、産業需要、家庭需要に分けられ、産業需要の中には包装に密接な役割を持つ品種が多数数えられる。

　わが国の製紙産業は、日本の高度成長に歩調を合せ、図1.1.1のように現在世界第3位の生産消費国になっている。

2）包装材料としての紙の長所と欠点

　以上のように紙は包装材料として重要な役割を担っており、1995年の WPO（World Packaging Organization）の発表によれば、プラスチック、メタル、ガラス、木材など他の主要包装材料の国別国民1人当たりの包装材料消費量は**表1.1.2**

表1.1.1 紙・板紙の機能と用途

機能	素材 → 加	工 →	消費材(容器を含む)	摘要
情報・知識の媒体	新聞用紙 印刷筆記用紙 薄葉紙・板紙	印刷 印刷 印刷・製本	新聞・官報 PR(折込み広告・カタログ・パンフレットその他)・ポスター・カレンダー・書籍・雑誌・週刊誌・辞典・地図・電話帳・時刻表・その他出版物	文化需要
	情報用紙	印刷・加工	フォーム用紙・PPC用紙・インクジェット用紙・NIP用紙・感熱記録紙・静電記録紙・放電記録磁気記録紙・OCR用紙・MICR用紙・透明複写用紙・ジアゾ用紙	
教育・学習用	印刷筆記用紙 紙器用板紙	印刷・製本	ノート・画用紙・教科書・参考書・試験用紙・手工用板紙	
事務用{筆記/複写/謄写}	印刷筆記用紙 薄葉紙 雑種紙	印刷・加工 各種加工	集計用紙・方眼紙・ノート・便せん・カード・ファイル・帳簿・フォーム用紙・カーボン紙・ノンカーボン紙・タイプ用紙・伝票・謄写原紙・透明紙	
通信・運輸・金融	印刷筆記用紙・雑種紙・板紙	印刷その他加工	はがき・切手・印紙・電話帳・切符・紙幣・証券・通帳用紙	
包装{軽包装/重包装/個装}	包装用紙 段ボール原紙 紙器用板紙	印刷・製袋 印刷・コルゲート・製箱 印刷・製箱	包装紙・紙袋・角底袋・封筒・重袋(砂糖・米麦・セメント・肥料・飼料・プラスチックパレット・その他重量物用)用紙 段ボール箱(各種工業製品・生鮮食料品・その他用) 薬品・化粧品・その他各種商品の個装用	産業需要
紙容器	紙器用板紙・カード・白ボール	印刷・成形	紙コップ・紙皿・紙カートン・冷凍食品容器・飲料容器・その他紙器類	
家具・建材	包装用紙 雑種紙・板紙	印刷 樹脂加工その他	壁紙・ふすま紙・家具・建材(化粧板など樹脂加工製品)・ルーフィング・石膏ボード	
工業製品の部品 その他産業用	薄葉紙 雑種紙・板紙	印刷その他加工	コンデンサー・絶縁紙・積層板・導電紙・剝離紙・粘着紙・ラベル・印画紙・青写真用紙・オフセットマスター用紙・紋紙・煙草巻紙・ろ紙・防錆紙・防虫紙・防そ紙・鮮度保持紙・芳香紙・合紙・パターン紙・バリアー紙・紙管・緩衝成形品・育苗紙・耐油紙	
生理・衛生用	家庭用薄葉紙 雑種紙	印刷・成形	障子紙・書道用紙・紙ひも・ティッシュペーパー・トイレットペーパー・ナプキン・京花紙・ちり紙・紙タオル・紙おむつ・防虫紙	家庭需要
調理用その他			クッキング用紙・プレート・紙皿・経水用紙・紙竹皮・ナプキン・アルバム・コースター・コーヒーフィルター	

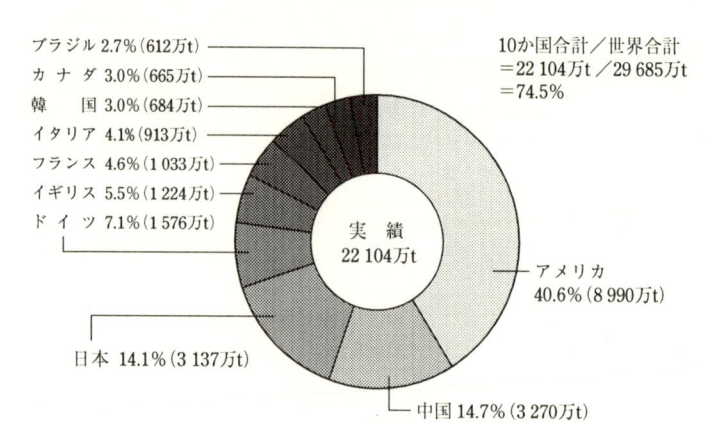

図1.1.1 世界上位10か国の紙・板紙消費比較（1997年）

ブラジル 2.7%（612万t）
カナダ 3.0%（665万t）
韓国 3.0%（684万t）
イタリア 4.1%（913万t）
フランス 4.6%（1 033万t）
イギリス 5.5%（1 224万t）
ドイツ 7.1%（1 576万t）
日本 14.1%（3 137万t）
中国 14.7%（3 270万t）
アメリカ 40.6%（8 990万t）

10か国合計／世界合計
＝22 104万t／29 685万t
＝74.5%

実績 22 104万t

表1.1.2 包装における1人当たり年間消費量 （単位：kg）

紙・板紙の消費量		プラスチックの消費量		メタルの消費量	
1．日本	97	1．スペイン	51	1．日本	19
2．スペイン	85	2．イタリア	30	2．フランス	15
3．ベルギー	79	3．日本	26	3．ドイツ	11
4．ドイツ	72	4．ドイツ	26	4．イタリア	10
5．スウェーデン	62	5．フランス	22	5．スウェーデン	9
6．フランス	60	6．スウェーデン	20	6．南アフリカ	9
7．イタリア	57	7．フィンランド	18	7．チリ	7
8．フィンランド	43	8．チリ	10	8．フィンランド	6
9．リトアニア	26	9．南アフリカ	8	9．ポーランド	5
10．南アフリカ	19	10．ポーランド	5	10．ブラジル	5
（中略）		（中略）		（中略）	
15．中国	4	13．中国	1	12．中国	1

ガラスの消費量		木材の消費量	
1．フランス	64	1．イタリア	63
2．ドイツ	56	2．フランス	28
3．イタリア	44	3．スウェーデン	19
4．スペイン	33	4．日本	12
5．日本	19	5．フィンランド	11
6．スウェーデン	18	6．インド	4
7．ポーランド	13	7．チリ	3
8．フィンランド	12		
9．コロンビア	11		
10．チリ	10		
（中略）			
12．中国	5		

注）イギリス，米国，カナダ，オーストラリアなどからの協力はなく，表中に含まれていない．

のようであり，紙・板紙包装材料の比率は圧倒的に他の包装材料より多く，わが国は1997年度では57.5%を占めている．1960年の包装材料中の紙・板紙の占有率は48.2%であったが，年ごとにこの比率は上昇し，さらに上昇の傾向を示している．

これは，包装を取り巻く環境がしだいに厳しくなり，エコロジー的性格に富む紙・板紙系包装材料が大きく注目されてきたことを意味するものである．

一般に包装材料は，このような時代的背景の他に図1.1.2のような多くの機能が要求されているが，単一の素材でこれらの要求をすべて解決することはきわめて難しい．

紙系材料は他の包装材料が出現する以前からあらゆる包装分野に使われてきたが，上述のように多くの機能を満足させるために，長所を残し，欠点を補完する機能を付与する必要がある．

図1.1.2において，紙系材料がもっとも不得意な項目は，耐水，耐ボイル，防湿，防水，ガスバリヤー，ヒートシール，透明，寸法安定，カール性などであり，優れた点としては，耐熱，耐寒，耐候，印刷適性，こわさ，リサイクル・リユース性などである．

以上，羅列した要素を工業材料としての紙系材料の特性を以下にまとめてみる．

長　所：
① 素材という点で比較的安価でどこでも入手できる．
② こわさや引張り特性に優れ，適度な物性を有する．
③ 構造的に多孔質であり，外圧に対するクッション性がある．
④ 通気性を有し，呼吸する青果物や生花などの包装に適応できる．
⑤ 加工・作業適性があり成形，接着など容易である．
⑥ 自動包装適性を有し，機械加工が容易である．
⑦ 環境に配慮した包装設計が可能で，エネルギーリサイクル，マテリアルリサイクル，廃棄性などの点で環境適応性がある．

欠　点：
① 吸湿性，耐水性は，欠点でもあり長所にもなるが，紙系材料の長年の課題である．
② ガスバリヤー性がまったくないことは欠点でもあり長所ともなる．
③ ヒートシールは不可能だが，でんぷん糊系，ホットメルト系接着という点で長所となる．
④ 不透明性は包装の用途によって長所となり欠点ともなる．
⑤ 吸油性は場合により欠点となり，加工紙という面では長所となる．

このように紙・板紙材料を包括して紙系材料という観点で要点を解説した．以下，さらに本章の包装用紙について細目を述べることにする．

3）包装用紙について

現在包装用紙と称する紙はきわめて多種，多様な品種があり，大きく区別すると紙単体（未加工紙）と加工紙になる．

紙パルプ事典[2]によれば，「加工紙とは特定用途に使用するために特殊機能を付与した紙で，塗工，含浸，エンボス，蒸着などの加工をした紙．加工にはオンマシン加工，オフマシン加工がある．包装産業や情報用紙として使われるものが多

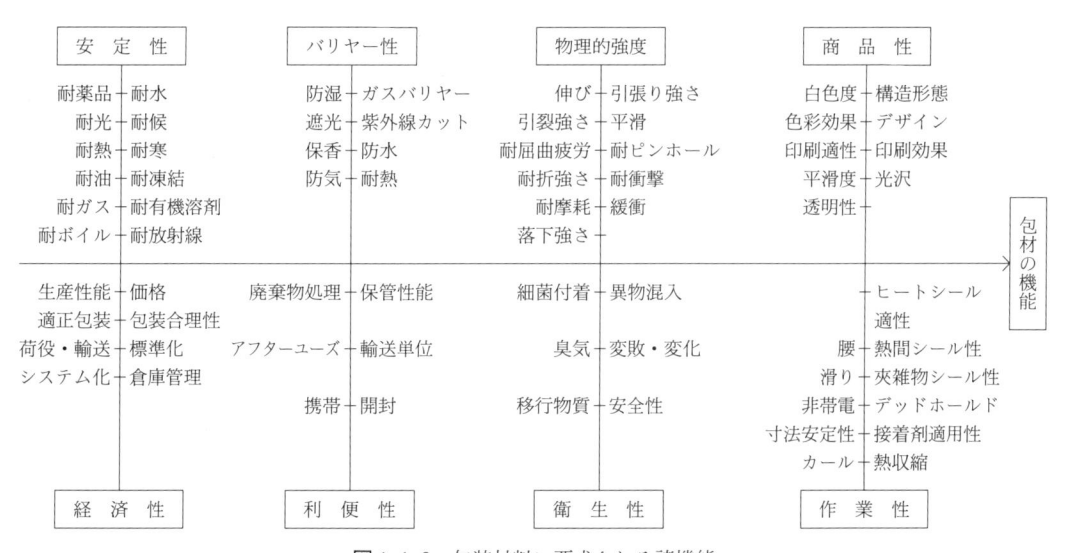

図1.1.2　包装材料に要求される諸機能

い．ただし，印刷用コート紙などはこの区分に入れない．JIS P 0001（紙パルプ用語）の中の6020，6021参照」と解説している．そこで，JIS P 0001, 6020, 6021を参照すれば以下のように区別している．

・JIS P 0001, 6020：加工原紙…加工紙を製造するのに用いる原紙（converting paper）．

・JIS P 0001, 6021：加工紙…紙を製造した後，コーティング，含浸，箔貼りなどの加工をして特性を持たせた紙（converted paper）．

未加工紙も製紙工程中で，またそれ以降の工程でなんらかの処理が施されており，和紙の一部やコーヒーフィルターのような特殊な紙以外，未加工紙というものは見当たらない．

しかし，一般に製紙工場から出荷される紙は未加工紙として扱われ，それ以降ワックス処理やポリエチレンをラミネートした紙は加工紙として区別している．

このような区分に基づいて代表的包装用未加工紙，加工紙について取り上げてみる．

（1）包装用未加工紙

① クラフト紙：クラフト紙はクラフト法でパルプ化した原料（略号KP）で抄紙した紙の総称であり，包装を目的として製造され強靭な紙質を持っているので，スウェーデン語の「強い（kraft）」から命名されており，硫酸塩パルプとも称している．

クラフト紙には原料として使用されるパルプの種類によって，未晒クラフト紙，半晒クラフト紙，晒クラフト紙，色クラフト紙に区別され，また用途面から重包装用クラフト紙，軽包装用クラフト紙に区分される．また，抄造される抄紙機によって長網抄紙機を用いた両更（りょうざら）クラフト紙，ヤンキー式抄紙機で製造された片つやクラフト紙に分けられるが，一般にクラフト紙とは未晒の両更クラフト紙を示すことが多い．

表1.1.3は各種クラフト紙の分類，主要な用途などをまとめたものである．この中から代表的な品種を取り上げ以下に述べる．

重包装用紙は，重包装クラフト紙とも呼ばれ，針葉樹材を原料としたパルプを抄紙した強靭な紙である．主としてセメント，塩，米，肥料などの粉体，粒体の包装用紙袋として広く使われている．抄紙方法により，両更クラフト紙，片つやクラフト紙，筋入りクラフト紙，晒クラフト紙，伸長紙などがあり，またワックス，アスファルト，プラスチックなどを含浸，塗布，貼り合すことによって，さまざまな包装紙が製造される．とりわけ，重袋用クラフト紙はJIS P 3401に規定され，1種，2種，3種，4種に分けられる．1，2，3種は原則として100％未晒クラフト紙，4種は晒クラフト紙でそれぞれ基本紙質物性が決められている．

これらの紙は，内容物の種類，重量，用途などによって1層から6層重ね合せた紙袋として製造され，内容物によっては紙の接触面とのコンタミネーションを配慮してプラスチックフィルム袋を内挿するか，ラミネーションすることによって目的を達成している．

② ロール紙：ヤンキーマシンによって抄造した，片面は光沢を持ち他面は粗い片つや紙で，原料によって純白ロール，Sロール，Gロールなどに区別され，印刷用紙，包装用紙などに用いられる．用途はデパートや商店の包装紙，小袋，チラシおよびカートンの内貼りなどに使われる．

純白ロールは，晒クラフトパルプを原料とした片つや紙で，白色度も高く，印刷効果も良く，紙質強度も高い特徴がある．Sロールは，未晒または半晒のサルファイトパルプを原料とする片つや紙である．Gロールは，木材をそのまま磨砕した砕木パルプと化学パルプを混合した原料を用いた片つや紙で，混合の比率によって品質は大幅に異なる．

③ 上質紙：化学パルプ100％の原料で抄造された紙で，世界的にはウッドフリーペーパー（wood free paper）と呼ばれる．一般印刷用紙として広く使われるが，消費者包装用紙として使われる場合も多い．

④ 中質紙：一般に広葉樹クラフトパルプと古紙，砕木パルプとを混合して抄造された紙で，古紙あるいは砕木パルプの混合比率によって品質は変る．雑誌，書籍の本文用紙，電話帳用紙に使われるが，包装用として使用される場合もある．

⑤ グラシン紙：化学パルプを高度に叩解（機械

表1.1.3 各種クラフト紙の用途
(通産省「生産統計」より抜粋)

包装用紙	未晒包装紙	重袋用両更クラフト紙	セメント，肥料，米麦，農産物などを入れる大形袋に使用されるもの
		その他両更クラフト紙 / 一般両更クラフト紙	角底袋，小袋，一般包装および加工用などに使用されるもの
		その他両更クラフト紙 / 特殊両更クラフト紙	半晒で手提袋，一般事務用封筒などに使用されるもの
		その他包装未晒紙 / 筋入りクラフト紙	筋入り模様のある片つやの薄いクラフト紙で，ターポリン紙，果実袋，封筒などに使用されるもの
		その他包装未晒紙 / 片つやクラフト紙	片つやのクラフト紙で，タイル用の原紙，果実袋，合紙および雑包装などに使用されるもの
		その他包装未晒紙 / その他未晒包装紙	上記以外の未晒もので，一般包装および加工用ワンプなどに使用されるもの
	晒包装紙	純白ロール紙	ヤンキーマシンで抄造された，片面光沢の紙で，包装紙，小袋，アルミ箔貼合などの加工原紙として使用されるもの
		晒クラフト紙 / 両更晒クラフト紙	長網抄紙機で抄造され，手提袋，封筒，産業資材の加工用などに使用されるもの
		晒クラフト紙 / 片つや晒クラフト紙	ヤンキーマシンで抄造され，手提袋，薬品，菓子，化粧品などの小袋，加工用などに使用されるもの
		その他包装紙晒 / 薄口模造紙	ヤンキーマシンで抄造したものをさらにスーパーカレンダー仕上げにした両面光沢の薄い紙で，一般包装および伝票などの事務用紙などに使用されるもの
		その他包装紙晒 / その他晒包装紙	上記以外の，一般包装および加工用などに使用されるもの，純白包装紙，色クラフト紙など

的に繊維を圧潰，切断，膨潤などを施す操作)し，高密度で薄く抄き上げ，スーパーカレンダーで平滑に仕上げた紙で，緻密性が高く空隙がないので，ピンホールが少なく平滑性に富んだ紙が得られる．さらに後述するようなワックス，ラッカー，ラミネート処理などを施すことにより，水蒸気，ガスのバリヤー性が向上し，耐脂性が得られるので，多くの食品，医薬品包装に用いられる．

⑥ 非木材紙：現在の世界の紙の原料は90%近くが木材資源に依存し，森林の少ない途上国では非木材資源に頼って紙が生産されている．とりわけわが国の製紙産業は99.9%以上が木材資源に依存し，しかも海外に資源を求めているのが現状である．将来の紙の需要は常に上昇の道をたどり，地球環境と森林保全のために新たな製紙原料を模索する必要が生じてきた．非木材紙はこのような背景から最近世界的に注目されている．

製紙原料として適合する非木材原料には従来ワラ類，タケ類，バガスと称するサトウキビの搾り粕などが利用されてきたが，最近ケナフ(学名：*Hibisucus cannabinus* L.)と称する一年生栽培植物が，森林資源を補完する役割を担って注目されてきた．

ケナフの特徴を要約すると，以下の項目が挙げられる．

・日本を含め温暖な東南アジア地区の耕作不適の地で栽培可能．
・森林の3〜5倍のバイオマスの生産性，すなわち優れた光合成能力（CO_2吸収性）．
・木材パルプと同等の製紙物性．
・製紙原料以外に多種多様な利用性．

現在，日本，米国，オーストラリア，東南アジア諸国で実用化が検討されている[3]．

最近の包装材料は，地球環境保全のために資源循環型素材の探索が進められており，非木材，とりわけケナフに関しては大きな脚光を浴びている．包装材料としての具体的製品は，原紙に種々の加工を施すことにより**写真1.1.1**のような食

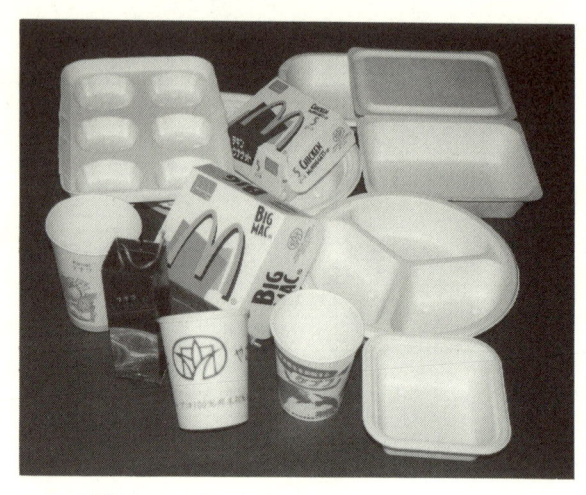

写真1.1.1 非木材繊維を用いた環境対応紙容器

品包装用包み紙，紙カップ，紙トレイなどが市販され，また不織布，コンポジット材料，バルカナイズドファイバーなどの研究開発が進められている．

（2）加工紙とくに食品・医薬品包装材料としての紙

食品・医薬品包装用としての紙は，段ボール，紙器に用いられる板紙とは別途に主要な包装材料のひとつとして不可欠なものであり，とくに食品包装としての目的に適合した適性を有さなければならない．すなわち，食品包装の目的[4]は食品の変敗防止と品質保持および食品の衛生性の保全であり，この目的に順応しながらさらに紙としての特徴を有するような充分な配慮を講じる必要がある．この条件を列記してみると以下のようにまとめられる[5]．

・包装材料として安価であり，容易に入手できる．
・価格当たりの強さ，重量当たりの強さという数値で他より優れている．
・加工適性に優れており，加工機械に順応する．
・温度物性，すなわち高温，低温の用途に対し物性の変化が小さい．
・接着・印刷などの加工が容易である．
・使用後の廃棄処理が容易でリサイクル性に優れている．

包装材料としての紙の特性は，ほとんどすべての内容物に適応する性質を持っている．前にも述べたように紙には長所，欠点があり，万能ではない．そこで，紙という材料をさらに利用して行くためには，紙単体の利用から最近の新素材との複合化による加工紙として，一般紙とは別途の流れが生まれてきた．そこで，本章は紙の複合化という観点で代表的事例を挙げ，複合化の基本となる基材，用途例を取り上げ概説することにする．

まず，**表1.1.4**に紙系複合材料の一覧を示す．表に示すとおり複合化の様式は大別して，第1列（加工方式）に示すように含浸，塗布，ラミネーションなどがあり，これらの様式に適応する複合化材料として各種の素材が用いられている．これらの支持基材はもちろん紙系材料であり，第2列（主な基材）のように上述したほとんどすべての紙の品種が当てられている．このような複合化を行うことによって，第3列（主な用途）のように多種多様な用途が展開している[6]．

ここでは，これら品目の複合化の詳細は専門誌にゆずり，食品・医薬品包装用紙系材料という点から，以下の10品種とさらに関連紙質材料として合成紙，不織布を取り上げ，計12品種について述べることにする．

① パラフィンワックス紙：ワックス系の材料を紙へ含浸，または塗布することによって製造される．すなわち，加工方法には乾式・湿式とがあり，乾式は紙の内部に溶融したワックスを浸透させ，表面にワックスの層を残さない方式であり，

1.1 紙

表1.1.4 紙の複合化の一覧

加工方式	主な基材	主な用途
塗工： 　水性塗工液 　機能性塗工液	塗工原紙 特殊処理紙	各種高級印刷 各種特殊・機能紙
含浸： 　ワックス 　マイクロクリスタリン 　ワックス 　アスファルト	(紙系材料) 　グラシン紙 　クラフト紙(晒，未晒) 　純白ロール，両更クラフト 　上質紙 　板　紙 　クラフト紙	薬包紙，たばこ用，食品包装用 人造竹皮，紙経木 果実袋 紙カップ ターポリン紙
塗布・塗工： 　塩化ビニル系エマルジョン 　酢酸ビニル系エマルジョン 　塩化ビニリデン	セロファン 各種原紙 セロファン 各種プラスチックフィルム	防湿性，ヒートシール性 防水性 ガスバリヤー性
接着剤塗布： 　(水性型) 　　にかわ，カゼインなど 　(エマルジョン型) 　　各種合成樹脂エマルジョン 　(有機溶剤型) 　　ポリウレタン系 　　有機チタネート ノンソルベント接着	アルミ箔と紙各種とのウェットラミネーション接着 ドライラミネート 押出ラミネートの基材	
押出ラミネート： 　(ポリエチレン系) 　　低密度ポリエチレン(LDPE) 　　中密度ポリエチレン(LLDPE) 　　高密度ポリエチレン(HDPE) 　　エチレン酢酸ビニル 　　　共重合体(EVA) 　　エチレンアクリル酸 　　　共重合体(EAA) 　　エチレンエチルアクリレート 　　　共重合体(EEA) 　　アイオノマー 　ポリプロピレン 　変性ポリオレフィン 　ナイロン 　ポリエステル(PET) 　ポリ4メチルペンテン1(TPX)	各種紙材料 アルミ箔，セロファン，ポリプロピレン ポリエステル ナイロン以外各種プラスチック フィルム カーペット，布など OPPフィルム PPフラットヤーンクロス クラフト紙，板紙 ナイロン エバールR アルミ箔 ポリオレフィンフィルム その他のフィルム 板　紙 板　紙	食品用容器(飲料用容器) 重包装袋，シート 軟包装袋 工程紙 粘着テープ インスタントラーメン，菓子袋 産業用紙，シート 紙カップ 共押出フィルム 　真空包装 　レトルト容器 オーブナブルトレイ オーブナブルトレイ
蒸　着		

湿式は紙面にワックスを塗布し，紙層への浸透を押えた方式である．本来はパラフィンワックスが用いられていたが，高度の要求に応じマイクロクリスタリンワックス，低分子量ポリエチレン共重合体などが使われてきた．

パラフィンワックス紙は古くから各種包装材料として使われてきたが，その理由はきわめて衛生的かつ安価で容易に加工，また入手できる特徴によるもので，湿式法は古くは牛乳用紙栓としてなじみがあり，コールドドリンク用紙カップや魚箱用冷凍カートンなどに使われ，乾式法は菓子，パン冷凍食品用などに広く普及している．また，この手法は貼合加工として用いられ，紙/紙/，紙/アルミ箔などの貼合包装材料として，チューインガム，たばこ，香辛料の包装に向けられている．

② ラテックス含浸紙：図 1.1.3 に示すような含浸機によって，紙層内に種々の合成樹脂や薬品を浸透させ，紙に新たな機能を付与した紙で，含浸する液体は一般に天然ゴム，合成ゴム，ウレタンなどのラテックス，アクリル酸エステル，ポリ酢酸ビニルなどの合成樹脂エマルジョン，フェノール樹脂などで代表される溶剤型，石油系ワックスなどのホットメルト型，亜麻仁油（linseed oil），桐油などの乾性油など幅広い対象が適応する．このような処理を施すことにより，得られた加工紙には以下の性質が付与される．

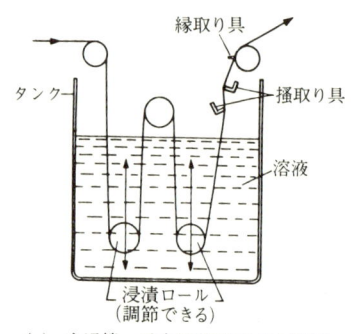

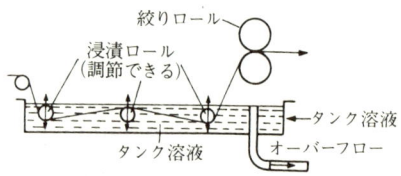

・諸強度の改善（引張り，層間強度，耐折強さ，耐摩性，柔軟性，寸法安定性など）
・耐性の向上（耐水性，耐熱性，耐薬品性，耐老化性など）
・新機能の付与（風合い，伸縮，透明性，ヒートシール性，発塵性など）

ここでの支持基材である紙は，含浸性の良好な紙質が用いられ，含浸液としては上述のラテックス系のほか，乳化重合によって製造された合成ゴム系，および熱可塑性を持つ乳濁液である合成ラテックス系が使われる．

ゴム系ラテックスの主なものは，SBR（styrene butadiene rubber，スチレン・ブタジエン共重合体），NBR（acrylonitrile butadiene rubber，アクリロニトリル・ブタジエン共重合体），MBR（methyl metaacrylate-butadiene rubber，メチルメタクリレート・ブタジエン共重合体），CR（chloroprene rubber，クロロプレン重合体）などがある．

樹脂系ラテックスとしては，アクリル系，酢酸ビニル系およびその共重合物がある．アクリル系ラテックスは，アクリル酸エステルおよびアクリル酸エステルを乳化重合したもので，さらに耐水性，耐薬品性を向上させるために，たとえばグリジルアクリエート，N-メチルアクリルアミドなどの官能基を持ったモノマーを共重合させる．酢ビ系ラテックスは樹脂が硬いので，アクリル酸エステル，マレイン酸エステル，エチレンなどの共重合物によって機能の改善を図っている．その他，耐溶剤性，耐グリース性，撥水性，撥油性などに対してはそれぞれ適切な樹脂を選択し目的を達成している．

これらの加工紙の主な用途は紙厚によって区分され，0.10～0.13 mm の薄物はポスター，地図，ラベル，印刷，油脂類の包装，タイル貼り紙，壁紙，粘着マスキング基材，粘着テープ基材，無塵紙，難燃紙，透明紙などであり，0.3～1.0 mm 前後のものではガスケットペーパー，パッキング，印刷用台紙，ファイル表紙，自動車内装材，擬革加工紙などがあり，1.0～3.0 mm の厚物では，靴の中芯，パッキング，床敷材料などがある．

(a) 含浸機―垂直型（掻取り具を使用）

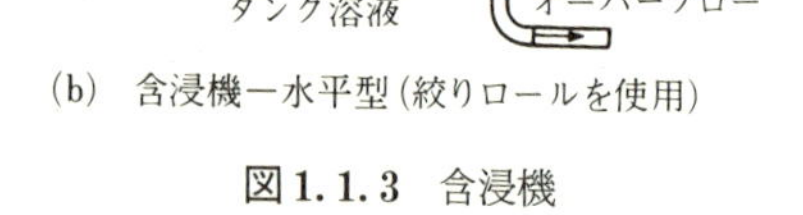

(b) 含浸機―水平型（絞りロールを使用）

図 1.1.3 含浸機

③ ポリエチレン加工紙：ポリエチレン（PE, polyethylene）で代表される石油系合成ポリマーの出現は，紙系包装材料に大きな変革をもたらし，ポリエチレンに限らずポリプロピレン（PP, polypropylene），ポリスチレン（PS, polystyrene）その他数多くの樹脂が紙の加工用として幅広く適応されている．それらの中で，とりわけポリエチレン加工紙は代表的包装材料として普及しており，以下にこれらを中心に解説する．

ポリエチレン加工紙の特性は，耐水性，防湿性，耐寒性，伸張性，耐化学薬品性，不透明性，ヒートシール性，耐油性などであり，また酸素や炭酸ガスなどの透過性があり，生鮮食料品などの包装に向けられている．JIS Z 1514-1994 には，ポリエチレン加工紙の規格が定められており，透湿度（$g/m^2 \cdot 24\,h$）の種類によって，1級（15以下），2級（15～25），3級（25～40），4級（40～60），5級（60～100）に区分されている．また，ポリエチレン加工紙には使用目的によって片面加工紙，両面加工紙，サンドイッチ状加工紙などの種類が製造される．

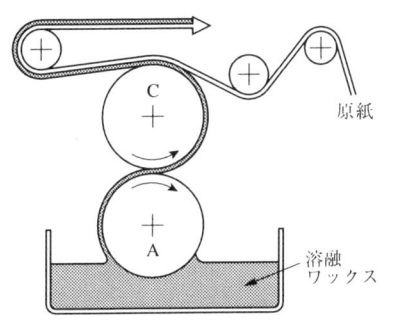

図 1.1.4 キスロールコーター

一般にポリエチレン加工紙と総称するが，加工の方法によってウェットラミネート，ドライラミネート，ホットメルトラミネート，エクストルージョンラミネートなどがあり，加工目的によって選択される．

ウェットラミネート紙は紙と紙，紙とフィルム，紙とアルミ箔などを，でんぷん，酢酸ビニルなどのエマルジョン系接着剤を用いて図 1.1.4 のキスロールコーターあるいはグラビアロールコーターという装置で貼り合せる．ドライラミネート紙はウェットラミネートにおける水系接着剤の代わりに溶剤型の接着剤を使用し，溶剤分を揮発させ，紙と異種フィルムとを貼り合せる方法である．ホットメルトラミネート紙は熱溶融性樹脂のコンパウンド，ワックスなどによって2枚の基材を貼り合せる方式である．

エクストルージョンラミネート紙は1948年米国の Du Pont 社が開発し，現在はラミネート加工紙の主流となっており，全世界に普及している．使用される基材は紙・板紙のほか，セロファン，布，不織布，アルミ箔，各種プラスチックフィルムなどきわめて多彩な基材が対象になる．この加工紙の製造法は図 1.1.5 のように加熱溶融した樹脂を押出機でTダイからフィルム状に流出させ，基材の上に重ね合せ完成させる．ここで使用される樹脂は低密度ポリエチレン（LDPE, low density polyethylene）が主体で，さらに高密度ポリエチレン，ポリプロピレン，エチレン酢酸ビニルコポリマー（EVA, ethylene-vinyl acetate copolymer）などが使われる．

現在ほとんどすべての種類の紙に適応され食

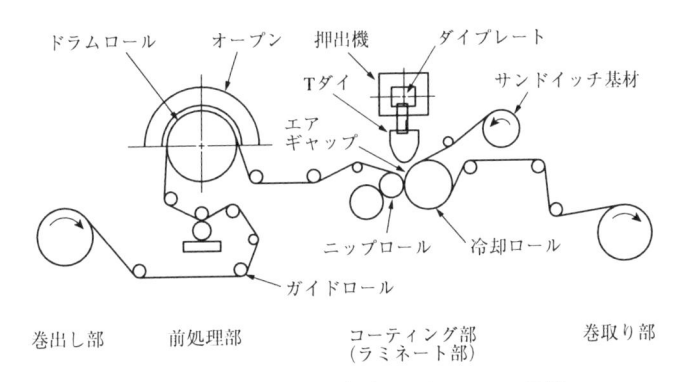

図 1.1.5 シングル型押出ラミネーション装置

品，医薬品包装分野への用途もきわめて広く，ここではそれらの代表的品種を取り上げ基本物性を表1.1.5に示した．

④ 塩化ビニリデン加工紙：塩化ビニリデンと塩化ビニルとの共重合物（以下塩化ビニリデン，polyvinylidene chloride，略号PVDCという）をエマルジョン化し，紙に数回塗布（または塗工）し，加熱乾燥して仕上げた紙で，高度のガスバリヤー性，耐油性を発現し，包装材料として広く使われている．とくに食品用途として，粉末チーズなどの酸化防止に有効であり，またフレーバーの散逸や異臭の吸着などを問題とする食品の包装材料として使われている．とくに後述するパーチメント紙に加工した紙は，折り目の耐油性の改善につながるなどの特徴がある．この紙の種類と品質についてはJIS Z 1515-1976に規格化されている．

表1.1.6は透湿度という観点で各種加工紙のフラット，折り目部の変化を比較した例である．

⑤ 耐油紙：バター，フライドポテトなどの油性食品の包装として耐油脂性を付与した加工紙が開発されている．グラシン紙を基材とする加工紙は古くから使われていたが，過フッ化炭化水素誘導体から出発した各種耐油剤が開発され，食品包装分野のみならず自動車内装，医療，衣服方面にも用途が展開している．

⑥ パーチメント紙：化学パルプで抄紙した原紙を濃硫酸溶液で処理した紙で，強く，耐熱，耐油，耐水性が付与できるが，バリヤー性がないた

表1.1.5 各種ラミネート品の強度と透湿度例

代表的なラミネート品	加工法	引張り強さ (kg/15mm幅) 縦	横	伸び(%) 縦	横	破裂強さ kg/m²	引裂強さ gf		膜厚 mm	重量 g/m²	透湿度 g/m²/24h
クラフト紙	原　紙	6.7	3.5	2.0	4.6	2.4	119	123	—	74.1	—
	貼合製品	7.2	4.1	2.4	5.0	2.6	131	157	0.02	92.5	37
クラフト紙サンドイッチ	原　紙	7.7	3.2	2.6	5.7	3.1	137	148	—	76.6	—
	貼合製品	18.0	8.3	3.4	7.5	8.8	323	365	0.02	171.6	40
上質紙	原　紙	6.0	3.0	2.1	6.6	2.2	41	47	—	67.5	—
	貼合製品	6.4	3.2	2.4	6.8	2.4	65	67	0.015	81.3	40
パーチメント	原　紙	3.0	0.6	1.6	5.2	1.0	13	16	—	35.9	—
	貼合製品	4.0	1.2	1.7	5.5	1.2	35	45	0.02	54.3	32
グラシン紙	原　紙	3.5	1.4	1.6	2.8	0.8	13	15	—	27.2	—
	貼合製品	3.8	1.8	1.8	4.1	1.0	49	54	0.019	45.1	34

表1.1.6 各種加工紙の透湿度比較例（35℃, RH 90%）

加工紙種	原紙坪量 (g/m²)	塗布量 (g/m²)	透湿度(g/m²/24h) フラット	折り目
ビニリデン塗布グラシン紙	60	40	1.5	1.6
ビニリデン塗布晒クラフト紙	90	30	2.5	2.5
ビニリデン塗布未晒クラフト紙	75	40	1.8	1.7
ビニリデン塗布印刷紙	85	36	2.9	2.3
パラフィン含浸紙	60	30	25.0	180.0
マイクロワックス含浸紙	50	75	4.5	6.0
グラシン紙/ワックス/グラシン紙	40	12	4.5	6.0
ポリエチレン押出コート紙	85	25	20.0	20.0
ポリプロピレン押出コート紙	85	25	10.0	10.0
アルミ箔(9μm)貼合ロール紙	50	—	∞	3.5

めワックスやその他の樹脂を加工し，機能を向上させている．ベジタブルパーチメントと称する紙は，古くからバター，マーガリン，ハム・ベーコンの内装，カニ缶の褐変防止用包装に用いられている．

⑦ 剥離紙：シリコーンを紙の片面または両面に塗工し，剥離性を持たせた加工紙である．主に粘着テープ，ラベル，シート，キャスティング工業などで使われるが，食品分野でもベーキングトレイ，クッキングシート，まんじゅうの台紙などの用途がある．

⑧ 電子レンジ用加工紙：電子レンジのマイクロウェーブには，非発熱で高温特性を持ち廃棄性のある素材として紙系材料は最適である．さらにポリエチレンテレフタレート（PET），ポリプロピレン（PP），ポリメチルペンテン（TPX, poly 4 methylpenten）などを処理することによって電子レンジ用食品用加工紙として普及している．

⑨ 鮮度保持紙：食品，とくに青果物の包装には内容物の鮮度を保持することが重要であり，各種の高吸水性樹脂，エチレンガス吸着剤が開発され段ボール包装に広く適応されており，その他の紙系材料にも検討されているが詳細は紙器の項にゆずる．

⑩ 防かび，防虫，防そ紙：防かび紙は紙を抗菌剤で処理，防虫紙は各種の防虫剤・殺虫剤・誘

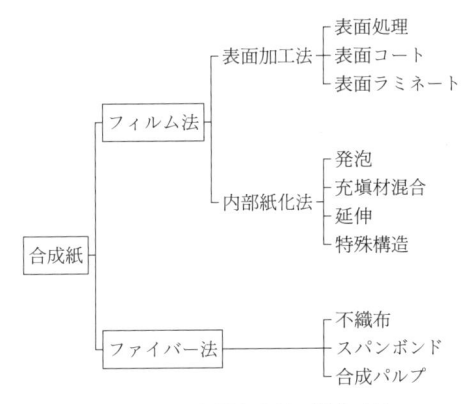

```
                    ┌─ 表面処理
            ┌ 表面加工法 ┼─ 表面コート
            │           └─ 表面ラミネート
     ┌ フィルム法 ┤
     │          │           ┌─ 発泡
     │          │           ├─ 充填材混合
合成紙 ┤          └ 内部紙化法 ┤
     │                      ├─ 延伸
     │                      └─ 特殊構造
     │
     │          ┌─ 不織布
     └ ファイバー法 ┼─ スパンボンド
                └─ 合成パルプ
```

図 1.1.6 各種合成紙の製造方法

表 1.1.7 合成紙の用途分類例

	使用理由	用　途
一般印刷	印刷適性，耐水性，耐候性，耐折性，寸法安定性	屋内外ポスター，選挙ポスター，のれん，垂れ幕，パンフレット，カタログ，地図，高級美術印刷，ステッカー，電飾看板，カレンダー，掛図
カード・札	印刷適性，弾力性，厚み，腰	植木名刺，スイングステッカー，スタンディングステッカー，価格札，荷札，リフト巻，パンチカード，名刺，プリペイドカード，会員カード，種苗ラベル
印刷加工品（真空成形）	印刷適性，成形加工性	立体ポスター，立体地図，販促用POP，立体カレンダー，商品見本，ノベルティ，立体キャラクター商品，立体ステッカー
印刷加工品（プレスラミネート）	印刷適性，ラミネート加工特性	電飾看板，電飾パネル，下敷，デスクマット，マグネット用紙
ラベル	印刷適性，強度耐水性,耐寒性,耐熱性，抜き適性	バーコード，POS生産管理鉄鋼，フォーム品質表示，冷凍食品，医薬品，ウェットティッシュ，磁気製品，熱転写，漢字プリンターなどのラベル
情報産業用紙	印字適性，強度平滑性，寸法安定性，耐熱性	フォーム印刷用紙，コンピューター，ブックシート，漢字プリンター用紙，コピー用紙，熱転写用紙，インクジェット用紙，感圧用紙，CAD/CAM用紙
雑　貨	印字,印刷適性，強度耐水性,加工適性	耐水メモ，耐水ノート，ファイル，コースター，トレイ，システム手帳，本文用紙

引剤を紙に処理した加工紙で，ゴキブリ用として普及している．また，ねずみの害を防ぐために防そ加工処理紙があり主に段ボール分野で使われる．

加工紙の分野には数多くの種類が出現しており，ここでは，食品，医薬品包装分野にきわめて近い品種のみ選択提示した．

⑪ 合成紙：合成紙（synthetic paper）という名前は，昭和40年初め科学技術庁資源調査会が木材資源の枯渇と資源保護および国内工業発展を目的とした「合成紙産業育成に関する勧告」に使われた用語で，紙の持つ機能プラスアルファの要素を持つ素材として包装分野でも特異な地位を保持している．合成紙はPE，PP，PETなどの石油系高分子材料をフィルム状，繊維状に加工し，これを紙の表面状に改質させ（紙化という）本来の紙とは異なる原理により製造される．図1.1.6は製造法の原理を分類したもので，大別するとフィルム法，ファイバー法にわかれる．用途は表1.1.7に示されるように一般印刷，カード，ラベル類であり，包装用には封筒，ショッピングバッグ，ブリスターバッグ，包装紙などの普通紙との差別化を配慮した分野で普及している[7]．

⑫ 不織布：不織布とは，繊維またはフィラメント（および孔あきフィルム）を機械的，化学的，あるいは熱的手段で，接着または交絡させて作るシートまたはウェッブ状のものを称している．したがって，不織布の素材は毛皮，樹皮から製紙用パルプも適応し，不織布の範疇に入るとされている．図1.1.7に現在実用化されている不織布の製法と特徴を示したが，これにより従来の製紙技術とは異なった各種の製法があり，種々の特徴を持った製品が製造・利用されていることがわかる．図1.1.8は不織布の主たる用途を分類したもので，これらは包装材料関連として産業用資材，生活関連資材，医療資材分野に大きな関連を持っている．とりわけ，医療・衛生分野への展開は使い捨ての手術用ガウン，マスク，キャップなど，また乳児用・女性用・介護用衛生用品として我われに新しい生活様式を提供している[8]．

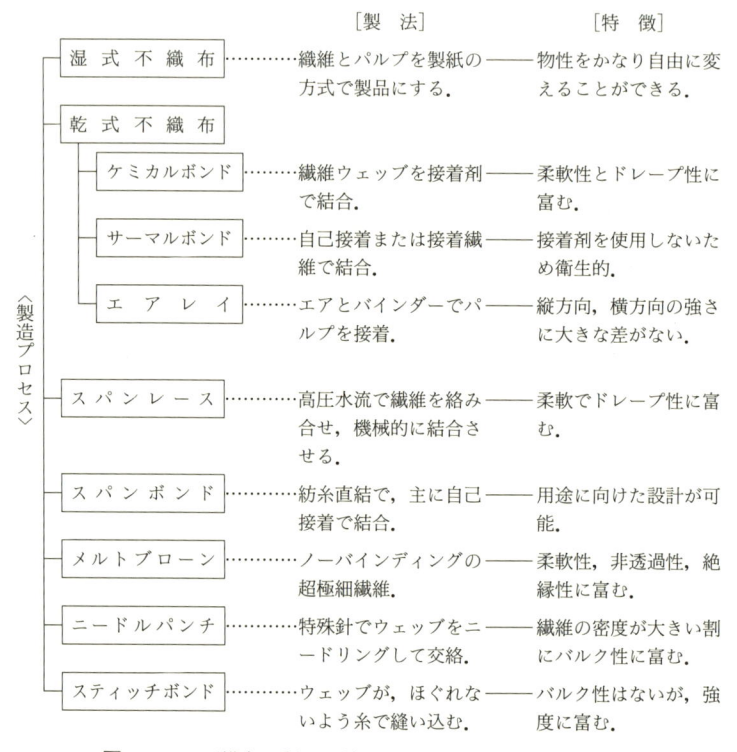

〈製造プロセス〉		[製　法]	[特　徴]
湿式不織布		繊維とパルプを製紙の方式で製品にする．	物性をかなり自由に変えることができる．
乾式不織布	ケミカルボンド	繊維ウェッブを接着剤で結合．	柔軟性とドレープ性に富む．
	サーマルボンド	自己接着または接着繊維で結合．	接着剤を使用しないため衛生的．
	エアレイ	エアとバインダーでパルプを接着．	縦方向，横方向の強さに大きな差がない．
スパンレース		高圧水流で繊維を絡み合せ，機械的に結合させる．	柔軟でドレープ性に富む．
スパンボンド		紡糸直結で，主に自己接着で結合．	用途に向けた設計が可能．
メルトブローン		ノーバインディングの超極細繊維．	柔軟性，非透過性，絶縁性に富む．
ニードルパンチ		特殊針でウェッブをニードリングして交絡．	繊維の密度が大きい割にバルク性に富む．
スティッチボンド		ウェッブが，ほぐれないよう糸で縫い込む．	バルク性はないが，強度に富む．

図1.1.7　不織布の製法と特徴（矢井田修，文献18）p.12）

1.1 紙

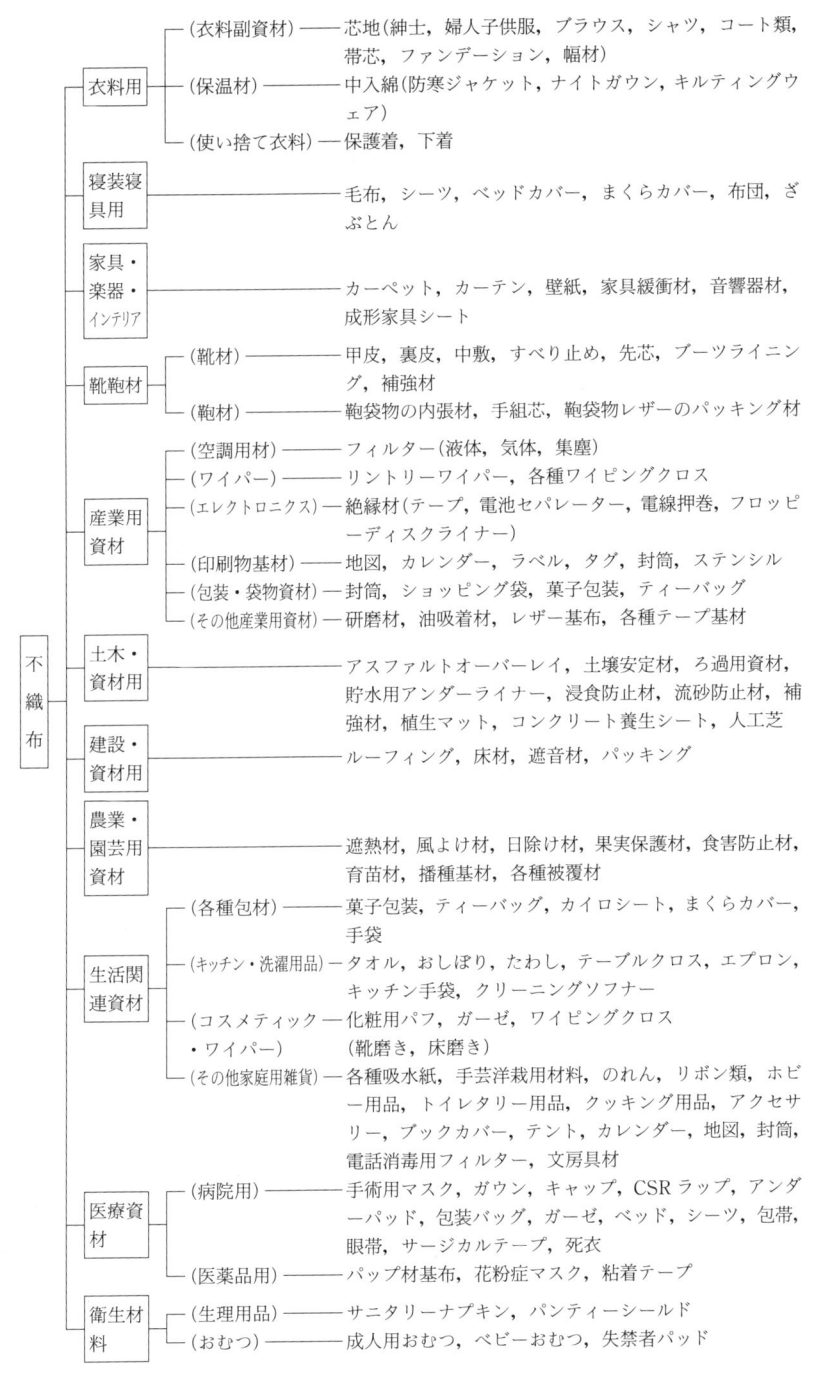

```
            ┌─ (衣料副資材) ──── 芯地(紳士, 婦人子供服, ブラウス, シャツ, コート類,
            │                    帯芯, ファンデーション, 幅材)
       衣料用─┼─ (保温材) ────── 中入綿(防寒ジャケット, ナイトガウン, キルティングウェ
            │                    ェア)
            └─ (使い捨て衣料) ── 保護着, 下着

       寝装寝
       具用 ──────────────── 毛布, シーツ, ベッドカバー, まくらカバー, 布団, ざ
                              ぶとん

       家具・
       楽器・ ──────────────── カーペット, カーテン, 壁紙, 家具緩衝材, 音響器材,
       インテリア                成形家具シート

       靴鞄材─┬─ (靴材) ──────── 甲皮, 裏皮, 中敷, すべり止め, 先芯, ブーツライニン
             │                    グ, 補強材
             └─ (鞄材) ──────── 鞄袋物の内張材, 手組芯, 鞄袋物レザーのパッキング材

            ┌─ (空調用材) ──── フィルター(液体, 気体, 集塵)
            ├─ (ワイパー) ──── リントリーワイパー, 各種ワイピングクロス
       産業用├─ (エレクトロニクス)─ 絶縁材(テープ, 電池セパレーター, 電線押巻, フロッピ
       資材  │                    ーディスクライナー)
            ├─ (印刷物基材) ── 地図, カレンダー, ラベル, タグ, 封筒, ステンシル
            ├─ (包装・袋物資材)─ 封筒, ショッピング袋, 菓子包装, ティーバッグ
            └─ (その他産業用資材)─ 研磨材, 油吸着材, レザー基布, 各種テープ基材

 不         土木・                アスファルトオーバーレイ, 土壌安定材, ろ過用資材,
 織         資材用 ─────────── 貯水用アンダーライナー, 浸食防止材, 流砂防止材, 補
 布                               強材, 植生マット, コンクリート養生シート, 人工芝

           建設・
           資材用 ──────────── ルーフィング, 床材, 遮音材, パッキング

           農業・
           園芸用 ──────────── 遮熱材, 風よけ材, 日除け材, 果実保護材, 食害防止材,
           資材                  育苗材, 播種基材, 各種被覆材

          ┌─ (各種包材) ──── 菓子包装, ティーバッグ, カイロシート, まくらカバー,
          │                    手袋
     生活関├─ (キッチン・洗濯用品)─ タオル, おしぼり, たわし, テーブルクロス, エプロン,
     連資材│                    キッチン手袋, クリーニングソフナー
          ├─ (コスメティック── 化粧用パフ, ガーゼ, ワイピングクロス
          │   ・ワイパー)       (靴磨き, 床磨き)
          └─ (その他家庭用雑貨)─ 各種吸水紙, 手芸洋裁用材料, のれん, リボン類, ホビ
                                 ー用品, トイレタリー用品, クッキング用品, アクセサ
                                 リー, ブックカバー, テント, カレンダー, 地図, 封筒,
                                 電話消毒用フィルター, 文房具材

       医療資┌─ (病院用) ──── 手術用マスク, ガウン, キャップ, CSRラップ, アンダ
       材   │                    ーパッド, 包装バッグ, ガーゼ, ベッド, シーツ, 包帯,
            │                    眼帯, サージカルテープ, 死衣
            └─ (医薬品用) ── パップ材基布, 花粉症マスク, 粘着テープ

       衛生材┌─ (生理用品) ── サニタリーナプキン, パンティーシールド
       料   └─ (おむつ) ──── 成人用おむつ, ベビーおむつ, 失禁者パッド
```

図 1.1.8 不織布の主たる用途 (矢井田修, 文献 8) p.19)

引用・参考文献

1) 紙パルプ技術協会編：紙パルプの種類とその試験法, p.5, 紙パルプ技術協会, (1966)
2) 紙パルプ技術協会編：紙パルプ事典, 金原出版 (1989)
3) 発展途上国における環境保全対策調査, ケナフ等非木材繊維利用可能性調査報告書, (社) 海外産業植林センター (1999)
4) 柴崎 勲, 横山理雄：食品包装講座, 日報 (1986)
5) 平山正広：最新紙加工便覧, テックタイムス編, p.746, テックタイムス社 (1988)
6) テックタイムス編：V.加工製品編 2. 包装用途 2.1 包装用紙 2.1.1 食品包装用紙, 最新紙加工便覧, テックタイムス社 (1988)
7) 細野泰司：新素材, **8** (6), 45 (1997)
8) ポリファイル特集号 進展する不織布, **30** (355), 大成社 (1993)

(門屋 卓)

1.2 紙　器

1.2.1 紙器とは

日本標準規格（JIS）では，紙器（paper conteiner）は「紙，板紙で作った容器の総称で，ただし外装用段ボール容器は除く」となっている．また，カートン（carton）は「板紙でできた箱で，板紙または段ボールを意味する」と規定されている．本書では基本となるカートン（函）を主体に記し，全体的な紙器と区別して記述する．

1.2.2 包装の機能と紙器の役割

包装の原点でもある包装の機能は，**表1.2.1**に示すように基本機能として7項目がある．紙器との係わりで，とくに紙器に関係する◎印の項目について簡単に説明する．

表1.2.1 包装に要求される基本的な機能(紙器)[2]

機　能		項　目
保護性	バリヤー性 (遮断性)	◎ガス(酸素, 窒素など)　◎水蒸気　◎香気成分　◎可視光線　◎紫外線　◎揮発性物質　◎微生物
	安定性	＊高温(レトルト適正)　◎光線　◎環境温度　◎環境湿度　＊薬品　◎水　◎油脂　◎冷蔵　◎冷凍　＊有機溶剤　◎電子レンジ　＊放射線
	物理強度性	◎引張り　＊伸び　◎引裂　◎衝撃　◎屈折　◎落下　＊摩耗　◎摩擦　◎圧縮　◎ピンホール　◎破裂　◎剛度　◎緩衝
包装作業性 (包装機械適正)		◎ヒートシール適合と強度　◎寸法安定　◎剛度　◎滑り　◎夾雑物シール　◎罫線の強さ　＊帯電　◎カール　◎熱収縮　◎糊付け　◎ホットメルト
利便性		◎携帯　◎開封　◎簡便　◎即席　◎ユニット化　◎規格化　◎ミニ化　◎宅配　◎テイクアウト　＊調理食品化
経済性		◎単化　◎トータルコスト　◎包装合理化　◎標準化　◎モジュール化　◎適正包装　＊ユニットロード化　◎POS (point of sales system, 販売時点情報管理システム)化　◎FMS化　◎通い箱化
商品性		◎印刷効果　＊透明度　◎光沢　◎色彩効果　◎平滑度　◎構造形態　◎白色度　◎陳列効果　◎差別化　◎ファッション化　◎楽しさ　◎高級化　＊生活者行動調査　◎宣伝効果
衛生性		◎法(食品衛生法, 薬事法など)適合　◎タンパープルーフ(改ざん防止)　◎微生物(細菌, 酵母, かび)管理　＊殺菌　◎クリーン化　◎無菌化　◎安全(急性毒性, 慢性毒性, 発ガン性, 遺伝子作用など)　◎臭気　◎GMP (good manufacturing practice, 品質の良い優れた製品)対策　＊輸入品の安全　◎HACCP対応
社会環境性		◎廃棄物処理(減量, リユース, リサイクリング, 焼却, 生分解, 光分解, 埋立て, 肥料化, 燃料化)　＊有害物質処理　◎道徳(ポイ捨てなど)　◎資源の有効活用　◎アフターユース　◎省資源化　◎省エネルギー化　◎資源の安定供給　◎各種の法規制

◎とくに紙器に関連する項目(液体紙容器を含む)　＊一般的な項目

1) 保護機能

保護機能はもっとも大切な機能である．一次容器（食品に直接触れる）の清酒用液体紙容器はアルミ箔の積層品であり，ガス遮断性，耐水性，保香性，紫外線カット性，低臭性，熱充填性，剛度（耐胴ぶくれ），耐微生物汚染性などの機能が要求されている．

とくに ISO (International Standardization Organization, 国際標準化機構)，HACCP (hazard analysis critical control point system, 危害分析重要管理点方式) に代表されるように，品質の保証がますます大切になっている．

2) 包装作業機能

製品を衛生的に，均一に多量に包装するには，包装機械を使用して製函，封かんする方法が一般的になり，カートニングマシンが必要となる．とくに，液体紙容器はサニタリー性，耐水性などの必要性から錆びのでないステンレス材料を使用した包装機械あるいは装置と，クリーンな環境で包装作業することが要求されている．

3) 利便機能

いつでも，どこでも消費できる携帯性，開封性，インスタント性，ミニ化のニーズが強く，紙器もそれに見合った商品化が進んでいる．宅配のピザ箱は，内面に吸水性樹脂を塗工し，水分を吸着してカリッとしたおいしさを保つ機能を持たせている．また，HMS (home meal replacemennt；家庭内食事の置換え) などのニーズが高まるなか，さらに利便性が追求されるようになった．

4) 経済機能

競争原理の市場経済ではコストが重要で，紙器を含む包装はランニングコストとして影響を及ぼす．個々のコストも重視するが，それ以上にトータルコストが重要である．大形紙器は物流コストに影響を及ぼすために，モジュール化，ユニット化にも関係する．

5) 商品機能

スーパーマーケット，コンビニエンスストアの出現は，消費者の峻烈な選択・選別にさらされ，差別商品化を余儀なくされている．中身商品が見えない紙器は，印刷によって商品イメージを表現することに大きなウェイトを占める．皿の上にきれいに盛られた調理食品のように最終消費をイメージした表現にすることで，購買意欲をそそることは事実である．

6) 衛生機能

食品は，健康，本物，グルメなどの志向から，低塩・低糖化，味の淡白化，多水分系化などのニーズが強くなってきている．しかしこの傾向は微生物の生育に都合が良いが，保存面からは逆方向にあたり，衛生状態に配慮する必要がある．HACCP の訴求とともに液体紙容器などの一次容器の衛生には，とくに気を配らなければならない．

7) 社会環境機能

住む環境を良くするためには，人と環境の調和を図る循環経済社会の構築を目指さなければならない．そのために，社会的な枠組みの構築と責任制度，法規制による罰則，そして道徳などの個々人の精神的要素などが必要になる．

循環経済社会の中で廃棄物の問題は，発生源の減量，リユースやリサイクリング，焼却，埋立てというプロセスが世界中で認知されている．そして紙は，日本で50%強のリサイクリングがなされていて世界でも優等生である．紙から作る紙器もできるかぎり多く再資源化できるようにしなければならない．

地球温暖化原因である炭酸ガスを吸収できる森林は，紙の原料であり，上手に植林・管理をすれば炭酸ガスを固定でき，かつ永遠の原料資源と成り得る．

1.2.3 紙器の特性

紙器には下記のような長所と短所があるが，これらの欠点を補うために，プラスチックやアルミニウム箔を積層したり，表面コーティングしたりして，補完をすることにより紙器の需要が伸びていて，今後も伸長するであろう．

紙器の特性

《長所》（1）剛度があり物理強度が強く，立体的自立容器である．

（2）中身が壊れやすく，崩れやすい商品に対する内容物の保護性が

ある．
- （3） 積重ね効果により，きれいな陳列効果とボリューム効果を演出できる．
- （4） 衝撃を吸収して内容物を保護…クッション性．
- （5） 青果物や生花など呼吸作用をしている生鮮品包装…通気性．
- （6） 冷凍食品箱からオーブナブル容器までに適す…耐低温性，耐高温性．
- （7） 印刷効果が良い…六面体の平面すべてに印刷可能．
- （8） 各種の構造形態が可能…五角，六角，八角，円筒，円錐，窓貼りなど．
- （9） 自動包装適性に優れる…包装機械適性，接着適性．
- （10） プラスチックなどとの複合容器が可能…耐水性，ガスバリヤー性付与．
- （11） 液体紙容器は衛生的…バージンパルプを使用．
- （12） 価格が割安…坪量あたりの価格が割安．
- （13） 社会環境条件に適合しやすい…再資源化，資源供給の無限化．
- （14） 構造により，再封かんが可能…電気製品など．
- （15） 構造により，開けたらわかる…食品・医薬品のバージン性．

《短所》
- （1） 吸湿性があり，耐水性に欠ける．
- （2） ガスバリヤー性がなく，酸素，窒素や他のガスを自由に通す．
- （3） ヒートシール性がなく，糊やホットメルト接着に頼る．
- （4） 不透明で中身の商品が見えない．
- （5） 耐油性や耐薬品性がない．
- （6） 熱成形や圧縮成形に限界があり，深く，かつ種々の形に成形できない．

1.2.4 紙器の品質設計

顧客の要望を充分に汲んだうえで品質設計を行うことがもっとも大切なことである．品質設計は，まず内容物の形状，常態，容量などの品質特性をつかみ，変質要因を考えることから始まる．つぎに食品などが直接に触れる一次容器なのか，または触れない二次容器なのか，バリヤー性や耐水性などが必要か，また輸送・保管条件はなどの条件を把握する必要がある．すなわち，保護性，包装作業性，利便性，経済性，商品性，衛生性と社会環境性などの条件をよくつかみ，各種板紙の特性とのマッチングを図る必要がある．この基となる品質設計がしっかりしていないとトラブルやクレームの対象となることが多い．

1.2.5 紙器の分類と構造形態

1） 紙器の分類と呼称

表1.2.2は紙器の分類を図示したもので，図1.2.1はカートン（函）の基本的な呼称を図示した．英語と日本語との対比でみると，tuckは差込み，dust flapは袖，glue flapは糊代と呼ばれる．函の単位の順位は，length×width×depthで長さ×幅×深さ（高さ）で表す．ロック（lock）には，つぎの3種類があり，それぞれスリットロック（slit lock），パイロック（pye lock），ノッチロック（notch lock）とがある．

2） 折りたたみ函 (folding carton)

折りたたみ函は，製函機（サックマシン）で均一に，大量に生産ができ，自動包装適性もあって，もっとも一般的に使用されるカートンである．マニラボールあるいは白ボール原紙を印刷，打ち抜いたブランクを，サックマシンで側面を製函して，折りたたんだ函であり，嵩ばらずに輸送ができ，効率も良い．納入先の工場では，折りたたんだカートンを起函して中身を充填・封かんする．形態には中舟式，一重式，トレイ，ヒンジなどの種類がある．

（1） 中舟式カートン (sleeve and tray)

中舟式は，2つのパーツから構成され，外側はスリーブ状またはサック状で，内側は舟形の引出し式であって，キャラメルやたばこの函に用い

表1.2.2 紙器の分類[3,5]

大分類	小分類	特徴および用途
折りたたみ函 folding carton	＊カートン製造工場で製函→食品などのメーカーで充填	
	中舟式函(sleeve & tray)	引き出す形態(内に舟形のトレイ入り)；キャラメル，たばこ包装用など
	一重式函またはストレートカートン(straight line carton)	通常長方形の筒状形態 ①タックエンドカートン(tack end carton)；石鹸の一個サックなど ②シールエンドカートン(seal end carton)；食品，薬品，洗剤の漏れ防止 ③ボトムロックカートン(bottom lock carton)；ワンタッチ組立函など
	トレイ(tray)	ビアス(beers)とブライトウッド(bright wood)の折込み方式；冷凍食品など
	蓋付き折りたたみ函(ヒンジ箱)(hinged cover carton)	フォーコーナーとシックスコーナー函とがあり，折込みで内側(イン)と外側(アウト)との形態がある；ガム，キャラメルのダース函，ケーキ函など
	その他(others)	三角，六角，八角などの変形函；菓子，スナック，チョコレートなど
組立函 setup carton	＊カートン製造工場でカートンブランクを製造→食品などのメーカーで製函，充填(一部製函工場で行う)	
	組立函(setup carton)	人手による組立函；贈答用函など
	フォーミングカートン(forming carton)	中身充填と同時に，函を組み上げる．ロック式と接着剤方式とがある；菓子，ガム，食品のダース函など
	ロックカートン(lock carton)	切込みだけで組み立てる函で，フォーミングカートンの一部である；ボトルキャリアー，菓子，生洋菓子など
貼り函 set box	＊カートン製造工場で人手で板紙の断片を貼り合せて製函→食品などのメーカーで充填	
	角函(square box) →	贈答用の函(ウィスキー)，カメラなどの高級函など
	丸函(round box) →	昔の化粧パウダー
	丸筒(round tube) →	平巻とスパイラル巻とがある；スナック，お茶缶など
	針金綴缶(stitched box) →	角函の一種で，ステッチで止める箱；工具，文具，玩具など
特殊函 special carton	キャリーカートン(carriers carton)	びんや缶などを集積して，持ち運び用のカートン；ジュース，ビール，コーラなどの飲料用など
	中仕切り函(carton with partition)	函の中に仕切りを組み込んだカートン；アンプル薬，菓子など
	カップ(cup)	ベンディング紙カップ
	ディスプレイカートン他(displays carton)	店頭効果を高めるためのディスプレイ効果を付与されたカートン類；歯ブラシ函のような窓付きカートンなど
複合函 combination carton	＊製紙またはカートン製造工場で複合ラミネートして，製函→食品などのメーカーで充填	
	カップ容器(cup container)	紙カップを保存容器にしたもの；プリン，ヨーグルト，デザート類など
	ラインドカートン(lined carton)	カートンの製造時に，中にフレキシブル包装材料を入れて，部分的に貼り合せた箱；菓子，食塩，洗剤，焙煎コーヒー用など
	バッグ・イン・カートン(bag in carton)	外側はカートンで，内側にフレキシブル包装材料を入れて，組み合せた箱で，段ボールとでは BIB (bag in box)になる；醤油，油，酢など
	液体カートン(liquid carton)	板紙とプラスチックの貼り合せ原紙から，立方体と屋根形長方形の容器 ①低温流通用/板紙とプラスチックの3層品；ミルク，ジュース ②常温流通用/①にアルミ箔を貼った5〜6層品；清酒，ワイン，酢，油など ＊ストレート形紙巻き容器などもあり，セラミック蒸着品を使用している．
	機能性紙器(functional carton)	断熱性紙カップ，耐熱性トレイ，電子レンジトレイなど

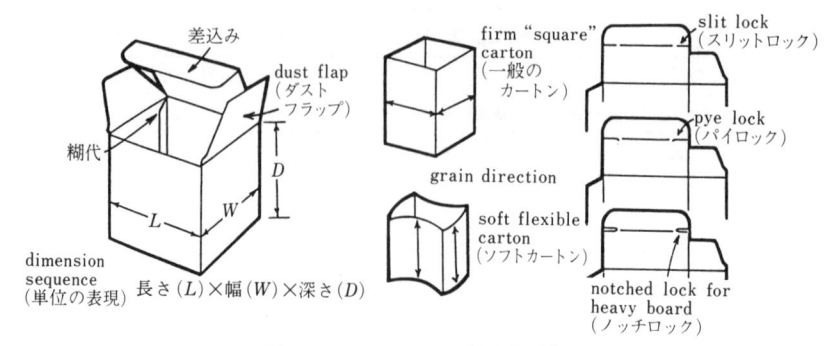

図 1.2.1 カートンの基本的呼称[2]

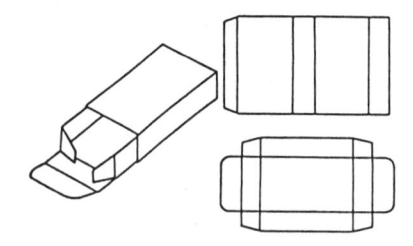

図 1.2.2 中舟式カートン[3]

る．この函の構造は，図 1.2.2 に示すように二重構造になっているので函自体はしっかりとしている．中舟のないストレート函は，オープンエンドスリーブといわれ，ギフト函やマルチパック（集積包装）に使用される．

（2）一重式タックエンドカートン（tuck-end carton）

もっともポピュラーな長方形の筒形状の函で，胴部分のみ貼ったスリーブ状の函である．中身を充塡するときに，起函して底のフラップを差し込んで固定して，内容物を入れた後，上部フラップを差し込む形態である．タックの位置によってストレートタックとリバースタックに分類される．用途は，食品，医薬品，小形電気製品，日用雑貨など多くの用途に利用されているが，食品の場合には，バージン性の必要性から必ずオーバーラッ

プをする．この構造を図 1.2.3 に図示する．

（3）一重式シールエンドカートン（seal-end carton）

胴貼りしたスリーブを自動包装機械にて起函して，充塡時に上下のフラップを接着剤で封かんする形態である．この函は，洗剤や食塩のような粉顆粒状の製品でも漏れがなく，かなりの重量物でも大丈夫である．食品や薬品のような経口品のバージン性や，安全性を高める必要のある商品には不可欠な形態であり，ほとんどの商品に用いられている函である．その構造を図 1.2.4 に示す．

（4）一重式ボトムロックカートン（bottom lock carton）

胴と底を貼って折りたたまれたカートンであって，充塡時に人手で起函してから，充塡し，フラップを差し込む．通常「ワンタッチカートン」と呼ばれて，簡単に起函でき，ロットの小さい製品，店舗での対面販売品，贈答品に使用し，また，重量のあるウィスキー，ワインなどに用いる．構造は，オートマチックボトム（ワンタッチ式）とセミオートマチックボトム（スナップロック式）とがあり，それを図 1.2.5 に示す．

（5）トレイ（tray）

函の四隅に糊をつけて貼ったトレイは，折りた

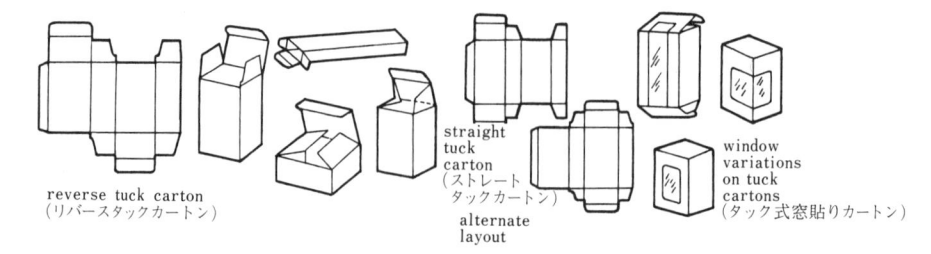

図 1.2.3 タックエンドカートン[2]

たむことができるので，嵩ばらない．外側に折りたたむ方式をアウトフォールド，内側にはインフォールドという．またグルーフラップの方向によってビアスとブライトウッドの2種類がある．菓子やチョコレートなどのダース函によく用い，この構造を図1.2.6に図示する．

(6) **蓋付き折りたたみ函**（ヒンジカートン；hinged carton）

ヒンジカートンは各種あるが，その中でもフォーコーナーとシックスコーナーカートンが一般的であり，ケーキ函，そうざい類，キャラメル，ガムなどのダース函にも用いる．この構造を図1.2.7に図示する．

(7) **その他変形カートン**

差別化商品の多い食品および菓子の嗜好品は，函の形状を変えて商品のイメージアップを図っている．そのために，三角，六角，八角，台形などの形状の数多くの折りたたみ変形カートンが開発され，チョコレートやスナック菓子などに用いられている．

3) **組立函**（set-up carton）

カートン製造工場で印刷，打ち抜いたカートンブランクを，食品メーカーに送り，中身を充填するときに，製函組立てする方法である．例外として，カートン製造工場で製函してスタッキングして納入することもあるが，輸送費がかかる．

(1) **人手による組立函**（set-up carton）

贈答函，高級紙器のように人手によって，接着剤を用いないで折り込んで組み立てる函のことで，現在でもこの分野では人手に頼っている．形態には，ダブルウォール（二重壁）とシングルウォール（一重壁）とがあり，この構造を図1.2.8に図示する．

(2) **ロックカートン**（lock carton）

糊を使用しないで切込みだけで函を組み立てる方式で，人手によって組み立てる方法と，高速の自動製函機で組み立てる方法がある．この考え方はアメリカより導入され，材料費の軽減，包装作業の合理化，保管スペースの削減などのメリットがあり，構造を図1.2.9に図示する．

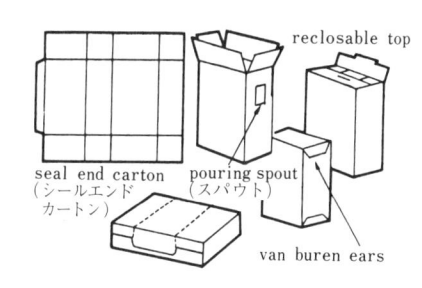

図1.2.4 シールエンドカートン[4]

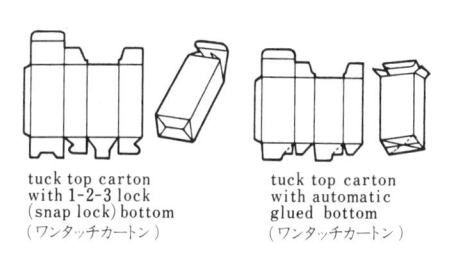

図1.2.5 ボトムロックカートン[4]

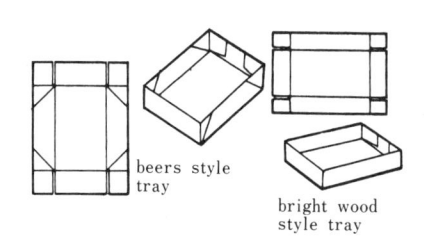

図1.2.6 トレイ[4]

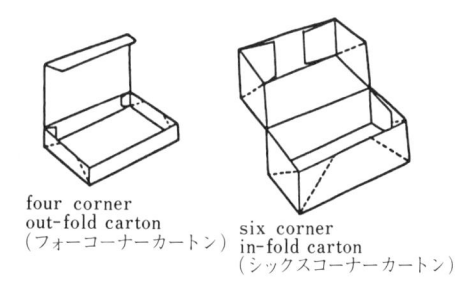

図1.2.7 ヒンジカートン[4]

（3）フォーミングカートン（forming carton）

自動製函機で組み立てる方法には，ロック式のものと，ホットメルトによる接着方式とがある．ホットメルト方式は，ロック方式とは異なり制限を受けることなく，かなり広範囲に自由な構造体ができる．しかし反面，温度によって接着強度が微妙に変化するホットメルトの作業管理には充分に気をつけなければならない．この構造を**図1.2.10**に図示する．

包装作業は，包装現場に製函機を持ち込む方式が主流を占めるが，製函工場でスタッキングした函を輸送・供給する方式もある．

4） 貼り函（set box）

人手でチップボールなどを芯にして，その上にアート紙，薄紙，布などを貼り合せた箱で，仕上がりは，非常に精巧で美粧性に優れている．わが国では現在は衰退してほとんど行われていないが，中国など開発途上国などでは一般に行われている．形状は角函，丸函，丸筒などがあり，この構造を**図1.2.11**に図示する．

丸筒は，手貼りのものはなくなったが，機械で行う平巻紙缶やスパイラル紙缶は健在で，昨今の環境に絡んでこれから大いに期待されている．

5） 特殊カートン（special carton）

種々の紙容器が出ているが，その中でも基本的なキャリーカートン，中仕切り函，ベンディング用紙カップ容器，ディスプレイカートンを取り上

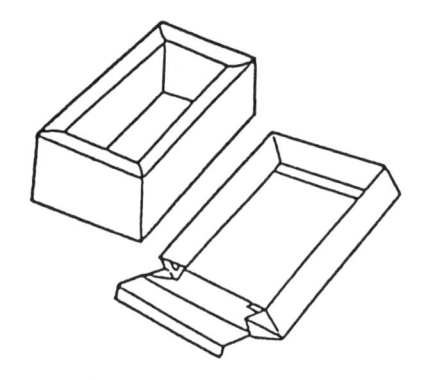

図1.2.8　人手による組立函[3]

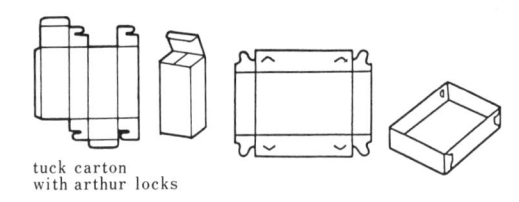

図1.2.9　ロックカートン[3]

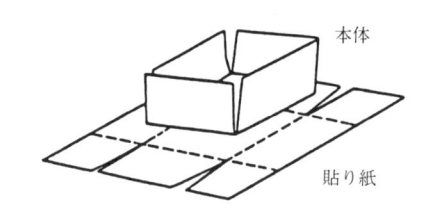

図1.2.11　貼り函[3]

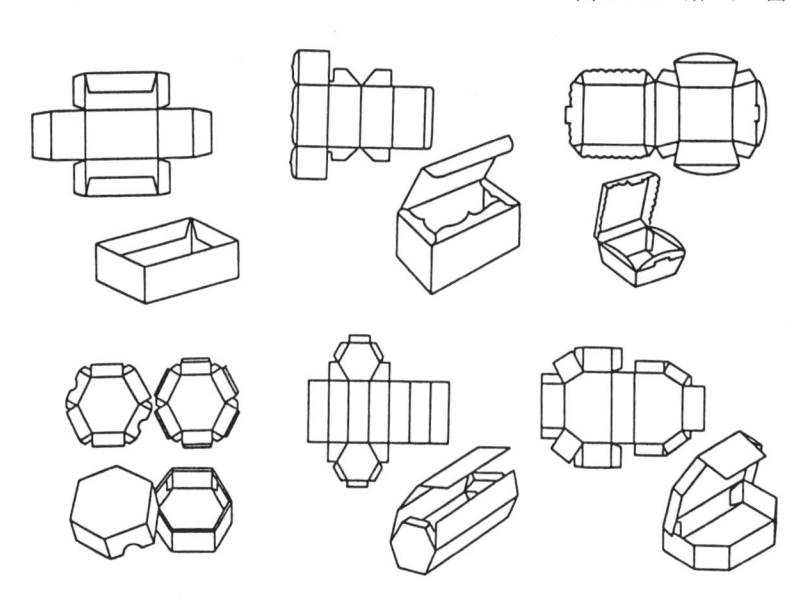

図1.2.10　フォーミングカートン[3]

げる．

（1） キャリーカートン（carriers carton）

キャリーカートンは，折りたたみ式カートンとロック式組立函のそれぞれの機能を取り入れたカートンである．生活者が店頭から家庭に，レジャーに，持運びが便利なように設計された携帯用カートンである．ビール，清涼飲料水，ドリンク剤などを2本から1ダースまでバランスよくセットするには偶数個の構造になっていて，単純で，強度もあり，かつ機能的に設計されている．用紙はサイズ度が利いていて，耐水処理が施してあるので，水濡れにも強い．

店頭では，POP（販売時点購買効果）の役割を果たし，持運びによる動くパッケージとしての広告の効果も大きい．また，使用後の廃棄物処理が簡単でもある．その外観図を図1.2.12に図示する．

（2） 中仕切り函（carton with partition）

中仕切り函は，通常製函機で特殊装置を装填してサック貼り形式で作られるが，充填時に構造の一部を人手で組み立てるケースもある．この函の機能は，商品が自由に動いて破損や破壊することを防ぐために行うもので，商品形状によっていろいろな形状がある．用途はアンプル薬，日用雑貨類が多く，この構造の一部を図1.2.13に図示する．

（3） ベンディング用紙カップ（cup for vending）

扇形の紙をマンドレルに巻きカップ状にし，下部に底を取り付け，上部をカーリングした容器である．ベンディング（自動販売機）用のコールドカップは，板紙からカップを作った後，ワックスをスプレーし，加熱してワックスを紙内部に浸透させ，耐水性を持たせている．ホットカップは，ポリエチレンを内面に貼った原紙で成形する．カップの製造過程を図1.2.14に図示する．

（4） ディスプレイカートン（display carton）

店頭効果を高めるためのディスプレイ効果を付与させたカートン類である．窓貼りカートン，パネル付きカートンなど多くの種類が存在するが，このうち図1.2.15に主なディスプレイカートンを図示する．

6） 複合カートン（combination carton）

製紙工場やカートン製造工場において，板紙とプラスチックを貼り合せたラミネート原紙に印刷・打抜・製函をしスリーブ状にしたもので，

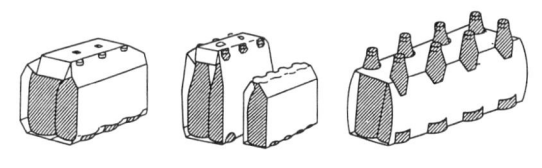

図1.2.12　キャリーカートン[3]

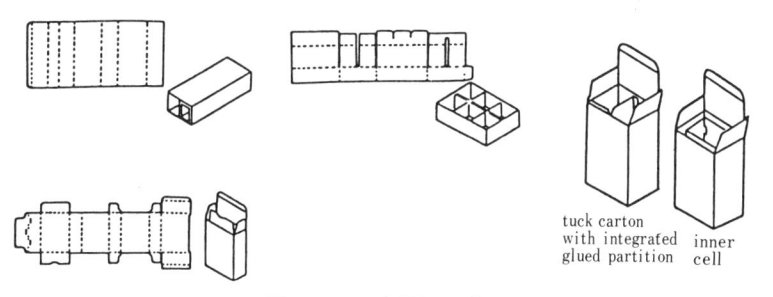

図1.2.13　中仕切り函[3]

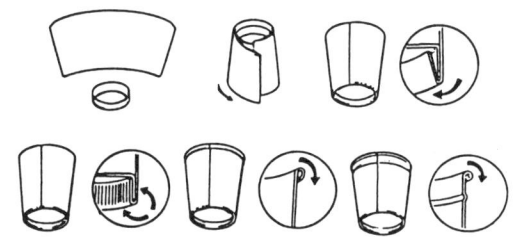

図1.2.14　ベンディング用紙カップ[3]

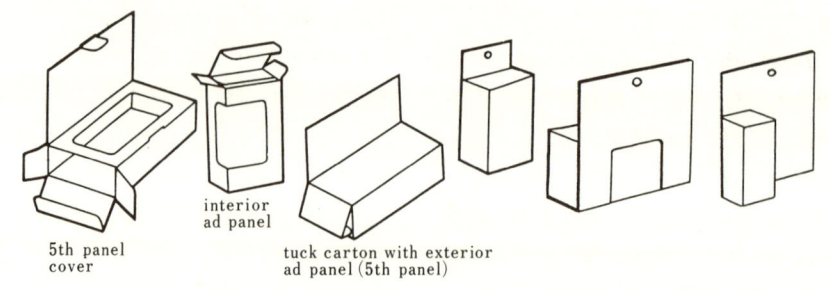

図1.2.15 ディスプレイカートン[2]

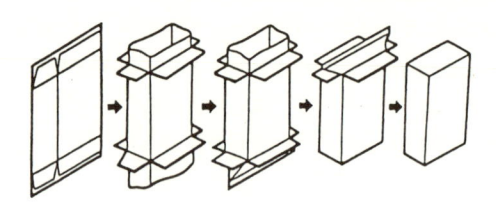

図1.2.16 ラインドカートン[2]

納入先のユーザーで起函して充填・シールする．ここでは保存用カップ容器とラインドカートンだけを説明し，バッグインカートン（BIC），液体用カートン，トレイ式複合カートンなどは後節の複合容器（第3章）にゆずる．

（1） 保存用カップ容器（cup container）

カップ容器は，片面および両面にプラスチックやアルミ箔の加工紙を使ってカップを成形し，カール部をヒートシールしやすく平らにつぶし，デザート類，乳製品，清涼飲料水，清酒，スープなどの保存容器として使用されている．

（2） ラインドカートン（lined carton）

バッグインカートンの一種であり，当初は図1.2.16のように粉顆粒用に開発された．カートンの内側にフレキシブルバッグが貼着された形式で，一重式カートン形態の複合カートンである．内袋の構成は，板紙と貼着される側は水性糊では紙やセロファンが適切で，反対側はヒートシールできるプラスチック（LDPE, low density polyethylene, 低密度ポリエチレンなど）を用いる．ホットメルトを用いるとプラスチックが使用できる．また，積層によってガスバリヤー性，防湿性などの保護機能を持たせることができる．

1.2.6 紙器の製造工程

ユーザーの発注によって製造され，図1.2.17のような製造工程で行う．

1） 受注から品質設計まで

（1） 受　注

包装が商品の一部として位置付けられているので，商品計画，商品企画の段階から顧客との共同作業が多い．新製品，新構造体，システム（包装形態と専用包装機械の組合せ）の情報提供をしながら，新製品の企画提案を顧客と一体になって企画を進めることが多い．最後は顧客の意志決定がなされ，紙器メーカーに発注される．

（2） 商品企画

商品企画と品質設計は今や重要なポジションを占め，この部門の充実が受注に対しても，生産に対しても鍵を握るノウハウのソフト分野である．

商品企画は，グラフィックデザイン，構造デザインを行う重要な部門で，内容物に合せた形態，保護機能，店頭効果，ネーミング，包装工程の適性化，価格の企画を行う．

（3） 品質設計

品質設計部門は，あらゆる顧客要求に対応するために，板紙やインキの選定，印刷・表面加工・製函方法などの決定を行う．ここではCADによる構造体の展開図と，用紙の効率的取り都合，抜型設計などを行いホストコンピューターに入れ，どこの工程の端末からも取り出して利用ができる．紙器の製造工程上もっとも重要な部門である．

2） 印　刷

板紙は紙が厚く硬いので，印刷時のテンションを大きく，印圧も大きく，また文字やベタ印刷が多いため乾燥能力の大きい大形印刷機が必要である．印刷方式は表1.2.3に示したように，オフセット（平版）印刷，グラビア（凹版）印刷，凸

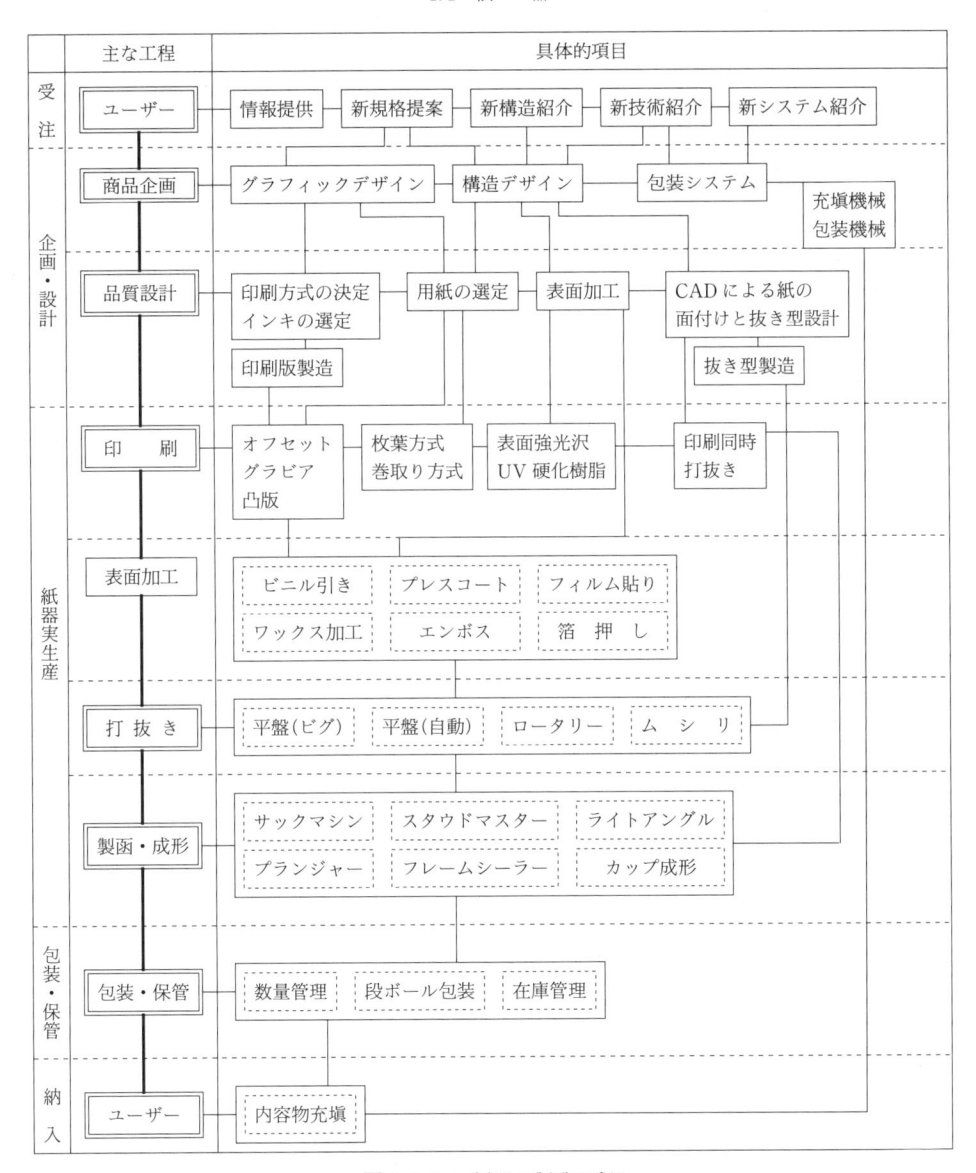

主な工程		具体的項目				
受注	ユーザー	情報提供	新規格提案	新構造紹介	新技術紹介	新システム紹介
企画・設計	商品企画	グラフィックデザイン	構造デザイン	包装システム		充填機械 包装機械
	品質設計	印刷方式の決定 インキの選定	用紙の選定	表面加工	CADによる紙の面付けと抜き型設計	
		印刷版製造			抜き型製造	
紙器実生産	印刷	オフセット グラビア 凸版	枚葉方式 巻取り方式	表面強光沢 UV硬化樹脂	印刷同時打抜き	
	表面加工	ビニル引き ワックス加工	プレスコート エンボス	フィルム貼り 箔押し		
	打抜き	平盤(ビグ)	平盤(自動)	ロータリー	ムシリ	
	製函・成形	サックマシン プランジャー	スタウドマスター フレームシーラー	ライトアングル カップ成形		
包装・保管	包装・保管	数量管理	段ボール包装	在庫管理		
納入	ユーザー	内容物充填				

図1.2.17 紙器の製造工程[3]

版印刷方式がある．

用紙供給方法は，平版供給の枚葉方式と巻取り供給の巻取り方式があり，紙器印刷は，枚葉系ではオフセット印刷が，巻取り系ではグラビア印刷が主流を占めている．

オフセット印刷は，比較的小ロットから対応ができ，ポピュラーな印刷方式である．液体紙容器のポリエチレン表面印刷は，紫外線（UV）硬化型インキを使用してオフセット印刷を行う．図1.2.18にはオフセット2色印刷機の概要図を示した．

グラビア印刷は大ロット向けで，印刷と同時に打抜き工程が組み込まれた大形印刷機が主流である．印刷効果は，オフセットより深みのある印刷物が得られる．図1.2.19は大形5色グラビア印刷機の図で，カッター部に打抜き工程が組み込まれたものが多い．

紙器用インキは，職場の環境や消防上の安全などの環境上の問題と，製品への臭いの移行などの品質上の問題から，水性インキによる印刷が多くなっている．

印刷機上で表面保護と光沢を出す目的で，**表**

表1.2.3 紙器印刷方式の比較表[5]

項目		オフセット印刷	グラビア印刷	凸版印刷
製版	版式・表現	平版・網点の大小	凹版・版の深浅と網点の大小併用	凸版・網点の大小
	版材料	アルミ版(PS, ポリスチレン版)	鉄芯/銅メッキ/クロームメッキ	樹脂版またはゴム版
	費用	安価	高価	比較的安価
	製作時間	短い	長い	短い
	版修正	比較的容易	困難	容易
	耐刷力	短い	長い	比較的短い
印刷適正	板紙への効果	良好	板紙の平滑度による	絵柄が太りやすい
	原稿の再現性	比較的良好	良好(濃淡の再現性が良い)	良くない
	カラーの調子	水使用のために淡い調子	深みがあり色調豊か	深みがある…高級
	着肉量	少ない	多い	多い
	見当；絵合せ	大変良好	良好	ドラム形はよい
	濃度の安定性	比較的不安定	安定	安定
	小ロット適正	適する	適していない	比較的適している
インキ	タイプと乾燥性	・酸化重合型；遅乾性 ・熱固着型；即乾性 ・紫外線(UV)硬化型；即乾性	・溶剤乾燥型；即乾性	・酸化重合型；遅乾性 ・溶剤乾燥型；即乾性 —フレキソ
応用		・大形輪転化 ・水なしオフセット ・プラスチック表面 (UV硬化)	・網グラビア；色むら少ない ・各種のコーティング	・フレキソ印刷；樹脂版で溶剤乾燥型インキ ・ドライオフセット ・浮き上げ，箔押し
印刷方式の構造		オフセット平版	グラビア(凹版)	凸版

＊フレキソ印刷の場合は，カラーの調子は良くない．

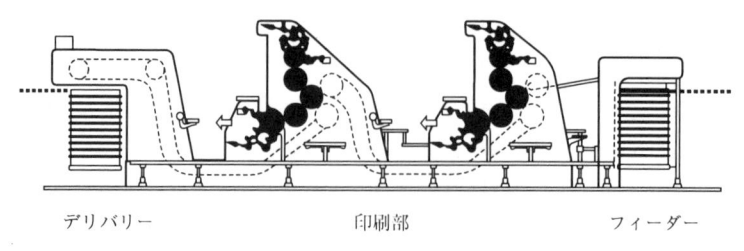

図1.2.18 オフセット印刷機の概要図[3]

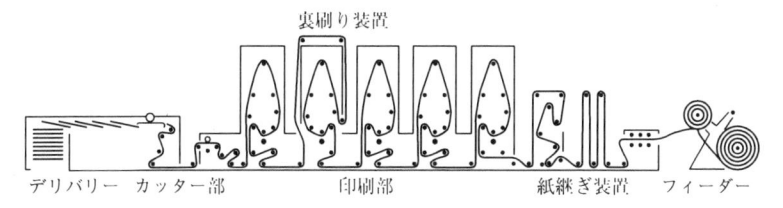

図 1.2.19 グラビア印刷機の概要図[5]

表 1.2.4 コーティング剤の特徴と用途(東洋インキ(株)水性コーティングカタログ)

加工システム		主な樹脂	乾燥方式	特徴	主な用途
溶剤型コーティング剤	熱可塑性コーティング剤	塩酢酸ビニル	蒸発乾燥(熱風or赤外線)	耐油, 耐水, 光沢, 糊付け良好 耐熱性, 耐可塑剤不良	一般紙器, 出版
		ニトロセルロース(硝化綿)		耐熱, 耐ブロッキング, 耐摩擦良好 糊付け, 光沢, アルカリ不良	耐熱ラベル, ビールラベル, 食品外包函
		アクリル(変性を含む)		耐光, 光沢良好 耐熱, 柔軟性やや不良	一般紙器
		ポリアミド		光沢, 耐アルカリ, 柔軟性良好 糊付け不良	洗剤ラベル
		塩化ゴム		耐熱, 耐ブロッキング良好 光沢, 耐光やや劣る	一般紙器
		塩化ビニリデン		耐油, 耐水良好 耐光, 耐熱やや劣る	食品紙器
		マレイン酸		光沢良好 耐摩擦, 糊付け, 耐アルカリ, 耐アルコール, 耐熱不良	食品紙器
	熱硬化性コーティング剤(含ハイブリッド)	アミノアルキド	蒸発+架橋反応(熱風or赤外線)	光沢, 機械的・化学的耐久性良好 ホルマリン発生	高耐久性の紙器, 出版, ラベル
		ポリウレタン		光沢, 諸耐性良好 耐熱不良	高光沢性および耐久性の紙器, ラベルなど
水性コーティング剤		アクリル(変性を含む)	蒸発乾燥(熱風or赤外線)	折曲げ, 耐光, 耐可塑剤性良好 耐アルカリ, 耐アルコール性劣る	一般紙器, 出版
		マレイン酸		光沢性良好 耐摩擦, 糊付け, 耐アルカリ, 耐熱不良	食品紙器
無溶剤コーティング剤(含ホットメルト)		紫外線(UV)硬化アクリル系	重合反応(紫外線)	光沢, 諸耐性良好 密着やや劣る	高性能用途―紙器, ラベル
		ワックス+固形樹脂	加熱溶融+冷却	バリヤー性良好 耐熱性劣る	食品紙器

1.2.4に示すような表面コーティングの各種のオーバーコートプリントなどを行うことが多い.

3) 表面加工

印刷した紙の表面に光沢, 型付け, 防湿性などを付与させるために行う工程である.

(1) ビニル引き

塩化ビニル・酢酸ビニル共重合樹脂などを有機溶剤に溶解させて, 用紙の表面に全面あるいは部分的に厚塗コーティングしたものである. 全面にコーティングする場合はロールコート方式で, 部分的にコーティングするときにはグラビア方式でパターンコートする.

(2) プレスコート

ビニル引きした板紙を, 鏡面に仕上げた鏡面板

と熱プレスして強光沢に仕上げた製品である．平版でプレスする方法と，光沢スチールベルトで連続的につやを出す方法とがある．

（3） フィルム貼り

印刷した表面にプラスチックフィルムを接着剤で貼り合せたもので，ポリ塩化ビニルフィルム，ポリプロピレン，PET（polyethylene terephthalate，ポリエチレンテレフタレート）フィルムなどを用いる．品質的には，プレスコートよりさらに光沢性，平滑性，柔軟性に優れている．

（4） ワックス加工

紙に耐水性を与えるためにワックスなどを塗工したもので，含浸方法と表面コーティング方法がある．前者は板紙全体に耐水性が付与できるので耐水カートンやカップに用いる．後者は，溶融・急冷によって鏡面光沢が得られ，バターや冷凍食品のカートンに用いる．

（5） エンボス加工 （embossing）

金型を使用して型をつけたり，浮出したりする方法である．金型はオス・メス型を用い，その間に板紙を挟み加圧して仕上げるもので，加熱したほうが効果としては良い．型は，連続絵柄はロール加工方式で行い，絵柄合せはエンボス専用機で行われることが多い．

（6） 箔押し （hot stamping）

ポリエステルフィルムの表面にアルミ蒸着をし，透明インキでカラーリングされた色ホイルを使って，カートン印刷物上に熱転写した強光沢の製品である．エンボス加工品と同様に高級品の包装に用いるが，高価であるため小さい面積に限られる．

4） 打抜きとムシリ （die cutting and stripping）

紙器の展開図に対して罫線や切り刃を入れる打抜き作業である．

（1） 抜き型

抜き型は打抜機に取り付けてブランクを打ち抜く金型で，切断する切り刃と折り曲げ部の押し罫とを持っている．その構造は図1.2.20のように，オス型は切り刃や押し罫の鋼鉄を，鉄板に貼り合せた合板中に埋め込む．メス型は，面板の上に硬質板紙を貼り，罫線部分とカット部分とを図のように切り取る．

機構は，オス型（抜き型）とメス型（面板）との間に板紙を挿入すると，切り刃の部分は押し切られ，罫の部分は押し付けられて罫線ができる．切れや罫線を均一にするために切り刃や押し罫の裏面にスペーサーを入れ，むら取りしたり，板紙がオス型に食い込むのを防止するのに，オス型にスポンジなどのクッション材を貼る．

（2） 罫線による折曲げの機構

抜き型で罫線が付けられた後，この罫線部を折り曲げると図1.2.21のように表層が引っ張られ，板紙の内部の層間がゆるんですべり，裏層がふくらんで坐屈する．この坐屈によるふくらみが小さくなるほど，表層の割れが防止できるとともに罫線部は折れやすくなる．したがって，良い罫線を作るためには適度な塑性変形を与えることが必要で，紙厚，水分，密度，層間強度，地合，紙目による押し罫の厚さ，メス型の深さ，押し罫の押込み量などの調整が必要である．

（3） 打抜機の種類

機構的には平圧式とロータリー式がある．平圧式は，板紙を人手供給するヴィクトリア式，トムソン式と，自動供給する自動打抜機とがある．通

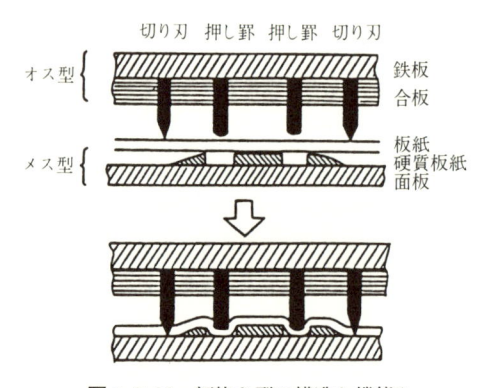

図1.2.20 打抜き型の構造と機能[1]

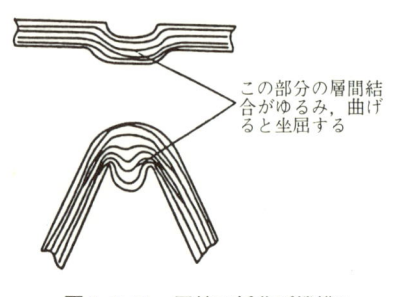

図1.2.21 罫線の折曲げ機構[1]

常の機械は，図 1.2.22 のような自動平盤打抜機で，下板の面板を上下させるクランク構造で，この面板と抜き型との間に板紙を自動供給する方式である．打抜き後はストリッパーというムシリ装置が装備されている．

ロータリー式は，オス型とメス型ともに円筒状のシリンダーの専用型で，高価であるが，精度と耐久性に優れているので，大量生産に適している．

(4) 印刷同時打抜機

巻取り式印刷機と打抜機と一工程で行う機械である．大ロットの洗剤，菓子などの容器の大量生産に向いていて，工程短縮によるロス率の減少，中間製品の在庫管理の軽減などの利点がある．印刷はグラビア方式が多く，代表としてボブストチャンプレン機（スイス），ジーランド機（アメリカ）などの大形機械がある．オフセット方式はシャンボン機（フランス）があり，オフセット印刷と同時にグラビア印刷も可能な機種もある．

(5) ム シ リ (strippihg)

打抜き後，必要な部分を取り出す作業である．打抜いた用紙は，ブランクが一枚一枚に分解しないように部分的に切り残されている．それを積み重ねて，エアハンマーなどで叩いてブランクを取り出し，ブランクの側面をサンドペーパーできれいに仕上げる．この職場は紙粉が舞い，力仕事なので衰退しているが，小ロットの作業にはまだ使用されている．現在はストリッパーといわれるムシリ装置がインライン印刷打抜機や打抜機に装備されて，ムシリ工程のインライン化が進んでいる．

5) 製 函・成 形 (glueing and forming)

打ち抜いたブランクは，そのまま顧客に出荷される組立て函や自動製函機用函を除き，製函される．製函はくせ折り，折りたたみ，糊付けの工程があり，ベルト方式，ロータリーフォルダー方式，プランジャー方式に分かれる．成形は紙カップ，加圧熱成形容器，コンポジット（筒状）容器などがあり，それぞれ専用機が使用される．

(1) サックマシン（ストレートライングルアー）

もっとも多く使用されている方法で，一台のラインでくせ折り（折り罫を折って折りくせをつける）と糊貼りが同時にできるベルト方式である．通常の糊貼りはサイド貼りが多いが，部品の交換によって底貼りなどのバリエーションが可能となる．製函に使用される接着剤は，酢酸ビニルのエマルジョンが一般的である．

(2) スタウドマスター

ロータリーフォルダーとタイミング装置を用いることにより，四隅貼り，六隅貼り，キャリーカートンなどの製造が可能になる．

(3) フレームシールマシン

ヒートシール装置を取り付けたサックマシンである．この機械は，両面にポリエチレンを積層した板紙を，ガス焔の直火でポリエチレンの接着表面のみ溶融させ，そのすぐ後の工程で冷ロールによって圧着し，接着させる．

(4) 紙カップ成形機

紙カップ成形方式はすでに図 1.2.14 で述べたが，印刷後扇状に打抜いた胴（側面）を巻き，別に成形した底部と接着し，上部にカールを付けた形式である．接着は紙単体では糊を使い，ポリエ

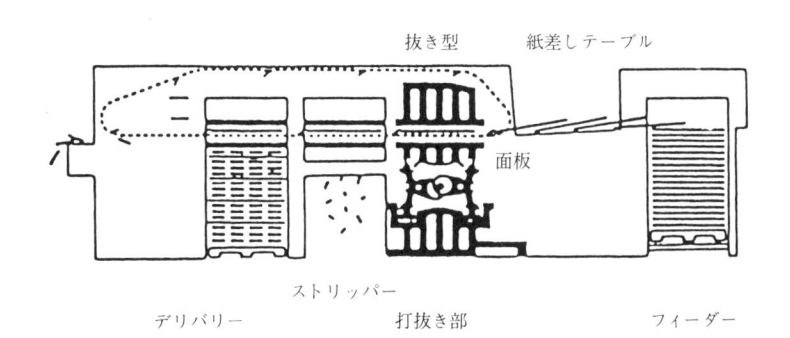

図 1.2.22　自動平盤打抜き機[3]

チレン積層品はヒートシールで行う．ヒートシールするカップは，シールしやすさと強度を持たせるために，カール部を平らに押しつぶすことが多い．

（5） トレイ容器成形機

トレイ容器はプランジャー型製函機によってコーナー貼りする形式と，専用のトレイ成形機で一体押し付け熱成形機で作られるものとに分かれる．

（6） コンポジット容器（筒状容器）成形機

コンポジット容器には，スパイラル方式と平巻き方式とがあり，それぞれ専用成形機で成形される．前者はベース原紙，表層印刷紙，バリヤー材料などをそれぞれマンドレルにスパイラル状に巻き付け積層する方法である．後者は，板紙およびその積層品のブランクを胴貼りして作る平巻きの方法である．

6） 包装・保管とユーザーにおける充填

紙器は製函された後に計数をし，必要数を段ボールに入れて封かんする．得意先へ納入する前に倉庫に入れるが，紙器は嵩があり倉庫の保管面積を多く取るために，在庫管理を充分に行わないといけない．また，段ボールは得意先との間で「通い函」としてリユースされる．

カートンや成形品をユーザーに納品して充填・包装することになるが，一般的にはユーザーの充填・包装機適性がなければならないのは当然である．液体容器やブランク納入品のように専用の充填・包装機と一体になって，紙器販売メーカーから一緒に納入される場合には，そのシステムによる製函・充填・包装適性が重要なポイントになる．

1.2.7　機能を持たせた主な紙器

1） 発泡カートン

板紙をベースにした表面加工の応用で，紙容器の表面に発泡により凹凸をつけた容器であり，柔らかく暖かい雰囲気を持ったカートンになる．環境上は，塩ビなどを用いていないので，有害物質の発生がない．

2） 紙ブリスター

プラスチックを成形し，その中に内容物を入れてシールをするのが従来のブリスター包装であった．プラスチックもポリ塩化ビニルが多く，環境問題からA-PET，PP（polypropylene，ポリプロピレン）などに代替を図られているが，いずれも廃棄物処理では分離しなければならない．

写真1.2.1のような大日本印刷(株)の紙ブリスターは，紙の単一素材からなっているので，廃棄もしやすいし，窓を開けることもできるので，中身を見せることもできる．

3） バリアフリー対応エンボスカートン

大日本印刷(株)のエンボスカートンは，**写真1.2.2，写真1.2.3**のようにカートンの表面に突起状のドットエンボスを加工することにより，触覚で情報伝達できる容器である．写真のようにドットエンボス部を触ったさいに感触により，親指が正規の位置であることがわかる．また，視覚障害者用に点字表示することにより情報伝達ができるカートンでもある．

4） F段の利用

コルゲート（段ぐり）加工をした原紙を段ボールといわれるが，E段は薄く段ボールと板紙との中間的な物性を持つが，さらに新しいF段はさ

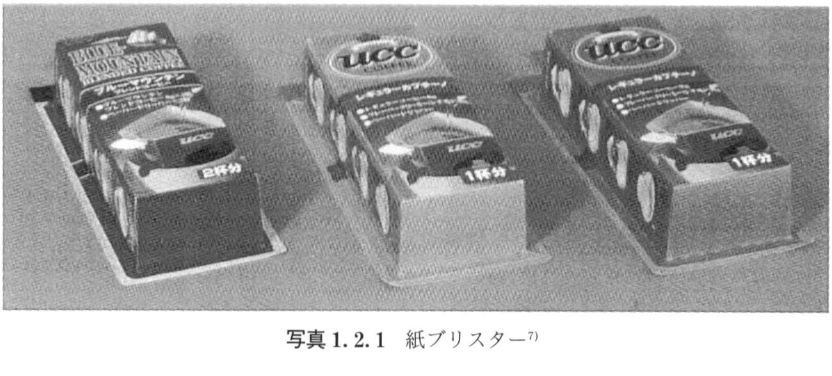

写真1.2.1　紙ブリスター[7]

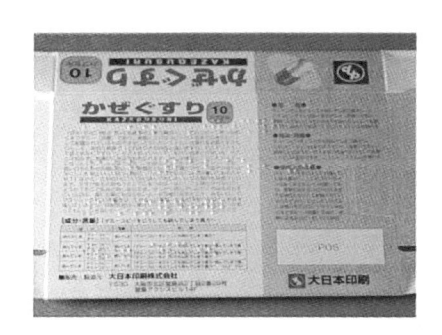

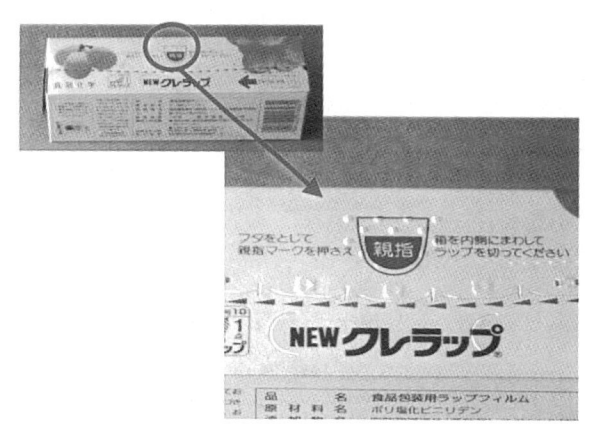

写真 1.2.2　バリアフリー対応エンボスカートン[7]

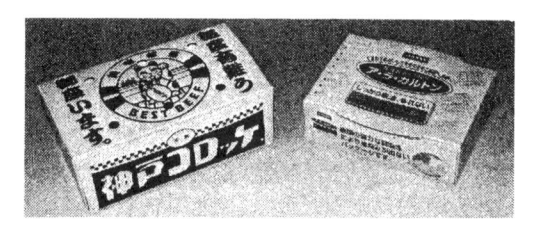

写真 1.2.3　ア・ラ・カルトン[6]

らに薄く段数が多い（E 段は，93±5／30 cm，高さ 1.7 mm に対して，F 段は 120±5／30 cm，高さ 0.6 mm になっている）．

特徴は，印刷適性が良く，一般の板紙印刷機で印刷ができることである．また板紙より強度があり，断熱効果があるので，このような特徴を利用した商品化がさらに進むと思われる．

5) HMR 対応容器

凸版印刷(株)の「ア・ラ・カルトン」は，「HMR のおいしさを食卓へ」として各種の容器を開発している．写真 1.2.3 に示すようにハイレベルな耐油性・吸油性・吸水性・耐水性・通気性・消臭性・適度な保湿性，中身が付きにくいなどさまざまなタイプで，カートンに組み込まれている．

6) クリスピーカートン

写真 1.2.4 のように吸水性樹脂を内面に積層したカートンで，宅配ピザなどに利用されている．水蒸気を吸収することにより，手元に届くまでに水蒸気でべたつくのを防ぎ，カリッとした状態を保つ機能性カートンである．

1.2.8　紙器の動向と将来

1) 紙と森林資源

製紙メーカーの古紙の再生利用率は，60％弱である．有限な化石資源を使用している他の材料と比べて木材資源は，自然の恵みによって常に成長を続ける無限な資源である．

「紙の需要が熱帯雨林を失わせた」と短絡していうがこれは誤りである．世界で使われるパルプ材の大部分は，先進地域からの製材の廃材や間伐材の不用材である．発展途上国の森林伐採は，経済発展を促進する開発伐採と，人口の増加による食料確保の焼き畑農業が主原因である．伐採後に植林を怠ると，植物の成長に必要な肥えた表土が風雨によって流出してしまい，不毛の地となるからである．

地球温暖化現象の原因である炭酸ガスは，老木より若木のほうが多く吸収するので，成木になったら伐採して，植林すればよいのではなかろうか．

紙器用の板紙は，古紙の対象となり，また古紙の使用率も薄紙より大きく，大いに再資源化に寄与している．

2) 紙器の将来動向

中身に直接触れない二次容器であった紙器が，直接食品に触れる一次容器への転身が図られている今日，一次容器も二次容器も使用率がともに伸びて共存している．

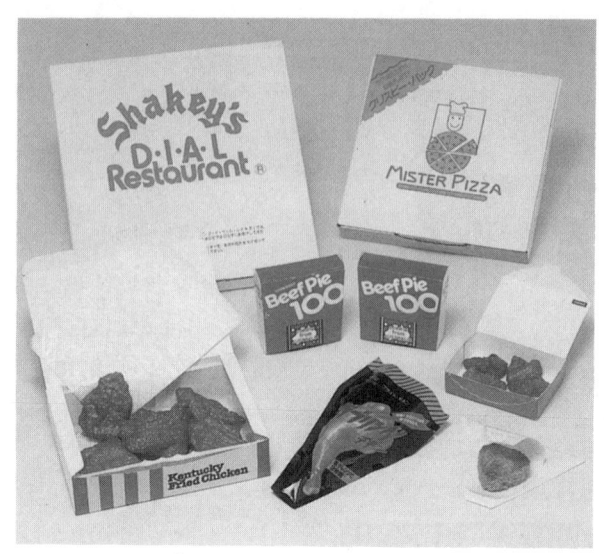

写真1.2.4 クリスピーカートン[8]

　二次容器紙器の位置付けもかなり高く，スーパーやコンビニエンスストアの売り場争奪合戦の中で，積重ね効果による立体感と，売り場の展示効果とボリューム感が演出できる．また，加工度が少ないので，古紙として回収でき，再資源化できるメリットがある．

　現在は，表面加工，形態，積層加工などの技術開発によって，機能性を追求した各種の製品群が出現している．たとえば紫外線硬化インキを使った強光沢な高級函，吸水性樹脂を使用したテイクアウト用カートンや宅配ピザ用クリスピーカートンなどがある．

　今日ではこれら機能性の追求と同時に，エコロジーと包装適正化とを優先的に考えて進めなければならない時期にきている．分離ができリサイクルできる紙器など，エコロジーを真っ先に考えた品質設計が将来的には不可欠になる．包装適正化は，贈答用函がよく問題にされるが，包装適正化推進委員会から提唱されている包装空間容積率20％以下，包装費比率15％以下が自主基準目標になっていて，これをできるかぎり遵守することも必要である．

　一次容器紙器は，プラスチックとの貼合で耐水性が付与され，ミルク，清涼飲料水，清酒などに，さらに浸透性の強いウィスキー，食酢などの液体容器に利用されている．そして，紙器は紙だけから作る時代は過ぎて，これからは二次容器と共存する形で複合化が進んで行くと思われる．

　新しい紙器は，それに見合う包装機械などとのシステム化が一般的になると思われる．そして，当然のことながら知的財産権として守られる．

引用・参考文献

1) 木ノ本清見：紙器・板紙，包装学校テキスト，(社)日本包装機械工業会 (1999)
2) 水口眞一：包装材料の基礎［Ⅱ］，包装技術学校テキスト，日刊工業新聞社 (1999)
3) 水口眞一：紙器，包装技術学校テキスト，日刊工業新聞社 (1998)
4) 水口眞一：紙器，工業材料臨時増刊号，**40** (7)，日刊工業新聞社 (1992)
5) 水口眞一：紙器，食品包装セミナーテキスト，日本食品包装研究協会 (1999)
6) 小塩真司：高機能性食品一次容器，包装技術，**45** (51)，(社)日本包装技術協会 (1998.11)
7) 大日本印刷(株)：各種カタログ (1999)
8) 凸版印刷カタログ (1999)

(水口　眞一)

第2章 プラスチックと包装容器

2.1 プラスチック包装材料

2.1.1 プラスチック材料

1) プラスチックの分類

(1) 熱可塑性高分子と熱硬化性高分子

高分子には、分子鎖が線状構造の熱可塑性樹脂と三次元網目構造をとる熱硬化性樹脂に大別される。熱可塑性樹脂は、加熱すると軟化して可塑性を示し、冷却すると固化する。一方、熱硬化性樹脂は、熱または触媒の作用により分子間架橋が生じて硬化し、不溶不融性の樹脂となる。

包装材料としては、種々の成形・加工が行える熱可塑性樹脂が、主に用いられている。熱硬化性樹脂は耐熱トレイやコーティング剤として一部使用される程度である(本章2.2.3, 2)(2)参照)。

(2) 結晶性高分子と非晶性高分子

熱可塑性樹脂は、表2.1.1に示すように結晶性のものと非晶性のものに分けられる。非晶性高分子固体では、分子は無秩序な状態で存在しているが、結晶性高分子固体では、分子が規則正しく並んでいる結晶領域と、不規則な状態で存在する非晶領域とよりなっている。包装材料として用いられる主な結晶性高分子としては、HDPE (high density polyethylene, 高密度ポリエチレン), LDPE (low density polyethylene, 低密度ポリエチレン), PP (polypropylene, ポリプロピレン), PET (polyethylene terephthalate, ポリエチレンテレフタレート), PVDC (polyvinylidene chloride, vinylidene chloride resin, ポリ塩化ビニリデン, 塩化ビニリデン樹脂), EVOH (ethylene vinylalcohol copolymer, エチレンビニルアルコール共重合体)などがある。一方、非晶性高分子としては、PVC (polyvinyl chloride, 塩化ビニル樹脂, ポリ塩化ビニル)やPS (polystyrene, ポリスチレン)が挙げられる。

2) 高分子構造

(1) 高分子一次構造

熱可塑性樹脂の高分子鎖は、表2.1.2および表2.1.3に示されるような主鎖と側鎖よりなっている。包装材料にとって重要な特性であるガスバリヤー性と耐熱性は、後述するように主鎖と側

表2.1.1 各種熱可塑性樹脂と融点およびガラス転移点

	高分子の種類	記号	融点 T_m (℃)	ガラス転移点 T_g (℃)
結晶性高分子	高密度ポリエチレン	HDPE	120〜140	−125
	低密度ポリエチレン	LDPE	107〜120	−125
	ポリプロピレン	PP	167〜170	−10
	ポリ塩化ビニリデン	PVDC	200	−18
	ポリエチレンテレフタレート	PET	248〜260	67〜81
	ポリアミド6(ナイロン6)	PA 6, NY 6	225	53〜100
	ポリアミド66(ナイロン66)	PA 66, NY 66	260	57
	ポリテトラフルオロエチレン	PTFE	327	−113, 127
	ポリオキシメチレン	POM	179	−82
	ポリカーボネート	PC	46〜300	45〜231
	ポリビニルアルコール	PVA	228〜256	60〜85
	ポリ4メチルペンテン-1	P 4-MP 1	230〜240	—
非晶性高分子	ポリ塩化ビニル	PVC	—	70〜100
	ポリスチレン	PS	—	100
	ポリメタクリル酸メチル	PMMA	—	105
	ポリ酢酸ビニル	PVAc	—	30〜34

表 2.1.2　各種骨格セグメント

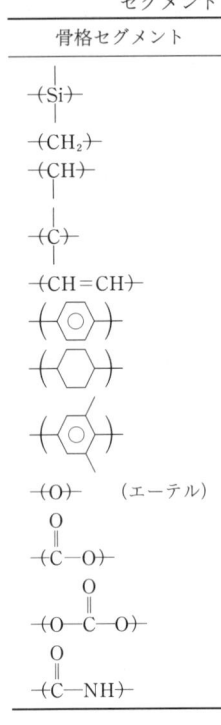

骨格セグメント

─(Si)─
─(CH₂)─
─(CH)─
─(C)─
─(CH=CH)─
─(⬡)─
─(⬡)─
─(⬡)─
─(O)─　　（エーテル）
─(C─O)─
   ‖
   O
─(O─C─O)─
     ‖
     O
─(C─NH)─
   ‖
   O

表 2.1.3　各種側鎖基

側　鎖　基

─CH₃
─CH₂─CH(CH₃)(CH₃)
─⬡
─Cl
─OH
─CH₂Cl
─CN
─F

鎖の種類に直接関係している．

（2）　高分子固体構造

結晶性高分子の溶融物を結晶化させた場合，一般に球晶構造をとる．球晶には，中心から厚さが10～20 nm 程度の薄板（ラメラ）の積層したものが，半径方向に平行してプロペラのようにねじれながら発達した構造が見られる．PE（polyethylene，ポリエチレン）の分子鎖の長さは，重合度400の場合，約100 nm であるので，分子鎖はラメラ内で折りたたまれていることになる．

包装材料として用いられるフィルム，シート，ブローボトルなどにおいても，内部構造は基本的には球晶構造である．ただ，成膜やブロー成形時の応力や温度勾配の条件により，ラメラの成長方向は中心核より放射状とならず，たとえばPEのインフレーションフィルムの場合，ラメラが成膜方向と直角方向に並んだ構造となる．

PVC や PS などの高分子非晶固体の構造は，一般に分子鎖が一定の形態をとっていないランダムコイル鎖の均一凝集体であると考えられている．しかし，高分子の溶融状態では，このようなランダムコイルではなく，すでに分子鎖の折りたたみを含む，ある程度の組織を形成しており，高分子非晶固体においても分子鎖は分子内で折りたたまれた構造を持っているとする考え方もある．

PET は結晶性高分子であるが，PET の溶融物を急冷すると非晶固体となる．PET の非晶薄膜の電子顕微鏡観察から10 nm 程度の大きさのnodule 構造と呼ばれる粒状構造が見出されており[1]，nodule 内の分子鎖は折りたたまれていると考えられている．

（3）　結 晶 化 度

結晶性高分子固体は，分子が規則正しく並んだ結晶部と不規則な状態の非晶部から構成されている．結晶化度は，結晶部の総量を全重量に対して百分率で表したものである．フィルム，シート，ボトルなどの高分子成形品の結晶化度は，結晶化条件すなわち成形条件によって大きく異なる．結晶化度は後述するように，衝撃強度などの材料強度，ガス透過度，耐熱性，透明性などの諸物性と深い関係にある．

結晶化度を測定するには，密度測定，結晶部と非晶部のX線回折強度の比較，赤外線吸収の結晶バンドまたは非晶バンドの強度比較，広幅法核磁気共鳴吸収（NMR）の微分曲線，DSC（differential scanning calorimetry，示差走査熱量測定）による融解熱測定など多くの方法が用いられている．

高分子結晶は多くの乱れを含んでおり，この乱れの生じ方は結晶化の条件によって異なっている．しかし，便宜的に結晶性高分子固体を2相に分けて算出した結晶化度は実用性があり，物性を表す指標として一般に用いられている．

（4）　分 子 配 向

高分子は，分子鎖方向に共有結合で結ばれているため，固体の弾性率は分子軸方向とそれに垂直な方向では大きく異なっている．したがって，分子配向している場合，材料強度などの諸物性が大きく影響される．また，配向形式により物性に異方性が生じる．フィルム，シート，ボトルなどを高分子融体から成形する場合，成形時の温度勾配，応力などによって分子配向が生じる．したがって，成形時の冷却条件や延伸条件をコントロー

ルすることによって分子配向の制御を行い，望む物性を持つ製品が得られている．また，固体状態からの延伸や圧延などの塑性加工を行い，分子配向させることにより材料強度を向上させることも行われている．PET の延伸ブロー成形にも見られるように，固体状態から塑性加工を行った場合，加工温度が低いほど大きな残留応力が発生する．このため，塑性加工された製品の熱安定性は悪くなる．包装材料として使用されるシュリンクフィルムは，この残留応力の緩和力を利用したものである．しかし，熱安定性が要求される製品に関しては，ヒートセットを行うことによって残留応力の緩和を行って製品としている．

3) 各種包装用プラスチック

（1） ポリエチレン（PE）

ポリエチレン（PE）は，エチレン $CH_2=CH_2$ がほぼ線状に結合した $(-CH_2-CH_2-)_n$ の連鎖からなる熱可塑性樹脂で，その重合度 n は数百から数万のものが工業的に生産されている．分岐度，分岐の種類，分布などにより密度や特性が変わる．ポリエチレンは，一般に密度を基準にして分類されており，高密度ポリエチレン（0.941～0.965），中密度ポリエチレン（MDPE 0.926～0.940），低密度ポリエチレン（0.910～0.925）に分類される．また，エチレンと α-オレフィンとの共重合により作られた低密度ポリエチレンは直鎖低密度ポリエチレン（LLDPE）と呼ばれる．

製造法からみるとラジカル重合開始剤を使用して合成する高圧法，金属酸化物系触媒を使用する中圧法，およびチグラー系触媒を使用する低圧法に分類される．また，最近メタロセン触媒を使用した LLDPE も製造されている．高圧法 LDPE は長鎖分岐が多く，柔軟性を持つ軟質のポリエチレンである．一方，低圧法 HDPE は分岐が少なく，硬質のポリエチレンである．

ポリエチレンは，フィルムに加工されて使用される量がもっとも多いが，ブローボトル用樹脂材料としても多用されている．

（2） ポリプロピレン（PP）

ポリプロピレン（PP）は，プロピレン $CH_2=CH(CH_3)$ が直線状に結合したポリマーで，PE と異なり分子鎖に 1 個おきに $-CH_3$ の側鎖がついている．この側鎖の立体配置，すなわち立体規則性が PP の性質に大きな影響を与える．このメチル基側鎖が主鎖の同じ側に規則正しく配列しているアイソタクチックポリプロピレンは，結晶性が高く機械的性質に優れているので工業的に生産されている．通常，ポリプロピレンといえば，アイソタクチックポリプロピレンを指す．

アイソタクチックポリプロピレンは，チーグラー・ナッタ触媒で重合される．PP の特性を改良するために，プロピレンに少量のエチレンをランダムあるいはブロック共重合する技術や，プロピレンに他の少量の α-オレフィンを共重合する技術が開発され，種々の共重合体（コポリマー）が生産されている．

PP の特性は，アイソタクチック構造の割合，分子量，分子量分布などによって定まるが，共重合体では共重合の様式，共重合単量体（コモノマー）の種類と量，および分布の仕方により定まる．ランダム共重合体では，一般に耐寒性，耐衝撃性など，PP の強靭性が改良されるが，剛性が低下する．ブロック共重合体では，剛性を比較的高く維持しつつ耐寒性，耐衝撃性が改良される．

PP の用途としてはフィルムが多いが，ブロー成形材料としても使用されている．

（3） ポリスチレン（PS）

ポリスチレン（PS）は，スチレンをラジカル重合させて得られるポリマーで，プラスチック材料として実用化されているものは非晶性のアタクチック構造のものである．無色透明で屈折率が高く，比重が小さく，優れた電気的特性を持ち，剛性も大きいため，成形品として，包装材料や日用雑貨品に多用されている．

一般の PS は，GP（general purpose）ポリスチレンと呼ばれるが，脆い欠点があるため，これにブタジエン共重合体などの弾性体をブレンドして耐衝撃性を改良した耐衝撃性ポリスチレン（HIPS）も使用されている．PS の成形は主に射出成形による．また，押出によりシートにされて熱成形によりトレイやカップに成形される．発泡剤を添加して成形した発泡体は容器や緩衝材として，ポリスチレンペーパーと呼ばれる発泡シートは熱成形されてトレイや容器として利用されてい

る．延伸フィルムはシュリンクフィルムとしても使用される．

(4) ポリエチレンテレフタレート（PET）

テレフタル酸とエチレングリコールの縮合体ポリマーである．PET樹脂は，最初，繊維用材料として応用され，つぎにフィルムに使用されるようになった．2軸延伸フィルムは，フィルム包材の基材として多用されている．また，PET樹脂は，透明性，耐薬品性，衛生性，強度物性，ガスバリヤー性，廃棄物処理性などに優れているため，ブローボトル用材料として非常に適している．このため，ボトル用材料としての需要が急激に増加している．

(5) ナイロン（NY）

ナイロンには種々のものがあるが，日本では，ε-カプロラクタムから開環重合されるナイロン6が主に使用されている．包装材料としては，2軸延伸フィルムとして使用される．耐ピンホール性，耐摩耗性，耐衝撃性に優れるため，冷凍食品用包材として多用される．また，レトルトパウチの透明タイプの基材としても使用される．

(6) ポリ塩化ビニル（PVC）

ポリ塩化ビニル（PVC）は塩化ビニルの重合体で，一般に塩化ビニルを主成分とする共重合体も含めて塩化ビニル樹脂（塩ビ）と呼ばれる．結晶化度は数％と低く，非晶性ポリマーに属する．これはPVCの立体規則性が低いためである．PVCは単独で使用されることは少なく，可塑剤，安定剤，充填剤，その他の添加剤を配合して成形用コンパウンドを作り成形加工に供される．

PVCの特徴は良好な強度特性と難燃性である．また，配合により硬質から軟質まで，広い範囲の特性を持たせることができる．欠点は耐熱性が劣り熱分解しやすいことと，廃棄物の処理が困難であることである．成形用コンパウンドには，硬質と可塑剤などを入れて可塑化した軟質とがあり，前者はパイプ，板，シート，ブローボトルなどの各種成形品に，後者はフィルム，レザーなどに加工され，日用雑貨品，包装資材，土木建築資材，電気絶縁材料，農業用資材に幅広く利用されている．

(7) エチレンビニルアルコール共重合体（EVOH）

EVOHは，エチレン酢酸ビニル共重合体をけん化して製造される．共重合比により，融点，ガラス転移点，ガス透過度などの物性が変化する．ビニルアルコール単位の含有率が多いほど，低湿度でのガスバリヤー性は良好となるが，高湿度側では悪くなるので，用途に応じて適切な重合比のEVOHが使用される．フィルム包材のガスバリヤー材として，もっとも代表的なものである．

(8) ポリ塩化ビニリデン（PVDC）

PVDCのホモポリマーは熱安定性が悪いので，市販のPVDCは，塩化ビニルやアクリル酸エステルとの共重合体である．ガスバリヤー性が良好であり，バリヤー性の湿度依存性もない．ポリオレフィン，PET，ナイロンなどのフィルムのコーティング材としての需要量が多い．また，フィルムはレトルト用としても使用可能である．しかし，塩素系であるため，使用量は減少傾向にある．

2.1.2 包装用プラスチックの要求特性

1) ガスバリヤー性と水蒸気バリヤー性

各種ガスに対するバリヤー性や防湿性は，包装材料にとって非常に重要である．**表2.1.4**に包装材料として使用されている高分子材料のガス透過度と透湿度を示す．高分子材料のガスバリヤー性は，高分子の一次構造，すなわち**表2.1.2**と**表2.1.3**に示される主鎖の骨格セグメントと側鎖基の種類に大きく依存する．骨格セグメントとしては，アミド基，エステル基，フェニレン基，エーテル基などを含む高分子のガスバリヤー性は良好である．また，側鎖基としては，水酸基，シアノ基，クロロ基などを含むものが良好である．これらは一般に剛直なセグメントや極性の高い凝集力の大きい基である．一方，フレキシブルな骨格セグメントや大きな側鎖を含む高分子のバリヤー性は悪くなる．すなわち，ガスバリヤー性は，高分子の凝集エネルギー密度と分子の動きやすさの指標である自由体積分率とに直接関係している．

PVAやEVOHなどの水酸基を含む高分子は，乾燥状態では良好なガスバリヤー性を示すが，高

表2.1.4 各種プラスチックフィルムのガス・水蒸気透過度

フィルムの種類	ガス透過度[a] (ml/m²·24 h·atm/25 μm)			PCO_2/PO_2	水蒸気透過度 (g/m²·24 h/25 μm) 40℃, 90%RH
	PO_2	PN_2	PCO_2		
PVDC (VDC-MA 共重合体)	1.5[b]	—	—	—	1
EVOH (EVA けん化物)	2[b]	—	—	—	30
OV (PVDC コート延伸 PVA)	3[b]	—	—	—	4
MXD 6 (m-キシレンアジパミド)	4[b]	—	—	—	23
PAN (polyacrylonitrile, ポリアクリロニトリル)	5[b]	—	—	—	20
PVDC コート ONY	10[c]	—	—	—	5
PVDC コートセロファン	15[c]	—	—	—	11
PVDC コート OPP	15[c]	19	44	2.9	5
ONY	30[b]	—	—	—	90
CNY	40	14	175	4.4	300
セロファン	40	16	50	1.3	750
PVDC (VDC-VA 共重合体)	60[d]	12	380	6.3	5
PET	110	13	320	2.9	22
PVC	200	55	550	2.8	5
OPP	2 500	315	8 500	3.4	4
HDPE	2 900	660	9 100	3.1	22
CPP	3 800	760	12 600	3.3	28
PC	4 700	790	17 000	3.6	170
PS	5 500	880	14 000	2.5	130
LDPE	7 900	2 800	42 500	5.3	36
EVA (VA 10%)	9 960[b]	—	52 800	5.3	80
EVA (VA 15%)	11 400[b]	—	71 160	6.2	200
EVA (VA 21%)	12 960[b]	—	96 840	7.5	520
ポリブタジエン	49 920[b]	—	362 400	7.3	～600
ポリイソプレン	61 200[b]	—	402 000	6.6	～280
ポリ 4 メチルペンテン-1	84 840[b]	—	243 360	2.9	47
ポリジメチルシロキサン	1 590 000[b]	—	8 515 200	5.4	～4 800

注 a) ガス透過度および水蒸気透過度はすべて厚さ 25 μm に換算した値.
　　ガス透過度の測定条件および測定法：25℃, 50%RH, ASTM D 1436-66.
　b) 27℃, 65%, 同圧酸素電極法.
　c) PVDC コートの値はコート剤の種類, 量により異なる.
　d) 共重合比, 可塑剤の量により異なる. 無可塑品はさらに低い値となる.

湿状態ではガスバリヤー性が低下する. これは, 水分子が水酸基と水素結合を形成し, 高分子が可塑化され, 凝集力が低下するためと考えられる. アミド基も水分子と水素結合を形成しやすく, 同様の傾向を示す.

水蒸気透過度の場合, 上述の不活性ガスの透過度と高分子一次構造との関係とは, 表2.1.4 でも明らかなように異なる傾向を示す. 防湿性の良好なものとしては, PE, PP, PVDC が挙げられる. 透過度 (P) は, 溶解度係数 (S) と拡散係数 (D) の積 ($P=D\cdot S$) によって与えられる. PE, PP などの水に対する溶解度係数は小さく, このために P の値が小さくなっているものと考えられる. 一方, 水酸基を含む PVA, EVOH, ナイロン, セロファンなどは水に対する溶解度係数は大きく, P の値は大きくなる. ポリブタジエン, ポリイソプレン, ポリジメチルシロキサンなどの P の値が大きいのは, 自由体積分率が高く, D の値が大きくなっているためと解釈できる.

同一の高分子を考えた場合, ガスバリヤー性や防湿性に与える因子としては, 結晶化度と分子配向が挙げられる. 結晶化度が高いほど, 一般にバリヤー性は良好となる. また, 高分子フィルムを

延伸あるいは圧延するとガスバリヤー性が良好となることが知られている[2,3].

2) 非収着性

包装材料への内容品の収着は，包装容器を設計するうえで充分考慮すべき特性である．高分子への有機物の収着や水の収着すなわち吸湿は，高分子の一次構造に大きく依存している．親油性の物質は，PEやPPなどのポリオレフィンに収着されやすい．一方，PETへの収着は少なく，容器の最内面材料として重要である．また，同系のコポリマーの場合，収着量はガラス転移温度と関係しており，一般にガラス転移温度（T_g）が低くなると収着量は多くなる．吸湿についていえば，PVA，EVOH，ナイロンなど水酸基を持つ高分子は吸湿しやすく，包材設計のうえで充分な配慮が必要である．

高分子の二次構造と収着との関係では，結晶化度が影響を及ぼす．ナイロンとPETの水の収着量と結晶化度の関係を見た結果によると，収着量はそれらの非晶分率にほぼ比例している[4,5].

3) 耐熱性

食品包装材料には，内容品が熱間充填されたり，レトルト殺菌，電子レンジ加熱，あるいはオーブン加熱などされる場合に耐熱性が要求される．

高分子の耐熱性は，力学的性質などが温度によって低下する物理的耐熱性と，使用環境下で起こる化学変化に伴う劣化に対応する化学的耐熱性に分けられる．いずれも高分子の一次構造と関係している．

物理的耐熱性は，融点（T_m）とガラス転移温度（T_g）で表すことができる．**表2.1.1**に，包装材料として主に用いられている熱可塑性樹脂のT_mとT_gの値を示す．

高分子の結晶化度と分子配向も物理的耐熱性と密接に関係している．結晶化度を高くすると耐熱性は向上する．耐熱PETボトルやC-PET（crystalized PET）オーブナブルトレイなどでは，結晶化度を高くすることにより耐熱性を得ている．

高分子固体は変形を受けると，分子鎖の解きほぐれが生じる．分子鎖は折りたたまれた状態のほうがエネルギー的に安定であるため，熱運動によって元の状態に戻ろうとする．このために，熱収縮が生じる．延伸フィルム，シート成形容器，延伸ブローボトルなどの熱収縮性は，このように分子配向に伴う内部応力と密接に関係している．熱安定性を向上させるには，熱処理による内部応力の緩和が必要となる．

4) 材料強度

包装材料としては内容品を保護する必要があり，引張強度，衝撃強度，突刺し強度，剛性，耐ピンホール性などの特性は重要である．これらの機械的特性を改良するために一般に延伸加工が行われる．延伸加工には，1軸延伸と2軸延伸とがある．包装用フィルムとしては，PP，PET，ナイロンなどの2軸延伸フィルムが多用されている．1軸延伸フィルムは，延伸方向の引張強度は大であるが，異方性が非常に大きい．この異方性を利用して，パウチの引裂き開封性を良好にするためにラミネート材料として用いられている．また，PETボトルなどのブロー成形においても，落下衝撃強度や内圧による耐クリープ性を改良するために2軸延伸ブロー成形が行われている．

高分子材料を延伸すると結晶化度も変化するが，延伸による機械的特性の向上は，分子配向の寄与が主である．しかし，結晶化度も機械的特性に影響する．一般に，結晶化度が高くなると，引張強度，降伏強度，弾性率，剛性などが大きくなるが，衝撃強度は低下する．また，結晶の大きさも衝撃強度に影響し，結晶が大きくなると耐衝撃性は低下する．高分子溶融体を急冷固化させると，結晶が小さく，結晶化度が低い状態になるため，包装用フィルムとして多用されているPPインフレーションフィルムの製膜では，水冷法によって急冷し，耐衝撃性を向上させている．

2.1.3 フィルム包装

1) フィルムの製造方法

プラスチックフィルムは，熱可塑性樹脂を押出機で溶融させ，フラット状のTダイ，あるいは円筒状のサーキュラーダイから押し出すことにより製造される．前者の製膜法はTダイ法あるいはキャスト法，後者はインフレーション法と呼ば

れている．PVC は，溶融製膜法でも得られるが，熱ロール間で樹脂を溶融・圧延してフィルムにするカレンダー法によっても製膜されている．

フィルムには，無延伸フィルムと延伸フィルムがある．T ダイ方式やインフレーション方式で押し出されたフィルムを延伸しないものが無延伸フィルムである．このフィルムを，縦方向ないしは横方向にのみ延伸したものが 1 軸延伸フィルム，また縦および横方向に延伸したものが 2 軸延伸フィルムである．2 軸延伸の方法には，逐次 2 軸延伸法と同時 2 軸延伸法とがある．

2) フィルムの表面処理およびコーティング

フィルムなどを接着剤などを用いてラミネートする場合，フィルムの表面自由エネルギーが高いほど接着強度は高くなる．プラスチックの表面自由エネルギーは，金属やガラスに比べて低い．とくに，ヒートシール材（シーラント）として多用される PE や PP などのポリオレフィンの表面自由エネルギーは低いので，表面自由エネルギーを高くし，接着性を改善するために，表面処理が行われる．

表面処理の方法には，洗浄，研磨，化学的処理（薬品処理），物理的処理（コロナ処理，プラズマ処理，オゾン処理など），プライマー処理などがあるが，包装用フィルムのラミネーションでは，コロナ処理が多用される．また，押出ラミネーションでは，基材にプライマー処理されるのが一般的である．

プラスチックフィルム表面の濡れやすさの程度は，臨界表面張力 γ_c (dyne/cm) で表される．PE や PP の γ_c の値は小さく，ともに 31 dyne/cm である．コロナ放電処理は，この値を 40 dyne/cm 以上，最低でも 38 dyne/cm となる条件で実施される．

プラスチックフィルムの表面に薄膜のコーティングを行って機能を高めたものが，包装用途にも使用されている．機能としては，ヒートシール性とガスバリヤー性の付与が挙げられる．2 軸延伸 PP（OPP）は，単体での軽包装の用途があり，この場合ヒートシールコーティングが施されたものが使用される．コーティング剤としては，アクリル樹脂，塩化ビニル–酢酸ビニル共重合体樹脂，塩素化 PP，PVDC などが使用される．ガスバリヤー性付与を目的とした PVDC コーティングは，OPP，CPP（無延伸 PP），PET，ONY（延伸ナイロン），セロファンなどのフィルムに行われており，ポリオレフィンのシーラントがラミネートされて利用される．PVDC コートフィルムは，K コートフィルムとも呼ばれる．

金属アルミ，アルミナあるいはシリカの蒸着フィルムもガスバリヤー材料として多用されている．

3) ラミネーション方法

(1) ドライラミネーション

ドライラミネーションは，酢酸ビニル樹脂エマルジョンなどの水性接着剤を使用するウェットラミネーションに対する呼び方で，有機溶剤を使用するラミネート方法である．この方法では，有機溶剤に溶解した接着剤を基材フィルムに塗布し，乾燥オーブンに通して溶剤を蒸発させ，他のフィルムと加熱圧着される．接着剤の塗布は，ロール表面に凹部（セル）があるコーティングロールを使用するグラビアコート方式によるのが一般的である．接着剤としては，水酸基を持った主剤と NCO を持った硬化剤とを混合して用いる 2 液反応型のイソシアネート系（ポリウレタン系）接着剤が一般的に使用される．

食品包装分野におけるドライラミネートフィルムの主な構成例と用途を**表 2.1.5** に示す．用途としては，ドライラミネーションの耐熱水性を生かしたレトルトパウチやボイル構成が主要である．多層パウチのヒートシール強度は，層間のラミネート強度とも関係するが，ドライラミネーションは高い接着強度が得られるため，高いヒートシール強度が要求される水物の用途にも適している．スナック食品用などの一般構成には，後述する押出ラミネーションが広く用いられているが，PP は押出特性があまり良好でないため，ヒートシール層が PP の場合，ドライラミネーションが適用される．**表 2.1.5** 以外の用途としては，蓋材や深絞り用などがある．

(2) 無溶剤ラミネーション

ドライラミネーションは，上述したように非常に優れたラミネート方式であるが，残留溶剤の問

表2.1.5 ドライラミネート多層フィルムの構成と用途

分類	構成例	用途
スナック，一般構成	OPP/CPP (PE) KOP/CPP (PE) MST/CPP (PE) OPP/EVOH/PE	米菓，ラーメンスナック，珍味茶 削り節パック
水物，ボイル構成	NY/PE (CPP) PET/PE (CPP) KNY/PE (CPP) PET/EVOH/PE	漬物，液体スープそうざい，冷凍食品こんにゃく味噌
透明レトルト構成	PET/CPP NY/CPP PET/PVDC/CPP PET/NY/CPP	餅，シューマイハンバーグ，ミートボール，おでん 米飯
アルミ箔レトルト構成	PET/Al/CPP PET/Al/NY/CPP	カレー，ハンバーグミートソース，マーボ豆腐 業務用調理食品

注) KOP：PVDCコートOPP
　　MST：防湿セロファン
　　KNY：PVDCコート2軸延伸ナイロン

題，揮発溶剤処理の問題，溶剤乾燥に必要なエネルギーの問題などを持っている．これらの問題を解決するため，有機溶剤を含まない無用剤型のイソシアネート系接着剤と専用のラミネーターが開発されている．現在実用化されている接着剤は，1液硬化型のもので，両末端が水酸基のポリエステルなどのポリオール成分とイソシアネートの反応により得られたイソシアネート基を末端に持つポリウレタンプレポリマーが単体で使用される．空気中の水分やフィルムに吸着されている水分との反応により，尿素結合を形成して硬化が進行する．しかし，この反応により炭酸ガスが発生するため，外観不良を生じる場合がある．また，耐熱水性のある無用剤型接着剤が開発されていないため，軽包装用ラミネート品にしか適用することができない．

(3) 押出ラミネーション

押出ラミネーションは，押出コーティングとも呼ばれ，PE，PP，EVA (ethylene-vinyl acetate copolymer，エチレン酢酸ビニル共重合体)，アイオノマーなどを，Tダイからフィルム状に溶融押出を行い，フィルムが溶融状態にあるうちに基材と圧着後冷却することによりラミネートする押出コーティングと，基材と第2のフィルムの間に溶融押出を行うサンドイッチラミネーションとがある．押出コーティング用の基材としては，PET，OPP，2軸延伸ナイロン，アルミ箔，紙などがある．サンドイッチラミネーションでは，これらの基材とPEやPPなどのシーラントフィルムの組合せが一般的である．

これら紙以外の基材フィルムと押出樹脂との接着を良好にするために，プライマー処理（アンカー処理）が行われるのが普通である．アンカー処理は，有機溶剤に溶解した有機チタネート系，ポリエチレンイミン，イソシアネート系（ポリウレタン系）のアンカー剤を基材表面に塗布して乾燥する方法がとられる．

押出ラミネーションで得られる多層フィルムは，耐熱水性が充分でないため，レトルト用途には適用できないが，スナック食品をはじめ，乾燥食品を中心として多用されている．また，牛乳容器として使用されている紙カートンは，板紙にLDPEを押出コーティングしたものが用いられている．

(4) ヒートラミネーション

ヒートラミネーションは，あらかじめフィルムに成形されたものに熱を加えて再び溶融させ，基材と接着させるラミネート方法である．このヒートラミネーションは，通常基材が金属箔や金属板の場合に適用される．

このヒートラミネーションは，金属缶用の蓋材や最近開発されたポリエステルラミネート鋼鈑を用いた2ピース缶（TULC）の成形材料のラミネーションに用いられている．

(5) 共押出ラミネーション

共押出ラミネーションは，2台以上の押出機を用いて異種の樹脂を溶融状態でダイ内部あるいはダイの開口部において接合させ，多層フィルムやシートを1工程で製造する方法である．共押出ラミネーションには大別して，サーキュラーダイを用いたインフレーション法とフラットダイを用いたTダイ法がある．

共押出ラミネーションにおける層間の接着性は，樹脂の種類によって大きく異なる．表2.1.6に，共押出における樹脂間の接着性を示す．表に

表2.1.6 共押出にかける樹脂素材間の接着性

素材の組合せ	接着性
LDPE/HDPE	◎
LDPE/LDPE	◎
EVA/HDPE	◎
EVA/LDPE	◎
アイオノマー/ナイロン	◎
アイオノマー/LDPE	◎
無水マレイン酸変性 LDPE/LDPE	◎
無水マレイン酸変性 HDPE/HDPE	◎
無水マレイン酸変性 PP/PP	◎
無水マレイン酸変性 LDPE/EVOH	◎
無水マレイン酸変性 HDPE/EVOH	◎
無水マレイン酸変性 PP/EVOH	◎
EVA/PVC	◎
アイオノマー/PP	○
EVA/PP	○
PE/PP	○
EVA/ナイロン	×
アイオノマー/ポリエステル	×
アイオノマー/PVDC	×
EVOH/PE	×
EVOH/PP	×
EVA/AN(acrylonitrile, アクリロニトリル)系ポリマー	×
PE/ナイロン	×
PP/PS	×

◎:非常に良好, ○:良好, ×:劣る

示されるように、ポリオレフィンとナイロン、PVDC、EVOHなどのガスバリヤー性樹脂との接着性は劣っている。これらの樹脂を共押出によって接着するには、接着材層を介在させる必要がある。代表的な接着材としては、ポリオレフィンに極性基を導入したアイオノマーや無水マレイン酸変性ポリオレフィンが使用される。

共押出フィルムとしては、EVOH系ガスバリヤー性フィルムが多くの会社から上市されており、代表的な構成としては、PO/EVOH/PO、NY/EVOH/POなどがある。ポリオレフィン(PO)としては、EVA、LDPE、LLDPE、アイオノマー、PPなどが用いられる。これらの多層フィルムの用途としては、スライスハム用などの深絞真空包装が一番多く、全体の需要の半分近くを占めている。そのつぎに、漬物、味噌などの水物食品類用が多く、畜肉加工品、スキンパックと続いている。

4) 単体フィルム包装

フィルム包装としては、単体フィルムとして使用される量が多く、生鮮食品、加工食品、菓子類など広い分野で用いられている。野菜の包装には、LDPEが一般に使用されている。また、PE、PS、PVCなどの熱固定されていない延伸フィルムがシュリンクフィルムとして使用されている。しかし、種々の包装技法で適用されるフィルム包装では、種々の特性が要求されるため、多層化が行われている。

5) 多層フィルム包装

多層フィルム包装としては、袋(パウチ)の形態がとられるため、ヒートシール層(シーラント)が必須となる。パウチの基本構成としては、印刷基材/シーラント、印刷基材兼ガスバリヤー材/シーラント、印刷基材/ガスバリヤー材/シーラント、印刷基材/補強材/ガスバリヤー材/シーラントなどがある。印刷基材としては、2軸延伸PET、OPP、ONYが用いられる。ガスバリヤー材としては、上述したEVOHやPVDC、あるいはアルミ箔やアルミ蒸着フィルムが使用される。ガスバリヤー性を兼ね備えた印刷基材としては、ONYやPVDCコートされたPETやOPPが挙げられる。LDPE、LLDPE、EVAはヒートシール性が良好であるため、シーラントとして使用されている。また、耐熱性の要求される場合には、CPPが用いられる。補強材は大形の業務包装用パウチに追加される。補強材としては、PETやONYが一般的である。表2.1.7に各種包装技法と、使用される多層パウチの材料構成例を示す。

2.1.4 レトルトパウチ包装

表2.1.7の種々の包装技法の中で、レトルト食品包装は食品を常温で長期保存するのに適した技法である。レトルトパウチ包装の場合、カレーやハンバーグなどの加工食品をパウチ内に充填して密封シールを行い、その後に100〜150℃の温度の高温高圧下で殺菌が行われる。レトルトパウチの種類としては、アルミ箔を含むものと透明タイプのものがあり、レトルト温度の違いにより使用される材料も異なっている。

アルミ箔タイプの使用量は多く、材料構成としては、12 μm PET/7 μm アルミ箔/70 μm CPPのものが一般的である。CPPとしては、衝撃強

表 2.1.7 各種食品包装技法と要求特性,および多層パウチ構成例

包装技法	要求特性	包装形態	多層パウチ構成例
真空包装	ガスバリヤー性 防湿性 突刺強度	パウチ	PET/LDPE;PET/PVDC/LDPE; ONY/LDPE(または EVA,アイオノマー);LDPE/ PVDC/LDPE;PET/EVOH/LDPE;ONY/ EVOH/LDPE
ガス置換包装 (MAP)	ガスバリヤー性 防湿性 低温ヒートシール性	パウチ トレイ	OPP/EVOH/LDPE;PET/EVOH/LDPE; ONY/EVOH/LDPE;ONY/LDPE;OPP/PVDC/ LDPE;PVDC コート OPP(または PET)/LDPE
脱酸素剤 封入包装	ガスバリヤー性 防湿性	パウチ トレイ,カップ	OPP(または PET)/EVOH/LDPE; PVDC コート OPP(または ONY,PET)/LDPE
アセプティック包装	ガスバリヤー性	カップ,深絞り容器ボトル,パウチ	ONY/LDPE;PET/EVOH/LDPE; LDPE/PVDC/LDPE
冷凍食品包装	低温耐衝撃性 体温耐ピンホール性 突刺強度	パウチ トレイ	ONY/LDPE;PET/LDPE; OPP/LDPE
乾燥食品包装	防湿性 ガスバリヤー性	パウチ	OPP/LDPE;ONY/LDPE;OPP/CPP,エンブラーOV/LDPE;PVDC コート OPP(または ONY, PET)/LDPE;OPP/EVOH/LDPE
液体食品包装	ガスバリヤー性 自立性,非収着性	スタンディングパウチ,カップ,ボトル	PET/EVOH,LDPE,PET/アルミ箔/LDPE PET/1 軸延伸 HDPE/アルミ箔/CPP
レトルト食品包装	ガスバリヤー性 耐熱性	パウチ,トレイ カップ	PET/CPP;PET/HDPE;ONY/CPP; PET/アルミ箔/CPP;PET/ONY/アルミ箔/CPP

注) ONY:2 軸延伸ナイロン,OPP:2 軸延伸 PP,CPP:無延伸 PP,OV:延伸ビニロン

度の高いエチレン-プロピレン・ブロック共重合体が用いられている.このフィルムの融点は 157〜160℃で PE より耐熱性が高い.しかし,145℃のレトルトを行うと,パウチ内面の CPP が互いに粘着するブロッキング現象が起こる場合がある.このため,とくに高い温度でレトルトされる場合には,さらに融点の高いホモの CPP で,かつ結晶化度を上げたフィルムが使用される.

透明タイプのレトルトパウチの構成としては,ONY/CPP が一般的である.

2.1.5 酸素吸収性包装材料

食品や飲料の特性として,ガスバリヤー性は非常に重要である.従来の技術としては,EVOH に代表されるガスバリヤー材と主材料とを多層化する手法が一般的である.しかし,プラスチック材料のガスバリヤー性には限界がある.最近,包装・容器自体に脱酸素機能を持たせた機能性包材が開発され,実用化されるようになった.このような包装システムは,欧米では active packaging と呼ばれている.

最初に酸素吸収性包材を発表したのは,人工血液の開発研究を行っていた米国のアクアノーティックス社である.発表された最初の脱酸素剤は,LONGLIFE というコバルト系の有機金属錯体をシランを用いてシリカ担体に固定化したタイプであった[6].容器への適用形態はガラスびん用キャップのライナーで,びんビールの溶存酸素の低減に効果のある発表であった.その後,SMART CAP という酸素吸収性キャップライナーの開発をキャップメーカーのザパタ社と共同で行い[7],米国シェラネバダビール社のビールびんの王冠に採用されたことがある.

フランスの CMB 社でも 1990 年に,OXBAR システムを開発している.このシステムは,PET,MXD 6 ナイロン(メタキシリレンアジパミド),ナフテン酸コバルトのブレンド系で,ナフテン酸コバルトの触媒機能による MXD 6 ナイロンの酸化反応を利用したタイプである[8].このシステムは飲料用 PET ボトルとして検討された.しかし,ブレンド系のため透明性が悪いことやコ

バルト塩が内容液と直接接触することなどの理由により実用化には至らなかった．

実用化が進んでいるものとしては，「オキシガード」（東洋製罐）がある[9,10]．このオキシガードは，特殊な還元鉄の微粉と触媒を熱可塑性樹脂に分散させた系で，水分がトリガーとなって酸素吸収能が発現するタイプである．このオキシガードは，トレイ，カップ，ブローチューブ，パウチ，キャップのライナーなど，種々の用途展開が考えられる．現在，オキシガードトレイがアセプティック（無菌）包装の米飯用トレイとして，また輸液ボトルの外装パウチとして実用化されている．

最近，米国において酸素吸収性包材の開発と実用化が顕著となっている．W. R. Grace 社は，以前よりアスコルビン酸を使用した王冠ライナー用酸素吸収剤を供給している．また，Darex Container 社は，Darex OST という王冠，金属キャップ，プラスチックキャップに適用できる酸素吸収ライナーの開発を行っている[11]．BP Amoco Chemical 社では，オキシガードと同様のタイプで鉄系の酸素吸収材 Amosorb 2000 を開発しており[12]，広口びんのクロージャーライナーに使用された．フィルム包材用としては，Sealed Air 社の Cryovac 部門が，ポリマー系酸素吸収フィルム CRYOVAC OS 1000 を発表している[13]．これは，ブタジエン/イソプレン・コポリマーにネオデカン酸コバルト触媒と紫外線増感剤のベンゾフェノンをブレンドした系で，紫外線をトリガーにしたタイプである．トレイの蓋材として検討が行われている．

米国において酸素吸収性包材の実用化が先行しているのは，ビール用 PET ボトルである．ワインやケチャップなどの酸素の影響を受けやすい飲料や食品には，共射出（コインジェクション）ブロー成形された PET/MXD 6 ナイロン系の 2 種 5 層ボトルあるいは PET/EVOH 系の 2 種 3 層や 2 種 5 層のボトルが適用されてきた．しかし，さらに酸素ガスバリヤー性を高くすることが要求されており，このような要求に対する技術として，酸素吸収性包材が応用されるようになった．表 2.1.8 に，ポリエステル系ボトルを使用して上市されたビールの銘柄とボトル材料構成を示す．ビール会社の Miller 社は，表 2.1.8 に示すように，CPT 社の 5 層 PET 系酸素吸収性ボトルに充填

表 2.1.8 海外のポリエステル系ビールびん

ビール会社名	発売年	材料構成	酸素吸収材の有無	ボトル容量	ボトルメーカー
Bass（イギリス）	1997 年	PET/EVOH/PET	無	500 ml	American National Can (ANC)
Karlsberg（フランス）	1998 年	PET/MXD 6/PET	無	500 ml	Schmalbach-Lubeca (S-L)
Anheuser-Busch（アメリカ）	1998 年	PEN 単層	無	16 oz	Crown Cork Seal (CCS)
Miller（アメリカ）	1998 年	PET/MXD 6 系 O_2S/PET/MXD 6 系 O_2S/PET	有	16, 20 oz 1 l	Continental PET Technologies (CPT)
Heineken（フランス）	1998 年	PET/MXD 6 系 O_2S/PET/MXD 6 系 O_2S/PET	有	500 ml	Continental PET Technologies (CPT)
Anheuser-Busch（アメリカ）	1999 年	PET/コポリエステル系 O_2S/PET	有	16 oz	Twinpak
Carlsberg（イギリス）	1999 年	PET/MXD 6/PET	無	500 ml	Sehmalbach-Lubeca (S-L)
Carlsberg（デンマーク）	1999 年	PEN 単層	無	380 ml	PLM

注）Oxygen Scavenger，O_2S：酸素吸収材
PEN：polyethylene naphthalate，ポリエチレンナフタレート

したビールを上市した．このボトルの酸素吸収技術は，OXBARのものとほぼ同様で，MXD6ナイロンにネオデカン酸コバルトの酸化触媒をブレンドした層を持つタイプである[14]．OXBARシステムのようなブレンド系でないため透明性は充分確保されている．また，NXD6ナイロンの層がコインジェクションにより2層形成されているため，炭酸ガスのバリヤー性も確保されている．その他に，ポリエステル系の容器に適用できるものとして開発されたものに，BP Amoco Chemical社のAmosorb 3000がある．この酸素吸収材はPETの末端に2重結合を持つポリブタジエンジオールをグラフトしたコポリエステルで，ポリエステル系多層飲料ボトルや食品用広口びんに適用可能である[15]．最近，このAmosorb 3000を中間層に使用したPET/Amosorb 3000/PET構成の3層ボトルがアンホイザー・ブシュ（Anheuser-Busch）社のバドワイザービール（BudとBud Light）に採用された[16]．ボトルの製造はTwinpak社が行っている．

以上のように，酸素吸収性包装材料は，種々の分野で実用化の段階に入ってきた．

引用・参考文献

1) Yeh, G. S. & Geil, P. H.: *J. Polym. Sci.*, B 1, 235 (1967)
2) 黒田亘哉：繊維学会誌, **36**(2), 45 (1980), 同誌, **36**(2), 82 (1980)
3) 葛良忠彦：高分子論文集, **37**(9), 581 (1980)
4) Lasoski, S. W. & Cobbs, Jr., W. H.: *J. Polym. Sci.*, **36**, 21 (1959)
5) Starkweathyer, Jr., H. W.: *J. Appl. Polym. Sci.*, **2**, 129 (1959)
6) Buckenham, N. R.: Pack Alimentaire '90, Proceedings (May 15-17, 1990)
7) Zenner, B.: *J. Packag. Techn.*, **5**(1), 37, (1991)
8) Folland, R.: Pack Alimentaire '90, Proceedings (May 15-17, 1990)
9) 小山正泰：オキシガード, 食品包装用複合フィルム便覧, p. 278, 日本食品出版 (1997)
10) 小山正泰：包装技術, **36**(9), 76 (1998)
11) White, S.: Oxygen Absorbers 2000 and Beyond, Conference Proceedings (June 21-22, 1999)
12) Tasi, B.: Oxygen Absorbers 2000 and Beyond, Conference Proceedings (June 21-22, 1999)
13) Cook, P. H.: Oxygen Absorbers 2000 and Beyond, Conference Proceedings (June 21-22, 1999)
14) *Packaging Magazine*, November 19, 1998, p. 3 (1998)
15) *Packaging Magazine*, November 19, 1998, p. 5 (1998)
16) *Packaging Strategies*, Fax Alert (March 17, 1999)

〈葛良　忠彦〉

2.2 プラスチック包装容器

2.2.1 プラスチック包装容器の概観

1950年代に入って著しい発展を見せたわが国の石油化学工業を背景として，合成樹脂は，各産業分野へ急速に浸透していった．

包装分野においては，日本では，1955年頃から低密度ポリエチレン製のチューブ入りマヨネーズや，高密度ポリエチレン缶に収納されたモーターオイルの輸入販売などプラスチック成形容器採用の記録が散見される．そして，これは他種の包装材料，たとえば紙や布，あるいは木材の使用に比べて遙かに遅く，また，1765年のスパランツァーニ（イタリア）によるガラス容器の密封性の発見や，1804年のアペール（フランス）による金属容器の発明と比較して，150年以上遅れて登場している．

しかしプラスチック包装材料は，軽い，錆びないなどの特徴を生かして，比較的短期間に包装分野へ参入し，今日では年間当たりの包装材料別出荷実績が，金額的にも，数量的にも紙・板紙製品に次いで第2位の結果を示している．

表2.2.1に，これまでに市場に登場した主なプラスチック容器について，内容品と容器材料や，それらの特徴（長所）を，一覧表にまとめて示す．

プラスチック包装容器は，いまや発展期から安定成長に入る段階にあるとはいえ，ペットボトルの例で見られるように，今後も飛躍的発展の可能性を秘めるが，一方，包装廃棄物問題など，多くの問題を抱えていることも事実である．

表 2.2.1 内容品と主なプラスチック容器材料

製　品	内　容　品	プラスチック容器材料	特徴(長所)
洗剤・香粧品	液体洗剤	HDPE, PP, PET	錆びない
	液体シャンプー	HDPE, PP, PVC	割れない, 錆びない
	漂白剤	HDPE	漂白性能を失わない
	浴用剤	HDPE, PP	割れない, 錆びない
化　粧　品		PVC, 無機物添加PE, PET, AN系樹脂, PS	軽量性, 割れない
医　薬　品	目薬	PC, PAR, PET	割れない
	塗り薬	HDPE, PP	割れない
	輸液	LDPE, PP, PVC	軽量性, 割れない
農　薬　用		HDPE, 多層成形品, HDPE	軽量性, 後処理, 耐薬品性
工業用大形容器		HDPE	軽い, 割れない, 利便性
日用品・雑貨	文房具用糊その他	LDPE, HDPE, PP, PVC, 他	軽量性, その他
油脂食品	天ぷら油	HDPE, 多層成形品, PVC	軽量性, 保存性
	サラダ油	多層成形品, PET, PVC	軽量性, 保存性
	ラード	LDPE, 多層成形品	スクイズ性, 保存性
調　味　料	醬油, つゆ	PET, 多層成形品, PVC	軽量性, 保存性
	ソース類	PET, 多層成形品, PVC	軽量性, 保存性
	ケチャップ	多層成形品	スクイズ性, 保存性
	マヨネーズ	多層成形品	スクイズ性, 保存性
	ドレッシング	多層成形品, PET	軽量性, 割れない
菓子・嗜好料	蜂蜜	LDPE, HDPE, PP	軽量性, 割れない
	水ようかん, ゼリー	PP, 多層成形品, PS, PVC	透明性, 保存性
	ジャム, チョコレート	PP, 多層成形品, PVC, PS	軽量性, スクイズ性 透明性, 保存性
酒精飲料	清酒, 焼酎	PVC, PET	割れない, 軽量性
	生ビール	PET, PET/PA PET/PVDC複合品	ファッション性 保存性, 軽量
清涼飲料	ジュース類	LDPE, PET	割れない, 軽量性
	コーラ類	PET	割れない, 軽量性
	サイダー類	PET, PET/PVDC複合品	割れない, 軽量性, 保存性
	ミネラルウォーター	PP, PET	軽量性, 耐熱性
	茶類	PET	軽量性, 耐熱性
	コーヒー	多層成形品	耐熱性, 保存性
乳酸菌飲料	ヨーグルト	HIPS, HIPS/PVDC複合品	軽量性, 保存性
発酵乳飲料	ヤクルト®	HIPS	軽量性
発酵食品	味噌	PVC, 多層成形品, AN系樹脂	軽量性, 保存性

ここでは，プラスチック包装材料および容器の一般的特徴（長所，短所）と，容器の製造方法について述べる．特定の内容品を収納するための容器材料を設定するに際し，プラスチックを採用するか否かの参考になれば幸いである．

2.2.2　フィルム包装と容器包装

プラスチックを，中空成形法や押出成形法などによって薄いフィルムに成形し，それを単体で袋状にするか，あるいは各種プラスチックフィルムどうしを積層したり，そのフィルムと紙，アルミ箔などと積層したものを袋状にして，物品が収納された形式の包装をフィルム包装，あるいはflexible packagingと呼ぶ．したがって，フィルム包装容器は，中味を充填しない空の状態では自立しない．

これに対して，中空成形，射出成形，熱成形などの各種成形法により，あらかじめ定まった形状で容器が作られ，空の状態でも自立したその容器に内容物が収納された形式の包装を容器包装，あるいはrigid packagingと呼ぶ．

しかし現在では，ものによってはフィルム包装とも容器包装とも区別がつかない中間的な包装体も市場に登場し，両者の境界は渾然一体となっている．

2.2.3　プラスチックの種類と包装材料としての特徴

プラスチック包装容器を設計するに当たって，金属やガラスなど，他の容器設計の場合と異なる点は，まず，対象となる内容品に適したプラスチック材料を選定したうえで，その成形加工法を決定する点にある．金属やガラスなどでは，基材的には種類がそれほど多くないのに対して，プラスチックの場合には，後述するように，その種類が非常に多いからである．

それゆえ，ここではまず，分子構造面から見たプラスチック材料について述べる．

1) 用語の定義

JIS K 6900によれば，高分子，合成樹脂およびプラスチックの各用語の定義は，

高　分　子：主として原子の共有結合によって組み立てられている分子量の大きい（たとえば1万以上）化合物で，物性に対する分子量の影響が比較的小さいものをいう．天然高分子と合成高分子に分けられる．

合　成　樹　脂：合成によって作られた高分子物質で，プラスチック，塗料，接着剤などの主原料である．熱硬化性樹脂（thermosetting resin）と熱可塑性樹脂（thermoplastic resin）に大別される．

プラスチック：高分子物質（合成樹脂が大部分である）を主原料として，人工的に有用な形状に形づくられた固体である．ただし，繊維，ゴム，塗料，接着剤などは除外される．

2) 分子構造による合成樹脂の分類

合成樹脂は，単量体中に存在する原子の種類，合成のプロセスおよび樹脂の構造（高次構造，微細構造）によって，それぞれの樹脂の物理的あるいは化学的性質が異なる．

したがって，合成樹脂は下記の5つの観点から分類することができる．

プラスチック容器を採用する場合，材料の選択に当たっては，下記のそれぞれの分類に沿った観点から，容器の用途に必要な性質を備えた二，三の樹脂候補をピックアップし，それらを実際に成形して適性を確認することが，容器材料選択のうえでの近道である．

（1）モノマーのポリマー化

単量体（モノマー）が種々の化学反応によって重合体（ポリマー）化，すなわち高分子物質となる場合，単量体化合物の分子構造や反応のモード（不飽和重合，縮合重合など）によってでき上がった合成樹脂の形状は，下記のような形状をとる．

① 一次元的形状（線状，糸状，鎖状）

繊維，加硫前のゴム，後述する熱可塑性樹脂が，これに属する．このような形状のものは，後述する結晶質，非結晶質の樹脂に分類される．

② 二次元的形状（平面状，シート状）

無機天然高分子には存在するが，合成樹脂ではこのような形状のものは，実質的には得られていない．

③ 三次元的形状（立体的，網目状，空間格子状）

後述する熱硬化性樹脂，架橋性の合成樹脂ある

いは加硫後のゴムが，これに属する．このように，合成反応の最初から三次元的形状を形成してゆくタイプと，一次元的形状のものが，架橋や加硫によって三次元化するタイプに分類される．

JIS K 6900 で定義された合成繊維や加硫前の合成ゴムは分子が一次元的形状であるのに対して，合成樹脂ではそれが一次元であっても三次元であっても差し支えない．

したがって，合成繊維や合成ゴムの材料は，合成樹脂材料としても使用することができ，現在では，たとえばポリエチレンテレフタレート（PET）のように，本来では合成繊維として出発したものも，ボトルやフィルムとして使用されている．ゆえに本稿では，上述 JIS K 6900 で定義された合成樹脂，合成繊維，合成ゴムのすべてを包含した広い意味での合成樹脂について記述する．

なお，分子構造面から見たプラスチック材料の分類については，先の「2.1.1　プラスチック材料」の項と重複する部分もあるが，このような分類はフィルム包装であれ，容器包装であれ，プラスチック容器材料を設定するに際しての出発点ともいうべき，もっとも基本的で重要なポイントであるので，ここでは，あえてより詳細かつ具体的に記述する．

（2）　熱可塑性樹脂と熱硬化性樹脂

合成樹脂は加熱や冷却による状態の変化の様子により，つぎの2種類に分類される．

① 熱可塑性樹脂：加熱すれば軟化（可塑化もしくは融解）し，冷却すれば再び固体化してもとに戻る性質の樹脂．前項において，分子が線状または鎖状といった一次元的形状を有する樹脂の総称である．

1つの高分子がそれぞれ独立して存在し，熱エネルギーなどによってそれぞれの分子が独自に運動するため，熱による物性が変化すると考えられている．一般的にいって，製品の加工性に優れるが，耐熱性など製品物性の温度変化には注意する必要がある（本章2.1.1, 1)（1）参照）．

② 熱硬化性樹脂：はじめの低分子量物質の場合には液状であるが，加熱などにより反応が開始すると次第に硬化して，その後いくら温度を上げても軟化（溶融）しない性質の樹脂，すなわち，もとへ戻らない性質の樹脂である．

加熱などにより，低分子量物質が化学的に反応して，網目状（ネットワーク状）の高分子物質になるためと考えられている．したがって，硬化した物質は三次元的な分子構造を有する．

一般的には，硬化反応に時間がかかるので生産性は劣るが，製品の耐熱性や耐久性などに優れる（本章2.1.1, 1)（1）参照）．

（3）　ホモポリマーとコポリマー

上述した熱可塑性合成樹脂では，モノマーが重合や縮重合などの化学反応によって高重合体化した物である．そして同一種類のモノマーから合成された重合体をホモポリマー（単独重合体）と呼ぶ．

これに対して，2種類以上の適当な異種モノマーを組み合せて重合させることもできる．これをコポリマー（共重合体）と呼ぶ．共重合体の代表的な型は，

① 主単量体Ａと共単量体Ｂとが不規則に共重合されたランダム・コポリマー．
② 主単量体Ａの集団と共単量体Ｂの集団とが共重合されたブロック・コポリマー．
③ 主単量体Ａが木の幹で，共単量体Ｂが枝のように共重合されたグラフト・コポリマー．

もちろん，単量体が2種類に限らず，3種類以上の多元共重合体（ターポリマー）を合成することも，現在では技術的に可能である．

そして共重合樹脂では，共単量体Ｂの種類，共重合比，共重合体の型などによって，できた樹脂の物理的化学的性質が異なることは当然である．

（4）　結晶性樹脂と非結晶性（非晶性あるいは無定形）**樹脂**

ここでは，上述した線状あるいは鎖状と呼ばれる一次元的形状を有する樹脂，すなわち，熱可塑性樹脂の結晶性について述べる．

高分子物質における結晶性とは，独立した分子間もしくは分子内の二次結合力（ファンデルヴァールス力など）によって，各分子が接近し得る最短の距離に，規則的に配列する性質を意味する．

したがって，たとえば高密度ポリエチレン（硬

質ポリエチレン）のように，側鎖の少ないものでは分子が配列しやすいので，結晶性は高い．これに対して低密度ポリエチレン（軟質ポリエチレン）では，高密度ポリエチレンと比較して，長鎖分枝や短鎖分枝が多いため，立体障害などによって分子が配列しにくく，その結果結晶性は低い．

この他，側鎖に非対称な型でアルキル基，フェニル基，ハロゲンなどを有する合成樹脂，たとえばポリプロピレン，ポリブテン-1，ポリメタクリル酸メチル，ポリスチレン，ポリ塩化ビニルなどの樹脂では，側鎖の立体的な配置に規則性があれば結晶性（アイソタクティックまたはシンジオタクティック）となり，同じく配置がランダムならば非結晶性（ヘテロタクティックないしはアタクティック）である．

実際の高分子固体では，完全に結晶性であるとか，100％非晶性（無定形）であるものは少なく，結晶領域と無定形領域とが混在している．結晶領域の全体に対する割合を「結晶化度」と呼ぶ．これは合成樹脂が結晶性か非結晶性かを見分ける目安の一つとなる．

同種類の合成樹脂の場合，一般に結晶化度が高い程，密度は高くなる，融点は高くなる，剛性が高くなる（硬くなる），透明性は低くなる，気体の透過性は小さくなる，耐化学薬品性に優れるなどの性質を有する．

また，本質的には結晶性である合成樹脂でも，その溶融状態から，急速に冷却して固化させると，高分子鎖の部分移動が制限され，結晶化度の小さい樹脂個体が得られる．後述する「プラスチックの延伸成形加工」は，樹脂が有するこのような性質を利用した一つの成形加工方法である．

（5） 親水性樹脂と疎水性樹脂

（1）から（4）は，合成樹脂の高次構造・微細構造面からの分類について述べたが，ここでは容器を形成する合成樹脂と，それを取り巻く外部の物質との相互作用という観点からの分類について記述する．

当然ではあるが，包装容器は通常，中味が充填された状態で大気中で取り扱われる．したがって，容器に使用されるプラスチック材料は，大気や中味の組成物との相互作用について検討される

べきであり，そのためには，まず上述した「相互作用」を表現する尺度を定義する必要がある．

ここでは，その尺度として，「物質の有する極性」を取り上げる．

物理化学関係の文献によれば，物質の極性，無極性の定義は，

極　性：異種原子間の結合において，化合物に存在する孤立電子対の数や構成原子の電気陰性度によって生じる「電子雲に偏りがある性質」．

無 極 性：同種原子間の結合，あるいは異種原子間結合で孤立電子対が存在せず，その結果「電子雲に偏りがない性質」．

と，まとめることができる．

また，とくに高分子関係では，その構成単位（単量体）中の置換基に，酸素，窒素，硫黄，ハロゲンなどの異種原子（ヘテロ原子）を含む単量体を，一般に極性単量体と，炭素と水素だけからなる単量体を無極性単量体と呼んでいる．

したがって，大気や容器の中味の組成物として考えられる化合物の例として，水素分子，窒素分子，酸素分子，メタン分子，エタン分子などは無極性物質であり，一方，水分子，アンモニア分子，低級アルコールなどは極性物質と分類される．

これに対して，容器を構成するプラスチックでは，たとえばポリエチレンなど実質的に炭素と水素からなる炭化水素系樹脂は無極性樹脂に属し，主鎖ないし側鎖，あるいは末端に上述ヘテロ原子を有するか，または一般に親水基と呼ばれるアミド基，水酸基もしくはシアノ基などを有する合成樹脂は極性樹脂と分類される．そして，「類は友を呼ぶ」の諺のように，

①「無極性物質と無極性樹脂」および「極性物質と極性樹脂」の各組合せは親和性が良い（なじむ），すなわち相互作用が大きい．

②「無極性物質と極性樹脂」および「極性物質と無極性樹脂」の各組合せは親和性が悪い（はじく），すなわち相互作用が小さい．

と，原則的に考えて良い．

ここで代表例として「水」を取り上げると，これは極性物質の一つであるから，合成樹脂では，

たとえばポリビニルアルコールのような水酸基を有する極性樹脂とは親和性が良い．換言すれば，水はポリビニルアルコールに対して溶解性が高く，透過性が大きい（バリヤー性が低い）．このように水に対して親和性の良い樹脂を親水性樹脂と呼ぶ．

これに対して，たとえば水とポリエチレンのような炭素と水素からなる無極性樹脂とでは親和性が悪い．つまり，水はポリエチレンに対して溶解性が低く，透過性が小さい（バリヤー性が高い）．このように水に対して親和性の悪い樹脂は，疎水性樹脂と定義付けられている．

親水性樹脂と疎水性樹脂とに分類することは，合成樹脂固体の耐透過性（バリヤー性），耐溶解性（耐化学薬品性），印刷性，電気特性，機械特性や，溶融体の流動特性などを検討する場合に重要となる．

3) プラスチックの包装材料としての長所と短所

まず，一般的に見たプラスチックの包装材料としての長所・短所を列挙すると，

長　所：

① 種類が多いこと．プラスチックはゴム状の柔らかいものから金属にも匹敵する硬いものまで種類が多く，用途に応じた材料選択の余地がある．金属，ガラス，紙などでは，この種類の広さは望めない．反面，この種類の広さは，材料リサイクルにとっては障害となる．

② 容器設計（デザイン）の自由性．プラスチックは，望むデザインのほとんどの形作りができ，商業包装として，商品のイメージ作り，訴求性を高める役割を果たす．逆に，標準化（規格化）が，等閑にされやすい．

③ 複雑な形状のものが，単一工程でできる．プラスチックは，たとえば運搬具としての収納箱，クレート，パレットなどが単一の工程で一気に成形できる．木材などでは，切り出し，組立てなどの工程を要する．

④ 薄く軽くて強靱．スーパーマーケットなどで多く使われている超高分子量高密度ポリエチレンの袋が，その代表例である．

⑤ 軽量であること．表2.2.2に，各種の材料について，比重の比較を示す．比重は金属，ガラスより低く，かつ，先に述べた強靱さと相まって，容器重量の軽減や容器外容積の低減が可能であり，これにより輸送エネルギー，輸送コストの低減というメリットがもたらされる．反面，商品的には，安っぽいという印象を消費者に与える．

⑥ その他，熱融着性（ヒートシール性）により，容易に密封できるものもある．

短　所：

① 一般に，耐熱性耐圧性の低いものが多い．
② 通気性，透湿性が，多かれ少なかれ存在する．
③ 可燃性のものがあり，危険物包装には法的制限がある．
④ 帯電しやすく，ホコリが付着しやすい．
⑤ クリープ性がある．

表2.2.2　各種材料の比重比較

材料名	略号	比重
ポリプロピレン	PP	0.90
低密度ポリエチレン	LDPE	0.92
高密度ポリエチレン	HDPE	0.96
ポリスチレン	PS	1.06
ポリ塩化ビニル(軟，硬質)	PVC	1.18〜1.65
ポリエチレンテレフタレート	PET	1.31〜1.38
塩ビ-酢ビ共重合体	PVCA	1.35〜1.45
ポリ塩化ビニリデン	PVDC	1.65〜1.72
ポリ四フッ化エチレン	PTFE	2.1〜2.3
ガラス		2.50
アルミニウム		2.71
すず		5.5〜7.5
鉄		7.86
銅		8.50

6) 傷がつきやすい．
7) 重量感に乏しい．
8) 冷間加工性に乏しく，生産性が金属などよりも劣る．

4) 主要合成樹脂の略号

表2.2.3に，主な合成樹脂の略号をJIS K 6899から引用するので，参考にされたい．

5) 汎用プラスチックの特徴

表2.2.3に記された合成樹脂のうち，成形性が良く，材料コストも比較的安価なために現在，包装材料として多く使用されているプラスチックの特徴（長所・短所）を列記する．

（1） 低密度ポリエチレン（LDPE）

長　所：
① 密度が低く，$0.92\,g/cm^3$ 前後の値はポリプロ

表2.2.3　合成樹脂の略号（JIS K 6899）

略号	英文	和文
ABS	Acrylonitrile-butadiene-styrene	ABS樹脂
CA	Cellulose acetate	セルロースアセテート
CAB	Cellulose acetate butyrate	セルロースアセテートブチレート
CAP	Cellulose acetate propionate	セルロースアセテートプロピオネート
CF	Cresol-formaldehyde	クレゾール樹脂
CMC	Carboxymethyl cellulose	カルボキシメチルセルロース
CN	Cellulose nitrate	ニトロセルロース
CP	Cellulose propionate	セルロースプロピオネート
CS	Casein	カゼイン樹脂
EC	Ethyl cellulose	エチルセルロース
EP	Epoxide: epoxy	エポキシ樹脂
EVA(C)	Ethylene vinylacetate copolymer	エチレン・酢酸ビニル共重合体
MF	Melamine-formaldehyde	メラミン樹脂
PA	Polyamide	ポリアミド
PC	Polycarbonate	ポリカーボネート
PCTFE	Polychlorotrifluoroethylene	二フッ化塩化エチレン樹脂
PDAP	Poly (diallyl phthalate)	ジアリルフタレート樹脂
PE	Polyethylene	ポリエチレン
PET(P)	Poly (ethylene terephthalate)	ポリエチレンテレフタレート
PF	Phenol-formaldehyde	フェノール樹脂
PIB	Polyisobutylene	ポリイソブチレン
○PMMA	Poly (methyl methacrylate)	メタクリル樹脂
POM	Polyoxymethylene: Polyformaldehyde (Polyacetal)	ポリアセタール
PP	Polypropylene	ポリプロピレン
PS	Polystyrene	ポリスチレン
PTFE	Polyterafluoroethylene	四フッ化エチレン樹脂
PUR	Polyurethane	ポリウレタン
○PVAc	Poly (vinyl acetate)	酢酸ビニル樹脂
○PVA(L)	Poly (vinyl alcohol)	ポリビニルアルコール
PVB	Poly (vinyl butyral)	ポリビニルブチラール
PVC	Poly (vinyl chloride)	塩化ビニル樹脂
PVCA	Poly (vinyl chloride acetate)	塩化ビニル・酢酸ビニル共重合樹脂
PVDC	Poly (vinylidene chloride)	塩化ビニリデン樹脂
PVF	Poly (vinyl fluoride)	ポリフッ化ビニル
○PVFM	Poly (vinyl formal)	ポリビニル・ホルマール
○SAN	Styren-acrylonitrile	スチレン・アクリロニトリル共重合樹脂
SB	Styren-butadiene	スチレン・ブタジエン共重合樹脂
SI	Silicone	けい素樹脂
UF	Urea-fomaldehyde	ユリア樹脂
UP	Unsaturated polyester	不飽和ポリエステル樹脂

○印は従来わが国で使用されているものと異なるもの．

ピレン (PP) に次いで小さい．
② 柔軟性に富み，スクイズ性が与えられる．パッキング材などにも良い．
③ 低温力学物性に優れ，薄いフィルムでも強靭で，包装材の基本的機能を備えている．
④ 防湿性，耐水性，耐薬品性に優れる．
⑤ 成形温度で熱安定性が良く，優れた成形加工性を持っている．
⑥ 比較的に無味，無臭で食品衛生上も有利である．
⑦ ヒートシール性が良い．
短　所：
① 柔軟なため，包装機械適性はやや劣る．
② 気体透過性が大きく，保香や酸化を防ぐ必要のある商品の包装材には不向きである．
③ 耐油性が劣る．
④ 印刷には表面処理を必要とする．
⑤ 分子量の低い LDPE では，ストレスクラック（環境応力亀裂）に注意を要する．

（2）　高密度ポリエチレン（HDPE）
長　所：
① 吸湿性，透湿性がきわめて低く，防湿包装には最適である．
② 耐薬品性に優れる．
③ 耐寒性が比較的良好である．
④ 無味無臭で，食品包装に向く．
⑤ 成形加工性に優れ，ヒートシール性も良好である．
⑥ 硬くて軽い．密度が $0.94〜0.97\,g/cm^3$ で，形状保持性能に優れる．
短　所：
① 未着色容器では，透明性が劣る．
② 気体，有機蒸気，香気などの透過性が大きく，長期の保存商品包装には不向き．
③ 表面肌は LDPE よりも劣る．
④ 界面活性剤などによるストレスクラック（環境応力亀裂）には，注意を要する．

（3）　ポリプロピレン（PP）
長　所：
① 軽い．密度は汎用樹脂のなかで最低の $0.89〜0.92\,g/cm^3$ である．
② 無味無臭で食品衛生的に優れる．
③ 剛性に優れ，腰が強い．
④ 表面硬度および光沢は，PE より良い．
⑤ 耐薬品性，耐ストレスクラック性に優れる．
⑥ PE より耐熱性に優れ，容器を開封した場合，熱湯や蒸気殺菌に耐える．
⑦ 耐折強度に優れる．
短　所：
① PP ホモポリマーは，低温力学特性が劣る．
② 耐候性が劣る．
③ ガスの透過性は HDPE より若干大きい（水蒸気透過性も HDPE より若干大きい）．

（4）　塩化ビニル樹脂，ポリ塩化ビニル（PVC）
長　所：
① 透明包装材が得られる．
② 耐油性に優れる．
③ 可塑剤の添加により，硬質，軟質両方の包装材が得られる．
④ 無可塑 PVC の場合，ガスの透過性が PE や PP より遙かに少ない．
⑤ 耐薬品性は比較的良い．
⑥ 印刷性は良好である．
⑦ 熱接着のほかに，高周波接着もできる．
⑧ 真空成形などのシート成形では，金型に忠実に成形しやすい．
短　所：
① 熱安定性が悪く，溶融成形のさいに熱分解しやすい．
② 熱分解防止のために少量の熱安定剤を添加するので，食品衛生上注意が必要である．
③ 無可塑 PVC の場合，成形品の機械的強度が悪いので，補強剤の添加が必要である．
④ 無可塑 PVC の成形品では耐寒性が劣るので，大形容器には問題がある．
⑤ 透湿性は PE や PP より劣る．
⑥ 傷がつきやすく，透明容器では注意が必要である．
⑦ とくに可塑剤を添加した場合，耐熱性が劣る．
⑧ 焼却すると，塩化水素を発生する．

（5）　ポリ塩化ビニリデン（PVDC）
長　所：
① 防湿性や耐気体透過性（ガスバリヤー性）にきわめて優れている．

② 耐薬品性に優れる．
③ 柔軟性があり，スクイズ容器が得られる．
④ 淡黄色の透明容器である．
⑤ 難燃性である．
短　所：
① 熱安定性が悪く熱分解しやすいので，成形加工が難しい．
② 衝撃強度に弱いので，通常の溶融成形よりも延伸成形に向いている．
③ 密度が約 $1.7\,g/cm^3$ であるので，単位重量当たりの肉厚は薄くなる．
④ 延伸成形すると，後の経時収縮のために寸法安定性に問題が起こることがある．
⑤ 耐寒性に難点がある．
⑥ 添加された安定剤や可塑剤，残留モノマーの衛生性に注意が必要である．
⑦ 焼却処理では発熱量は低いが，塩化水素を発生する．

（6）　ポリカーボネート（PC）
長　所：
① 透明で光沢があり，外観は良い．
② 力学的に強靱である．
③ 耐熱性，耐寒性に優れる．
④ 印刷性に優れる．
⑤ 延伸成形も可能である．
短　所：
① 熱水歪亀裂性を有する．
② 加工温度が比較的高く，成形がやや難しい．
③ ある種の香気を除き，気体の透過性は大で，また防湿包装にも不向きである．
④ 光の透過性が大きく，包装食品の劣化をもたらす．
⑤ ものによっては，耐薬品性に注意が必要である．
⑥ 現在，環境上の問題を抱えている（環境ホルモン）．

（7）　ポリスチレン（PS）
長　所：
① 一般グレード品（GP）は，透明性に優れる．
② 寸法安定性が良い．
③ 剛性に優れる．
④ 成形性が良好で，とくにシート成形における深絞りに優れる．
⑤ 真空蒸着性に優れる．
⑥ 印刷性に優れる．
短　所：
① 力学的強度が弱い．
② 気体透過性，透湿性が大きく，保存容器には不向きである．
③ 耐薬品性，ストレスクラック性に注意が必要である．
④ ホコリが付着しやすい．

（8）　ポリエチレンテレフタレート（PET）
長　所：
① 透明性がガラス並みに優れている．
② 耐クリープ性が優れている．
③ 耐気体透過性（ガスバリヤー性）は，PVC よりさらに優れる．
④ 透湿性は PVC とほぼ同等である．
⑤ 力学的強度は，延伸成形によって改良される．
⑥ 耐傷性に優れている．ただし，傷がつくと目立つ．
⑦ 表面光沢が優れている．
短　所：
① 融点が約 260℃ と比較的高いので，射出など溶融成形時には注意が必要である．
② 材料が吸湿していると，溶融成形のさいに加水分解が生じ，成形品の機械的強度などが低下する．
③ 帯電性が大きいので，乾燥粉末などを収納するさいには注意が必要である．
④ 減圧変形に弱い．
⑤ 延伸ブロー成形を行うさい，成形後の経時収縮や熱収縮，また寸法安定性に注意．

（9）　その他成形容器に用いられる合成樹脂
　ABS 樹脂，アイオノマー，エチレン・酢酸ビニル共重合体，エチレン・ビニルアルコール共重合体，ポリアミド（ナイロン），アクリロニトリル系樹脂，ポリメタクリル酸メチル．

6）　主なプラスチックフィルムの性能
　表 2.2.4 に，主なプラスチックフィルムの物理的性質を例示する．ただし，これらの性能は，あくまでもフィルムとしての結果であるから，樹脂自体の性能と考えるべきである．

表 2.2.4 各種プラスチックフィルムの性能表（製品科学研究所のデータ）

試験項目	単位	試験方法	塩化ビニリデン	塩酸ゴム	低密度ポリエチレン	高密度ポリエチレン	酢酸繊維素[a]	塩化ビニール	無可塑ビ塩	普通セロファン	防湿セロファン[b]	ポリエステル	ポリカーボネート	ナイロン	ポリプロピレン	ビニロン
厚さ	1/100 mm	JIS Z 1702	3～7	25～5	3～10	3～10	3～5	3～20	2～3	2～3	2～3	1～10	3～5	2～7	3～10	2～3
比重			1.6～1.7	1.12～1.15	0.91～0.93	0.93～0.96	1.25～1.30	1.25～1.4	1.4～1.45	1.4～1.5	1.4～1.5	1.38～1.39	1.20	1.1～1.2	0.90～0.91	1.30
引張り強さ	kg/cm²	JIS Z 1702	800～1200	700～1200	100～200	300～450	400～850	200～500	500～7000	200～1000	200～1000	600～2000	850	600～1500	250～400	350～800
伸び	%	〃	25～65	80～120	150～650	600～1000	10～30	10～300	10～40	15～40	15～90	70～100	60～150	200～400	20～700	180～350
引裂強さ (エルメンドルフ)	kg/cm	JIS P 8116	4～5	4～5	30～50	10～300	4～20	40～80	4～7	2～4	2～4	2～5	—	—	—	—
引裂強さ (ショッパー)	kg/cm	JIS Z 1702	—	—	50～100	200～300	—	35～60	—	—	—	—	—	400～900	150～200	150～300
破裂強さ (ミューレン)	kg/cm²/mm	JIS P 8112	60～70	60～70	6～10	20～25	30～60	40～60	50～70	40～70	40～70	2～10	—	—	—	—
耐折強さ (MIT)	往復折曲回数	JIS P 8115	80 000 以上	80 000 以上	30 000 以上	—	—	—	—	1500～5000	1000～5000	80 000 以上	80 000 以上	—	—	—
耐油度	ha	JIS Z 1515	∞	—	30～	50～	—	100～	—	∞	∞	∞	∞	∞	35～	∞
吸水率	%	ASTM D 570-57 T	<0.1	<0.1	<0.1	<0.1	4～10	0.1～0.5	0.1	—	—	<0.1	<0.2	1.2～20	<0.1	30～50
透湿度	g/m²/24 h	JIS Z 0208	1～2	15～25	16～22	5～10	400～800	25～90	25～40	40～100	10～80	22～30	40～50	120～150	8～12	100～400
気体透過度[e] CO₂	20℃·d·g/m²·h·atm	ASTM D 1434-58	0.1	2～4	70～80	20～30	50	10～40	1～2	大	0.1～0.5	0.2	1～7	0.1	25～35	0.02[c]
O₂	〃		0.03	0.6～0.9	13～16	4～6	7	4～16	0.5	0.5～5[c]	0.1	0.8	0.1～1.5	0.03	5～8	0.01[c]
N₂	〃		<0.01	0.15	3～4	1～1.5	2	0.2～8	—	0.1～1[c]	<0.3	—	—	—	—	—
軟化点	℃	ASTM D 1525-58 T	60～100	80～105	85～95	115～125	60～100	60～90	80～100	—	—	150	130～150	110～190	90～105	—
脆化温度[d]	℃	ASTM D 746-57	0～－30	－10～－20	－55	－50～－80	—	0～－30	—	—	—	－60	—	－50	－35	—

注 a) 可塑剤の種類・含量などにより異なる．
b) 防湿塗布剤の種類・量などにより異なる．
c) 相対湿度の増大とともにはなはだしく増大する．
d) 一部は文献の値によった．
e), f) 透湿度，気体透過度はすべて厚さ 3/100 mm に換算して示した．

ボトルやチューブ、あるいはカップのような成形容器では、肉厚分布があり、またリークなどによって、この表の値とは必ずしも一致しない．

性能確認は、一定の容器を成形して、その容器で性能評価を行うことが必要である．

2.2.4 プラスチック成形容器の製造方法

プラスチック製の包装容器に限らず、その成形加工は、20世紀の初めから行われていると記録されている．

合成樹脂、あるいはそれに必要な各種の助剤が配合された成形材料の加工法は、基本的には樹脂を加圧もしくは加熱によって流動させ、その流動体（液体）を固体化することであるが、技術的には、先述したベース樹脂の分子構造に基づく分類のうち、熱硬化性樹脂と熱可塑性樹脂によって異なる．

すなわち、射出や押出などによって合成樹脂の流動体を金型内へ導入し、そこで樹脂を固化するに際して、基本的には、

① 熱硬化性樹脂を成形材料として用いる場合は、この種の樹脂は低分子量では、通常液状（これをプレポリマーと呼ぶ）であるために、プレポリマーを加圧によって金型内に導き、主に加熱によって樹脂を賦形し固体化させる．したがって成形に必要な性質としては、樹脂のレオロジー的性質、熱的性質および硬化反応の3点である．

② 熱可塑性樹脂では、単量体（モノマー）が液状の場合、それを上述熱硬化性樹脂の成形と同様な手法で加工することもあるが、多くの場合、所定の重合度に合成された熱可塑性樹脂（主に粉体もしくは顆粒状）を、一旦溶融させた後に冷却・固化させて、特定の形状に成形する．したがって成形に必要な性質としては、樹脂のレオロジー的性質および熱的性質の2点である．そして、歴史的には熱硬化性樹脂の成形のほうが古い．

プラスチックの各種成形加工方法の概略について、以下、歴史的な順序で紹介する．

1） 圧縮成形およびトランスファー成形

圧縮成形は図2.2.1に模式的に示すように、金型の凹所（キャビティ，下型またはメス型と称する）に成形材料を充填し、金型を閉じた後に、

① 成形材料が熱硬化性プレポリマーもしくは液状モノマーの場合には、金型を加圧・加熱して材料を固化させた後に、金型を開いて製品を取り出す．

② 成形材料が粉体（パウダー）または顆粒状（ペレット）の熱可塑性樹脂では、金型を加熱して材料を一旦溶融させて賦形した後、金型を再び冷却して賦形物を固化させて取り出す．

このような成形法の比較から明らかなように、熱可塑性樹脂を圧縮成形する場合、液状モノマーでは、金型の加熱を重合して行く樹脂の軟化点より低い温度にしなければ、製品が取り出せない．それゆえ、金型内での重合に時間がかかる．すなわち、生産性が落ちる．

また、パウダーあるいはペレット状の熱可塑性樹脂の場合には、上述したように、金型の加熱・冷却を繰り返す必要があり、生産性が落ちる．また製品内には気泡が残存しやすく、製品の物性を低下させる恐れがある．

そのために、この成形法では、材料としては熱

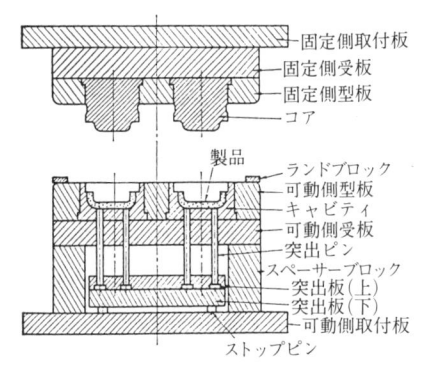

図2.2.1　圧縮成形用金型

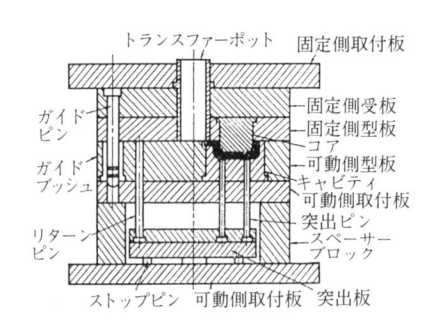

図2.2.2　トランスファー成形用金型

硬化性樹脂が多く使用されている．容器や器具に使われる圧縮成形材料は，そのほとんどが尿素（ユリア）樹脂，メラミンおよびフェノール樹脂に限られると見てよい．またキャップ類が尿素樹脂で作られることもある．

熱可塑性樹脂を圧縮成形する場合に生じる，上述した諸欠点を改良するために，その後トランスファー成形法が開発された．図2.2.2に，その模式図を示す．

成形材料は，図2.2.2のトランスファーポットに充塡され，加熱溶融された後に，プランジャーで金型のコア・キャビティ間に溶融体が移送される．そして金型で冷却された後に，製品が取り出される．

トランスファー成形方法は，後述する射出成形法の先祖といわれている．

2) 注型成形

圧縮成形に次いで歴史の古いプラスチック成形法に，注型成形法がある．これは，液状の単量体（モノマー）やプレポリマー，あるいはプラスチゾルなどを，メス型となっている金型に注入もしくはロールに注下して，加熱によって材料を硬化もしくはゲル化させて成形する方法である．使用される樹脂としてはメタクリル樹脂やエポキシ樹脂が多い．

包装分野でこの成形法が使われている例は少なく，僅かに高級エアゾールびん用あるいは化粧品用キャップの製造に用いられている程度である．キャスティングフィルムの製造に応用される場合もある．

3) 射出成形

射出成形法は，成形材料が熱可塑性樹脂ベースの場合には，材料を加熱溶融して流動状態（可塑化状態）とし，これに高い圧力をかけて，金型内へ断続的（間欠的）に圧入（射出）した後，金型を冷却して成形物を得る．または成形材料が熱硬化性樹脂では，液体状のプレポリマーを金型内へ断続的（間欠的）に圧入（射出）した後，金型を加熱して樹脂を硬化させ，金型から取り出して所望の成形品とするプロセスである．

射出成形法は1930年代から行われており，熱可塑性プラスチックの成形法としてはもっとも代表的なものの一つであって，包装容器のみならず，各種の電気機器や機械，装置，部品から家庭用雑貨品の成形に至るまで，きわめて広範囲に利用されている．また熱硬化性プラスチックの射出成形も1960年代に開発されたものであるが，各種の電気機器や機械，部品などの成形を中心として，これまた今日広く利用されている．

現在，もっとも一般的に行われている射出成形法を，射出装置の基本的な構造によって分類すると，概略つぎのとおりとなる．

（1） プランジャー式射出装置によるもの（図2.2.3）

ホッパーから投入された材料の可塑化をヒーターにより加熱シリンダー内で行い，シリンダー内に収容されているプランジャーで，ノズルを通して型内へ材料の射出を行うもの．

（2） プリプラ式射出装置によるもの（図2.2.4）

材料の可塑化を予備可塑化（プリプラ，pre-plasticize）用加熱シリンダー内で行い，溶融した材料を，このシリンダーに接続した射出用の加熱シリンダーに移した後，プランジャーによって射出を行うもの．

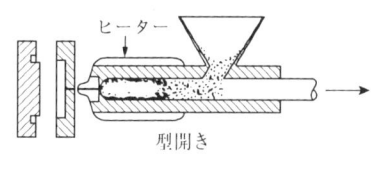

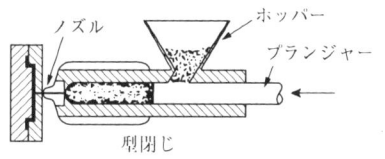

図2.2.3　プランジャー式射出装置

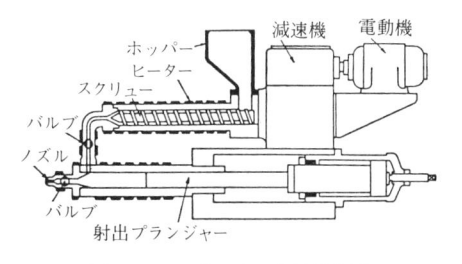

図2.2.4　プリプラ式射出装置

(3) インラインスクリュー式射出装置によるもの（図2.2.5）

材料の可塑化を加熱シリンダーで行うが，シリンダー内に収容されているスクリューの回転によって材料をその先端部に送り込みつつ，さらに可塑化を進め，シリンダー先端部に一定量貯えられた溶融材料をスクリューの急速前進運動によって射出するもの．

これらのうち，(1) の方式（プランジャー式射出）は，現在その実用例がきわめて少なく，ごく特殊な製品に限られている．

これに対して，(2) の方式（プリプラ式射出）は，大形の成形品を成形する場合や同じ形の成形物を，その生産性を上げる目的で，多数個同時に成形する場合などに多く採用されている．

また，(3) の方式（インラインスクリュー式射出）では，成形材料の可塑化が均一に行われること，溶融材料の滞留箇所が少ないために熱安定性の悪い樹脂でも熱分解の恐れが少ないこと，材料替えや色替え操作が容易であることなどのメリットのため，比較的小形の製品を成形するに際し，もっとも一般的に利用されている．

さらに1985年頃，2台以上の射出機を用いて同種あるいは異種類の樹脂を，ノズルを通して実質的に同時，あるいは逐次に金型内へ射出し，対応する種類の樹脂層で構成された複合容器を成形する，共射出成形技術が開発された．

その目的は，後述する共押出成形技術と同じく，複数種類の樹脂の複合化によって，各樹脂の長所を生かし，短所を補う補完効果を発揮させて容器性能を向上させるため，あるいは使用済み材料を再生させるためである．

4) 押出成形

押出機を用いて，プラスチックを溶融，混練して所望の断面形状のものを連続的に押し出し，冷却して連続した製品を得る方法が，押出成形法（extrusion molding）である．

原料としてのペレットの配合押出をはじめとして，繊維やモノフィラメント，プラスチック製品の約3分の1を占めるフィルム，シート，板の他，棒状物，パイプ，チューブ，異形材，中空異形材，厚肉品，あるいは発泡体や複合品など，容

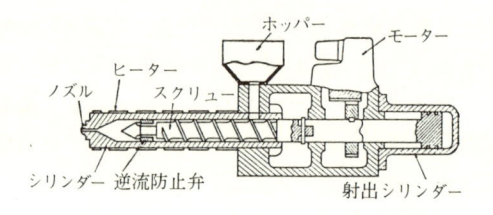

図2.2.5 インラインスクリュー式射出装置

器包装の前駆体を含むプラスチック製品の多くが，この方法で成形されている．

このような製品の各種の形状や製品の生産性向上などに対応して，押出機，ダイ（die），冷却・引取装置などが工夫され，改良されて各種製品ごとの製造方法として分化し，発達している．とくに生産量の大きいものは，製造設備が計装，制御を含めて高度化し，立派なシステムを形成するまでに至っている．図2.2.6に，標準的な押出成形法の基本的な様式と構成を示す．

先にも述べたように，合成樹脂はそれぞれの分子構造に基づく長所・短所を有している．一方，最近ではプラスチックの用途拡大にともない，市場の要求はますます多様化，複雑化している．単一の合成樹脂では，その要求性能を満足できないものが少なくない．

そこで，性質の異なる合成樹脂を多層化，複合化し，それぞれの物理的，化学的また力学的特性を組み合わせて，各樹脂の持つ欠点を補完し合うと同時に，市場の要求に合致した複合材料を経済的に製造する方法が，1970年頃から発達してきた．これが共押出法である．

共押出成形は，2台以上の押出機を1つのダイで結合し複数の成形材料をダイの内部，または外部で併合させて，1工程で複合樹脂製品を製造する成形法である．

したがって，共押出では，ダイの構造が，そのポイントである．図2.2.7に共押出多層ダイヘッド（2種3層）の概念図を示す．現在では特殊な例を除き，ダイ内溶融接着方式が共押出法の主流である．

共押出成形による複合化は，樹脂どうしの複合から樹脂と木材や金属との複合に至る広い範囲に応用されている．その包装材料としての製品分野は，マヨネーズや辛子類を収納した多層チュー

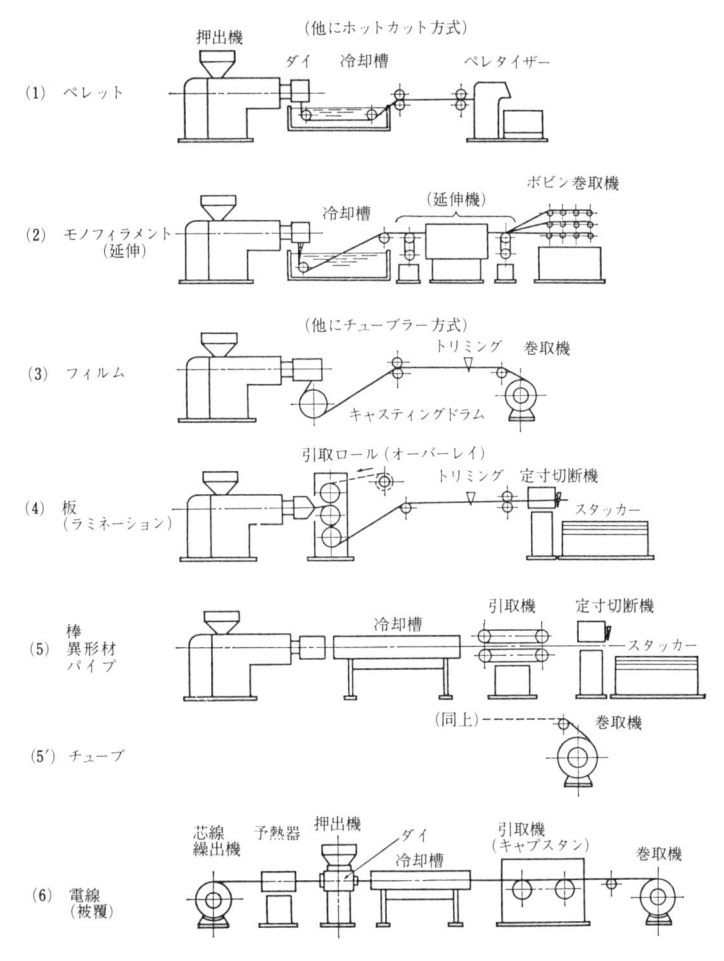

図2.2.6 各種押出成形システム

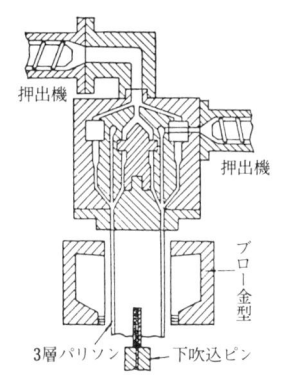

図2.2.7 多層スパイダーヘッド（2種3層）概念図

ブ，食用油用に代表される多層ボトルや，味噌などが充塡された多層カップ類が，多数，市場に流通している．その他，主として食品包装に使用される各種多層フィルム，自動車のガソリンタンクや窓枠に代表される軟質および硬質塩化ビニルを用いたプロファイル（異型押出）成形品，電線被覆その他の多くの分野に及んでいる．

21世紀には共押出成形技術は，先に述べた共射出成形技術と並んで，押出・射出技術のうちで，もっとも重要な地位を占めるであろう．

5) 中空（ブロー）成形

中空成形は，吹込み成形，あるいはブロー成形とも呼ばれる．この方法は，古代におけるガラス吹込みに始まるが，これがプラスチックに応用されたのは1945年頃からである．

中空成形法の基本は，パリソンもしくはプリフォームと呼ばれる適当な温度の樹脂パイプを，前述した押出法あるいは射出法によってあらかじめ成形し，ボトル成形の場合には，パイプを金型内に挿入した後，その中へ圧縮空気を吹き込んで膨

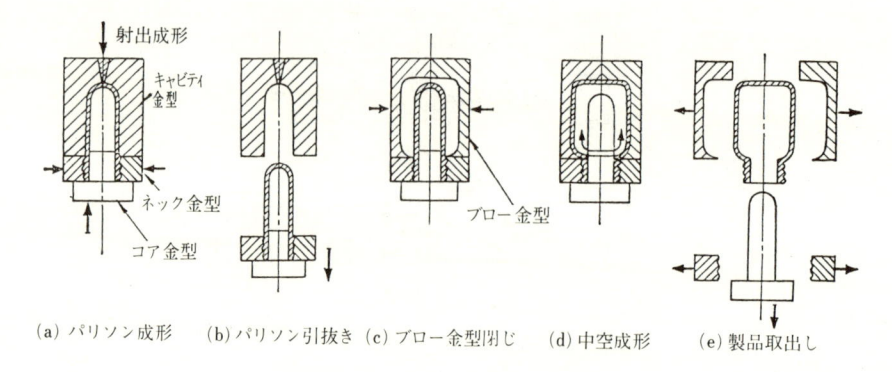

図2.2.8 射出ブロー成形法（直接法）

(a) パリソン成形　(b) パリソン引抜き　(c) ブロー金型閉じ　(d) 中空成形　(e) 製品取出し

らますことである．

中空成形法は，一般に熱可塑性樹脂に対して適用され，次の2つの方法に分類できる．

(1) ダイレクトブロー法

結晶性樹脂においては結晶の融解温度，非晶性樹脂では可塑化温度以上で溶融押出あるいは射出を行った後に中空成形する方法であり，より具体的には，［樹脂の加熱溶融］→［パイプの成形］→［金型内での膨張（中空成形）］→［金型内冷却］→［取出し（仕上げ）］を基本工程としている．

なお，上述工程中で，成形された溶融パイプが冷却されないうちに中空成形する「直接法」と，既成のパイプまたはシートを再び加熱して軟化させた後に，金型内で中空成形する「間接法」があるが，現在では生産性に優れた「直接法」が多い．

この方法は，一般的にダイレクトブロー，熱間中空成形あるいは溶融体中空成形などと呼ばれ，このような方法によって成形された中空品を構成する合成樹脂の分子は，実質的に無配向である．

① 射出ブロー成形法（図2.2.8）

図2.2.8の(a)のように，射出成形機によって芯型（コア）のまわりに樹脂を射出して，試験管状に成形し，続いて試験管状に成形された溶融樹脂をつけたままの芯型(b)を，(c)のような中空成形用金型へ移し，芯型の中央から圧搾空気を吹き込んでブロー成形し(d)，芯型を引き抜いた後に中空成形品を取り出す方法(e)である．

射出ブロー成形法は後述する押出中空成形法に比べて，生産性は劣るが，寸法などの精度が優れており，化粧品びんのような比較的小形のプラ

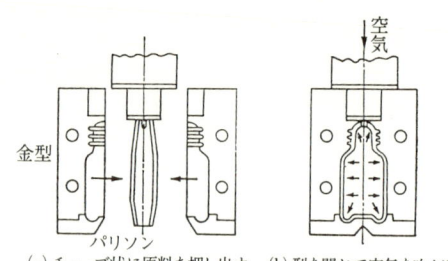

(a) チューブ状に原料を押し出す　(b) 型を閉じて空気を吹き込む

図2.2.9 押出式ブロー成形法（直接法）

スチックボトルを製造するさいに使われることが多い．

② 連続押出式ブロー成形法（図2.2.9～図2.2.14）

この方法では，押出機の連続作業が可能で，大量生産用にもっとも一般的に行われている方式である．これは図2.2.9(a)のように，開いた金型の間に押出機からパイプを押し出したのち，金型で挟んで，パイプの下の部分を食い切ると同時に底部を融着させ，ダイの中央部から圧搾空気を吹き込んで(b)のように膨らませて，中空成形品を成形する方法である．

このような基本を応用して，現在では多くの押出式ブロー成形法が開発されている．

それらのタイプをまとめて表2.2.5に示す．また，図2.2.10～図2.2.14に代表的な具体例を模式的に示す．各タイプにはそれぞれ一長一短があるが，生産性や製品安定性の点では，ロータリー（回転）式単頭中空成形法がもっとも優れている．

また，2台以上の押出機を使用し，異種類の溶融樹脂を，ダイ内でラミネート状に合流させて同

表 2.2.5　押出式ブロー成形法の各種タイプ

単頭式	①1個金型(手締め)式	(間欠押出)		
	②1個金型上下式	(連続押出)		
	③2個金型はさみ取り(スライド)式	(〃)		
	多数個ダイス (ロータリー式)	④水平円盤-金型直立型	(〃)	(図2.2.10)
		⑤水平円盤-金型水平型	(〃)	(図2.2.11)
		⑥垂直円盤-金型切線移動型	(〃)	(図2.2.12)
		⑦チェーン式移動型	(〃)	
双頭式	⑧2個金型交互吹込型	(左右切換え連続押出)		(図2.2.13)
多頭式	⑨双頭分岐式	(〃)		
	⑩多数個取り金型交互吹込式	(連続押出)		(図2.2.14)
	⑪多数個金型上下式	(〃)		

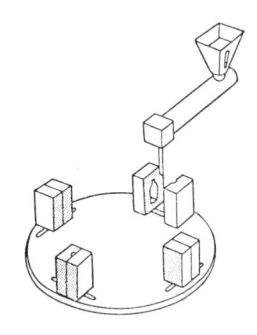

図2.2.10　水平回転円盤式単頭中空成形法（金型直立型）

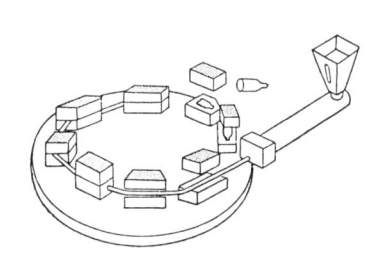

図2.2.11　水平回転円盤式単頭中空成形法（金型水平型）

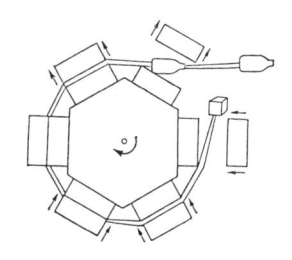

図2.2.12　垂直円盤回転式単頭中空成形法（金型切線移動型）

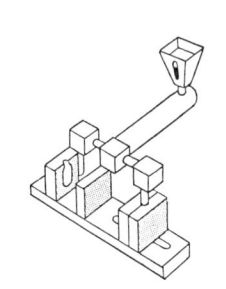

図2.2.13　双頭型2個金型交互吹込成形法

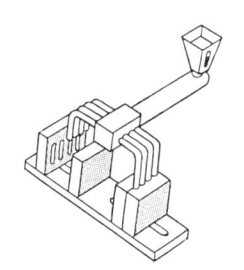

図2.2.14　双頭分岐型交互吹込成形法

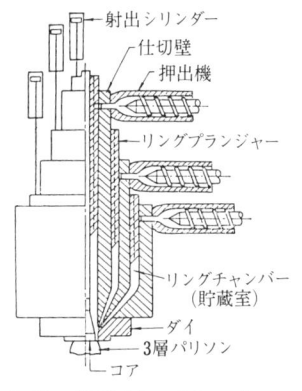

図2.2.15　多層アキュムレーターヘッド（3種3層）概念図

時に押し出し，その多層（積層）パイプをブローして得られる多層中空成形品（**表2.2.1**参照）についてはすでに説明したが，保存性を必要とする食品などの容器として，現在多量に生産されている．

③ 間欠押出式ブロー成形法（図2.2.15）

押出機で樹脂を溶融してアキュムレーター（チャンバー）に押し出して一旦溜め，所定量の溶融樹脂が溜まった後にプランジャーで押し出して，短時間にパイプを成形後ブローを行う方法である．

この方法では短時間に多量の樹脂を押し出すことが可能なため，主としてプラスチックタンクや把手つきボトルなど大形容器の生産に用いられている．

図2.2.15にリングピストン方式の多層ダイの構造例を示す．間欠押出でも，樹脂の複合化はすでに実用化され，自動車のガソリンタンクなどに応用されている．

 (2) 延伸ブロー法

先に述べた間接法の一つともいえる．この方法で成形された容器，主にボトルは，分子配向によってその透明性，力学的強度や耐気体透過性などの物理的性質が，ダイレクトブロー製品よりも改良される．

延伸ブローには，パイプの長手(縦)方向には延伸を行わず，その直角(横)方向にのみ延伸を行う「1軸延伸ブロー法」と，パイプの長手および直角方向の2方向に延伸操作を行う「2軸延伸ブロー法」があるが，現在では後者が多く採用されている．

また2軸延伸法には，初めに機械的手段によりパイプを長手方向に延伸し，続いて圧搾空気によって横方向の延伸とブローを同時に行う「逐次2軸延伸法」と，ゴム風船を膨らますように圧搾空気によってパイプの縦横方向を同時に延伸する「同時2軸延伸法」があるが，現在では逐次2軸延伸法が多く用いられている．

一方，使用するパイプの形状により，2軸延伸ブロー法には，大別して下記の2つの方法がある．

① 有底パリソンを用いる2軸延伸ブロー法

試験管のようにパイプの一端が融着されたプリフォーム（有底パリソン）を，一定の温度条件下で所定の時間加熱後，ストレッチロッド（プリフォームを縦延伸するための棒）を用いて縦（長手）方向に延伸したのち，圧搾空気によって金型内で横方向に延伸ブロー成形を行う方法．ポリエチレンテレフタレート（PET）成形の場合の模式図を，図2.2.16に示す．プリフォームの成形には，射出成形法を採用してもよいし，押し出したパイプの一端を溶接してもよい．この方法は一般的にいって，非晶性樹脂の延伸成形に用いられることが多い．

② 開放パリソンを用いる2軸延伸ブロー法

押出パイプ（開放パリソン）を所定の延伸条件で加熱し，チャックあるいはロールなどに挟んで

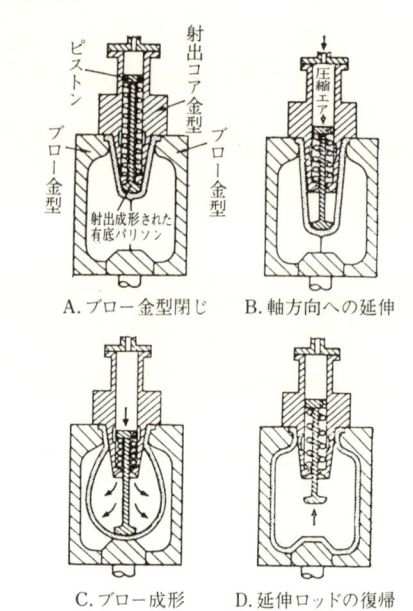

A. ブロー金型閉じ　B. 軸方向への延伸

C. ブロー成形　D. 延伸ロッドの復帰

図2.2.16　射出延伸ブロー法の原理

縦延伸を行った後，パイプ内にニードルなどで圧搾空気を吹き込んで横延伸およびブロー成形を行う方法．これは一般にポリプロピレン（PP）など結晶性樹脂の延伸成形に，多く採用されている．

最近では先に述べた多層パイプを，これらの方法によって2軸延伸ブローを行い，ガラス並みの透明性やバリヤー性能を有する多層プラスチックボトルも作られている．

6) 熱成形

熱可塑性プラスチックシートを，加熱溶融もしくは加熱軟化させて所定の型に押し当て，型と材料シートとの間隙にある空気を排除し，大気圧によって型に密着させて成形する真空成形（図2.2.17），および大気圧以上の圧縮エア単独，あるいは圧縮エアと真空を併用して成形する圧空成形（図2.2.18）などを総称して，熱成形もしくはシート成形などという．

真空成形は，日本では1955年頃から始められ，機械設備も型も比較的簡単であり，社会情勢に即して発展したため，業界の主流を占めるが，その後需要の拡大にともない，引張り強さの大きい材料，積層材料，一般材料でも型への模倣度が良く，寸法精度が高いものなどが要求されて，現在では圧空成形も増加している．

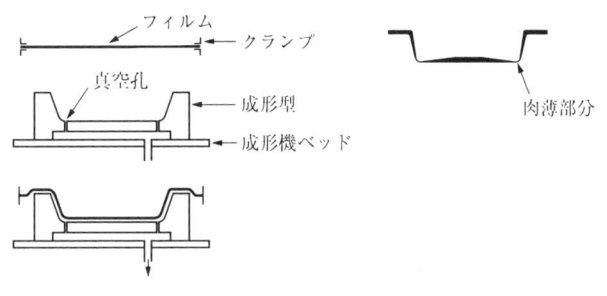

図 2.2.17 ストレート法（真空成形）

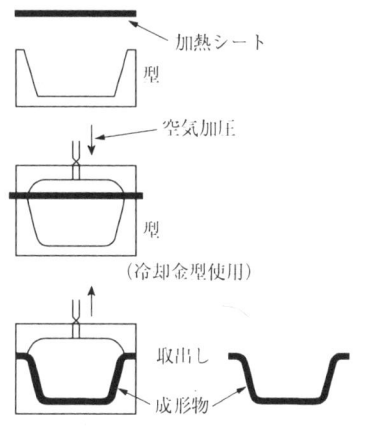

図 2.2.18 圧空成形原理図

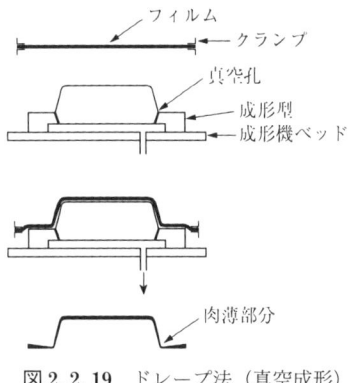

図 2.2.19 ドレープ法（真空成形）

熱成形法の工程は，より具体的には，[材料（シート）保持]→[加熱]→[成形]→[冷却]→[離型]が基本である．

材料シートの保持工程では，次工程の加熱でのシートの軟化や溶融によるたわみをいかにして少なくするか，工夫が必要である．

加熱工程および冷却工程では，加熱は主にヒーターで，冷却はシートを型に接触させて行うが，シートの成形部分をいかにして均一加熱するか，また成形後の冷却むらをなくすための工夫など，数多くのノウハウが存在している．

離型では，とくにプラグアシスト成形法の場合，冷却による成形容器の収縮のためのプラグ型（オス型）への抱きつきを解消することが必要である．

ポイントである成形法について，現在では下記の各方法が主流である．

（1） ストレート（straight）成形法（図 2.2.17）

加熱軟化したシート材料の成形に，直接真空のみで成形するもっとも簡単な成形法で，型は凹型で浅物の成形用であるが，加熱シートが冷却された型に最初に接触する成形容器の肩部に対して，底コーナー部が肉薄になる欠点がある．

（2） ドレープ（drape）成形法（図 2.2.19）

凸型成形で，型の突き上げで材料を予張りし，仕上げを真空で行う成形方法である．

ストレート成形法の場合とは逆に，加熱されたシートが冷却された凸型に最初に接触する成形容器の底コーナー部に対して，肩部が肉薄になる．

（3） プラグアシスト（plug asist）法（図 2.2.20）

ストレート成形では容器の底コーナー部が薄く，ドレープ成形では容器の肩部が薄くなる欠点を改良するために考案された成形法で，凹型にプラグ型（凸型）を挿入して予備成形を行う方法であり，現在，凹型成形の大半がこの成形法である．成形品の肩部と底コーナー部との肉厚の関係は，プラグ型の大きさと挿入する深さなどにより，ある程度調整することができる．

（4） エアブロー（air blow）法（図 2.2.21）

厚肉の深絞りでは，さらに偏肉を少なくするために成形室を密閉し，加熱終了後にその中へエアを吹き込み，その圧力（通常 $0.1\,\mathrm{kgf/cm^2}$ 以下）

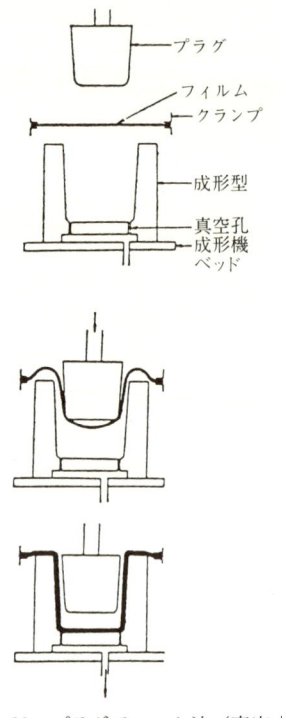

図2.2.20 プラグアシスト法（真空成形）

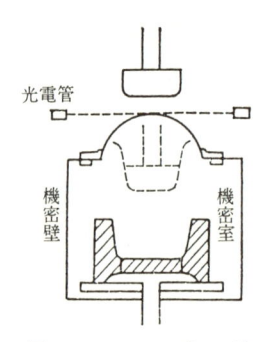

図2.2.21 エアブロー法

で予張りし，直接に，あるいはプラグアシスト法を併用して行う成形法である．

（5）その他の成形法

その他金属などに使われているようなプレス成形や，マッチモールド（matched mold，プレス成形に真空を併用したもの），およびスリップフォーミング（slip forming，成形時にクランプを緩め，シートの外周を引込ませて成形品の肉厚をより厚くする）などの方法が，熱成形として実施されている．

最後に，成形する場合の型については，成形型は製品冷却の必要性その他の理由から，金属型が主体で，アルミ合金，亜鉛合金などが多い．木型は冷却には非能率ではあるが，廉価であるために，たとえば屋外看板など，面積が広く，かつ数量の少ないものには使用される．また石膏型，樹脂型は，製作や修正が簡単なので，サンプル型として使用される．

プラグ型は，通常は木型が多く，熱伝導性の低いフェルト，ネルなどで外装して使用する．寸法や肉厚などの精度がさらに厳密な製品には，金属型でヒーターを取り付けて使用する場合もある．

2.2.5 プラスチック包装容器の今後

20世紀に入って誕生した合成樹脂は，軽い，錆びない，割れないなどの特長を生かして多くの産業分野に進出し，1995年には，熱可塑性樹脂が1 331万t，熱硬化性樹脂が192万tの生産を見るに至った．そしてこの年間平均の伸長率は，2.3％といわれている．

包装分野においても例外ではなく(社)日本包装技術協会の調べで，同じく1995年の実績ではプラスチック製品の出荷数量は341万tと，合成樹脂全体の生産量の22％を占めるに至った．なお，プラスチック成形容器としての同年の出荷実績は，コンテナ類を含む射出成形容器用が45万t，押出成形容器用に5万t，中空成形容器用が43万tであり，これらの合計量は，フィルム・シート用として出荷された数量，171万tに続く第2位の地位を占めている．

プラスチック包装容器の発展に伴い，数々の問題が発生したことも事実である．すなわち，
① 材料・容器形状その他の規格化を遅らせている（そのため，輸送効率を低下させている）．
② 過剰包装の問題を抱えている．
③ 包装廃棄物処理の問題を抱えている．

これらのうち，「過剰包装」については関係各位の努力によって，かなり改善されたのではないかと思われる．今後を見守りたい．

「包装廃棄物処理」についても，プラスチック容器ではよく知られているように容器包装リサイクル法が1997年4月にペットボトルに対してまず施行され，2000年の4月からはその他のプラスチック容器にも同法が施行された．この推移に

注目したい．

　包装容器の大量生産が可能となった1960年代後半から包装廃棄物の問題がクローズアップされ，とくに新しく登場したプラスチック容器では，開発，実用化，生産が優先したために，後処理，すなわちリサイクルの問題が，等閑視されたことは事実である．

　21世紀には，現在機能性樹脂といわれている合成樹脂でも，その製造法などの改良によってより廉価となり，汎用樹脂に仲間入りするかもしれない．また新しい成形加工方法の開発によって，プラスチック包装容器の範囲が拡大される可能性もある．

　そのさい，プラスチック包装容器に備えられるべき機能としては，従来からの保護性など諸機能の他に，リサイクル性や安全衛生性その他を包含する「環境保全機能」が必須であると考えている．
　　　　　　　　　　　　　　　（平田　貞夫）

2.3　機能性包装材料

2.3.1　バリヤープラスチック包装材料

1)　バリヤープラスチックの発展

　バリヤー性プラスチック材料として，PVDC (polyvinylidene chloride，ポリ塩化ビニリデン)・EVOH (ethylene vinylalcohol copolymer，エチレンビニルアルコール共重合体)が世に出てから30年近くが経過し，もはや新しい材料とはいえないが，機能性包装材料の根幹の部分で依然として重要な位置を占めていることは周知のとおりである．EVOHはいまなお年率10%以上の成長を続けているが，最近では既存の材料の高度な改質による技術展開，無機物蒸着によるバリヤー性包装の実用化の進展などにより，バリヤー材料の市場もますます開拓されている．また環境問題への対応からアルミ箔や塩素含有のPVDCなどから他の素材への転換技術が進んでいる状況も見逃せない．20世紀の半ばから実用化されてきたこれらのバリヤー性樹脂が，周辺の加工技術の進歩と相まって，複合包装材料として大きな発展を遂げてきたのだが，最近では単なるバリヤー樹脂という範疇にとどまらず革新的な技術の紹介が相次ぎ，21世紀に向けた第2世代のバリヤー技術の萌芽も出てきている．

　本書の表題である食品医薬品包装という分野での，もっとも話題に富んだ材料であるばかりでなく，包装以外の分野でも思わぬ用途で実用化されて話題をよんでいるし，またバリヤー性の意味も当初からの酸素あるいはその他の気体の遮断だけでなく，有機蒸気やリモネンなどのフレーバーの遮断・非吸着の特性も活用されて裾野を大きく広げている．

　本稿では上述の背景をふまえて，バリヤー性高分子材料の発展の経過を説明し，現在のバリヤー材料とその応用の概要に触れたあと，新しい技術についても若干紹介してみようと思う．なおバリヤー性というのは，現在の包装における主要な話題でもあるから，本書の他の項で各論的に述べられる部分が相当あるとみられるので，それらについては全体の解説に必要な範囲に限定し，主要な問題であって他の項での記載のない項目についてはやや詳細に記述する．また一般的なガスバリヤー性材料の概説は多数の文献があるので参照されたい[1-3]．

2)　バリヤー材料開発と技術的背景

　食物のおいしさを長く保つ方法として，缶詰やびん詰が古くから活用された．また果物の皮は果実のおいしさを保っている．蓋を開けた缶詰や皮を剝いた果物はたちまち変色したり味が変ってしまう．こういった内容物保護の役割をプラスチックで果たせないものであろうか．ところが，最大の汎用樹脂ポリエチレンを例に取ってみると，一見気体を通さないように見えるが実際には，常態で酸素を1日に10 000 mlも透過し，期待には程遠いものである．しかし1940年代，つぎのようにPVDCやEVOHの開発によってこの夢が実現した．

　最初の高分子バリヤー材はDow Chemical社によって市場に導入されたPVDCであり，その用途はまず食品包装用であった．その後画期的な材料であるEVOHがクラレ社からエバールの名で開発された．これらの酸素透過量はそれぞれ15 ml，1 ml以下であり，ポリエチレンの実に1

万分の1しか透過しない材料が得られたのである．ちょうどその時期に確立されたガス充填包装や，共押出技術，熱成形技術など周辺技術の進歩と，食品流通システムの変化と相まって，この材料は急速な発展をみせ，食品包装としてのバリヤー包装はなくてはならないものとなった．すなわち他の樹脂との共押出やラミネートにより多層化されて使用され，フィルム（袋）・ボトル・深絞り成形物（カップ）・チューブ・パイプ・液体飲料用紙容器などいろいろな形で私たちの生活に貢献している．

現在の典型的な実用的バリヤー樹脂であるEVOHは1ml以下の酸素透過量であることは上述したが，各種ポリマーのおおよその酸素透過量を，表2.3.1に示した．高分子そのものとしてのバリヤー性からみて，ポリビニルアルコール（PVA）・エチレンビニルアルコール（EVOH）・ポリ塩化ビニリデン（PVDC）・ポリアクリロニトリル（PAN）がハイバリヤー材料として活用され，ミドルバリヤー材料ではあるが，ポリエステル（PET）やナイロンも用途によって利用されている．

戦後50年の化学技術ベスト10として引用した**表2.3.2**[5)]にバリヤー材の典型ともいえるエバールが記載されているのは，技術分野での位置付けとしてなかなか興味深い．この樹脂は，Du Pont社とクラレ社の2社が開発に注力し，食品包装用に用いる特徴を押えた特許をわずか1か月クラレが先行した（**表2.3.3**）．見方を広げると，バリヤー材の開発は日本が世界に先んじていることの多い分野である．上述のクラレによるエバールのほかナイロンの2軸延伸フィルム（ユニチカ・興人），無機物蒸着フィルム（最初の特許はユニチカ，企業化は東洋インキ）などの例がある．エバールやナイロンはその後世界に進出した．無機物蒸着は創始者は撤退したが，東洋メタライジングや凸版印刷に引き継いでさらに多くのメーカーが発展を支えている．

発展を続けてきたバリヤー性材料の多くの用途は現在でも食品包装用であり，総量の約80％と見られている．主に，内容食品の酸化による味覚変化を抑制し，おいしく食べられる賞味期間の延長に役立っているが，フレーバーの吸着・透過の抑制，各種ガスの不透過性を利用した分野へも広がっている．注目されるのは非食品の包装あるいは包装以外の用途への広がりであり，ここ5～6年の成長率は食品包装用の成長率を上回って約5倍となっている．

表2.3.1 高分子材料の酸素透過量の目安

材　料	透過量
低密度ポリエチレン	10 000
高密度ポリエチレン	5 000
ポリプロピレン	4 000
2軸延伸ポリプロピレン	2 900
硬質ポリ塩化ビニル	240
2軸延伸ポリエステル	40
2軸延伸ナイロン6	30
ポリアクリロニトリル	15
ポリ塩化ビニリデン	3
エチレンビニルアルコール	0.2
ポリビニルアルコール	0.2

注）単位：ml・20 μ/m²・24h・atm/20℃

表2.3.2 日本のグローバル化学技術ベスト10[5)]

部　門	技術開発の内容
原　料	① ブタジエン抽出蒸留法の開発（GBP法）
化成品	② 直接酸化法によるアクリル酸・メタクリル酸の製造
ポリマー	③ ポリエチレンおよびポリプロピレン用重合触媒とプロセス開発
	④ 「エバール」の開発（エチレン-ビニルアルコール共重合体）
	⑤ 人工皮革の開発
医・農薬	⑥ 合成ピレスロイドの開発
ファイン	⑦ 高脂血症治療薬「メバチロン」の開発
その他	⑧ 食塩電解用含フッ素イオン交換膜の開発
	⑨ 炭素繊維の開発
	⑩ 排煙脱硝プロセスの開発

表2.3.3 EVOHを食品包装用途に用いる基本特許

	クラレ	Du Pont
出願	1966.3.22	1968.5.8
公告等	1971.6.22	1971.7.27
番号	特公昭46-21941	USP 3595740
題名	耐気体透過性に優れた食品包装用フィルム・シートまたは容器	Hydrolyzed ethylene/vinyl acetate copolymer as oxygen barrier layer

表 2.3.4　各種の構造因子がガス透過性に及ぼす影響

表 2.3.4-1　T_g

ポリマー	T_g	P_{O_2}
PE	−113	7 510
PP	−13	4 140
PVAC	28	910
PET	75	96

表 2.3.4-2　結晶化度および配向

ポリマー	結晶化度(%)	P_{O_2}(無配向)	P_{O_2}(配向)
PET	10	196	
	30	96	70
	45	57	39
PS	—	6 730	5 950

表 2.3.4-3　凝集エネルギー密度

ポリマー	CED	P_{O_2}
PE	66	7 510
PS	85	6 730
PVC	94	142
PAN	180	1.6
PVA	220	0.1

表 2.3.4-4　自由体積

ポリマー	自由体積	P_{O_2}
PS	0.176	6 730
PMMA	0.138	259
PAN(結晶)	0.080	1.6
PVA(結晶)	0.030	0.06

P_{O_2} : ml・mil/m²・24 h・atm

3) 高分子材料中のガスの透過および包装材料としてのガスの透過

(1) 高分子材料中のガスの透過

なぜ高分子材料の中をガスが透過するのか．透過は吸着，拡散，脱着の総合特性であり，その理論は仲川[6]，岸本[7]，近藤[8]らによって紹介されているのでそれらを参照されたいが，ここでは簡単に要約しておく．拡散についていうと金属のようにきっちりした結晶体を作っていれば，ガスは通らないがプラスチックはこのような結晶体ではなく細長い分子が運動している状態だからあちこちに隙間があり，ここからガスは通って行く．つまりこの隙間が小さければガスは通りにくくなる．結晶性が高い，配向している，ポリマー鎖の剛性が高い，自由体積が小さい，分子運動が小さいなどということに相当し，ガスの透過性が小さいのである．これらの影響を表 2.3.4 に例示した．

また同じ隙間であっても周囲からガスへの相互作用が大きければ通り抜けるのが遅くなる．一方吸着についていうと，材料の表面にガスが吸着溶解することが，透過に先立って必要であるから，ガスの材料への溶解度が小さい組合せでは通りにくい．凝集エネルギー密度が大きいとポリマー鎖間の結合力は大きく，こういう物質は通常のガスとの親和性が低いから溶解度は小さい．極性基として，OH，Cl，CN，CONH などを持つポリマーが該当する．OH 基を数多く有し結晶性の高い

表 2.3.5　ポリマーの官能基と酸素透過係数
(ml・cm/cm²・24 h・atm)

酸素透過係数	官能基	樹脂の種類
6×10^{-12} 以下	OH	ポリビニルアルコール系
		セルロース系
	CN	ポリアクリロニトリル系
	CL	ポリ塩化ビニリデン系
	CONH	ポリアミド系
6×10^{-2} 以上	CL	ポリ塩化ビニル系
	F	ポリ塩化ビニル系
	CO	ポリエステル系

EVOH は，この2つの作用からガスの透過を妨げる機能が強い．これらの官能基と酸素のおおよその透過性を示したのが表 2.3.5 である．

(2) 包装材料としてのガスの透過

バリヤー性包装材料はバリヤー材だけから構成されるのではなく，形態・加工法（ラミネート・共押出・延伸）・使用法（殺菌・ガス置換など）により各種の状態において利用される．ガス透過は加工法によって変化する材料の構造因子によって変化するし，包装材の外的条件にも依存するから，包装材料がどのような構成で使われ，どのような流通あるいは保存条件下で示すバリヤー性であるかが大切である．これらの詳細は省くが，基本的な項目のみ示しておく．

① 厚み：透過量は厚みに反比例する．
② ラミネート効果：多層化されている各層の透過量の逆数に加成性が成立する．すなわち，

$$1/P=\Sigma(1/P_n)$$

P, P_n は複合および構成フィルムの透過量

③ ポリマーブレンド：分散状態により異なる．良好な分散状態では各成分のブレンド率と透過量の対数に直線性が成立することが多い．

④ 温　　度：もちろん低温ほど透過量が小さい．透過量の対数が絶対温度の逆数に直線関係が成立する．

⑤ 湿　　度：ポリマーによって異なる．PVDC・PETは影響が少なく，PVA，PA，EVOHは影響が大きい．含有水分と透過量の対数に直線性が成立することが多い．結晶化度の増加は吸湿の減少と重複の効果がある．

4）バリヤー材料概説

高分子材料の構造と気体透過の関係に早くから注目したのはSalame[4]で，多くの実測値からポリマーの構成単位で整理し，パーマコールの概念を導入して，種々の高分子のガス透過性を予測した．それによるとPVAがもっとも小さくポリアクリロニトリル，ポリ塩化ビニリデンがそれに次ぐ（各種ポリマーでのパーマコール試算結果と実測値とはよく対応している[9]）．

ところがこの3種のバリヤー高分子はいずれも熱分解温度と融点が接近し，熱溶融成形ができない．それでは押出や，共押出成形という主要な加工法に対応できないので，共重合によって可塑化し実用性を高めている．塩化ビニリデン系では塩化ビニルなどと，アクリロニトリル系ではメチルアクリレート・ブタジエンとそれぞれ共重合させるが，いずれも結晶性を阻害するので，バリヤー性をある程度犠牲にして実用化している．エチレンを共重合したビニルアルコール系（EVOH）ではそういうことがなく，その全組成にわたって結晶性であり，溶融性を付与してもなお優れたバリヤー性を示すのが特徴である．

包装材料としてのバリヤー性高分子が実用性を持つためには，バリヤー性能だけでなく，多岐にわたる加工方法にどう対応できるかも重要な要素で，最近では環境問題への配慮を求められている．現在，量的にはEVOH・PVDCが主であり，PVA・MXDナイロン（メタキシレンジアミンナイロン）・PANなどがそれに次ぐ．最近ではそういった市場の要請に呼応して，EVOH，MXDナイロンの伸び率が大きい．易リサイクル性や環境に配慮した包材を求めて，従来の材料からの転換の動きも加わっている．

一方バリヤー性包装材料にはバリヤー材として上記の高分子材料だけが用いられるわけではない．古典的な金属やガラスが，蒸着技術によって形を変え，プラスチックや紙と複合されて利用されることもあり，またバリヤー材料とはいえないかもしれないが包装の中に入った酸素を吸着して食品の保護を図るという，いわばバリヤー機能を持たせる技術も注目されるところで，技術的にたいへん興味をひいている．

さらにバリヤー機能を持たせる新しい技術が各種紹介されつつあり，次世代のバリヤー機能材料への期待が膨らんでいる．こういった観点からバリヤー機能材料の考え方として，つぎのように整理されよう．

① 樹　　脂

　従来のバリヤー樹脂：PVDC，EVOH，PVA，PAN，MXD6，PES，PA6（nylon 6，ナイロン6）．

　開発途上の樹脂：PEN，ポリケトン，生分解性樹脂．

　新しい樹脂：液晶ポリマー，フェノキシ樹脂，ナノコンポジット．

② フィルム

　従来のフィルム：ラミネートフィルム，共押出フィルム，樹脂コートフィルム．

　開発途上のフィルム：無機物蒸着フィルム．

③ 技　　術

　従来素材の改良技術：各種の高性能化，無機物の蒸着多様化．

　新規な技術：ナノコンポジット，酸素吸収機能．

④ 用　　途

　ボトル・カップ：当面共押出法での従来素材の多様化．ボトルは共射出成形の進歩もある．

　チューブ・パイプ・フィルム・紙容器：各種の新技術も応用した加工の多様化．

現在の主要バリヤー材料については多くの紹介文献を参照していただくこととして重複を避け，

最近の進歩と動向を概観する（5)参照）．つぎの6)では21世紀に向けた新しい技術の開発状況に触れてみたいと思う．

5) 最近のバリヤー材料の動向

最初の優れた材料であったPVDCもダイオキシン問題などから敬遠され，アルミ箔材料もリサイクル性の観点から，より環境にやさしい素材への転換が図られている．その流れにあって新規な素材・技術の開発も活発化しているが，実用化にはいま少し時間を要すると思われる．そこで従来の素材を用いての，新しい展開が急ピッチで進行している．そのいくつかを紹介する．

（1） 共押出フィルム

EVOHは元来ラミネートによる複合フィルムで鰹節包装（OPP/EVOH/LDPE）に多用されたが，同時に共押出ボトルやシート成形物にも使用されてきた．と同時に易共押出性が生かされて，早くから味噌包装（LDPE/EVOH/EVA）などで多用された．最近では上述の状況から数社が新規に参入し，急速にPVDC系材料から転換しつつある．バリヤー材料としては伝統のあるEVOHと新たにMXDナイロンとが主に使われて，基材もPEではなくてナイロン6が使われることが多くなっている．またPEとの共押出では困難であった共延伸フィルムも含んでおり，バリヤー性だけでなく高性能化をも果たしている．表2.3.6に各社の企業化状況を示した．

（2） 無機物蒸着フィルム

本書の別の項目で詳しく述べられるので概略を示す（本章2.3.3項参照）．東洋インキのシリカ，東洋メタライジングのアルミナを用いてPETへの蒸着から始まり，その後凸版印刷も加わり発展してきた．ここ数年蒸着物質，基材フィルム，蒸着法も多様化し，多くの企業が参入し進歩が著しい．①蒸着物質としては無機物の欠点である屈曲性の改善やコストなどの改善を目的として各種の無機物が試験されたが，シリカとアルミナの2元蒸着や2層蒸着といった技法が適用された製品化が進んでいる．②基材フィルムではもっぱらPETフィルムへの蒸着の時代からナイロンフィルムへの蒸着が実現し，各社とも品ぞろえされるようになった．OPPへの検討もなされている．③蒸着法は包装用としてはもっぱらPVD法（physical vapor deposition, 物理的気相蒸着法）であったがCVD法（chemical vapor deposition, 化学的気相蒸着法）でのフィルムも大日本印刷により上市された．表2.3.7に整理した．

（3） コーティングによるバリヤーフィルム

容易に入手可能なバリヤー材，PVOH・EVOH・MXD6・PVDC・PANなどのうちPVDCがエマルジョンとして広く使用されてきたが，それに代わる材料としては，PVOH・EVOHが適当である．PVOHは水溶液でコートできるが高湿度でのバリヤー性低下があり乾燥食品に限定される．かつてその点を改善する目的でEVOHの水／アルコール混合溶液からのコーティングも検討されたが，むしろ最近ではPVOHを変性して湿度依存性を改善したPVOHを使用して，OPPにコーティングしたフィルムが開発され数社が商品化して，従来Kコートと称されるPVDCコートの分野を置き換えて急速な伸びを示している．表2.3.8に開発状況を示した．

表2.3.6　共押出によるバリヤーフィルムの開発状況

メーカー	使用バリヤー材	基材樹脂	特徴	名称	備考
三菱樹脂	EVOH	N-6・PO	未延伸	ダイアミロン	草創期からの開発
住友ベークライト	EVOH	PO	未延伸	スミライト	
日石化学	EVOH	PP	圧延	バリラックス	
グンゼ	EVOH	N-6	共延伸	ヘプタックス	以下最近数年間の開発
ユニチカ	EVOH・MXDナイロン	N-6	共延伸	エンブロン	
二村化学	EVOH	PP	共延伸	ECO	
東洋紡	MXDナイロン	N-6	共延伸	ハーデン	
出光石化	MXDナイロン	N-6	共延伸	ユニアスロン	
東セロ	EVOH	LLDPE	未延伸	FBS	
三菱化学興人パックス	MXDナイロン	N-6	共延伸	スーパーニール	

表 2.3.7　無機物蒸着フィルムの開発状況

メーカー	蒸着材料			基材フィルム		蒸着法		名　称	備　考
	シリカ	アルミナ	総合	PET	ナイロン6ほか	PVD	CVD		
東洋メタライジング				○	○	○		バリアロックス	
凸版印刷	○	○	○	○	○	○		GLフィルム	OPP開発中
大日本印刷	○			○	○	○	○	IBフィルム	OPP開発中
尾池工業	○			○	○	○		MOS	
三菱化学興人パックス	○			○		○		テックバリヤ	
東洋紡			○		○	○		VCバリヤ	
ユニチカ	○			○	○	○			
麗光		○				○		ファインバリヤ	
王子油化	○				合成紙	○		ハイバリヤユポ	

表 2.3.8　コーティングによるバリヤーフィルム開発状況

メーカー	コート材	基材フィルム	コート法	名　称	備　考
東セロ	PVA・変性PVA	OPP	溶液	A-OP	
ダイセル	変性PVA	OPP	溶液	セネシXOP	ハイブリッドも
凸版印刷	PVA	OPP	溶液	OP-M	
クレハ	変性PVA	PET		ベセーラ	ハイブリッドも

表 2.3.9　レトルト用EVOHフィルム　エバール EF-CR・SR

構　成	レトルト後の P_{O_2}	レトルト後のヘーズ
サランUB構成	1.0	3.0
EF-CR構成	1.4	1.6
EF-SR構成	1.0	

構成：ON 15/各バリヤーフィルム 15/CPP 60

（4）既存のバリヤー樹脂の改質（EVOH）

画期的なガス不透過性と熱溶融成形性を共有し，環境にやさしいバリヤー樹脂として発展し，今や5万tをこえて日米欧で生産する最大のバリヤー樹脂に成長した．この樹脂の機能については多くの紹介があり，その優れた特性と加工法が開示されている．元来親水性であるため不適と思われたレトルト用途にもカップ用としては内外層の厚みと樹脂の設計によってレトルト容器の主流としてとくに米国で実用化されている．しかしフィルムや蓋材のような薄もののレトルト包装では白化やデラミが起こり対応ができなかったが，これらの点を改良したレトルト用グレードが開発され，それによると従来のアルミやPVDCを用いているものと同様の性能を示し，時宜を得た代替技術として実用化が始まっている．その性能の比較を表2.3.9に示した．

6）注目される新技術

バリヤー材料が市場に定着してから約半世紀，その間樹脂の多様化，加工技術や周辺の応用技術の進歩が，用途を拡大し生活への貢献を果たしてきた．それらの技術革新が依然として続く中，ここ数年21世紀に向けていろいろな新しい技術がこの分野に台頭してきた．たとえば液晶ポリマーとその応用（セラニーズ社のベクトラ，そのPETとの相容化ブレンド技術確立で実用化への期待[10]），フェノキシ樹脂（Dow Chemical社，EVOHに匹敵するバリヤー性[11]），いろいろな酸素吸収システムの活用（単なる酸素吸収材から各種のシステムへ，CMB社のOXBARから非常な広がりを見せつつある技術[12]），ゾルゲルコート，ビール用ボトルへの技術展開（共射出成形技術の具体化[13,14] 特殊な蒸着[12]），ナノコンポジット技術の各種の応用など多彩である．床尾[15]，渡辺[12]らがこれらを紹介しているので参照されたい．

本稿では広がりの大きい技術としてナノコンポジットについて若干触れる．

気体を通さない無機物をポリマーに分散混合す

ることにより，ガスはポリマー層内を屈曲しつつ透過を余儀なくされるから，通過距離が長くなり，したがって透過速度が減少するので，バリヤー性が向上する．しかし分散が必ずしも容易でないことと，無機物の粒子によって不透明化することが難点である．分散層の粒子の径が光の波長に匹敵する程度にまで小さくなれば透明な試料を得ることができ，合せてそこまで分散する技術の開発によって有機/無機のハイブリッド材料として有効となる．さらにこの分散粒子は球形であるよりも平板状をなしていると，気体が層内を通過する距離が大きくなりバリヤー化の効果が著しく大きい[16]（たとえばフィラーの体積分率が10%のとき，アスペクト比［＝径／厚］が10の場合と100の場合とでは透過量は7／10から2／10にまで減少する）．

トヨタ中研/宇部興産はナイロン6-モンモリロナイトの系で[17]この実用化に成功した．モンモリロナイトを5%含有して酸素透過量はナイロンの約1／4に減少する効果を得ており，無機物を含んでいるにもかかわらず深絞り成形も可能であると報じている．

またユニチカも合成層状ケイ酸塩をナノメーターサイズに分散したナノコンポジットナイロンを開発した．バリヤー性の改善は今一歩だが，こういった分散系が研究段階から工業化の段階に進みつつある傾向が見て取れ，新材料の領域が非常に有望なものとなろう．この技術はこういった成形物としてだけでなく，コーティングの材料としても有用であると考えている．

おわりに

広い範囲の内容だったのでほぼ一般化したバリヤー材料の記述を省略し，最近の話題と将来に向けた新しい胎動の状況を文献を示して紹介した．バリヤー機能がなお重要な地位を維持し，従来技術のさらなる発展に加えて，新材料・新技術が21世紀に次世代のバリヤー機能の一角を担い，その活用分野における広がりのますますの発展が期待される．

引用・参考文献

1) 猪狩恭一郎：日本包装学会誌, **7**, 307 (1998)
2) 葛良忠彦：高分子学会 17 回表面研究会講座要旨集, p. 1 (1999)
3) 猪狩恭一郎：新素材, **8** (1), 42 (1997)
4) M. Salame: *Polym. Eng. Sci.*, **26**, 1543 (1986)
5) 化学企業の動向と戦略, No. 8, 化学技術特許調査会編 (1992)
6) 仲川 勤：表面, **7**, 354 (1973)
7) 岸本 昭：高分子と水分, p. 55, 高分子学会 (1972)
8) 近藤浩司：包装技術別冊, **87** (6), 4 (1982)
9) 猪狩恭一郎：山陽技術雑誌, **43**, 1 (1993)
10) L. J. Bonis *et al.*: Future Pack '96 Preprint (Nov. 20, 1996)
11) D. H. Weinkauf *et al.*: *J. Polym. Sci. Phys. Ed.*, **29**, 329 (1991)
12) 渡辺晴彦：*Global Packaging News*, No. 7 (May 1999), No. 8 (Aug. 1999)
13) H. Weisser: *J. Pack. Sci. Tech.* **8**, 303 (1999)
14) 下裕幸：プラスティックス, **50**, 100 (1999)
15) 床尾万喜雄：日本包装学会バリヤ材料研究会要旨 (April 15, 1999)
16) L. E. Nielsen: *J. Macromol. Sci.* A1, 929 (1999)
17) 臼杵有光：プラスティックス, **48** (5), 64 (1997), 高分子 **48**, 248 (1999)

（猪狩　恭一郎）

2.3.2　ガス選択透過性プラスチック包装材料

はじめに

ガス分離膜は1980年代に実用化され，現在，水素分離膜，炭酸ガス分離膜，空気の除湿などに適用されている．そこには，膜構造とガス透過性についていくつかの考え方が提案され，また，最近では，無機膜の高選択性に着目した研究も行われており[1,2]，2000年には米国において5億ドルの市場に成長するといわれている[3]．一方，食品の包装を考えるとき，おのおのの食品に適した各種包材が用いられているが，一般には，酸素によって劣化を受ける食品であればガスバリヤー性の高い包材を，また，吸湿によって品質を損なう乾燥食品であれば防湿性の高い包材を用いればそれで充分であることが多く，この分野で積極的にガス選択透過機能が要求されるケースはあまり見受けられなかった．しかしながら，食品によっては，ある種の気体を選択的に通す包材で包装した

ほうが良い場合がある．一般に，膜（包材）によって混合ガスが分離できるということは各ガスの膜透過速度に差を持たせるということにほかならない．この透過速度を制御するためには，ガスの包材に対する透過機構を把握することが基本になる．そこで，本項では高分子膜におけるガス選択透過機構の概要と，その機能を包装材料に当てはめた開発事例について解説する．

1) 高分子膜のガス選択透過機構

混合された2種類以上のガスから対象ガスを選択的に透過させて濃縮，あるいは分離する膜として，孔のある多孔膜，孔のない非多孔膜および促進輸送膜が挙げられる．こういった膜を介してガスを分離する機構には，毛細管流れと活性化拡散流れの2種類があり，多孔膜の場合は毛細管流れ機構に従い，非多孔膜の場合には活性化拡散流れ機構に従ってガスが移動，透過する．各膜でガス透過機構は異なり，図2.3.1[4]にそれぞれのガス透過機構を模式的に示す．

（1） 細 孔 モ デ ル

多孔膜では毛細管流れ機構に従ってガスが移動，透過するが，孔をガスが通るため，孔のサイズによってガスの透過機構は異なり，クヌーセン流れ，表面拡散流れ，毛管凝縮，分子ふるいなどに分類される．クヌーセン流れにおいては孔径がガス分子の平均自由行程よりも小さいために，ガス同士の衝突よりも孔の壁との衝突により膜中を透過していく．そのため，透過速度はその分子量の平方根に逆比例する．毛細管流れ機構では，分子の集団運動で膜を構成している素材の種類に影響されず，孔径，多孔度，分子量，膜の両側の圧力差によって透過性が決まり，圧力の勾配が駆動力となり，膜素材の化学的構造や温度の影響は少ない．ガス分離の性能を引き出すためには，細孔

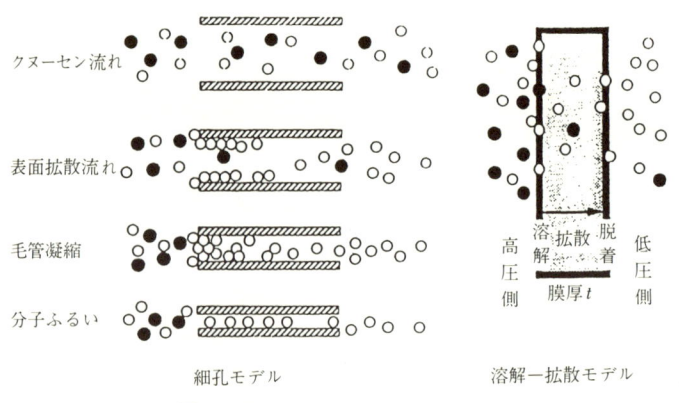

図2.3.1　ガス分離膜の透過モデル[4]

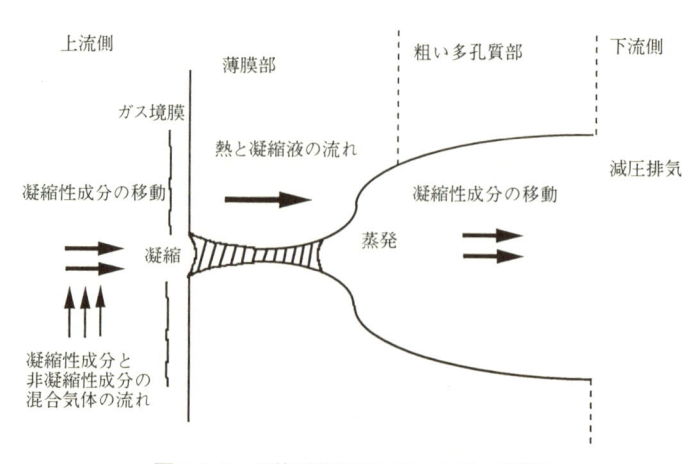

図2.3.2　毛管凝縮作用を用いたガス分離[5]

径をより小さくして孔径分布を制御することによる膜とガスとの相互作用を期待した表面拡散，毛管凝縮作用を利用することが必要となる．毛管凝縮作用を利用したガス分離の概念図を図2.3.2[5]に示した．応用例としては，シリカ-アルミナ系膜[6]による水の分離がある．また，多孔質アルミナ基板を支持体とし，その内部の細孔にゼオライトを成膜したものやガラス粉末懸濁液を多孔質セラミックス基材でろ過して堆積層を形成させてさらに酸処理で多孔質としたもの[7]が炭酸ガス分離膜として，地球温暖化防止への応用に期待されている．いずれにしても毛管凝縮作用を利用した膜は，高い選択率が期待できるが，そのためにはピンホールのない均一な大きさの細孔径を有する膜の製造がポイントとなる．

（2） 溶解・拡散モデル

非多孔高分子膜でのガス透過機構は，膜の高圧側におけるガスの溶解，膜中のガスの拡散，膜の低圧側からのガスの脱溶解という3つのステップを経る溶解-拡散機構により説明される[8]．したがって，ガスの透過係数（P）は膜へのガスの取り込みやすさを示すガスの溶解度係数（S）と，膜に取り込まれたガスの膜の中での移動のしやすさを示すガスの拡散係数（D）の積で表され，実用においては，単位膜面積，単位圧力，単位時間当たりの処理量（透過速度）が指標となる．図2.3.3[9]にポリイミド膜における種々のガスの透過係数の実測値を示した．ポリイミド膜中では，他のガスと比較して水素の透過係数が大きく，ポリイミド膜は混合ガスから水素の分離などに用いられている．一般に沸点の高いガスは高分子膜への溶解度係数が大きく，分子サイズの小さな分子は膜中の拡散速度が大きい[10]．高分子膜は膜素材の探索や合成法によって，個々のガスに対して優れた膜の開発の可能性を有しているが，まだ，分離膜として実用化できるような新たな素材は見つかっていない．

（3） 促進輸送モデル

促進輸送膜は，膜中に特定のガスと相互作用をするキャリアーを導入することにより，膜内にガスを取り込んで新たな輸送能を獲得し，膜素材単体だけでは発現できない選択性を発現する．代表的なものとして，高い選択性を持つキャリアーが膜内を自由に移動できる流動キャリアー膜（液膜）がある．

炭酸ガス分離を目的とした酢酸セルロース膜に重炭酸セシウム塩を含浸させた液膜や，酸素/窒素分離を目的としたポリフィリン類似キレート化

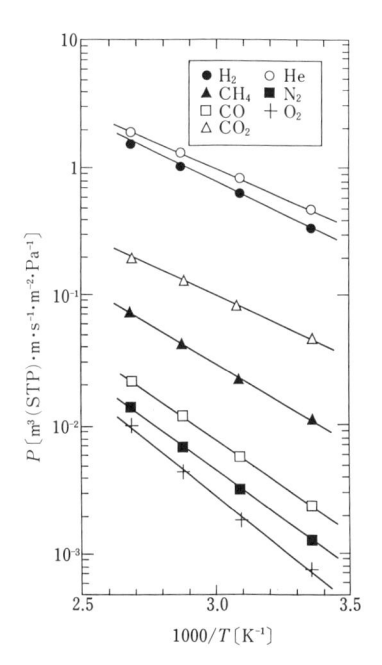

図2.3.3 ポリイミド膜中のガス透過係数の測定値[9]

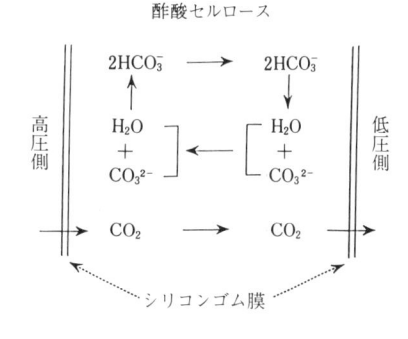

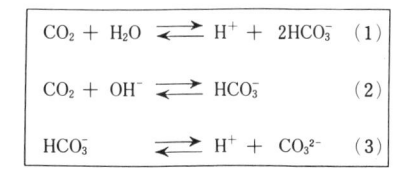

図2.3.4 液膜中の炭酸塩水溶液中の炭酸ガス輸送機構[12]

合物を酸素のキャリアーとして担持させた液膜の研究例[11]が挙げられる。炭酸塩水溶液中の炭酸ガスの輸送機構を図2.3.4[12]に示した。この液膜で、炭酸ガスの酸素に対する選択透過比は1500倍が得られている。液膜によるガス分離も原理的には非常に高い選択比が得られる可能性があるが、膜を乾燥させないなど使用条件の制約や安定性の確保などが課題である。

2) 食品用包装材料にガス選択透過機能が要求される場面

食品包装分野においても、特定の成分やガスの透過性をより望ましい方向に変える素材が実用化されている。たとえば、高湿度下で燻煙成分が透過しやすく、乾燥下では高いガスバリヤー性を有する原理を利用したSMO（スモーカブル合成ケーシング）フィルムがあり、燻煙加工食品の一次包装、二次包装の二役を果たしている[13]。また、包材に孔をあけたり、炭酸ガス吸収剤を入れたり、包装体内部から圧力が加わったときに開く弁を取り付けたり、さまざまな工夫を施した包装形態の商品群も目立ってきている。このことは、食品包装分野においても、単に包材で密閉されていれば良いということではないことを示している。孔あき包材は青果物に、炭酸ガス吸収剤は韓国におけるキムチに、弁付き包材は生味噌やコーヒー豆に見られる。

野菜や果物のような青果物は、収穫後も呼吸を続けており、その結果、炭酸ガスを発生する。その鮮度を保持するためには、その呼吸を妨げない、あるいは仮眠状態にして呼吸を制御する工夫が必要になる。また、キムチや味噌などの発酵食品では乳酸菌や酵母の呼吸作用によって発生する炭酸ガスが問題となる。このとき、孔あき包材では、かびの発生を防止できないだけでなく、異物混入やいたずらに対しても無防備である。また、炭酸ガス吸収剤もその吸収量に限界があり、弁の場合は、高価であるうえ、薫りの散逸も避けることができない。このように、食品用包材として、炭酸ガスを選択的に透過させる機能が要求される場面が多くなってきている。

一般に使用されている高分子フィルムの空気に含まれる代表的なガスである窒素、酸素、炭酸ガスに対する透過係数の比は、酸素を1とした場合、窒素は1/3〜1/5、炭酸ガスは3〜6である。しかし、この選択比は、表2.3.10[14]に示すように、フィルムの種類に大きな差はなく、ほぼこの範囲に入る。前項で述べたような工業的に利用されている膜素材をそのまま食品用包材に適用することは難しく、食品用包材として開発する場合には、まず、材料の安全衛生性を考慮しなけれ

表2.3.10 主な高分子フィルムの気体透過係数（文献14）表より抜粋）

高分子フィルム	温度(℃)	気体透過係数 注)×10^{10}			
		CO_2	O_2	N_2	CO_2/O_2
ポリジメチルシロキサン	25	3240	605	300	5.4
ポリ（4-メチルペンテン-1）	25	93	32		2.9
天然ゴム	25	99.6	17.7	6.12	5.6
ポリテトラフルオロエチレン	25	12.7	4.9		2.6
ポリエチレン（低密度 $d=0.922$）	25	12.6	2.89	0.97	4.4
ポリスチレン	20	10	2.01	0.32	5.0
ポリカーボネート	25	8	1.4	0.3	5.7
ブチルゴム	25	5.2	1.3	0.33	4.0
ポリプロピレン（2軸配向）	27	1.8	0.77	0.18	2.3
ポリエチレン（高密度 $d=0.964$）	25	3.62	0.61	0.143	5.9
ポリ塩化ビニル（30% DOP）	25	3.7	0.6	0.2	6.2
ナイロン6	30	0.16	0.038		4.2
ポリエチレンテレフタレート	25	0.15	0.03	0.006	5.0
ポリ塩化ビニリデン	25	0.029	0.005	0.001	5.8
ポリアクリルニトリル	25	0.0018	0.0003		6.0
ポリビニルアルコール	20	0.0005	0.00052	0.00045	1.0

注）cm^3 (STP)・cm/cm^2・s・cmHg

ばならない．さらに，包装される食品において選択的に透過させたいガスの透過量レベルがどの位なのか，さらに他のガス透過性についてどうあるべきなのかを明確にする必要がある．

(1) 包材設計の要点

上述したように，食品包装分野においては，炭酸ガス/酸素の透過度比の高い包材が要求される場合が多い．このガス選択透過性包材の開発に際しては，安全，衛生性が考慮された①炭酸ガス/酸素の溶解度比が高い物質，および②高溶解比物質の支持体を選択することが重要なポイントとなる．炭酸ガス/酸素の溶解度比が高い物質については，表2.3.11[15]に示したように，ブタンジオール，エチレングリコール，乳酸およびそれらの重合体が選択され，高溶解度比物質の支持体としては，けん化度が60〜95モル％のポリビニルアルコール（PVA）系樹脂が溶解物質との親和性，酸素バリヤー性や加工性などの点で優れていることがわかった．ここで酸素バリヤー性レベルは層の厚みで調整可能であり，炭酸ガス/酸素の透過度比は溶解物質の量で制御できる．実際の包材としては，この層を芯層とし，内外層に芯層のガス選択透過性を阻害しない樹脂を積層したものが用いられる．

(2) ナチュラルチーズの包装

① ナチュラルチーズ包装の現状

エメンタールに代表されるハードチーズやチェダー，エダム，ゴーダに代表されるセミハードチーズは硬い表皮（リンド）を持ったリンデッドチーズと，リンドのないリンドレスチーズに分けられる．リンデッドチーズは表面がワックスコーティングされており，熟成中に水分が蒸発し，非可食の硬い表皮が形成される．一方，プラスチックフィルムで包装して熟成するチーズは，水分蒸発による目減りがなくリンドレスチーズとなる．リンドレスチーズは製造時にワックスコート作業や労働力が軽減されることなど長所が多く，現在では，リンデッドチーズからリンドレスタイプのチーズに移行しつつある[16]．

表2.3.11 各種有機化合物のCO_2/O_2溶解度比[15]

有機化合物	溶解度(ml/ml)		溶解度比
	SCO_2	SO_2	SCO_2/SO_2
n-プロパノール	0.88	0.120	7
グリセリン	0.04	0.002	20
イソオクタン	1.60	0.200	8
アジピン酸ジオクチル	1.64	0.140	12
セバシン酸ジブチル	2.80	0.560	5
1,4-ブタンジオール	0.85	0.007	127
エチレングリコール	0.81	0.013	62
ポリエチレングリコール	1.63	0.031	53
乳酸	1.10	0.008	137

表2.3.12 リンドレスチーズの包装に適用される包装材料の材質構成[17]

材料	外側		内側
	第1層	第2層	第3層
1	EVA 厚み：30 μm	PVDC 厚み：8 μm	架橋EVA 厚み：12 μm
2	EVA 厚み：15 μm	PVDC 厚み：25 μm	架橋EVA 厚み：12 μm
3	ナイロン6（m.pt. 208℃） 厚み：30 μm	アイオノマー（Naタイプ） 厚み：30 μm	
4	ナイロン6＋アイオノマー （Znタイプ） ブレンド物（30％＋70％） 厚み：49 μm	酢酸ビニル（4.5％）EVA 厚み：89 μm	
5	アイオノマー（Naタイプ） (sodium form) 厚み：29 μm	無機系顔料で着色した酢酸ビニル（3.5％）EVA 厚み：106 μm	
6	無機系顔料で着色した酢酸ビニル（3.5％）EVA 厚み：26.5 μm	アイオノマー（Naタイプ） 厚み：108 μm	

表 2.3.13 リンドレスチーズの包装に適用される包装材料のガス透過度特性[17]a

材料	To oxygen $cm^3cm^{-2} \cdot day^{-1}atm^{-1}$		To carbon dioxide $cm^3m^{-2}day^{-1}atm^{-1}$		To water vapor $gm^{-2}day^{-1}$ at 38°C
	0%RH	80%RH	0%RH	80%RH	90%RH
1	155	155	765	765	17.0
2	250	250	1 500	1 500	29.5
3	25	125	85	455	6.2
4	600	595	2 120	2 325	4.2
5	955	865	3 685	3 295	2.3
6	440	640	1 470	1 565	4.4

a: According to DIN 53380 Standard.

表 2.3.14 各種包装材料を用いたナチュラルチーズの熟成試験結果[15]

		包材			
		A	B	C	D
ガス透過度	O_2	50	300	500	600
	CO_2	200	1 000	2 000	3 000
	α	4.0	3.3	4.0	5.0
チーズ	チェダー	1 ○	0 ○	0 ×	0 ×
	エダム	2 ○	1 ○	0 ×	0 ×
	ゴーダ	2 ○	2 ○	1 ○	0 ×
	エメンタール	2 ○	2 ○	2 ○	1 ○

ガス透過度：$cm^3/m^2 \cdot day \cdot atm$ at 30°C，チーズの熟成条件：13°C，85%RH で 20 日間保存，表中の数字および記号は，包装袋の膨張度およびかび発育の有無を示す．
0：膨張なし，1：僅かに膨れあり，2：膨張が顕著；
○：かび発育なし，×：かび発育

② チーズ用包材に要求されるガス透過度

Fradin はリンドレスチーズ熟成用プラスチックフィルムが備えるべき特性について概説[17]しており，表 2.3.12，表 2.3.13 にリンドレスチーズ熟成に用いられているプラスチックフィルムの構成およびガス透過度特性を示した．

また，ニュージーランドのチェダーチーズ（20 kg）の熟成に使用される包材の酸素透過度は 27 $cm^3/m^2 \cdot day \cdot atm \cdot$ at 10°C，100%RH が望ましいという報告[18]や，スイスタイプチーズのための熟成包材の炭酸ガス透過度は少なくとも 680 $cm^3/m^2 \cdot day \cdot atm \cdot$ at 23°C，93%RH 必要であるというオーストラリアの包材規格[16]もある．いずれにしても，リンドレスチーズの場合，種類によっては熟成中に多量の炭酸ガスを発生するためそれぞれのチーズに適したプラスチックフィルムを使用しなければならない．熟成中の炭酸ガス発生量はチーズ製造時にスターターとして添加される微生物の種類や製造条件および熟成条件によっても大きく影響されるが[16]，プラスチックフィルムの炭酸ガス透過度が不充分であるとバルーニングといって袋が膨張した状態になってしまい正常な熟成ができない．また，炭酸ガス透過度の大きい包材では酸素の透過度も大きくなり，脂質の酸化やかびの発育など悪影響を及ぼす．このことは熟成だけに限らず，熟成後の小売り用カットタイプやシュレッドタイプの包装においても同様である．

したがって，炭酸ガス透過度がより大きく酸素透過度がより小さい包材が望ましい．そこで，実際に，チーズ用包材として要求されるガスの透過度レベルを知るために代表的な 4 種類のチーズを酸素透過度が異なる 4 種類の包材を用いて熟成試験を行い，包材の膨張やかび発生の有無について調べた[15]．その結果，表 2.3.14 に示したように，酸素透過度は約 400 $cm^3/m^2 \cdot day \cdot atm \cdot$ at 23°C以下，炭酸ガス/酸素透過度比が少なくとも 5 以上であることが望ましいことがわかった．

図 2.3.5 は，開発した炭酸ガス/酸素ガス選択透過性フィルムの性能およびシュレッドしたマリボーチーズ，サムソーチーズの包装に対する適用例[15]を示したものである．対照の通常のフィルムでは炭酸ガスの発生によって，包装袋の膨張が激しく不適であったが，開発したフィルムでは炭酸ガス発生による包装袋の膨張やかび発生が認められず，良好であった．

(3) 剝きニンニクの包装

① 剝きニンニク包装の現状

収穫されたニンニクは，冷蔵貯蔵され，需要に応じて皮付きの状態，あるいは皮を剝いて通年流通される．ニンニクは皮を剝ぐと，呼吸活性が増すとともに，傷つきやすく，微生物に対する抵抗力が低下するため，かびや軟化といった問題を生じやすい．最近，流通末端では，すぐに加工・調理が可能な皮を剝いた状態のニンニクに対する要望が強まりつつある．ところが，剝きニンニクを PE（polyethylene，ポリエチレン）などのプラスチック製包材の袋に密封すると膨張が避けられ

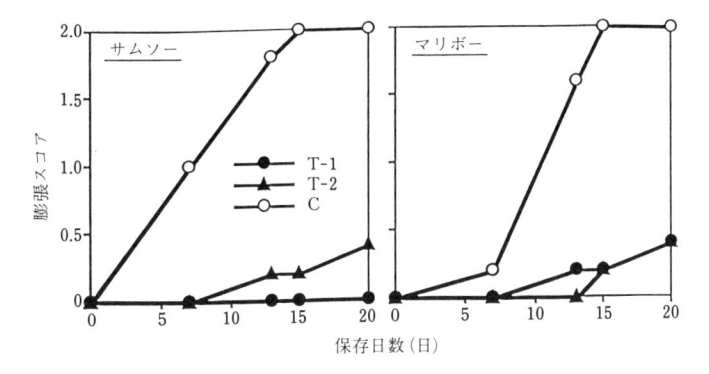

図2.3.5 CO_2選択透過性フィルムのシュレッドチーズ包装への適用[15]
T-1:CO_2選択透過性フィルム-1，T-2:CO_2選択透過性フィルム-2，
C:対照フィルム膨張スコア；0:包装袋の膨張なし，1:僅かに膨れあり，
2:膨張顕著　0および1は実用上使用可能，2は使用不適

表2.3.15 各種包材で真空包装した剥きニンニクの保存試験結果[19]

	CO_2選択透過性フィルム			LDPE	
	試作-1	試作-2	試作-3	対照-1	対照-2
O_2透過度*	290	700	1 240	1 060	3 100
CO_2透過度*	3 200	8 500	14 000	5 090	13 200
α	11.0	12.1	11.3	4.8	4.3
膨　　張	あり	OK	OK	あり	OK
状　　態	異臭	OK	OK	OK	かび・変色

*：$cm^3/m^2 \cdot day \cdot atm$ at $23°C$，$80\%RH$
α：ガス選択透過比（CO_2/O_2）
$25°C$，$70\%RH$の条件下で2週間保存

ないため，密封せずに端部を折りたたんで段ボールに梱包されていた．しかし，そういった包装形態では異物混入や安全性の面で問題があり，また，冷蔵保存中の鮮度低下も深刻で，これを軽減するためにも新たな包装技術が望まれている[19]．

② 剥きニンニク用包材に要求されるガス透過度

剥きニンニク用包材に要求される酸素透過度および炭酸ガス透過度について検討した結果，酸素透過度が400〜2 000 $cm^3/m^2 \cdot day \cdot atm$ at $23°C$の範囲にあり，炭酸ガス透過度が約7 000 $cm^3/m^2 \cdot day \cdot atm$ at $23°C$以上であることが望ましいことがわかった[20]．

表2.3.15[19]にガス透過度の異なる包材で真空包装した剥きニンニクを$25°C$，$70\%RH$の条件下で2週間保存したときの内容物の状態および包装体の評価結果を示した．対照-1では，内容物の品質は良好であったものの，包装袋の膨張が認められ，対照-2では酸素透過度が大きいため，かび発生や変色が生じ，また，試作-1では包装袋が膨張し，嫌気的呼吸に伴う異臭が発生した．一方，炭酸ガス/酸素の選択透過性の高い包材である試作-2および試作-3では，包装袋の膨張がなく，ニンニクの品質も良好であった．

おわりに

食品包装材料としての炭酸ガス/酸素選択透過性フィルムは，チーズや剥きニンニク以外の用途にも適用が可能と考えられるが，それぞれの品物ごとに生理作用が異なるため包材に要求されるガス透過特性は違ってくる．したがって，こういった生きた食品の包装設計は個々の内容物の生理特性を明確にしたうえで，それぞれにふさわしい包材設計を行っていくことが肝要である．

引用・参考文献

1) J. Hayashi *et al.*: *Ind. Eng. Chem. Res.*, **35**, 4176 (1996)
2) 松田正治ら：物質工学工業技術研究所報告，**4**, 223 (1996)
3) P. S. Puri: *RICHMAC Magazine*, **78**(7), 815 (1996)
4) 平山祐誠ら：ケミカルエンジニアリング，10 (1997)
5) 浅枝正司：高度膜分離技術ハンドブック，p.347, サイエンスフォーラム (1987)
6) M. Asaeda *et al.*: *J. Chem. Eng. Jpn.*, **19**, 234 (1986)
7) 河合千尋（住友電気化学工業(株)）：特開平11-169691 (1999)

8) T. Graham: *Philos. Mag. Sect.*, **4**(32), 401 (1866)
9) K. Haraya, T. Hakuta *et al.*: *Gas Separation and Purification*, **1**, 3 (1987)
10) 原谷賢治:膜, **13**(2), 83 (1988)
11) 西出宏之:膜, **17**(2), 115 (1992)
12) 仲川 勤:ガス分離技術および膜の産業利用技術, フジテクノシステム (1983)
13) 里見弘治, 西野 甫:包装技術, **27**, 7 (1989)
14) 仲川 勤:最新機能包装実用事典, 石谷孝祐編, p. 46, フジテクノシステム (1994)
15) 広瀬和彦ら(呉羽化学工業(株)):特開平5-222215 (1993)
16) G. Robertson: Food Packaging, Marcel Dekker, Inc., (1993)
17) M. Fradin: In Cheese Making and Sci. and Technol., Lavoisier Publishing Inc., New York (1987)
18) T. D. Thomas: *New Zealand J. Dairy Sci. Technol.*, **22**, 25 (1987)
19) 河口克己:フードリサーチ, p. 11 (1998)
20) 広瀬和彦ら(呉羽化学工業(株)):特開平8-332022 (1996)

〔広瀬　和彦〕

2.3.3　透明蒸着フィルム

1)　透明蒸着フィルムの登場の背景

包装材料のもっとも大きい用途分野である食品の流通形態の変化および流通管理システムの進展にともない, 包装形態も時間の経過につれて変化している. 食品類の品質を所定の期間, 完全に保持するため優れたバリヤー性, 環境対応性と適当なコストを持った包装材料がますます要求されるようになってきている.

なかでもとくに酸素ガスおよび水蒸気に対する優れたバリヤー性が要求されている. 2000年春から実施される包装容器リサイクル法の実施にともない, 包装材料の各ユーザー, あるいはコンバーターに課せられる費用負担の面からも, 使用する包装材料の材料構成の削減による重量の減少を図る必要がある. そのためそれぞれの包装材料に対し, より高いバリヤー機能が要求されるようになり, 従来になくハイバリヤーフィルムに対するニーズが増える傾向にある.

それらのニーズに適合する材料として各種のハイバリヤーフィルムの開発が行われているが, バリヤー性, 環境に対する適合性の点からして透明蒸着フィルムはもっとも優れた素材として数年来大きく市場を広げている.

1997年後半から1998年にかけてPVDC (polyvinylidene chloraide, ポリ塩化ビニリデン) をコーティングしたいわゆるKコートフィルムは塩素系素材としてダイオキシン問題から他の素材に代わる傾向が強くなり, 透明蒸着フィルムはハイバリヤー性と環境適応性の点から有力な代替材料として需要を伸ばし大きく市場を広げた. このような傾向は現在も続いており, 1999年は年間約5 000 t, 面積で約2 500万m²/月の需要になるものと推定される. さらに2000年に向かって年率20〜30%の成長が続き, まもなく6 000 t/年に市場は拡大するものと考えられる.

しかし透明蒸着フィルムはまだ開発段階にあるため, 内容の変化が激しく新規参入メーカーによる新製品の開発, Kコート製品への代替要求, 低価格KOP (K coated oriented polypropylene, Kコートポリプロピレン) フィルムへの対応, および高い性能が要求されるアルミ箔の代替要求に対する対応など, 市場の拡大による市場ニーズも多岐にわたるようになったため, それらの要求に適合するための業界内部で激しい開発競争が続いている.

2)　透明蒸着フィルムの市場展開

ハイバリヤーフィルム業界は環境問題に対する適応性から, 業界に大きな比率を占めていた塩素を含む包装材料, あるいは一部アルミ箔の代替材料が徐々に拡大している.

代替材料として大別するとコーティングタイプフィルムと透明蒸着フィルムに分類することができる.

本来, 透明蒸着フィルムはコーティングフィルムに比較して性能的にあらゆる点で優れているので, より大きな市場を占めるべきものであるが, 価格の点で従来のKOPの低価格品などに対し対応が困難である. そのためOPPフィルム (oriented polypropylene film, 2軸延伸ポリプロピレンフィルム) をベースにしたコーティングタイプのバリヤーフィルムが開発され, バリヤー性では若

干劣るものの，環境対応性と価格の点からスナック，菓子関係用としてバリヤー包材の一画を占めつつある．OPPフィルム以外のPET（polyethylene terephthalate，ポリエチレンテレフタレート），あるいはONY（oriented nylon，延伸ナイロン）などのコーティングタイプも開発され一部テストマーケティングも行われている．しかし，性能的に問題があり，いずれも酸素ガス透過率は優れているが防湿性の点で難点があるケースが多い．しかしこれからもコーティングタイプの開発がさらに増えるものと考えられる．OPPフィルムに対するコーティングタイプをローバリヤーとすると，ミドルバリヤーからハイバリヤーがPETフィルムをベースとした透明蒸着フィルムである．現在透明蒸着フィルムは酸化アルミ蒸着フィルムと酸化ケイ素蒸着フィルムの2種類が生産，販売されている．酸化アルミ蒸着フィルムが販売量の約75～80％，酸化ケイ素蒸着フィルムが25～15％となっている．

透明蒸着フィルムは1994年頃から価格の低下と相まって市場に受け入れられ，その後，前年比40～70％の成長が続き今後もしばらくの間は前年比2桁の成長が続くものと考えられる．コーティングタイプフィルムと透明蒸着フィルムの開発状況を簡単にまとめると**表2.3.16**のごとくなり，透明蒸着フィルムの市場規模の推移をまとめると

表 2.3.16 透明ハイバリヤーフィルム開発状況

種類	ベースフィルム	現状	その他
透明蒸着フィルム	PET ONY OPP	数年前より実用化 一部実用化 研究段階	用途が拡大している 開発研究が続いている ——
コーティングフィルム	PET ONY OPP	特殊タイプ実用化 テストマーケット中 数年前より実用化	—— —— 低価格，市場拡大している

表 2.3.17 透明蒸着フィルムの市場規模の推移（単位：t/年）

	1994年	1995年	1996年	1997年	1998年	1999年
販売量	650	1 100	1 850	2 650	3 700	5 200
前年比(％)	200	170	170	140	140	140

PET　12 μm

表 2.3.18 透明蒸着フィルムの製造法，商品名および生産会社

蒸着法	蒸着膜	商品名	会社名
DVD法 物理蒸着	抵抗加熱 誘導加熱	SiO_x 〃 Al_2O_3 SiO_x 〃 Al_2O_3	GLフィルム テックバリヤー バリヤーロックス Trans Pack Silaminate ファインバリヤー	凸版印刷 三菱化学 東洋メタライジング Flex Product（米国） 4 P（Vanleer）ドイツ レイコオ
	EB加熱	Al_2O_3 〃 SiO_x 〃	GLフィルム バリヤーロックス MOSフィルム Ceramis	凸版印刷 東洋メタライジング 尾池工業 Lawson Mardon（スイス）
CVD法 化学蒸着	高周波	SiO_x 〃 〃	QLF Super Barrier IBフィルム	BOCコーティング（英国） PC Material 大日本印刷

表2.3.17のごとくなる.
3) 透明蒸着フィルムの製造法
包装材料として使用されている透明蒸着フィルムの製造法としては，物理的蒸着法，PVD（physical vapor deposite）法，およびCVD（chemical vapor deposite）法に大別することができる．現在世界で行われている透明蒸着フィルムの製造法，商品名および生産会社をまとめると表2.3.18のごとくなる．

（1） 物理的蒸着法（PVD）法
真空蒸着の大きな特徴は，きわめて薄い無機物の皮膜を高速でコーティングする点にあり，一般のアルミ蒸着の場合，最大幅3m，加工速度500～800m/分といわれている．透明蒸着の場合，いまだそのレベルに達していないが，きわめて効率的な生産が行われている．物理的蒸着法を加熱方式によって分類すると，一般的には表2.3.19に示す3つの方法に大別することができる．

一般的な真空蒸着機の概要を示すと図2.3.6のごとくなる．

この方式は後述のEB（electron beam，電子線照射）加熱方式に比較して生産性の点で若干劣るが，安定した蒸着手法であり均一性の高い品質を得ることができる．

EB加熱方式による真空蒸着は主にLeybold（ライボルト）社（ドイツ）により実用化されている．この方式の特徴は文献1）によると設備の柔軟性，生産性，信頼性，および環境負荷の少ないことである．

最近のEB蒸着機の能力は表2.3.20のごとくなっている．

アルミナ蒸着は通常の蒸着用のアルミを原料に加熱蒸発させた状態で酸素を吹き込み，Alを酸化しAl_2O_3を形成し蒸着フィルムとする．アルミは反応性に富んでいるため比較的効率良く蒸着することができる．

表2.3.19 加熱方式による分類

方式	特徴
誘導加熱	高周波による誘導加熱方式でルツボ容器中の金属を加熱溶融，気化する．
抵抗加熱	ボード状の容器の電気抵抗によりワイヤー状でフィードされる金属を溶融し気化する．
EB加熱	EBガンによるEB照射によってルツボ容器中の金属を加熱溶融気化する．

表2.3.20 TOP BEAM 2100 （Leybold社）

フィルム		PET	PET	PET
フィルム長さ	m	36 000	36 000	36 000
蒸着膜		SiO_x	Al_2O_3	Al
蒸着速度	m/分	530	720	960
サイクルタイム	分	150	130	140
生産能力	T/Y (12 μm)	26 000	31 000	47 000
酸素バリヤー性	cc/m²・24h	<2.5	<3.0	—

表2.3.21 透明蒸着の製造工程

	アルミナ Al_2O_3	シリカ SiO_x
出発原料 蒸着源	Al ↓ 誘導・抵抗・EB加熱 ↓ Al_2O_3	SiO　Si+SiO_x 誘導　EB加熱 ↘↙ SiO_x
蒸着物質	金属	金属酸化物
反応制御	完全酸化	不完全酸化
膜質	透明，硬い	透明，一部着色，強度大

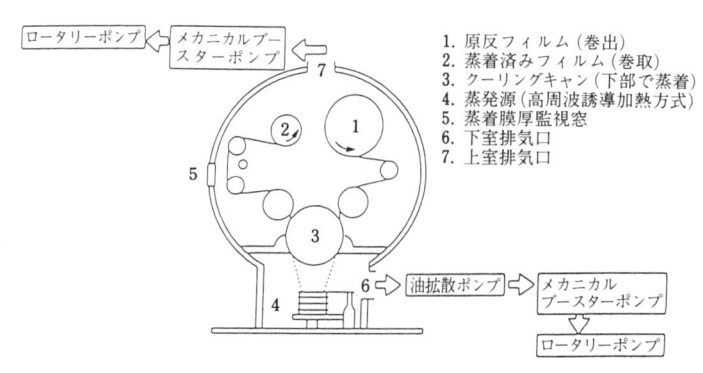

1. 原反フィルム（巻出）
2. 蒸着済みフィルム（巻取）
3. クーリングキャン（下部で蒸着）
4. 蒸発源（高周波誘導加熱方式）
5. 蒸着膜厚監視窓
6. 下室排気口
7. 上室排気口

図2.3.6 真空フィルム蒸着機

シリカ蒸着とアルミナ蒸着の蒸着工程の比較を行うと**表2.3.21**ごとくなる[2]．

（2） 化学蒸着法（CVD法，chemical vapor deposition）

CVD法はPVD法と異なり，蒸着原料に作成しようとする成分を含んだガスを使い化学反応を使用している．PVD法とCVD法のもっとも大きな違いは，PVD法では蒸着原料を気化するため高温での処理が必要となるが，CVD法では上述のように蒸着用原料にガスを使用し電磁波エネルギーを加え，ガスをプラズマ化し，あまり熱をかけることなく蒸着する点にある．文献3)によると原理はHMDSO（ヘキサメチルジシロキサン）のような有機化合物，シラン（SiH_4）のような無機化合物，キャリアーガスのヘリウム（He），酸化させるための酸素（O_2）とを混合して真空チャンバーに吹き込み，高周波または電磁波によりプラズマを作り，反応によってSiO_xを形成させる方法である．PECVD法のモデル図は**図2.3.7**のごとくなる[4]．PECVD法で得られる蒸着フィルムの性能は，Airco社の発表によると**表2.3.22**および**表2.3.23**のごとくになる．CVD法によ

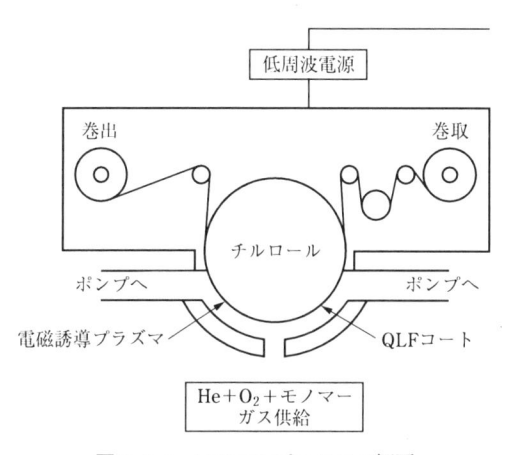

図2.3.7 PECVDプロセスの概要

表2.3.22 Airco社のプラズマ蒸着機，機台別酸素透過度

蒸着機	幅 (cm)	蒸着速度 (m/分)	酸素透過度 ($cc/m^2 \cdot 24h$)		
			PET	OPP	ONY
ベンチモデル	30	PET(30), OPP(15)	1	10	0.6
Flex-1	66	PET(100), OPP(30)	2	5	0.6
Flex-2	152	PET(100), OPP(30), ONY(100)	1.2	7	1.4
Flex-3	203	PET(100)	1.4		

表2.3.23 幅66cm，厚さ12μmのQLF-PETフィルムのドライラミネート前後のガスバリヤー性

ラミネート条件	ラミネート前		ラミネート後		ラミネート強度 (g/15mm)
	酸素透過度 ($cc/m^2 \cdot day$)	水蒸気透過度 ($g/m^2 \cdot day$)	酸素透過度 ($cc/m^2 \cdot day$)	水蒸気透過度 ($g/m^2 \cdot day$)	
PET-SiO_2/接/CPP	1.1	1.2	0.8	1.4	150
PET-SiO_2/接/SiO_2-PET/接/CPP	1.1	1.2	0.5	0.6	150
PET-SiO_2/接/LDPE	1.4	1.4	1.2	1.1	800
PET-SiO_2/接/CPP	1.4	1.4	1.7	1.2	550

る蒸着フィルムは，PD法による蒸着フィルムに比較して残留ひずみは少なくカールが少ないこと，マイクロクラックが入りにくいなどの特徴がある．しかし生産性の点ではPVD法がCVD法に比較して数段優れており，現在日本ではPVD法が圧倒的に多く，CVD法の評価は現在導入されている製品のコストと性能の評価状況によって決まってくるものと考えられるが，今，伝えられている透明蒸着機の新設はすべてPVD法といわれている．

4） 透明蒸着フィルムの特徴

透明蒸着フィルムは前述のようにシリカ蒸着フィルムとアルミナ蒸着フィルムの2種類が商品化されている．透明性，バリヤー性，耐熱性，価格などの点でそれぞれ若干の差があるが，その特徴とするところはほぼ同じで，概略つぎのごとくなっている．

① 環境に対してクリーンな機能性包材である．

PET，ナイロンフィルムをベースにしているが焼却するさい，塩素ガスなどの発生もなく環境対応性が優れている．

② 良好な透明性

古典的なシリカ蒸着フィルムを除いてきわめて良好な透明性を持っている．とくにアルミナ蒸着フィルムは優れた透明性を持っている．最近のシリカ蒸着フィルムは特有な着色も薄くなり，実用的には支障のないレベルにまで改良され，透明性も良好である．

③ 優れたバリヤー性

多くのプラスチックフィルムの中でもっとも優れたバリヤー性を持っており，とくに酸素，および水蒸気に対しバランスの取れたバリヤー性を示すと同時にフレーバーバリヤー性も優れている．またベースフィルムにポリエステルを使用している透明蒸着フィルムは，ポリエステルフィルムが比較的温度，湿度の影響を受けにくいこと，蒸着であるシリカ，およびアルミナとも温度，湿度に安定しているため，ハイバリヤーフィルムとしてきわめて安定したバリヤー性を持っている．

酸素透過度の温度依存性を示すと図2.3.8のごとくになる．

④ 優れた耐薬品性

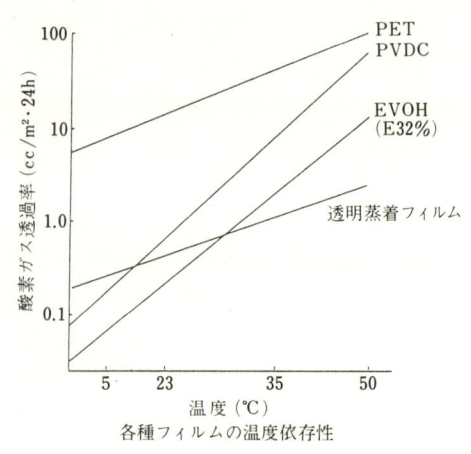

図2.3.8 酸素透過度の温度依存性

シリカ蒸着フィルムは蒸着層がSiO_xで表現されるように，ガラスライクな層を形成しているため，酸，アルカリに対し良好な耐性を持っている．しかしアルミナ蒸着は酸，アルカリに対する耐性は弱い．

⑤ 良好な電子レンジ適性

マイクロ波透過性を持っているので，良好な電子レンジ適性を持っている．

⑥ 金属探知器が使用可能

⑦ レトルト殺菌が可能

5） 透明蒸着フィルムの性能

シリカ蒸着フィルムはPETフィルムに酸化ケイ素を200〜1500Åの厚さで蒸着した製品であり，蒸着原料，あるいは蒸着条件によって組成が異なるためSiO_xとして表現されている．xはだいたい1.5〜1.8のあいだと推定されている．結晶の状態はX線回折により非晶性のガラス質と推定されている．

アルミナ蒸着フィルムはPETフィルムに酸化アルミニウム，Al_2O_3を蒸着したフィルムである．完全酸化したAl_2O_3は無色透明であり，製膜速度は非常に速く経済性が優れている．バリヤー性はSiO_x蒸着フィルムに比較して若干劣るのと若干脆い傾向がある．また加工適性も劣るためAl_2O_3の表面処理などを行い製品の安定性を高め，大きなシェアを保持している．

（1） バリヤー性

シリカ蒸着フィルムおよびアルミナ蒸着フィルムの代表的メーカーである尾池工業，東洋メタラ

表 2.3.24 シリカ蒸着フィルムのバリヤー性[5]

品　名	タイプ	酸素ガス透過率 (cc/m²・24 h)	水蒸気透過率 (g/m²・24 h)
MOS-TS	未　処　理	1.5	1.2
MOS-TO	〃	1.2	0.9
MOS-TB	〃	1.0	0.8
MOS-TH	〃	0.5	0.5
MOS-TSR	コーティング	0.8	0.6
MOS-TOH	〃	0.1〜0.2	0.5〜0.6

表 2.3.25 アルミナ蒸着フィルムのバリヤー性[6]

品　名		タイプ	酸素ガス透過率 (cc/m²・24 h)	水蒸気透過率 (g/m²・24 h)
バリアーロックス	1011 HG	未　処　理	1.5	1.5
〃	1011 HGC	コーティング	1.5	1.5
〃	1011 MG	未　処　理	2.0	3.0
〃	〃 MGC	コーティング	3.0	3.0
〃	〃 RGC	〃	2〜5	2〜5
〃	〃 HGCE	〃	0.8	0.7

表 2.3.26 各種バリヤーフィルムのバリヤー性

構　成	酸素ガス透過率 (cc/m²・24 h)	水蒸気透過率 (g/m²・24 h)
シリカ蒸着フィルム/L-LDPE(60)	1.0	0.7
PET(12)/シリカ蒸着フィルム/L-LDPE	1.1	0.7
PET(12)/EVOH/L-LDPE(60)	0.3	5.6
PET(12)/アルミ箔/L-LDPE(60)	0	0
KOP/L-LDPE(60)	13.0	2.2
PET/L-LDPE(60)	120.0	5.4

表 2.3.27 シリカ蒸着フィルムの光線透過率

	全光線 (%)	平行光線 (%)	分光光線 (% at 320 nm)
ポリエステルフィルム(12)	89	86	62
MOS-TH	89	86	62
MOS-TB	87	84	50
MOS-TO	88	85	59

イジング社の製品のバリヤー性をそれぞれまとめると表 2.3.24, 表 2.3.25 のごとくなる．

また，各種バリヤーフィルムとシリカ蒸着フィルムの性能を比較すると表 2.3.26 のごとくなる．

(2) 透　明　性

アルミナ蒸着は開発当初より透明性はきわめて優れており，大きな特徴となっていたが，シリカ蒸着は蒸着原料の関係から若干着色する傾向があった．しかし，その後の研究によりシリカ蒸着も実用的にほとんど問題がないレベルにまで透明性

が向上している．尾池工業製 MOS フィルムの光線透過率の測定データをまとめると表 2.3.27 のごとくなる．MOS-TH は通常の未処理 PET とほぼ同じ透明性を持っている．

(3) 保　香　性

透明蒸着フィルムは保香性に優れており，PVDC などのハイバリヤー性フィルムに比較しても優れた保香性を持っている．簡単な保香性のテストデータをまとめると表 2.3.28 のごとくなる．

表2.3.28 保香性

内容物	シリカ蒸着フィルム	アルミナ蒸着フィルム	エバール	PET
インスタントコーヒー	○	○	△	○
バニラエッセンス	○	○	×	△
カレーパウダー	△	△	×	△
ガーリック	○	△	×	△
キムチ漬	○	×	×	×
たくあん	○	△	×	△
ソース	△	△	×	△
L-メントール	○	○	○	○
樟脳香	○	○	○	△

○：臭いなし △：僅かに臭う ×：相当臭う

材料構成
① シリカ蒸着フィルム/L-LDPE
② アルミナ蒸着フィルム/L-LDPE ｝いずれもドライラミネート
③ エバール/L-LDPE
④ PET/L-LDPE

表2.3.29 シリカ蒸着フィルムとハイバリヤーフィルムの耐屈曲性（ゲルボテスト）

回数 試料	酸素ガス透過率[*1]				水蒸気透過率[*2]			
	ブランク	10回	50回	100回	ブランク	10回	50回	100回
(1)	1.2	2.1	3.2	4.8	1.0	1.0	1.2	1.9
(2)	0.1	0.1	0.2	0.2	0.5	0.5	0.6	0.7
(3)	10.3	11.7	11.9	11.3	7.8	7.1	8.5	7.7
(4)	0.2	0.2	5.0	5.5	0	0.1	0.1	0.1

*1 酸素ガス透過率：$cc/m^2 \cdot 24\,h$, 22℃ 90%RH
*2 水蒸気透過率：$g/m^2 \cdot 24\,h$, 40℃ 90%RH
(1) MOS-TO/L-LDPE(60)
(2) MOS-TOH/L-LDPE(60)
(3) K-PET/L-LDPE(60)
(4) PET/アルミ箔/L-LDPE(40)

(4) 耐屈曲性

透明蒸着フィルムは，プラスチックフィルムの上に無機物である SiO_x あるいは Al_2O_3 を蒸着しているため，一般的には屈曲することによりマイクロクラックが入りやすいといわれている。Al_2O_3 蒸着，いわゆるアルミナ蒸着は若干硬く，脆い傾向があるため耐屈曲性が若干劣る。最近は蒸着層の表面処理技術が進み，耐屈曲性も大幅に改良され，一部の製品ではゲルボテストを100回かけてもほとんど劣化が認められないレベルまで改良されている。シリカ蒸着フィルムの未処理タイプ，処理タイプと他のハイバリヤーフィルムとの耐屈曲性をまとめると**表2.3.29**のごとくなる。

(5) 電子レンジ適性

アルミ箔と異なり，透明蒸着フィルムはマイクロ波を通すため良好な電子レンジ適性を持っている。

(6) 金属探知器適性

良好な金属探知器適性を持っている。

(7) 各種加工適性

透明蒸着フィルムは蒸着面の濡れ性が良いため，安定した加工をすることができる。とくにシリカ蒸着フィルムは蒸着面が52ダイン以上の濡れ性を持っているため印刷，ラミネートを含めて安定した加工ができる。しかし，アルミナ蒸着フィルムは若干濡れ性が劣るため加工のさい注意が必要であるが，あらかじめ Al_2O_3 蒸着面を処理してあるものは安定して加工することができる。機械適性も安定しているため，現在一般に使用されている加工機で問題なく加工することができ

① グラビア印刷

シリカ蒸着面のグラビア印刷加工適性はきわめて良好であり，印刷インキに対する選択性もほとんどないため，印刷インキの選択範囲は大きく自由に選ぶことができる．現在市場の主体になっているウレタン系印刷インキはもちろん，徐々に増えているノントルオールタイプも問題なく使うことができる．しかし，アルミナ蒸着の場合のAl_2O_3蒸着面の未処理タイプは若干問題があり，あらかじめインキ適性について確認する必要がある．

蒸着面の処理タイプは，シリカ蒸着タイプ同様まったく問題がない．したがって，後の工程および必要な性能を充分配慮して印刷インキの選択をすることができる．印刷機も特別な装置は必要なく，通常のグラビア印刷機を使用することができる．印刷途中での原反をジョイントするさいのダンサーロールによる摩擦も問題なく，バリヤー性も劣化することなく印刷することができる．

② ドライラミネーション

透明蒸着フィルムが開発されて以降，ドライラミネーションはもっとも安定したラミネート手法であり，現在も透明蒸着フィルムのラミネート加工の70～80%がこの方法で加工されている．接着剤の選択範囲も広く，ノンソル接着剤，水性接着剤，ポリエーテル系接着剤，あるいはウレタン系接着剤など代表的な接着剤は基本的に使うことができる．テストデータの一例を示すと**表2.3.30**のごとくなる．

表2.3.30のごとくシリカ蒸着フィルムの場合は，ウレタン系接着剤で基本的に問題なくラミネートすることができるが，実績のない接着剤を使用する場合はあらかじめ接着性について確認する必要がある．アルミナ蒸着の場合は蒸着面の未処理タイプは加工適性が悪いため，慎重に事前テストをする必要がある．しかし，蒸着面をあらかじめ処理したフィルムは加工適性が良好であり，ウレタン系接着剤であれば問題はない．

③ エクストリュージョンラミネーション

透明蒸着面に押出ラミネート加工を行う場合はAC(anchor coat，アンカーコート)剤が必要である．現在市場で一般的に使われているポリエチレンイミン系，ポリブタジエン系およびウレタン系がいずれも有効である．透明蒸着フィルム，シリカ，アルミナ蒸着とも，押出ラミネート加工条件によって蒸着面にマイクロクラックが発生し，大幅にバリヤー性が損なわれることがあるため注意が必要である．通常，LDPE (low density polyethylene，低密度ポリエチレン)の押出加工のさいは上述のようにAC剤が必要であるが，ポリマー中に極性基を持ったニュークレル(三井デュポン(株))などの場合はAC剤は不要であり，ダイレクトに押出ラミネートができると同時に押出温度

表2.3.30 ドライラミネート試験結果

接着剤 / 測定項目	ボイル前 ラミネート強度 (g/15 mm)	ボイル前 ヒートシール強度 (kg/15 mm)	ボイル後 ラミネート強度 (g/15 mm)	ボイル後 ヒートシール強度 (kg/15 mm)
AD-N 36 9 A/B	110 PE	2.04	—	—
AD-610/CAT-EP-5	1 070 PE	4.13 E		
AD-329/CAT-8 B	220 PE	2.86	230 PE	3.24
AD-590/CAT-56	800～1 040 PE	4.01 E	480～640 E	4.66 ff
AD-585/CAT-10	820 PE	4.32	420 PE	4.47 ff

PE：剥離後の接着剤の位置，E：エッジ切れ，ff：材料破断
(1) 材料構成：MOS-TB(VM)/L-LDPE(50)
(2) 接着剤：東洋モートン(株)
　　AD-N 36 9 A/B-ノンソルタイプ
　　AD-610/CAT-EP-5-水性
　　AD-329/CAT-8 B-ポリエステル
　　AD-590/CAT-56-ポリエステル
　　AD-585/CAT-10-ポリエステル

を下げることができるため，安定した加工が可能である．エクストリュージョンラミネートを分類するとつぎの3種類に大別できるが，透明蒸着フィルム単体にエクストリュージョンラミネートを行う場合にもっとも注意が必要である．

　a. 透明蒸着フィルム/LDPE：透明蒸着フィルム単体の蒸着面に直接押出加工をする方法であり，もっとも蒸着面にマイクロクラックの入りやすい加工である．LDPEの押出ラミネート加工のさい，急激な加熱と冷却および巻き取るさいのテンションによるPETフィルムの伸び，縮みに対して，無機蒸着層が追従できないため蒸着層にマイクロクラックが発生し，バリヤー性が劣化することがある．CVD法によって作られた透明蒸着フィルムはPVD法による蒸着フィルムに比較して展伸性が良いため，マイクロクラックが入りにくい傾向がある．

　b. 積層フィルム/LDPE：あらかじめ積層した透明蒸着フィルムに押出ラミネート加工を行う場合はほとんど問題がなく，安定した加工をすることができる．

　c. ポリサンド加工：透明蒸着フィルムと他のプラスチックフィルムの貼合，いわゆるポリサンド加工は，透明蒸着フィルム単体にポリエチレンラミネート加工するときと違って透明蒸着フィルムに大きな負荷がかからないため比較的安定した加工ができる．

　最近は透明蒸着フィルムの品質の向上とエクストリュージョンラミネートの慣れもあって，徐々にエクストリュージョンラミネート加工が増えてきている．

6) 今後の展開

ハイバリヤー市場において透明蒸着フィルムは最近数年来，そのハイバリヤー性，透明性および環境対応性の点でKコートフィルム，一部アルミ箔の代替素材として急速に市場を拡大し，すでに400〜500 t/月，面積換算12 μPETで約2 600万〜3 000万 m^2/月の規模に達している．大部分はPETフィルムベースでアルミナ蒸着を主に，シリカ蒸着で市場展開が行われている．一方，バリヤーフィルムとして機能の点で若干劣る点はあるが，コスト対応の点からOPPフィルムベースのコーティングタイプがKOP代替として市場の一画を占め，合せてオレフィン系共押出フィルムも価格対応性の点から市場展開に入りつつあり，それぞれが性能と価格のバランスの中で住み分けしている．高分子ポリマーと無機コーティングから構成されている透明蒸着フィルムはいまだ開発途上にあり，使用されているフィルムもいまだPETフィルムが大部分でナイロンフィルムが若干量ある程度でOPPフィルムはまったく実用領域にはなっておらず，価格的にも不充分な状況にある．そのためにOPPフィルムを主体にしたコーティングフィルム，一部共押出フィルムと競合状態になっているが，プラスチックフィルムの蒸着加工によるバランスの取れた，酸素および水蒸気に対するバリヤー性，蒸着加工の高い生産性などからして近い将来，蒸着加工技術の進展にともない透明蒸着フィルムがハイバリヤーフィルムの主流になるものと推定される．現在の透明蒸着フィルムの需要動向からするとすでに供給過多の状況になっているが近い将来の技術開発およびコスト競争を前提にさらにフィルムメーカー数社の参入が予定され，激しい競合をしながらハイバリヤーフィルム市場で透明蒸着フィルムが圧倒的に市場シェアを広げるものと考えられる．比較的近い将来の技術開発動向を推測するとつぎのようになる．

(1) ONY（延伸ナイロン）およびOPPフィルムの蒸着

透明蒸着フィルムは当初の開発目標からしてPETフィルムからスタートし，現在に至っている．市場の拡大，環境対応の点から，ナイロンフィルムに対する透明蒸着が市場から要望されて久しいが，まだ完全なものができないでいる．一部CVD方式による蒸着加工品が実用化されているが性能，価格とも問題を抱えている．とくにナイロンフィルム特有の水蒸気透過率，ナイロンと透明蒸着層の密着などの問題がまだ未解決の状況にある．OPPフィルムに対する蒸着加工も市場から早急な開発が要求されているがOPPフィルムに対する密着性，生産性にともなう価格問題と相まっていまだ上市に至っていないが，ハイバリヤーフィルムのメイン市場であり，各社の研究が続

いている．

（2）蒸着膜質の改良

透明蒸着フィルムはPETフィルムに約200～1000Åの蒸着を行い，ハイバリヤー性を保ちながら市場展開を図ってきたが，市場の拡大にともない，要求性能も多岐にわたるようになった．アルミ箔代替，あるいは包装容器リサイクル法に関連して包装材料の層構成の削減を図るための高性能素材としての要求とKOPフィルムの代替に要求されるローバリヤー，低コスト品の分野に大きく分けることができる．より安定した高性能が要求される分野では蒸着膜質の改質による性能のアップが重要な課題であり，T社から発表されているアルミナとシリカによる二元蒸着はその典型的な技術開発である．蒸着層の表面処理技術も重要な展開であり，すでにアルミナ蒸着フィルムの表面処理は大きな実績を積んでいる．蒸着フィルムの持つ不安定さのカバー，さらに一段の性能アップなどが期待され，今後多岐にわたる研究開発が続くものと推定される．

引用・参考文献

1) PPSレポート, No. 69 (October, 1998)
2) ハイバリアー性包装技術の製法と設計, 加工技術及び用途展開, p.110, 技術情報協会 (1998. 9)
3) R. J. Nelson : Plasma Enchanced Chemical Vapor Deposition of SiO_x, Coating for Gas Diffusion Barrier Enchancement of Flexible Polymerized Compounds (July, 1993)
4) PPSレポート, No. 69 (October, 1998)
5) 尾池工業(株), カタログ
6) 東洋メタライジング, カタログ

〈山口　力男〉

2.3.4　帯電防止フィルム

1）静電気の発生原因

高分子プラスチックフィルムが帯電する原因は大別するとつぎの3つに分類される．

（1）摩擦帯電

広義の摩擦帯電は接触剥離帯電，摩擦帯電，衝突帯電を含めるのが一般的である．高分子フィルムを接触させて引き離すと誘電率の大きいほうが正に，小さいほうが負に帯電し，帯電量は誘電率の差に比例する．電子受容性基を持つ材料は負帯電しやすく，塩基性あるいは電子供与性を有する材料は正帯電しやすいことが知られている．摩擦帯電は多くの接触点を有する広い面の接触状態と考えれば，2表面の接触，分離の過程において電荷の移動，分離，蓄積などが行われる．この接触状態は全面において均一ではないため帯電状態はフィルム表面では不均一となっており，コーティング斑，印刷インクの飛びなどの現象がよく見かけられる．

（2）誘導帯電

高分子プラスチックフィルムのような絶縁体では電荷の移動は起こりにくいが，電気力による変位が生じて分極現象を示す．帯電体が近接すると分極により帯電する現象を誘導帯電という．

（3）コロナ帯電

コロナ放電で空気分子が電離してイオン化し，帯電体にひかれて付着して帯電した状態を作り出す．これはフィルムをコロナ放電処理するとフィルムは印加エネルギーに対応して帯電する現象である．コロナ放電処理後のフィルムの帯電状態は全面にわたって不均一な状態である．日常帯電圧測定器で測定する帯電量は，ある局所領域の平均値として見ているものであり，フィルム表面の真の帯電斑を見ているものではない．

2）帯電防止の基本技術と帯電防止フィルム

基本技術は次の4つに大別される．

① 摩擦帯電の起きない導電性容器包材（conductive）．
② 摩擦帯電の起きない帯電防止性容器包材（anti-static）．
③ 外部電界の影響を受けない静電シールド性（electro-static shielding）．
④ 摩擦帯電の起きない誘導帯電防止（electro-static induction proof）．

包装用途向けの帯電防止フィルムはコストおよび安全性の要素が大きいため，②および④項の帯電防止技術を利用するのが一般的である．

（1）帯電防止剤による帯電防止

現在包装用フィルムに用いられている帯電防止剤は主として低分子界面活性剤である．代表的な

表 2.3.31 主な帯電防止材の種類

分類	化学構造
ノニオン系	$R-N<\begin{array}{l}(CH_2CH_2O)_mH\\(CH_2CH_2O)_mH\end{array}$ $R-N<\begin{array}{l}CH_2CH_2O)_mH\\(CH_2CH_2O)_nCOR\end{array}$ CH_2OCOR / $CHOH$ / CH_2OH と環状構造
カチオン系	$R-\overset{\oplus}{N}(CH_3)_3\ X^{\ominus}$, $R-\overset{\oplus}{N}(CH_3)_2(CH_2CH_2O)_mH\ X^{\ominus}$
アニオン系	$RSO_3^{\ominus}Na^{\oplus}$, $R-\bigcirc-SO_3^{\ominus}Na^{\oplus}$, $\begin{array}{c}RO\\RO\end{array}\!\!>\!\!P\!\!<\!\!\begin{array}{c}O\\O^{\ominus}\end{array}Na^{\oplus}$
両性系	$R-\overset{\oplus}{N}(CH_3)_2CH_2COO^{\ominus}$, イミダゾリン型構造

イオン性		代表的な帯電防止剤
ノニオン系界面活性剤	エステル型	グリセリン脂肪酸エステル ポリグリセリン脂肪酸エステル ソルビタン脂肪酸エステル
	エーテル型	ポリオキシエチレンアルキルエーテル ポリオキシエチレンアルキル フェノールエーテル
	エステル・エーテル型	ポリオキシエチレン グリセリン脂肪酸エステル ポリオキシエチレン ソルビタン脂肪酸エステル
	アミンおよびアミド型	アルキルジエタノールアミン アルキルジエタノールアミド ポリオキシエチレン アルキルジエタノールアミン
アニオン系界面活性剤	スルホン酸型	アルキルスルホン酸塩 アルキルベンゼンスルホン酸塩
	硫酸塩	アルキル硫酸エステル塩 ポリオキシエチレン硫酸エステル塩
	リン酸塩	アルキルリン酸エステル塩 ポリオキシエチレンアルキリン酸
カチオン系界面活性剤	アンモニウム塩	アルキル第4級アンモニウム塩
両性系界面活性剤	イミダゾリン型	アルキルイミダゾリン誘導体
	ベタイン型	アルキルベタイン
	アラニン型	N-アルキルアラニン

例を表 2.3.31 に示す.

① 塗工タイプの帯電防止フィルム

イオン電導機構による界面活性剤は親水性基と疎水性基とからなり，水溶液中で電離して作るイオンの種類で陽イオン，陰イオン，両性表面活性剤に区分され，電離しない材料はノニオン系と呼ばれている．親水基（極性基）と親油基（非極性基）原子団のバランスで使用するプラスチックとの相溶性や帯電防止性などのバランスをとる．親油，親水性の指標として HLB 値（hydrophilic lipophilic balance，界面活性剤の親水疎水バランス）が，相溶性として SP 値（solubility parameter, 溶解性パラメータ）が使われることが多い．また，これらの低分子界面活性剤とは別に高分子型の帯

電防止剤を使用した新製品も開発されている．さらに，誘導帯電防止型の帯電防止剤を用いた新製品も実用化されている．

a. 電防止ポリエステルフィルム：耐熱性に優れたアニオン系（陰イオン）帯電防止剤を表面にコーティングした帯電防止フィルムの特性を示す．イオン電導タイプは水の存在がフィルムの表面電導に影響するので，低湿度下での帯電防止能の低下が生じる．一例として水分吸収性のあるリン酸水素ナトリウムを帯電防止剤と混合した場合，期待とは反対に表面抵抗が悪化することがある．これは雰囲気中の水分をリン酸水素ナトリウムが吸収してしまうために，スルホン酸ソーダの水分捕捉分率が減少して電荷移動ネットワークが阻害されるためだと推察される．その挙動を図 2.3.9 に示す．しかし保水性は重要な要素であり，帯電防止剤自体への水分供与性が高い材料であれば効果は大きくなる．水分の影響が大きいことを示す一例である．帯電防止フィルムの代表特性値を表 2.3.32 に示す．使用例は後述するが，片面ないし両面が帯電防止性を有するフィルムが上市されている．

一般的に外面を構成する帯電防止フィルムが帯電防止性を備えていれば，内面の帯電防止トラブルを解決できるが，少しでも安定性のある帯電防止包装は内面のヒートシーラントフィルムも帯電防止性を有することが望ましい．帯電防止性が片面にある場合，フィルム内に生じた電気的ひずみは，帯電防止面で緩和されるためだと考えられるが，フィルムの分子構造に基づく分極性，分子易動度によってひずみの除去時間に差が生じてくる．このために帯電量の減衰速度に差を生じ，自動包装のように高速使用の場合は減衰時間が長いとトラブルを生じるため，本来帯電しにくいフィ

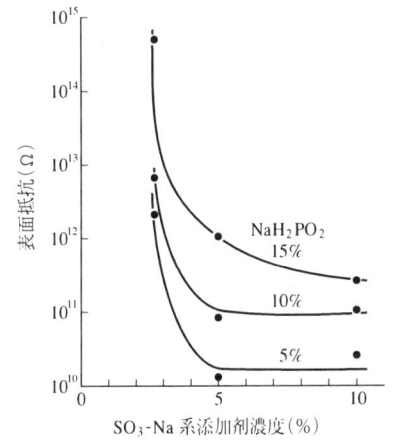

図 2.3.9 イオン伝導型帯電防止剤と保水剤の影響

表 2.3.32 帯電防止 PET フィルム

項目		単位	条件	帯電防止タイプ	一般タイプ	測定法
厚さ		μm	——	15	15	JIS C 2318
ヘイズ		%		1.7	1.5	JIS K 6714
引張強度	縦横	MPa	23℃・65%RH	216 275	206 275	JIS K 7127
引張伸度	縦横	%		105 70	100 70	JIS K 7127
加熱収縮率	縦横	%	160℃，10分	0.9 1.1	0.8 0.9	JIS C 2318
静摩擦係数	B/B	—	23℃・50%RH	0.65 0.60	0.60 0.45	JIS C 2318
動摩擦係数	B/B		23℃・65%RH	——	0.82	JIS K 7125
			23℃・80%RH	——	2.20	同上
表面抵抗率	巻外	log Ω	23℃・65%RH	10	14	ASTM D 257
灰付着距離	巻外	mm		1以下	50	東洋紡法

表 2.3.33 帯電防止 ONY フィルム

項 目	単 位		帯電防止タイプ	一般タイプ	測 定 法
厚さ	μm		15	15	JIS C 2318
ヘイズ	%		1.6	1.7	JIS K 6714
引張強度	MPa	縦横	216 274	22 28	JIS C 2318
引張伸度	%	縦横	110 80	110 80	JIS C 2318
加熱収縮率	% 160℃, 10分	縦横	1.0 1.2	1.0 1.2	JIS C 2318
静摩擦係数 動摩擦係数	フィルム/フィルム 50%RH	巻外	0.65 0.60	0.50 0.43	ASTM D 1894
米袋滑り角度	度(50%RH)	巻外	41	30	東洋紡法
表面抵抗率	log Ω	巻外	10	14	ASTM D 257
灰付着距離	mm	巻外	1以下	50	東洋紡法

ルムであることが要求される.

b. 帯電防止性ポリアミドフィルム：包装用途で使用されるポリアミドフィルムの主体は，NY (nylon, ナイロン) 6 と MXD (メタキシレンジアミン) ナイロン 6 フィルムである. 帯電防止性 NY 6 フィルムの代表特性の一例を**表2.3.33**に示す. NY 6 は PET (polyethylene terephthalate, ポリエチレンテレフタレート) 同様, ガラス転移温度が室温より高いため, 練込みタイプでは優れた帯電防止性を発現することは難しく, コーティング・タイプが現在の主流である.

② 練込みタイプの帯電防止フィルム

a. 帯電防止 PET フィルム：現状では包装用として練込みタイプは, 実用上多用されていない. 技術的には筆者らも研究開発したが, 非ブリード, 易接着性で湿度依存性を改良した製品を作ることができる. それは親水性基を原料ポリマー中に導入し, 低湿下での帯電防止性を付与し低分子帯電防止剤を併用して, 僅かの水分でも優れた帯電防止性を向上した新製品である. 代表的な帯電防止性能を**図2.3.10**に示す.

b. 2 軸延伸ポリプロピレンフィルム (OPP)：OPP フィルムは包装材料として中心的な素材であるが帯電防止性はまったくないため, 前述の帯電防止剤が練り込まれている. 帯電防止剤はフィルム表面にマイグレーションして, 雰囲気中の水

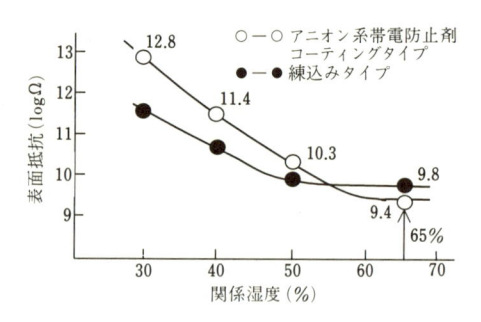

図2.3.10 練込みタイプ帯電防止 PET フィルムの湿度依存性

表2.3.34 帯電防止フィルムの要求品質

・帯電防止性能	摩擦・剥離帯電のないこと
・帯電防止の湿度依存性	冬期など低湿度下で帯電防止性があること
・ブリード白化	経時による過剰ブリードにより白濁しないこと
・加熱による帯電防止能の低下	加湿エージングによる性能低下がないこと
・ブロッキング	ブリードアウトによる加圧ブロッキングのないこと
・滑性	適度の滑りを与えること
・接着	印刷・ラミネートなどの接着不良のないこと
・鉱油白化しないこと	繊維製品の編立オイル白化のないこと
・加工機汚染	加工機へ転移汚染しないこと
・印刷・ラミネートによる性能低下	残留溶剤による帯電防止能の低下が少ないこと

表 2.3.35 帯電防止ポリオレフィンフィルムの代表特性

⟨OPP フィルム⟩

項目		単位	一般ラミネート用途		繊維包装用途	強帯電防止	測定法
厚さ		μm	20	30	30	25	JIS B 7509
ヘイズ		%	1.8	2.7	2.0	2.8	JIS K 7105
表面抵抗率	65%RH	log Ω	11	11	12	10	JIS K 6911
引張強度	縦 横	MPa	145 345	145 345	135 310	135 310	JIS K 7127
引張伸度	縦 横	%	200 45	200 45	170 40	160 40	JIS K 7127
引張弾性率	縦 横	MPa	2 200 4 400	2 200 4 500	1 600 3 400	1 500 3 000	JIS K 7127
動摩擦係数	F B	—	0.25 0.40	0.25 0.40	0.25 0.25	0.20 0.20	JIS K 7125 準拠
加熱収縮率 (120℃×5分)	縦 横	%	3.5 1.2	3.5 1.0	3.2 0.8	3.5 0.6	JIS K 6782
濡れ指数	F	mN/m	39	39	39	39	JIS K 6768

- これらのデータは 23℃, 65%RH で求めた代表値.
- F：コロナ処理面(巻内)　B：非コロナ処理面(巻外)

⟨CPP と LLDPE フィルム⟩

項目		単位	帯電防止CPP	帯電防止LLDPE	測定法
厚さ		μm	40	40	JIS B 7509
ヘイズ		%	4.4	7.5	JIS K 7105
表面抵抗率	シール面	log Ω	10	11	JIS K 6911
引張強度	縦 横	MPa	45 31	37.2 34.3	JIS K 7127
引張伸度	縦 横	%	450 600	520 640	JIS K 7127
引張弾性率	縦 横	MPa	600 600	167 167	JIS K 7127
静摩擦係数	シール面	—	0.3	0.3	傾斜法
加熱収縮率 CPP：120℃, 30分 LLDPE：90℃, 30分	縦 横	%	1.3 0.5	1.2 0.4	JIS K 6782
衝撃強度	23℃ 5℃	N·cm	46 41	49.0 44.1	東洋紡法
ヒートシール強度 (0.2 MPa, 1 s)		N/15 mm	3.0 (135℃) 10.0 (140℃) 13.0 (145℃) —	1.2 (115℃) 5.9 (120℃) 7.8 (125℃) 8.8 (130℃)	東洋紡法

- これらのデータは 23℃, 65%RH で求めた代表値.
- 巻外面：ヒートシール面.

分の存在によって表面抵抗が低くなり，導電度を高めた表面を作りあげることによって帯電防止能を持つことになる．したがって，帯電防止剤はマイグレーションの適度な状態を実現する意味から，使用する原料がホモポリマーとコポリマーによって著しく挙動が異なる特性を利用して設計される．用途上要求される性能を表2.3.34に示す．

このような多岐にわたる要求特性はオールシーズンにわたって必要である．このために使用するポリプロピレン原料へのコモノマー成分の導入，帯電防止剤の親水・親油性バランス，コロナ放電処理，適性なエージング処理などによって達成される．帯電防止OPPフィルムの特性の一例を表2.3.35に示す．現在市販されているフィルムはラミネート用，繊維包装用，パートコート用，強帯電防止用，テープ用，カレンダー用，プリントラミ用，防曇フィルム，片面および両面ヒートシーラブルなど各種のタイプがあるので，この中から一般ラミネート用，繊維包装用，強帯電防止用の3種について表2.3.35に例示する．

c. 未延伸ポリプロピレン（CPP）：CPPは単体使用もあるが，ラミネート用のヒートシーラントとして使用されることが多い．帯電防止タイプとして低温ヒートシール性を前提としたラミネート用では，原料ポリプロピレンとしてはコポリマーが使用される．コポリマーはランダムポリマー，ターポリマー，ブロックコポリマーなどがある．エチレン，ブテン-1など共重合成分として使われるため，帯電防止剤の分子間内移動が容易で，マイグレーションしやすい反面，高温状態では帯電防止剤の溶解度の向上により拡散し，内部にもぐり込んでしまい，帯電防止性能が低下する．これはOPPフィルムも同様であるが，CPPは低結晶性であるうえにコポリマー成分が多く，かつ配向度が低いため，この挙動が生じやすく，一つの問題点である．帯電防止CPPフィルムの特性の一例を表2.3.35に示す．

高温状態における帯電防止能は一例として図2.3.11のように高温時低下する．原因は前述のとおり，拡散，溶解性が高まるためであり，たとえば摩擦係数はエージング温度を高くすると高くなり，表面にマイグレートしていた帯電防止剤が内部へ拡散移行する証拠の一つと考えられる．

d. 帯電防止ポリエチレン（PE, LLDPE）：最近ではとくに線状ポリエチレン（LLDPE）の普及が著しく，帯電防止LLDPEも普及してきた．代表的な特性を表2.3.35に示す．

（2）電子電導型帯電防止PETフィルム

従来より開発された導電性高分子を用いた帯電防止フィルムは，ポリピロールをフィルム表面上で重合させた複合フィルムや可溶化ポリアニリンをPETフィルム上に積層したものや，ポリアセチレンなどの導電性ポリマーを練り込むことなどが紹介されている．最近では，水溶性導電性高分子と高分子バインダーとの混合物からなる高分子型帯電防止剤をPETフィルムにコーティングしたフィルムが開発されている．これにより低湿下での帯電防止性，耐熱，耐水性に優れた帯電防止フィルムが得られる．特性比較をすると図2.3.

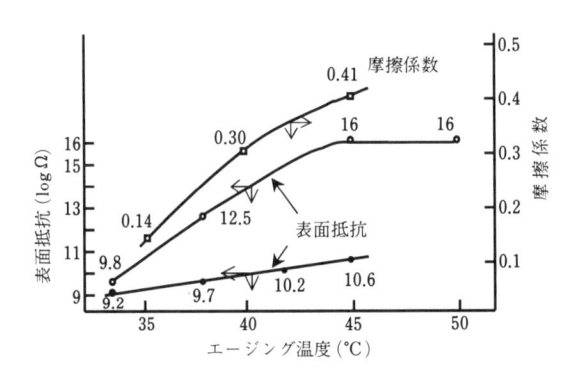

図2.3.11 CPPフィルムの温度依存性

12のような挙動となる．また耐熱性を示す一例として，イオン電導型の帯電防止剤との比較を図**2.3.13**に示す．湿度変化および加熱による帯電防止性の低下は改善され，ドライラミネートの乾燥工程での品質低下を防止できる．

（3） 高分子型帯電防止タイプ

電荷移動型ポリマーを用いたポリマー層の形成や練込みによる導電性の付与を行うタイプが開発されている．最近ではポリアミド系の超微細ポリマーを導電媒体とした連続導電ネットワークを形成させ，非ブリード，永久帯電防止性を有する高分子練込み型の帯電防止フィルムが紹介されている．また，このタイプのフィルムは，イオン電導型で見られる湿度依存性はないのが大きい特徴である．このフィルムの概念は図**2.3.14**に示すように微細導電網を多数有するフィルムである．

他にホウ酸を出発原料としたボロンポリマーを用いた帯電防止も紹介されている．その他，帯電防止性能を有するポリウレタン系樹脂，つまり高分子型帯電防止剤と汎用のPMMA（polymethyl methacrylate，ポリメタクリル酸メチル），PP（polypropylene，ポリプロピレン）などとアロイ化したものをマトリックス樹脂に均一分散させ網目状の導電経路を形成して帯電防止能を持たせて，かつ非汚染性，湿度依存性のない，表面抵抗値で10^{10}から$10^{12}\Omega/\square$の特性を示す．

（4） 静電誘導型帯電防止

この技術は，表面抵抗値を下げてイオン電導性を高める原理ではなく，誘導帯電を防止する技術である．最近登場した高分子型の帯電防止ポリマーを塗工または練り込むことにより，誘導帯電を瞬時に防止して，帯電を防止する．このタイプの利点は非汚染性，耐久性に加え，フィルム表面の帯電斑が生じにくい利点もある．現在実用化されている材料はアクリル系共重合体を主成分とした新しい概念の帯電防止技術が開発され，片面にコーティングするだけで誘導帯電防止ができる．体積固有抵抗が小さい素材であるほど帯電防止性能の発現誘導時間を短縮できるが，汎用の包装材料であるOPP，PET，ONY（oriented nylon，延伸ナイロン）などで容易に帯電防止ができることが認められている．PETフィルムにコーティングした場合の表面抵抗の湿度依存性は比較的少ないことがわかっているが，もっとも顕著であるのは摩擦帯電圧がきわめて低くて安定していることであろう．図**2.3.15**に一例を示す．

（5） 導電性材料による帯電防止

カーボンブラックなどの導電材料を混合する

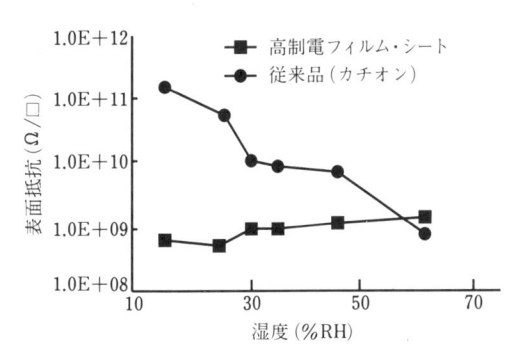

図 **2.3.12** 帯電防止PETフィルムの帯電防止性[1]

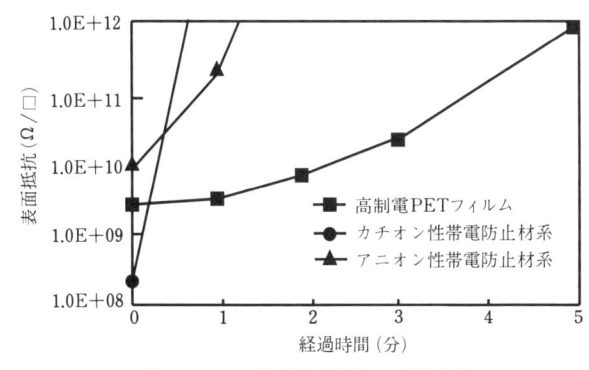

図 **2.3.13** 帯電防止性能の耐熱変化[1]

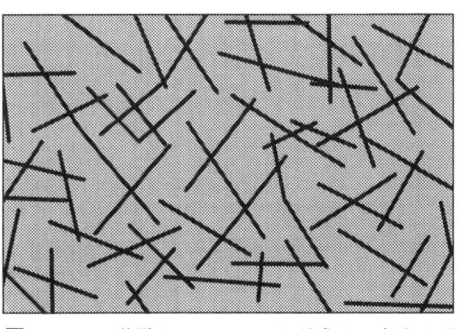

図 **2.3.14** 導電ネットワークを形成する高分子型帯電防止の想定図[2]

か，あるいはカーボン入り塗料にして塗工して，プラスチックフィルムに導電性を付与することができる．この原理を利用して高分子型の導電性材料を練り込み，導電ネットワーク構造を作り導電性を付与する技術も開発されている．しかし，外観および不透明ゆえに一般包装用として使用することは少ない．

（6） 静電シールド性帯電防止

一般の包装用途にはコスト，外観面から使用されないが，帯電量に敏感な電子部品デバイスなどには使用される．本稿では省略する．

3） 帯電防止フィルムの使用例

包装用フィルムでは第一義的に，各種素材が有する固有の特性で用途選択されたうえで帯電防止性を付与するのが通例である．一例として包装用PETフィルムについての実用例を表2.3.36に示す．乾燥食品，粉末およびフレーク状製品，粒状製品などの充填時および製品流通，使用時の帯電による各種障害の解消や印刷，ラミネート加工時の加工適性と作業時の静電気障害の防止を目的として使用される．ヒートシーラントとして使用される帯電防止PEやCPPはこれらの帯電防止基材フィルムと併用される場合が多い．

4） 今後の展望

基本的な技術と現状および最近の新技術の事例を紹介したが，フィルム包装分野では電子部品，デバイスなどの包装，プロテクトフィルムなど，高機能を要する分野では高度な技術も活用ができるが，一般的な包装分野では価格的制約により活用できる技術に制限を受ける．しかし幸いにも，表面の導電性，誘導帯電防止を行うことで著しい効果を生むことも認められているので，上述のような高分子型の帯電防止技術，分散，複合技術と，それによるコスト低減のための技術開発が展望できる．伝統的な低分子界面活性剤を中心としてきた領域に，新風が吹き込まれるものと考える．

2.3.5 透過性フィルム

包装材料は，一般的にガスおよび水蒸気遮断性を有するバリヤーフィルムが食品保存上重要な特性であるので，バリヤー性についての関心が強い．しかし，昨今透過性を有するフィルムの要求が高まってきていることは，ガスまたは水蒸気あるいは他の揮発性物質などの透過調整膜としての多様化を意味するものである．

1） フィルムの透過性能に影響する因子

（1） ポリマーの化学的構造

ポリマー主鎖骨格の繰返し単位の中の官能基の種類や構造によって決定される．たとえば，ビニル化合物の置換基Xを表2.3.37のように変えると酸素透過率は著しく変化することが知られている．極性基が導入されると鎖と鎖間の相互引力が強まり，分子運動を制限する．また水酸基の導入により強力な水素結合が分子運動を抑制してバリヤー性が向上する．

（2） 結晶化度

フィルムの結晶化度が高くなり高密度になると，透過度は低くなる．同一のポリマーを用いたフィルムも密度のコントロールによってバリヤー性は変化する．

（3） ガラス転移温度（T_g）

分子の熱運動性を示す T_g 以下の温度では透過性が低くなる．

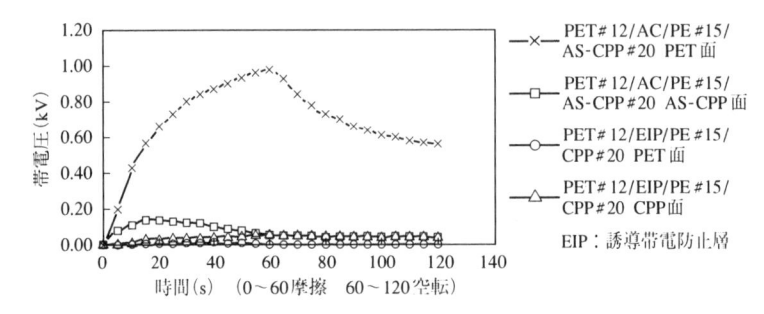

図2.3.15　PET/CPPラミネート構成の摩擦帯電圧比較[3]

2.3 機能性包装材料

表 2.3.36 帯電防止 PET フィルム

目的	包材構成	用途
粉末付着防止	AS-PET/PE/AS シーラント	てんぷら粉，粉わさび，農薬，粗びきコーヒー，ホットケーキミックス，ゼラチンパウダー，白玉粉
	AS-PET//AS シーラント	てんぷら粉，粉末コーヒー，きな粉，ゴマ，かたくり粉
	AS-PET/PE/一般シーラント	小麦粉，ホームベーカリー，ふりかけ，その他粉物
	AS-PET/一般シーラント AS-PET//一般シーラント	蒸しパンの粉，てんぷら粉 粉末コーヒー
	AS-PET//KOP/AS シーラント	ふりかけ
	AS-PET/PE/Al/AS シーラント	粉末スープ
	AS-K-PET/PE/Al/AS シーラント	粉末スープ
	AS-PET/PE/Al/PE/シーラント AS-PET//Al//シーラント AS-PET//VM-PET/シーラント	農薬 農薬 農薬
自動ラップル包装防止	AS-PET/PE/AS シーラント	ゼラチンパウダー，ホットケーキミックス，かたくり粉
	AS-PET//AS シーラント AS-PET//Al/シーラント	キャンディー アメ
塵埃付着防止	AS-PET/シーラント 上記農薬の項参照	薬品，ジャム，マーガリン 農薬
印刷時ヒゲ防止	AS-PET//AS シーラント AS-PET/PE/シーラント AS-PET//シーラント AS-K-PE/PE/シーラント AS-PET//Al/PE AS-PET//ONY//シーラント	アメ ラーメン 漬物 ラーメン アメの外装 おでん

注) AS：帯電防止　　//：ドライラミネート　　/：押出ラミネート

表 2.3.37 官能基の酸素透過率に与える影響

官能基	酸素透過率	指数
OH	0.155	0.01
CN	0.620	0.04
Cl	124.3	8
F	233.0	15
$COOCH_3$	264.0	17
CH_3	2 325	150
C_6H_5	6 510	420
H	7 440	480

＊酸素透過率の単位は（$cm^3 \cdot 25.4\ \mu m/m^2 \cdot 24\ h \cdot atm$）
＊ビニル化合物の置換基の一つが官能基で置換されたものとする．
$$(-CH_2-CH-)_n$$
$$\hspace{2em}|$$
$$\hspace{2em}X$$

(4) 溶解度指数

拡散速度とは別に，溶解度係数の大小が，透過性を決定付ける要素の一つである．

(5) 自由体積

透過物質はポリマー中の自由体積を透過していくので，この大小も重要な要素の一つである．

(6) 水素結合

上述の極性を有するフィルムでは透過度は低くなるが，湿潤下では水素結合が水によって破壊され透過度は高くなる．

(7) 分子配向度

フィルムを延伸すると分子配向し，配向結晶化して透過度が低くなるので配向度と熱処理による結晶化と合せて延伸フィルムでは透過度が一般的に低くなる．

(8) 温度

ポリマーと透過成分の分子運動が励起されて透

過度は増大する．吸着熱と拡散のための活性化エネルギーの和によって決定さる透過の活性化エネルギーの大小によって透過度は変化するが，前述項目などの構成ポリマーの化学構造が影響する．

透過性フィルムとしてはポリマー固有の透過性を利用する場合と空洞含有フィルム，後加工による微細穿孔加工フィルムに分類される．基本となる高分子フィルムと透過性フィルムの酸素ガス，水蒸気の透過度特性の位置付けを図2.3.16に示す．製膜時あるいは後加工で，さらに求める透過度コントロールをする．

2） 非多孔透過性フィルム

原料ポリマーの特性を利用した透過性フィルムとしてつぎのものが挙げられる．

（1） ポリ4メチルペンテン-1フィルム

本フィルムは比較的大きい自由体積を有するための酸素，炭酸ガス，窒素，エチレンガスなどの透過性が大きいフィルムである．透過性は図2.3.16に挙げる．この透過水準は青果物，花き類のMA（modified atmosphere，ガス制御）包装に適するが，透湿度が50〜60 g/m²・24 hと大きいため水分蒸散にやや問題を生じる場合がある．その他ポリブタジエン，ポリスチレンなどが挙げられる．

（2） 透湿性ポリエステルフィルム

芳香族ポリエステルをハードセグメントとし，脂肪族ポリエーテルをソフトセグメントとしたブロック共重合体から透湿度が約3 000 g/m²・24 hの高透湿性フィルムが得られる．図2.3.16に透湿度のみの位置付けを示す．

3） 延伸による空洞含有フィルム

プラスチック重合体に無機物や非相溶性ポリマーなどを混合し，延伸によってミクロボイドを形成して透過性を向上することができる．たとえばポリテトラフルオロエチレンを延伸し，微細な連続多孔質構造を与えたもの（ゴアテックス）や，人工おむつで代表されるようにポリオレフィン原料に無機充填剤を混練して延伸によりボイドを形成した多孔質の通気性，透湿性フィルムがある．

また無機充填剤だけでなく非相溶性樹脂を混練し，延伸によって多数のミクロボイドを形成した空洞含有フィルムも古くから上市されてきた．これらの各フィルムの透過性の範囲を図2.3.16に示す．

4） 有孔フィルム

上述のフィルムは基本的にはフィルムの原料フォーミュレーションと製膜技術によってできたフィルムであるが，後加工によってフィルムの水蒸

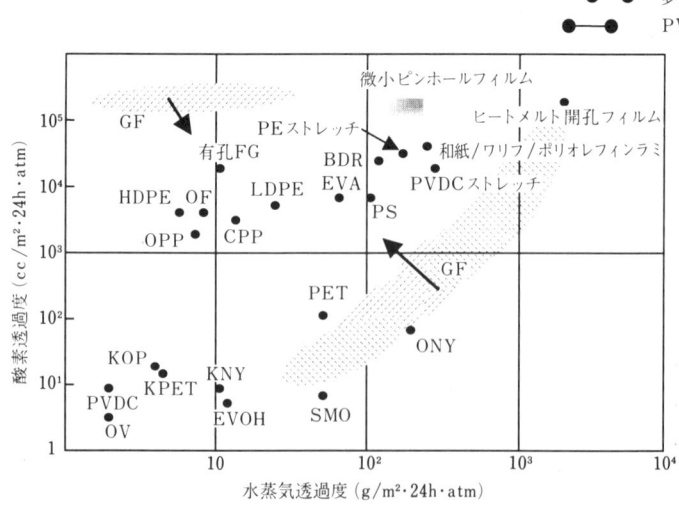

図2.3.16 フィルムのバリヤー性と鮮度保持の関係[4]

気，ガスの透過度および選択透過性を与えることができる．これらの開発は市場ニーズによるものであり，実例としては衣料，青果物の鮮度保持包装，医療用テープ，乾燥剤や脱酸素剤および鮮度保持剤などの包装に用いられる．プラスチックフィルムに微細な貫通孔あるいは非貫通孔を穿孔する技術の概要をつぎに説明する．

（1） 熱針による機械的穿孔

針状突起を設けた加熱回転ロールと離型性，耐熱性を有する冷却ロールの間にフィルムを通過させ，分解温度以上に保たれた高温針状突部で穿孔する．比較的高密度で高速加工できるものの，この方法は貫通孔で，孔径は約200〜400ミクロンで約5〜50個/cm²の密度である．貫通孔で比較的穿孔径が大きいので，透湿度はポリエチレンで1000〜8000 g/m²·24 hまで向上する．しかしながら最近開発された穿孔技術ではさらに穿孔密度は遙かに高い水準にある．

（2） 溶 融 法

耐熱性のある紙やセロファンにプラスチックフィルムをラミネートして，加熱シリンダーの突起面によって，プラスチックフィルムのみが貫通穿孔される．この加工法で得られる透過水準はポリエチレンで200 g/m²·24 h前後と思われる．もちろん突起の寸法，密度によって決定されると考えられるため，あくまでの目安である．

（3） 電 気 的 方 法

古くは放電による穿孔技術があり，たとえばタバコフィルターの外面の紙に微細な穿孔が行われてきた．最近はレーザービームによる微小貫通ピンホールを形成する方法が採用され，主として野菜のMA包装に使われている．開孔部分の寸法は一般的に20〜100ミクロン程度で，ほぼ円形になっている．このフィルムの開孔の目的は水蒸気透過度の向上にあらず，酸素，炭酸ガスなどの透過性を上げることである．従来技術の開孔は孔径が大きく，透湿度の向上を意図しているが，微小ピンホールフィルムはガスの透過度の向上に重点を置いている．図 2.3.16 のとおり広い範囲の透過度コントロールができる．透湿度は選択するプラスチック材料固有の特性範囲で決定される．開孔の形状は**写真 2.3.1** に示す．

（4） 最 新 の 技 術

貫通孔，非貫通孔ともに加工可能な方法が開発され，とくに非貫通j孔フィルムは透過性フィルムとしてはきわめてユニークなフィルムといえる．このフィルムのガス透過の原理は，微細な局部的薄肉部分の全面積に占める面積割合が，ガスの透過性に著しく影響するくらい大きいことである．したがって，従来の有孔フィルムより遙かに高密度の非貫通孔を有する画期的な技術に基づいたフィルムである．密度が高いことにより，面からのガス透過は均一となる．酸素ガス透過度で表せば数千 cc/m²·24 h·atm から数十万 cc/m²·24 h·atm である．貫通孔では数百万 cc/m²·24 h·atm まで製品化できる．孔径は十数から数十ミクロンであり，従来の水準とは著しく微細な領域にあるといえる．形状の一部を**写真 2.3.2** に示す．またこの技術は各種のフィルムに加工可能であり，図 2.3.16 に示す各種のフィルムの透過水準を出発透過度として GF で表した領域で広範囲な透過度コントロールができる．また非貫通孔フィルムは外部からのバクテリア，コンタミネーションの侵入を防止できるという利点がある．

5） 透過性フィルムの用途

透過性フィルムと一口にいっても，非常に広範囲のプラスチック材料があり，コスト・パフォーマンスから実用的には制限されてくる．ここでは包装用に使用される範囲における用途とその周辺について述べる．

（1） 青果物鮮度保持包装，菌床栽培

酸素，炭酸ガス，エチレンガス，水蒸気などの

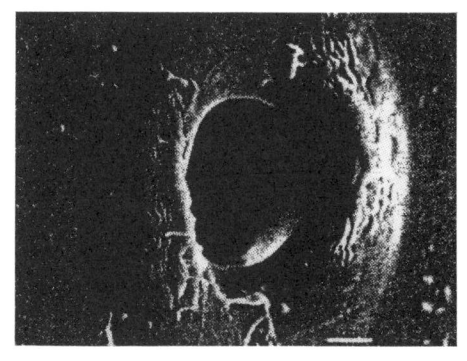

写真 2.3.1 ポリプロピレンフィルムの貫通開孔部分：SEM電子顕微鏡写真[5]

写真 2.3.2　ポリプロピレンフィルムの穿孔部分：
非貫通孔[6] SEM 電子顕微鏡写真

透過度コントロールに基づく MA 包装で青果物の鮮度向上に寄与している．また同様に菌茸類の菌床栽培用，育苗シートなどにも，その呼吸性を活かして実用化が進みつつある．

（2）メディカル，ヘルスケア，サニタリー分野

通気性，水蒸気透過性を利用して，貼付薬用基材，滅菌袋，紙おむつ，ショーツ，ナプキン，温湿布用フィルムなどに使用される．

（3）食品包装用途

電子レンジ食品再加熱用途，ドリップ吸収マット，魚介類包装，脱酸素剤，乾燥・除湿剤などに使用されている．

（4）産業資材

結露防止シート，木材保護シート，テープなどに使用される．

（5）そ の 他

防虫，脱臭，使い捨てカイロ，衣料用，農業用マルチシートなどが挙げられる．

6）今後の展望

上述のとおり，プラスチック原料，フィルム製造方法，後加工技術などの組合せによりかなり広範囲の透過性フィルムが得られるようになったが，水蒸気と酸素，炭酸ガスなど各種のガスとの選択透過性の正確なコントロールは現在のところ未完成である．今後はフィルムが遮断性から透過性の両特性を含めた範囲での選択透過制御技術の発展が望まれる．

引用・参考文献

1) 小長谷重次：包装技術, p. 261, (社)日本包装技術協会（平成 11. 3）
2) Robert D. Leaversuch : Modern Plastics International, p. 77, McGraw-Hill Companies (Oct., 1999)
3) アルテック(株)技術資料（1999）
4) 井坂　勤：ジャパンフードサイエンス, p. 59, 日本食品出版(株)(1985. 10)
5) 小川富太郎：最新機能包装実用事典, p. 620, フジテクノシステム（1994. 8）
6) 加川清二：ポーラステクノ技術資料，(有)ポーラステクノ

（井坂　勤）

第3章 複合容器

3.1 複合容器とは

複合とは,「2つ以上のことが合さって1つになる」ことである.そこで,複合容器の場合には2種類の容器が考えられる.1つは2枚以上のフィルムを貼り合せたラミネートフィルムを使用した容器と,貼り合せないで重ね合せて作った容器とがある.さらに後者には,フィルムを重ね合せて側面のみをシールし一体化した容器と,でき上がった袋あるいはカップを重ねた二重容器の形式などがある.

複合容器とする目的は,素材として数多く存在する単体フィルムやシートをそのまま使った容器では,物性的に長所と同時に短所も数多く同居している.そこで短所を是正し,かつ長所をさらに増長させるために,特性の異なったフィルムどうしを複合した容器が必要とされるからである.具体的には,異質のプラスチックの複合,プラスチックと紙あるいはアルミニウムとの複合など数多くが存在している.そして,このような複合容器がこれからは主流を占めるであろう.

表3.1.1のような各種の複合紙容器があるが,本章では液体を主体とした記述になる.

3.2 複合液体紙容器の用途別分類

3.2.1 パーソナル・ユース（個人用）

容量は180〜200 ml程度が標準であるが,500 mlの大きめの容器もある.この容器は1回で消費されるので,飲みやすさの機能が必要とされ,ストロー付き,プルタブ,液垂れのない構造の飲み口が要求される.

紙容器の形態は,レンガ形（ブリック）,正四面体,屋根形（ゲーベルトップ）,直方体（日本ボッシュ(株)「パイパー」など),円筒形（凸版印刷

表3.1.1 主な複合紙容器

名　　　称	タ　イ　プ	具体的複合紙容器
加工紙製容器	ワンピースタイプ	① 正四面体(三角形) ② 屋根形タイプ(ゲーベルトップ) ③ レンガタイプ(ブリック) ④ その他変形タイプ
	ツーピースタイプ	① 円錐タイプ ② 紙カップ(折込みシール) ③ トレイ形容器(蓋材シール)
	スリーピースタイプ	① 紙カップ(蓋材シール) ② 直方体(ハイパー,セカキャン) ③ 円柱タイプ(カートカンなど)
二重容器	積層一体タイプ	① 断熱紙容器など
	二種容器組合せタイプ	① 二重カップ容器(断熱カップ)
プラスチックと紙の一体成形容器	インサート成形タイプ	① プラスチック強化容器(ピラード容器) ② プラスチック強化カップ(ピラードカップ)
コンポジット缶	スパイラルタイプ	① スパイラルコンポジット缶
	平巻きタイプ	① ストレートコンポジット缶
バッグ・イン・カートン(BIC)		① BIC:カートンとプラスチックの二重容器
バッグ・イン・ボックス(BIB)		① BIB:段ボールとプラスチックの二重容器

(株)「カートカン」など),プラスチック骨付き一体成形容器(大日本印刷(株)「ピラード」など),カップ形などがある.この中では飲料用はストロー付きレンガ形が大部分を占めて主流である.カートカンもベンディングマシン(自動販売機)で販売ができ,廃棄しやすいことから伸びている.ピラード容器は,軽くて強度がある紙複合容器として着実に伸びている.

カップ形は,ヨーグルトなどの低温流通用カップと,清酒などの常温流通用カップの2種類に分けられる.いずれもポリエチレン(PE, polyethylene)との積層容器であるが,前者は紙の端面を処理しないものが多く,後者は端面処理をしている.

3.2.2 ファミリー・ユース (家庭用)

容量は500〜1 000 ml 程度が標準であるが,2 000 ml のものもある.この分野は,軽く,割れにくく,冷蔵庫に入れやすい紙器とペットボトルへ移行している.

紙容器の形態は,直方体,屋根形,バッグ・イン・カートン(BIC)などがあり,流通形態は低温流通用と常温流通用とがある.清涼飲料水,清酒,ワイン,ウィスキーなどの飲料に,また食用油,食酢などの食品として,さらに液体洗剤などに展開されている.

この容器は数回に分けて消費するため注出口が必要で,頻度,価格,浸透性などにより図3.2.1に示すような各種注出口が開発されている.この中で1ピースタイプは内付け方式であり,簡便な方式でチルドジュース製品などに使用されている.2ピース,3ピースは外付けが多く,清酒や食用油などの常温流通に適している.「ひっぱり上手」やプルタブは易開封性の機能を持たせたものである.

3.2.3 インダストリーユース (業務用)

小規模レストラン用の1 500 ml 容量のものから大形業務用の20 kl 程度の容器まである.紙容器の形態は,直方体,屋根形,バッグ・イン・カートン(BIC),バッグ・イン・ボックス(BIB)などがあり,流通形態はチルド用と常温流通用とがある.さらに1 t近い重量物の包装容器として,ファイバー缶,ドラム缶,木箱を使ったバック・イン・コンテナが存在して,外装は通い容器としてリターナブルすることができ,内部のプラスチックのみ廃棄処分されている.

この容器も数回に分けて消費するため,確実

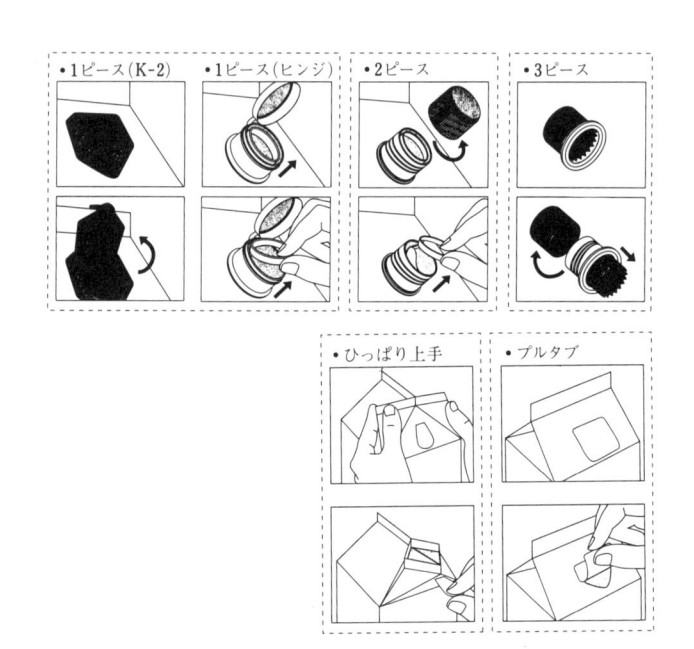

図3.2.1 いろいろな注出口の形状と易開封性[1]

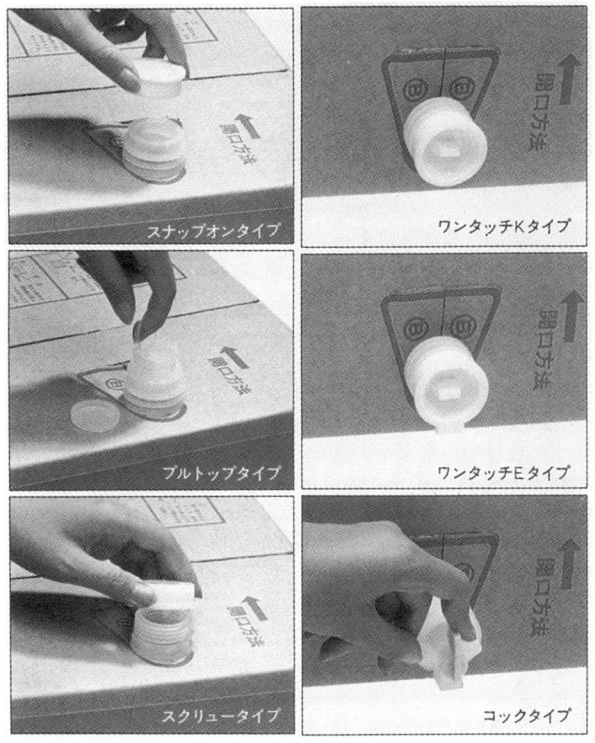

写真 3.2.1　BIB 用のいろいろな注出口[2]

で，かつ簡単な注出口が必要となる．写真 3.2.1 には BIB の代表的な凸版印刷（株）TL-PAC の注出口を示す．

以上，いずれの用途別分類の場合でも，無菌包装のシステム化が構築されている．

3.3 流通の違いによる複合容器の構成と端面処理

3.3.1 低温流通用と常温流通用の容器の違い

大別すると低温流通用と常温流通用とがあり，大きく違うところは温度差による液の浸透性と，酸素透過による変質を防止するバリヤー性である．

低温流通用は，通常，PE/紙/PE の構成で，紙の端面は処理しないことが多い．常温流通用は，通常バリヤー性のアルミニウム箔（Al），セラミック蒸着などを使った PE/紙/PE/Al/PE などの多層構成が使用され，紙の端面は必ず処理されている．

3.3.2 端面処理方法

図 3.3.1 のように紙の端面を処理する方法には，端面折返し式（Skive and Heming，スカイブ＆ヘミング），テープ貼り式（重ね合せ式，テープ折返し式，突き合せ式），合掌式などがある．

通常，ゲーベルトップタイプは，スカイブ＆ヘミング方式で行い，HAYPA（ドイツ・ボッシュ社）などは，テープ貼りの突き合せ方式で端面処理をする．

低温流通用ミルクは，ESL（Extended Shelf Life）機の導入によって，低濃度過酸化水素と紫外線とを併用した殺菌を行っているが，これに使われる容器は低温流通にも係わらず，端面処理が行われている．その方法は，そのまま折り返すか，スカイブ＆ヘミング加工による折返し方法である．

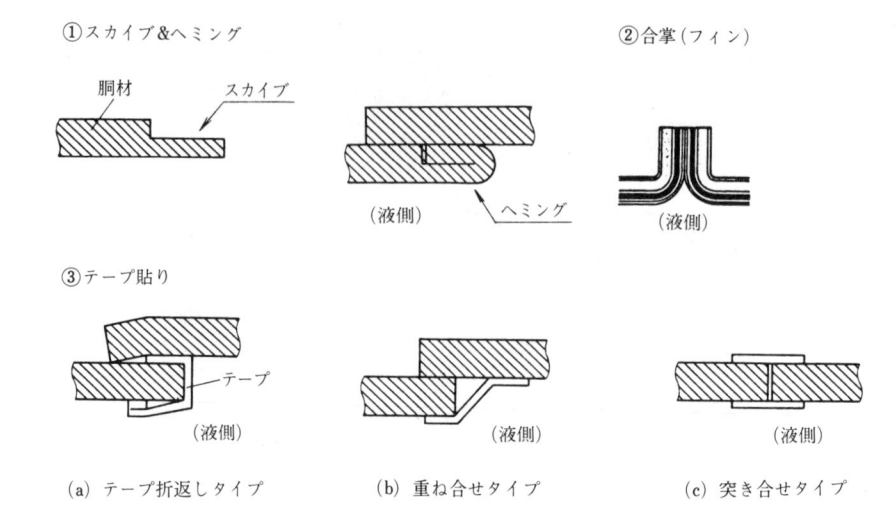

① スカイブ&ヘミング　　　　　　　　　② 合掌（フィン）

（液側）　　　ヘミング　　　　（液側）

③ テープ貼り

（液側）　　　　　　（液側）　　　　　　（液側）

(a) テープ折返しタイプ　　(b) 重ね合せタイプ　　(c) 突き合せタイプ

図3.3.1　いろいろな紙の端面処理方式[3,4]

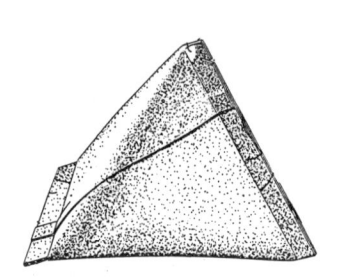

図3.4.1　正四面体容器

3.4　各種複合紙容器の形態

複合紙容器には，前出の表3.1.1に示したように正四面体，屋根形，レンガ形，円錐形，カップ形，直方体，円筒形，BIC，BIBなどの形態がある．一般的に液体容器はシールの完全性が要求され，包装機械との適合性が必要となるので，カートンと充填・包装機を組み合せたシステムとして開発されていることが多い．そのシステムには，個々のブランクを成形・充填するプリカット方式と，ロールからチューブを作り充填・シールするポストフォーミング方式，およびその中間方法がある．

3.4.1　正四面体容器

スウェーデンのテトラパック社がポストフォーミング方式によって，はじめて液体保存用容器として開発・登場した形態である．図3.4.1に示したように三角形の形状をして，パーソナルユース用として目を引く容器であった．しかし，この容器は集積がしにくく，自動販売機適性も悪く，かつ家庭用冷蔵庫にも収納しにくいことから敬遠されて現在ではほとんど見られなくなった．

3.4.2　屋根形容器（ゲーベルトップ）

1) 低温流通用容器

プリカット方式から作る屋根形をした低温流通用の容器で，低温のため酸素ガスの透過も少なく，液浸透性も低いため図3.4.2のような層構成であり，かつ紙の端面（エッジ）が処理されていない．紙端面は液に直接触れているが，高サイズ紙のため浸透しにくく，チルドの牛乳，ジュースなどの浸透性であれば充分である．ファミリーユースに使用されていることが多く，冷蔵庫への格納効率も良く，軽くて，割れにくいというメリットがある．

わが国では，価格と品質の面から低温流通用ラミネート板紙（PE/紙/PE）を欧米から輸入している．食品衛生法によりパルプの原料にバージン性が求められ，サイズ剤を充分に利かせた針葉樹（N）パルプを主原料としている．この原紙は低温流通用のため，光線遮断性や酸素バリヤー性があまり必要とされないので，3層構成でも充分である．

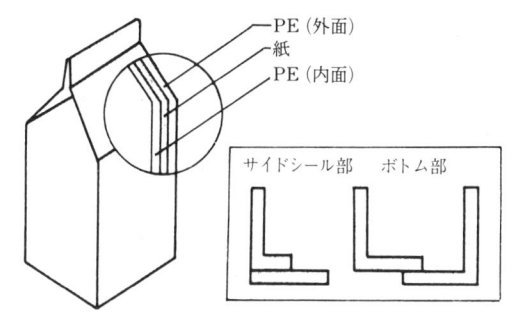

図3.4.2 屋根形の低温流通用複合容器[2]

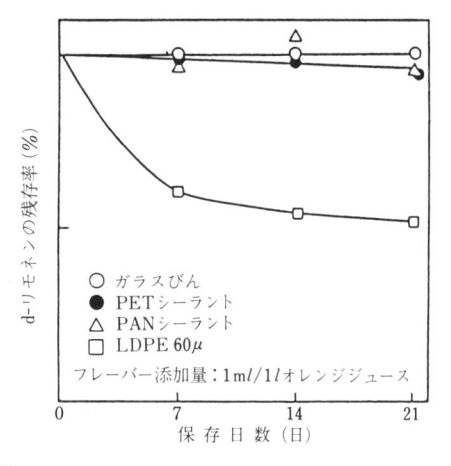

図3.4.3 PETなどのd-リモネンの残存率の変化[1]

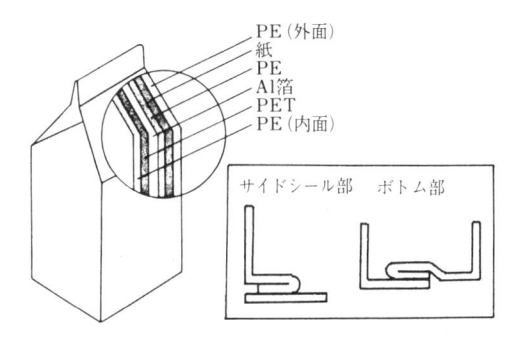

図3.4.4 屋根形の常温流通用複合容器[2]

しかし，欧米ではPE/紙/PE/Al/PE，PE/紙/PE/ナイロン/PE，PE/紙/ナイロン/PE，PE/紙/PE/EVOH/PE，PE/紙/PE/PVDC/PE，PE/紙/PE/PETなどの構成になっていて，酸素に影響されることを心配し，配慮している．

また，内面に使用するPEは，低臭用として開発され，香りの保全や保護性に努めている．しかし，オレンジジュースなどの容器の内面PEは，オレンジの主成分であるd-リモネンを吸着して，本来の味や香りを極端に落とすことになる．そこで，このPEからヒートシール性のPET（ポリエチレンテレフタレート）やEVOH（エチレンビニルアルコール共重合体）を使用することになるが，その傾向は常温流通用のほうが大きい．図3.4.3には，PEとPETやPAN（ポリアクリロニトリル）との比較で，d-リモネンの残存率を示したもので，PETやPANが優れていることがわかる．

2) 常温流通用容器

常時常温であるので，酸素ガスの透過や液の浸透性が大きく，容器は，アルミ箔を使用した図3.4.4のような層構成になっていて，バリヤー性が高められている．当然紙端面は，接液しないように端面処理しているが，その方法は，一般的には端面折返し式によってプロテクトする構造になっている．

清酒などの常温流通用の構造と構成は，光線と酸素による悪影響を防止するためアルミ箔などを使用し，バリヤー性を高める工夫がなされている．わが国では，PE/紙/PE/Al/PET/PEの6層構成になっていることが多いが，その他としてPE/紙/PE/Al蒸着PET/PE，PE/紙/PE/セラミック蒸着PET/PE，PE/紙/PE/EVOH/セラミック蒸着PET/PEなどの構成もある．リモネン吸着のため，PEをPETやEVOHを使用したり，品質上の各種訴求が強いためこの原紙は国内でラミネートされている．

長期間使用する清酒や食用油などの場合には，口栓を装填して小分けができる構造で，その口栓は図3.3.1に示したような各種の形状をしていて，内容物，使用頻度，価格などによって選択される．用途は，ファミリーユース用として普及しているが，大形化と小形化の傾向も強く，前者は4 l の液体洗剤，後者は卓上の醤油容器などに展開されている．形状は，省スペース，積重ね適性，誤飲防止などから屋根を低くした構造，また平ら（フラットトップ）に押し潰した構造などもある．

PVDC：ポリ塩化ビニリデン

3) 充填・包装ライン

プリカット方式の屋根形の低温および常温流通用容器は，充填・包装ラインは基本的には同じであり，図3.4.5には一般的な概念図を示す．まず，スリーブ状の函をフィードして，マンドレルにはめてボトム部分を折り曲げてヒートシールをする．それを横形ラインに移し，液を充填してから，トップをシールする方法である．この場合は，加熱充填や低温充填が多く，乳製品やジュースなどの内容物がほとんどである．

図3.4.6には，代表的な屋根形容器の無菌包装の充填・包装機を示しているが，その包装材料の殺菌は，過酸化水素（H_2O_2）で行うのが一般的である．殺菌から充填・密封シールまでの

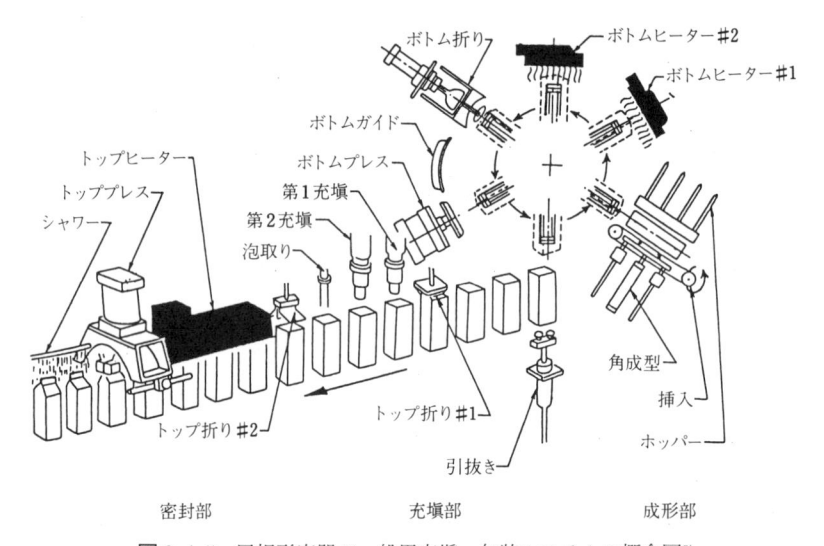

図3.4.5 屋根形容器の一般用充填・包装システムの概念図[5]

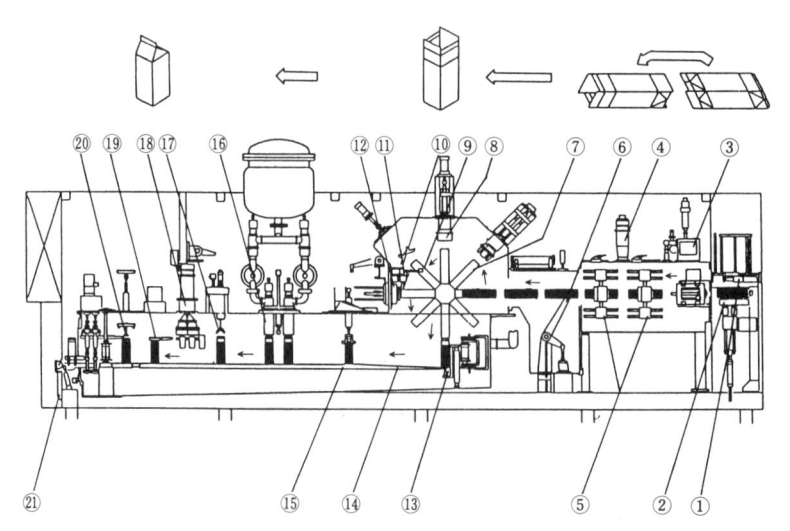

①カートンバスケット ②ピッカー ③過酸化水素ガス化装置 ④過酸化水素乾燥ヒーター
⑤ターレット ⑥ローダー ⑦マンドレル ⑧ボトムヒーター ⑨カートンストッパー
⑩ボトムブレーカー ⑪フォールディングレール ⑫ボトムシール ⑬アンローダー
⑭キャリッジコンベアー ⑮一次トップブレーカー ⑯充填部 ⑰二次トップブレーカー
⑱トップヒーター ⑲トップシール ⑳カートン押下げ ㉑排出コンベアー

図3.4.6 屋根形容器の無菌用充填・包装システム[4]

部分を無菌状態にして，クリーンな雰囲気の中で充塡・包装を行う工程になっている．ロール状原紙に比べ，殺菌してから充塡までにマンドレルでボトムシールをするなど工程が長く，無菌状態を維持するには，装置が大きくなり，設備費も高く，それを管理するのも大変である．

3.4.3 レンガ状形容器（ブリックタイプ）

図 3.4.7 のようなポストフォーミング方式から作る直方体の函で，サイドをシールする方式にはテープ式，合掌貼り式，スカイブ＆ヘミング式がある．作り方はロール原反から縦方向のシール製袋をしながら充塡を行い，液の上からシールする，いわゆる咬込みシールを行うことが多い．そのためにヘッドスペースがなく，酸素が入らないので長期保存に耐え，変色・変質が少ないが，咬込みシールのため液体に限定されるという難点がある．また，ヘッドスペースがないため，開封時に液が飛び出すことがあるので，ストローは必要不可欠である．

ロール原反から縦シールをした後，切断して製函・充塡・密封シールするシステムでは，ヘッドスペースに酸素が残り，それが酸化の問題となるが，開封時の液の飛び跳ねはない．容器自体は，薄手なのでコストが低廉であるが，逆に剛性が弱いため 1 l 以下の容量に使用されることになる．

この容器はチルド用，常温用，無菌用などの種類があり，いずれも用途はパーソナルユースがもっとも多く使用されている．そして，**写真 3.4.1** は，ドイツで販売されているジュース製品であるが，積重ね性のよさから厚手の紙を使用したもので，ファミリーユースとしての需要もかなり増えている．

図 3.4.8 には，代表的なブリック形容器の無菌包装の充塡・包装機の概略図を示したが，その包装材料の殺菌は，過酸化水素（H_2O_2）をディッピングやコーティングする方式が一般的である．殺菌から充塡シールまでの工程間を短縮できる縦形であるので比較的コンパクトに設計されている．

3.4.4 その他の変形容器

写真 3.4.2 に示したのは，日本テトラパック(株)が開発した「プラズマアセプティック」の容器であり，直方体の変形で，胴部が八角になっている．このタイプはワンピースタイプで罫線を入れて折り込む形式であり，もちろんポストフォーミング方式のインラインで，無菌包装のシステム化が構築されている．

スイスで開発された「プロピット」は，扁平な

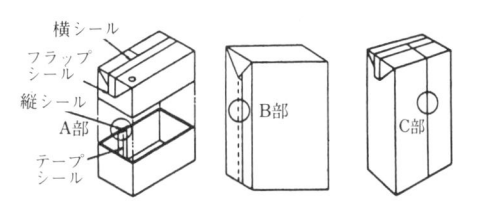

図 3.4.7 レンガ形容器とシール方式[4]
（A：重ね合せテープ式，B：合掌式，C：スカイブ＆ヘミング式）

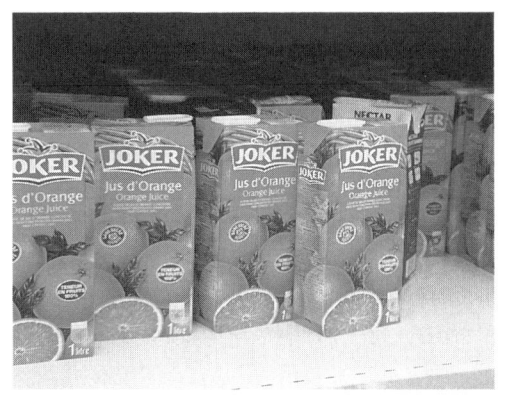

写真 3.4.1 ファミリーユースのブリック容器

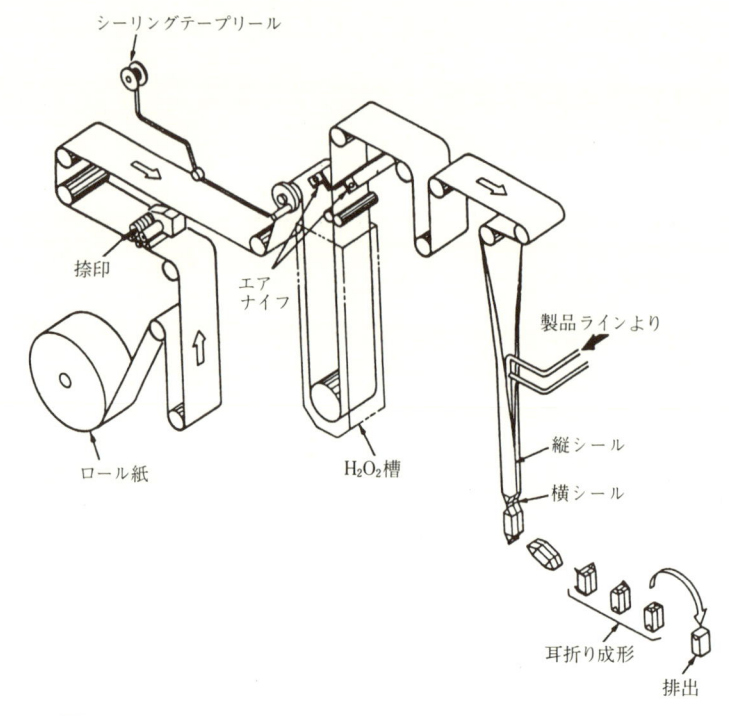

図3.4.8 レンガ形容器のテープ式無菌包装充填・包装機の概略図[4]

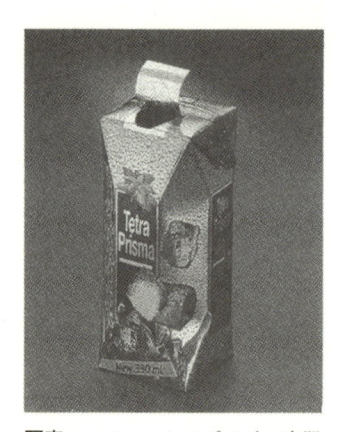

写真3.4.2 テトラプラズマ容器

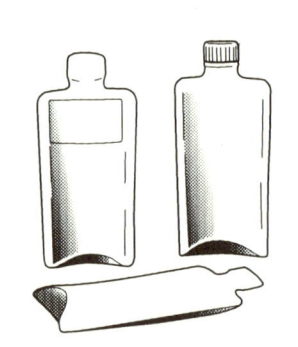

図3.4.9 プロピットの概念図

小さなびん形状の容器で，試供品や化粧品のポーションパックとして利用されている．製法はロール供給し，成形・充填・シールをインラインで行うものである．図3.4.9は，釜屋化学工業㈱がシステムを導入したプロピットの概念図である．

この他，最初はフラットで，使用時に罫線に沿って折り曲げればカップ容器になる，大日本印刷㈱「F-CUP」などがあり，アウトドアでお湯を飲むときに都合が良い．

3.4.5 折込みシール形紙カップ，円錐容器

写真3.4.3のように紙カップの蓋材をなくし，代わりに種々の罫線をカップ上部に入れて折り込み，口部（フランジ）をシールすることで，紙カップをカートン的に仕上げた形状である．屋根形に折り込むこともできる．

ロール状から円錐形に成形をして充填シールする，王子製紙㈱の「HOPAK」などもある．

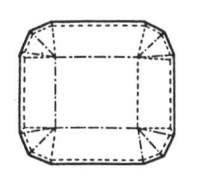

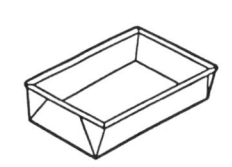

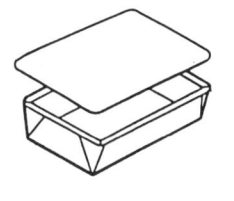

図3.4.10 トレイ形複合容器（蓋材シール）

3.4.6 トレイ形複合容器（蓋材シール）

図3.4.10に示すように、板紙の両面にポリオレフィン（LDPE, HDPE, PP）やPETを積層した複合材のカートンブランクに罫線を入れ、成形・組立てをし、シールしてトレイ状に成形されたカートンで、同じような材質の蓋材を被せることにより完成する。この容器は、二重三重に重なる部分をヒートシールするので、かなり難しい工程になる。特徴は、両面にPEなどを貼ることによる耐水性を、またPPを積層して耐熱性（150℃）や耐油性を、そしてPP, PETなどを複合することで電子レンジ適性や耐寒性などの性質を付与させている。用途は、弁当や冷凍調理食品などとして利用されている。

3.4.7 直方体形容器

1) 平巻被せ蓋形式容器（ハイパー）

図3.4.11に示すように、ドイツのボッシュ社（BOSCH）が開発したシステムで、通常はホット充填であり、層構成は紙/Al/PEの積層体を平巻きして、胴部を折返しテープ貼り方式（図3.3.1(a)）で筒状にし、Al/PE、プラスチックシート/Al/PEなどで成形した底蓋を平巻角柱のボトムにはめ込みヒートシールする方式である。液充填後は上部にラミネート成形した上蓋をはめ込んで胴部とシールする方法である。この方式は、システム全体が高価で、生産能力が低い点がネックであるが、製品はきれいで、スマートで、独特な雰囲気を持った容器である。

無菌充填（HYPA-S）システムの構成は、ホット充填と同じであるが、胴貼りだけは突き合せ両面テープ貼り方式（図3.3.1(c)）になっている。日本でも数台が稼働していて、ギフト用や大衆が集う場所などの果汁飲料として用いられている。

2) 平巻被せ蓋形式容器（セカキャン；CEKA-CAN）

顆粒コーヒー、ココアなど液体以外を入れる容器として、スウェーデンのオークランド＆ラウジング（Å & R）社で開発された。紙/Al/PEが基本的な層構成で、胴貼りは内面だけ突き合せテープ貼り形式になっている。容器の形状は、直方体が基本であるが正方形や円柱形などもある。

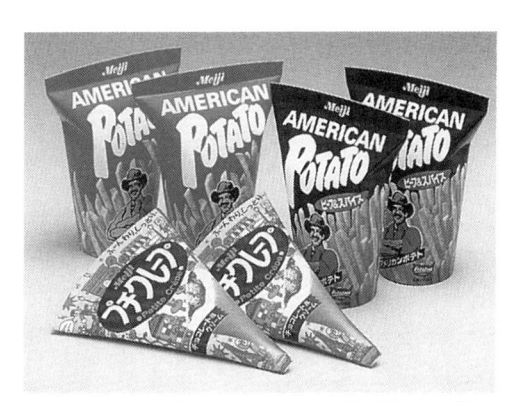

写真3.4.3 折込みシールをした各種紙カップ[1]

テープ貼り

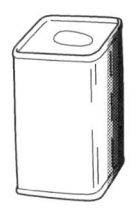

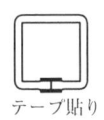

図3.4.11 ハイパー（直方体）容器の概念図[6]

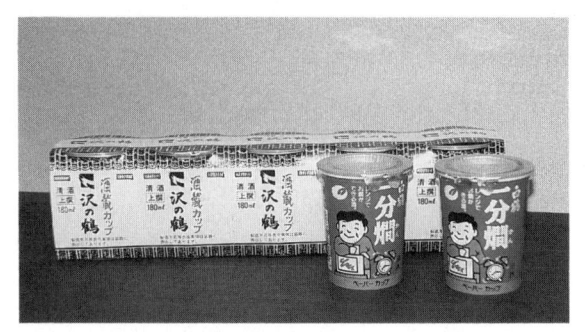

写真 3.4.4 常温流通用カップ（J-CUP）[2]

3.4.8 保存用複合カップ容器

複合材料を使って食品を保存するためのカップである．製法は前節の一般ベンディングカップと同じであるが，糊付け加工からヒートシール加工にすることにより密閉性が増し，さらに耐水性が強くなった．

カップのトップカール部は，口部の強度を持たせ，けがをしないように口当たりを良くする特徴を持っている．さらに，カール部をシールしたり，キャップを嵌合するための引っ掛りとなる重要な役割を果たす．

カップをシールするには，カールした状態そのままで行う方式と，シールしやすいように平らに押し潰す方法とがある．押し潰したほうがより確実で，強いシールができるが押し潰す工程が入るので価格的に高くなる．さらに，押し潰した上にプラスチックの成形リンクをシールし，内容物を充填した後そこに蓋材をシールすると，シール強度が強く，かつホット充填にも変形しない丈夫な

容器が誕生し，清酒，甘酒，スープなどの用途に供されている．この容器は**写真 3.4.4**のような凸版印刷（株）常温流通用「J-CUP」が代表的で，汎用のトレイシーラーが使用できるという特徴がある．また，プラスチックを成形した蓋を，カップの内面に差し込んで周囲をシールした蓋一体形の容器もあり，シール強度はさらに強くなる．

写真 3.4.5 右は，一般カップと同じようにカップに飲料を入れ，蓋を密閉シールをしたあと，逆にして逆テーパーカップとして使用した飲料容器である．カップの底部（写真では上）にプルタブの飲み口を設けている．

写真 3.4.5 中下は，紙カップの底材をバー付きプラスチックに替えたアイスクリーム用ワンハンド容器である．**写真 3.4.5** 左は，後述の金属缶代替えの円柱形の飲料容器である．

ホット充填されるカップは，ホット充填（93℃）された時点で，ヘッドスペースの空気の大部分が蒸気によって押し出され，蒸気が充満した状態になっている．その後冷却されると蒸気が凝縮され減圧になり，ヘッドスペース部分がバキューム状態になって容器は剛性が小さいのでゆがんでしまう．とくに薄い容器では完全に変形してしまうので，それをどのように吸収するかがノウハウである．

1) 低温流通用カップ（蓋シール）

図 3.4.12のような形状で，ヨーグルト，デザートなどの保存用容器として使用されている PE/紙，または PE/紙/PE の層構成の複合容器である．紙の端面が中身の食品に接触するが，低温流通であるためにその構造は屋根形チルド用容器と同じで，端面の処理はしていないが，サイズ

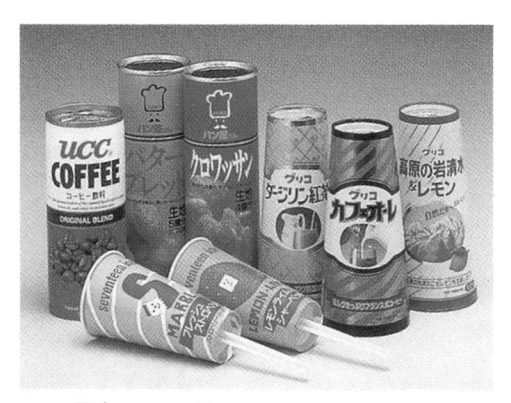

写真 3.4.5 折込みシールのカップ容器[1]

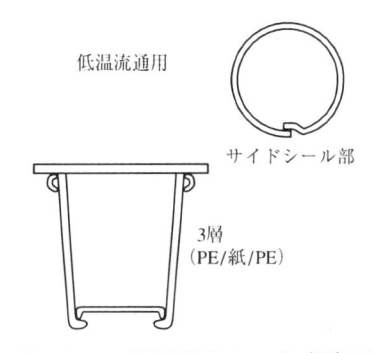

図 3.4.12 低温流通用カップの概略図[5]

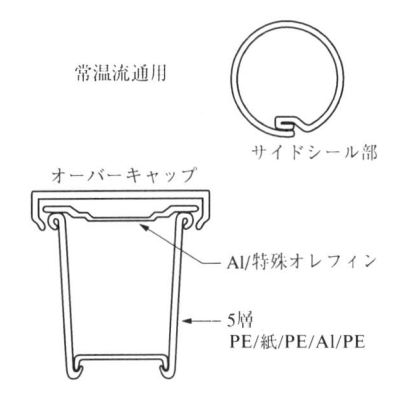

図 3.4.13 常温流通用カップの概略図[5]

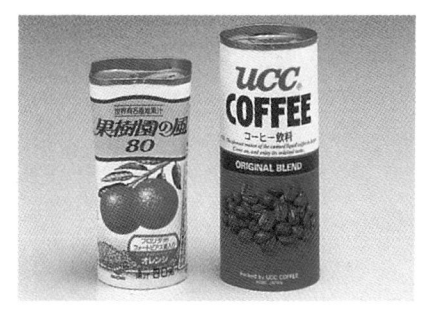

写真 3.4.6 常温流通用カップ（HF-CUP(左)，HF-CAN(右)）[1]

が効いた原紙を使用している．蓋材とのシールは，トップカール部と直接シールしているカップもあるが，平らに押し潰しているカップのほうが多い．

2) 常温流通用カップ

図 3.4.13 は，清酒カップなどの常温流通用のカップの概略図を示したものである．層構成は，アルミ箔を貼ったラミネート原紙（PE/紙/PE/Al/PE）が使用され，かつ紙の端面を接液しないように折返し加工（前出）がなされていて，完全な耐水性，酸素バリヤー性，光線遮断性を持っている．またこのカップは，蓋材とシールしやすいように，カップのトップカール部を平らに押し潰している．

用途は，人の集まる野球場または鉄道の中では危険防止のため，また廃棄物処理上有利なことから清酒やその他の飲料に使用されている．清酒カップの場合は，お燗をして飲むことも，冷やして飲むこともあるので，電子レンジ適性のあるセラミック蒸着を原紙の中間層に使用したものが多くなった．

凸版印刷(株)「J-CUP」は，フランジにプラスチック成形リンクを装着したカップで，ホット充填したあとの冷却時に減圧するバキューム現象を蓋材によって吸収している．

大日本印刷(株)「HF-CUP」（写真 3.4.6 左）は，上述のような層構成をしていて，アルミニウムを基材としたプルタブ付きの絞り加工した蓋材との間でシールをして作ったカップである．この容器は上部が角形で，底部が円形のユニークな形状であり，ホット充填後の冷却時のバキュームを胴部で吸収している．

3.4.9 円柱形容器（平巻ストレート缶）

この容器は，カップ成形の応用展開の一部であり，基本的にはあまり厚くないカップ原紙の両面に PE，Al，PET，セラミック蒸着 PET などを積層したブランクから作る円柱形容器である．紙の端面を処理したブランクを，平巻きにしてシールをした側材と，上下蓋材からなるスリーピース形式である．

このストレート缶の大きな特徴は，金属缶と同じ自動販売機が利用できる点にある．しかし，金属缶の空缶と同じように積重ねできないので，空缶輸送には費用がかかる．そのため，ストレート缶の製造の立地条件としては，飲料会社のインプラント（工場内）にするか，バイプラント（工場に隣接）にするかが良い立地条件になる．

1) 減圧吸収ストレート容器

呼吸式の減圧吸収方式はすでに知られていて，「J-CUP」，「HF-CUP」などに応用されている．

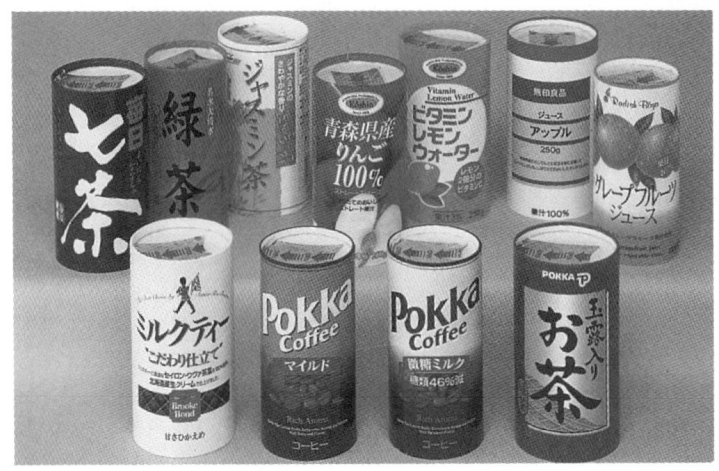

写真 3.4.7　カートカン容器[2]

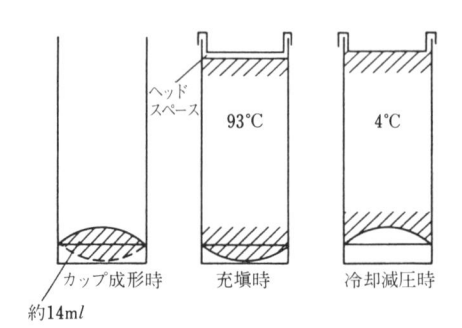

図 3.4.14　容器底部の減圧吸収[3]

写真 3.4.6 右は，大日本印刷(株)の「HF-CAN」を示したもので，バリヤー性のある耐ピンホール性に富む層構成で，容器内面を端面処理(スカイブ＆ヘミング)して平巻きの円柱形とし，アルミニウムを基材としたプルタブ付きの絞り加工した蓋材との間でシールして作るストレート缶容器である．

ホット充填したあとの冷却時に減圧するバキュームを，図 3.4.14 に示すような底部にあるフレキシブル構造によって吸収している．

2）　カートカン

フィンランドのUPM社とドイツのヘラウフ(Horauf)社が開発したアセプティックシステムを凸版印刷(株)が導入したもので，写真 3.4.7 に示したような形状である．ヘラウフ社は元来カップ製造機を製造するメーカーであり，このことからもカップの延長上にある容器と考えられる．

外国のニーズと国内ニーズとの違いから，低酸性飲料のアセプティック性の追求，自動販売機適性，バリヤー性の強化などに絞って開発されたストレート缶である．UPM社では，今でも酸性飲料用として販売し，自動販売機の適性などはない．凸版印刷(株)は，酸性飲料はもちろんのこと，ミルク入りコーヒーなどの低酸性飲料も無菌包装で製造するシステムを構築していて，かつ金属缶用の自動販売機に対する適性もある．バリヤー性は，セラミック蒸着を使用することでアップでき，かつ電子レンジ適性のある容器になっている．空缶輸送のコスト問題は，飲料会社のインライン化がベターであるが，それとともに，充填メーカーと提携した委託生産をすることによって解決を図っている．

廃棄物の処理適性は，通常の牛乳パックと同様な処理を行えるので，環境にも優しい容器になっている．

3.4.10　インサート成形容器およびカップ

紙とプラスチックを積層して打ち抜いたブランクを，プラスチック成形時に一体成形する方式である．その原理は，成形時の樹脂と，ブランクの内面樹脂との間で熱溶融接着されるものであるから，両方の樹脂は同一樹脂か，相互に相溶性のある樹脂でなければならない．

1）　射出成形時のインサート容器

写真 3.4.8 に示すように大日本印刷(株)の「ピラード」は，射出成形で上部と底部を，また容器

の柱となる部分だけプラスチックで成形し，その成形時に側面の積層紙ブランクを金型にインサートして巻き込んで一体成形した容器である．紙の印刷適性，軽量性などと同時に，プラスチックによる剛性，自由な形状形成などの特徴を持っている．また，開口部はヒンジ機構や，持運びが便利なように取っ手も取り付けられる．

日本テトラパック(株)の「テトラトップ」は，液体充填システムのなかで薄肉成形開口部付き蓋を一体成形している．

2) シート成形時のインサート成形容器

シートを成形するときに，紙のスリーブを一体成形して作られた容器で，古林紙工(株)の「トレテロ容器」や日本製紙(株)の「ディオカップ」などがある．「ディオカップ」は，プラスチック成形カップと紙のスリーブが接着されていない構成になっていて，分離可能な容器になっている．

3.4.11 コンポジット缶

コンポジット缶は，胴部を紙，アルミ箔，プラスチックなどと組み合せた複合材料で，天部と底部は，ぶりき板，アルミ板，プラスチック，紙などの単体もしくは複合した材料で，接合した密封容器である．胴部の巻き方によって図3.4.15のようにスパイラル巻缶（spiral wound），ラップシーム缶（lap seam），平巻缶（convolute）に大別される．

1) スパイラル缶

らせん状に巻いて作る紙缶のことで，構成は大別すると3層からなる．表面層は，ラベルとしての機能を持たせるため，表面のきれいなコート紙，フィルム，アルミ箔などを使い美粧性，遮光性，耐湿性，耐水性などを付与させている．

中間層は剛性のある板紙が使用される．内面層は，内容物によって異なるが上質紙，フィルム，蒸着フィルム，アルミ箔などを使用される．

図3.4.16にはシール方式を示したが，オーバーラップ方式は，内面紙を重ね合せて，接着剤などで接着する方式で，バリヤー性のない一般的な容器である．

シーリング方式は，内面のらせんの合せ目に沿って帯状のテープを熱融着する方法で，防湿性が

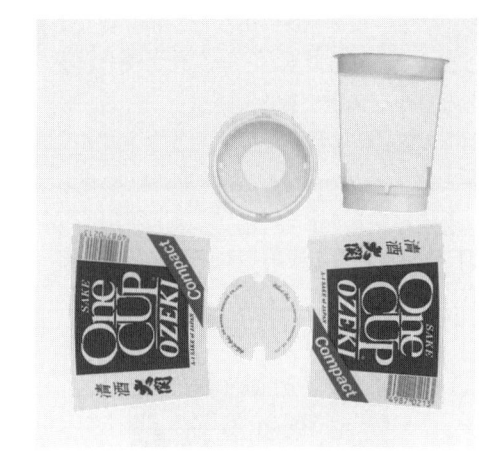

写真3.4.8　ピラード容器[1]

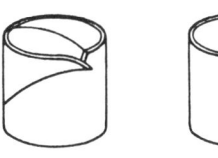

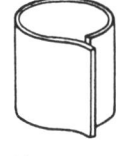

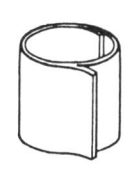

(a) スパイラル巻き　(b) ラップシーム　(c) 平巻き

図3.4.15　コンポジット缶の胴形状[7]

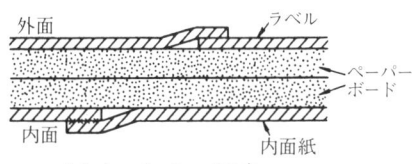

(a) オーバーラップ方式

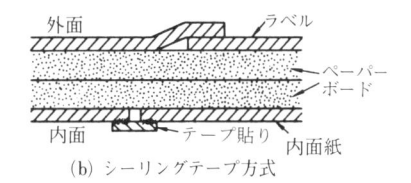

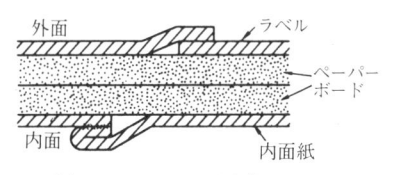

(b) シーリングテープ方式

(c) フォールディング方式

図3.4.16　コンポジット缶のシール方式[7]

ある．フォールディング方式は，折り返して接合する方式で，もっともバリヤー性に優れ，ガスパックもできる容器である．

上下の蓋は，金属缶と同じぶりき，アルミニウム板を使うのが一般的で，二重巻締めをしている．このほかには，メンブラン（膜；PE/Al/PEなど）や樹脂製蓋を使用しヒートシールすることもある．

2） 平巻ストレート缶

紙を平巻きにして胴貼りし，天地蓋をつけたもので，上述のハイパー，HF-CAN，カートカンなどがこの範疇に入る．**写真3.4.9**は，成形ポテトチップの容器で薄手の紙からなっているもので，液体以外の用途に使用されている．

3.4.12　バッグ・イン・ボックス（BIB； Bag in Box）

写真3.4.10のような内装に軟包装フイルムを使用したタイプは，内容物のガスバリヤー性，光線遮光性などの要求品質に応じて内袋を蒸着PET，ナイロン，EVOHなどのフィルムに口栓を付けた多層容器であり，多くの耐性が付与させている．

内装に薄手のブロー容器を使用したものは，藤森工業(株)の「キュービテーナー」などを代表的で，PE系が多く用いられる．バリヤー性の訴求によって共押出品などもあるが，材料選択範囲はフィルムタイプに比べて少ない．

外函は，20 l ぐらいの容器の場合，A形またはB形の段ボールなどを使用する．

環境面では，内袋と外函がバラバラになり，外函は紙としてリサイクルでき，内袋は減容化として焼却などのサーマルリサイクルができるので有利である．

3.4.13　バッグ・イン・カートン（BIC： Bag in Carton）

図3.4.17にバッグ・イン・カートンとバッグ・イン・ボックスの概念図を示した．1～5 l 程度の小形容量の場合には，外側は，厚手のカートン，E形段ボール，またはF形段ボールを使用する．このE段とF段は，段ボールと板紙の中間の物性を持ったもので，F段のほうが薄く段数も多く，印刷効果も優れている．

内側の内袋は，フレキシブルパッケージを重ねて4方をシールした形態と，貼り合された積層体の形態とがある．当初は清酒用として開発されたが，環境問題から，この容器のニーズが高まり各種の使途に用いられるようになった．

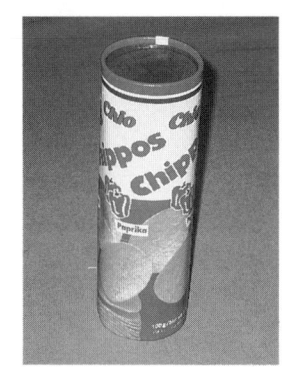

写真3.4.9　平巻ストレート缶

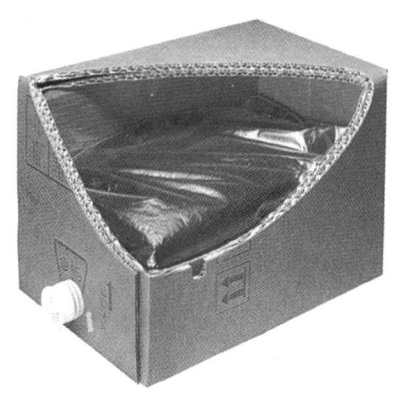

写真3.4.10　バッグ・イン・ボックス[2]

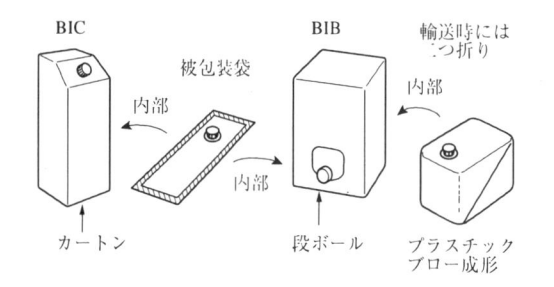

図3.4.17　バッグ・イン・カートンとボックスの概念図[5]

3.4.14 ボトル・イン・ボックス（Bottle in Box）

写真3.4.11は共同印刷(株)で開発された容器で，肉薄の延伸PETと再生紙カートンとを組み合せた形態である．無臭で，保香性，耐油性，耐薬品性，酸素バリヤー性が優れていて，分離可能な容器で減容化できる．

3.4.15 ラインドカートン（Lined Carton）

バッグ・イン・カートン（BIC）の範疇に入るのだが，カートンの内側にフレキシブルバッグが一部だけ貼着された形式の一重式カートン形態の複合カートンである．積層によってガスバリヤー性，防湿性などの保護機能を持たせることができる．写真3.4.12は外函にE段を使用した液体洗剤用のラインドカートンで，環境に優しいとの評価がある．図3.4.18はラインドカートンの製

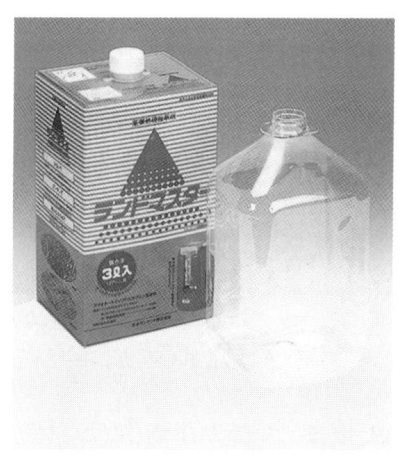

写真3.4.11 ボトル・イン・ボックス[8]

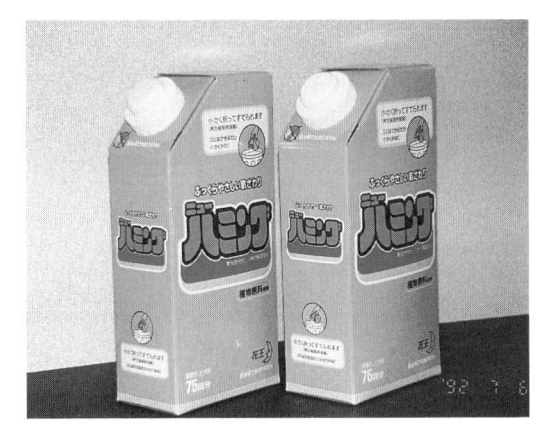

写真3.4.12 ラインドカートン[2]

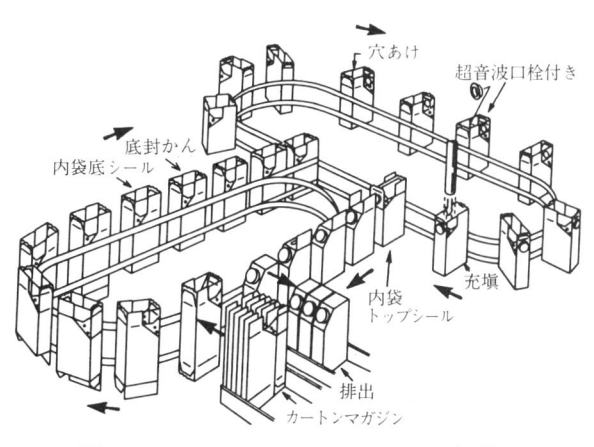

図3.4.18 ラインドカートンシステムの概略図[9]

函・充填・シールのシステムの概略図を示したものである．

3.4.16 二重容器と各種断熱カップ

まず内側のプラスチック成形カップを作り，その外側に紙カップを嵌合するか，紙を巻き付けて接着させる方法である．二重カップは，リサイクルに配慮して分離可能を狙った容器と，中間空気層による断熱効果の機能を狙った容器とに分類できる．

写真3.4.13は，共同印刷(株)の「ディアルカップ」で，紙カップと薄肉プラスチックカップの二重カップで，ホット充填もでき，電子レンジ適性もあり，分離可能な容器である．

図3.4.19は，大日本印刷(株)の「H-CUP」であり，断熱効果を狙った容器で，主に清酒やカップみそ汁容器に使用されている．この内側のプラスチック成形カップの代わりに紙/PEの紙カップを使った「HI-CUP」もある．

写真3.4.14は，大日本印刷(株)の「医療用廃棄物処理容器」であり，病院での廃棄物を安全に処理するための大形二重紙カップ容器である．底部には吸水，吸血，抗菌脱臭機能があり，医療用廃棄物を安全に収納し，焼却処理を容易にする容器である．

図3.4.20は，紙カップの上に段ぐり（コルゲート）したスリーブを被せて接着した形状の容器で，段ぐりの形状は半円形や台形などからなっている．しかし，この容器の表面は凹凸状で印刷効果が悪いので，さらに表に印刷した紙を巻いた形式もあり，いずれも断熱を目的としている（凸版印刷(株)，大日本印刷(株)など）．

断熱紙容器として，大日本印刷(株)の「和らぎ

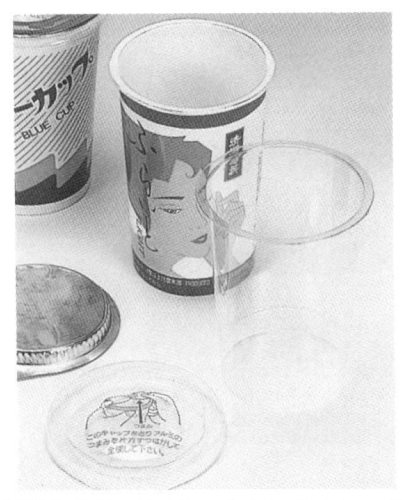

写真3.4.13 二重カップ（ディアルカップ）[8]

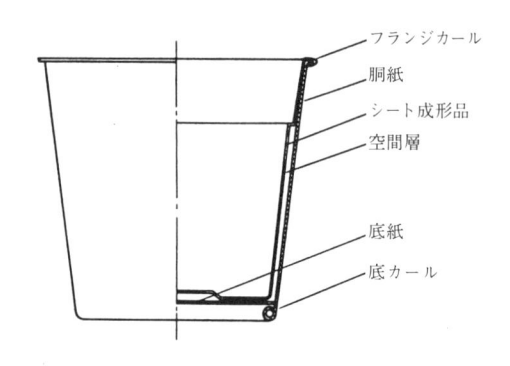

図3.4.19 二重カップ（H-CUP）[1]

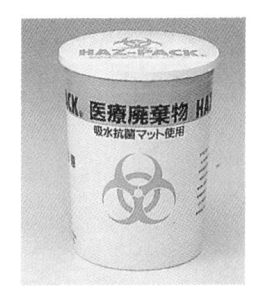

写真3.4.14 二重カップ（医療用廃棄物処理容器）[1]

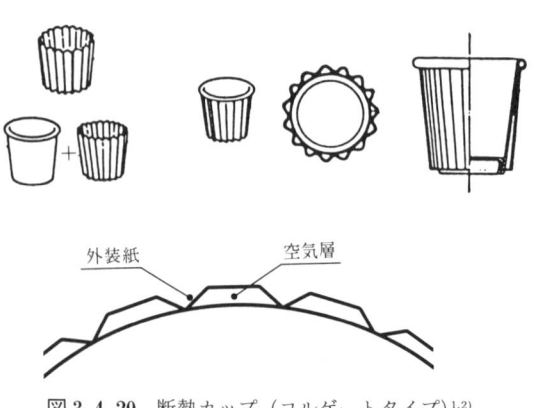

図3.4.20 断熱カップ（コルゲートタイプ）[1,2]

カップ」の断面を図3.4.21に示すが，これは発泡PEを使っているため，手触りがよく，高級感がある．また，PE/紙/PEの層構成なので，通常の紙カップと同じような廃棄物処理ができる．

3.4.17 電子レンジ用耐熱複合容器

米国から始まったHMR（Home Meal Replacement）やMS（Meal Solution）などの潮流は，食事に簡便化が求められ，それに基づいてパッケージも簡便性が重要視されている．その代表が電子レンジを使った調理食品である．日本でもこれに対応した商品が多く登場しているが，その中から紙複合容器に絞って記述する．いままで述べてきたカップ類やトレイ類の中にも電子レンジ対応容器があったが，紹介していない容器について述べる．

写真3.4.15は，大日本印刷(株)の「紙絞り成形トレイ」であり，ヒートシール性PETを内面に貼ることにより耐寒性，耐熱性を持たせた容器で電子レンジに対応できる．環境上もマテリアルリサイクルが可能で，減容化廃棄もできる．

写真3.4.16に示した凸版印刷(株)の「V-Tray」は，液体スープなどの液体入り調理食品用に開発された紙とフィルムとを同時成形した完全密封できる紙製一次容器である．「トレータイト」は，電子レンジ用の冷凍食品向け容器である．

凸版印刷(株)の「ア・ラ・カルトンTK」は，三層の加工紙で，内面に親水性の繊維と疎水性の繊維を合せた特殊な不織布を貼り合せた容器である．食品が容器にくっ付きにくく，適度な保湿性があり，吸水性と吸油性がある．また，ポリメチルペンテンを利用した容器もあり，この樹脂は耐熱性は充分にあるが，シールができない欠点があるので，折りたたみだけで容器を組み立てることになる．

3.5 液体紙容器の製造（ゲーベルトップタイプ）

複合紙容器のゲーベルトップタイプの，特徴ある製造プロセスのみを記述する．

① 印 刷 工 程

ラミネート原紙のPE面への印刷は，大ロットの場合には巻取り式のグラビア印刷が行われるが，小ロットの場合には裁断した枚葉式のオフセット印刷方式で行う．オフセット印刷は，速乾燥性が必要とされるため紫外線（UV）硬化形インキを使用する．

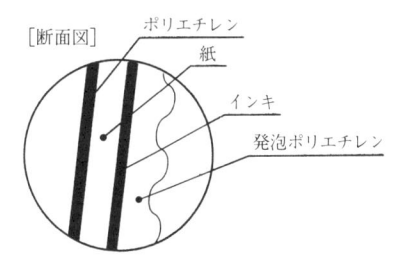

図3.4.21 断熱カップ（発泡タイプ）[2]

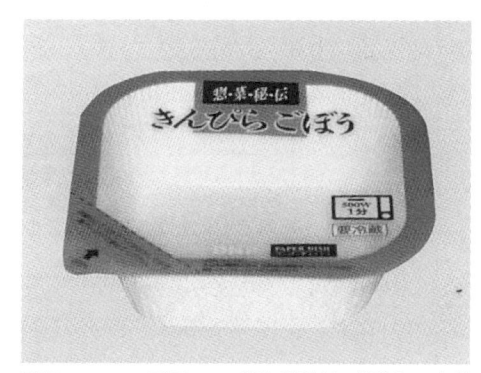

写真3.4.15 電子レンジ用「紙絞り成形トレイ」[1]

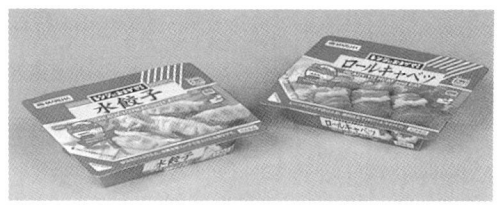

V-Tray

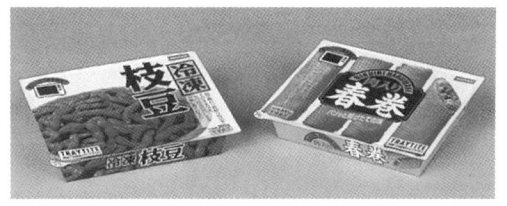

トレータイト

写真3.4.16 電子レンジ用「V-Tray」，「トレータイト」[2]

② 打抜き工程

グラビア印刷はインラインで打抜きし，オフセット印刷はオフラインで自動平盤打抜き機にて行う．

③ 紙の端面処理工程

通常は，ラミネート原紙の上面の約半分ほどを削り，その部分に接着剤を塗布して折り返すスカイブ＆ヘミング方法で行う．この方法は硬くて反発する積層板紙を削るため，カッター改良や削り代を広くするなどの工夫がなされる．

テープ貼りは両面にテープを貼る突合せ方式が一般的であるが，スカイブの欠点である紙粉の問

表3.6.1 飲料紙容器の保存技法（食品と容器の包装技法との関連）

飲料の種類		流通	食品保存の条件と技法	容器への要求品質	食品包装時の技法	容器例
乳等飲料		低温	クリーン環境 殺菌 初発菌数を少なく	安価，無臭性，衛生（内面PE） 紙の端面処理なし	クリーン環境 初発菌数を少なく 殺菌	屋根形（チルド） BIB，カップ形 立方体
乳等飲料（LL）		常温	殺菌（高温短時間，耐熱菌の死滅；完全殺菌） クリーン環境	クリーン包装容器 紙の端面処理，衛生性 酸素バリヤー性，遮光性	無菌包装 初発菌数を少なく	屋根形（常温） BIB，立方体
酒類飲料	清酒 醸造酒	常温	殺菌（火落菌，65℃以上） クリーン環境	紙端面処理，無臭と潤適性，酸素バリヤー性，遮光性，高級感，使いやすさ（口栓，開口性）	クリーン環境 熱間充填（65℃以上）	屋根形（常温） BIC，BIB カップ（常温） 立方体
	焼酎 蒸留酒	常温	クリーン環境	浸透大（端面処理），各種ガスバリヤー性 高級感	熱間充填 冷間充填	屋根形（常温） 立方体 カップ形（常温）
清涼飲料水	酸性飲料	常温	クリーン環境 殺菌（93℃で熱殺菌） pH調整（酸による静菌）	浸透強い（端面処理），熱と真空による変形 酸素バリヤー性，遮光性	クリーン環境 熱間充填（93℃で殺菌） 酸による機械錆びの保護	屋根形（常温） 立方体，円筒 BIB，カップ形（常温）
		低温	クリーン環境 pH調整（酸による静菌） 殺菌（低温生育せず，静菌状態）	低温で浸透問題なし（端面処理なし）	クリーン環境 熱間充填（93℃で殺菌） 酸による機械錆びの保護 初発菌数を少なく	屋根形（低温） 立方体， カップ形（低温） BIB
	低酸性飲料	常温	クリーン環境 クリーン度アップ 殺菌（高温短時間，耐熱菌の死滅；完全殺菌）	耐熱性（温湯，レトルト） 無臭性，酸素バリヤー性 無菌包装（クリーン包材で，クラス上）	バイオクリーン化（クラスアップ） 無菌包装（前殺菌） レトルト（後殺菌）	屋根形（常温） 立方体，円筒 カップ形（常温） BIB（無菌）
		低温	クリーン環境 殺菌（低温生育せず，静菌状態） クリーン度アップ	低温で浸透問題なし（端面処理なし） クリーン包材	バイオクリーン化（クラスアップ） 初発菌数を少なく 熱間充填	屋根形（低温） 立方体 カップ形（低温） BIB（無菌），BIC
その他の低酸性食品		常温	クリーン環境 クリーン度アップ 殺菌（高温短時間，耐熱菌の死滅；完全殺菌）	レトルト（耐熱，無臭性），バリヤー性 無菌包装（クリーン包材で，クラス上）	バイオクリーン化（クラスアップ） 無菌包装（前殺菌） レトルト（後殺菌）	屋根形（低温） 立方体，円筒 カップ形（常温） BIB（無菌）
		低温	クリーン環境 殺菌（低温生育せず静菌状態，できれば完全殺菌） クリーン度アップ	低温で浸透問題なし（端面処理なし） クリーン包材	バイオクリーン化（クラスアップ） 初発菌数を少なく 熱間充填	屋根形（常温） 立方体 カップ（低温） BIB（無菌） BIC

注1；いずれも一般衛生管理と，その上乗せとしてHACCPが要求される．

題がなくなり，ごみの心配もなくなる利点がある．

④ 製函工程

ストレートサックマシンでサック貼りを行うが，胴部はガスの炎を直接カートンのシール部にあて，溶融させておいてから圧着シールする方法で，スピードが早く生産性が良い．

⑤ 口栓付けの工程

外付け方式と内付け方式がある．外付け方式は，カートンに孔をあけ，そこをアルミ箔ラミネート品で被い，その外側にヒートシール方式にて注出口を取付け方式で，中身の飲料を充填した後に行う．この注出口は，リクローズ性がありかつ安定感があり，清酒などに多く用いる．

内付け方式は，カートンに孔をあけ，充填機上で注出口を超音波シールなどによりシールを行い，充填・シール工程に入る．この注出口は構造が簡単で，かつ安価である．

3.6 飲料紙容器の保存技法

液体紙容器に各種飲料を入れたときの保存技法を表3.6.1に示す．飲料の種類によって食品包装時の技法が変わってくる．

3.7 複合紙容器の現状と将来

紙器は紙から作る容器であるという時代は過ぎて，金属，プラスチックなどの積層品が一般化されている．現在の紙器は，表面加工，形態，積層加工などの技術開発によって，機能性の追求がなされて各種の製品群が出現している．たとえば，耐熱性樹脂を積層した電子レンジ用耐熱性容器，吸水性樹脂を使用したテイクアウト用カートンや宅配ピザ用クリスピーカートン，インスタントラーメン用断熱性コルゲート付き紙カップ，常温流通の清酒用紙カップ，清酒や液体洗剤用の小形バッグ・イン・ボックス，缶に変るストレート円筒容器などがある．これらの製品は，生活者から提案されるニーズと紙器製造メーカーのシーズの技術開発によるものであり，どちらも必要とされる．

複合容器における将来は，これらのニーズからシーズを作り，またシーズからニーズを探ることから，さらに機能性がより一層付与され，さらによりファインに，より多面化されることになり，高機能性複合容器として登場することであろう．

これら機能性の追求と同時に，エコロジーの包装に与える影響と包装適正化を今後は優先的に考えて，進めて行かなければならない．

エコロジーの問題は，資源のリサイクルは無論のこととして，機能面および使用面においても充分に配慮すべきである．液体洗剤用の小形バッグ・イン・ボックスは，注出口のついた多層フィルム袋を内袋として，外側をカートンで保護し立体化した容器である．カートンは紙としてリサイクルの対象になり，多層フィルム袋は減容化されてサーマルリサイクルの対象にされ，エネルギー回収される．このようなエコロジーを第一に考えた品質設計が将来的には不可欠になる．

今後は，機能性の追求とエコロジー・エネルギー問題を主体に，包装の適正化を守って行く必要がある．

引用・参考文献

1) 大日本印刷(株)：各種カタログ (1999)
2) 凸版印刷(株)：各種カタログ (1999)
3) 鈴木恭介：複合紙容器，包装技術便覧，pp. 866～876，(社)日本包装技術協会 (1995)
4) 篠原光彦：カートン充填機，包装システム化事典，(株)フジ・テクノシステム (1995)
5) 水口眞一：紙器，包装技術学校テキスト，日刊工業新聞社 (1999)
6) 日本ボッシュ(株)：カタログ (1999)
7) 今津勝広：コンポジット缶，包装技術便覧，pp. 806～810，(社)日本包装技術協会 (1995)
8) 共同印刷(株)：カタログ (1999)
9) 東儀俊秀：バッグインカートン，包装システム化事典，(株)フジ・テクノシステム (1995)

(水口 眞一)

第4章 金属と容器

4.1 金属容器

4.1.1 金属缶の歴史と特徴

　金属が器として使用され始めたのは5000年以上も前のことであるが，いわゆる缶詰が考案され，密封容器としての缶の技術が確立されたのは19世紀初頭である．以来，金属容器（＝金属缶）は食品などを長期保存し，消費地に輸送するための，信頼性が高い容器として使用が拡大されてきた．とくに，20世紀中頃から有価飲料の消費が拡大したことにともない，金属缶は安全で便利な容器として生活に浸透してきた．

　初期の金属缶は内面無塗装のぶりきを使用し，すずが内容品に溶解することによって内容品（桃やみかん，洋梨などの果物やアスパラガスなど）の褐変による品質劣化を抑制するタイプのはんだ缶であった．しかし，近年は，有機材料との複合化が進み，接着缶や溶接缶，DI缶（drawn & ironed can，絞りしごき缶），DRD缶（drawn & redrawn can），TULCなどの内面塗装，あるいは，プラスチック・フィルムがラミネートされた缶が主流となっている．これらの缶内面に適用される有機材料の特性・性能が容器性能を左右している場合も多い．

　金属缶の主な特徴とそれに基づく効果あるいは影響を他の容器と比較すると，概略はつぎのとおりである．長所としては，
① 液体，気体，光の遮断性が大きい：液体や気体に付随して進入する酵母や細菌による変敗，変質や光による内容品の劣化を起こしにくい．
② 熱，電気の伝導性が大きい：食品などで充填後の加工ができ，加熱殺菌，冷却効率が高い．
③ 成形性が良好：多様な加工が高速・高精度でき，生産性に優れる．
④ 剛性が高い：空缶，実缶のハンドリング性に優れ，高速生産，大量輸送が可能．
⑤ リサイクル性に優れる．
などが挙げられ，反面，短所としては，
⑥ 反応性が高い：内容品による腐食や高温・高湿下での発錆に対する対策が必要．
⑦ 比重が大きい：紙やプラスチック容器に比べて重い．
などが挙げられる．その他，易開封性や自己加熱性などの機能も付与でき，容器製造や内容品の充填・殺菌，輸送などにともなう環境負荷物質の排出抑制や材料のリサイクルも進められており，循環型社会を目指すうえでも優れた容器であると位置付けられよう．

　表4.1.1に金属缶と缶詰の歴史を示した[1]．金属缶は材料と加工方法の開発，消費者ニーズが相まって適用範囲が拡大されてきたことが理解できよう．

4.1.2 金属缶の種類と製造方法，用途

　金属缶を大別すると缶胴と天地2枚の蓋で構成される3ピース缶と，底が一体成形された缶胴と1枚の蓋で構成される2ピース缶がある．3ピース缶は缶胴の接合方法によって，接着缶，溶接缶，はんだ缶に分類される．一方，2ピース缶は成形方法により分類されている．金属缶の製造方法と種類，主な用途を**表4.1.2**に，また，缶種と使用材料を**表4.1.3**に示した．各種金属缶の製法と特徴は以下のとおりである．

1) 3ピース缶

　3ピース缶はいずれも約1m角の金属板に塗装・印刷し，1缶サイズのブランクに切断した後円筒状に成形し，サイドシーム部と呼ばれる端部を接合して缶胴を形成するものである．サイドシーム部の接合方法により，はんだ缶，接着缶，溶接缶に分類される．缶胴に片方の蓋を巻き締めた状態で出荷され，内容品を充填後に他方の蓋を巻き締めて密封する．いずれの缶種においても，塗装・印刷工程や製缶工程でのハンドリング性か

表 4.1.1　缶詰産業の歴史年表[1)]

1804：ニコラ・アッペール(仏)，缶詰の原理を創案
1810：ピータ・デュランド(英)，ぶりき缶による缶詰を考案
1862：ルイ・パスツール(仏)，高温加熱殺菌法の原理を証明
1871：松田雅典，「イワシ油漬缶詰」を試作
1877：スティブンソン(米)，自動製缶機（はんだ缶）を考案
1896：チャールス・アムス(米)，シーリング・コンパウンド塗布蓋，二重巻締めによるサニタリー缶を完成
1906：アメリカ缶詰協会（NCA）設立
1913：米 ACC 社より連続自動製缶機を導入，サニタリー缶の採用
1923：大阪市工業試験場で「アルカリ剝皮のみかん缶詰」を試作
1927：(社)日本缶詰協会設立
1933：トマトジュース缶詰の製造・販売開始
1935：オレンジジュース缶詰の製造・販売開始
1958：ビール缶詰登場
アルミ DI 缶によるビール缶詰製造(米)
1960：炭酸飲料缶詰登場
溶接缶（ワイヤー溶接法）開発(スイス)
1962：コーヒー缶詰登場
1963：コーラ飲料缶詰登場
1965：ビール缶にアルミ EO 蓋導入開始
1967：日本で接着缶（ミラシーム缶）製造開始
1970：TFS 接着缶（トーヨーシーム缶）の導入開始
1971：日本でアルミ DI 缶導入開始
1973：スチール DI 缶生産開始．「あき缶処理対策協会」設立
1974：炭酸飲料用 PET ボトルを発表（米・デュポン社）
1976：TFS 接着缶（トーヨーシーム缶），果汁飲料に導入開始
1978：TFS 接着缶（トーヨーシーム缶），コーヒー飲料に導入開始
ぶりき溶接缶，果汁飲料に導入開始．DRD 缶の導入開始
1979：GN_2 充塡アルミ DI 缶登場（果汁飲料）
1981：「あき缶問題連絡協議会」設置．2 l 樽型 PET ボトル詰ビール発売
1982：LN_2 充塡アルミ DI 缶登場（果汁飲料），PET ボトル入り果汁飲料，炭酸飲料発売
1990：SOT 蓋の導入開始
1991：TULC の導入開始
1994：PET ラミネート溶接缶（クリスタル缶，PET 缶）登場
1996：小型 PET ボトル（500 ml）の導入

ら，使用できる板材の厚さに制限があり，缶の軽量化には限界がある．

(1) はんだ缶

ぶりきをはんだ付けにより接合して缶胴を形成するものである．高価なすずをメッキしたぶりきを使用し，はんだ付けする必要があることから生産性が低く，接合部近傍にかなりの非印刷部（無塗装部）を必要とするためデザイン性が劣る．また，はんだ由来の鉛溶出が問題となり，全すずはんだへの転換が進んだ結果，材料コスト面で他の金属缶に及ばない．しかし，桃やみかん，洋梨などの果物やアスパラガスなどの野菜では褐変を抑制し，品質保持期間を長くするためにすずが必要であり，これらの用途では内面無塗装のはんだ缶が適用されている．

(2) 接着缶

1960 年代後半にすず資源の枯渇が懸念される状況となり，すずの価格が高騰した．このため，ぶりきに代わる缶用材料が望まれ，電解クロム酸処理鋼板（tin free steel, TFS）が開発された．この TFS でははんだ付けができないため，缶胴の接合方法が検討されて，接着缶が生まれた．生産性は 3 ピース缶の中ではもっとも良好であり，デザイン性にも優れる．コーヒーや果汁飲料などを主体に適用されている．

表4.1.2 金属缶の製缶方法，種類と主な用途

製缶方法	種類	主な用途
はんだ缶	食缶	飲料，水産・農産・畜産物，乳製品，調理食品
	18ℓ缶	食品，塗料，油脂，化学製品
	エアゾール缶	殺虫剤，化粧品，洗剤，塗料，ガスボンベ
	一般缶	調味料，菓子，海苔，茶，油脂，塗料，乾電池
接着缶	食缶	果汁飲料，コーヒー，紅茶類，調理食品
	18ℓ缶	食品，塗料，油脂
	一般缶	調味料，菓子，海苔，茶，油脂
溶接缶	食缶	果汁飲料，コーヒー，紅茶類，調理食品
	ドラム缶	化学製品，塗料
	ペール缶	化学製品，塗料，油脂
	18ℓ缶	食品，塗料，油脂
	エアゾール缶	殺虫剤，化粧品，洗剤，塗料，ガスボンベ
	一般缶	調味料，菓子，海苔，茶，油脂
DI缶	食缶	炭酸飲料，ビール，お茶類
	エアゾール缶	化粧品，洗剤
	一般缶	シンナー，溶剤
打抜缶	食缶	水産物
DRD缶	食缶	水産物，ベビーフード，ペットフード
インパクト缶	エアゾール缶	化粧品
TULC	食缶	炭酸飲料，ビール，果汁飲料，コーヒー，紅茶類

（3）溶接缶

サイドシーム部を溶接により形成するものであり，溶接方式にはいくつかの方法が提案されているが，現在主流となっているのは銅線を使用するワイヤー溶接方式である．缶内面側のロールによって支持されたワイヤーと缶外面側の電極ロールに支持されたワイヤーとの間に通電し，缶用金属材料によって生じる抵抗熱を利用して溶接する方式である．他にレーザー光を照射して接合部近傍を溶融・接合するレーザー溶接なども実用化されている．

ワイヤー溶接方式など電気抵抗を利用する方法においては通電性を確保する必要性から接合部近傍は無塗装にすることが必須であり，金属材料も通電性に優れたものが採用される．金属材料として実用化されているのは，薄くすずメッキした電気メッキブリキ（ET），極薄すずメッキ鋼板（LTS），すず-ニッケル合金メッキ鋼板（TNS）などである．一方，レーザー溶接方式を採用する場合には接合部での通電性は必要ないが，塗装金属板などを用いた場合には有機物の燃えかすが残存して溶接不良の原因となるので，溶接部近傍は

表4.1.3 缶種と使用材料

部位	缶種/材料	ぶりき	TFS	LTS	TNS	アルミニウム
缶胴	はんだ缶	○	—	—	—	—
	接着缶	—	○	—	—	○
	溶接缶	○	—	○	○	—
	DI缶	○	—	—	—	○
	打抜缶	○	—	—	—	—
	DRD缶	○	—	—	—	○
	インパクト缶	—	—	—	—	○
	TULC	—	○	—	—	—
缶蓋		○	○	—	—	○

無塗装とすることが多い．このように，接合部近傍は無塗装の状態で形成されるので，缶胴形成後に接合部を補正塗装して耐食性を付与する必要がある．

溶接缶の生産速度は接着缶に比較して遅く，接合部を補正塗装する必要があるなど生産性の面では欠点も多いが，接合部が溶接構造になっているために強度が高く，エアゾール缶などの耐圧容器として使用できる利点がある．また，接合部の強度が強いために，ネックイン加工などに対応しやすく，接合部の厚さが非接合部に近くなって段差

が小さくなるため，缶蓋巻締め部での密封性に優れる利点がある．

溶接缶は一般食缶や飲料缶，エアゾール缶，一般缶など幅広い用途に適用されているが，用途により内面塗料などの有機材料は各種のものが使い分けられている．上述したように，接合部の強度は充分に強いものであるが，適用される有機材料との組合せによってその適用範囲が違ってくる．

最近では，グラビア印刷したPET（polyethylene terephthalate，ポリエチレンテレフタレート）フィルムを外面に，また，内面には透明なポリエステル・フィルムをラミネートした溶接缶も市場投入されている[2]．美麗な印刷を施したものではあるが，グラビア印刷に使用されるインキ由来の溶剤や接着剤由来の溶剤など，環境負荷物質の排出量が増えるという欠点がある．

2) 2ピース缶

打抜缶やDRD缶など，あらかじめ塗装・印刷された金属素材から形成されるものや，ポリエステル系材料をラミネートした素材から形成されて成形後に印刷されるTULC，無塗装の金属板から形成されて成形後に塗装・印刷されるDI缶，アルミニウム・ビレットから形成されるインパクト缶などがあり，各種用途に使い分けられている．

（1） DI缶

アルミニウム合金を用いるアルミニウムDI缶と電気メッキぶりきを用いるスチールDI缶がある．これらの金属材料はコイル状で供給され，カップ状に打ち抜かれる．このカップの壁面をしごき加工により薄肉化して缶胴を形成する．このしごき加工は非常に過酷なものであり，加工熱の発生が著しい．このため，しごき工程はクーラントと呼ばれる潤滑油エマルジョンを吹き付けて冷却しながら行う．したがって，成形加工後には洗浄工程が必要となり，また，洗浄廃水を処理する工程も必要となる．この廃水処理にともなって発生するスラッジは固形廃棄物となるため，製造工程で多量の廃棄物を生じる．

成形，洗浄されたDI缶は表面処理，内外面の塗装・印刷などの工程を経て製品となる．このように，DI缶の製造工程は材料の投入から製品の取出しまで一連の設備でつながっており，生産性はきわめて良好である．

DI缶用の塗料は最初に水性化が達成された[3]．これにより，乾燥・焼付オーブンから排出される溶剤量が抑制され，また，塗料の保管・使用に関わる消防法上の『危険物』の取扱いから外されたなどの効果が得られた．

DI缶は側壁部の板厚が非常に薄くなるまで加工して軽量化を図っている．このため，内容物が充填され，市場に流通するときには缶内が陽圧になるようにして強度を持たせている．したがって，ビールや炭酸飲料のように，内容物そのものが炭酸ガスを溶解しているものにもっとも適している．しかし，最近では，お茶類などで密封直前に液体窒素を添加することによって缶内圧を発生させているものもある．

（2） TULC

ポリエチレンテレフタレート（PET）を主体とするコポリエステルのフィルムをTFSの両面にラミネートした素材から製造される2ピース缶であり，東洋製罐(株)で開発されたものである．Toyo Ultimate Light-weighting Canの大文字部分をとってTULCと呼んでいる．

ラミネート材料を使用する以外はDI缶と類似のプロセスで製造されるが，側壁部の加工方法がまったく異なる．DI缶では単純なしごき加工であるために加工熱の発生があり，クーラントの使用が必須であった．しかし，TULCではストレッチドロー加工としごき加工の組合せを採用しているので加工熱の発生が抑制されており，クーラントは必要ない．すなわち，ドライ成形法であるので，成形後に缶を洗浄する必要がなく，廃水も発生しない．また，内外面ともPET系フィルムがラミネートされているので成形後に塗装する必要がなく，単に外面に印刷を施すだけでよい．このように，TULCの製造は固形廃棄物などの環境負荷物質の発生を極力抑制した環境に優しいプロセスで行われている（**表4.1.4**参照）．

TULCには，ビールや炭酸飲料に使用する陽圧仕様のものと，コーヒー飲料やお茶類などに使用する陰圧仕様のものがある．陽圧仕様のTULCの空缶重量はすでにスチールDI缶より軽

くなっており，陰圧仕様の TULC の空缶重量は同じ用途に適用されている3ピース缶より軽い．このように，TULC は省資源という面でもすでに既存の金属缶を凌駕しているといえる．

(3) DRD缶

塗装印刷した金属素材を絞り・再絞り（draw & redraw）加工して製造するものである．缶丈の高いものを作ろうとした場合には，内面塗膜が加工に追従し得ないことが多く，実用化されているものは缶丈の低いものだけである．魚肉や調理食品，ベビーフード，ペットフードなどに採用されている．

1m角程度の平板に塗装・印刷した後，プレス成形して製品となる．この成形プロセスはTULCと同様にドライ成形である．しかし，TULCのように側壁部を薄肉化できないので，容量当たりの空缶重量は重い．素材の利用効率を上げるために，素材はスクロール・カットされており，また，印刷には成形後に正規の形になるようなディストーション印刷などの技術も採用されている．

(4) 打抜缶

オイルサーディンやさんま蒲焼などに適用されている比較的薄い缶がこの範疇に入る．製造プロセスはDRD缶とほとんど同じであるが，絞り加工と打抜きを1工程で行って，これがそのまま製品となるものが打抜缶であり，再絞りにより缶丈を高くしたものがDRD缶であると考えてよい．

(5) インパクト缶

アルミニウム・ビレットを衝撃・後方押出加工して製造する2ピース缶であり，小口径で缶丈が高いものが得られる．成形はクーラント中で行われ，後工程はDI缶と同様である．化粧品などのエアゾール製品に採用されているが，生産性が低く，高価なものとなる．最近ではDI缶でも比較的小口径のものが得られるようになり，一部はDI缶に置き換わっている．しかし，非食品の高級品用途を中心に，少量ではあるが現在も生産されている．

4.1.3 金属缶の市場

金属缶の市場は，図4.1.1に金属缶の用途別生産数（1998年）を示したとおり，総生産量は412億缶に達しており，その大部分が食品や飲料を充填する食缶である．また，食缶は魚肉や野菜，調理食品などの食品を充填する一般食缶と，コーヒー飲料やジュース類，ビール，炭酸飲料などが充填される飲料缶に分類され，一般食缶は食缶全体の5％程度と非常に少ないことが理解される．なお，この統計には，水ようかんなどの缶や食用油の缶，業務用の18ℓ缶なども食品に分類している．

エアゾール缶や乾電池缶，菓子や海苔，モーターオイル，塗料などの缶を総称して一般缶と呼ぶ．エアゾール缶や乾電池缶の生産数量も飲料缶に比較すると少ない．菓子や海苔，モーターオイル，塗料などの缶については正確な統計がないので，図の統計からは除外した．

図4.1.2には，わが国における金属缶市場の推移として，金属缶の大部分を占める食缶について，過去12年間における缶種別の生産数の推移

表4.1.4 DI缶とTULCの製造工程での環境負荷の比較

	単位	TULC	スチールDI缶
水使用量	m³/5 000万缶	0	9 160
CO_2排出量	kℓ/時	211	702
固形廃棄物量	kg/5 000万缶	120	40 000
製造エネルギー	MJ/缶	0.09	0.35

図4.1.1 金属缶の内容品・用途別生産数量（1998年）
（菓子缶，海苔缶，モーターオイル缶，塗料缶などの雑缶を含まず）

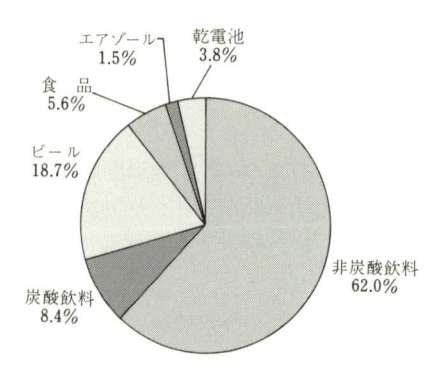

総生産数：411.9億缶

- 非炭酸飲料 62.0％
- ビール 18.7％
- 炭酸飲料 8.4％
- 食品 5.6％
- 乾電池 3.8％
- エアゾール 1.5％

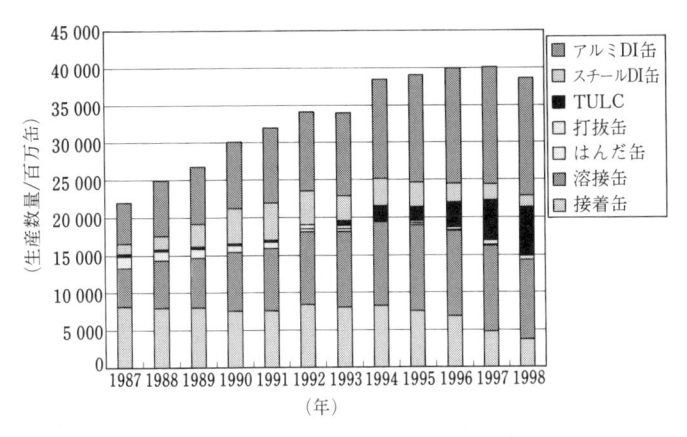

図 4.1.2 わが国の金属缶市場の推移[4]
(一般食缶/飲料缶)

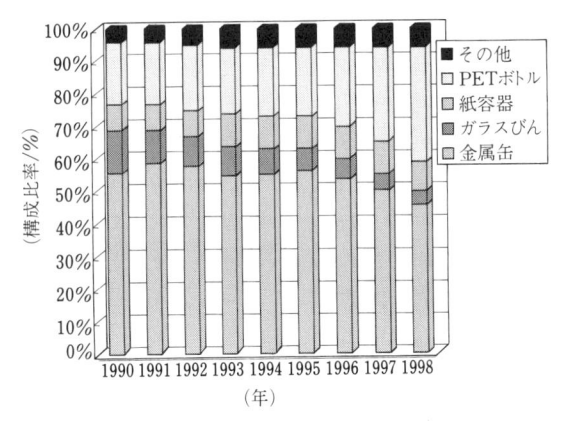

図 4.1.3 清涼飲料の包装形態別動向
(ビール,酒類,飲用牛乳を含まず)

を示した[4]．アルミニウム DI 缶と溶接缶の生産数が多く，接着缶とスチール DI 缶は漸減傾向，1991 年に市場投入された TULC は生産規模が拡大していることが読み取れる．これは，接着缶は TULC へ，また，スチール DI 缶は TULC やアルミニウム DI 缶への置換が進んでいるためである．また，現状では，打抜缶やはんだ缶は統計上無視してもよい程にまで生産数を減らしている．なお，この統計では打抜缶と DRD 缶の合計を打抜缶と表示した．

缶種間での増減傾向の他に，絶対数の頭打ち傾向が現れており，とくに，1998 年は冷夏であったという訳でもないのに生産数が前年割れとなっている．これは，表 4.1.1 に示したように，1996 年から小型 PET ボトルが市場に導入された

ことにより，一部の飲料で金属缶から PET ボトルに容器変更がなされたためである．清涼飲料の包装形態別の動向を図 4.1.3 に示す．この統計にはビールや酒類，飲用牛乳は含まれておらず，縦軸は容量ベースの構成比となっている．ビールや酒類を含めると金属缶とガラスびんの構成比が上昇し，飲用牛乳を含めると紙容器の構成比が上昇することになる．全体的な傾向として，1996 年以降，PET ボトルの比率が増大し，金属缶とガラスびんの比率が低下していることがうかがえよう．

小型 PET ボトルはごみ処理上の問題から，業界が導入を自粛してきた．しかし，輸入品の小型プラスチック容器入りのミネラル・ウォーターなどが多量にコンビニエンスストアの棚を占領す

る状況となり，導入自粛の意味が薄れた．これを受けて自粛を解除し，1996年から小型PETボトルの本格的導入が始まった．自粛解除の条件として，使用済みPETボトルのリサイクルを推進することが決められている．

ともあれ，飲料容器は金属缶やガラスびんが減り，PETボトルが増える傾向は今後も続くと予想される．米国においては，すでに，容量ベースでPETボトルの比率は金属缶を超えており，わが国でも同様に推移していくものと考えられる．

4.1.4 金属缶の特徴比較

1) スチールとアルミニウム（素材）

金属缶に使用されるスチール素材には，ぶりき，TFS（tin free steel，すずなし鋼板），TNS，LTSなどがあり，ぶりきははんだ缶，溶接缶，スチールDI缶などに使用され，TFSは接着缶やDRD缶，TULC用原板などに，また，TNSとLTSは主に溶接缶に使用されることは表4.1.3に示したとおりである．一方，アルミニウム材料としては，アルミニウムDI缶に使用される3000系合金と缶蓋などに使用される5000系合金がある（表4.1.5参照）．

金属缶（はんだ缶）が最初に開発された当時には，溶融すずメッキぶりきが使用されていた．この溶融すずメッキぶりきとは，すずメッキ量が非常に多いものである．しかし，すず資源の枯渇と価格の高騰が予想されるようになり，すずメッキ量が減らせる電気メッキぶりきやすずメッキ量が非常に少ないLTS，すず/ニッケル合金メッキを施したTNS，すずをまったく使用しないTFSなどが開発された訳である．

また，経済的な側面から見ると，スチール素材は国内で製鋼・圧延・表面処理されているものであり，その価格に対する国際市場の影響は小さい．これに対して，アルミニウム素材は大部分が海外で精錬されたアルミニウム地金を輸入し，国内で成分調整・圧延・表面処理されている．したがって，その価格は国際市場の影響を受け，変動幅が大きい．さらに，単位面積当たりでみても，単位重量当たりでみても，アルミニウムの価格はスチールに比較して高い．これらの点から，容器メーカーとしては価格が安定していて安いスチールのほうが使いやすい．

表4.1.5 缶用アルミ材の合金組成

化学組成(%)	Si	Fe	Cu	Mn	Mg	Cr	Zn	Ti
3004	0.30	0.7	0.25	1.0〜1.5	0.8〜1.3	——	0.25	——
5052	0.25	0.40	0.10	0.10	2.2〜2.8	0.15〜0.35	0.10	0.05
UBC*	0.23	0.50	0.22	0.91	1.9	——	0.15	——

＊金属缶回収材

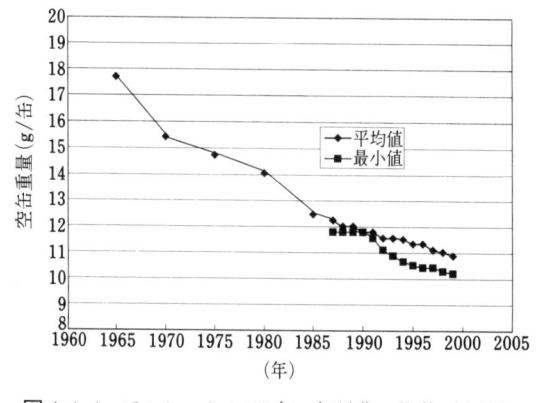

図4.1.4 アルミニウムDI缶の軽量化の推移（米国）

2) 2ピース缶と3ピース缶（形態）

金属缶はコストを低減する目的で，とくにDI缶やTULCで，軽量化が図られている．アルミニウムDI缶の軽量化が進められてきた経過を図4.1.4に示す．アルミニウムDI缶にかぎらず，スチールDI缶でも同様に軽量化が図られてきた訳であり，いずれもすでに側壁部の板厚は缶の強度面でほぼ限界に近い．そこで，ネックイン加工によって端部を縮径し，缶蓋の面積を減らすことにより材料使用量を低減することが行われている．このネックイン加工に関してはアルミニウムとスチールの材料の差は少なく，むしろ，3ピース缶では2ピース缶ほどの加工はできないということで，缶種の差が大きい．TULCにおいても側壁部の薄肉化やネックイン加工が行われて軽量化が指向されており，すでに缶重量はスチールDI缶より軽い．

3ピース缶においては，缶胴部の薄肉化には限界がある．強度面からは，原理的にスチールDI缶の側壁部と同等の板厚までは適用できるはずである．しかし，スチールの面積当たりの価格は，板厚が薄い領域では板厚に比例しなくなる．この領域まで薄くする場合には，圧延・焼鈍・圧延という工程を繰り返す必要があり，単に圧延のみによって薄くすると加工硬化が著しく，また，製品の平面性も悪くなってしまう．このように，3ピース缶用板材の薄肉化には経済性の面でも限界がある．さらに，板厚をある程度以下まで薄くすると塗装，印刷，製缶などの工程や，さらにはユーザーの充填設備でのハンドリングも困難になる．これをハンドリングできるようにするにはそれぞれの設備を大幅に改造する必要が生じ，投資対効果を考慮するとメリットはないものと判断される．

3ピース缶でも，缶胴部にビード加工を施すことによって強度を付与し，板厚を薄くすることは以前から行われていた．最近では，缶胴部にダイヤモンド状の加工を施すことによって強度を付与し，薄い金属板を適用したものも採用されている．しかし，3ピース缶で薄肉化を訴求しても2ピース缶の板厚には達せず，材料使用量の面からみると2ピース缶のほうが3ピース缶より有利である．

2ピース缶と3ピース缶の優劣を比較する場合，生産性の比較は避けられない．DI缶やTULCでは長尺のコイル状の板材が供給され，最終製品に仕上がるまでは連続した工程で処理される．また，1ライン当たりの生産速度は1 000～2 500缶/分であり，非常に生産性良好である．これに対して，3ピース缶の場合，塗装，印刷，製缶などの各工程で板材が積み上げられ，作業が中断される．これらの工程ごとに人手が必要となる訳であり，また，生産速度もせいぜい1 000缶/分程度と低い．したがって，生産性の面からも2ピース缶のほうが3ピース缶より有利であるといえる．

3ピース缶の利点としては，美麗な印刷を施すことができる点が挙げられる．これは印刷方式の差によるものであるが，2ピース缶の印刷工程に3ピース缶の印刷方式を導入することは不可能である．2ピース缶の印刷方法についても検討が続けられており，徐々に改良されてきてはいるが，未だ3ピース缶の印刷品質にまでは到達していない．一方で，3ピース缶においても，グラビア印刷したポリエステルフィルムをラミネートした溶接缶が実用化されている[2]．確かに，この技術によると従来の平版印刷よりは美麗なものが得られる．しかし，外面の印刷は内容品を保護するという容器の基本性能とは無関係のものであり，商品価値を高めるという付加価値的な性能である．このような付加価値を高めるという目的のために，多量の有機溶剤を使用するグラビア印刷やラミネートという環境に対する負荷の大きい工程を導入することの是非は今後問われることになろう．

3) DI缶とTULC（製法）

上述したように，DI缶の加工には潤滑と冷却を目的にクーラントが使用されるが，TULCの加工はドライ成形である．表4.1.4に示したように，この成形方法の違いによって工程で使用する水の量やCO_2排出量，固形廃棄物量，製造エネルギーに大きな差が生ずる．とくに，廃水処理により生じるスラッジが固形廃棄物量に大きく寄与していることが分かる．また，使用する水の量やCO_2排出量，製造エネルギーも他の缶種に比

較して少ない．将来はさらに厳しく環境負荷の低減が求められると予想され，TULC の製造プロセスはこのような時代の要求にマッチしたものであるといえる．

4.1.5 リサイクル特性

「容器包装リサイクル法」の施行により，各種容器包装のリサイクル義務が生じている．しかし，金属缶の場合には，すでに業界がリサイクルシステムを立ち上げて，高いリサイクル率を達成していることから，「容器包装リサイクル法」の対象から除外されている．今後ともこのリサイクル率を高める努力が続けられることになっている．以下，アルミニウムとスチールを対象に，回収されたあき缶の再利用について概説する．なお，アルミニウム缶とスチール缶，PET ボトルのリサイクル率の推移を図 4.1.5 に示す[5,6]．

1) アルミニウム缶のリサイクル

アルミニウム缶のリサイクルはアルミニウム缶リサイクル協会が中心となって進めており，リサイクル率は年々上昇してきている．回収されたアルミニウム缶は再び金属缶用素材に再生（CAN-TO-CAN リサイクル）されることもあるが，多くはカスケード・リサイクル（低品位のアルミニウム材に再生して利用する方法）が採用されているものと思われる．その理由は，缶胴部分と缶蓋部分では合金組成の異なる材料が使用されていることによる．表 4.1.5 に，代表的な缶胴用素材である 3004 材と，代表的な缶蓋用素材である 5052 材，および UBC（金属缶回収材）の合金組成を示した．UBC を 3004 材に戻すにはマグネシウム（Mg）含有量が多過ぎ，5052 材に戻すには鉄（Fe）や銅（Cu），マンガン（Mn），亜鉛（Zn）などの含有量が多過ぎる．したがって，いずれの素材に戻すにしても，純アルミニウムを加えて希釈し，さらに各種合金成分を添加して成分調整する必要がある．缶用材料の使用量が伸びているときにはこのようにして再生した材料にも用途があるが，金属缶の生産数が伸び悩んでいるときには，材料生産量が金属缶の生産に必要な数量を超えてしまうことになる．この傾向はリサイクル率が高くなる程顕著になる．

もちろん，このような CAN-TO-CAN リサイクルは実際に行われているが，UBC の全量が CAN-TO-CAN リサイクルされている訳ではない．残りの UBC は建材用途などのアルミニウム合金の原料として使用されることになる．このように，添加合金成分が増えると，添加合金成分が少ない組成への再生がますます困難になる．アルミニウム合金を電解精錬して純アルミニウムに戻すことはまったく経済性のないことであり，より低品位で，添加合金成分が多い用途へ戻されることになる．これがアルミニウムにおけるカスケード・リサイクルである．

2) スチール缶のリサイクル

スチール缶のリサイクルはあき缶処理対策協会が中心となって進めており，リサイクル率は図 4.1.5 に示したように，年々上昇してきた．近年やや頭打ちの傾向が認められるが，この程度の高率になると消費者のモラルの問題が絡み，さらに

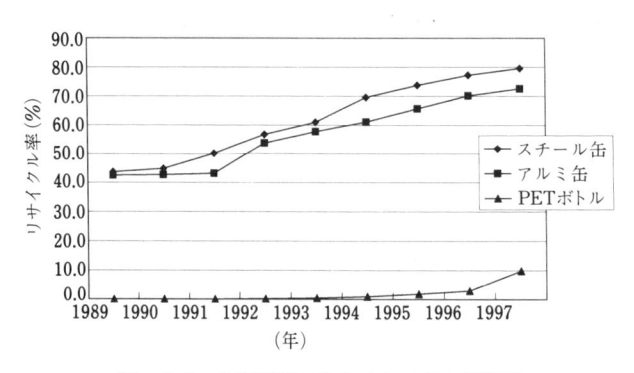

図 4.1.5 各種容器のリサイクル率の推移[5,6]

これを引き上げるのは非常に難しい状況となっている．すなわち，消費者がポイ捨てをやめ，分別回収に協力することなしにはリサイクル率の上昇は見込めないのである．

スチール缶の場合にも，一部は缶用素材にも戻るルートで再生されるが，一部はカスケード・リサイクルされている．すなわち，製鉄工程で高炉原料としてあき缶を含む屑鉄が利用されている．この場合，金属缶のぶりき由来のすずが多過ぎるとでき上がりの鋼の品質が悪くなる．したがって，あまり多量のあき缶を投入することはできないが，粗鋼生産量に比較してあき缶回収量は非常に少ないので，実質的にはあまり問題とならない．また，缶蓋のアルミニウムやTFS，TNSなどに使用されているクロム，ニッケルなどは鋼の品質に悪影響を与える量ではない．アルミニウムは鉄の還元剤として作用し，かえって有用でさえある．このようにリサイクル適性の面から考えると，溶接缶ではぶりきの使用を減らし，TNSやLTSを増やすことが好ましく，はんだ缶やスチールDI缶などのぶりきを使用する缶はTULCや接着缶，溶接缶などに代替していくことが好ましいといえる．

あき缶などの屑鉄の用途として大きいものに電炉用原料がある．電炉では主に屑鉄を溶解して鋳物用素材を製造しているが，この方法はカスケード・リサイクルの範疇に入ると思われる．

4.1.6 金属缶の将来予想

金属缶市場の将来を予測するには，まず，飲料消費量の動向を予測する必要がある．飲料消費量は，図4.1.6に示したように[7]，GDPとの相関が強い．過去40年間にわたり，飲料消費量はGDPの伸びとともに伸びてきたが，昨年は景気後退の影響でGDPが減り，飲料消費量も低下した．その他に飲料消費量は気候の影響をも受け，とくに冷夏となると飲料消費量は低迷する傾向となる．

一方，金属缶の動向を予測する場合には，PETボトルとの競合によりどのような影響を受けるか，さらには金属缶の中でもどの缶種が伸びて，どの缶種が減るのかを考える必要がある．これらの予測を行う場合のキーワードは「環境対応型」ということになると思われる．

1) PETボトルとの競合

小型PETボトルが市場に投入されて以来，清涼飲料用途における金属缶の比率は低下傾向にある．今後の動向を予想する場合，米国の現状を分析することが有効であると思われる．わが国では小型PETボトルの市場投入を自主規制してきた経緯があるが，米国ではこのような規制を行っておらず，市場原理に則って動いているからである．米国の現状をみると，清涼飲料の容量ベースで，金属缶とPETボトルの比率はほぼ同じ程度となっており，PETボトルがやや優勢に推移しているようである．しかし，この予想には家庭内消費用の大型（$1.5 l$，$2 l$ など）PETボトルが含まれており，個数ベースでは金属缶が優勢な状況にある[8]．わが国においても，すでに，容量ベースではPETボトル入りの飲料の消費量が金属缶入りのものに迫る勢いにあり（図4.1.3参照），やがては米国同様，容量ベースでの金属缶とPETボトルの比率は同程度に落ち着くのではないかとの予想がある．

一方で，PETボトルへの充填速度は金属缶に比較して遅く，生産性に劣るという事実がある．家庭内消費用の大型PETボトルは別として，小型のPETボトルについては金属缶との競合が激しくなり，とくに350 ml以下のものについては

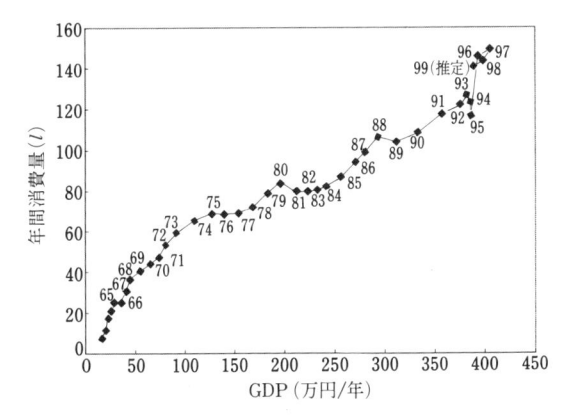

図4.1.6 1人当たりの飲料消費量とGDPの関係[7]
（ビール，酒類，飲用牛乳を含まず）

それ程は伸びないのではないかとの見方もある．

現状では，金属缶とPETボトルのいずれが優勢かは即断できない状況である．環境問題（容器製造エネルギー，リサイクル，廃棄物問題など）も容器の選択に大きな影響を及ぼすことになると考えられ，その法規制がどこに落ち着くかによっても状況が変化すると考えられる．

2) 将来の金属缶

すず資源の枯渇が懸念されたことによって，はんだ缶が接着缶や溶接缶，DI缶などに置き換わったことはすでに述べた．現状では，すずの資源が枯渇するような状況ではないが，地金価格が高止まりしている．したがって，すずを多量に使用する缶種が復活する可能性はない．溶接缶においても，電気メッキぶりきの使用は減り，特殊用途を除くと，TNSやLTSを使ったもののみが残る可能性がある．スチールDI缶もぶりきを使用しているので，すず価格とリサイクルの点で不利であり，今後伸びることはないだろう．

ぶりきを使用しない溶接缶（TNS, LTSを使用）や接着缶（TFSを使用）にしても，使用材料の低減（空缶重量の低減）には限界があることはすでに記したとおりである．したがって，これらの缶はアルミニウムDI缶やTULCに比較して不利があり，今後伸びるとは考えにくい．

一方，アルミニウムDI缶は地金価格が高く，カスケード・リサイクルが主体となることはすでに記したとおりである．しかし，地金価格が高いということはあき缶を回収した屑アルミニウム（UBC）の価格が高いということであり，リサイクルを推進する側からするとメリットがある．町内会や学校などで回収したあき缶が高く売れるので，リサイクル運動にはずみがつくからである．屑鉄の価格が低迷していた時期には，スチール缶を回収しても運送費などの費用が屑鉄の価格を上回り，販路がない状態となったこともある．しかし，循環型社会の構築を目指す立場から，業界主体であき缶の処理を推進しており，スチール缶においてもリサイクルが重要であることは言を待たない．

このように考えると，将来はアルミニウムDI缶とTULCが金属缶の主流になっていくものと予想される．環境負荷の低減と循環型社会の構築を念頭に置くと，TULCは究極的に前者の目的を追求した金属缶であり，アルミニウムDI缶は後者の目的に有利であるからである．

3) 環境ホルモン問題

金属缶の内面塗装に使用されるエポキシ系塗料には，エポキシ樹脂の原料として使用されるビスフェノールA（BPA）が微量に含まれている．BPAにエストロジェン（女性ホルモン）活性があることは古くから知られていた事実であるが[9]，これが缶詰内容品中へ移行して人体に悪影響を及ぼすのではないかとの懸念がある．これが金属缶における，いわゆる環境ホルモン問題である．

米国のプラスチック工業会（SPI）や欧州のプラスチック工業会（CEFIC）などが中心となって広範な実験を行っており，①缶詰食品を通して摂取する可能性のあるBPA量は$6.3\ \mu g$/日程度であり，許容摂取量（TDI）に比較して充分に少ない，②体内に導入されたBPAは代謝を受けて排泄されるので，生体蓄積性はない，③環境中に放出されたBPAは比較的短期間のうちに分解され，環境蓄積性はない，などの結論が導かれている．このような実験事実をみるかぎり，現状レベルであれば人体に悪影響が発現する可能性はきわめて低いと考えられる[10]．

一方で，無作用量（NOEL）より充分に少ない量のBPAをラットに投与すると，雄仔に前立腺肥大が認められたとする報告[11]があり，低用量効果説と呼ばれている．この低用量効果説が事実であれば，従来の毒性評価手法そのものを見直すことが必要となる．しかし，この結果は広範な追試によっても再現されておらず[12]，未だ学会の定説になっていないばかりでなく，むしろその真偽に疑問が投げかけられている[13]．一日も早くその真偽が確かめられることを願うものである．

BPAは缶の内面塗料に含まれていることはすでに述べたとおりであり，ポリエステルフィルムをラミネートした素材から製造しているTULCや，類似の素材で製造している溶接缶などの素材からは抽出されない．しかし，TULCにおいても缶蓋内面にはエポキシ系塗料が塗布されており，ラミネート溶接缶においては天地の缶蓋に加

えて缶胴の接合部の補正にもエポキシ系塗料が使用されることがある．したがって，TULCやラミネート溶接缶でも量的には非常に少ないものの，微量のBPAは抽出され得る．製缶メーカーにおいては，これらの缶種に使用する塗料はもとより，その他の缶種に使用される塗料についても，BPA低減に努めており，現在市販されている製品ではBPA移行量は非常に少なくなってきている．しかし，エポキシ系塗料を使用する以上はBPA移行量をゼロにすることは困難であり，エポキシ系塗料の優れた特性を他の材料で代替することも困難な状況にある．

この問題に関しては，論争が続いている低用量効果説の影響が非常に大きい．一日も早く論争が決着し，TDIが再設定（あるいは再確認）されることを願うものである．製缶メーカーはBPA移行量をこのTDIより充分に低いレベルに抑えるよう努力を傾注できる．

おわりに

21世紀はあらゆる産業・民生分野で環境負荷の低減と循環型社会の構築が求められる時代となる．包装容器業界もこの流れの外に身を置くことはできず，容器の製造はもとより，原材料の製造から始まって，製品の輸送，充填・殺菌などの缶詰製造工程，流通・消費過程，使用済みあき容器のリサイクル過程までを含めて，環境負荷の低減がなされなくてはならない．また，リサイクルを考慮した製品設計（エコデザイン）がなされなければならない．このような観点からも，金属缶はPETボトルやガラスびん，紙製容器などと競合していくことになる．

本稿では，金属缶の発展の歴史を振り返り，現状を分析し，さらに将来の金属容器のあるべき姿を予想した．印刷品質の改良や形状の多様化など，付加価値の向上を目指した改良は継続されると思われるが，金属缶の種類としてはアルミニウムDI缶とTULCが将来の金属缶の本流となると予想する．

なお，環境ホルモン問題については未解明の部分が多く，学会レベルで論争が続いている状況である．製缶メーカーはBPA移行量の低減に努めているが，移行を完全になくすことは困難な状況にある．一日も早く論争が決着し，科学的根拠に基づいてTDIが再設定されることを願うものである．

引用・参考文献

1) 東洋製罐(株)技術資料より抜粋 (1998)
2) 林　知彦：コンバーテック, p.32 (1999.7)
3) P. V. Robinson: *J. Coat. Technol.*, **53** (674), 23 (1981)
4) 東洋製罐(株)資料より作成
5) あき缶処理対策協会資料 (1998)
6) PETボトルリサイクル促進協議会資料 (1998)
7) 沖　慶雄：明日の食品産業, No.286, p.3 食品産業センター (1998)
8) Packaging Strategies 会議資料 (1997)
9) E. C. Dodds & W. Lawson: *Nature*, **137**, 996 (1936)
10) 厚生省：内分泌かく乱化学物質の健康影響に関する検討会中間報告 (1998)
11) F. vom Saal, *et al.*: *Toxicol. Ind. Health*, **14**, 239 (1998)
12) J. Ashby, *et al.*: *Reg. Toxicol. Pharmacol.*, **26**, 94 (1997)
13) Endocrine/Estrogen Letter, **5** (10), 2 (1999)

〈小島　瞬治〉

4.2 アルミニウム箔と容器

4.2.1 アルミニウム箔（アルミ箔）の需要の概要

古くから金属を薄く伸ばし，箔にし，装飾用として使われていた．これらの金属は伸展性の良い金，銀，銅などが主に用いられていた．

アルミニウムが箔として利用され始めたのは19世紀末にアルミニウムが電解精錬法によって生産されてからである．当時は打ち箔といわれ，手打ちか，機械で打つことにより作られた．

その後，圧延機の導入で連続したロール圧延が可能となり，工業的に生産されるようになった．国内でアルミニウム箔（以下アルミ箔と記す）が生産，消費されるようになったのは昭和24年頃からである．当初はたばこ包装用が中心であった

が，食品，医薬品などの包装材料，電気，日用品材料などの用途の広がりとともに生産量も増加し，昭和23年の約300 tから昭和30年には約3 000 t，昭和35年には約1万 tと飛躍的な伸びを示した．

アルミ箔の年間生産量の推移を見ると，まさにわが国の経済発展とともに進んできたことがよくわかる．昭和40年で約2万 t，昭和50年で約6万 t，昭和58年に10万 tの大台を超えた．

このようにアルミ箔は美しい金属光沢，防湿性，ガスバリヤー性，熱安定性，熱伝導性が良好で，安価であるため各種産業分野に広く利用されている．

とくに包装の分野に占める割合が比較的大きく，その需要も年々微増している．

図 4.2.1 のアルミ箔の用途別出荷数量で食料品，たばこ，化学品，日用品の4部門が全体の50％強にもなり，これらのアルミ箔のほとんどすべてが包装材料として使用されている．

アルミ箔が包装材料として利用される場合はアルミ箔単体で使用されることは少なく，紙やプラスチックフィルムと貼合したり，コーティング，印刷，型付けされて使用される場合が多い．

以下，アルミ箔の製造方法，種類，特性，加工方法，用途について記述する．

4.2.2 アルミ箔の製造方法

アルミ条からアルミ箔ができるまでの製造工程の概略図を**図 4.2.2** に示す．

アルミ箔圧延は冷間仕上げ圧延機で圧延された厚さ 0.3〜0.5 mm くらいの軟質アルミ条を素材として使用する．

この材料をアルミ箔圧延機にかけ，多量の圧延油を使いながら圧延ロール間を通し，冷間で何回も繰り返して必要な厚さにするが，一般に1回の圧延で圧下率が50％前後であるから，その厚さは約半分となる．7〜9ミクロンのアルミ箔を製造するには5〜6回の圧延回数が必要となる．

圧延機には自動厚み制御装置（AGC），自動形状制御装置（AFC）が設置され，高精度の厚み，形状を有するアルミ箔ができる．最終の仕上げ圧延では通常2枚のアルミ箔を重ねて（重合）圧延

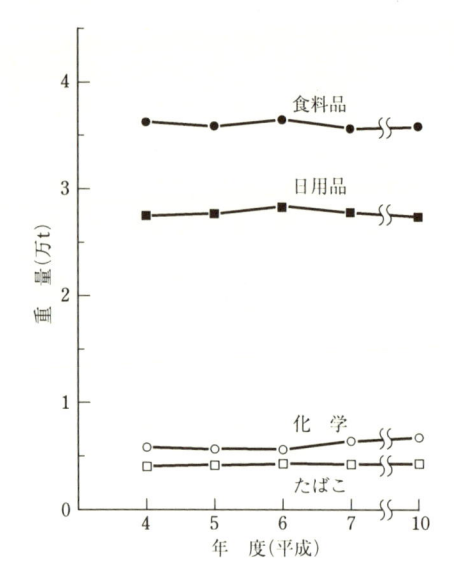

図 4.2.1 用途別アルミ箔の出荷数量

を行う．仕上げ圧延されたものは分離機にかけられ，1枚ずつ分離して巻き取られる．これを焼鈍炉に入れ，アルミ箔の軟化を行うと同時に，アルミ箔表面についている油分を完全に除去し，所定の幅，長さに断裁され，巻き取られる．

4.2.3 アルミ箔の種類

アルミ箔の種類は昭和60年3月にJISが改正され，**表 4.2.1** のとおり材質的にはその純度および合金成分によって分類されている．JISでは 0.2 mm以下をアルミ箔と呼び，薄いほうは 0.004 mm（4 μm）まである．

1） 純度および合金成分による分類

JIS H 4160によるアルミニウムおよびアルミニウム合金箔の種類，記号，化学成分を**表 4.2.1** に示す．

JIS H 4170には電解コンデンサー用の材料に用いられる高純度アルミニウム箔について規定されている（**表 4.2.2**）．

2） 製造工程の違いによる分類

（1） 硬質箔と軟質箔

上述のとおり，圧延工程が完了した時点ではアルミ箔は加工硬化したままであり，この状態のアルミ箔を硬質箔と呼び，JISでは質別（H-18）で表される．硬質箔はその特性（硬くて裂けやすい）

4.2 アルミニウム箔と容器

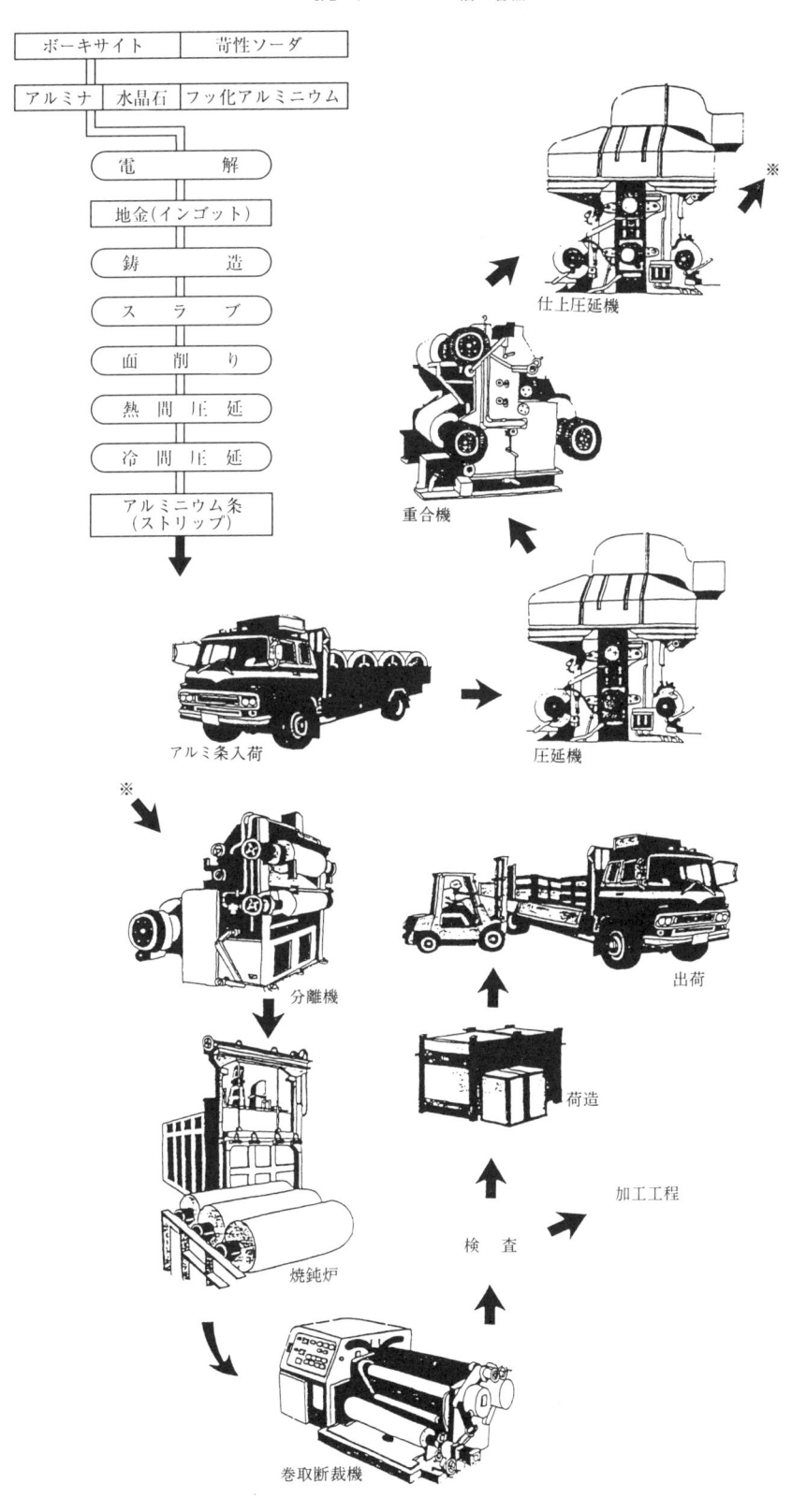

```
┌──────────┬──────────┐
│ボーキサイト│ 苛性ソーダ │
├────┬─────┴┬─────────┤
│アルミナ│水晶石│フッ化アルミニウム│
└──┬─┴───┬┴────┬────┘
   └─────┼─────┘
      ┌──┴──┐
      │ 電 解 │
      ├─────┤
      │地金(インゴット)│
      ├─────┤
      │ 鋳 造 │
      ├─────┤
      │ ス ラ ブ │
      ├─────┤
      │ 面 削 り │
      ├─────┤
      │ 熱 間 圧 延 │
      ├─────┤
      │ 冷 間 圧 延 │
      ├─────┤
      │アルミニウム条│
      │(ストリップ)│
      └─────┘
```

図 4.2.2 アルミ箔ができるまで

アルミ条入荷 → 圧延機 → 重合機 → 仕上圧延機 ※
※ → 分離機 → 焼鈍炉 → 巻取断裁機 → 検査 → 荷造 → 出荷
加工工程

表 4.2.1 アルミニウムおよびアルミニウム合金箔の種類 (JIS H 4160-1985)
① 種類

種類		記号	用途別
合金番号	質別		(参考例)
1085	O	A 1085 H-O	
	H 18	A 1085 H-H 18	
1070	O	A 1070 H-O	電気通信用,電解コンデンサー用
	H 18	A 1070 H-H 18	冷暖房用
1050	O	A 1050 H-O	
	H 18	A 1050 H-H 18	
1 N 30	O	A 1 N 30 H-O	装飾用,電気通信用,建材用,包装用,
	H 18	A 1 N 30 H-H 18	冷暖房用
1100	O	A 1100 H-O	
	H 18	A 1100 H-H 18	
3003	O	A 3003 H-O	容器用,冷暖房用
	H 18	A 3003 H-H 18	
3004	O	A 3004 H-O	
	H 18	A 3004 H-H 18	

② 種類別化学成分表

種類	化学成分 (%)									
(合金番号)	Si	Fe	Cu	Mn	Mg	Zn	Ti	その他		Al
								個個	合計	
1085	0.10 以下	0.12 以下	0.03 以下	0.02 以下	0.02 以下	0.03 以下	0.02 以下	0.01 以下	—	99.85 以上
1075	0.20 以下	0.25 以下	0.04 以下	0.03 以下	0.03 以下	0.04 以下	0.03 以下	0.03 以下	—	99.70 以上
1050	0.25 以下	0.40 以下	0.05 以下	0.05 以下	0.05 以下	0.05 以下	0.03 以下	0.03 以下	—	99.50 以上
1 N 30	Si+Fe	0.7 以下	0.10 以下	0.05 以下	0.05 以下	0.05 以下	—	0.03 以下	—	99.30 以上
1100	Si+Fe	1.0 以下	0.1〜0.2	0.05 以下	—	0.10 以下	—	0.05 以下	0.15 以下	99.00 以上
3003	0.6 以下	0.7 以下	0.1〜0.2	1.0〜1.5	—	0.10 以下	—	0.05 以下	0.15 以下	残部
3004	0.30 以下	0.7 以下	0.25 以下	1.0〜1.5	0.8〜1.3	0.25 以下	—	0.05 以下	0.15 以下	残部

注) 質別は JIS H 1001(アルミニウムおよびアルミニウム合金の質別記号)による.

をとくに必要とする用途に使用されるが,一般には加熱焼鈍された軟質箔が使用される.JISでは軟質箔を質別(O)で表す.

加熱焼鈍は400℃前後の焼鈍炉中で行われる.温度,時間を調整することにより,硬質と軟質の中間的な特性を有するアルミ箔を作ることもできる.これを中間硬質箔(半硬質箔)と呼ぶ.

(2) 片つや箔と両つや箔

薄いアルミ箔の圧延は,生産効率を高めるため,使用を多様化するために2枚重ね(重合)で行われる.上下の圧延ロールに接して圧延された面がつや面となり,重ねた面がつやけし面となる.したがって薄いアルミ箔は片面がつや面,他の面がつやけし面となり,片つや箔と呼ばれる.

通常,片つや箔の厚さは50ミクロン以下である.これ以上のアルミ箔の圧延は1枚で圧延されるので両面共つや面となり,このようなアルミ箔を両つや箔と呼ぶ.

3) JISに規定されるアルミ箔の寸法

JIS H 4160 に規定されているアルミ箔の標準寸法を表4.2.3,表4.2.4に示す.また,寸法許容差を表4.2.5に示す.

表 4.2.2 高純度アルミ箔の規定（JIS H 4170）

① 種類

種類	質別	記号	用途
1 N 99	O	A 1 N 99 H-O	電解コンデンサー用
1 N 99	H 18	A 1 N 99 H-H 18	電解コンデンサー用
1 N 90	O	A 1 N 90 H-O	電解コンデンサー用
1 N 90	H 18	A 1 N 90 H-H 18	電解コンデンサー用

注）箔は巻取品とする．

② 化学成分

種類	化学成分（％）			
	Cu	Si	Fe	Al
1 N 99	Cu＋Si 0.010 以下		0.004 以下	99.99 以上
1 N 90	Cu＋Si 0.080 以下		0.030 以下	99.90 以上

表 4.2.3 巻取品の標準寸法（単位：mm）

標準寸法\種類(合金)	1085, 70 1100, 50	1 N 30	3003	3004
厚さ 0.006	—	○	—	—
0.0065	—	○	—	—
0.007	—	○	—	—
0.008	—	○	—	—
0.009	—	○	—	—
0.01	—	○	—	—
0.012	—	○	—	—
0.013	—	○	—	—
0.015	—	○	—	—
0.017	—	○	—	—
0.02	○	○	○	—
0.025	○	○	○	—
0.03	○	○	○	—
0.04	○	○	○	—
0.05	○	○	○	○
0.06	○	○	○	○
0.08	○	○	○	○
0.1	○	○	○	○
0.15	○	○	○	○
0.2	○	○	○	○
幅	10 25 40 60 100 160 250 400 475 500 530 546 600 630 670 710 750 788 800 850 900 950 1 000 1 050 1 100 1 200 1 300 1 400			

表 4.2.4 平板品の標準寸法 （単位：mm）

幅×長さ\厚さ	400×1 200	457×686	546×788
0.007	—	○	○
0.008	—	○	○
0.009	—	○	○
0.01	—	○	○
0.012	—	○	○
0.05	○	—	—
0.06	○	—	—
0.08	○	—	—
0.1	○	—	—
0.15	○	—	—
0.2	○	—	—

4.2.4 アルミ箔の特性

1） アルミ箔の特徴

表 4.2.6 にアルミ箔の長所，短所を示す．アルミ箔はその短所を補い，長所を有効に利用できるように他の材料と組合せすることにより広く利用される．

2） アルミ箔の物理的性質

（1） 機械的性質

表 4.2.7 に 7～100 ミクロンのアルミ箔（1 N 30）の厚さ別の引張強さ，伸び，破裂強さを示す．表中の縦とは圧延方向と平行方向に，横とは直角方向にそれぞれ引張試験を行った結果である．

図 4.2.3 に 10～150 ミクロンの厚さのアルミ箔（硬質と軟質）について厚さと引張強さの関係を示す．図 4.2.4 には厚さと伸びの関係を示す．

図 4.2.5 には厚さ 7 ミクロンの硬質アルミ箔（1 N 30）を各温度で 2 時間加熱したときの機械的強度の変化を示す．加熱温度が上昇するにしたがい，引張強さが低下し，250～300℃以上でほぼ一定の値となる．この領域にあるのが軟質箔である．一方，伸びの値は温度とともに大きくなり，軟質箔の領域に達するとほぼ一定の値となる．

（2） 透湿度とピンホール

アルミ箔は他の包装材料に比べて，湿度やガスを通さない特性を持っている．外からの湿気に対

表4.2.5 寸法許容差　　　　　　　　　　　　　（単位：mm）

形状	厚さの許容差	幅の許容差			長さの許容差		
	厚さ	幅			長さ		
	0.2以下	500未満	500以上 1 000未満	1 000以上	500未満	500以上 1 000未満	1 000以上
巻取品	±10%	±0.5	±1		—		
平板品	±10%	±2	±3	±4	±2	±3	±4

注）許容差を（＋）または（－）だけに指定する場合は上記数値の2倍とする．

表4.2.6　アルミ箔の特徴

長　所	短　所
1．金属として軽い（比重2.7）	1．透視が不可能である
2．金属光沢がある	2．物理的に脆弱
3．遮光性，熱および光の反射率が高い	3．耐食性が低い
4．防湿，非透気性，保香性がある	4．高価格
5．衛生的で無毒，無害である	5．ピンホールが発生しやすい
6．かび，虫，ダニ類の侵入を防止できる	6．しわができやすい
7．耐熱，耐寒性および形状安定性に優れる	7．熱接着性がない
8．機械適性が良好である	
9．加工特性が良好である	
10．公害の心配が少ない	

表4.2.7　アルミ箔（1 N 30）の機械的性質

			箔の厚さ（μm）							
			7	8	10	12	30	50	70	100
引張強さ (kgf/mm²)	硬質	縦	18.7	17.4	19.3	18.7	18.7	18.5	18.0	17.4
		横	19.9	18.0	19.6	19.4	19.5	19.6	19.3	18.3
	軟質	縦	6.8	6.7	7.0	7.1	8.8	8.7	8.9	8.5
		横	6.1	6.0	6.5	6.5	8.2	8.8	9.2	8.5
伸び (%)	硬質	縦	0.6	0.7	1.4	0.8	2.5	2.6	2.0	3.0
		横	1.7	1.0	1.7	0.9	2.0	2.4	1.6	2.0
	軟質	縦	4.3	3.8	4.9	5.7	12.4	21.0	25.1	38.4
		横	4.8	4.3	5.1	5.6	13.4	24.4	30.7	39.5
破裂強さ (kgf/cm²)	硬質	縦	0.5	0.6	0.95	1.0	3.0	5.4	6.8	—
	軟質	横	0.5	0.5	0.63	0.7	2.6	4.7	6.4	9.5

して，内容物を湿らせないように保護する．また，内容物の風味や香りを保つ働きも持っている．しかし，アルミ箔の厚さが20～25ミクロンより薄い場合はピンホールの発生は避けられず，25ミクロン以上の厚さではピンホールはなくなり，透湿度はゼロと考えてよいが薄いアルミ箔では，透湿度はゼロとはならない．防湿の点から考えると，透湿度はできるだけゼロに近いほうが望ましい訳ではあるが，それでも他の各種包装材料と比較すると優れた防湿性を有する材料であり，さらにプラスチックフィルムなどと複合されることにより，ほぼ完璧なものとなる．

図4.2.6にアルミ箔の厚さと平均ピンホール数の関係，図4.2.7にアルミ箔の厚さと平均透湿度の関係を示す．

表4.2.8に各種貼合品の酸素透過度と水蒸気透過度の測定例を示す．

（3）光の反射および遮光

アルミ箔は光をよく反射し，また光を確実にさえぎる．したがって，日光や各種光線が当たった

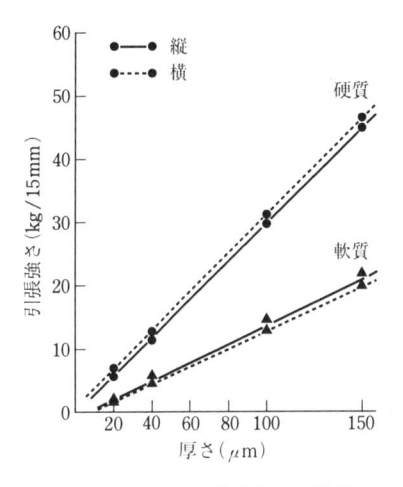

図4.2.3 厚さと引張強さの関係

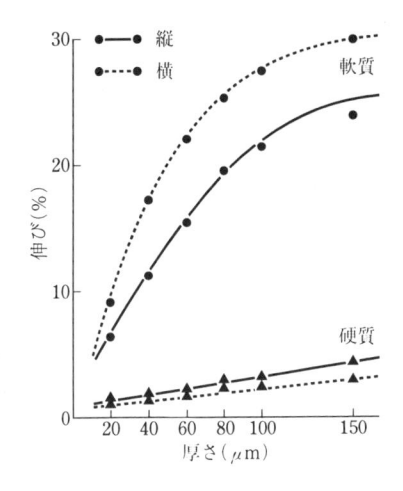

図4.2.4 厚さと伸びの関係

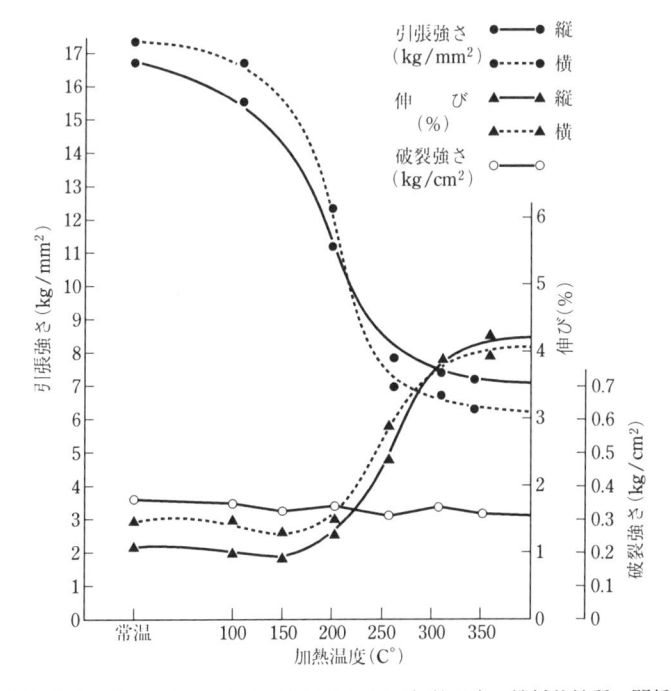

図4.2.5 厚さ7ミクロンの硬質アルミ箔の加熱温度と機械的性質の関係

とき，他の包装材料に比べて，アルミ箔は優れた保護性を示す．反射率はアルミ箔の表面仕上げによって異なるが**表4.2.9**にその例を示す．

（4）熱の反射

アルミ箔の表面光沢は優れた光沢を有する鏡面仕上げと光沢のない粗面仕上げがある．鏡面仕上げのアルミ箔は光の反射と同様に熱線も効率良く反射するから断熱材としても用いられる．その断熱材の使用例としてはアルミ箔を何枚か重ね合せ，その僅かな隙間に空気層を持たせ，アルミ箔の各層で熱を反射し，空気層で断熱効果を持たせる．比較的厚いアルミ箔は不燃材として建材用にも使用される．

（5）表面物性

アルミ箔表面は後加工として行われる印刷，コーティングや貼合においてインキ，コーティング

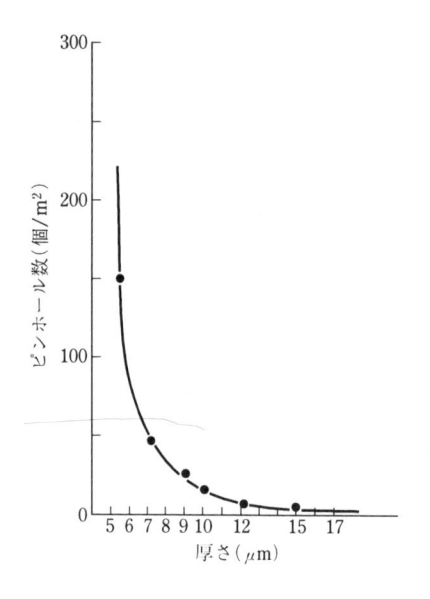

図4.2.6 アルミ箔厚さと平均ピンホール数との関係

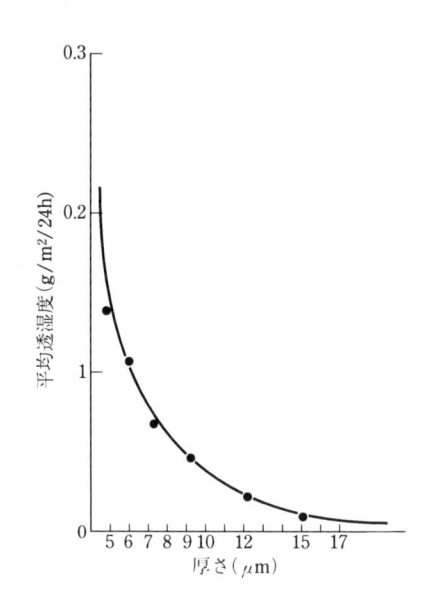

図4.2.7 アルミ箔厚さと平均透湿度の関係

表4.2.8 各種貼合品のバリヤー特性

貼合品	酸素透過度 $(ml/m^2 \cdot 24h)$	水蒸気透過度 $(g/m^2 \cdot 24h)$
OPP(20μ)/PE(40μ)	1400〜1500	4〜6
ON(15μ)/PE(40μ)	30〜35	15〜20
OPP(20μ)/アルミ蒸着PE(30μ)	2〜5	2〜4
PET(12μ)/アルミ箔(7μ)/PE(20μ)	0〜1	0〜1
PET(12μ)/アルミ箔(9μ)/CPP(70μ)	0	0
紙/PE(15μ)/アルミ箔(7μ)/PE(20μ)	0〜1	0〜1
PET(12μ)/PE(15μ)/アルミ箔(7μ)/PE(30μ)	0〜1	0〜1

注）OPP：延伸ポリプロピレン　PE：ポリエチレン　ON：延伸ナイロン
　　PET：ポリエステル

剤や接着剤に対する接着性を考えるうえで重要である．

接着性に悪影響を与える要因として，表面に残っている圧延油や酸化皮膜がある．図4.2.8に示すように圧延油残留量と表面張力（ぬれ性）の間には相関性がある．図4.2.9に表面張力の異なるアルミ箔表面に対するビニール系接着強度を示す．

これらの残留圧延油による接着性の悪影響を軽減，除去する方法として洗浄，コロナ放電処理，アンカーコート処理などがある．

酸化皮膜は圧延上りのアルミ箔表面にすでに約10Å，加熱軟化処理後に約30Åを有している．

表4.2.9 アルミ箔の反射率

アルミ箔厚さ(μm)	全反射率(%)
13	87
25	88
50	83
130	82

注）反射率測定にはタングステンランプを使用．

酸化皮膜は高温雰囲気中で成長し，その厚さが100Å以上にもなる．そのような厚い酸化皮膜は，それ自体の凝集力が弱いために接着性に悪影響を与える．

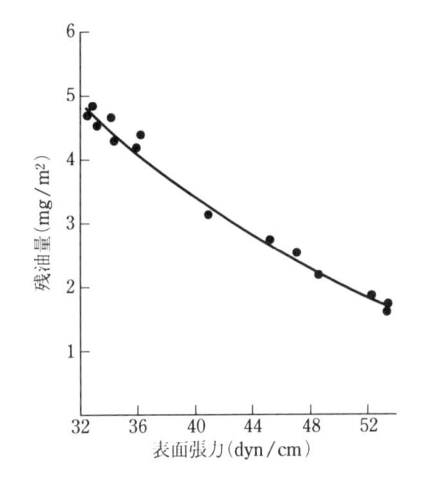

図 4.2.8　アルミ箔表面の残油量と表面張力

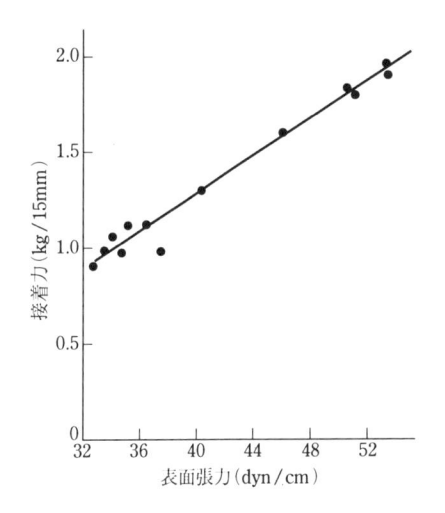

図 4.2.9　アルミ箔の表面張力と接着力

3) アルミ箔の化学的性質

アルミニウムは素材そのものは酸およびアルカリに比較的容易に侵されるが実際に使用される状態では，その表面に酸化皮膜を有しているので，ある程度の耐食性はある．**表 4.2.10** にアルミニウムの食品，化学薬品などに対する耐食性を示す．包装用に使用されるアルミ箔はその内容物に対して耐食性を持たせるためにコーティング皮膜またはプラスチックフィルムで保護されている．

4.2.5　アルミ箔の加工

アルミ箔はその優れた特性を生かして，幅広い分野に使用されている．

アルミ箔は機械的強度，耐食性不足などの欠点を補い，また新たな機能を付与するためにほとんどの場合，何らかの形で加工を行っている．

その加工方法を分類すると図 4.2.10 のようになる．

1)　アルミ箔の貼合加工（ラミネート）

アルミ箔は紙，フィルムなどと貼合することにより，お互いの欠点を補い，複合材として優れた特性を発揮する．ラミネート方式としては下記の4方式がある．

（1）　ウェットラミネート（湿式貼合）

アルミ箔面に水性の接着剤を塗工し，湿潤の状態で紙などと貼合し，乾燥装置で水分を蒸発乾燥させて接着させる貼合方式である．貼合後に接着剤に含む水分を蒸発させるため，紙やセロファンのように水分が透過することができる多孔性材料である必要がある（図 4.2.11）．

接着剤としては主としてポリ酢酸ビニール，ポリアクリル酸エステルのエマルジョンを用いる．

（2）　ドライラミネート（乾式貼合）

アルミ箔面または他の基材の面に主として溶剤系の接着剤を塗工し，乾燥装置で溶剤を蒸発乾燥させた後に一方の基材と重ね合せ，50〜100°Cに加熱したロールで圧着させる貼合方式である（図 4.2.12）．したがってほとんどの基材に適用でき，種々の特性を有する多くの複合材料が得られる．

接着剤としては主としてポリウレタンの溶液を用いる．

（3）　ホットメルトラミネート（ワックス貼合）

溶剤や希釈剤をまったく含まないホットメルト樹脂を加熱溶解して，アルミ箔または他の基材に塗工して，ただちに一方の基材と貼合し，冷却ロールで冷却し接着させる貼合方式である（図 4.2.13）．

上述の湿式や乾式貼合方式は乾燥ユニットが不要のため，構造が簡単で省エネルギー面では有利である．接着剤は主としてワックス（マイクロクリスタリン，パラフィン）を用いる．

（4）　エクストリュージョンラミネート（押出式貼合）

比較的高い溶融粘度の熱可塑性樹脂を押出機のダイの細かいスリットを通して押し出し，この溶

表4.2.10 食品，化学薬品に対する耐食性

食品		無機，有機酸		その他薬品		水，ガスなど	
ビール	+	ホウ酸	+, (+)B	クレゾール	+H	蒸留水	+, +A
ワイン	(+)～(-)	クロム酸	+, -H	タール	+	雨水	(+)～(-)
ウィスキー	(+), +A	塩酸	-	ナフタリン	+～(+)	水道水	(+)～(-)
ブランデー	(+), +A	濃硝酸	+C～(+)C	キシレン	+	海水	(+)～(-)
ジン	(+), +A	稀硝酸	(+)～-	トルエン	+B	氷	+
酒	+	硫酸	(-)H	ケトン	+B	水蒸気	+～(+)
バター	+	リン酸	(-)～-	アセトン	+B	過酸化水素	+～(-)
マーガリン	+	フッ化水素酸	-	エーテル	+B	塩素(乾)	(+)
チーズ	+～(-)	オレイン酸	+H	アセチレン	(+)	塩素(湿)	-
塩	(+)～(-)	シュウ酸	+, (-)H	ニトロセルロース	+	アンモニア	+
醬油	(+)～(-)	フタール酸	+	ニトログリセリン	+	硫化水素	+
酢	+	ステアリン酸	+	アセトアルデヒド	(+)	炭酸ガス	+
砂糖水	+, +H	マレイン酸	(+), (-)H	エチレングリコール	(+)	亜硫酸ガス	+H
食料油	+	酒石酸	(+)(-)H	ワックス	+H	オゾン	+～(-)
脂肪	+	クエン酸	+(+)H	ガソリン	+	硫酸ガス	+H
牛乳	+, +H	石炭酸	+	水銀	-	二硫化炭素	+
クリーム	+	酢酸	(+)～(-)	硫黄	+H	コンクリート	(-)～-
チョコレート	+B	氷酢酸	(+)～(-)	炭酸カルシウム	+	モルタル	(-)
ゼラチン	+	ピクリン酸	+H	塩化カルシウム	(+)	木材	(+)～(-)
サイダー	(+)～(-)	メチルアルコール	(+)	硫酸カルシウム	(+)	ゴム	+H
果実ジュース	+～(-), +A	エチルアルコール	+	アンモニア水	(+)～(-)	インキ	(-)
オレンジジュース	(-), +A	ブチルアルコール	+, -B	苛性ソーダ	-	尿素	+～(+)
レモンジュース	(+)～(-)	アミルアルコール	+B	炭酸ソーダ	(-)		
オニオンジュース	+, +A	プロピルアルコール	+B	石鹸水	(+)～(-)		
アップルジュース	(+)			塩化カリウム	(+)～(-)		

注) +：まったく侵されない (-)：かなり侵される +A：陽極酸化すれば侵されない +C：濃度が高ければ侵されない (+)：僅かに侵される -：溶解する +B沸点以上で侵されない +H：加熱されても侵されない

箔加工
├─ 貼合加工(ラミネート) ─┬─ ウェットラミネート　(湿式貼合)
│　　　　　　　　　　　　├─ ドライラミネート　(乾式貼合)
│　　　　　　　　　　　　├─ ホットメルトラミネート　(ワックス貼合)
│　　　　　　　　　　　　└─ エクストリュージョンラミネート (押出式貼合)
├─ 樹脂コート(コーティング)
├─ 印刷(グラビア印刷，フレキソ印刷)
├─ 型付け(エンボス)
└─ 成形(深絞り成形，張出し成形)

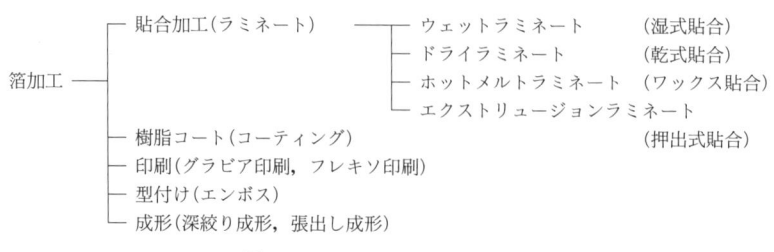

図4.2.10 アルミ箔の加工方法

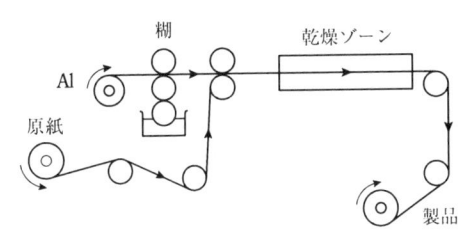

図 4.2.11 ウェットラミネート（湿式貼合）

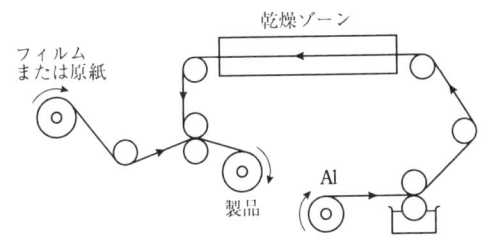

図 4.2.12 ドライラミネート（乾式貼合）

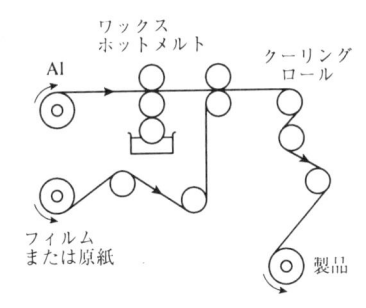

図 4.2.13 ホットメルトラミネート（ワックス貼合）

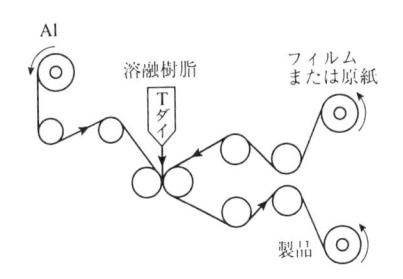

図 4.2.14 エクストリュージョンラミネート（押出式貼合）

融されたフィルムをアルミ箔に貼合して2層の複合材を形成させたり，あるいは溶融樹脂フィルムを接着剤としてアルミ箔と他の基材を貼合する方式である（図4.2.14）．

使用する樹脂は低密度ポリエチレンが多い．

貼合の種類とその特徴についてまとめると**表 4.2.11**のとおりとなる．

2) 樹脂コート加工（コーティング）

アルミ箔にない機能を付与するために樹脂コートを行い，アルミ単体では使えない用途にも使用することができる．その主な加工を挙げると，

① 熱接着性樹脂をコートすることにより，ヒートシール性を与える．

ヒートシール剤としてはグラビア塗工によるビニール樹脂，ワックス，EVA (ethylene-vinyl acetate copolymer, エチレン酢酸ビニール共重合体) で代表されるホットメルト樹脂，押出塗工によるポリエチレン樹脂などがある．

② 耐水性，耐熱性，耐蝕性，耐薬品性などを目的とした樹脂コートをする（プロテクトコート）．

これらのコート剤としてはビニール樹脂，エポキシ樹脂，ニトロセルローズなどがある．

③ 前処理剤をコートして印刷インキや接着剤との接着性を高める（プライマーコート）．

これらのコート剤としてはビニール樹脂，リン酸エポキシ樹脂，ウレタン樹脂がある．

④ スリップ性，剥離性の特殊な機能を付与する．

これらのコート剤として脂肪酸エステル，シリコン，ワックスなどがある．

3) 印刷，着色加工

アルミ箔に印刷または着色加工することにより識別，装飾効果を高める．

印刷，着色方式はグラビア印刷が一般的であり，印刷加工でフレキソ，オフセット印刷で行われる場合もある．

アルミ箔の印刷，着色用グラビアインキはポリアミド樹脂，塩化ゴム，ビニール樹脂，ニトロセルロースなどが代表的であり，用途に応じて使い分けられる．

樹脂コート，印刷，着色加工機の概略図は**図 4.2.15**のとおりである．

4) 型付け加工

アルミ箔に凹凸模様を付けるもので，彫刻した金属ロールとゴムロールまたはペーパーロールの間にアルミ箔を通して模様や文字（社名や商品名）を連続的に型付けし，浮き上がらせたものである．アルミ箔単体でも貼合箔でもでき，印刷や着色したアルミ箔でも型付け加工はできる．型付け

表 4.2.11 貼合の種類と特徴

種類	特徴	接着剤	塗布量	前処理	後処理	加工速度
ウェットラミネート（湿式貼合）	・加工コストが安い ・量産できる ・貼合基材に制約がある ・貼合品の耐性が低い	・酢酸ビニール ・アクリル酸エステル ・オレフィン系アイオノマー	1〜5 g/m²	不要	不要	100〜500 m/min
ドライラミネート（乾式貼合）	・ほとんどの基材に加工可能 ・多層の貼合が可能 ・耐熱，耐酸，高接着性 ・有機溶剤使用(残留溶剤，コスト高)	・2液ウレタン系 ・1液ウレタン系	2〜5 g/m²	不要 高接着を必要とする場合はAC	エージング必要 1〜4日	80〜150 m/min
ホットメルトラミネート（ワックス貼合）	・加工コストが安い ・基材の選択性が広い ・貼合品はバリヤー性 ・耐熱性はない ・接着力が弱い	・ワックス ・EVA ・ポリエチレン	4〜15 g/m²	不要	不要	80〜150 m/min
エクストリュージョンラミネート（押出式貼合）	・加工速度が速い ・基材の選択性が広い ・接着剤が使用可	・ポリエチレン ・ポリプロピレン ・EVA，EAA ・アイオノマー	10〜30 g/m²	AC ウレタン系 チタン系 イミン系	ウレタン系AC時は1〜2日	80〜200 m/min

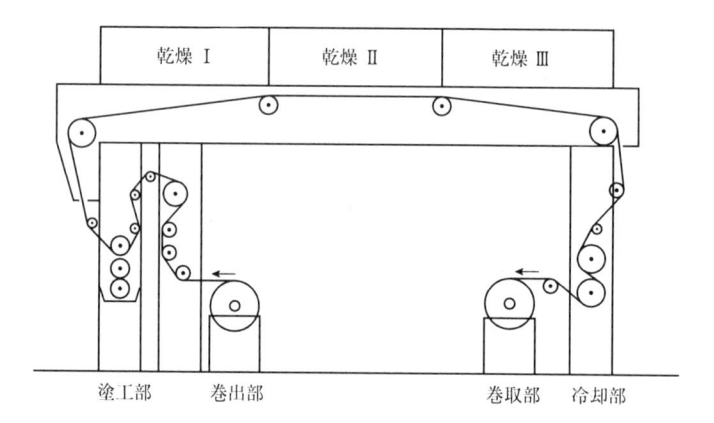

図 4.2.15 アルミ箔の樹脂コート，印刷，着色加工機の概略図

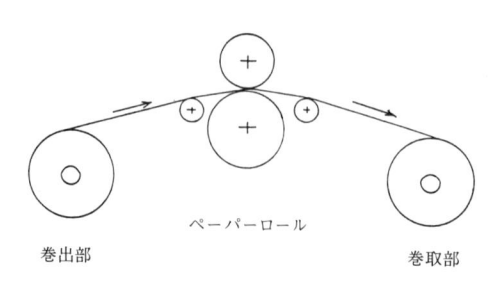

図 4.2.16 型付け加工機の概略図

表 4.2.12 アルミ箔の機械的強度

合金	引張強度 (kg/mm²)	0.2%耐力 (kg/mm²)	伸び (%)
1030	9	3	22
1100	10	3	22
3003	12	4	15
3004	18	7	16
8011	11	3	22
8079	10	3	35

注) 箔厚は 3004 は 80 μm, その他は 110 μm

加工機の概略図は図 4.2.16 のとおりである.

5) 成形加工

アルミ箔は伸展性に富み,優れた機械加工適性を有するとともに Fe, Si, Mn, Mg などの元素との合金箔は成形材料として非常に有用なものが多い.この用途には 30～150 ミクロン厚みの範囲のものが多く使われ,成形される容器の形状深さ,必要とされる剛性などによってアルミ箔の材質,厚さなどが決められる.

(1) 容器の種類と用途

① しわ付きアルミ箔容器

ホイルコンテナまたはセミリジットホイルコンテナと呼ばれ,外観上の特徴として,容器の側面およびフランジ部に無数のひだを有している.この種類の容器は主に日用品,製菓,冷凍食品分野に使われている.

② しわなしアルミ箔容器

形態的にはひだのない滑らかな側面と平滑な水面フランジ部分を備えている容器で,外観機能上は前者と著しく相違するため,通常スムーズウォールコンテナと呼ばれる.

この種類の容器は加工構成,用途によりつぎの 2 つに分けられる.

内面ラッカーコートタイプ:ゼリー,ジャム,プリンなどの容器に用いられる.

内面フィルムタイプ:内面に PP フィルムをドライラミネートしたものでレトルト食品の容器に用いられる.

③ アルミ箔,樹脂複合容器

アルミ箔の構成比率に占める割合が比較的少なく,プラスチックフィルム,シートの特性を生かした新しい複合容器である.

第 1 は製造工程のインラインで成形,充填,密封シールが行われる張出し成形容器が挙げられる.使用例としては医薬品の錠剤カプセル包装,液体,粘性体に最適にチューブ,ボトル形状のものがある.

第 2 はアルミ箔と 200～300 ミクロン程度の厚みのプラスチックシートがラミネートされている絞り成形容器である.イージーピール性,ガスバリヤー性の機能を有しアルミ箔容器の欠点とされていた,当たりなどによる容器変形も解消されている.

第 3 は外見上はプラスチック容器と変らず,蓋にはプルタブ方式のイージーオープン機能を有し,蓋,缶胴部ともにアルミ箔,樹脂の多層構成のツーピースおよびスリーピース構造の容器である.

いずれもレトルト食品用途に適しており,従来のアルミ箔容器のイメージからは大きく異なっている.

(2) 成形用アルミ箔材料

① 絞り成形用アルミ箔

純 Al 系の 1100 および Al-Mn 系の合金である 3003, 3004 が用いられる.

1100 は引張強度は低いが伸びが高く,3003, 3004 は伸びは低いが引張強度は高い.これは絞り成形されるしわ付きアルミ箔容器に多く用いられる(表 4.2.12 に機械的強度を示す).

② 張出し成形用アルミ箔

張出し成形用アルミ箔は材料の伸びだけによって成形加工されるためにとくにアルミ箔の延性を高めることが重要となる.そのため絞り成形とは若干異なって Al-Fe 系の 8079 合金が使用される.Al-Fe 系の合金は結晶粒の大きさが小さくなり延性が高くなる.

張出し成形材料はアルミ箔が 20～50 ミクロンの薄いものが使われ,全体構成に占めるアルミ箔の比率が小さいため成形に対して複合されたプラスチックフィルムの物性が大きく影響する.また,構成材料間での接着性も見逃すことのできない重要な要素である.

③ 絞り成形用アルミ箔,樹脂複合材料

複合化されるプラスチックフィルム,シートの

物性が非常に大きな要素を占める．

物性面以外でもフィルム，シートの偏肉による厚みのバラツキやフィッシュアイ，ゲルなどの異物による欠陥の存在には注意しなければならない．

(3) 成形方法

① 絞り成形

絞り成形の工程としてつぎの4工程がある．
- ブランク抜きを行う（切る）．
- 容器に成形する（絞る）．
- フチ巻きを行う（カールする）．
- 成形金型の外に出す（排出）．

絞り成形では図 4.2.17 に示すようにブランク径から中心方向に材料が滑り込んでいくため，外円周部では円周部方向に圧縮応力がかかり，半径方向には引張応力が働く．そのためにしわ押え力の大小，ポンチとダイス間のクリアランスなどによって容器の側面およびフランジ部分にしわが生じる．しわなしアルミ箔容器の場合はこのようなしわを出さずに成形されるものをいう．

② 張出し成形

張出し成形は絞り成形と異なって，図 4.2.18 に示すようにフランジ部分が完全にクランプされた，状態で，成形ポンチによって材料の伸びだけで成形される．したがって張出し成形においては，より深い容器を得るためにいかにして材料を均等に伸ばすかが，もっとも重要なポイントとなる．

張出し成形性に対して及ぼす成形条件の影響としてはつぎの3点がある．
- 成形ポンチの加工速度．
- 成形ポンチ，ダイの形状．
- 成形ポンチと材料間の摩擦係数．

4.2.6 アルミ箔の用途

アルミ箔はその優れた特性を生かして包装材料，電気材料，日用品材料などに広く使用されている．

1) 包装材料

水蒸気，ガスなどに対してバリヤー性を有すると同時に，その金属光沢による装飾性を生かしてアルミ箔は包装材料としてもっとも多く使用され

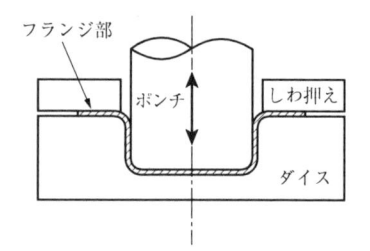

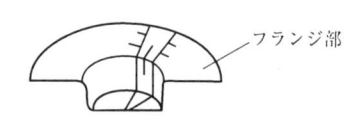

図 4.2.17 絞り成形概略図

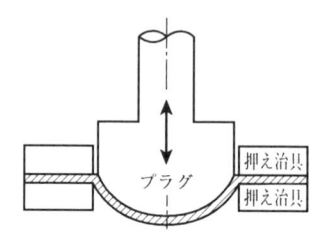

図 4.2.18 張出し成形概略図

る．

アルミ箔のほとんどが印刷，樹脂コート，貼合加工をし，包装材料とする．これらで包装された食品や薬品などを外からの水分，ガス，光から保護することにより，長期間にわたってその品質を保持することができる．とくにレトルト食品の包装にはバリヤー性の優れた包装材料が必要であるが，その品質を保証するためにアルミ箔を使用する．

表 4.2.13 に代表的な包装材料としてのアルミ箔の使用例を示す．

2) その他の材料

電気材料としてのアルミ箔の代表的な用途はペーパーコンデンサー，高純度箔を使用する電解コンデンサーがある．ペーパーコンデンサー用としては 4〜6 ミクロン厚さの薄箔を用い，電解コンデンサー用には 99.9% 以上の 60〜110 ミクロン厚さの高純度箔を用いる．その他にフィン材，電線被覆，電磁波シールド用などがある．

建築材料としてのアルミ箔の用途は優れた断熱特性を生かしたダクトカバー用の断熱材，カラー塗装し，その装飾性を生かした壁材，ドア材など

表 4.2.13 アルミ箔包装材料の用途と構成

大分類	中分類	用途	アルミ箔厚さ(μm)	材 料 構 成
食料品	菓子	チューインガム（内装）	7	(型付)箔/ワックス/薄葉紙
		チューインガム（外装）	7	防湿セロファン(印刷)/PE/箔/酢ビ/模造紙/ワックス/薄葉紙
		ようかん	7	(印刷)Sロール紙/酢ビ/箔/PE
		ビスケット	7	(印刷)箔/酢ビ/上質紙
		アイスバー	7	(印刷)箔/ワックス/薄葉紙
		板チョコ	9〜13	(型付)(着色)箔/ビニルコート
		キャンディ	7	(印刷)箔/酢ビ/模造紙/シリコン (型付)セロファン/(印刷)/ウレタン/箔
	酪農	バター，マーガリン	7〜9	(型付)(印刷)箔/酢ビ/パーチメント/(耐油紙)
		チーズ	12〜15	(印刷)OPコート/箔/ビニルコート
	飲食品	粉末食品	7〜9	セロファン(印刷)/PE/箔/酢ビ/上質紙/PE セロファン(印刷)/PE/PE
		乳飲料蓋材	20〜40	PET(印刷)/ウレタン/箔/PE/ホットメルト， (印刷)箔/PE/ホットメルト PET(印刷)/ウレタン/箔/ビニルコート
		ラーメンスープ	7	セロファン/(印刷)/PE/箔/PE
		コーヒーインナーシール	10〜15	ワックス/箔(印刷)/PE/(印刷)/グラシン紙
		タックシールラベル	7	(印刷)箔/酢ビ/上質紙/感圧接着剤/離型紙
		既調理食品袋（パウチ）	7〜13	PET(印刷)/ウレタン/箔/ウレタン//PP
		既調理食品容器（コンテナ）	90〜120	(印刷)箔/ウレタン/PPまたはPE
		ラベル	7〜9	(印刷)箔/酢ビ/上質紙
たばこ	たばこ	たばこ	6〜7	箔/薄葉紙 (着色)箔/酢ビ/上質紙，純白ロール (型付)箔/酢ビ/上質紙，純白ロール
化学	医薬品	薬品（ストリップ包装）	7〜30	セロファン(印刷)/PE/箔/PE PP(印刷)/PE/PE
		薬品(PTP)	15〜20	OP/印刷/箔/印刷/ビニルコート
		薬品(スティック)	7	グラシン(印刷)/PE/箔/PE
	化学品	石鹸	7	(印刷)箔/酢ビ/薄葉紙/ホットメルト
		歯磨き	9	セロファン(印刷)/酢ビ/箔/PE
		化粧品箔	7〜10	(型付)(印刷)箔/酢ビ/板紙
その他	建設	断熱材	7〜9	(印刷)箔/酢ビ/クラフト紙
		ふすま	7	ふすま紙/PE/箔/PE/ボール紙/酢ビ/発泡スチロール

がある．

日用品材料としてのアルミ箔の用途は断熱性，無味，無臭性および清潔感のある特性を生かした家庭用箔が，調理，保存用として広く使われている．

また，台所用品としてのアルミ箔成形加工品も多い．その代表例としてガスレンジ用品や換気扇のカバー用品などがある．

（金井　隆市）

第5章　ガラスと容器

5.1　ガラスとは

5.1.1　ガラスの定義

ガラスとは，一般にガラス状態にある物質をいう．ガラス状態は，液体を結晶化させることなく冷却して，その粘度が固体と同じ程度に達した非晶状態あるいは無定形状態をいう．低温のガラス状態と高温の過冷却液体状態の間の転移点は，ガラス転移点（T_g）と呼ばれている．このように，広い定義では，ガラスとは，「ガラス転移現象を示す非晶質固体」である．この定義によると，非晶性無機質，非晶性金属，非晶性高分子の大部分がガラスに分類される．しかし，通常ガラスといえば，もっと狭い意味で用いられており，狭い定義では，「溶融物を結晶化することなく冷却して得られる無機物質」である．また，単にガラスといえば，ケイ酸塩ガラスをさす．

5.1.2　ガラスの構造

ケイ酸塩ガラスは，図5.1.1に示すように，酸化ケイ素の網目構造の中に網目修飾体あるいは網目修飾イオンと呼ばれるアルカリ金属（Na, K, Li）やアルカリ土類金属（Ca, Mg, Ba）などが部分的に入った構造である．原子配列の規則性は，網目のごく狭い範囲にしか及んでおらず，無定形状態である．

5.1.3　ガラスの分類

ケイ酸塩ガラスの網目形成体（イオン）はSiであるが，それ以外のイオンとして，B, P, Ge, As, V などがある．また，網目形成と網目修飾の両方の役割をするイオンとして，Al, Ti, Zr などがある．ガラスは，ほとんどの元素をその構造に取り込む性質があるため種類が多い．つぎに，代表的なガラスを示す．

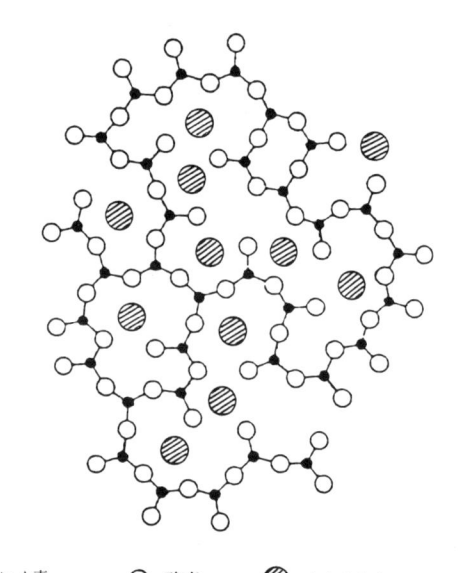

● ケイ素　　〇 酸素　　◎ ナトリウム
図5.1.1　ケイ酸ガラスの網目構造[1]

1) 石英ガラス

シリカガラスとも呼ばれている．シリカ（SiO_2）の網目構造だけで，網目修飾イオンはない．急熱急冷に耐え，耐食性が大である．また，弾性特性も良好である．光ファイバー用繊維，断熱タイル，電子素子用基盤，熱器具材，化学器具材などに使用される．

2) ソーダ石灰ガラス（ソーダライムガラス）

ソーダガラスともいわれている．もっとも一般的なケイ酸塩ガラスで，板ガラス，びんガラス，容器ガラスとして使用されている．表5.1.1に，代表的なソーダ石灰ガラスの組成を示す．約3300年前エジプトで，また約2500年前シリアで作られた透明ガラスもケイ酸塩ガラスであり，表5.1.1にその分析も示す．

ソーダ石灰ガラスが変ることなく永い間製造されている理由は，この組成が溶解しやすく，どのような形にも作ることができ，普通の用途に充分役立つ性質を持ち，そのうえ原料が豊富で安価であるためであると考えられる．

表5.1.1 代表的なケイ酸塩ガラスの組成(%)[1]

	板ガラス	容器ガラス	電気用ガラス	エジプトガラス	シリアガラス
SiO_2	71～73	70～74	73～74	63.2	71.7
Na_2O	}13～15	}13～16	15～17	20.6	12.7
K_2O			0～1	0.4	0.9
CaO	8～1.0	}10～13	5～7	9.1	4.8
MgO	1.5～3.5		3～5	5.2	3.1
Al_2O_3	0.5～1.5	}1.5～2.5		1.5	1.4
Fe_2O_3	0.1～0.2		1	—	—

3) ホウケイ酸ガラス

ホウ酸とケイ酸が共重合した網目を持ち，ケイ酸だけの場合よりアルカリ金属が少なくてもガラス化が容易となる．ホウケイ酸低アルカリガラスは，熱膨張係数が小さく，耐食性が大きいため，理化学器具用，医薬器具用，薬品容器などに利用される．

4) 鉛ガラス

鉛を含有する屈折率の高いガラスで，フリントガラスとも呼ばれる．光学ガラスやクリスタルガラスとして用いられている．

5.2 ガラスびんの製造方法

ガラス器の歴史は古く，古代エジプトにおいて最古のガラス器が作られたことが確認されている．製法は，まず作ろうとする形を金属棒につけた粘土でかたどり，これを芯にして容器の胴部を作り上げる特殊な方法であった．その後，メソポタミア，ローマ時代と，ガラス器の製造技術は発達したが，その時代のガラス容器は，実用品というよりむしろ美術工芸品であった．

ガラスびんが，酒をはじめ，各種飲料・食品の容器として多く実用されるようになるのは，1800年代中期にジーメンスらによって大量に溶融ガラスが供給できる蓄熱式槽窯が発明され，製びん機の機械化が進んでからである．

現在，ガラスびんの成形方法は非常に多岐にわたっているが，ほとんどの方法は，びん型を用いる方法である．まったくびん型を使用しない方法は，美術工芸品や一部の理化学用容器などの限られたものに用いられるのみである．

現在，各種飲料や食品に使用されているガラスびんは，ソーダ石灰ガラスが使用されている．ガラスびんの製造方法の概略は，まず原料を所定の割合で混合し，溶解炉に入れて重油で加熱し，溶解する．清澄した溶融ガラスをガラス玉（ゴブ，gob）に切断し，製びん機に分配し，金型内で空気を吹き込んで成形する．これを徐冷炉で徐々に常温にまで下げていく．その後，印刷などの加工をほどこすか，またそのまま検査して出荷する．

5.2.1 原料

1) 主原料

びんガラスの主原料は，ケイ砂（SiO_2），ソーダ灰（Na_2CO_3），石灰石（$CaCO_3$）である．天然原料のケイ砂と石灰石はその組成，粒度および水分が異なるので，管理が重要である．ケイ砂に含まれる不純物には，Al_2O_3, Fe_2O_3, TiO_2, CaO, MgO, Na_2O, K_2Oなどがある．また，石灰石に含まれる主な不純物は，MgO, Al_2O_3, Fe_2O_3, SiO_2などである．

2) 副原料

副原料は，溶解促進，酸化，清澄，泡切れ，脱色，着色などのために使用される．硝酸ソーダは，酸化剤として，有機物の酸化，ガラスの脱色のために使用される．硫酸塩である芒硝は，溶解促進，清澄効果を得るために入れられる．また，コークスが清澄剤として使用される場合もある．着色剤としては，酸化鉄，酸化銅，酸化コバルト，セレニウム，クロム酸カリなどが使用される．色調は，酸化条件と還元条件で異なる．

3) カレット

原料として使用するガラス屑をカレットと呼び，通常原料の約30～50%添加される．カレットは，溶解促進効果があり，省エネルギー効果も大である．カレットには，工場内で発生するものと，外部から購入するものがある．ガラスびんのリサイクルの観点からもカレットの使用は重要であるが，着色びんの収集・処理方法を考慮する必要がある．

4) 調合と組成

ガラスの原料は，天然原料を使用するため，ガラスの品質を一定に保つためには，その原料の調合が重要である．調合は秤量と混合により行われる．各原料の分析値が判明している場合には，計

表 5.2.1 ガラスの原料調合比とガラス組成の例[1]

原料調合比

原料名	ケイ砂	石灰石	ソーダ灰	芒硝	硝酸ソーダ	コークス
調合比	100	26	28	1.0	1.0	0.05

ガラス組成

化学組成	SiO_2	Al_2O_3	CaO	Na_2O	K_2O	Fe_2O_3
重量(%)	73.0	1.72	11.0	13.1	1.14	0.04

算式に基づいて自動調合が行われる．原料調合比率とそのガラス組成の一例を表5.2.1に示す．

5.2.2 溶 解

1) 溶 解 炉

ガラス溶解炉は，耐火レンガで作られた箱形の加熱装置であって，この中に原料を投入して重油などの燃焼により加熱溶融する．かまの種類としては，サイドポートタイプとエンドポートタイプがある．図5.2.1および図5.2.2に，それぞれの概観を示す．サイドポートタイプの炉では，4～5のポート（吹出口）から出た炎は，溶解室を横切って向い側のポートに吸い込まれる．この炎の流れは，一定時間ごとに逆方向に切り替えられる．原料投入口から投入された原料は，溶解室で溶かされ，スロート，作業室を経て溝状のフォアハースへと導かれる．エンドポートタイプ炉では，炉の一端に大きなポートが2つある．燃焼空気は，1つのポートから吹き出されて燃焼室へ送られ，排気は他のポートから行われる．一定時間ごとに2つのポートの炎が切り替えられる．一般に大容量のガラスを溶解する炉にはサイドポートが採用され，小容量の炉にはエンドポートが採用される．蓄熱室は，廃熱を回収して燃焼用の空気の温度を上げるための設備である．

2) 溶解工程と分配

投入された原料は，溶解室の中で1500～1550℃で溶かされる．溶解されたガラスはスロートと呼ばれる狭い通路を通り作業室に入る．ここでガラスの冷却と均熱化が始まる．スロートはガラス表面に浮いているよごれたカスが入らないようにするために設けられている．ガラスは作業室からいくつかに枝分かれした溝を持つガラス分

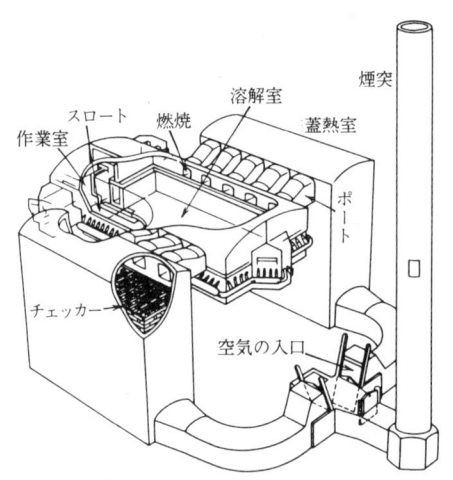

図5.2.1 サイドポート炉[2]

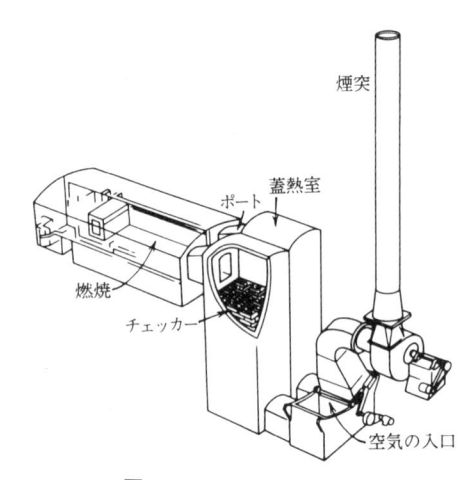

図5.2.2 エンドポート炉[2]

配システムであるフォアハースに送られる．このフォアハースで，ガラスは成形に適した均一な温度に制御される．そして，フォアハースの先端に取り付けられたシャー（はさみ）で，溶けたガラスは一定の重量に切断される．この一定重量のガ

ラスの塊は，細長い楕円体をしており，ゴブと呼ばれている．このゴブ（約1 100℃）は，成形機の金型に落下される．

5.2.3 成　形

ガラスびんを作る成形機はハートフォード社が開発したISマシン（individual section machine）が日本では主に使用されている．

ISマシンは高速化，大形化が進み，ゴブを1個のみ切断して金型に落下させるシングル・ゴブから，同時に2個切断のダブル・ゴブ，同時に3個切断のトリプル・ゴブ，同時に4個切断のクワッド・ゴブ・タイプまで開発されている．

ISマシンは直線に配列された複数のセクションからなっており，各セクションは1組の粗型と1組の仕上げ型および搬送装置からなっている．セクション数は，6セクションから8セクション，10セクションそして12セクションまで増加

している．

ISマシンの成形スピードは，成形機やびんの種類によって異なるが，小形のびんでは，1つのマシンで1分間に約600本程度生産することができる．

このISマシンでガラスびんを成形する場合，つぎに示すブローアンドブロー法とプレスアンドブロー法の2つの方式がある．

1）　ブローアンドブロー法

ブローアンドブロー法は，人工吹きと同じ原理である．ゴブはまず粗型の中で空気が吹き込まれ，びんのおおよその形が作られる．このおおよその形はパリソンと呼ばれている．パリソンはさらに仕上げ型に移されて圧縮空気でブローされてびんに成形される．ISマシンでのブローアンドブロー法でのパリソンとびんの成形工程を図5.2.3に示す．(a)の工程で，ゴブはデリバリーシステムからISマシンの粗型に入れられる．(b)でゴ

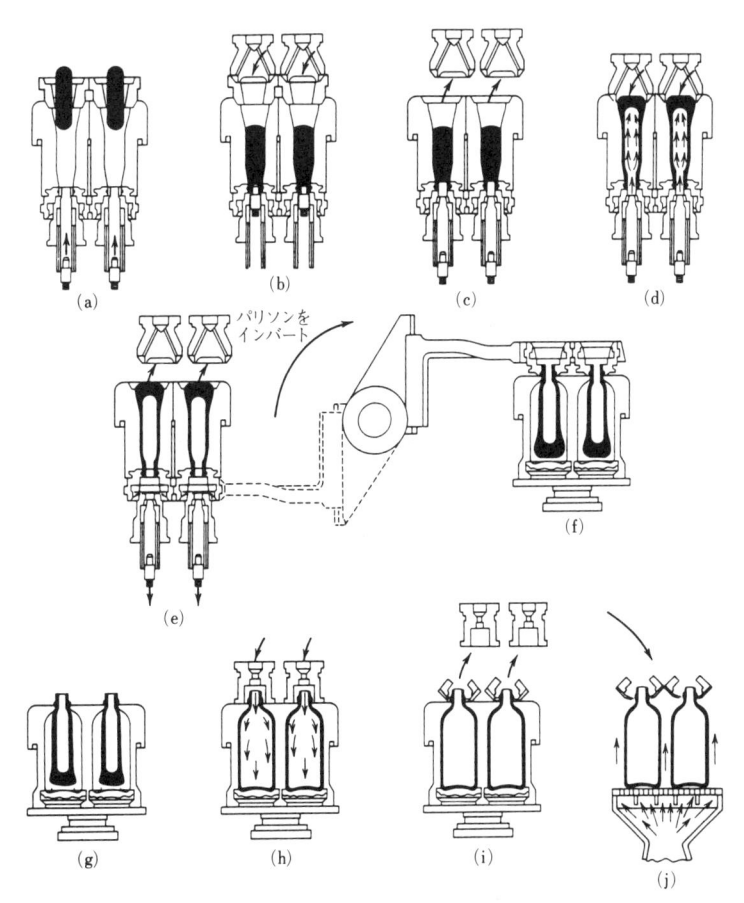

図5.2.3　ブローアンドブロー法によるパリソンおよびびん成形の工程図[2)]

ブは高圧空気によって粗型に押し付けられ，（d）でブローされてパリソンが形成される．それから，（e）でパリソンは口型でつかまれて逆転し，口部が上になり，仕上げ型の中に入れられる（f）（g）．つぎに，ブローされて（h），金型から取り出される（i）（j）．

2) プレスアンドブロー法

プレスアンドブロー法では，パリソン成形のとき，ブローする代わりにプランジャーが押し込まれる．すなわちプレス成形によりパリソンが得られる．この後，パリソンは仕上げ型に移されてブローされ，びんに成形される．**図5.2.4**にプレスアンドブロー法のパリソンとびんの成形工程を示す．（a）の工程で，まずゴブはISマシンの粗型に入れられる．（b）でゴブはプランジャーによってプレスされ，（c）でプレスが完了してパリソンが形成される．それから，（d）でパリソンは逆転し，仕上げ型の中に入れられる（e）（f）．つぎに，ブローされて（g），金型から取り出される（h）（i）．

一般に，細口びんに対してはブローアンドブロー法が採用され，広口びんに対してはプレスアンドブロー法が採用される．しかし，最近では，細口びんにもプレスアンドブロー法が採用される傾向にある．これは，プレスアンドブロー法では，より均一な肉厚のびんの成形が可能であるためである．この場合は，とくにNNPB（ナローネック・プレス・ブロー）法と呼ばれている．

金型は高温のガラス塊が接触する．このため，滑り性，離型性を向上させるために，また酸化防止のために，金型への塗油が行われている．この作業はスワビングと呼ばれている．しかし，このスワビングによってびんの表面に非常に微細なカーボンが付着して，びんの品質を低下させる場合もある．このため，現在ではスワビングを極力抑える傾向にある．

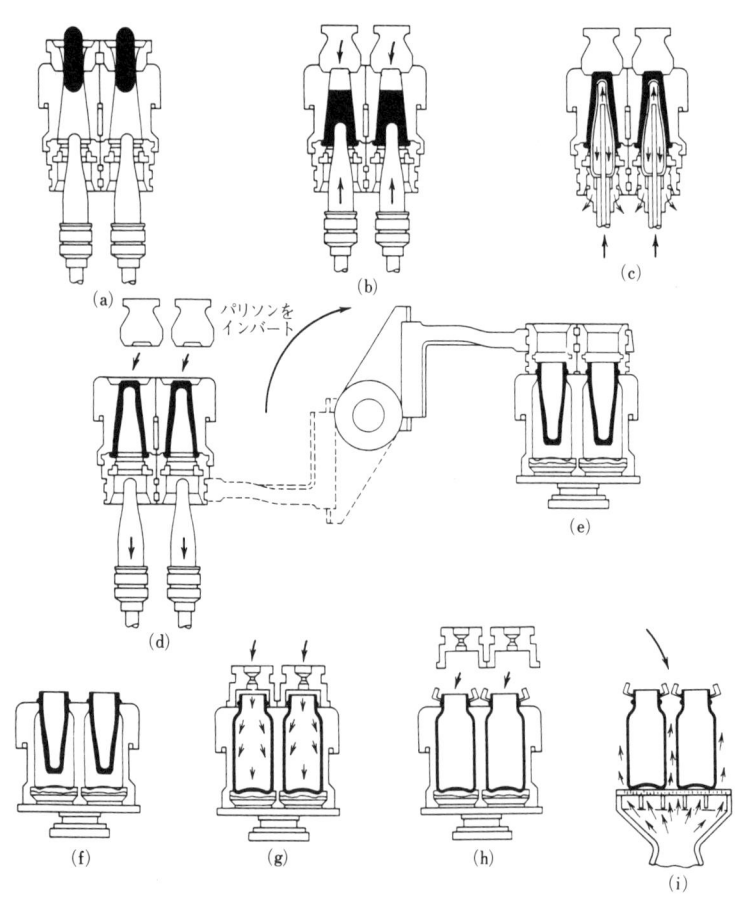

図5.2.4 プレスアンドブロー法によるパリソンおよびびん成形の工程図[2]

5.2.4 徐　冷

徐冷（annealing）は，成形されたびんに発生したひずみを取り除く工程である．徐冷炉では，びんの温度を少し上げ，この温度を数分間保持することにより残留ひずみを取り除く．つぎにびんの温度を徐冷温度より数度下がるまでゆっくりと冷却し，その後はびんをできるだけ速く冷却する．

徐冷炉の概略図を図5.2.5に示す．炉の長さは通常25～35 m，幅2～4 m程度である．びんは連続した金網で搬送される．炉の最高温度は，約550℃であり，冷却温度は自動制御されている．通過時間は約1時間である．

5.2.5 表面処理

ガラスびんの強度を向上させるために，種々の表面処理が行われている．びんに用いられる表面処理には，一般に3種類のものがある．第1のタイプは，びん内面の化学的耐久性を向上させるものである．第2のタイプは，びん外面の傷つきを防止する目的で行われるもので，ホットエンドコーティングとコールドエンドコーティングがある．第3のタイプは，びんのガラス自体の強度を向上させるものである．これらの表面処理は，ガラスびんを軽量化する目的のためにも適用されている．

1) 内面処理

ガラスびんの内表面の化学的耐久性を向上させるために，2種類の処理法が用いられている．第1の方法は，成形機から徐冷炉までのコンベアー上か，徐冷炉の入口で，びんの中にSO$_2$ガスを噴射し，ガラス中のナトリウム成分を除去するものである．この処理は，ブルーム処理とも呼ばれている．このガスは約550～600℃の温度のガラス表面と接触し，ガラス表面に存在するナトリウム原子と反応する．この結果，ガラス表面にNa$_2$SO$_4$の堆積物が形成される．この堆積物は白く，ぶどうなどの果実に付いている白いブルームに似ている．このブルームは，パッカーで洗い落とされる．この処理を行ったガラス表面は非常に高い化学的耐久性が得られる．

第2の方法は，SO$_2$ガスの代わりにフロロハイドロカーボンガスを使用するものである．ガス中のフッ素原子が高温ガラスのナトリウムと反応しているものと考えられており，この方法でも高い化学的耐久性が得られる．

ブルーム処理のような内面処理は，リンゲルびんなどの医薬びんに適用されている．このような処理により，びん内表面のソーダ分があらかじめ除去されるので，ソーダ分の溶質が防止でき，さらに化学的耐久性の効果が得られる．

2) 外面保護処理

外面保護処理には，ホットエンドコーティングとコールドエンドコーティングがある．いずれも外表面の滑り性を高くし，スリ傷を減少させるのが目的である．通常，両方が併用されるデュアル

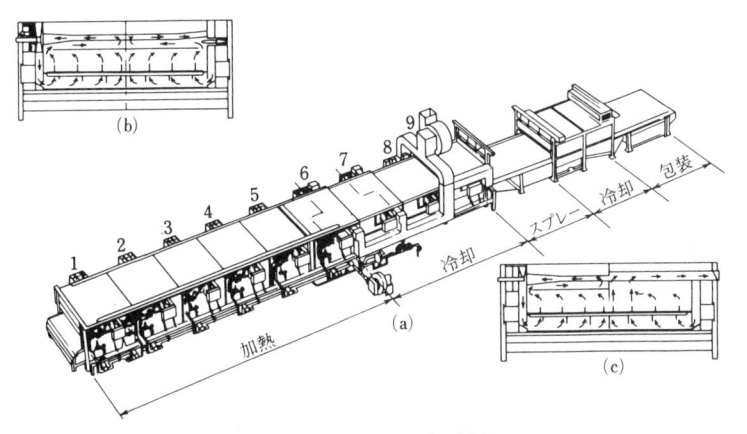

図 5.2.5　徐冷炉の概略図[2)]
（a） 徐冷炉　（b） 加熱部の空気の流れの状態　（c） 冷却部の空気の流れの状態

コーティングが行われるが，びんの種類によっては，コールドエンド処理のみの場合もある．

ホットエンドコーティングは，成形された直後の高温（500～600℃）のびんの外面に$SnCl_4$や$TiCl_4$などのガスを接触させ，ガラス表面の酸化すずや酸化チタンの被膜を形成させるものである．

一方，コールドエンドコーティングは，徐冷炉の出口のコールドエンドで，びんの外面に水性の有機物をスプレーする方法で行われる．コーティング剤は，ステアリン酸などの表面活性剤，ワックス，シリコンなどが用いられる．また，ポリエチレンなどのコーティングが行われる場合もある．

3） 表面強化処理

びんのガラス表面自体を化学的あるいは物理的に強化する処理もある．ガラスは，引張応力により割れやすいが，圧縮応力に対しては強い．化学強化法は，カリウムイオンやリチウムイオンをガラス表面に浸透させてナトリウムイオンと置換することにより，ガラス表面に圧縮応力を発生させるものである．これは高温で溶解したカリウム塩をびんに接触させる方法で行われる．物理強化法は，加熱と急速冷却によりガラス表面に圧縮応力を形成させる方法である．びんでは，化学強化法が実用化されており，物理強化法は板ガラスに適用されている．

5.2.6 検　査

検査には，抜取り検査とオンラインで行う全数検査がある．強度などの破壊検査や寸法関係の検査項目は主に抜取り検査で行われるが，外観検査はオンラインで行われる場合が多い．

1） 光学検査装置

石などの異物の混入，泡，傷，ビリなどの発生を検出するためには，光学装置が使われている．異物，泡，傷は通常透過光の量で検出される．一方，ビリは反射法により検出されている．

2） 厚み測定

びんのガラスの厚さは，静電容量タイプの検出装置を用いて測定される．検出ヘッドの数はびんのタイプにより決定される．検出はびんをヘッドの正面で回転させて行われ，各ヘッドで最小厚みが測定される．

3） 寸法測定

一般にチェックされる寸法公差は，びんの高さ，垂直度，口部内，外径寸法，口部成形不良，胴径，偏心性などである．

5.2.7　プラスチック・コーティング

プラスチックコーティングは，1972年ごろ，大形サイズの炭酸飲料びんが破損したときガラス片が飛散するのを防ぐ目的で，開発された．コーティング層は，スチレンブタジエンゴムのソフト層とエポキシのハード層からなっていた．その後，PETボトルの進出により，このタイプのびんはなくなったが，その後コーティング加工に他の機能を付加して，ワンウェイびんにも利用されるようになった．飛散防止コーティング以外に，フロストコーティング，カラーコーティング，UVカットコーティングがある．

5.2.8　装　飾

1） フロスト加工およびエッチング

フロスト加工は，びんに曇り処理を施し，軟らかな高級感のある外観に仕上げるものである．ガラスは化学的にはきわめて安定であるが，フッ酸（フッ化水素）には浸食されるので，フロスト加工にはこのフッ酸が使用される．ガラスの主成分であるシリカと反応して4フッ化ケイ素と水になる．処理液としては，フッ酸のほかに硫酸や硝酸，ガラスの粉末や練炭灰などが加えられる．

エッチングは，びんにスクリーン印刷などの方法でワックスのようなものをパターンにもとづいてコーティングし，これをフッ酸を含んだ処理液に浸漬し，その後で保護コーティングを取り除くことにより行われる加飾法である．化粧品などのびんに使用されていたが，現在ではあまり用いられない．

2） 印　刷

ガラスびんの印刷は，ガラスカラー（セラミックカラー）と呼ばれるガラスインキを細かいステンレス金網（スクリーン）の目の間からラバー（スキージー）によって押し出してびんの表面に印刷パターンを形成させ，その後焼成炉で焼成する

ことにより行われる．インキは，ガラス粉末（フリット），顔料，ビヒクルから構成されている．このガラスカラーを用いたスクリーン印刷は，ACL（applied color label）印刷とも呼ばれている．ガラスびんの印刷は，その大半が化粧品用の小形びん類である．飲料用ガラスびんの印刷は，ビールびんで一部適用されているが，非常に少なくなっている．

3) ラベリング

ガラスびんの加飾や表示の方法としてもっとも一般的な方法は，ラベリングである．ラベリングすることにより，強度の維持，向上も図ることができる．びんに使用されるラベルには，シュリンクラベル，紙ラベル，タックラベルなどがある．また，製びんメーカーで施すラベルをプレラベル，充填メーカーで施すラベルをポストラベルと呼んでいる．

ビールびんなどのリターナブルボトルは，紙ラベルを糊で貼るポストラベルが一般的である．しかし，小形のワンウェイボトルでは，シュリンクタイプのプレラベルが使用される．シュリンクラベルには，不透明で発泡層を持つ発泡ラベルと透明でスキン層だけの非発泡ラベルがある．材質には，PS（polystylene，ポリスチレン），OPS（oriented polystylene，延伸ポリスチレン），PP（polypropylene，ポリプロピレン），OPP（oriented polypropylene，2軸延伸ポリプロピレンフィルム），PVC（polyvinyl chloride，ポリ塩化ビニル），PET（polyethylene telephthalate，ポリエチレンテレフタレート）などがあり，用途によって選択する必要がある．

5.3 ガラスびんの品質管理

5.3.1 重量，容量，および寸法

パッカーの充填ラインの高速化にともない，びんのハンドリング適性および内容量の保証面から，びんの重量，容量，各寸法の精度はますます重要になってきている．いずれも，厳格な規格値と許容差が定められ，その値に基づいて品質管理が行われている．また，消費者保護あるいは製品の標準化などの観点から，各種の法律などによって，各製品の品質・安全性・表示などの規準が設定されている．

5.3.2 強度

ガラスびんは，金属容器やプラスチック容器に比べて，種々の要因により破損しやすい傾向がある．このため，ガラスびんの強度面での設計と品質管理はとくに重要である．ガラスびんが使用中にうける応力としては，内圧，熱衝撃，機械衝撃などによる力がある．したがって，これらの力に耐える強度が必要となる．

1) 耐内圧強度

ビールやサイダーなどの炭酸飲料などがびんに充填されると，内圧が発生する．その圧力は，0.2〜0.4 MPa であるが，40°Cになると0.35〜0.6 MPa 程度まで上昇する．耐内圧強度に対しては，びんの肉厚が厚くなるほど有利である．

2) 機械衝撃強度

びんの割れの直接の原因は，ほとんどの場合機械的衝撃である．びんは充填工程や輸送段階で種々の衝撃力を受ける．衝撃強度は，びんの形状，肉厚，衝撃個所，衝撃方法により著しく異なっているので，具体的なあらゆる衝撃に対する強度設計と，それに伴う品質管理が必要となる．また，機械的衝撃に対してびんの表面傷の有無は重要であり，とくに管理が必要である．

3) 熱衝撃強度

びんは洗びん工程や充填工程などで急激な加熱と冷却の熱変化を受ける．びんはゆっくりとした熱変化であれば，耐熱性，耐寒性は非常に高い．しかし，急激な熱変化，とくに急冷変化に対する強度は弱い．この熱衝撃強度に対しては，びんの肉厚が薄いほうが有利となる．

4) その他

以上のほかに考慮しなければならない強度としては，垂直荷重強度，走行衝撃強度などがある．さらにびんがカートンなどに包装された場合の強度については，ウォーターハンマー強度，包装落下強度，傾斜衝撃強度，振動強度などがある．

5.3.3 化学的耐久性

ガラスはフッ酸を例外として，優れた耐食性を示すが，厳密にはアルカリ性の溶液に徐々に侵される．したがって，注射薬の容器では対策として，バイアルびんには，硬質あるいは半硬質ガラスを使用したり，リンゲルびんでは，良質のケイ酸塩ガラスにブルーム処理を行い，耐アルカリ水性を確保している．

5.4 ガラスびんの環境への対応

包装・容器の環境に及ぼす影響は大きく，ガラスびんについても同様である．ガラスびんについて考慮すべき項目としては，①リターナブルかワンウェイか，②ガラスびんの軽量化，③ガラスびんのリサイクリングなどがある．

ガラスびんは，従来回収して再使用するリターナブルびんが主流であった．しかし近年，1回の使用で廃棄されるワンウェイびんが多く使用されるようになった．リターナブルびんかワンウェイびんかの選択は，今まで用途や使用環境などを考慮した経済性によって行われてきた．しかし，これからは環境への影響をも考慮する必要がある．廃棄物処理の量を少なくするには，リターナブルびんの使用が有利である．しかし，回収に必要なエネルギー，洗浄に伴う環境への影響など，考慮すべき点がある．選択には，LCA (life cycle analysis，ライフサイクルアナリシス) 的に充分考慮する必要がある．

ガラスびんの軽量化は，経済性と環境適用性の両面から重要である．ガラスびんの軽量化の方法としては，コールドエンドコーティング，ホットエンドコーティング，びんの表面に小さなぶつぶつ模様（梨地）をつけるナーリング，化学強化，プラスチックコーティング，プレラベルなどがある．最近，環境適用性を配慮して，従来のコーティング厚さよりかなり厚いホットエンドコーティングを施して強化し，かなりの軽量化を行ったリターナブルびんが使用されるようになっている．

ガラスびんのリサイクリングは，回収ガラス屑を調整したカレットをガラス原料として再使用するという形で行われてきた．今後，種々の面から，さらにカレット使用を拡大・強化する必要がある．ガラスびんのリサイクリングでの一つの大きな問題は，着色びんの回収・分別である．最近，無色のびんにリサイクリング段階で剥離が容易なカラーコーティングを施したガラスびんも開発されている．

以上のように，環境問題への対応は，今後いろいろな面からのアプローチが必要である．

引用・参考文献

1) 東洋ガラス(株)資料
2) パッケージ大百科, p. 108, 朝倉書店 (1994)

〈葛良　忠彦〉

第6章　これからの包装材料・包装容器

6.1　包装に求められる機能の変化

従来の包装の目的は，① 商品である内容物の保護や品質保持，② ごみや微生物付着防止による衛生性の保持，③ 包装の機械化や高速化による生産の合理化や省力化，④ 流通・輸送の合理化や計画化，⑤ 印刷やデザインによる商品価値の向上や情報付与，⑥ 消費者の取扱いの利便性などであり[1]，それぞれの目的に応じて包装材料やパッケージにはさまざまな機能が付与されてきた．これらの目的と，要求される機能の一例を示すと以下のようになる．
① 内容物保護：力学的強度（引張り，突刺し，圧縮，耐圧，衝撃など）．
　バリヤー性（酸素（ガス）バリヤー，防湿，防水，遮光，断熱，保香など）．
　安定性（耐水，耐油，耐光，耐熱，耐寒，耐薬品など）．
② 生産性向上：包装機械適性（シール性，滑り性，耐ブロッキング性，熱安定性，寸法安定性，腰強さ，非カール性，非帯電性など）．
③ 商品性向上：光沢，透明性，平滑性，印刷適性，展示性など．
④ 利便性向上：開封性，再封性，携帯性など．

これら以外に，包装材料には包装材料そのものの衛生性・安全性および経済性が考慮されていることはいうまでもない．

最近は，消費者の利便性向上を目的とした包装材料やパッケージの開発が盛んに行われているが，以前は商品を製造する企業側の立場を重視した開発，すなわち，内容物の保護や生産性の向上，あるいは展示効果の向上などを目的とした開発が中心であり，商品を購入して使用する消費者側の利便性への配慮は後回しにされる傾向が見受けられた．

消費者の利便性向上を目的とした開発が盛んに行われるようになってきた原因の一つとして，近年の高齢化社会の加速，女性の社会進出の増大，食生活（食文化）の変化，環境意識の高まりなど社会環境の著しい変化が挙げられる．高齢化社会では高齢者でも容易に使用できるパッケージが求められる．また，女性の社会進出により家庭での調理が簡略化される傾向が現れはじめ，食生活の形態そのものが変化してきている．そして，そのような食生活の変化に対応した新たな包装形態も求められている．さらに，ほとんどのパッケージは使用後はごみになるだけであったが，環境意識の高まりからリサイクル性や生分解性などの環境対応型のパッケージが求められている．このように，包装材料やパッケージには今まで以上に消費者にとっての利便性向上が要求されるようになっており，また環境対応などの新たな機能も必要になってきている．

このような社会環境の変化に敏感に対応した包装材料・パッケージの開発がこれからは重要になる．そのような観点から，ここでは，バリアフリー（ユニバーサルデザイン），食生活変化，環境対応に的を絞って，これからの包装材料，パッケージのあり方について考えることにする．

6.2　ユニバーサルデザイン

6.2.1　バリアフリーとユニバーサルデザイン

バリアフリーという言葉は最近でこそ一般的になってきたが，この概念が誕生したのは，1974年に国連の障害者生活環境専門家会議が「バリアフリーデザイン」という報告書を出したことに始まり，もともとは建物や住環境における段差解消など，障害のある人が社会生活をしていくうえでの物理的な障害（バリアー）を除去するという意味である．しかし，最近では建造物だけではなく，あらゆる分野で使用されるようになってお

り，対象も障害者に限らず，高齢者にまで広げられている[2,3]。

当然，パッケージにおいてもバリアフリーが求められている．では，パッケージにとってのバリアフリーとはどのようなものであるのか．まず思いつくのが開けやすいことである．しかし，高齢者や障害者にも開けやすくするだけでパッケージのバリアフリーが達成できるわけではない．一般に市販されている商品はあらゆる人々が購入し，使用することが前提である．一般消費者の中には，障害者や高齢者以外にも，力の弱い女性や子どもなどもいれば，けが人，妊産婦，病人など一時的ではあるが不自由な状態の人もいる．また，日本語が読めない外国人が購入する場合もある．これからは，そのような人々にとっても使いやすいパッケージが必要となる．

そこで，バリアフリーよりも広い概念として，1990年代になって，North Carolina State UniversityのRonald L. Maceによってユニバーサルデザインという考え方が提唱された．ユニバーサルデザインとは，体格，年齢，性別，障害者の度合などにかかわらず，誰もが使用できる製品や環境を創造することである．いい換えれば，バリアフリーとは現実に存在するバリアーを除去する技術であるのに対して，ユニバーサルデザインは流通から廃棄に至るまでのあらゆる場面で考えられる問題点を事前に想定して，それらの問題に対する対策を製品の開発段階から講じなければならないという思想である．

そして，これからのパッケージはバリアフリーも必要であるが，ユニバーサルデザインを推進することがより重要である．すなわち，本当の意味でのバリアフリーのパッケージとは，特定の人々に対して配慮したパッケージではなく，ユニバーサルデザインの考え方に基づいて開発された，すべての人が快適に使用できるパッケージを意味する．

6.2.2 パッケージにおけるバリアー

凸版印刷(株)の調べでは，消費者がパッケージに対して感じているバリアーは表6.2.1[2]に示すような内容であり，上位の7項目で全体の約80％を占めている．しかし，これら7項目のバリアーを排除できれば，バリアフリーのパッケージが完成するかといえばそうではない．なぜなら，表6.2.1に示されたバリアーはほとんどが商品の使用時に消費者が感じるバリアー，すなわちパッケージの使い勝手に関するものである．ところが，実際には，消費者が店頭で商品，すなわちパッケージに出会ってから，商品を購入し，中身を使用したり保管した後，パッケージをごみとして廃棄するまでの各段階において多くのバリアーや問題が存在する．しかし，消費者が使用時や保管時に感じるバリアーの印象が他の段階における問題に比べて強いため，表6.2.1のような結果になる．したがって，ユニバーサルデザインの観点からすれば，使用時に消費者が実感するバリアーだけではなく，店頭から廃棄までの各段階におけるバリアーを含むすべての問題が解決されたパッケージが必要となる．そこで，各段階で必要なパッケージの機能を整理すると以下のようになる．

購入時……識別性，運搬性
使用時……開封性，使用性，安全性
保管時……収納性，再封性
廃棄時……分別性，処理性

このような視点でパッケージを観察すると，現在のパッケージはユニバーサルデザインにはなっていないことがわかる．実際に凸版印刷(株)が市販商品数百アイテムについて，消費者の視点からパッケージの改善を要するポイントについて調査した結果を表6.2.2[2]に示した．その結果，上位2項目の問題点は80％以上の商品で指摘され，ほとんど対応がなされていない状態である．また，

表6.2.1 消費者が包装容器に感じているバリアー(障害)[2]

バリアー項目	比率(%)
開封しにくい	17.0
表示が見にくい	13.4
取り出しにくい	12.6
保管しにくい	11.5
注意力が必要	9.8
再封しにくい	9.1
注ぎにくい	6.2
その他	20.4

凸版印刷(株)調べ (1996年，調査人数＝707)

表 6.2.2 市販商品の改善検討ポイント調査結果[2]

問題点	比率(%)
触覚による識別が不能	92.7
リサイクルシステムへの対応不充分	82.3
開封性に検討余地	44.8
減体積の工夫に検討余地	34.4
文字の大きさ，色に問題	32.3
表示場所に検討を要す	26.0
難解記述がある	26.0
正面の商品特徴の伝達性に課題	24.0
子どもの事故対策に検討を要す	22.9
再封のしやすさに検討余地	20.8
親切な表示の工夫に検討を要す	19.8
けがの可能性に対策検討余地	13.5
中身の取出し性に検討余地	10.4
分解，分別性の向上に検討余地	7.3
複雑な使い方がある	4.2
持運び性に検討を要す	2.1
保管のしやすさに検討余地	1.0

凸版印刷(株)調べ（1997年）

3～5位の問題点でも，3分の1以上の商品で対応が行われていない．この上位5項目の中で**表6.2.1**でも挙がっているのは開封性と文字（**表6.2.1**では表示）の2点である．すなわち，現実には大多数の人がバリアーとは感じていないが，一部の人にとってはバリアーとなり得る問題がパッケージには多く存在していることになる．そのような問題も解決され，商品の購入から包装材料の廃棄までの間，すべての人々がパッケージに苦労することなく，快適に使用できるパッケージが望まれる．

6.2.3 パッケージのユニバーサルデザイン

ここでは，パッケージのユニバーサルデザインを進めるに当たり，どのような点に注意すればよいかを購入から廃棄までの各段階で必要な上述の機能に着目して説明する．また，表示に関しては，すべての段階で関係するため，一括して説明することにする．

1) 購入時

（1）識別性

パッケージを見て中身が何であるかが容易に判ることが重要である．中身以外にも，容量などの購入にさいしての情報，すなわち商品特徴を判りやすく消費者に伝える必要もある．そのためには，ネーミングや図，イラスト，写真，説明文などの表示に注意を払うべきであり，とくに，消費者に誤解を与えないことが重要である．

別の商品を連想させるようなネーミング，中身を正確に伝えていない図やイラストなどは避けるべきである．たとえば，一見して清涼飲料水かアルコール飲料かが判らなければ，清涼飲料水だと思ってアルコール飲料を誤飲する恐れがある．また，日本語を読めない外国人などはパッケージの図やイラストを見てその商品の中身を判断することも予想される．したがって，中身と異なる図やイラストは誤解を与える原因となる．すなわち，誰が見てもその商品を理解できる表示が必要になる．

また，視覚障害者にとっては手で触れることで中身が識別できる必要がある．**表6.2.2**に示したようにほとんどのパッケージで対策がなされていない．調味料，飲料，菓子などの類似形状のパッケージが多い商品群では，とくに工夫が必要である．最近，一部の商品ではパッケージに点字が施されているが，視覚障害者の中で点字を読める人の割合は10%強であるという報告もあり，点字を施しただけでは視覚障害者対策にはならない．パッケージの形状変更，エンボス加工などにより触覚で識別できる工夫などが必要である．

（2）運搬性

消費者が購入するさいに，陳列棚から取り出しやすいことや持ちやすいことなどが必要になる．そのためには，取っ手や窪みを設けて持ちやすくすること，エンボス加工やパッケージ表面の凹凸あるいは材質の工夫などで滑りにくくすることが必要である．さらに，大きさや重さも重要な要素である．たとえば，取っ手が付いていても片手で持てない重さでは意味がないし，商品によっては子どもの小さな手でもつかめることが必要である．

2) 使用時

（1）開封性

開封性に関しては，缶切りやはさみなどの道具を必要としないことが大前提である．開封するさいに道具を取りに行かなければならないことが，バリアーであると考えるべきである．また，道具

を使用しなくても，高齢者や子どもにも容易に開封できることが必要である．最近のパッケージはこの点に関してはかなり改善されており，その良い例がプルタブ方式の缶詰や口栓付きのパウチなどである．その一方で，開封方法や開封場所が判りにくい，シール強度が強く開封しにくい，開封部のつまみ部分が小さくてつかみにくい，パウチが切りにくい，まっすぐに切れないなど，まだ改善の余地が残されているパッケージも多い．

たとえば，パウチの切り口に関していえば，IノッチよりもVノッチのほうが，見て判りやすく，触っても場所が判る点でユニバーサルデザインとしては優れている．

また，開封しづらいと開けたときに中身がこぼれたり，飛び出したりすることがよくある．このような点からも，また，表6.2.1にも示したように，開封性は消費者がもっとも実感しているバリアーでもあり，今後，あらゆるパッケージにおいて，さらなる改善が必要であると考えられる．

（2）使用性

表6.2.1で中身が取り出しにくい，注ぎにくいという項目が挙がっている．最後まで中身が取り出せるか，注ぐときに中身が飛び散らないか，調味料などでは適量を取り出せるか（出過ぎても良くない）などが問題点としてあげられる．これらの解決のためには，パッケージの形状や材質，あるいは開口部の形状や寸法に注意しなければならない．調味料などには，洗剤などで一部採用されている，計量機能付きのパッケージなども有効な手段かもしれない．

さらに，開封性とも関連するが，使用場面によっては，ワンタッチで，あるいは片手で開栓，使用できる機能などが必要になる場合がある．

いずれにしても，中身の使われ方を想定し，使いやすさを第一に考えた包装設計をしなければならない．

（3）安全性

缶詰を缶切りで開けたとき，その切り口でけがをすることがある．その点で，フルオープン缶は開封性とともに安全性にも配慮した缶詰であるといえる．その他のパッケージでもどのような場合にけがをする可能性があるかを検討し，対策を施さなければならない．

また，医薬品やアルコール飲料などでは，子どもの誤飲を防止するための対策も必要である．ただし，子どもには開封できないが大人は簡単に開封できるような開封機構を考えることで，バリアフリーやユニバーサルデザインと矛盾しないようにしなければならない．

3）保管時

（1）収納性

購入してから使用するまでの保管と，商品を使い切るまでの使用中の保管の2つの場合が考えられる．いずれにしても収納しやすいことが必要である．

包装設計の段階で，冷蔵庫や収納棚にきっちり収まるか，振動で倒れないか，横にして保管しても中身がこぼれないか，重ねて保管できるかなどを考えなければならない．

（2）再封性

1回で使い切れない商品は，簡単に再封および再開封できることが必要になる．しかし，ただ再封できるというだけではなく，倒れても（横にしても）中身がこぼれないないような工夫も必要となる．

4）廃棄時

廃棄時の問題は，環境問題と密接な関係があり，後述する環境対応の項（6.4）で詳しく述べるので，ここでは簡単な説明にとどめる．

（1）分別性

パッケージは最終的にはごみとして捨てられる．最近は，ごみの分別収集が進んでおり，一部の材質ではリサイクルも盛んである．パッケージもこれらのシステムに対応できることが必要であり，消費者が廃棄のために多大な手間をかけないようにしなければならない．

現状のパッケージでは，表6.2.2に示したように廃棄方法の未記載が80％以上もある．

（2）処理性

ここでいう処理性とは，ごみとして捨てるときにごみの体積を減らすために消費者がパッケージを潰したり，たたんだりできるかどうかということである．

サイズ	黒文字／白地		白文字／黒地	
	明朝体	ゴシック体	明朝体	ゴシック体
14 ポイント	山川田畑	山川田畑	山川田畑	山川田畑
12 ポイント	山川田畑	山川田畑	山川田畑	山川田畑
10 ポイント	山川田畑	山川田畑	山川田畑	山川田畑
8 ポイント	山川田畑	山川田畑	山川田畑	山川田畑
6 ポイント	山川田畑	山川田畑	山川田畑	山川田畑

図 6.2.1　書体とサイズによる可読性比較

5) 表　　示

表示は消費者に商品情報を伝える重要な手段である．そのためには，表示場所，表示内容，使用する文字や配色に配慮が必要である．

（1）表示場所

消費者が知りたい情報がどこに表示されているかがすぐに判ることが必要である．また，外装を捨てて個装にして保管する場合も考えられるが，そのような商品では調理方法や賞味期限などが外装にのみ表示され，個装に表示されていないと問題である．

（2）表示内容

表示内容は誰もが理解しやすい内容でなければならない．文章表示は短くし，専門用語や業界用語，外国語を使用せずに平易な言葉で表現しなければならない．できれば，一目で判る絵や図を使用することも検討すべきである．とくに注意事項は文章よりも絵や図のほうが気付きやすく，理解されやすい．

また，同じ内容を表示するにしても，たとえば食品の栄養素やカロリー表示では，単位重量当たりではなく，1食あるいは1個当たりの量を記載すれば，消費者も自分の摂取量を容易に把握することができ親切である．

（3）文字と色

文字に関しては書体，大きさ，文字色と地色の関係に注意が必要である．

書体は明朝体よりもゴシック体のほうが一般的に読みやすいといわれている．大きさは大きいほど好ましく，少なくとも8ポイント以上のサイズが必要であると考えられる．しかし，パッケージの面積には限りがあるので，とくに小さな商品では難しい問題である．

図 6.2.1 にゴシック体と明朝体のサイズを変えたサンプルを示した．

書体や大きさに注意を払っても，文字色と地色の関係を無視すれば意味がないが，この関係はデザインを重視するあまりおろそかにされがちである．読みやすい配色，読みにくい配色を知ったうえでデザインすることが重要である．白内障の人に限らず，人は年齢が高くなるにつれて色覚が低下する．たとえば，全体に黄色みがかって見えたり，青系統の色が黒っぽく見えたりする．そのため，黄色と赤色，青色と黒色のような組合せは，人によっては見にくいことがあり，このようなことを考慮したうえでデザインの配色を考える必要がある．

6.2.4　バリアフリー，ユニバーサルデザインの追求

1) バリアフリーの規格化

パッケージの開けやすさひとつをとっても，開けやすい，開けにくいの感じ方は人によってまちまちである．そのため，易開封性のパッケージといっても，何を基準に易開封性というかが問題となる．自社の従来品よりも開けやすくなったから開封性に関してはバリアフリーであるといえるかどうかである．一部でも開けにくいと感じる人がいれば，そのパッケージはユニバーサルデザインの点からはまだ改善の余地があることになる．

すなわち，開けやすさ，持ちやすさ，表示の見やすさなどに関しては，今後，バリアフリーであ

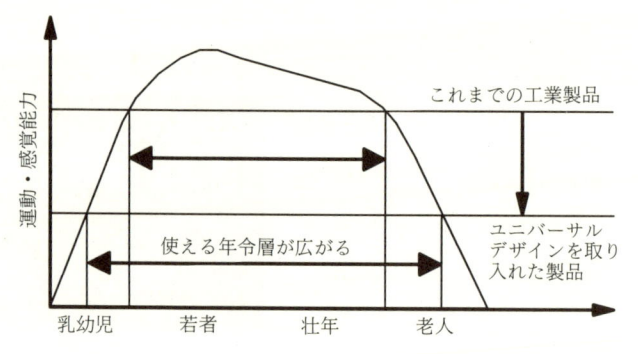

図6.2.2 ユニバーサルデザインによる市場の広がり

るといえるための何らかの規格，基準の制定が必要になるのではないかと考えられる．

2) ユニバーサルデザインの推進

21世紀を迎えるに当たり，パッケージには今まで以上に，すべての人に優しいパッケージ，すなわち，ユニバーサルデザインが求められるようになるであろう．

包装設計者が机上だけで考えていると，製造上の理由や従来の意識で包装設計を行ってしまい，自分の設計したパッケージの不便さには気づきにくい．したがって，包装設計者は，どのような人がどのような場面で使用すれば，どのような問題が生じるかを常に考える必要がある．すなわち，「もし，……たら」を念頭に，あらゆる使用場面を想定して包装設計を行わなければならない．

パッケージにユニバーサルデザインを取り入れることによって，すべての人に使いやすいパッケージが完成すれば，図6.2.2に示した年齢の場合の例のように，従来の商品よりも使用できる人の幅が広がり，商品の持つ市場が広がることにもつながる．

6.3 ミール・ソリューションとホームミール・リプレイスメント対応

6.3.1 日本における食生活の変化

一昔前の日本における一般家庭での夕食といえば，母親が素材を買ってきて，家庭で調理した料理を家族全員が一緒に食べることがあたりまえであったが，最近ではそのような家庭は激減している．その一方で，スーパーマーケットやコンビニエンスストアでは調理済み食品，半調理食品，冷凍食品などが簡単に購入できるようになり，また，ファーストフード店や持帰り弁当店ではできたての温かい食品をテイクアウトできる．そして，そのような食品が夕食の食卓に上ることが珍しくない時代になってきている．また，食事を外食で済ませることも多くなっている．

では，なぜこのような変化が起きてきたのかを考えるといくつかの原因が見当たる．第一の理由は有職女性（有職主婦）の増加である．働くことにより自由になる時間が減少し，その少なくなった自由な時間を有効に使いたい，すなわち，食事の準備や後片付けに時間を割くよりも自分の楽しみなどに使いたいと考えるためである．

第二の理由は単身者（独身者，単身赴任者など）の増加である．一人分の食事を作る場合，材料のむだが多い，作りすぎる，費用が高くつくなどの理由から，弁当，そうざいなどの購入や外食が増加する．また，第一の理由と同じく，自由な時間を有効に使いたいという理由もある．

第三の理由として，食品保存技術や流通の発達と電子レンジの普及が考えられる．レトルト食品や冷凍食品は長期の保存が可能であり，また，日持ちしない弁当，そうざいなども加工から短時間で店頭に並ぶようになった．そのため，わざわざ自分で調理しなくても，それらを電子レンジなどで温めるだけで簡単に食べられる．その利便性が消費者に受け入れられている．

ほかにも理由は考えられるが，この3点が日本における食生活の変化の大きな要因であると思わ

6.3.2 ミール・ソリューションとホームミール・リプレイスメント

食生活の変化に関連した言葉として、ミール・ソリューション（MS）やホームミール・リプレイスメント（HMR）という言葉が最近、日本でも食品業界や流通業界ではよく使われるようになっている。

MSとは直訳すれば「食事の解決法」であり、食事に関する消費者の多様なニーズに応え、夕食を何にするかで悩んでいる人にその解決策を提案することである。一方、HMRは「家庭での食事の代行」であり、消費者を食事の準備から解放し、家庭で作る料理を代替し、プロの味を家庭で味わえるようにすることである。どちらも消費者に対して食事に関するさまざまな解決策を提供するという点では共通している[4,5]。

すなわち、MSやHMRは上述の食生活の変化に対応し、その食事の内容のレベルアップを手助けするものである。具体的には、たとえば（株）ダイエーは自社のホームページ[6]で、MSについて「調理の手間や時間をかけないおいしい食事を提案：調理の手間や時間をかけずに、おいしく、健康的な食事をとりたというお客様のニーズに応え、素材を売るだけでなく、調理の時間を短縮できるメニューや本格そうざいなど、食卓を彩るさまざまな提案を行っています」と紹介しており、HMRは「すぐに召し上がれる本格的なメニュー：鮮度や産地を厳選した素材を使い、作り方にもこだわった本格的な味のそうざいを強化。レストランの味を家庭で気軽に楽しみたいというお客さまのニーズにお応えします」と紹介している。

MSやHMRは日本の消費者にとっては、まだなじみの薄いものである。しかし、スーパーマーケットやコンビニエンスストアあるいは外食産業では競争激化への対応策として、今後、先に示した（株）ダイエーのようにMSやHMRを戦略としてPRし、他社との差別化を図ることがますます重要になると予想される。また、HMRを専門とする業態が出現する可能性もある[7]。一方、消費者側でも、食生活に対する意識の変化から、よりおいしい食事をより手軽に食べたいとの考えが強まり、MSやHMRへのニーズが高まることが予想される。そして、当然ながらMSやHMR対応型のパッケージに対するニーズも増大すると考えられる。

6.3.3 MS・HMR対応パッケージ

1） MS・HMR対応パッケージの機能

MSやHMR用のパッケージには通常のパッケージの基本機能以外にその用途から考えてつぎのような機能が必要になる。

① 耐水性、耐油性

MSやHMRでは調理済み食品が包装される。食品には水分（液体）の多い食品もあれば、油のものもある。そのような食品を入れたときに水分や油が滲み出さない（漏れない）、水や油で強度が低下しないなどの機能がパッケージに求められる。

② 電子レンジ適性

消費者が食する前に電子レンジで温め直すことが考えられるが、そのときに食品を食器に移し代えることなく、購入したパッケージ（容器）のまま温められることも必要である。そのためには、電子レンジ適性が要求される。

電子レンジ適性とは、加熱に耐えられる耐熱性を有することと、アルミなどの金属を含まないことである。

③ 保温性、断熱性

購入してから食するまでの間や食事中に冷めない保温性、電子レンジから取り出すときや食べるときに手に持って熱くない断熱性などが必要な機能になる。

④ 食器機能

MSやHMRの特長の一つとして手軽さ、簡便性がある。すなわち、容器をそのまま食器として使うことができれば、消費者は食品を食器に移し代える手間を省くことができる。そのためには、食卓に出しても違和感のないパッケージデザインが必要となる。

このようなMS，HMR対応パッケージにとくに必要な機能以外にも，他のパッケージと同様に，販売時の識別性，後片付けのときの廃棄性なども重要である．MS，HMRの手軽さ，簡便性のなかには後片付けのことも考慮されなければならない．

また，温めるだけで食べることのできるRTH (ready to heat) の食品[4,7]であれば電子レンジの加熱時間がパッケージに表示されていればよいが，半調理のRTC (ready to cook) の食品[4,7]の場合，単に加熱するだけではなく，調理のために多機能電子レンジなどで種々の条件設定をしなければならないことも考えられる．そのような設定は消費者にとって煩わしいだけであり，上述のバリアフリーやユニバーサルデザインにもなじまない．そこで，将来的には，調理条件をバーコードなどにしてパッケージに印刷しておき，調理時にそのバーコードを電子レンジなどに読みとらせることで自動的に調理できる工夫，いわゆる，一種のインテリジェントパッケージの開発を電機メーカーなどと進める必要性が出てくることも予想される[8]．

2) MS・HMR用パッケージ

MSやHMR用のパッケージは形状的には現在の弁当やそうざいなどの容器と大差ないものになると考えられる．すでに一部の包材メーカーではMS・HMR用のパッケージの開発が進められているが，今後は，材質面，形状面（デザイン面）から上述の各種機能をさらに向上させたパッケージがより一層求められるようになると考えられる．

6.4 環境対応容器

6.4.1 パッケージとごみ問題

パッケージにおける環境対応ではごみの問題がもっとも重要である．一般家庭から排出されるごみの約60%がパッケージであるといわれており，また，嵩ばることからパッケージがごみ問題の元凶のように思われている．パッケージは中身を使用した後は不要になり，捨てればごみになるだけであるが，金属缶やガラスびんのようにリサイクルできれば有用な資源になる．しかし，プラスチックや紙製のパッケージは，まだごみとして捨てられる比率が高く，今後，さらにリサイクル率を向上させる必要がある．

ごみの減量化をはかり，パッケージのリサイクルを推進するための容器包装リサイクル法が2000年4月より完全施行されたのにともない，容器包装リサイクル法に対応したリサイクルしやすいパッケージの開発が必要となる．しかし，現状ではすべてのパッケージをリサイクルできるわけではなく，ごみとして捨てられるパッケージの量や容積を減らすことのできるパッケージの開発も必要である．ごみとして処理されることを前提としたパッケージの開発は環境対応という観点からは疑問の残るところであるが，すべてをリサイクルできない以上は考慮しなければならない事項である．

さらに，パッケージの安全性は，パッケージ開発の大前提であり，安全であるからこそ消費者は安心して包装された商品を購入できる．しかし，最近は中身に対する安全性だけでなく環境に対しても安全なパッケージが要求されている．パッケージがごみとして処理される方法は，焼却と埋立てに大別されるが，そのようなごみ処理のさいに環境中に有害物質を排出しないパッケージが求められている．ここでいう有害物質とは，外因性内分泌かく乱物質いわゆる環境ホルモンや，燃焼時に発生する有害ガスなどの物質である．外因性内分泌かく乱物質については一部を除いてまだ詳しくは判っていないが，今後のパッケージの開発においては疑わしい物質は使用しない配慮が必要になる．

6.4.2 環境対応型パッケージ

1) 環境対応型パッケージの種類

一口に環境対応型パッケージといっても，実際にはいろいろなパッケージが考えられる．それらを環境対応への対策の観点から分類するとつぎの5種類に大別できる．

① リサイクル対応パッケージ
② リユース対応パッケージ

③ 減量化パッケージ
④ 易焼却パッケージ
⑤ 易減容化パッケージ

ここで①と②はパッケージの再利用，③〜⑤はパッケージのごみ処理に関連したものであり，これらの各パッケージにどのようような特徴が考えられるかを表6.4.1に整理した．

2）リサイクル対応パッケージ

ここでいうリサイクルとは，ガラスびんのようにパッケージとしてそのまま再使用（リユース）するのではなく，再生することで資源として有効利用するものである（注：前項までのリサイクルは後述のリユースを含めた意味で使用）．

リサイクル対応パッケージには，再資源化しやすいパッケージと再生紙や再生樹脂などの再生資源を使用したパッケージの2種類がある．

再資源化するためには，金属缶やPET（polyethylene terephthalate，ポリエチレンテレフタレート）ボトルのように単一の素材でできていることが望ましい．しかし，機能面などから単一素材化が困難な場合は，バッグ・イン・ボックス（カートン）などのように使用後，各素材ごとに容易に分離でき，各素材をリサイクルできる工夫が必要である．また，牛乳パックは紙とプラスチックからできているが，紙としてリサイクル可能である．ところが，酒パックのようなアルミ箔を使用した紙複合容器はリサイクルが困難なため，代替素材や新しいパッケージを開発し，リサイクルできるようにすることが必要である．たとえば，凸版印刷（株）が開発したEP-PAK-GLはアルミ箔の代わりに金属酸化物蒸着フィルム（GLフィルム）を使用することにより，牛乳パックと同じようにリサイクルを可能にした酒用紙容器である．

一方，再生資源の利用に関しては，食品や医薬品の一次容器としての使用は衛生上の観点から現時点では困難であり，二次容器や緩衝材として，あるいは他の用途のパッケージとして使用しなければならない．しかし，将来的には，プラスチックではモノマーまで分解して再合成するなど再生技術が向上することで衛生性も解決され一次容器として使用できるようになる可能性もある．

3）リユース対応パッケージ

リユースとは，ビールびんや一升びんのようにパッケージをそのままの形態で再使用することである．リユースの方法としては，ガラスびんのように業者が回収して再利用する方法と，消費者が中身を詰め替えることでパッケージを再使用する方法がある．

前者はガラスびんだけではなく，今後，プラスチックボトルなどでも普及する可能性がある．しかし，メーカーごとにパッケージの規格が異なると回収などの障害となるため，ビールびんや一升びんのように業界で統一された規格が必要となる．

後者に関しては，リジッドなパッケージを再使用し，中身をパウチなどの嵩ばらないパッケージで販売することでごみの減量化にもつながるが，リサイクルと同様，食品や医薬品では，衛生面から，粉末調味料など微生物汚染の心配のない製品を除いては難しいと思われる．また，可能な場合でも詰め替えやすい形態などを考えなければならない．

4）減量化パッケージ

パッケージの減量化はごみとして処理されるパッケージの総量を減らすことと資源の有効利用（無駄遣いをしないこと）が目的であり，使用する材料を減らすことである．その方法としては，パッケージを薄くする方法と形状をコンパクトにする方法がある．

表6.4.1 環境対応型パッケージの特徴

環境対応項目	パッケージの特徴
リサイクル	単一素材でできている 材質別に分離できる 複合材料としてアルミを使用しない 再生樹脂，再生紙を利用する
リユース	形状が規格化されている 中身を詰め替えやすい形状である
減量化	パッケージの厚みが薄い 過剰包装でない 形状がコンパクトである
易焼却化	複合材料としてアルミを使用しない 塩素系材料を使用しない 燃焼カロリーの低い材料を使用する
易減容積化	潰しやすい，たたみやすい パウチ形状にする 生分解性材料を使用する

前者はプラスチックボトルの肉厚を薄くする，紙容器に使用する紙の坪量を減らす，ラミネートフィルムの層構成を少なくするなどであり，実際に開発も行われている．しかし，パッケージを薄くすることでパッケージとして要求される強度や保存性などの機能が損なわれてはならない．

後者は，同じ容積でも，形状を工夫して，できるだけコンパクトで，使用する材料が少ないパッケージにすることである．パッケージでは過剰包装がよく問題になるが，不必要に大きなパッケージや不必要な外装は，今後，使用しないようにする努力が必要である．

5）易焼却パッケージ

ごみ処理の方法は焼却と埋立てである．易焼却パッケージは焼却処理を前提としたパッケージである．

易焼却の主な条件は，金属などの不燃物を含まない，焼却時に有害ガスを発生しない，燃焼カロリーが低いの3点である．金属に関しては複合材料でアルミ箔を使用しないことであり，リサイクル対応パッケージと重複する内容である．燃焼時の有害ガスに関しては，Kコートフィルムやポリ塩化ビニル樹脂など塩素を含む材料を使用しないことであり，代替素材の開発が必要である．燃焼カロリーに関しては紙やPETなど燃やしやすい材料を使用することが必要である．

6）易減容化パッケージ

ごみ問題でパッケージが指摘される原因の一つに嵩ばることがある．そのため，捨てるときに容積を減らすことも重要であり，とくに埋立て処理される場合に必要である．リサイクルやリユースできず，焼却もできないパッケージは，少なくとも捨てるときに減容化できなければならない．

減容化しやすい，すなわち，たたみやすい，潰しやすいという点では，複合容器も含めた紙製容器が優れており，最初から嵩ばらない点ではパウチが優れている．また，減量化とも重複するが，プラスチックボトルの薄肉化なども潰しやすくする方法である．

減容化のもう一つの手段として，生分解性の材料を使用することが挙げられる．生分解性材料の場合は上述の易減容化パッケージとは異なり，廃

表6.4.2 代表的な生分解性プラスチック[9]

種類	生分解性プラスチック
微生物産生	バイオポリエステル（PHBやPHVなど） バクテリアセルロース 微生物多糖類（プルラン，カードランなど）
化学合成	ポリカプロラクトン ポリ乳酸 ポリビニルアルコール ポリアミノ酸類 ナイロンオリゴマー
天然物	セルロース キトサン デンプン

PHB：ポリ(3-ヒドロキシブチレート)
PHV：ポリ(3-ヒドロキシバリレート)

棄された（埋め立てられた）後で微生物などによって分解され，容積が減少する．また，肥料になるわけではないがコンポストで分解できる利点もある．表6.4.2に示すようにすでに多くの生分解性プラスチックが開発されており[9]，今後，おおいに利用されることが期待されているが，加工性や物性の向上など，改善の余地も多い．また，生分解性プラスチックを使用する場合はインキや接着剤など他の材料も生分解性にすることが好ましく，紙などの天然材料と複合化することも方策の一つである．しかし，生分解性を強調するあまり，消費者に，ポイ捨てをしても分解されるので大丈夫だとの誤解を与えない注意も必要である．

6.4.3 これからの環境対応型パッケージ

上述の各環境対応型パッケージの中にはすでに商品化，実用化されているものも多くある．また，複数の項目に対応しているパッケージも開発されており，今後はそのようなパッケージの要求が高まることが予想される．ところが，環境対応型のパッケージにはパッケージとしての機能が従来のパッケージと比較して不充分なものもあり，機能を優先させるためには環境非対応型のパッケージを使用せざるをえない現状もある．しかし，環境問題は今後も永久に続く問題であり，環境対応型パッケージのニーズもますます増大するはずである．したがって，パッケージとしての基本機能（性能）を充分に備えた環境対応型パッケージの開発が必要である．

また，環境対応型パッケージは使用後にどのように処理されるかが重要である．リサイクルできるものがごみとして処理されたり，ごみとしての処理方法が間違っていては意味がない．これらは消費者の意識にも係わってくる問題であり，単に環境対応型のパッケージを開発し，使用するだけではなく，そのパッケージの使用後の処理方法をPRするなど消費者に理解してもらう努力も必要である．

ま と め

これからのパッケージを考える場合，ユニバーサルデザインと環境対応は欠かせないキーワードになるはずである．しかし，パッケージの開発において，たとえば，ガラスびんはリサイクルシステムが整備された優秀な環境対応型パッケージであるが，ユニバーサルデザインの点からは，重い，割れやすい，開封に道具が必要であるなど問題の多い材料であるというように，両者が両立しない場合も予想される．さらに，食生活の変化など社会環境の変化にも対応しようとするとユニバーサルデザインや環境対応の思想とは逆行する可能性さえある．とくに，一つの機能に目を向けすぎると他の機能がおろそかになる．したがって，ユニバーサルデザインと環境対応，およびパッケージの基本機能を常に意識した，一つに偏らないバランスのとれたパッケージの開発がこれからは望まれる．

引用・参考文献

1) 日本包装技術協会編：包装技術便覧, p.112, 日刊工業新聞社 (1983)
2) 山下和幸：食包研会報, No.79, 1 (1998)
3) 高岡眞佐子：同誌, No.79, 13 (1998)
4) 長島信一：食品工業, **41** (7), 38 (1998)
5) 茂木信太郎：同誌, **41** (7), 58 (1998)
6) (株)ダイエー：http://www.daiei.co.jp/kaisha/uriba.html
7) 根本重之：食品工業, **41** (7), 53 (1998)
8) K. L. Yam：Future-Pak '99 Conference Proceedings (1999)
9) 生分解性プラスチック研究会：グリーンプラ パンフレット

(中川 善博)

第2編　包装技法と評価

第1章　包装技法と食品の保存

はじめに

　食品包装の目的として，輸送や消費の利便性，販売促進，あるいは各種の表示を可能にすることなど，いろいろ挙げられるが，なかでも食品の保存は大きな目的となる．各種の包装技法によって保存性が延長され，その結果，商品としての供給（流通）範囲が拡大した．もちろん包装技法以外の技術の寄与も大きいが，今や食品の流通は地球規模のものとなっている．包装によって我われの食卓が豊かになり，健康保持にも役立っている．調理済みの包装食品の利便性も，多忙な現代にあっては貴重なものである．

　一方で，今も世界中では害虫やねずみ，また微生物による被害で約1／4の食糧が利用されずに失われているという．コストの問題も大きいと思われるが，食品の保存のために，より一層の包装技法の活用が求められている．

　以下に食品の劣化防止，保存を目的とする各種包装技法のうち主要なものについて解説するが，はじめに食品の品質劣化について概説し，ついでこれを防止するための包装技法について述べる．

　食品（その品質）は経時的に変化する．熟成などを除くと，多くは好ましくない方向への変化（劣化）であり，品質保持，保存のためにはこれを防止する必要がある．

　表1[1]に食品の品質劣化反応を示したが，微生物によるもの，酵素によるもの，化学的なもの，物理的なものに分けられる．原料段階における変化，加工工程における変化，流通・保存における変化，あるいは生鮮食品や加工食品の別などにより，劣化反応も一様ではない．包装による劣化防止は，主に流通・保存の段階で意味を持つものである．

　劣化反応はまた種々の外部環境の影響を受ける．図1[2]は包装食品についての品質劣化の基本モデルを示したものであるが，外部環境因子と包材に関する因子が中身の食品の劣化に影響する．これらの影響は包装に用いられている包装材料そのものによっても，かなりの程度コントロールすることが可能である．ただ，より良くコントロールし，保存性を高めるためには各種の包装技法が

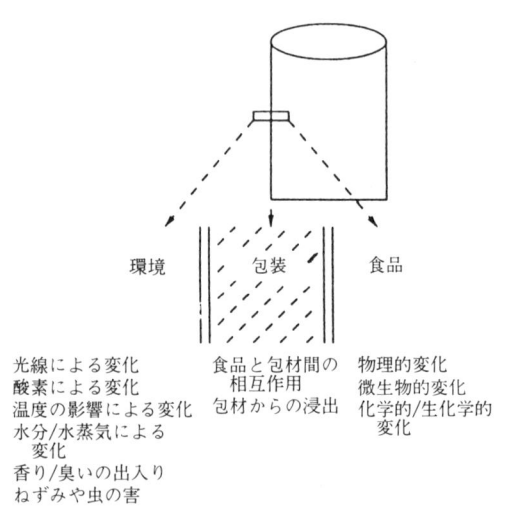

環境　　　　包装　　　　食品

光線による変化　　食品と包材間の　　物理的変化
酸素による変化　　相互作用　　　　微生物的変化
温度の影響による変化　包材からの浸出　化学的/生化学的
水分/水蒸気による　　　　　　　　　　変化
　変化
香り/臭いの出入り
ねずみや虫の害

図1　食品の品質劣化―基本モデル[2]

表1　食品の品質劣化反応[1]

微生物による劣化	酸素による劣化	化学的な劣化	物理的な劣化
毒素産生菌の存在，増殖	脂質分解酵素，蛋白質分解酵素などによる加水分解	酸敗	水分の増減や低分子成分の移動
病原菌の存在，増殖	リポキシゲナーゼ	酸化的または還元的な退色，変色	テクスチャーの変化
腐敗原因菌の増殖	酵素的褐変	非酵素的褐変	香気の逸散
		栄養素の損失	冷凍変性

必要になる．

包装材料を選択するということ自体も包装技法に含まれるが，そのほかにもいくつかの要素が含まれる．無菌充填包装の場合では，たとえば中身の食品の殺菌処理の方法や包材の殺菌方法なども要素になると考えられる．ガス置換包装では置換するガスの組成も要素になる．このようないくつかの要素を，食品の品質を保持するうえで最適なものとなるように統合したものが，それぞれの包装技法となる．

1.1 微生物による劣化とその防止

食中毒起因菌を含めた病原菌は，その存在自体が問題になることも多いが，腐敗原因菌ではその食品中での増殖が問題になる．したがって，微生物を付けないよう，増やさないようにしなければならない．

食品を無菌状態にして密封し，外部からの汚染を防止できれば微生物による劣化は生じない．包装前に食品を滅菌し，無菌包材で無菌的に包装する技法が無菌充填包装であり，密封包装してから滅菌する方法は缶詰やレトルト食品に用いられる．これらの食品は常温での長期の保存が可能である．

しかしながら多くの包装食品においては，包装された時点ですでに系内には微生物が存在する．したがって，この微生物の増殖を抑制しなければならない．図1.1.1は食品における微生物の増殖に影響する因子を示したものである．保存条件，食品の性質，および競合する微生物が影響する．保存条件としては温度，雰囲気ガスと包装が挙げられているが，雰囲気ガスは包装によっても影響され，真空包装やガス置換包装は雰囲気を調整する技法でもある．微生物の増殖に影響する食品自身の性質としては栄養成分や水分活性，pH，酸化還元電位などが挙げられている．このうちの水分活性（Aw）と酸化還元電位（Eh）は，ともに包装によってもその値が影響される．

1.1.1 無菌包装（無菌充填包装）

無菌包装とは，食品と包装容器（包材）をそれぞれ別々に滅菌し，これを無菌環境下で合せて充填，密封する包装技法である．包装後の殺菌は行われない．図1.1.2に無菌包装工程の図式を示す．

無菌包装においては食品（内容物）の滅菌，包装材料の滅菌とともに，充填包装機や充填する環

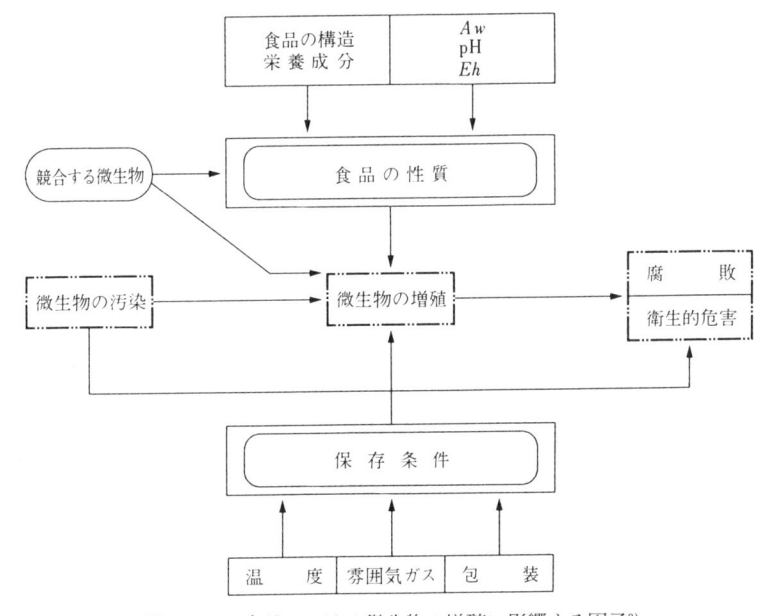

図1.1.1 食品における微生物の増殖に影響する因子[3]

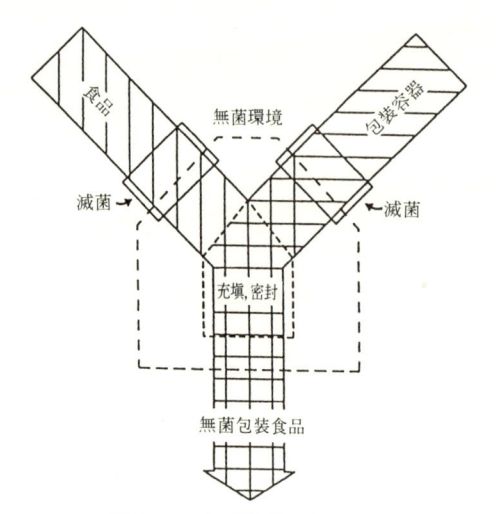

図 1.1.2 無菌包装工程の図式

境からの汚染をなくし，無菌的に充塡する技術が要求される．また，密封包装後のシール不良などによる二次汚染も防止しなければならない．

1) 無菌包装のメリット

無菌包装には，食品の品質面でのメリットと，生産，流通における経済的なメリットがある．それらのいくつかを挙げると，

① 食品には高温・短時間の殺菌が適用されるので，品質低下が少ない．とくに食品の風味，色調，組織の劣化が少なく，かつ栄養素のロスも少ない．

② 包装容器と食品を別々に殺菌することから，包装容器の大小にかかわらず一定の品質の製品ができる．また容器の大きさにも制限はなく，大形の容器も利用できる．大形の容器の利用は，一般的には経済的である．

③ 包装材料の殺菌を，熱を用いずに行うことが可能なので，耐熱性の劣るプラスチックなどの包材も使える．

④ 食品と容器間の反応，あるいは容器成分の食品への移行を少なくできる．

⑤ 省エネルギー的である．常温での流通が可能であり，冷蔵や冷凍に要するエネルギーが省かれる．また，容器にカートンやプラスチックなどを採用すれば，缶やガラスに比べて軽いことから，配送のコストも軽減される．

⑥ 容器の形態などによっては販売時の省スペースが可能で，常温販売では冷蔵庫なども不要であり，陳列のスペースも少なくてすむ．生産に要するスペースも，殺菌や冷却などに必要なスペースが少なくてよい．

2) 食品の殺菌

充塡する食品の殺菌には，多くは熱が用いられ，高温短時間（HTST, high temperature short time pasteurization）殺菌や超高温（UHT, ultra high temperature）殺菌が行われている．これらの殺菌条件においても，食品の性質，すなわち流動体（低粘度～高粘度）か，固形物が入っているか，また固形物の大きさなどによって変える必要がある．殺菌方法は大きく分けると直接加熱と間接加熱になるが，前者にはスチームインジェクションとスチームインヒュージョン方式があり，後者ではプレート式熱交換器，チューブ式熱交換器，表面搔取り式の熱交換器などが用いられている．他に熱誘電加熱（マイクロ波），オーミック加熱（食品に電流を通し，電気抵抗で発熱させる）などが用いられている．

3) 包装容器（包装材料）の殺菌

無菌包装に使われている包装容器としては，一般消費者向けの飲料，牛乳などには PET（polyethylene terephthalate，ポリエチレンテレフタレート）ボトルやカートン（プラスチック，アルミ箔，紙からなる多層の材料を成形）が多く，業務用の大形容器（加工原料としてのトマトピューレなどを入れる）では多層のバッグ（プラスチックやアルミ箔からなる）を外装材としての段ボールやドラムに収めた，いわゆるバッグ・イン・ボックス（ドラム）が多い．

表 1.1.1 に包装材料の殺菌方法の主なものについて示した．PET ボトルやカートンでは主に過酸化水素が用いられ，バッグ・イン・ボックスの多層の内袋は放射線殺菌が用いられる．

4) 無菌包装における無菌レベル

ここでいう無菌レベルとは，どの程度まで菌数を減らすか，減らせるか，減らす必要があるかに係わる菌数のことである．菌数が原因となる製品の不良率がどの程度まで許容されるかということによっても，要求される無菌レベルは変ってくる．欧米では 10^{-4}～10^{-5} 程度の不良品を許容す

表1.1.1 無菌包装用包材の滅菌方法[4]

方法	適用	長所/短所
過熱水蒸気	金属容器	・大気圧下での高温 ・微生物の抵抗性は飽和水蒸気より大
ドライホットエア	金属あるいはコンポジットのジュース,飲料用容器	・大気圧下での高温 ・微生物の抵抗性は飽和水蒸気より大
過酸化水素	プラスチック容器,ラミネートした金属フォイル	・迅速で効果的
過酸化水素/UVの組合せ	プラスチック容器(既成形カートン)	・UVが過酸化水素の効果を増強する
エチレンオキサイド	ガラスおよびプラスチック容器	・塩化物が存在する場合は使えない また残存する場合も使えない
共押出時の熱	プラスチック容器	・薬剤を使わない
放射線	熱に弱いプラスチック容器	・熱に弱い包材の滅菌に使用可能 ・コスト高,放射線源の場所の問題

るむきもあるが,わが国ではPETボトルの飲料などでは10^{-6}程度が要求されている.

一般に無菌包装食品の製造における不良品の発生原因は,包装材料の殺菌不良に由来するもの(F_S),食品の殺菌不良に由来するもの(F_P),および充填包装機を含むラインに由来するもの(F_M)に分けられるが,これらの発生割合についてはつぎのようであるとされている[5].すなわち,

$$F_M > F_S$$

(食品の種類などによっても異なるが,
F_MはF_Sの10〜100倍)

$$F_P \ll F_M$$

充填包装機を含むラインでは偶発的なエラーに支配されることが多く,これを由来とする不良品発生率が最大の割合を占めるので,ここでの汚染の発生を極力抑える方策が要求される.

1.1.2 無菌化包装

無菌化包装が無菌包装と異なる点は,食品および包装材料の殺菌レベルが低いことである.無菌包装においては,食品は商業的無菌のレベルまで殺菌され,包装材料もそれに見合った殺菌がなされる.無菌化包装では,食品の殺菌は一般的に100℃までであり,したがって初発菌数はごく低く抑えられているが,細菌の芽胞は生残している.包装材料も,付着する菌数のレベルは低いが無菌ではない.こうしたことから,無菌包装した食品は常温流通が可能であるが,無菌化包装した食品は常温での流通は困難で,冷蔵下での流通,保存が原則となる.充填包装の環境(空気清浄度)も,無菌包装ではクラス100以下が要求されるが,無菌化包装では100 000クラスである.共通する点としては,いずれも包装後の加熱は行われない.

無菌化包装に対しての明確な定義はないが,考え方としては初発菌数を低く抑え,冷蔵条件下での長期の保存性を確保しようというものである.保存期間としては食品によっても異なるが,1〜5週間が期待される.例として,ハム・ソーセージで2〜5週間,牛乳や豆腐などで1〜2週間の賞味期間が設定されている.

無菌化包装食品の殺菌は,ハム・ソーセージの場合は法的には63℃,30分以上(またはこれと同等)の加熱が求められているが,この条件では芽胞菌以外でも一部の腐敗原因菌が生き残るので,これを上回る条件が設定されている.

包装材料の付着菌を減らす方法としては,クリーンルーム内での包材の製造,そうでない場合は製造後に紫外線で殺菌するなどが行われている.

無菌化包装食品の包装は原則としてバイオクリーンルーム内で行われ,クリーンルームの規格はクラス100 000が一般的である.

1.1.3 ガス置換包装

ガス置換包装とは，包装時に包装系内の雰囲気を空気とは異なる組成のガス（N_2，CO_2 など）で置換する包装技法である．包装系内の空気を脱気することにより，包装系内を真空に近い状態にする真空包装もガス置換包装の一形態として分類されることもある．

いずれの場合も食品の変質を防ぎ，シェルフライフを延長する目的で行われる．食品の種類によって微生物の増殖抑制を主目的にするもの，酸化の防止を主目的にするもの，あるいは両者を目的にするものに分けられる．

なお，脱酸素剤を食品とともに包装し，包装系内の酸素を除去することによって品質保持を図る脱酸素剤封入包装も類似の技法である．

1) 置換ガスの微生物に対する作用

ガス置換包装に用いられるガスは，二酸化炭素（CO_2），窒素（N_2）および酸素（O_2）である．なかでも，CO_2 と N_2 の混合ガスが多く用いられ，O_2 は多くは生鮮肉の肉色素の発色目的で配合される．

これらガスの微生物に対する効果であるが，

N_2：それ自体は微生物に対する作用は持たないが，置換により空気中の O_2 が排除されれば，その結果として好気性菌の増殖は抑制される．

O_2：好気性菌には増殖を促進する方向で作用するが，偏性嫌気性菌に対しては一般的には抑制的に作用すると考えられる．それゆえ，魚のガス置換包装において，ボツリヌス菌対策としては O_2 を配合したガスを用いたほうが安全であるという考え方もある．ただ，N_2，CO_2，O_2 の混合ガスを用いて包装した場合に，かえってボツリヌス毒素の産生が促進されるという報告もあり，一概には O_2 の配合が有効とはいえず，なお検討を要する．

CO_2：それ自体が静菌ないし殺菌作用を持つと考えられており，水にも脂質にも溶ける．その作用力は対象となる微生物の種類，CO_2 の濃度，雰囲気温度，食品の水分活性などに左右される．このうちの微生物の種類別の CO_2 の効果については，かびは生育が阻害されるが，酵母においては影響は小さい．細菌においてはグラム陰性菌はおおむね生育が阻害されるが，グラム陽性菌では *C. botulinum*, *Lactobacillus* などは阻害されない．

なお，真空包装，脱酸素剤封入包装では，いずれも包装系内の酸素が除去され，それによってかびや好気性の細菌の増殖が抑制される．

2) ガス置換包装のメリット，デメリット

表1.1.2にガス置換包装の長所と短所を示した．長所としてはシェルフライフの延長効果が大きい点が挙げられるが，ほかに食品によっては高品質化も可能である．短所としては包装などのコストアップが大きい．包装の速度も含気包装に比較して遅く，これもコストアップ要因となる．

3) 包装材料

ガス置換包装では，系内での望ましいガス組成を維持するために，包材のガスバリヤー性能に一定レベル以上のものが必要になる．

既述したように，ガス置換包装では *Clostridium* spp., *Lactobacillus* spp. などの微生物が抑制されにくく，ときにこれらが優勢になることもある．図1.1.3[6]はクロストリジウム属の細菌の生育における溶存酸素の影響と，これに関係する諸因子との相互作用を示したものであるが，包材のガス透過度も大きな因子である．チルドビーフやハム・ソーセージなどをバリヤー性の大きい包材で包装すると，製品中への O_2 の拡散が制限され，一方で肉の持つ還元力や包装当初に存在したわずかな酸素も好気性菌によって消費されることなどから，貯蔵中の菌相が初期の *Pseudomonas*

表1.1.2 ガス置換包装の長所と短所
（J. M. Farber，1991年）

長所	シェルフライフが延びる（50〜400％）
	経済的なロスが減少する
	製品の配送回数を減らし，かつ広域流通が可能になるので，流通経費が低減される
	高品質の製品を提供できる
	スライス品が密着しない（たとえば，ベーコンの真空包装とガス置換包装を比べた場合）
短所	包装などがコストアップになる
	温度コントロールが不可欠である
	製品ごとに異なるガス配合が必要になる
	特別な装置や訓練が必要である

1.2 化学的劣化（酸化）と包装による防止

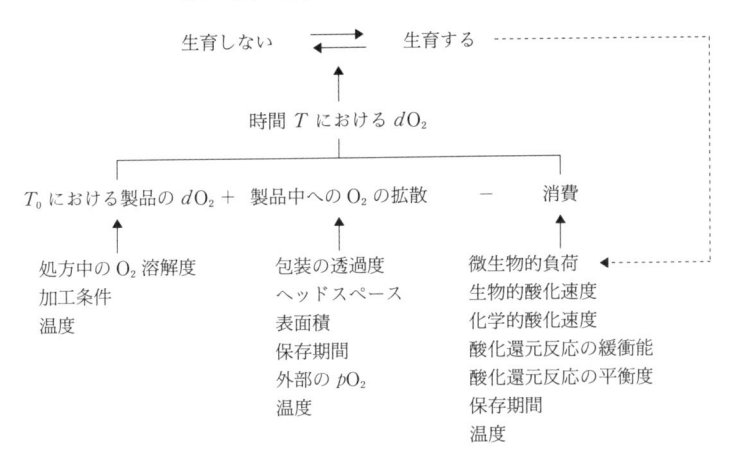

```
                    生育しない ⇄ 生育する  ┐
                           ↑              ┊
                    時間 T における $dO_2$   ┊
         ┌─────────────┬──────────────┐   ┊
  $T_0$ における製品の $dO_2$ + 製品中への $O_2$ の拡散 − 消費 ┊
                                                        ┊
  処方中の $O_2$ 溶解度    包装の透過度      微生物的負荷 ┊
  加工条件               ヘッドスペース    生物的酸化速度
  温度                   表面積            化学的酸化速度
                         保存期間          酸化還元反応の緩衝能
                         外部の $pO_2$     酸化還元反応の平衡度
                         温度              保存期間
                                           温度
```

図1.1.3 クロストリジウム属細菌の生育への溶存酸素の影響；製品，包装および微生物負荷の間で考えられる相互作用[6]

のような好気性菌から *Lactobacillus* のような嫌気性菌へ移行する．

1.2 化学的劣化（酸化）と包装による防止

食品中の脂質が空気中の酸素によって酸化され，異味や異臭を生じる現象を酸敗と呼んでいるが，油脂や油脂含量の多い食品における代表的な化学的劣化である．

食品の退色，変色も化学的な変化であるものが多い．ハムやソーセージの退色も，その色素の酸化的な分解の結果である．非酵素的な褐変の例としてはメイラード反応と呼ばれる反応による褐変が挙げられる．これは食品中のアミノ酸と還元糖の縮合反応で，熱が反応を促進する．

食品中のビタミンなどの栄養素の分解もまた，多くは酸素や光線などによってもたらされる化学的な劣化反応である．以下に，酸化を主とする化学的な劣化反応の包装による防止方法について述べる．

1.2.1 包材の酸素透過度

多くの酸化反応において，酸化速度はほぼ酸素圧に比例する．したがって，包装された食品では包装系内の酸素分圧を小さくすることが酸化防止に有効である．ガス置換包装や真空包装などもこの目的にかなうものであるが，含気包装を含めて基本的に必要なのは，酸素透過度の小さい包材を用いることである．このさい，包材の種類によっては酸素透過度が湿度の影響を大きく受けるということに注意する必要がある．

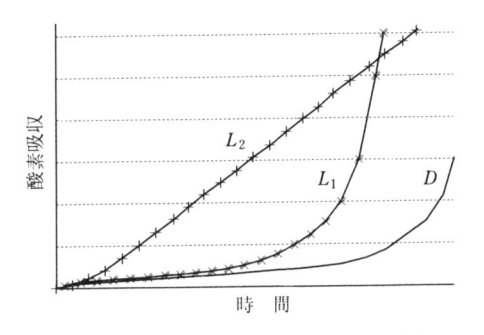

図1.2.1 反応機構別の脂質の酸素吸収速度[7]
L_2：光増感物質の存在下，光線照射
L_1：光線照射
D：暗所

1.2.2 光線の影響

脂質などの酸化に対して，光線が影響するということはよく知られている．図1.2.1[7]に反応機構別の脂質の酸化（酸素吸収）速度を示した．

食品中での脂質酸化の種類は自動酸化，光増感酸化および酵素酸化に大別される．ここでは前2者を取り上げるが，図において D（暗所）は自動酸化反応であり，誘導期を持つ．光線の照射は誘導期を短縮するが（L_1），光増感酸化（L_2）では誘導期はほとんどなく，ほぼ直進的に進む．しかし，多くの成分が混合された加工食品において

は，反応機構も単純ではないと考えられる．

このように光線は酸化を促進させる働きを持つと考えられるが，この作用は一般的には酸素の存在が前提になる．光線をよく透過する透明なプラスチックであっても，酸素透過度のきわめて小さなものであれば，これで包装した食品ではほとんど光線の促進作用が生じない（真空包装などで包装系内の酸素も排除されていることが前提になる）．つまり，暗所で保存しても明所で保存しても，ソーセージの退色などでほとんど差が生じない．酸素透過度の大きい透明プラスチック包材の場合は，暗所でも酸化は進むが，明所では酸化は一層促進される．

上述の点を考えると，光線の照射下での保存を想定した場合でも，包材の選択においてはまず酸素透過度が優先されるべきであろう．同じ酸素透過度であれば，つぎにその包材の光線透過度を考えることになる．なお食品によって影響される光線の波長は異なるから，食品ごとに検討する必要がある．

1.2.3 包装による酸化防止

一部既述したが，酸化防止を目的とした包装では，まずハイバリヤー包材を使用することが基本になる．ハイバリヤー包材を使用するに当たっては，包装系内の酸素をできるだけ排除するのが望ましく，真空包装，ガス置換包装，脱酸素剤封入包装などでより効果が認められる．

光線の影響を防ぐためには遮光包装などが求められるが，光線の酸化促進作用は多くの場合，酸素の存在下で発現する．したがって，まずハイバリヤー包材を選択し，それに遮光性をプラスするのがよい．紙器による外装やアルミ箔による完全な遮光を別にして，透明性をひどく損わない範囲では，可視光線に対しては着色，紫外線に対しては紫外線吸収剤の練込みなどの方法が実施されている．

なお，光線の影響に関してはその波長とともに，その絶対的な光量（照度）の影響も大きく，照射強度に対する透過した光線の強度についても考える必要がある．

表 1.2.1 食品の許容酸素吸収限度[8]

食品・飲料	許容限度（ppm）
ビール（殺菌）	1～2
缶詰食品	1～3
高級ワイン	2～5
コーヒー（挽きたて）	2～5
トマト製品	3～8
高酸性果汁	8～20
炭酸飲料	10～40
油，ショートニング	20～50
サラダドレッシング，ピーナッツバター	30～100
蒸留酒，ジャム，ゼリー	50～200

1.2.4 包材の酸素透過度と食品のシェルフライフ

ここでのシェルフライフは食品の劣化を酸化に限定した場合であるが，それと包材の酸素透過度の関係を求めることが可能である．

外部環境因子とともに食品自体の性質も酸化反応に影響する．いわば，酸化に強い食品と弱い食品がある．これを表す尺度として，たとえば食品の許容酸素吸収限度といわれるものがある．これは吸収した酸素によって食品が劣化する場合に，それ以上吸収すれば食品としての価値を失うに至る限界の酸素量，すなわち許容される限度の食品中の酸素濃度（ppm）である．表 1.2.1 にいくつかの食品についての許容酸素吸収限度を示した．

このような数値が決まれば，これを用いて実際に包装した食品の酸化的劣化によるシェルフライフを求めることが可能になる[8]．

すなわち，

$$t = \frac{p_c L}{P \cdot 10^{10} a 500} = \frac{p_c}{R}$$

t：シェルフライフ（日）
p_c：許容酸素吸収限度（ppm）
L：容器（包材）の厚み（mils）
P：包材の酸素透過係数
a：容器の表面積と容量の比（in^2/ml）
R：空気中での容器の酸素透過量を ppm/day で表した数値

R を測定すればただちにシェルフライフを求めることも可能である．逆に，必要なシェルフラ

イフを得るための容器の酸素透過量を求めることもできる．R の測定は，たとえば容器を窒素で満たしておき，これを空気中に放置して，容器中に入ってくる酸素濃度（量）をガスクロマトグラフィーで測る方法などがある．

1.3 物理的劣化と包装による防止

乾燥食品や粉末食品は空気中の水分を吸収して固化したり潮解したりするが，これらは物理的な変化である．水分の多い野菜や果物なども乾燥によって商品価値を失う．でんぷんの老化も物理的な変化である．でんぷんが老化すると粘度の低下や水分離などが起こり，テクスチャーや味が劣化する．

水と油によってエマルジョンを形成している食品を熱したり，凍結したり，あるいは振動したりするとエマルジョンが壊れ，水と油に分離する現象も物理的な変化である．冷凍食品も冷凍保存時の温度変化が大きい場合など，蛋白質が変性して離水を招いたりするが，これも物理的な変化である．

物理的劣化の包装による防止は，乾燥や吸湿に対するもの，香気の逸散防止などに限られる．ガラス容器や金属容器は完全に水分を遮断するが，プラスチック包材は多少とも透湿性があり，また，高湿度下では水蒸気（水分）透過度が著しく増大するものもあるので，適切な包材の選択が必要である．防湿の目的には乾燥剤も利用されている．

引用・参考文献

1) G. W. Gould : *Mechanisms of Action of Food Preservation Procedures*, G. W. Gould ed., p. 1, Elsevier Applied Sci., London (1989)
2) M. J. Ellis : *Shelf Life Evaluation of Foods*, C. M. D. Man and A. A. Jones ed., p. 27, Blackie Academic & Professional, London (1994)
3) F. Untermann : *Fleischwirtsch*, **68** (9), 1102 (1988)
4) K. A. Ito and K. E. Stevenson : *Foods Technol.*, **38** (3), 60 (1984)
5) H. Reuter : *Aseptic Processing of Foods*, H. Reuter ed., p. 155, Technomic Publishing Co., Inc. Lancaster (1993)
6) M. V. Jones : *Mechanisms of Action of Food Preservation Procedures*, G. W. Gould ed., p. 247, Elsevier Applied Sci., London (1989)
7) D. Sandmeier and G. Ziegleder : *Verpackungs-Rundshau*, **45** (8), 47 (1994)
8) M. Salame : *Plastic Film Technology*, Vol. 1, K. M. Finlayson ed., p. 132, Technomic Publishing Co. Inc., Lancaster (1989)

〔里見　弘治〕

第2章　各種食品の包装特性と注目される次世代包装技法

2.1 食肉と食肉製品の包装

2.1.1 変わりゆく食肉産業の現状と21世紀への展望

21世紀へ向けて，日本の食肉産業は大きな転換期を迎えているといえる．私たちを取り巻く社会情勢の変化をいくつかのマトリクスとして捉えてみると，
① 新素材，ロボット，センサーなどにみられるハイテク（先端技術），遺伝子組替え，細胞融合，受精卵の操作などにみられるバイオテクノロジー（生物工学），インターネット，VAN（付加価値情報通信網），LAN（企業内情報通信網）などにみられる高度情報化メディアに代表される高度化の進展．
② PL（製造物責任）法の施行，日付表示，食品衛生法の改訂，と畜場法の改正，HACCP（危害分析重要管理点監視方式）にみられる法制化への対応．
③ 大気，水質汚染防止，容器包装リサイクル法にみられる環境・廃棄物処理への対応．
④ 牛肉，乳製品，コメ，オレンジなどの農畜産物の自由化，ホルモン剤，抗菌剤，残留農薬，抗生物質，食品添加物などの基準見直しにみられる国際化への対応．
と，めまぐるしい変革が予測される．これらの動きに対応していくためには，わが国がかつて築き上げた総合的品質管理（TQC）の手法にみられるような高度な技術の確立が必要になる．わが国は高度経済成長の時代を経て，世界第2位の経済大国として自由経済の先鋒に立って，世界をリードしてゆかねばならない立場にある．これからのビジネスは，一国家，一企業のポリシーで達成される時代は終わり，グローバルな観点に立ったバランスのとれた企業としての対応が求められる．図2.1.1に変わりゆく食肉産業の現状と21世紀への展望をまとめた[1]．

2.1.2 食肉と食肉製品の包装の歴史

食肉と食肉製品をバリヤー包装材料で包装する技術は，1960年代初頭のポリ塩化ビニリデンの登場によって始まった．その後1970年代に入り，豪州からHRI（ホテル，レストラン，病院）に向けたチルドビーフが導入され，同時にインライン方式の多層共押出包装材料によるスライスハム，ソーセージの包装，次いで1975年にチルドビーフの多層共押出包装材料による包装，台湾チルドポークの国内への導入，オフライン方式による無菌化包装されたスライスハム，ソーセージの登場，1991年より実施された輸入牛肉の自由化による国際化の進展，1995年から登場したガス充填包装を利用したスライスハム，ソーセージの無菌化包装と，着実な技術革新の進展により食肉と食肉製品の包装をめぐる話題は尽きない[3]．

2.1.3 食肉と食肉製品の包装としくみ

1）包装のしくみと全体像

生体を肥育して処理，加工，包装，流通，消費，喫食するまでにはいくつかの技術が相補，相乗的に働きながら最終目的を達成している．食肉と食肉製品の包装は内容物の性状，要求される品質，賞味期限，業務用，消費者包装の区分，生産性，用途などによって種々の包装形態，包装技術，包装材料，包装システム，流通条件が選択されており，それぞれの目的に合致した技術の集大成が商品を生み出す原動力となっている．図2.1.2に食肉と食肉製品の包装のしくみと全体像を示した．

食肉は業務用の包装形態として牛，豚の部分肉を多層共押出包装材料で袋詰め，真空包装したチルドビーフ，ポークとこれらを原料として牛，豚，鳥肉などの精肉をストレッチパックしたり，多層共押出包装材料でガス充填包装やスキンパッ

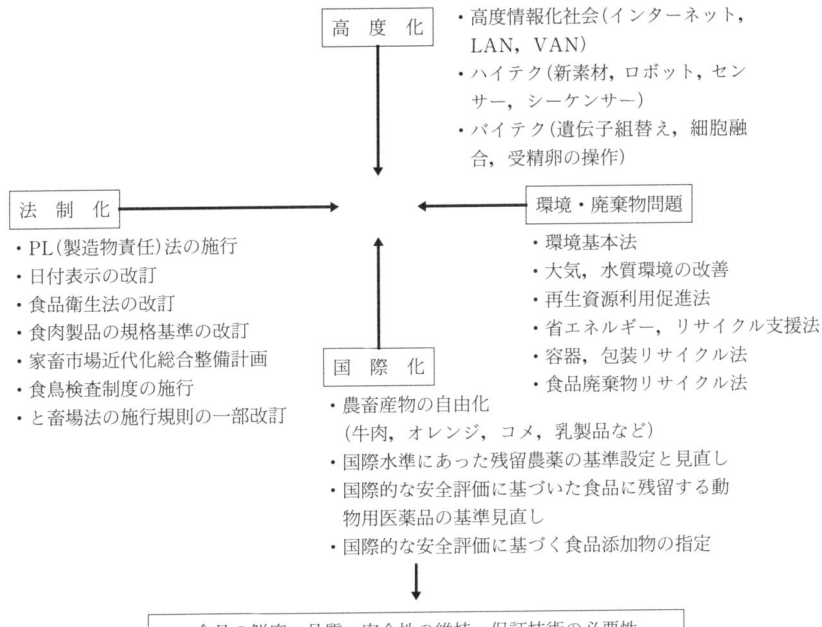

```
          ┌─────────┐
          │ 高度化  │ ・高度情報化社会(インターネット,
          └────┬────┘    LAN, VAN)
               │       ・ハイテク(新素材, ロボット, セン
               │         サー, シーケンサー)
               │       ・バイテク(遺伝子組替え, 細胞融
               │         合, 受精卵の操作)
               ↓
┌─────────┐        ┌──────────────┐
│ 法 制 化 │───→  ←──│ 環境・廃棄物問題 │
└─────────┘        └──────────────┘
```

- PL(製造物責任)法の施行   ・環境基本法
- 日付表示の改訂   ・大気, 水質環境の改善
- 食品衛生法の改訂   ・再生資源利用促進法
- 食肉製品の規格基準の改訂   ・省エネルギー, リサイクル支援法
- 家畜市場近代化総合整備計画   ・容器, 包装リサイクル法
- 食鳥検査制度の施行   ・食品廃棄物リサイクル法
- と畜場法の施行規則の一部改訂

```
          ┌─────────┐
          │ 国際化  │
          └────┬────┘
```

- 農畜産物の自由化
  (牛肉, オレンジ, コメ, 乳製品など)
- 国際水準にあった残留農薬の基準設定と見直し
- 国際的な安全評価に基づいた食品に残留する動物用医薬品の基準見直し
- 国際的な安全評価に基づく食品添加物の指定

┌──────────────────────────────────────┐
│ 食品の鮮度, 品質, 安全性の維持, 保証技術の必要性 │
└──────────────────────────────────────┘

- HACCP(食品工場の自主衛生管理基準)
- ISO 90,000 シリーズ(品質監査についての規定)
- ISO 14,000 シリーズ(環境監査についての規定)
- PL 法(安全監査についての規定)
- 食肉処理場における HACCP 方式による衛生管理指針
- 総合衛生管理製造過程に係わる承認の対象食品の指定(乳, 肉)
  および承認基準の設定
- と畜場法施行規則の一部改訂による衛生措置の施行
- 家畜市場近代化総合整備推進指導事業

図 2.1.1 変わりゆく食肉産業の現状と 21 世紀への展望[2]

クする包装形態がみられる[4].

一方, 食肉製品としては, ウィンナーソーセージなどを多層ラミネート包装材料を用いて, 縦ピロー包装機でガス充填包装したパウチ形態の商品, 超薄切りハムを弁当箱タイプの包装形態でガス充填したもの, スライスハム, ソーセージを深絞りまたはスキンパックした無菌化包装製品, ハム, ベーコン, 焼豚などのブロック状の食肉製品を真空包装の後, 表面殺菌またはシュリンク(瞬間的熱水処理)したもの, サラミソーセージ, ビーフジャーキーなどを水分活性法で保存性を付与してラミネートパウチで真空包装またはガス充填包装したものなど, 多種多様な商品展開がなされている[5].

2) 包装材料の分類と用途

包装材料はいくつかのベースとなる外層とバリヤー層といわれる芯層, それにシーラントといわれる接合層からなっており, それぞれの組合せによって特徴と用途が分かれる.

① ベースとなる外層には主に延伸ポリプロピレン(OPP), ポリエステル(PET), 延伸ナイロン(ONY)が使われており, OPPは防湿性, 耐屈曲性, 透明性, 耐油性, PETは寸法安定性, 耐熱性, 蒸着加工性, 保香性, 紫外線遮断性, ONYは強靱性, 耐衝撃性, 耐ピンホール性といった特性を持っている.

② バリヤー層といわれる芯層にはポリ塩化ビニリデン(PVDC), アルミニウム(箔, 蒸着), エバール(EVOH), 無機物(シリカ, アルミナ)などがコーティング, 蒸着(薄い膜状に接着)されたり, フィルムとして用いられている.

③ シーラントはポリエチレン(PE), エチレン

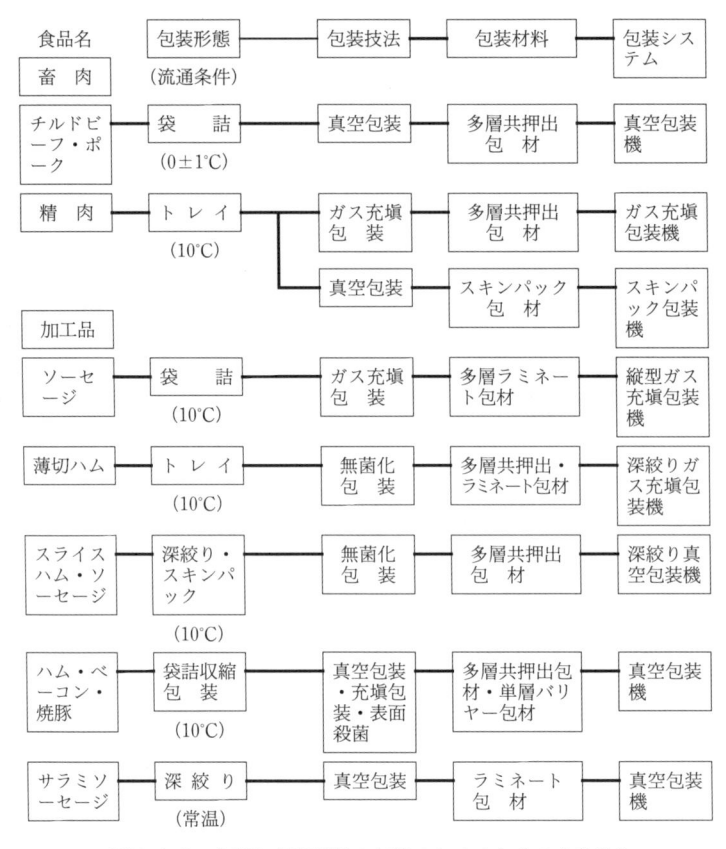

図2.1.2 食肉と食肉製品の包装のしくみとその全体像[6]

食品名	包装形態（流通条件）	包装技法	包装材料	包装システム
畜肉				
チルドビーフ・ポーク	袋詰（0±1℃）	真空包装	多層共押出包材	真空包装機
精肉	トレイ（10℃）	ガス充填包装	多層共押出包材	ガス充填包装機
		真空包装	スキンパック包材	スキンパック包装機
加工品				
ソーセージ	袋詰（10℃）	ガス充填包装	多層ラミネート包材	縦型ガス充填包装機
薄切ハム	トレイ（10℃）	無菌化包装	多層共押出・ラミネート包材	深絞りガス充填包装機
スライスハム・ソーセージ	深絞り・スキンパック（10℃）	無菌化包装	多層共押出包材	深絞り真空包装機
ハム・ベーコン・焼豚	袋詰収縮包装（10℃）	真空包装・充填包装・表面殺菌	多層共押出包材・単層バリヤー包材	真空包装機
サラミソーセージ	深絞り（常温）	真空包装	ラミネート包材	真空包装機

酢酸ビニル共重合体（EVA），未延伸ポリプロピレン（CPP）などが使われている．図2.1.3に代表的な食品と食肉製品の包装材料の構成と要求物性を示した．用途と包装材料の構成，賞味期限については，

① カレー，ハンバーグ，調理加工食品などに利用されているレトルトパウチはPET/(ONY)/Al箔/CPPの構成で常温で1年間の賞味期限が保証されている．

② 各種調理食品，生肉類，そうざい類に利用されている冷凍食品はONY/VM-PET（金属蒸着PET）/LLDPE（linear low density polyethylene, 直鎖低密度ポリエチレン）の構成で-18℃以下で半年間の賞味期限が保証されている．

③ ビーフジャーキー，サラミソーセージなどの水分活性を利用した乾燥食肉製品にはONY/LLDPE，PET-VM/LLDPEなどの構成で常温で3か月の賞味期限が保証されている．

④ 生鮮肉，加工肉，そうざいなどの生鮮食品の包装にはストレッチPVC（polyvinyl chloride, ポリ塩化ビニル），PEなどのラップフィルムとOPS（延伸ポリスチレン），HIPS（耐衝撃性ポリスチレン），PSP（発泡ポリスチレン）などのトレイとの組合せがある．

2.1.4 食肉と食肉製品の包装と流通の実際

1）食肉

（1）チルドビーフ，ポークの流通

食肉は従来，枝肉流通が業務用として用いられてきたが，1970年豪州から導入された真空包装によるチルド（冷蔵部分肉）が牛・豚肉の流通手段として定着し，現在では業務用牛肉の70%以上がチルドビーフとして流通している．また沖縄，九州などの遠隔地から消費地への流通手段として同様にチルドポークの流通が盆，暮れの時期に実用化されている．

チルドビーフは牛の枝肉を料理方法，用途に分けて分割し，脱骨，筋引き，トリミングして500

レトルト食品	冷凍食品
PET / ONY / Al箔 / CPP（ドライラミ）	ONY / VM-PET / LLDPE（ドライラミ）
例：カレー，ハンバーグ，調理加工食品 要求物性：耐熱性，バリヤー性，強度，シール性，遮光性，密封性	例：調理食品，生肉類，そうざい 要求物性：耐寒性，保温性，耐ピンホール性，電子レンジ適性
無菌包装食品	無菌化包装食品
PE / 紙器 / Al箔 / LLDPE（ドライラミ）	蓋材：NY / EVOH / EVA（共押法）　底材：EVA / EVOH / NY（共押法）　LLDPE
例：牛乳，果汁飲料，豆乳，クリーム 要求物性：無菌性，バリヤー性，自立性，強度，遮光性，ピール性	例：畜肉加工品，切餅，米飯 要求物性：無菌性，バリヤー性，透明・光沢，機械適性，絞り性，ピール性
乾燥食品	生鮮食品
ドライ/押出ラミ：OPP / PE / VM-PET / PE / EVA	蓋材（単層）：PVC / PE　底材（単層）：PSP / OPS / HIPS
例：ビーフジャーキー，サラミソーセージ 要求物性：防湿性，保香性，酸素遮断性，遮光性，帯電防止性	例：生鮮肉，加工肉，そうざい 要求物性：防曇性，透明性，光沢，機械適性，ストレッチ性，熱収縮性，強度，耐寒性，密着性

注）PET（ポリエステル），ONY（延伸ナイロン），Al箔（アルミホイル），CPP（未延伸ポリプロピレン），VM-PET（アルミ蒸着ポリエステル），LLDPE（線状低密度ポリエチレン），紙器（ペーパーボード），NY（未延伸ナイロン），EVOH（エチレン・酢酸ビニル共重体けん化物），EVA（エチレン，酢酸ビニル共重合体），OPP（延伸ポリプロピレン），PVC（ポリ塩化ビニル），PSP（ポリスチレンペーパー），OPS（延伸ポリスチレン），HIPS（耐衝撃性ポリスチレン），PE（押出ラミネーションポリエチレン）

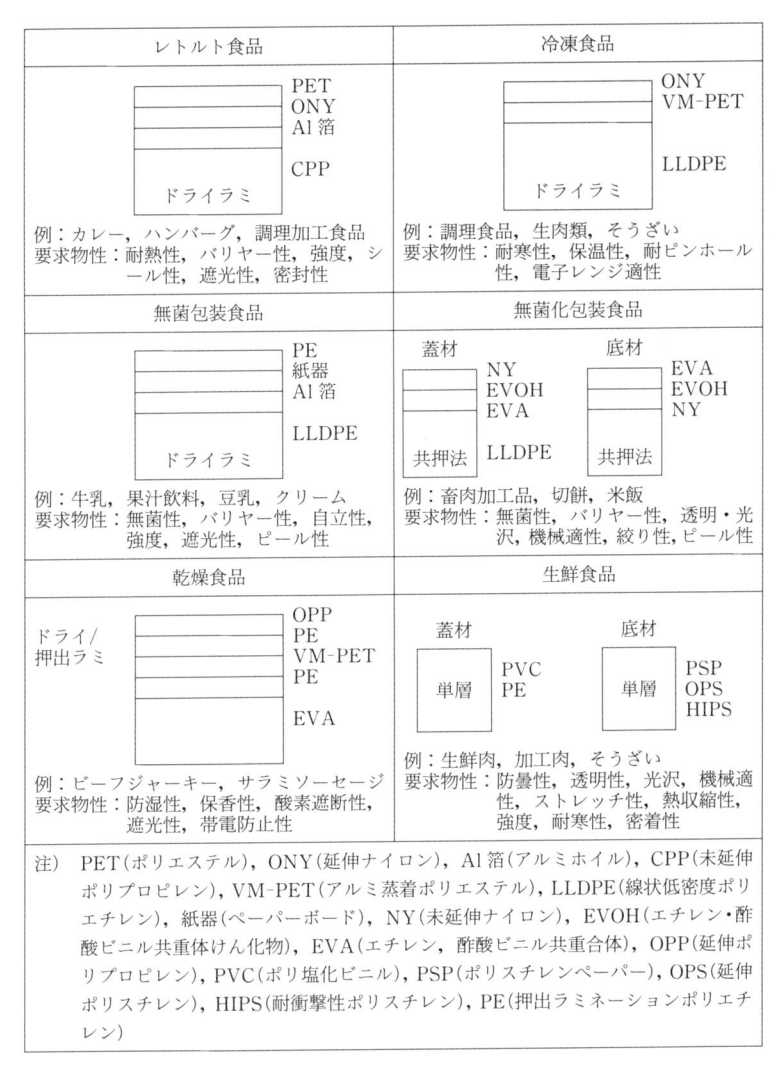

図2.1.3　代表的な食肉と食肉製品の包装材料の構成と要求物性[7]

gから20 kgの部分肉として，バリヤー性，耐寒・耐衝撃性，光沢・透明性，熱水収縮性などの物性を有する多層共押出包装材料に充填し，真空包装後，包装材料を80°C程度の熱水で瞬間的に熱収縮させるもので，そのシェルフライフ（商品の棚寿命）は1.5か月にも及ぶ[8]．

本技術はわずか60ミクロンの厚みのバリヤー多層共押出包装材料によって，高価な牛肉を真空包装下，冷蔵状態で長期間流通，保管する手段として確固たる地位を築いている．

食肉の品質管理の基本はトータルサニテーション（総合的衛生管理）にあり，生体の搬入から商品，副産物の搬出までを総合的に，鮮度，温度，衛生，包装管理するところにある．肉は生ものであるがゆえに，と畜後，生物，化学，生化学，物理的変化を経て腐敗，変質してゆく．この過程をできるだけ遅らせるための管理技術として，上述の4つの要因を有機的に組み合せ，相補，相乗的な効果を引き出すことがねらいである．写真2.1.1にチルドビーフ，チルドポークの外観を示した．

（2）食肉の包装材料として必要な諸物性

食肉の包装材料として必要な諸物性は対象とする商品，その性状，形態，要求される賞味期限などによって変ってくる．食肉のように生肉を包装して鮮度を保持するためには，酸素，水蒸気透過

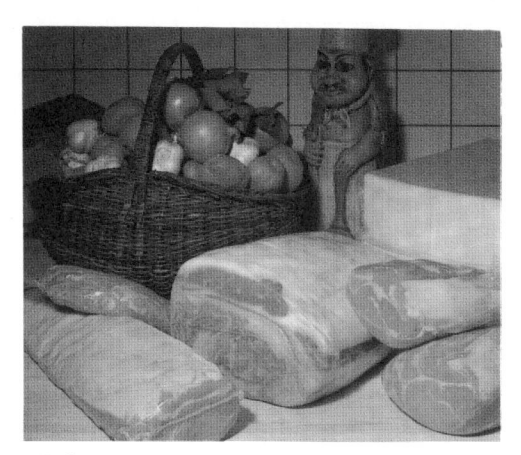

写真 2.1.1 チルドビーフ，チルドポークの外観[9]

表 2.1.1 食肉と食肉製品用収縮，非収縮包装バッグ，パウチの構成[11]

区 分	収縮・非収縮	包材の構成
畜 肉	収 縮	・EVA/PVDC/架橋 EVA/架橋 VL ・架橋 VL/PVDC/IONOMER ・架橋 PE/EVA/PVDC/EVA/PE ・EVA/EVOH/NY/EVA ・PE/PVDC/IONOMER
	非 収 縮	・PE/NY/EVA ・PE/EVOH/NY/PE ・NY/IONOMER/PE
加工品	収 縮	・LDPE/NY/EVOH/PE ・LDPE/PVDC/LDPE ・NY/EVOH/PE
	非 収 縮	・PE/NY/PE ・K-NY/PE ・NY/PE/EVA ・NY/PE/LLDPE ・PE/NY/PE/LLDPE ・NY/PE

注) エチレン・酢酸ビニル共重合体(EVA)，ポリ塩化ビニリデン(PVDC)，架橋(電子線照射)，線状低密度ポリエチレン(VL，LLDPE)，エチレン・メタクリル酸共重合体・金属イオン架橋物(IONOMER)，ナイロン(NY)，エチレン・酢酸ビニル共重けん化物(EVOH)，PVDC コートナイロン(K-NY)

度，耐衝撃性，耐寒性，耐ピンホール性，耐熱，耐油性，シール強度，熱水収縮性，セルフウェルド性（自己癒着性），透明性，光沢などが要求される．

（3） 収縮，非収縮バッグ，パウチ

表 2.1.1 は食肉と食肉製品（表面殺菌用）に用いられる収縮包装，非収縮包装用のバッグ，パウチである．一般的には収縮包装が多く使われており，非収縮包装は加工品の一部の用途が主である．この種の対象物は不定形が多くみられ，真空包装後，二次殺菌あるいは瞬間的な表面加熱（シュリンク：80℃・3秒）により包装材料が肉表面にぴったりと密着することにより，肉自身からのドリップの拡散を防ぎ，耐寒，耐衝撃性の向上と安定した密封性を商品に与えることができる．また，包装材料の耐熱性および耐油性が二次殺菌，シュリンクをするために必要な物性として挙げられる．

2） 食 肉 製 品

（1） ハム，ソーセージ，ベーコン，焼肉の流通

食肉製品は最近の傾向として成熟化が進み，商品開発が積極的に進められ，多品種少量生産の傾向が強まっており，高級品，本物，健康，多様化といった商品展開がなされている．高級品，本物志向としては手作り商品に代表される肉本来の美味しさを追求するもの，健康志向は低脂肪化，低塩化と，保存料，添加物を使用せずターキー，チキン，シーフードなどを素材とした傾向，多様化志向は食を楽しもうとする種（たね）物といわれる野菜，チーズ入りの商品など，食肉製品のそうざい化ともいわれる方向性や珍味化もみられる．また，ガス充填包装を利用した弁当箱スタイルのスライスハム，ソーセージがシェアを伸ばしており 1996，1997 年に大量発生した病原性大腸菌 O-157 の影響を受けて内容物を小口化して安全性を狙ったポーションパック，料理の素材，利便性の追求，詰合せ商品化したものがスーパーマーケット，コンビニエンスストアを中心に伸びを示している．写真 2.1.2 にスライスハム，ソーセージの深絞り，スキンパック，ガス充填包装品の外観，写真 2.1.3 にハム，ソーセージ，焼豚の収縮包装品の外観を示した[10]．

（2） 食肉製品の包装材料として必要な諸物性

深絞り，スキンパック用包装材料に必要な物性として酸素，水蒸気透過度（バリヤー性），耐ボイル性，耐熱性，耐油性，ホットタック性（スキン性），深絞り成形性（原反偏肉，深絞りのコーナー部の肉厚分布，易成形性），非カール性，高速充填性，シール性，防曇性，紫外線遮断性，カット

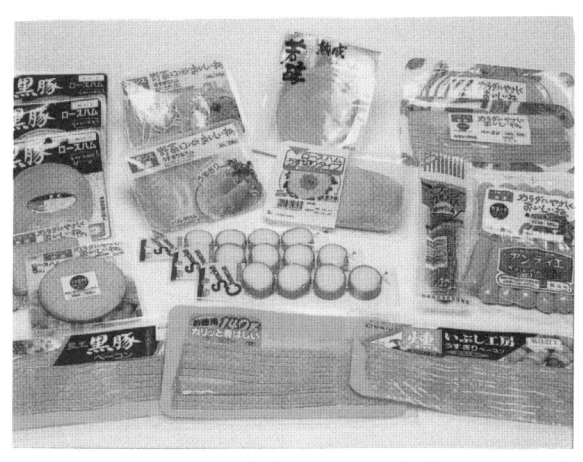

写真 2.1.2 スライスハム,ソーセージの深絞り,スキンパック,ガス充填包装品の外観[9]

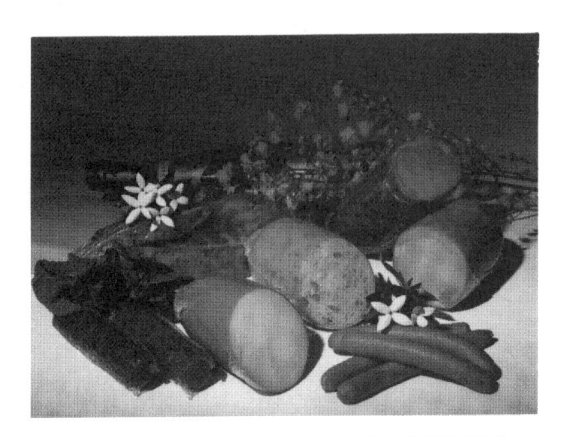

写真 2.1.3 ハム,ソーセージ,焼豚の収縮包装品の外観[9]

性,ラベル適性,印刷適性,低温耐性,耐振動性,耐衝撃性,耐ピンホール性,イージーピール性,リシール性,無菌性などが挙げられる[12].

精肉の一部と食肉製品の大部分に深絞りタイプの包装形態がとられている.この包装システムの特長として省人化,省力化,自動化といった,昨今の市場ニーズを満たすレイアウトを組むことができ,金型の交換一つで商品の大きさ,包装形態の変更が可能である.また食肉製品の場合,仕上げた製品の二次加熱殺菌をしないで,食肉本来の風味を残すことができる省エネルギー対応型の無菌化包装技術がとられる,今後期待できる分野である.表 2.1.2 に深絞り,スキンパック,ガス充填包装用包装材料の例を示した.深絞り包装材料の蓋材はドライ,ルーダー加工の汎用単体フィルムを貼り合せた構成が多く,これに EVOH,K コート(PVDC コート,ポリ塩化ビニリデン塗布),アルミニウム,セラミックス,アルミナなどの蒸着バリヤー層が入っている.底材は未延伸ナイロン(CNY, casting nylon),EVOH,PVDC などのバリヤー層の入った多層共押出構成となっている.スキンパックの蓋材は柔軟性,厚みと光沢,強度のある物性,底材は剛性,強度,イージーピール性,内容物とのフィット性,しわのない厚みのある構成になっている.ガス充填包装は,蓋材は深絞り包装材料と同様に汎用複合包装材料,あるいは多層共押出包装材料とのラミネート技術を用いており,防曇性の付与が必要であり,光学特性,強度,シール適性,底材は深絞り特性と剛性,強度を持ち,厚みのある構成が一般的である.また,ガスの廻りを良くして,ドリップを分離するために成形後のトレイの底にはリブが付けられている[13].

2.1.5 包装された食肉と食肉製品の保存性

食肉の日持ちを延長する目的で,種々の包装形態が検討されている.チルドビーフは $0\pm1°C$ で 45 日間,チルドポークは 20 日間,コンシューマーパックの包装形態ではガス充填包装は 5°C 保存で牛スライス肉が 5〜7 日,牛ステーキ肉が 7〜9 日,豚スライス肉が 5〜6 日,スキンパックの牛ステーキ肉が 5°C で 15 日,豚スライス肉が 7°C で

表 2.1.2 深絞り，スキンパック，ガス充填包装材料の構成[14]

区分	蓋・底材	包材の構成例
深絞り包装	蓋材	・PP/K-セロファン/PE ・PP/PET/PP/LDPE ・NY/EVOH/EVA/LLDPE ・OPP/NY/EVOH/EVA ・PP/VM-PET/EVA
	底材	・EVOH/EVA/IONOMER ・NY/EVOH/EVA ・EVOH/NY/PE ・CPP/EVOH/NY/PE ・PP/PVDC/PP ・PET/EVOH/EVA
スキンパック	蓋材	・NY/EVA/NY/EVOH/NY/PE ・PE/EVA/EVOH/EVA/PE ・NY/EVOH/EVA/IONOMER/EVA ・EVOH/NY/EMAA ・PVC/PVDC/PE
	底材	・PVC/PVDC/EVA ・PP/NY/EVOH/NY/LLDPE ・PET/EVOH/NY/PE ・PS/NY/EVOH/PE ・PP/PET/EVA/NY/EVOH/EVA/IONOMER ・NY/LLDPE/EVOH/NY/LDPE/EMAA
ガス充填包装	蓋材	・PP/PET/PP/LLDPE ・NY/PE/PE ・PET/PE/PE ・K-PET/PE/PE ・PP/K-セロファン/PP
	底材	・PVC/PVDC/PE ・PVC/PE ・PET/NY/PE ・PET/LLDPE/EVOH/LLDPE ・PET/EVOH/PE

注）ポリプロピレン（PP），K-セロファン（PVDC コートセロファン），ポリエステル（PET），低密度ポリエチレン（LDPE），ナイロン（NY），エチレン・酢酸ビニル共重合体けん化物）（EVOH），エチレン・酢酸ビニル共重合体（EVA），線状ポリエチレン（LLDPE），アルミ蒸着 PET（VM-PET），ポリ塩化ビニリデン（PVDC），エチレンメタアクリル酸共重合体（EMAA），エチレン・メタクリル酸共重合体・金属イオン架橋物（IONOMER），PVDC コートポリエステル（K-PET），ポリスチレン（PS）

7日といったところである[15]．

無菌化包装されたスライスハムは，包装直後10個/g 以下の一般細菌数が存在している．この付着菌は10℃の保存で，時間の経過により徐々に増殖して35日後，ロースハムで 3.7×10^3 個/g，ポークソーセージで 4.5×10^2/g の細菌数のレベルに達する．

一般的な食肉製品の賞味期限は5℃保存で30～45日であり，その保存性に関与する要因として初発菌数，残存酸素濃度，包装材料のバリヤー性，保存温度，保管条件（光線の影響），製品の積重ね，手荒な扱いなどが挙げられる．表2.1.3に食肉と食肉製品の包装形態別シェルフライフの比較を示した[16]．

むすび

食肉と食肉製品の包装についてのアウトラインをまとめた．食肉と食肉製品は多水分系の食品で，腐敗，変質しやすくきわめてデリケートな性状を有する．これを包装することによって鮮度，品質，安全性を維持し安心して消費者が商品を購入し食することができる．

ふだん何気なく使っている商品の中にも，長い年月の間に育まれた知恵と工夫が包装技術として盛り込まれており，日常生活になくてはならない役割を演じている．その反面，使用後は生活ごみとして廃棄物問題や排出物による環境問題を避けて通ることはできない．便利さの裏には資源，エネルギー，環境・廃棄物処理問題がひかえている[17]．

食肉と食肉製品は真空包装，スキンパック，ガス充填包装と多彩な包装形態の変遷を経験しながら，よりフレッシュに，おいしく，健康に良いものをモットーに各社がしのぎを削りながら新製品の開発に日夜努力を傾けている．包装材料，包装システム，包装技術が渾然一体となって21世紀に向けて，また新たな技術革新が生まれ，より良い商品がショーケースに並ぶことを念じている．

引用・参考文献

1) 田中好雄：ハイバリヤー性包装材料の製法と設計・加工技術および用途開発，第1版，p.299，技術情報協会（1998）
2) 田中好雄：ミートジャーナル，8, p.2（1998）
3) 田中好雄：同誌，8, p.10（1998）
4) 田中好雄：工業材料，**10**, p.114（1990）

表 2.1.3 食肉と食肉製品の包装形態別シェルフライフの比較

食品名	包装形態	シェルフライフ	包装材料構成	ガス組成(%)
(畜肉)				
チルドビーフ	真空包装	0±1℃・45日	EVA/PVDC/IONOMER	
チルドポーク	真空包装	0±1℃・20日	EVA/PVDC/IONOMER	
牛スライス肉	ガス充填包装	5℃・5〜7日	蓋材：PET/PE 底材：PVC/PE	$O_2/CO_2=80/20$
牛ステーキ肉	ガス充填包装	5℃・5〜9日	蓋材：PET/PE 底材：PVC/PE	$O_2/CO_2=80/20$
豚スライス肉	ガス充填包装	5℃・5〜6日	蓋材：PET/PE 底材：PVC/PE	$O_2/CO_2=80/20$
牛ステーキ肉	スキンパック	5℃・15日	蓋材：PP/K-セロファン/LDPE/EVA 底材：PET/EVOH/NY/PE	
豚モモスライス肉	スキンパック	7℃・7日	蓋材：PE/EVOH/EVA/EVA/PE 底材：PET/EVOH/NY/PE	
(加工品)				
スライスハム	深絞り	5℃・35日	蓋材：PP/PET/PP/LDPE 底材：EVOH/EVA/NY/LDPE/EVA	
ベーコン	スキンパック	5℃・35日	蓋材：NY/EVOH/EVA/IONOMER/EVA 底材：PP/PET/EVA/NY/EVOH/EVA/IONOMER	
スライスハム	ガス充填包装	5℃・30日	蓋材：PP/NY/PE 底材：PET/EVOH/PE	$N_2/CO_2=97/3$ ガス置換率＝99.9%

注）エチレン・酢酸ビニル共重合体(EVA)，ポリ塩化ビニリデン(PVDC)，エチレン・メタクリル酸共重合体・金属イオン架橋物(IONOMER)，ポリエステル(PET)，ポリエチレン(PE)，ポリ塩化ビニル(PVC)，ポリプロピレン(PP)，PVDCコートセロファン(K-セロファン)，低密度ポリエチレン(LDPE)，エチレン・酢酸ビニル共重合体けん化物(EVOH)，ナイロン(NY)

5) 田中好雄：フードパッケージング，**7**，p.75（1984）
6) 田中好雄：バリヤー性包装材料の製法と設計・加工技術および用途展開，p.301，技術情報協会（1998）
7) 田中好雄：ミートジャーナル，**9**，p.15（1998）
8) 田中好雄：食肉界，**1**，p.44（1979）
9) 呉羽化学総合カタログ，クレハ包装システム（1999）
10) 横山理雄：*NEW FOOD INDUSTRY*，**7**，p.29（1978）
11) 田中好雄：ミートジャーナル，**9**，p.18（1998）
12) 田中好雄：食品保存便覧，第1版，梅田圭司編，p.711（1992）
13) 田中好雄：食品の無菌化包装システムハンドブック，横山理雄編，第1版，p.64（1993）
14) 田中好雄：バリヤー性包装材料の製法と設計・加工技術および応用展開，p.307（1998）
15) 田中好雄：ミートジャーナル，**9**，p.22（1998）
16) 田中好雄：(社)日本包装技術協会，第34期包装管理士講座講演資料，p.2（1999）
17) 田中好雄：JPLCS，30周年・技術士包装物流会会報，p.48（1997）

〔田中　好雄〕

2.2 魚肉ソーセージおよび水産品の包装

2.2.1 魚肉ハム，ソーセージ

1) 歴 史

魚肉を使用してハム，ソーセージを作ることを試みたのは戦前1935年頃，清水亘博士[1,2]達がマグロを利用してプレスハム様の品を作ったのが最初といわれている．産業的には戦後遠洋捕鯨の再開による鯨肉の活用，夏マグロ，サメ類の利用，資材面では塩酸ゴムケーシング（商品名 ライフアン）の開発，家庭には電気冷蔵庫もなかった当時，夏季常温1か月保存に耐えられるように細菌増殖を押えられるニトロフラン系殺菌料の許可などの諸条件が整って，水産会社などが1952年頃から生産を開始した．また，パン食など食生活改善の気運と日本人の嗜好にも合って需要が急増した．しかも1954年ビキニ水爆実検の影響でマグロ市況の暴落や従来練り製品には無縁であったマグロとの混獲魚クロカジキ（クロカワ）など，カジキ類の肉質が最強のゼリー強度（代表的な高級かまぼこ原料シログチ比約2倍）を有することが分ったことも幸いして，食糧危機（とくに動物性蛋白質の不足）の当時，国民栄養に大いに貢献するとともに加工食品工業界の技術牽引役にもなり，後に続いたインスタントラーメン，冷凍食品，レトルト食品などの製造に必要なハード，ソフト面での先駆的役割を果たした．ピーク時の生産量は1965年には年間19万tにも達し，現在でも低カロリーシーフード食品として人気がある（写真2.2.1）．

2) 製造工程

製造工程については魚肉ハムはその定義に従い，塩漬けした魚肉片20％以上の配合を必要とし，これをつなぎ肉でまとめる2工程からなり，魚肉ソーセージは1工程（ハムつなぎ肉と配合は異なるが同じ工程）であるのでここでは魚肉ハムについて記述する．工程図は図2.2.1のとおりで，配合例（ソーセージを含む）および規格基準は表2.2.1に記載した．ハムに必要な固形肉の製造A工程ではマグロ肉や硬豚脂を半解凍し，さいの目にダイサーなどで約2～3cm角にカット，その他豚肉なども約10gにチョッピングする．これに食塩，香辛料，また血色素ミオグロビン（Mb）がメト化して茶褐色になることを防ぐため亜硝酸ナトリウムを添加し，ニトロソミオグロビン（MbNO）に色素を固定し鮮赤色に発色させる（ただし残存亜硝酸根法定量に注意）．この反応を補助維持させるため，還元剤としてアスコルビン酸ナトリウムを加える．これらの固形肉をミキサーで混合しコンテナ（魚函）などに入れ，表面をポリエチレンで空気遮断し約5℃ 24h漬け込み，熟成，発色させる．翌日，つなぎ肉の製造B工程に入り，結着性，粘弾力性のあるSA級すり身またはクロカジキなど上級魚肉を半解凍状態でサイレントカッターもしくは真空ボールカッターで擂潰するが，このとき練り肉温度は6～7℃以下に保つことが必要である．A工程の固形肉とB工程つなぎ肉とを一定比率で空気の入らない真空ミキサーなどで混合し，自動充填結紮機（KAP，ADP，後述）で充填，結紮する．そのさい，アルミリングの結紮状態管理が重要で，リング形状の目視検査とリングの高さをノギス測定管

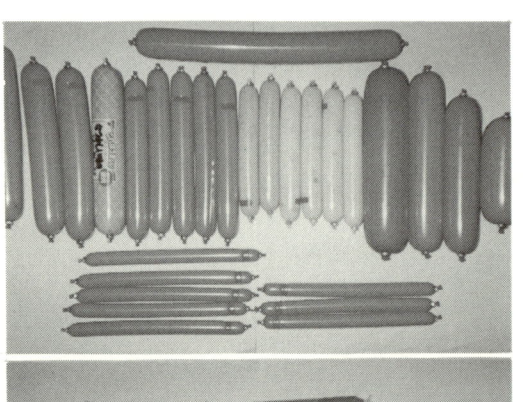

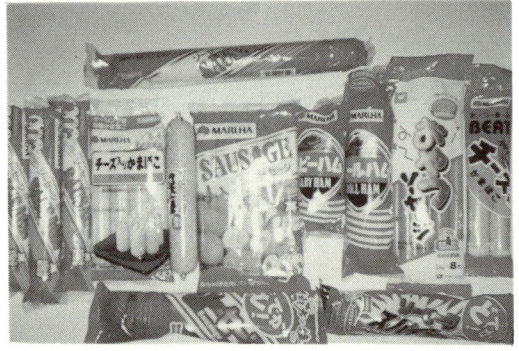

写真2.2.1 魚肉ハム，ソーセージ

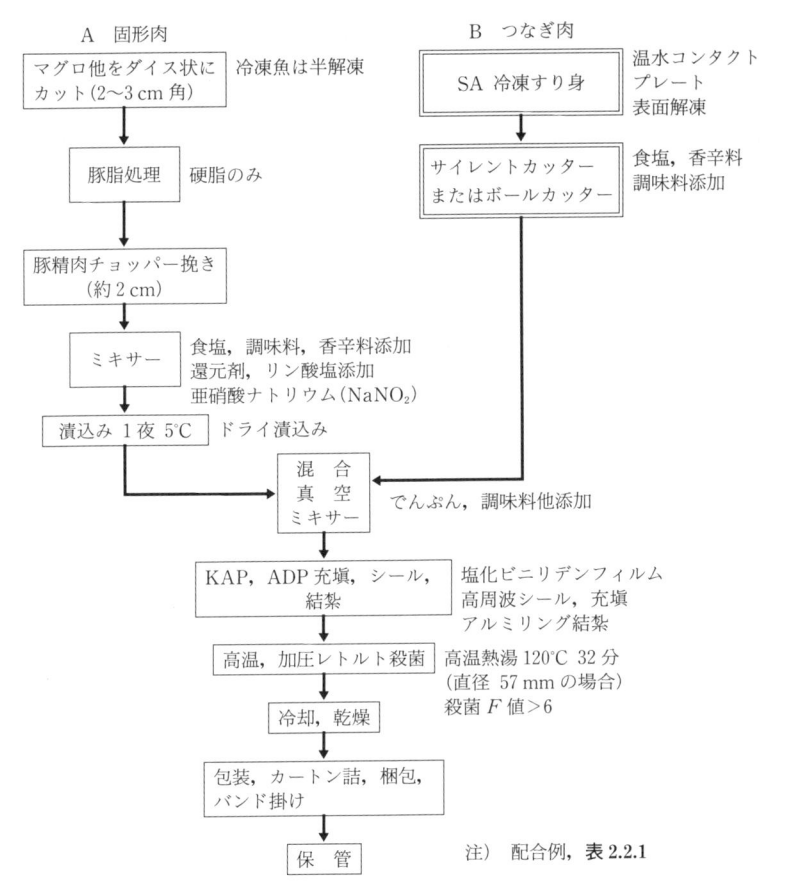

```
A 固形肉                          B つなぎ肉
┌──────────────┐                ┌──────────────┐
│マグロ他をダイス状に│冷凍魚は半解凍  │ SA 冷凍すり身 │ 温水コンタクト
│カット(2～3 cm角) │                │              │ プレート
└──────┬───────┘                └──────┬───────┘ 表面解凍
       │                               │
┌──────▼───────┐                ┌──────▼───────┐
│   豚脂処理    │ 硬脂のみ        │サイレントカッター│ 食塩,香辛料
└──────┬───────┘                │またはボールカッター│ 調味料添加
       │                        └──────┬───────┘
┌──────▼───────┐                       │
│豚精肉チョッパー挽き│                   │
│   (約2 cm)   │                       │
└──────┬───────┘                       │
       │                               │
┌──────▼───────┐ 食塩,調味料,香辛料添加  │
│   ミキサー    │ 還元剤,リン酸塩添加     │
│              │ 亜硝酸ナトリウム(NaNO₂) │
└──────┬───────┘                       │
       │                               │
┌──────▼───────┐                       │
│ 漬込み 1夜 5℃ │ ドライ漬込み           │
└──────┬───────┘                       │
       │          ┌──────────────┐    │
       └─────────▶│  混 合       │◀───┘
                  │  真 空       │ でんぷん,調味料他添加
                  │ ミキサー      │
                  └──────┬───────┘
                         │
                  ┌──────▼───────┐ 塩化ビニリデンフィルム
                  │KAP,ADP充塡,シール│ 高周波シール,充塡
                  │    結紮       │ アルミリング結紮
                  └──────┬───────┘
                         │
                  ┌──────▼───────┐ 高温熱湯 120℃ 32分
                  │高温,加圧レトルト殺菌│(直径 57 mmの場合)
                  └──────┬───────┘ 殺菌F値>6
                         │
                  ┌──────▼───────┐
                  │  冷却,乾燥    │
                  └──────┬───────┘
                         │
                  ┌──────▼───────┐
                  │包装,カートン詰,梱包,│
                  │  バンド掛け    │
                  └──────┬───────┘
                         │
                  ┌──────▼───────┐
                  │  保 管       │   注) 配合例,表 2.2.1
                  └──────────────┘
```

図 2.2.1 魚肉ハム製造工程図(レトルト法)

理(朝昼)し,エアテスト(内圧2kgでエア漏れなし,朝昼)も行う.レトルト法では *C. botulinum* 菌をクリアすることが前提である.加熱条件(F値:殺菌値,$F>4$～6)は製品のテクスチュアー弾力,肉質,糖とアミノ酸によって褐変するアミノカルボニル反応もあり温度,時間を制約されるので,製品直径57 mm(ケーシング折幅90 mm)程度の太さが限度で直径57 mm,250 g品では120℃ 32分,冷却10分位,太さ約半分の折幅40 mm,100 g品では120℃ 25分,冷却6分程度である(レトルトのタイプにより異なる.水蒸気;静置式,回転式,熱湯散水式;循環式,静置式,回転式など後述).大竹[3]はレトルト殺菌条件を変化させて実験し,低温殺菌90℃ 60分(a)を基準として120℃ 10分(b)の肉質弾力は(a)より良いが,120℃ 20分(c)は(a)と同程度,120℃ 30分(d)は(a)より劣り,上野[4]は120℃では20～23分,125～130℃では15分の区域に弾力低下の限界時間があると報告している.退色については分光式色差計による色差(ΔE)を測定し上述殺菌条件で,

(c):120℃ 20分…$\Delta E=5$
(d):120℃ 30分…$\Delta E=8$
(e):130℃ 10分…$\Delta E=3$

と高温短時間殺菌が低温長時間より褐変しにくいと報告している[3](分光式色差計,$L=$明度,彩り(a, b),色差$=\Delta E$,$\Delta E=\sqrt{\Delta L^2+\Delta a^2+\Delta b^2}$).

冷却後パック部の乾燥に注意し外装ピロー包装,梱包,保管する.

3) 魚肉ハム,ソーセージの包装の問題点

魚肉ハム,ソーセージの技術的な経過を振り返って問題点を以下にまとめる.

(1) ケーシング

塩酸ゴムは強度,耐寒,耐熱,結紮性には優れ

表 2.2.1 魚肉ハム, ソーセージ配合例

原料	種類	魚肉ソーセージ(%)	魚肉ハム(%) A:固形肉	魚肉ハム(%) B:つなぎ肉	合計(A+B)
SA 冷凍すり身	スケソウダラ			20	20
A, B 冷凍すり身	スケソウダラ	50			
マグロ(固形肉)	メバチ, キハダ		22		22
マグロ(ソーセージ用)	メバチ, キハダ	7		3	3
豚 脂	硬脂		6		6
豚 脂	軟脂	5		2	2
豚 肉			13		13
豚皮ゼラチン		7		2	2
肉様植物蛋白			10		10
粉状植物蛋白		5			0
でんぷん	バレイショでんぷん, 小麦, コーン	9	3	5	8
香辛料, 調味料		1.2	0.55	0.55	1.1
発色剤, 還元剤		0.5	0.2	0.3	0.5
防腐剤	ソルビン酸カリウム	0.1	0.05	0.05	0.1
砂 糖		1.8	0.8	1.0	1.8
食 塩		1.8	0.8	1.0	1.8
加水, 氷		11.6		8.7	8.7
合 計		100.0	56.4	43.6	100.0

注) 魚肉ハムの衛生基準, JAS 規格より抜粋.
残存亜硝酸根:0.05 g/kg 以下, ソルビン酸:2 g/kg 以下, 中心温度 120°C 4 分以上殺菌または水分活性 0.94 以下, または 10°C 以下保管, 流通, 魚肉ハム(JAS):全魚肉 50% 以上, 魚肉肉片 20% 以上(10 g), つなぎ肉 50% 以下, 全植物蛋白 20% 以下, でんぷん 9% 以下.
(工程図例, 図 2.2.1)

ていたが酸素透過率が高いこと, 塩酸が遊離し製品が変色しやすいこと, ケーシング厚みの不揃いにより製品が「く」の字曲がりになる諸欠点があった. 酸素透過率が塩酸ゴム比約 1/30 (プラスチックフィルム, セロファン性能比較. 表 2.2.2 参照) と優れていながら麻糸結紮ができないため使用できなかった塩化ビニリデンフィルム (以下 PVDC と略す. 商品名サラン, クレハロン) がアルミリングでクリップするパッカーが開発されて使用可能となった. 酸素透過率が極小となり酸素量急減と比例してニトロソ色素分解速度の低下 (褪色防止), フレーバー香味減少速度と脂肪酸化速度の低下 (賞味期限の延長) など重要な懸案事項が解消された[5].

(2) 結 紮

塩酸ゴム時代には麻糸を使用し多数の人員を動員しながらも確実性に乏しく, ネックポイントであった. アルミ線を U 字型にあらかじめ成形したリングを足踏み式で結紮する OM 式パッカーやハンドクリッパーからアルミワイヤー使用の機械式クレハロンパッカーを大森機械工業(株)[6] (以下 O 社と略) が 1958 年に開発し, この問題は解決した. これにより PVDC フィルムが魚肉ソーセージに使用され, プラスチック包装された国内初の食品として K 社 H 工場で生産開始された. 業界各社もこれに続き, O 社のクレハロンパッカーは延べ生産約 1 万台に達したと聞いている.

(3) UV (紫外線) 対策

PVDC フィルムは透明であるがゆえに褪変しやすく UV (ultraviolet ray, 紫外線) 対策が必要となり, このため PVDC をタンゴ色に染色したり, 印刷性が良いので白色ベタ印刷をも行った. また, 外装セロファンやフィルムを赤色系印刷したり, PVDC も多色印刷が可能となり漫画キャラクター入り印刷をして外包装なしの商品も多数販売された. ニトロソ色素の褪色は 500～600 nm の UV 波長域が影響大で外包装も赤, 紫色が効果的[4]で着色料の食紅も同色系で UV にもっとも強い赤色 106 号 (acid red) が主体となった.

表 2.2.2 プラスチックフィルム性能比較
(工業技術院製品科学研究所)

試験項目	単位	塩酸ゴム	塩化ビニリデン	普通セロファン	ポリプロピレン
厚さ	1/100 mm	2.5〜5	3〜7	2〜4	3〜10
比重	—	1.12〜1.25	1.6〜1.7	1.4〜1.5	0.90〜0.91
引張強さ	kg/cm	700〜1 200	800〜1 200	200〜1 000	200〜400
伸び	%	80〜120	25〜65	15〜40	200〜600
引裂強さ(エルメンドルフ)	kg/cm	4〜5	4〜5	2〜4	—
引裂強さ(ショッパー)	kg/cm	—	—	—	150〜200
破裂強さ(ミューレン)	kg/cm²/mm	60〜70	60〜70	40〜70	—
耐折強さ	往復曲げ回数	80 000>	80 000>	1 500〜5 000	—
耐油度	h	—	50〜∞	∞	35〜
吸水率	%	<0.1	<0.1	40〜100	<0.1
透湿度	g/m²/24 h	15〜25	1〜2	大	10
透湿度	cc/m²/h	780〜1 300	52〜104	大	520
気体透過度 CO_2	cc/m²/h·atm	0.42〜0.84	2.12	10.6〜106	530〜740
気体透過度 O_2	cc/m²/h·atm	18〜26	0.88	2.92〜29.2	164〜234
気体透過度 N_2	cc/m²/h·atm	50	0.33	9.99	—
軟化点	℃	80〜105	60〜100	—	100〜105
脆化温度	℃	−10〜−20	0〜−30	—	−35

(4) ピンホール

プラスチックフィルムで冷たい練り肉を充填するとボイル工程前のケーシングが低温の間は低温脆性でピンホールが生じやすいので,搬送中のショックを少なくするため工程ラインの落差を解消したりコンベアーを温水樋シュートに改造し,殺菌機もバスケット式から熱水流動式コンベアーに改造した.肉眼でのピンホール検査も難しいためピンホールテスターも開発された.

(5) ケーシング開口性

以前はエアスタッファーや機械定量充填機での肉詰め作業を行うときや,スタッファーノズルに差し込むときのPVDCケーシングチューブの開口性が悪く作業速度が塩酸ゴム比60％にもなったが,1962年頃O社により横形自動充填結紮機(OKKP 33本/分)の開発により解決の目途がつき,数年後高速(100本/分)の竪形自動充填結紮機ADPや呉羽化学工業のKAP(**写真2.2.2**)が開発され難問は解決した.

(6) ケーシング密着性ほか

塩酸ゴムはケーシングと肉質は密着しやすかったが,PVDCはプラスチックフィルムの中では比較的密着したが塩酸ゴム比では密着しにくく,

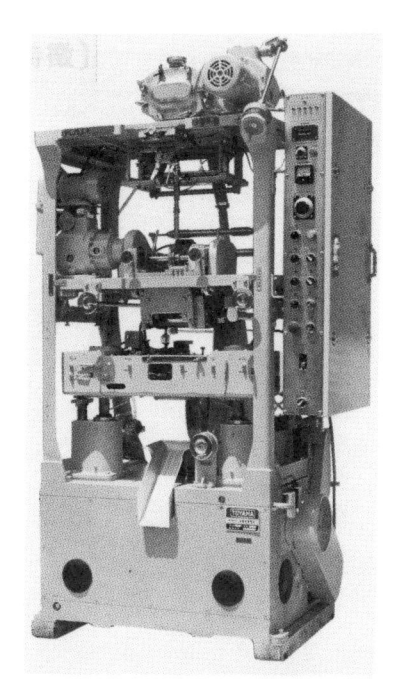

写真2.2.2 呉羽自動充填結紮機
(呉羽化学工業(株))

製品の保存性に大きな問題が生じた.密着不良により表面が好気的条件となり,内容物の糖分が乳酸菌類 *Leuconostoc mensenteroides* などにより

分解された多糖類のネトが生じやすかった．この対策にソーセージメーカーも微生物管理，練り肉条件を工夫したが（温度，pH（なるべく7付近），脂肪の量と種類，原料魚種，でんぷん種類（バレイショが良い）など．充塡圧はあまり関係なし），フィルムメーカーも鋭意研究を進め，これはプラスチックの極性基と魚肉蛋白のそれとの分子構造の差から生じ，水や蛋白質の親和性の高いプラスチックケーシングほど肉との密着性が大きく[7]，表面濡れ性よりも表面極性基の密度に大きく左右されることが分った．ネトは魚肉蛋白と水分がケーシング内面に均一に分散，接触し加熱時に蛋白とケーシングの極性基が結合する化学的要因によるもので物理的な表面の粗さは二次的要因と西野[8]は報告し，密着性改良に寄与した．また食べるときにケーシング開封が不便との苦情も多くなり，自動充塡シール時に縦または横裂きできる口取りリボンを同時シールで取り付けて解決した（各種プラスチックケーシングの魚肉に対する密着性は表2.2.3[7]参照）．

(7) ロールフィルムの蛇行

PVDCケーシングチューブがOKKP，ADP，KAPなどの自動結紮充塡機の開発によりロールフィルムとなり，スリット巻取りは正確にロール化されたが，左右端のテンションに差が大きいものが多く高周波シール時に蛇行，脱線するトラブルが多発し，受入れ検査および保管倉庫の温度管理を実施するとともに，メーカーも改善努力しおおむね解決した．

(8) 外 装

セロファン手巻き包装時代からロールセロファン自動包装機へと機械化された．速度は60本/分程度であったが1960年頃にはO社ほかOPP (oriented polypropylene film，2軸延伸ポリプロピレンフィルム）の枕形ピロー包装機（写真2.2.3）が開発され，供給機も付設されてスピードアップした（セロファンとOPPの性能比較は表2.2.2参照）．

PVDCフィルムは印刷性にも優れ，日付プリントも容易に可能である（水濡れに強いインクも輸入された）．魚肉ハム，ソーセージのケーシングが塩酸ゴムからPVDCフィルムに移行したときに生じた諸問題点と要チェック検討項目をまとめると表2.2.4のようになる．これは過去の一事例に過ぎないが，今後も種々の食品で包材変更を計画する場合には同様な問題に遭遇すると思われるので，参考になると考える．このような経過で魚肉ハム，ソーセージの全盛期を迎えた．

4) 食品添加物以外での保存技法

食糧難時代も去り，社会が安定して添加物などの反省期に入り，豆腐，魚肉ハム，ソーセージに許可されていたニトロフラン系殺菌料が1974年に禁止された．この対策として *C. botulinum* の

表2.2.3 Adhesion of different plastic casings to the fish meat products
（魚肉製品による種々のプラスチックケーシングの密着性）[7]

Kinds of casing（ケーシング種類）	Chemical strusture of plastic casing（プラスチックケーシングの化学構造）	Meat adhesion（肉の密着性）	
		Adhesion strength（密着力）(g/cm^3)	Meat weight（肉重量）(mg/cm^2)
1. Polyethylene (L.D)	$-(CH_2-CH_2-CH_2)_n$	0	0
2. Cellophane		0	0
3. Polyethylene (H.D)	$-(CH_2-CH_2-CH_2)_n-$	0	0
4. Polyvinylchloride	$-(CH_2=CH-Cl)_n-$	20	0
5. Polyvinylidenfluoride	$-(CH_2=C-F_2)_n-$	300	32.0
6. Polypropylene	$-(CH_2=CH-CH_3)_n-$	0	0
7. Polyamide	$-(OCC_6H_4CO-NHC_6H_4-NH)_n-$	264	29.0
8. Polyester	$-(OCH_2-CH_2-O-COC_6H_4-CO)_n-$	248	25.5
9. Polyvinylalcohol	$-(CH_2=CH-OH)_n-$	0	0
10. Polyvinylidenchloride (PVDC)↑	$-(CH_2=C-Cl_2)_n-$	170	17.5

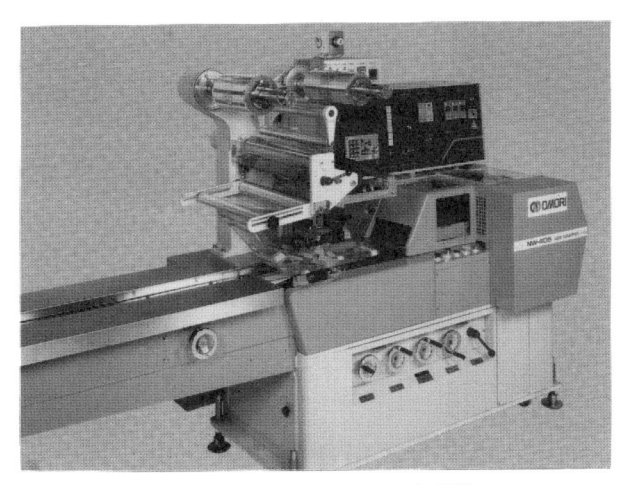

写真 2.2.3 NW ピロー自動包装機
（大森機械工業(株)）

表 2.2.4 塩酸ゴム，塩化ビニリデン移行時間問題点

項　目	塩酸ゴム	塩化ビニリデン(PVDC)	コメント
材料供給力	供給不足	良	塩酸ゴム夏季割り当て出荷
価　格	やや高値	適正	
フィルム精度	バラつき	精密	フィルム厚さ浮動：製品湾曲
製品保存性	問題多い	問題少ない	塩酸ゴム通気性，塩酸遊離
酸素透過性	大	極少	塩酸ゴム：PVDC＝30：1
UV 透過性	小	大	PVDC タンゴ色染色ほか
ケーシング開口性	良	不良	手動充塡時作業速度約 40％低下
ボイル前ピンホール	少	多	PVDC は低温時衝撃に弱い
結紮性	良	不良	PVDC はアルミパックが不可欠
シール性	不可	高周波シール	ロールフィルム自動製袋充塡結紮可
内容物との密着性	良	不良	表面腐敗防止上の問題点
耐熱性	良	良	
耐寒性	良	不良	PVDC は低温脆性，ピンホールが多い
製品開封性	不良	不良(対策可)	口取りリボンをシール時取付け
着色，染色性	不良	可	赤，タンゴ色フィルム
印刷性	不可	可，日付印刷も可	多色印刷可，外装なしも登場
ロールフィルムの蛇行	―	左右フィルム端テンション差	受入れ検品強化，メーカー改善

成育条件をクリアできるレベルを保つため，
① 10℃以下で流通するタイプは，中心温度 80℃ 45 分以上の殺菌をしたもの．
② 製品 pH 5.5 以下または水分活性 0.94 以下としたもの．
③ 中心温度 120℃ 4 分（$F>4$）以上相当の殺菌をしたもの．
の 3 タイプに区分けされ，チルド流通品は①に，直径約 3 cm 以上の太物は②に，メインの通常タイプ品は③のレトルト殺菌方式に転換した．レトルトパウチ用に開発されていた熱水循環加圧式レトルト（写真 2.2.4：(株)日阪製作所)[9] や水封鎖ハイドロック型連続レトルト殺菌機[10]，同様に圧力調整精度を上げたダブルバルブ式[11] などがこれにあたる．

以上のごとく魚肉ハム，ソーセージの PVDC フィルム包装レトルト殺菌または水分活性調整品は，常温流通食品の缶詰に続く技術完成品である．内容物も魚肉練り製品に限らず畜肉，野菜なども可能で，アルミ線と PVDC フィルムさえ供

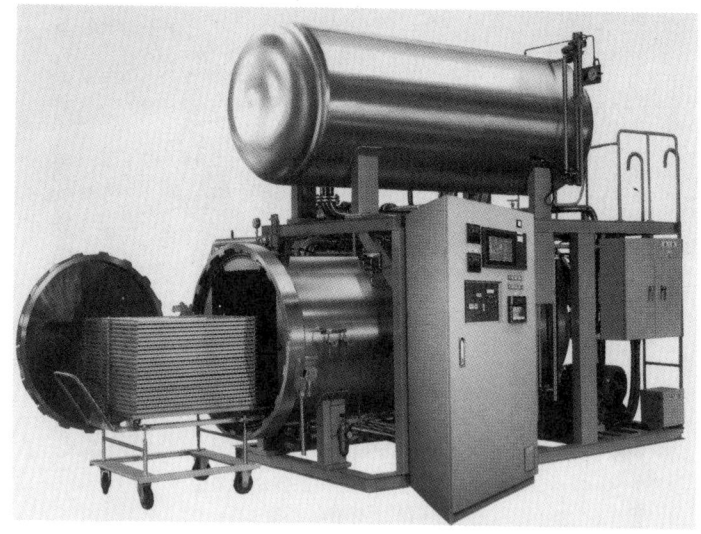

写真2.2.4 熱水貯湯回転式レトルト（(株)日阪製作所）

給できれば製造プラントコスト，操業エネルギーも安価でコールドチェーンもなくインフラストラクチャーも不備な低開発国，内陸輸送が不便な山岳，砂漠，奥地住民向けの食品供給，とくに蛋白質食品の輸送には最適製法と考える．

2.2.2 その他の水産物

1) FDAの衛生規格と日本の水産物の問題点

米国FDA（food and drug administration，アメリカ食品医薬品局）は1995年に水産食品HACCP（hazard analysis-critical control point system，危害分析重要管理点方式）規則を公布，1997年12月発効しFish & Fisheries Products Hazards & Controls Guide 2nd Edition（(社)大日本水産会が翻訳有償配布；危害管理ガイド）[12]を作成，米国国内の水産加工場だけでなく輸入品についてもこれを適用したので，対米輸出している日本の水産食品メーカーもFDAの承認が必要となった．日本の水産加工は缶詰，魚肉練り製品を除き食品衛生法の全国統一衛生基準がなくエアポケットになっており，地方の指導基準などで管理指導されているのが現状である．早急に統一基準が制定されるべきであるが，とくに非加熱製造，非加熱摂取食品は緊急を要する．すなわち日本の食中毒の原因のトップは残念ながら水産物に起因しており，その理由は日本近海の海水温が15℃を超える夏に急繁殖する腸炎bivrio菌（$Vibrio\ parahaemolyticus$）による．これも魚を好む我われ魚食民族，刺身嗜好民族の宿命かもしれない．しかも最近はSalmonella中毒も増加し，そのうえ新顔のO-157も続発している．O-157は海水中では繁殖しないので水産物からのO-157食中毒はまったく予期していなかったが，1998年夏，イクラ醤油漬けから62名の中毒患者が発生し，責任者が刑事責任を問われる事件となった（汚染原因は不明）．イクラ加工は原料が年に数日しかないサケ遡上当日の活魚であり，製造工場は遡上する小さな川の河口周辺に多く，環境衛生，インフラも不備でかつ製品塩分が塩イクラに比べて低く水分活性の値も高い．しかも加工中に加熱工程がなく消費者が非加熱で食べる食品であり，上述のごとく衛生基準はずれの問題食品である．水産加工食品としては19世紀に発明され20世紀の代表的かつ技術完成品で，産業的にも最大の食品であった缶詰については数多く記述されているので，ここでは上述の問題水産食品であるイクラ類を取り上げる．

2) イクラ（ロシア語の借用語）

① 製造工程

製造工程図は図2.2.2のとおりである．製造工程のポイントを以下に述べる．

〈塩イクラ〉

a. 成熟メスのサケ（終漁期の卵巣膜破れ寸前の

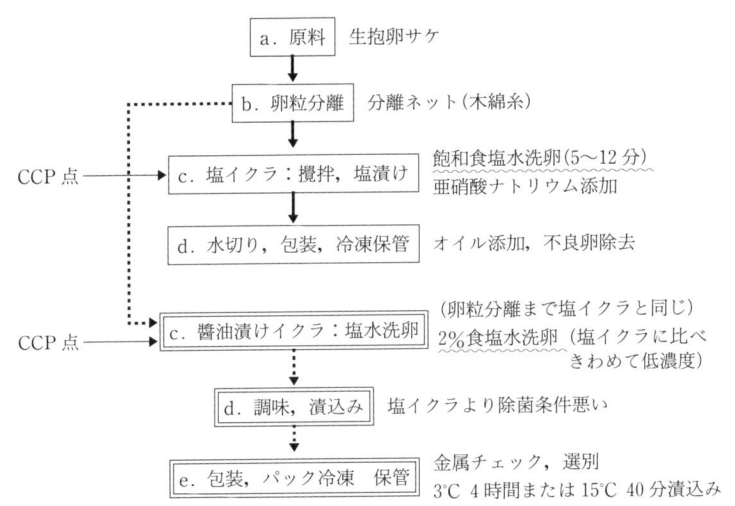

2.2 魚肉ソーセージおよび水産品の包装

```
a. 原料    生抱卵サケ
    ↓
b. 卵粒分離  分離ネット（木綿糸）
    ↓
CCP点 → c. 塩イクラ：攪拌, 塩漬け   飽和食塩水洗卵（5～12分）
                              亜硝酸ナトリウム添加
    ↓
d. 水切り, 包装, 冷凍保管       オイル添加, 不良卵除去

CCP点 → c. 醤油漬けイクラ：塩水洗卵   （卵粒分離まで塩イクラと同じ）
                              2%食塩水洗卵（塩イクラに比べ
                              きわめて低濃度）
    ↓
d. 調味, 漬込み             塩イクラより除菌条件悪い
    ↓
e. 包装, パック冷凍 保管      金属チェック, 選別
                              3℃ 4時間または15℃ 40分漬込み
```

醤油漬け配合例：原料1 kg, 醤油150 g, 清酒100 ml, グルタミン酸ナトリウム10 g
pH調整：5.9～6.1, 静菌剤：グリシン, プロタミン

図2.2.2 イクラ類の製造工程図

卵は硬皮で不適），漁獲後6時間以内，開腹メス選別を優先する．工場は前浜が望ましい．消化酵素反応が速いのでスジコより鮮度管理が厳しい．原魚輸送は海水シュート，魚函（コンテナ）で低温を保って迅速に行うことが肝要で採卵作業も迅速を要す．

b. 分離ネット（綿糸3 mm目）を使用，卵粒をつぶさぬようネット上で両掌でもみ軽く圧して網から落とす．卵囊，血筋，残滓などを除去する．

c. 塩イクラは飽和食塩水で洗卵（煮沸冷却水が理想，大処理工場では食塩溶解，ろ過装置へ圧送するブラインメーカー使用）．攪拌機タンクにイクラ粒を半分程度入れてゆっくり5分位攪拌し卵粒硬化と脱血，洗卵を行い，すくい上げて数分水切り後塩漬け作業に入る．新飽和食塩水に亜硝酸ナトリウム（製品残存亜硝酸5 ppm以下となるように添加量注意，鮮度，熟度により要変量）を加えて5～12分攪拌後水切りする．この塩漬けは鮮度，熟度，仕向先の消費者趣向により適宜時間調整し通常仕上がり塩分3～4%程度であるが，近年甘口傾向で3.0%程度が中心となっている．この工程中通常3分頃発色開始，4分頃硬化開始，6分頃死卵白色化，8分頃硬化完了，11分頃発色完了する．

d. 水切りカゴで2～3時間水切り処理，光沢と油焼け防止のためサラダオイルをまぶし不良卵を除去，金属チェック，選別した後包装パックする．旧来は木箱パック中心（米国では禁止）であったが，近年は流通市場の変化，衛生管理，ガスバリヤーの関係もあってプラスチック容器の200 g, 1 kgパックや5 kgペール缶が多い．冷凍は急速凍結で敏速に行い，保管も油焼け対策上－25℃以下が望ましい．製品は蛋白質約3%, 水分約50%, 塩分は近年2.5～4%と甘くなっている．

〈醤油漬けイクラ〉

a, bは塩イクラと共通．

c. 元来家庭料理であったが，1990年頃よりスジコの価格安と，コールド，チルド流通の普及，回転ずしの急増による需要増で急速に産業化した．塩イクラと異なり薄い2%食塩水（常に新しいもの）で毛細血管，粘質物などを除去するために素早く3回洗浄．この工程が唯一の細菌汚染された場合に菌を排除できるチャンスである．

d. 醤油，酒，グルタミン酸ナトリウムほか天然静菌剤など使用して漬け込む（配合例は図2.2.2参照）．3℃程度で4時間漬込みが標準（高温15℃のときは40分）．製品塩分2.3%程度であるが，消費者志向により1.8～3.5%と多様化（元の原料比5～8%増，漬込み初期一旦脱水後吸水する）．調味液の保存性向上と色調維持のためリンゴ酸な

どによるpH調整，静菌剤としてはグリシン，プロタミン（白子蛋白）併用も有効．製品pHは5.9〜6.1程度．

e. びん詰が基本であったが量販されるにつれてポリパックもあらわれた（200g，5kgもあるが，市販用はスーパーなどでリパック，皿盛りされるのが通常である）．O-157の事件もありメーカー工場で小形容量の深絞り真空包装品などが今後増加すると予想され，脂質酸化防止のためになるべく低温保管すること（−20℃以下）が望ましい．

② 醬油漬けイクラ

昔からのイクラとは塩イクラのことで，飽和食塩水で洗卵するが，近年サケの帰川率の向上，コールド，チルド流通の完備，回転ずしの流行と減塩嗜好などで醬油漬けイクラが多く製造されるようになった．この醬油漬けイクラは2%食塩水で洗卵しているのが塩イクラと異なるポイントである．しかも工程中漬込みの中間温度帯があり，製品塩分も1.8〜3.5%と低い．O-157は海水では生育しないが，万一その後の工程で汚染された場合，イクラの製造中は加熱工程がなく消費者も非加熱で食べる生食品であるので，菌の排除機会も

表 2.2.5 O-157(H-7)に対する食酢の殺菌力に及ぼす塩化ナトリウムと時間の影響[13]
（予測システムによる算出例）

食酢の酢酸度(%)	塩化ナトリウム濃度(%)	温度(℃)	生菌数を1/1000にするまでに要する時間(分)
2.5	0	20	739
2.5	5	20	5.27
2.5	0	40	14.4
2.5	5	40	0.89

表 2.2.6 魚卵管理要因図（醬油イクラ例）

加工工程項目	重要危害点CCP	防除策	管理基準
原魚搬入	細菌汚染	受入れ時鮮度チェック，原魚低温保管	鮮度良好，品温10℃以下
生卵採取	器具，機械他からの二次汚染	作業台，機械器具の殺菌，作業台滅菌海水の散水	殺菌液への浸漬保管または使用前の加熱殺菌，海水塩素0.2ppm残留
◎洗浄，水切り	洗浄不良による以降工程での細菌増殖	滅菌水による海水洗浄	滅菌海水，水道水による流水洗浄，残留塩素0.1ppm以上
卵粒分離	器具，手指からの二次汚染	揉網等機械殺菌，網定期交換，カゴ定期殺菌，手袋定期交換	直前の加熱殺菌または浸漬液による保管，手袋1時間ごと交換
◎洗浄，除菌	洗浄不良による以降工程での細菌増殖	滅菌水による流水洗浄	滅菌海水，水道水による流水洗浄，塩素0.1ppm以上
水切り	細菌増殖	水切り時間，室温管理	時間30分以内，室温20℃以下
漬込み，ザル上げ	細菌増殖と二次汚染	漬込み条件確立，器具類の衛生管理，洗浄殺菌の徹底，使用カゴの殺菌	漬込み温度：15℃，時間：40分
液切り，熟成	細菌増殖	液切り時間，室温の管理	時間：12時間，室温：5〜8℃
金属探知	金属の除去不良	金属探知機の作業確認	金属異物が存在しないこと
選別，包装	器具，手指からの二次汚染	計量器具類の洗浄殺菌と定期的交換	1時間ごと器具類殺菌済みと交換
冷凍，保管	細菌増殖	定時的冷凍処理，保管温度管理	1時間ごと冷凍工場へ
出荷		製造ロットごと衛生管理	一般生菌数

◎：工程中の重要なポイント

手段もなく，唯一洗卵工程のみが関所である．円谷の報告[13]によれば，5%食塩水＋2.5%酢酸，5.27分（at 20℃）でO-157-(H-7)を1/1000にできると予測算出しているので（表2.2.5），洗卵工程を3%食塩水＋2.5%酢酸水を使用すれば醬油漬け味であるので食感上も問題はないはずで，O-157以外の菌対策にも有効と考える．参考までにイクラ製造工程のHACCPの重要管理点CCP（critical control point）を表2.2.6に記載する．これは他の水産加工食品や他の非加熱製造，非加熱摂取食品にも参考になるかと思う．とくに魚卵を含めてすべての水産加工品はO-157よりも過去に，サケ，マグロ，サバ，アサリ，キャビアのびん詰，缶詰やいずしなどで食中毒を世界中で発生させている C. Botulinum 菌対策に最重点を置くべきである．

③ イクラの包装

包装については極力人手に触れる機会を少なくするべきで，できれば無菌室内（クラス2級，$10^4/1\ ft^3$）での自動化が望ましい．漬込み完了後，無菌室内で深絞り真空包装機に充填し，上蓋を真空シールして速やかに冷蔵または冷凍保管，ロット管理を返品処理を含めて厳格に行う必要がある．上述のO-157醬油漬けイクラ事件は，返品ロットの再販売品によって発生している．

2.2.3 これからの水産品の包装

来世紀の水産加工食品の包装のあるべき方向を考えるとすれば，先進国の国民の一員である我われ日本人は当然世界的視野に立って考える義務がある．21世紀の大きな問題点として予測されることは，
① 発展途上国を中心とした人口の急増．
② それに伴う食糧不足．
③ エネルギー資源の枯渇．
④ 環境汚染，公害（とくに大気，ごみ），地球温暖化，砂漠化，異常気象など．

これらを勘案すれば20世紀に開発，発展したプラスチックフィルムによるレトルト殺菌方式，水分活性調整法，またはpH調整法の常温流通食品やインスタントラーメンなどの低水分の常温流通食品などが21世紀の中心となるべき加工食品である．とくにこれらは缶詰に比べても安全性は問題なく，プラントコストは安く，空缶供給（製缶設備と技術，空缶輸送，保管スペースなどにコストがかかる）も不要でアルミ線とフィルムのみ供給できれば世界中どこででも生産可能である．安全性を第一に，つぎに消費エネルギーや資源，環境に与える諸問題が材料の製造時から当該食品の製造時と保管，流通まですべてを総合的な見地から判断してレトルト殺菌プラスチック包装の常温流通食品が現時点の技術レベルではベストの手法であると考えられる．したがって今後21世紀に人口が急増し食料不足（とくに蛋白質），物流に問題が多い発展途上国には常温流通が可能で，かつ製法も資材供給も比較的簡単でコストも安いこの方式の普及が期待される．しかしこれらも現在のような先進国での過剰包装傾向や環境ホルモン問題には充分改善努力を図る必要がある．もちろん今後の技術革新，安全性の確認が進み，電子線や放射線殺菌法などの新しい手法も期待されるが，現在先進国に普及している要高エネルギー食品（材料から製造，保管，流通までを通して），たとえば冷凍食品，フリーズドライ食品，また資源浪費型食品，たとえば極少容量，極少重量食品（例；コーヒー用小パックミルク5ml入りはドイツではすでに規制．小袋砂糖スティックシュガー3〜5g入り，水産物では缶筒入り小袋削り節3〜5g入り）などは近い将来見直しを求められる時期が来ると考える．2010年までにゴミ1/2減量達成を目標とすると，政府は，1999年9月発表している．

引用・参考文献

1) 清水 亘：" かまぼこの歴史 "，日本食糧新聞社，東京（1975）
2) 須山三千三, 鴻巣章二編：" 水産食品学 "，恒星社厚生閣，東京（1987）
3) 大竹 紀, 鈴木義夫：呉羽化学食品研究所報告（1975）
4) 上野三郎：魚肉ハム，ソーセージのレトルト殺菌における品質保持と安全性の問題（2），*New Food Industry*, **18**(3), 12〜21 (1976)
5) 里見弘治, 佐々木明男, 横山理雄：魚肉ソーセージの脂質酸化に及ぼす包材の影響，日水誌，**54**(3), 517〜521 (1988)

6) 大森機械工業(株) 〒343-0822 越谷市西方 2761
   Tel：0489-88-2121
7) 横山理雄：魚肉ねり製品のアドヒージョンに関する研究-Ⅳ：プラスチックケーシングと肉密着性，日水誌，**40**(8)，799～805（1974）
8) 西野 甫，田中幹雄，横山理雄：レトルト殺菌ソーセージの肉密着性に対するプラスチックケーシングの表面性状の影響，日水誌，**57**(4)，667～671（1991）
9) 日阪製作所(株)：ステンレス製熱水式レトルト殺菌装置 Flavor Ace RCS 型の技術資料（1994）
10) 大和製衡(株)：ハイドロック連続殺菌装置の技術資料（1994）
11) 森 光國：'高温加熱殺菌装置'，"殺菌・除菌応用ハンドブック"，サイエンスフォーラム（1985），p 33
12) FDA 魚介類および魚介類製品の危害および管理のガイド，第 2 版，(社)大日本水産会（1998）
13) 円谷悦造：食中毒に対する食酢の抗菌作用，食品工業，**41**，25～34（1998）

（西出 亨）

2.3 水産練り製品の包装

2.3.1 練り製品の概要

冷凍すり身または，魚肉を原料とした練り製品は，わが国における長年の伝統的な経験に導かれて確立したものであり，かまぼこ，はんぺん，ちくわ，さつま揚げなどの伝統食品とカニ風味かまぼこや魚肉ソーセージなどを含めて「水産練り製品」と呼ばれている．冷凍すり身から練り製品を製造する工程は，すり身を解凍後に塩を加えて擂潰して行くと徐々にゾル化し，やがて光沢を持ったいわゆる肉糊が得られる．この過程を塩摺りといい，練り製品製造上でもっとも重要な工程である．つぎに，この肉糊をさまざまな形状に成形し，坐りおよび加熱処理してゲル化したものがかまぼこである．その加工技術とは，魚肉筋原繊維蛋白質をどのような手段で，またどのような反応機構を介してゲル化すれば良いか，という問題に他ならないと考えられる．

一方，食品衛生法の定義では「…魚肉ねり製品とは，魚肉を主原料として，すり潰し，これに調味料，補強剤，その他材料を加えて練ったものを，蒸し煮，あぶり焼き，湯煮，油揚げ，くん製等の加熱操作によって製品とした食品である」と定義され，その衛生確保のため，成分規格，製造基準，保存基準等が設けられている．

わが国の水産練り製品市場は，生産量約 82 万 t で販売金額約 5 千億円と市場規模自体大きいものの，ここ数年は低迷しマイナスの推移を余儀なくされている．消費特性としては，地域性と季節性が強く，たとえば仙台の「笹かまぼこ」，富山の「昆布かまぼこ」，萩・仙崎の「焼き板かまぼこ」，鹿児島の「ツケアゲ」，高松の「平てん」，鳥取の「豆腐ちくわ」等が各地域の名産品として知られ，土産品などとしての高い人気を得ているが，おせち料理やおでん種，鍋物の具など冬型の限られたメニューの中での用途が大半を占めている．

練り製品の歴史は古く，文献に現れたのは平安時代で，竹串の先に肉糊を付けて焙焼した現在の竹輪の原型にあたるものが，その形がガマ（蒲）の

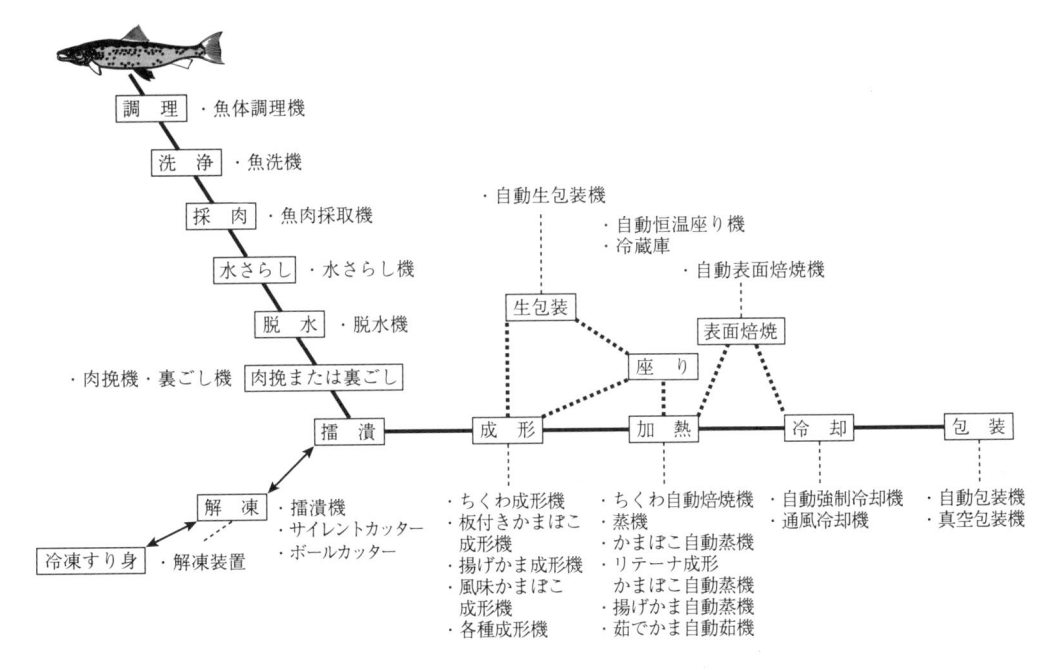

図 2.3.1 練り製品の製造工程と主な製造装置[1]

穂に似ているところから「蒲鉾」の名が生まれたと伝えられている．室町時代には，板に付けて焙焼する焼き板かまぼこ方式が現れ，桃山時代では，「茹でもの」や「蒸しもの」が，江戸時代には，酒や味醂，カツオだしなどが添加された「揚げもの」などと多彩な食品となった．当初は，宴席用に限られていたものが江戸時代末期には一般化し，練り製品としての技術も，ほぼこの時代に完成された．明治以後は，各種の機械が開発・改良されて，製造工程の機械化や省力化とともに発展してきた．昭和35年には冷凍すり身が開発されて，練り製品の業界では原料の確保が容易となり，計画生産が可能となったため，生産量も飛躍的に増大した．練り製品の製造工程と主な製造装置との関係を図2.3.1に示した．

2.3.2 練り製品の包装と概要

かまぼこ，はんぺん，ちくわ，揚げ物などの形に成形して，蒸し，茹で，焙焼，油揚げなどの加熱手段を介して製造した製品の中心温度が，75℃以上で製造基準を満たしていてもかまぼこの腐敗・変敗に関与する細菌の中で芽胞菌，球菌，病原菌などはこの温度で死滅するが，耐熱性で芽胞形成する Bacillus 類は残存する．そこで加熱後はただちに冷却し，低温による生残菌の発育と増殖を抑える必要がある．ネトやかびなどは加熱処理後の二次汚染に起因するため，冷却や包装工程での低温管理が二次汚染菌の発育抑制に有効である．また，かまぼこの変敗の様相は，包装形態や副原料の配合と加熱条件などによっても大きく異なる．表2.3.1に簡易包装製品と密封包装製品の変敗とその原因菌を示した[1-4]．

1) 簡易包装製品の変敗

簡易包装製品は，加熱した製品を冷却してから包装紙でくるむ簡易包装方式が多く用いられている．この方式では，汗をかいたり，二次汚染により，黄色・灰白色・白色などのコロニーが発生するなど表面から腐りやすい傾向がある．この汚染経路は，製造機器や従業員の手指や容器などの汚染菌や空気中の微生物が，加熱後の冷却，包装中に製品の表面に付着して二次汚染を起こす．かまぼこの表面は酸素の供給が充分なので，二次汚染菌は内部に生き残っている耐熱菌よりずっと早く繁殖して，変敗する．

また，簡易包装かまぼこの変敗は組成によっても異なることが知られている．砂糖の添加量が多

表 2.3.1 練り製品の簡易包装製品と密封包装製品の変敗[1]

包装形態	名称	変敗現象	原因菌	汚染経路
簡易包装	典型的なネト	透明な水滴様のネトが表面に生じる	Leuconostoc mesenteroides, Bacillus 属	二次汚染
	赤いネト	表面に赤色の粘質物が発生し、全体をおおうようになる	Serratia marcescens	二次汚染
	その他のネト	表面に乳白色、黄色などさまざまの色の粘質物が発生する	Streptococcus 属, Micrococcus 属, Flavobactorium 属, Achromobacter 属	二次汚染
	発黴	かびが表面に発生し、全体をおおうようになる	Penicillum 属, Aspergillus 属, Mucor 属など	二次汚染
	褐変	表面の一部が褐色に変化し、さらに表面全体から製品内部にまで褐変が進行し、やがて黒色に近い色になる。	Achromobacter brunificans, Serratia marcescens, Enterobacter clacae	原材料から(加熱殺菌不足)二次汚染
	軟化	外部から押した場合、弾力がなく崩壊する	Bacillus 属	原材料から二次汚染
	白色斑紋		Bacillus subtilis, B.licheniformis	原材料から二次汚染
	膨張	乳酸菌による膨張	Lactobacillus viridescense など	二次汚染
	異臭	酵母による異臭の発生	Hansenula anomala	二次汚染
完全密封包装	気泡	小気泡が内容物とケーシングの間に存在し、水がたまったり突起が生じる	Bacillus polymyxa, B.licheniformis, B.coagulans	原材料から
	軟化	外部から押した場合、弾力がなく崩壊する	Bacillus subtilis, B.licheniformis, B.circulans, B.cereus	原材料から
	斑紋	内容物表面が部分的に直径 5〜10mm 程度に円形に褐変する	Bacillus licheniformis, B.sphaericus	原材料から
	斑紋軟化	表面だけでなく内部にも斑点状に軟化し、この中に粘質物がたまる	Bacillus licheniformis, B.sphaericus	原材料から
	膨張	耐熱性乳酸菌による腐敗	Bacillus 属	原材料などから

い製品では、はじめ透明な液体が点々と発生し、やがて表面を覆うようになりネバネバしているのでネトといわれる変敗がある。悪臭はないが、酸味を感じる。原因菌は乳酸菌 Leuconostoc mesenteroides で、砂糖を乳酸にまで分解すると同時に粘性の高いデキストリンが分泌されネトとなる。

砂糖が少ない製品では、灰白色、白色、黄色などのチーズ様のネトが発生する。これらの原因菌は、Streptococcus, Micrococcus, Flavobacerium, Achromobacter, Bacillus などと種類が多い。Serattia marcescens 菌に汚染されると真っ赤な血のような粘質物が製品の表面に発生し、赤ネトとなる。この菌は繁殖力が強いので一旦発生すると伝染力が強いので、工場内の機械、器具、容器、作業着、ショーケースなどを徹底的に熱殺菌、消毒しなければならない。

また、ブドウ糖を多く含む揚げもの類では黒褐色に変色することがある。原因菌は Achromobacter brinificans, Serratia marcescens などで、ブドウ糖を分解してケトグルコン酸を生成しアミノ酸やタンパク質と反応して褐変物質となる。かまぼこの加熱不足により製品内部に菌が残存するので保管中に褐変を起こす。すり上がり温度が低すぎたり、加熱しても製品の中心温度が充分上が

らないときに発生する危険がある.

でんぷんの多い製品や,表面の乾いている焼きかまぼこ,揚げかまぼこでは,ネトよりもかびが発生しやすい.ネトの原因になる細菌は低水分の製品では繁殖しにくいのに対し,かびは水分が少なくても繁殖できる.

2) 完全密封包装製品の変敗

密封包装するかまぼこ類には,さつま揚げのように加熱後冷却してから真空包装して再加熱する方法やリテーナかまぼこは,板付けした塩すり身を板ごと耐熱性フィルムで包装して金属の型,リテーナに入れて加熱殺菌する.また,ケーシング詰かまぼこや魚肉ソーセージなどは,塩すり身を耐熱性ケーシングに詰めて密封し高温で加熱殺菌する.これらの密封包装した製品は,二次汚染をほぼ完全に防げるので貯蔵性が高い.しかし,保管期間が長くなると,内部に残存している菌が繁殖して変敗する.表2.3.1は,完全密封包装後加熱かまぼこの変敗とその原因菌を示した.これらの変敗の原因菌はいずれも,好気性で耐熱性の芽胞をつくる $Bacillus\ licheniformis$, $B.\ coagulans$, $B.\ firmus$, $B.\ circulans$, $B.\ subtilis$, $B.\ cereus$ などの残存菌である.密封製品は加熱後の二次汚染が防止でき,外部からの空気の進入が抑えられるのでこれら好気性残存芽胞菌の繁殖が遅くなり,簡易包装かまぼこよりはるかに貯蔵性が良い.しかし,真空包装のシールが悪かったり,ケーシングの結さくが不完全であったり,フィルムに穴があいているなど,密封が悪いと加熱後冷却中に非耐熱性菌が包装内部に進入して変敗を起こす.加熱して膨張した製品を冷却すると,収縮して内部が減圧状態になり,包装が悪いとその陰圧で冷却水や空気が間隙から吸い込まれ,細菌も一緒に製品内部に進入する危険がある.これらの二次汚染菌は,酸素がなくても低温でも繁殖する菌が多いので,汚染した製品は急激に変敗する.また,包装フィルムの折込み部分から $Pseudomonas$ 菌が進入して軟化変敗を起こす例もある.

3) 包装の効果

充分に加熱殺菌した製品の表面はほとんど無菌状態であるが,これに微生物が付着して二次汚染されれば変敗する.したがって,充分加熱殺菌するとともに,包装するまでの工程を無菌化し,適切な包装をして微生物の二次汚染を防がなければならない.包装が製品の保存性を高めるのは,外部からの二次汚染を防止するほかに,内部の酸素濃度を低く保って残存菌の繁殖を抑えるからである.すなわち,塩すり身を加熱すると蛋白質が変性し,そのSH基がかまぼこ内部の酸素と反応するので内部はほとんど無酸素状態になる.酸素のない状態では好気性菌である $Bacillus$ は繁殖できないか,あるいは遅い.適切な包装をして内部の無酸素状態を保てば,残存 $Bacillus$ の繁殖が抑えられ,製品の保存性も向上する.

変敗防止の基本は,微生物汚染の低い原料を使い,塩すり身に混入した微生物は充分加熱殺菌して,冷却・包装時の二次汚染を防ぎ,さらに低温保存することが基本である.

また,最近では,製品の保存性の追求から包装形態の開発や包装資材の機能性を活かした包装方法と,環境問題を考慮した包装資材の開発が活発に行われている[5-9].

2.3.3 練り製品の包装方法とその装置

練り製品の包装工程は,加熱殺菌して冷却後に包装する加熱後包装方法と,あらかじめ包装してから加熱殺菌する加熱前包装方法(生包装)とがあり,それぞれの製品特徴や保存期間を配慮して選択されている.つぎに,主な練り製品の包装に使用している包装装置の特色と包装材の種類を示した[1-2].

1) 加熱後包装とその装置

(1) 3方シール包装機(正ピローまたは逆ピロータイプ)

練り製品:ちくわ類,カニ風味かまぼこ類,揚げもの類,はんぺん類(3方シール包装),かまぼこ類.

包装方法:供給コンベアーで送られた製品を,フィルムで筒状に包み込み,第1ヒーターで縦シールする.縦シールされた製品を第2ヒーターで横シールする.

包装材:ポリプロピレン(PP)/ポリエチレン(PE),2軸延伸ポリプロピレン(OPP)/無延

伸ポリプロピレン（CPP）．
装　置　図：図2.3.2にピロー包装機と工程図を示す．

（2）角折り包装機（かまぼこ包装機）
練り製品：一般の蒸しかまぼこ類．
包装方法：カム装置によりフィルムを折り込んでかまぼこを包み込み，両端および板底でヒートシールする．
包装材：小口折りやアンダーフォールド折りの形式がある．ポリエチレン，防湿セロファン，純白紙

装　置　図：図2.3.3にかまぼこ包装機と包装形態図を示す．

（3）ストレッチフィルム包装機（トレイパック）
練り製品：揚げもの類，つみれ類．
包装方法：製品を詰め合せたトレイを供給コンベアーで送り込み，トレイをストレッチフィルムを引っ張りながら包み込むと同時に底部をヒートシールする．
包装材：トレイ；ポリプロピレン，ポリスチレン（PS），ポリエチレンテレフタレート（PET），ストレッチフィルム；ポリエチレン，ポリプロピレン．
装　置　図：図2.3.4にストレッチ包装機と工程図を示す．

（4）バッチ式真空包装機
練り製品：揚げかまぼこ類，なると巻き，ちくわ類．
包装方法：製品をプラスチック袋に詰めた後，真空包装機に入れ，真空にすると同時にヒートシールする．このプラスチック袋は，耐熱性があって，酸素透過性が小さく，さらに熱溶解性でヒートシールできることが必要である．
包装形態：ナイロン（NY）/PE，ポリプロピレン，塩化ビニリデン（PVDC），ポリエチレンテレフタレートのラミネートフィルムが利用されている．
装　置　図：図2.3.5に真空包装機を示す．

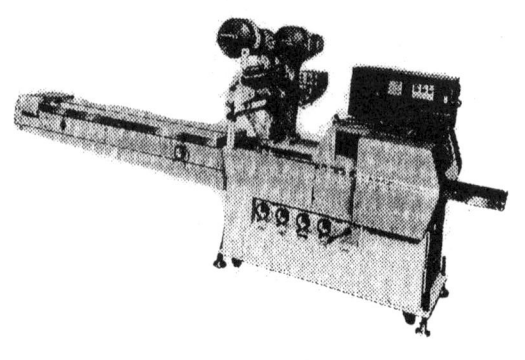

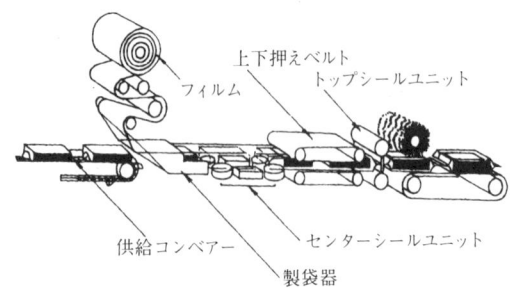

図2.3.2　ピロー包装機と工程図[2]

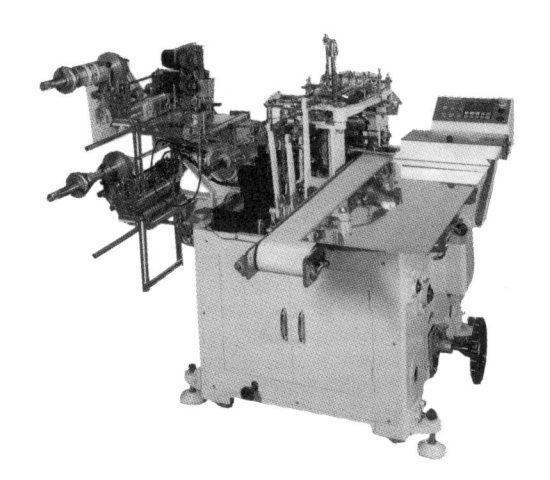

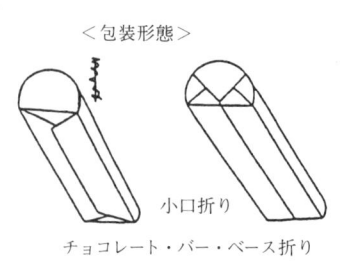

図2.3.3　かまぼこ包装機と包装形態[1]

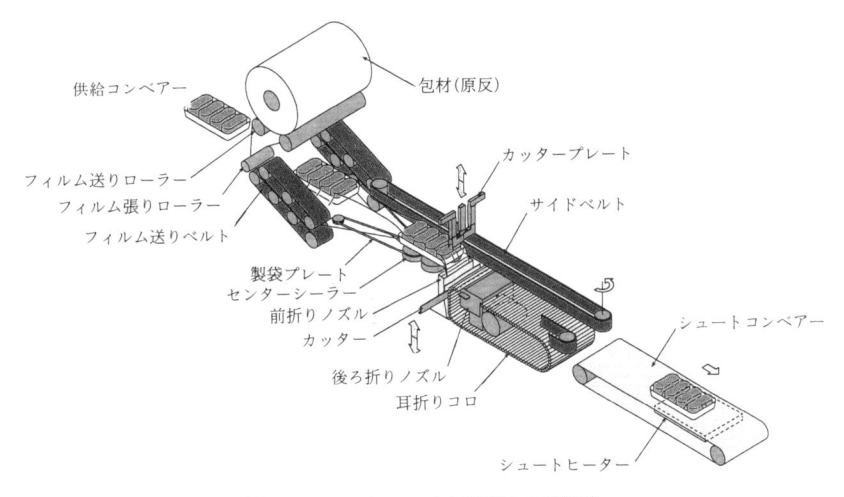

図 2.3.4　ストレッチ包装機と工程図[2]

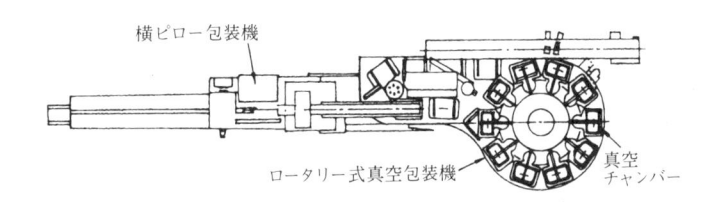

図 2.3.6　ロータリー式真空包装装置[2]

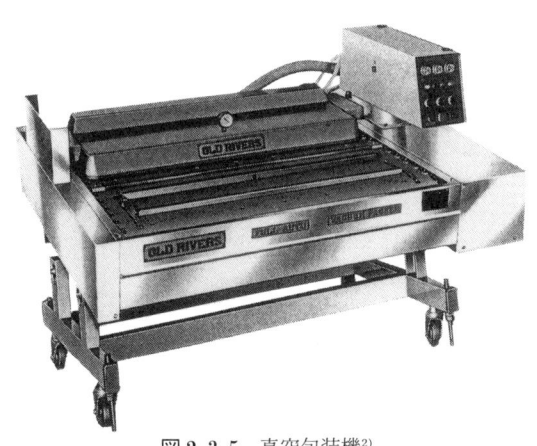

図 2.3.5　真空包装機[2]

(5) ロータリー式真空包装機
練り製品：カニ風味かまぼこ，揚げかまぼこ類，ちくわ類．なると巻類
包装方法：3方シール機により包装（一方が2か所程度点シール）された後，供給コンベアーにより包装機へ送られ，連続的に真空にすると同時にヒートシールする．
包装形態：バッチ式真空包装形式に同じ．
装置図：図 2.3.6 にロータリー式真空包装装置を示す．

(6) 深絞り式真空包装機
練り製品：カニ風味かまぼこ，揚げかまぼこ類，笹かまぼこ，つみれ類．
包装方法：下部フィルムで容器を形成し製品を供給した後，真空チャンバー部で真空にすると同時にヒートシールする．
包装形態：本体；未延伸ナイロン，蓋用フィルム；ポリエチレンテレフタレート/ポリエチレン，延伸ナイロン/ポリエチレン．
装置図：図 2.3.7 に深絞り式真空包装機と工程図を示す．

2) 加熱前包装（生包装）
加熱後の汚染防止のため，成形後ただちにフィルムで包装する．

(1) かまぼこ自動生包装機
練り製品：かまぼこ類．
包装方法：加熱後の汚染防止のため，成形後た

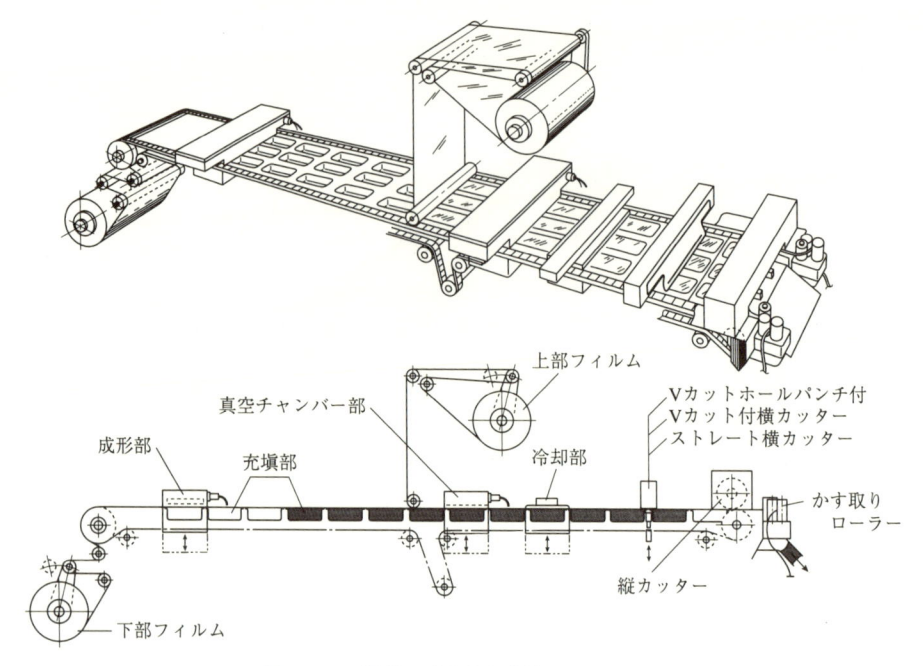

図 2.3.7　深絞り式真空包装機と工程図[1-2]

だちにフィルムで包装する．かまぼこ板を含め全体を包装する方法と，すり身部分のみを包装する方法がある．
包装形態：生包装フィルムには，セロファン，防湿セロファン等が使用されている．この特性は①ガス遮断性が良く，②防湿性が良く，③かまぼことの密着性が良く，④開封時の剥離性が良いことである．
装　置　図：**写真 2.3.1** に自動生包装機の一例を示す．

（2）リテーナ成形かまぼこ自動生包装機
練り製品：リテーナ成形かまぼこ類．
包装方法：種類の異なる2種類のフィルムを同時に，かまぼこ板を含めた全体を包装する．包装後は「だれ」を防止するためリテーナに入れる．フィルムの密着不足やピンホールを防止するため二重にし，アンダーフォールド折りと小口折りがある．
包　装　材：包装フィルムには，熱溶融性のポリエチレン，ポリプロピレンと難通気性の塩化ビニリデン，ポリエステルなどを組み合せたラミネートフィルムを使い，内包装には製品から剥がれやすいポリプロピレン/剥離剤が使用されている．

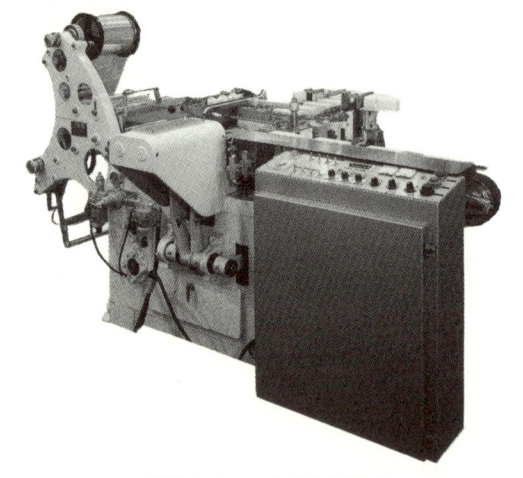

写真 2.3.1　自動生包装機[1]

装　置　図：**図 2.3.8** にリテーナ装置図を示す．リテーナ方式とは，生包装後，「だれ」を防止するため成形する金属製（耐酸アルミニウム，ステンレス）の型枠で，加熱による膨張で型枠と内容物がぴったりくっつき，フィルムの接着性が良好となり，保存性も向上する．一個ずつ入れるものと数個一緒に入れる形式のものがある．

リテーナ成形板付きかまぼこは，食品衛生法で特殊包装かまぼこに指定されている．中心温度

80°Cで20分以上加熱し，10°C以下の低温で保存することが決められている．

（3） ケーシング包装

練り製品：魚肉ソーセージ，魚肉ハム，特殊包装かまぼこ．

包装方法：塩すり身をプラスチックケーシングに詰め，両端をアルミニウムの針金で結さくして密封し，中心温度80°Cで45分以上加熱殺菌し，10°C以下で保存する．

包装材：ケーシングには，耐熱性，酸素遮断性の高い塩化ビニリデンフィルムが使われている．練り製品に使用される主な包装フィルムの種類と特性を表2.3.2に示した．

2.3.4 包装および梱包工程での管理事項

練り製品の HACCP（hazard analysis-critical control point system，危害分析重要管理点方式）に基づく包装および梱包工程での食品の衛生的な取扱い方法については，以下に示したその標準作業手順書の内容に従って実施すべきである．この工

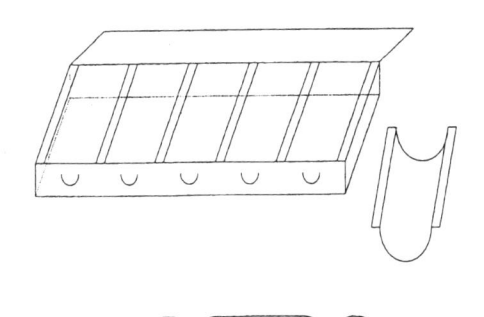

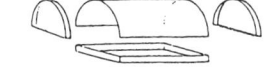

図2.3.8 リテーナ装置図[1]

表2.3.2 練り製品に使用される主な包装フィルムの種類と特性[3]

包装区分	包装方法	包装形態	主な包装材の種類	製品名
加熱前包装	被覆包装	リテーナ成形包装（特殊包装かまぼこ）	一次包装：ポリエチレン，ポリプロピレンなど 二次包装：ポリエチレン，ポリプロピレン，防湿セロファン	リテーナかまぼこ
	密封包装	ケーシング詰包装（特殊包装かまぼこ）	塩化ビニリデン	特殊包装かまぼこ
	密封包装	ケーシング詰包装（レトルト殺菌）	コラーゲンフィルム，セルロースフィルム アルミニウム蒸着ポリエチレン（VM-PE），VM-OP，VM-CP，VM-PET	おでん種，魚肉ハム，魚肉ソーセージ
加熱後包装	簡易包装	角折り包装	ポリエチレン，和紙/CP/PE	蒸し板かまぼこ
	被覆包装	ピロー包装（3方，四方シール包装）	ポリプロピレン/ポリエチレン，二軸延伸ポリプロピレン，1軸半延伸ポリプロピレン/ポリエチレン	はんぺん，ちくわ，カニ足類，かまぼこ類，揚げもの類他
	含気包装	ストレッチ包装	トレイ：ポリプロピレン，ポリエチレン，ポリスチレン フィルム：ポリエチレン，ポリプロピレン	揚げ物類，つみれ類
	密封包装	真空包装（バッチ式真空包装）	ナイロン/ポリエチレン，ポリプロピレン，ポリエステル	揚げかまぼこ，焼きちくわ，おでん種など
		深絞り包装	本体：未延伸ナイロン 蓋：ポリエステル/ナイロン，延伸ナイロン/ポリエチレン	つみれ，カニ足類，笹かまぼこ，揚げかまぼこ
	ガス充填包装	N_2，CO_2 不活性ガス入り無菌化包装	ナイロン/ポリエチレン，ポリプロピレン，ポリエステル	かまぼこ，ちくわ，カニ足類

程での包装・梱包担当者は，作業終了後，包装・梱包工程管理日報「自主管理点検表」に結果を記入し，サインをしてから製造責任者に報告する．異常を発見した場合は製造責任者の判断により，回収・破棄などの措置を決定するとともに点検表の改善状況欄に記録しサインをする[10-11]．

自主管理基準：
① 製品の外観，色に異常がないこと．
② 包装する製品の品温が規定温度以下であること．
③ 製品の表面に異物等の異常が認められないこと．
④ 使用する機械器具，容器類は清潔であること．
⑤ 賞味期限表示に誤りがないこと．

作業手順としての注意点：
① 包装機および供給コンベアーの洗浄，殺菌は作業開始前と終了時に実施する．
② 従事者は，手指の洗浄消毒を適性に実施し，異物混入，二次汚染防止のため，ネット帽，手袋，マスク等を着用する．
③ 包装前に製品の目視検査を実施する．
④ 包装室は清潔で，温度管理を適切にする．
⑤ フィルムは，汚染されないよう清潔に保管し，包装機への供給は，衛生的に実施する．
⑥ フィルムまたは，ラベルの表示内容は適正であるか確認する．

表示内容としては，品名，製造業者等の住所氏名等，原材料名（主な魚種，でんぷん含有率，種物名など），食品添加物，内容量，個数，賞味期限，保存方法，殺菌方法等が食品衛生法および都道府県条例にそれぞれ品目別に定められている．
⑦ 賞味期限等の記載表示は適正か，確認記録を作業開始時と一定時間ごとに確認記録する．
⑧ シール温度，シール状態は適切であるか確認し，ピンホールの有無を確認し，記録する（作業開始時，一定時間ごと）．
⑨ 包装後の製品は，速やかに10℃以下に冷却保管する．
⑩ 包装機は定期的に保守点検し，管理日報にその記録をする．

引用・参考文献

1) 岡田稔ら編：新版魚肉ねり製品，恒星社厚生閣，pp. 243〜282 (1981)
2) 食品包装解説編：チルド食品，食品包装事典，食品包装事典編集委員会，(株)産業調査会出版部，pp. 37〜234 (1990)
3) 食品設備実用総覧編集委員会編：水産加工品の包装，食品の環境衛生管理，食品の包装機材とその技術，(株)産業調査会出版部，pp. 78〜81 (1985)
4) 岡田 稔：かまぼこの科学，成山堂書店，pp. 238〜240 (1999)
5) 金子晴海：ガス置換包装による食品の品質保持，食品と開発，27, No 6. 2〜4 (1992)
6) 畑中和憲：PL法にマッチした水産練り製品加工品の衛生管理，食品と科学，37, 101〜108 (1995)
7) 石谷孝佑：食品群別適性包材と品質保持技術の選択，工業材料，38, 102〜109 (1990)
8) 長谷川美典：水産練り製品の包装技術，第2回中日合作淡水漁資源利用加工学術ワークショップ，G-3 (1999)
9) 大須賀弘：ダイオキシン問題の展望，包装技術，36, 874〜891 (1998)
10) 動物性食品のHACCP研究班編集：HACCP：衛生管理計画の制作と実践 総集編，厚生省生活衛生局乳肉衛生課監修，中央法規出版(株)，pp. 107〜116 (1998)
11) 魚肉ねり製品のHACCP研究班：HACCP：衛生管理計画の作成と実践，魚肉ねり製品実践編，厚生省生活衛生局乳肉衛生課監修，中央法規出版(株)，pp. 393〜395 (1999)

（加藤　登）

2.4 農産物・農産加工品の包装

2.4.1 野菜および野菜加工品の包装

ここでは，野菜および野菜加工品の包装形態について記すこととする．生鮮野菜は，収穫後も呼吸や蒸散などの生命活動を続けているという点に特徴がある．それにより流通過程においても栄養成分を消耗し続け，結果として鮮度低下（しおれ，変・退色，変形，腐敗）が生じる．したがって，呼吸を抑制することができれば栄養成分の消耗を抑えられ，結果として鮮度保持が可能であると考えられる．そのためには，低温条件下での青果物の流通，保存が効果的であることは広く認められている．さらに，青果物周囲のガス組成を調整することによっても呼吸抑制は可能である．ガス組成を調整するためにはいくつかの方法があるが，プラスチックフィルムで包装することによってもそれを行うことができる．これは青果物が呼吸により酸素を消費し，二酸化炭素を排出することを利用したもので，包装内は青果物の呼吸量と包装フィルムのガス透過でバランスのとれたガス組成に制御される．これを一般にMA包装あるいはMAP（modified atmosphere packaging）と呼んでいる．以下にMAPの考え方と実際に用いられるフィルムなどについて簡単に紹介する．

2.4.2 MA包装（MAP）

1）MA包装の原理

青果物をプラスチックフィルムで包装することにより包装内ガス組成はどのように変化するのか，ブロッコリーを例に紹介する．フィルムの種類，袋の大きさ・厚さ，入れるブロッコリーの重さなどを変えて（表2.4.1），袋内のガス組成を測定した（図2.4.1）．酸素濃度変化で見ると，まず貯蔵開始後の濃度低下の速さに差が見られる．たとえばコンディション1と3ではフィルムの種類や袋の大きさは同じであるにもかかわらず，最低酸素濃度に達するまでの時間に明らかな差異が見られた．その理由は試料重量の差であると考えられる．また，各コンディションにおける最低酸素濃度は，包装フィルムの酸素透過度が低いほど小さな値となる傾向が見られた．つまり，袋内を低酸素にしたければできるだけガス透過性の低いフィルムを使えばよいということになる．一方，二酸化炭素濃度変化では，コンディション4において貯蔵2日後に20%を超える急速な増加が見られた．これはフィルムのガス透過度を低くしすぎたために袋内が極端な低酸素条件となり，いわゆる嫌気呼吸が始まったものと考えられる．この場合袋内では異臭が発生し商品価値は損なわれてしまう．その他のコンディションでは1〜2日後に見かけ上，平衡に達した．貯蔵3日目以降の平衡二酸化炭素濃度は，フィルムの二酸化炭素透過度の低いものほど高くなっていたが，酸素濃度に比べ

表2.4.1 MA包装条件（佐藤ら，1993）[1]

フィルム	厚さ* (μm)	透過率** (ml/m^2・day・atm)			フィルムの表面面積	初期空容積 (ml)	ブロッコリーの重量(g)	図2.4.1の条件
		N_2	O_2	CO_2				
PBD	25.3±0.8	1 800	6 630	37 200	0.1864	3 155	226.8	2
					0.1240	1 260	215.3	
OPP	30.1±0.2	210	920	3 020	0.1240	1 365	238.6	4
LDPE	27.8±1.0	1 480	5400	21 000	0.1240	1 261	217.8	5
LDPE	17.5±1.4	2 150	7640	33 900	0.1240	2 173	243.8	
					0.1240	1 273	233.6	
					0.1240	856	247.0	3
					0.1240	1 008	88.0	
					0.1240	851	68.0	1

* mean±S.D.　** measured at 15℃
PBD：polybutadiene, OPP：oriented polypropylene, LDPE：low density polyethylene.

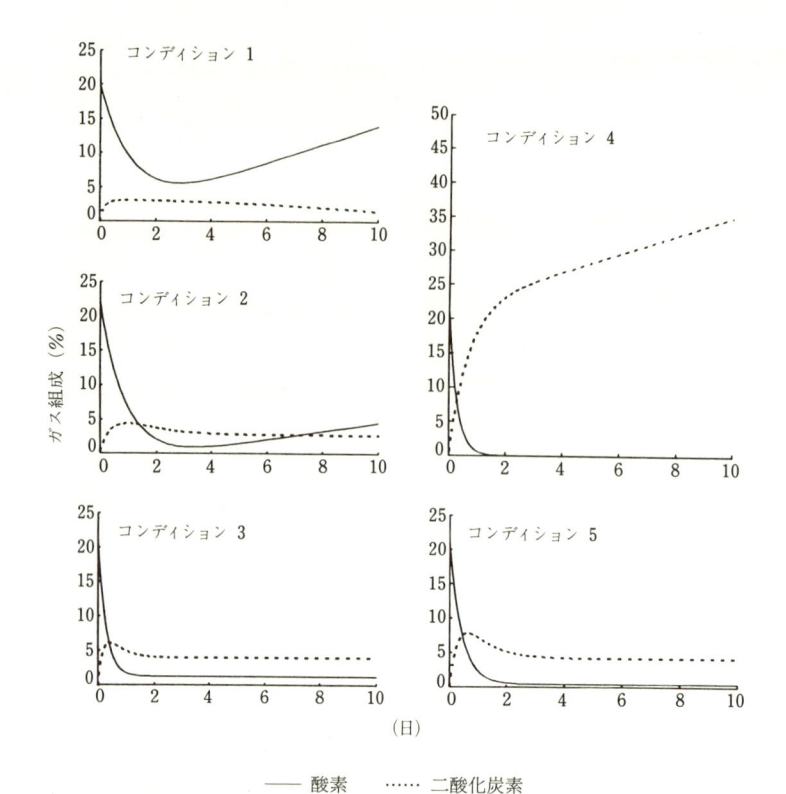

図 2.4.1　生鮮ブロッコリー包装フィルム中のガス組成の変化（佐藤ら，1993）[1]

（――　酸素　……　二酸化炭素）

るとその差異は大きくなかった．このように包装条件により袋内ガス組成変化は大きく異なり，結果として野菜の品質に大きな影響を与えることになる．

2) 野菜の包装に用いられるプラスチックフィルム

野菜の包装には，ガス透過性の高いポリエチレン，ポリプロピレン，ポリスチレン，ポリ塩化ビニル，エチレン・酢酸ビニル共重合体，ポリブタジエンなどのフィルムが用いられる．LDPE (low density polyethylene，低密度ポリエチレン)は各種の添加剤を練り込み，ガス調節能・吸着能，防曇性，抗菌性などの新たな機能を持たせたものも多く見られる．ポリプロピレンはガス透過性，水蒸気透過性ともポリエチレンより低いため，葉菜類など呼吸量の大きい野菜や比較的高温の貯蔵での密封包装には必ずしも適していない．したがって，界面活性剤を練り込んだ防曇フィルムによる非密封包装として多く使用されている．各種プラスチックフィルムの青果物包装への利用の可能性を酸素・水蒸気透過度から示した（表2.4.2）．ここで注意すべきは水蒸気透過度である．

MA包装については上述のように，包装内のガス組成を品質保持に適した条件に制御する最適包装設計手法や，実際にどのようなフィルムを使えばそのような条件になるのかということが明らかにされてきた．ただし多くの研究報告では，水蒸気透過，包装内湿度についてはあまり検討されていない．実際，野菜のMA包装に主に使用されるポリオレフィンフィルムはガス透過度は充分大きいものの，水蒸気透過度が小さく，ガス組成を適正化した場合に包装内が過湿状態になることが多い．これについて椎名ら[3]は特性の異なるフィルムを組み合せることにより，ガス組成と湿度を同時に最適化することが可能であることを示した．包装の最適化のためには，包材のガス透過度，透湿度データのほか，野菜の呼吸・蒸散速度のデータなどが必要になり，今後これらをすべて充足するような包装資材の開発が望まれるところである．

表2.4.2 各種プラスチックフィルムの酸素・水蒸気透過度（石谷，1993）[2]

青果物	フィルム名	記号	厚さ (μm)	酸素透過度 (25℃, 90%RH) cc/cm²・24 h・atm	水蒸気透過度 (40℃, 90%RH) g/m²・24 h
○	ポリメチルペンテン	PMP	25	47 000	110
○	ポリブタジエン	BDR	30	13 000	200
○	エチレン・酢酸ビニル共重合	EVA	30	10 000〜13 000	80〜520
◎	軟質ポリ塩化ビニル	PVC	30	（変化大） 10 000	80〜1 100
◎	ポリスチレン	PS	30	5 500	133
◎	低密度ポリエチレン	LDPE	30	6 000	18
○	高密度ポリエチレン	HDPE	30	4 000	7
○	未延伸ポリプロピレン	CPP	30	4 000	8
◎	延伸ポリプロピレン	OPP	20	2 200	5
○	硬質ポリ塩化ビニル	PVC	25	200	5
△	ポリエチレンテレフタレート（ポリエステル）	PET	12	120	25
△	延伸ナイロン（ポリアミド）	ON	15	75 （湿度の影響大）	134
	ポリ塩化ビニリデン(K)塗布＝*	ハイバリヤーフィルム			
	＊延伸ポリプロピレン	KOP	22	8〜20	5
	＊ポリエステル	KPET	15	8〜12	6
	＊延伸ナイロン	KON	18	8〜12	12
○	＊セロファン	Kセロ	22	8〜20 （湿度の影響大）	10
	ポリ塩化ビニリデン積層	PVDC	30	5	2
△	ポバール	PVA	15	（湿度の影響大）	大
	エチレン・ビニルアルコール共重合体積層	EVOH	15	1〜2 （湿度の影響有）	30
	Kコート延伸ビニロン	OV		<0.5	
	アルミ蒸着積層フィルム	VM		1〜5	1
	酸化アルミ蒸着積層フィルム			3	4
	セラミック蒸着積層フィルム	SiO$_x$		0.1〜0.6	0.2
	アルミ箔積層フィルム	Al		0	0

◎：青果物包装に多く用いられているもの
○：青果物包装に用いられているもの，用いることができるもの
△：青果物包装にあまり用いられないが，用いている例のあるもの

3) 野菜の包装に用いられる機能性フィルム

野菜の包装に使用されているフィルムには，上述の単体フィルムに各種機能を持たせた，いわゆる機能性フィルムといわれるものがある．これには，主として無機多孔質練り込みフィルム，微細孔フィルム，防曇性フィルム，抗菌性フィルムなどがある（**表2.4.3**）．無機多孔質練込みフィルムは，大谷石，ゼオライト，サンゴ石などの多孔質の粉や粘土物質をプラスチックフィルムに練り込んだものである．これらの物質はエチレン吸着する作用があるため，これを練り込むことによりエチレン除去機能を持ったフィルムを作ることが可能であると考えられた．しかし，大谷石やモレキュラーシーブは高湿度条件下ではその吸着能力が大きく低下するということが報告されている．また，無機物質を練り込むことによりフィルム自身のガス透過度が2〜3割増加する傾向があり，これが鮮度保持効果をもたらす場合があることも報告されている（**図2.4.2**）．微細孔フィルムは，直径0.02〜0.1 mmの円形の微細孔を開けたもの，貫通孔だけでなく割れ目や傷程度の未貫通孔を含むものなどメーカーにより孔の形状は若干異なるが，基本的には孔の大きさや数を調整することにより，広い範囲のガス透過性を持ったフィルムを

表 2.4.3 青果物鮮度保持用機能性包装材料（長谷川，1995）[4]

主な材質	機能，特性(効果)	商品名	メーカー
1. 無機多孔質練込みフィルム 低密度ポリエチレン＋ 　大谷石 　ゼオライト 　クリストバライト 　サンゴ粉末 　セラミックス	エチレン吸着(追熟抑制) ガス透過性，透湿性はPEよりやや大(簡易CA効果)ヒートシール可 比較的呼吸量の多い野菜に主に密封系包装として適応	FHフィルム ユニエース ABCフィルム BOフィルム BFパック セラパック ナックフレシュ エンパックフレシュ クリストバルNC UBE-ZEフィルム SEF-Cフィルム サンゴールG シュパックV グリーンバイオフィルム 新鮮警備袋 ニューセラミックフィルム 包鮮果，メイフレッシュ 新鮮力 アニコS コーラルサンゴ PPベース ゼオライトPE	サーモ 出光石油化学 旭硝子 サンシリカ ビーエフ興産 丸菱工業 日本ユニカー エンシュウ化成 日鉄鉱業 宇部興産 ダイセル 織田商事 旭化成 日本グリーンパック 昭和パッケージ工業 服部ヒーティング 昭和化成印刷 エステー化学 ミナト産業 ヘキサケミカル 新日鉄化学 シナネンニューセラ 大日本印刷 アクメエンジニアリング
2. 微細孔あきフィルム PE OPP, PET, ON PS	通気性大 ガス透過性の制御 水蒸気透過性の制御 ガス選択透過性なし	孔あきPEフィルム P-プラス ポアフル キャンズフィルム	コバヤシ 住友ベークライト 大日本印刷 埼玉レザー 大江化学工業 凸版印刷 四国加工
3. 防曇フィルム OPP＋ 　界面活性剤 延伸ビニロン	防曇(結露防止) ガス透過・PEよりやや小 光沢，透明度に優れる ヒートシール可 主に開封系包装として適応	FGフィルム サンオリエントAF ワダボードンAG アルファンBD ミルファンSV トーセロNFH ハトフレッシュP ポプロン サンテックS RBフィルム 包鮮果，メイフレッシュ AFフィルム	東洋紡績 二村三晶 和田化学 本州製紙 グンゼ 新東セロ商事 本州製紙 日合フィルム 旭化成 日本合成ゴム 昭和化成印刷 油化三晶 ダイセル 東レ 徳山曹達
4. 抗菌性フィルム LLDPE＋ヒノキチオール アリルイソチオシアネート PE＋銀ゼオライト PE＋セラミック	代謝抑制 抗菌 防かび 褐変防止 抗菌性 ガス透過性・水蒸気透過大 エチレン除去 遠赤外線防止効果	保鮮紙 ハイテックHCA ワサオーロフィルム ワサオーロラベル ゼオライトPE ゼオミック(原末) 抗菌フィルム バクテキラー クリンプバッグ いきいきシート 遠赤外線フィルム 遠赤パック	成和化成 昭和電工 ミドリ十字 ミドリ十字 品川燃料 品川燃料 大日本印刷 カネボウ 日板研究所 トーモク ランチェリー 服部ヒーティング

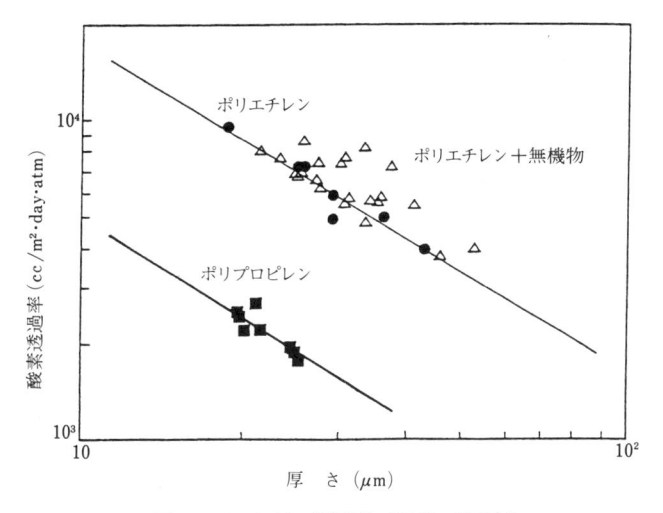

図 2.4.2 包材の透過性（石谷，1990）[6]

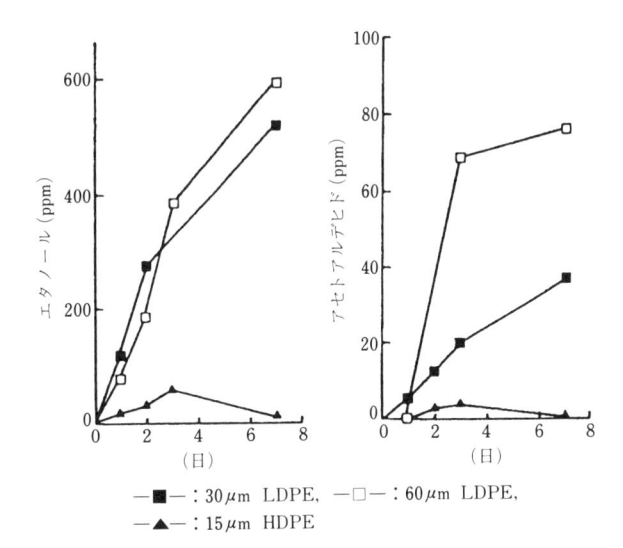

図 2.4.3 プラスチックフィルムでブロッコリーを包装し，20℃で貯蔵したときの包装内エタノールおよびアセトアルデヒド濃度変化（與座ら，1992）[7]

設計することができる[5]．防曇フィルムは，結露防止のためにグリセリン脂肪酸エステルやソルビタン脂肪酸エステルをフィルム内面に表面処理したもので，水滴がフィルム面に分散するため，中の野菜が良く見え，さらに水滴の付着による腐敗も防止できる．抗菌性フィルムは，銀ゼオライト，ヒノキチオール，アリルイソチオシアネートなどの抗菌物質を練り込んだものである[4]．たとえば銀ゼオライトでは野菜と接触している部分でのみ抗菌効果が発揮されることなど，それぞれ適応範囲があり，使い方に充分注意する必要がある．

2.4.3 MA包装が品質に与える影響

つぎに，MA包装が野菜の品質に与える影響について，やはりブロッコリーを例に，臭い（図2.4.3），色（図2.4.4），糖（図2.4.5）の変化を示す．発酵臭の一部はエタノール，アセトアルデ

ヒドからなると考えられるので，これで袋を開けたときの官能的異臭の程度を示すことができる．ガス透過性の高い15μm HDPE (high density polyethylene，高密度ポリエチレン）では非常に低い値であるが，ガス透過が低くなるにつれてその蓄積は増加する傾向が見られ，とくにアセトアルデヒドではフィルムによる差が顕著に見られる．

色はフィルムによる違いは少ないようである．ただし，孔あきフィルムだけは3日目以降顕著な黄化が観察されている．野菜の品質は色や臭いだけで評価するものではない．当然，栄養素も保持させなければならない．全糖，還元糖ともに，孔あきフィルムでガス環境を制御しなくても，またガス透過が低いフィルムで酸素濃度を低くしすぎてもその減少は大きかった．つまり適当なガス透過を持つフィルムがもっとも効果があることを表している．このように，包装条件の違いにより包装内のガス環境が変化し，それにともなって各種品質指標も大きく影響を受けることが明らかにされている．

2.4.4 野菜の包装と品質変化

野菜の包装と品質変化については多くの報告があるので，その中からいくつかを紹介する[8]．

1) アスパラガス

厚さ30ミクロンの低密度ポリエチレンに詰め，輪ゴムで密封し，5〜25℃で貯蔵した結果，無包装区に比べ目減りと品質の劣化が抑えられ，低温下では鮮度保持期間が著しく延長した．しかし，25℃貯蔵では，袋内に炭酸ガスが蓄積され，また

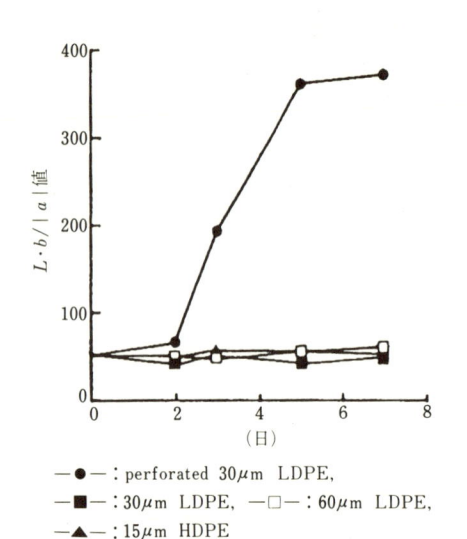

図2.4.4　20℃における包装ブロッコリーの $L \cdot b/|a|$ 値に及ぼすプラスチックフィルムの影響（與座ら，1992）[7]

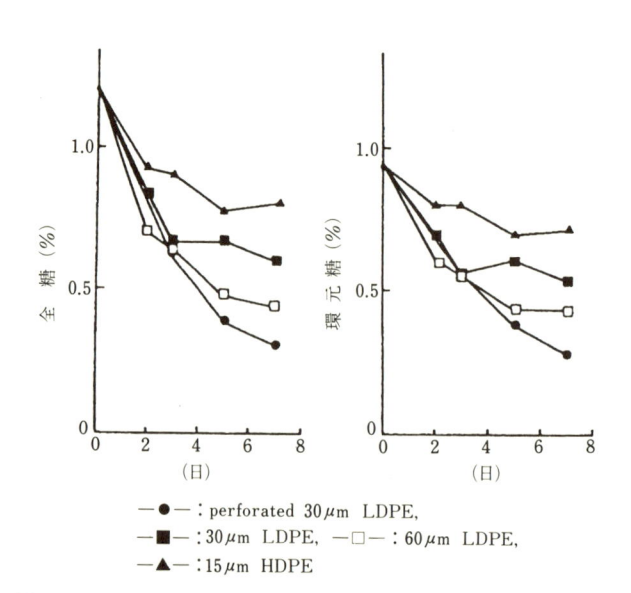

―●―：perforated 30μm LDPE，
―■―：30μm LDPE，―□―：60μm LDPE，
―▲―：15μm HDPE

図2.4.5　20℃における包装ブロッコリー中の全糖と還元糖に及ぼすプラスチックフィルムの影響（與座ら，1992）[7]

過湿のためオフフレーバーや茎部が水浸状になるなどのムレが生じた.

また,包材の違いによる鮮度保持効果を調べるため,ポリエチレン袋の厚さ30ミクロン,60ミクロン,ポリプロピレン30ミクロン,塩ビストレッチを使って5℃で貯蔵試験を行った結果,ガス透過率,水分透過率の低いフィルムほど鮮度保持効果が高まることがわかった.

2) ニラ

ニラは比較的呼吸量が高いため,ポリエチレンの密閉包装では袋内の酸素濃度が極端に低くなり,異臭が発生することが知られている.そこで,1 kgおよび4 kgのニラを0～48個の穿孔(0.5 mm針)を施したポリエチレンフィルムで包装し,変敗や異臭,糖含量などを測定した.その結果,1 kg包装区では4個孔のものが,4 kg包装区では32個孔がもっとも鮮度保持が良好であった.これ以下の孔数では酸素濃度が低くなりすぎ,異臭の発生が見られ,これ以上の孔数では,充分な低酸素にならずに変敗する率が増加した.

3) ハクサイ

低温での長期貯蔵の可能性を検討するため,新聞紙2枚での個体別巻き包装,ポリエチレン無孔,ポリエチレン有孔で貯蔵試験を行った.紙包装には包装の効果は認められず,もっとも有効な方法はポリエチレン無孔包装で,0～2℃では約5か月間の商品性の保持が可能であった.また,同じポリエチレンでも,「ほまれ」,「ほまれ2号」では0.05 mmのポリエチレンが品質保持に有効であり,一方,「三宝」では0.03 mmのポリエチレンが有効であるというように,品種により最適包装条件は異なっていた.

4) パセリ

ポリプロピレン,ポリスチレン,エチレンビニルアルコール共重合体などの防曇フィルムでハンカチ包装し,重量減少や変色(黄化),腐敗程度などを測定したところ,包装することは萎凋の防止や緑色保持に対しては有効であったが,包装内部を過湿にして小枝の腐敗を著しく増加させる結果となった.また,フィルム包装による鮮度保持効果は,予冷や保冷に比べると小さかった.

5) ヤマノイモ

ジネンジョの周年出荷をはかるための長期貯蔵試験を行った.ポリエチレン50ミクロン,100ミクロン,EVA (ethylene-vinyl acetate copolymer, エチレン酢酸ビニル共重合体) 50ミクロン,Ny (nylon, ナイロン) 100ミクロンの各種フィルムにジネンジョを包装し,0℃で4か月間貯蔵した.腐敗発生の程度はフィルムの通気性に大きく左右され,Nyがもっとも高く,EVAでもっとも良好な品質保持効果が認められた.

また,ナガイモの減圧包装が品質に及ぼす影響について調べた.これは,外観的な商品性向上,折れ防止効果の他に,シェルフライフ延長に大きな効果を示した.包装フィルムとして,KOP/PE (polyethylene, ポリエチレン) からLDPEまで種々の酸素透過性のもので試験を行った.その結果,酸素透過率が低すぎると異臭が発生し,逆に高すぎると切り口の変色が生じるため,LDPE 60ミクロンなど,酸素透過率が89～2 800程度のフィルムが品質保持には最適であった.

6) シイタケ

プラスチック小袋を使用した密閉貯蔵によるシイタケの鮮度保持について検討した.20ミクロン,30ミクロン,100ミクロンのポリエチレンフィルムと30ミクロンのKOP (K coated oriented polypropylene, Kコートポリプロピレン)フィルムで貯蔵した結果,PE 100ミクロンとKOP 30ミクロンフィルムに鮮度保持効果が認められた.たとえばPE 100ミクロンフィルムでの貯蔵可能期間は,1℃で21日以内であり,開封後3日間は商品性があった.また,14日間の貯蔵では開封後4日間商品性が保たれた.5℃以上の貯蔵および28日以上の貯蔵は実用的ではなかった.密閉貯蔵中に生成する異臭は開封後12時間で完全に消失した.また,MA包装貯蔵は,以上のようにシイタケの鮮度低下を効果的に抑制するが,これはアラビトールの減少を除くと糖類,遊離アミノ酸,有機酸などの成分は開封後でも悪い影響を及ぼさなかった.ただし,この場合も品種や生育度によってその効果は変化するため注意が必要である.

7) カット野菜

カット野菜には，微生物制御や褐変防止など品質保持を行うために細心の注意が必要であるが，包装形態は他の野菜と同様にプラスチックフィルムによる密封包装が用いられる．ただし，切断によりエチレンの生成が誘導され呼吸量も増大する，野菜内のガス拡散の影響で最適酸素濃度が変化する，褐変防止のためには高二酸化炭素が有効となる場合があるなど，丸のままの野菜のときの包装条件をそのまま適用できないということは充分認識しておく必要がある．たとえば呼吸量であるが，切断刃の切れ味や，切断幅（細かく切るか大きく切るか）などによって大きく異なることが報告されている．河野らの報告[9]では，ガス透過の高い包材（HDPE 10 ミクロン）では褐変，低い包材（LDPE 80 ミクロン）では異臭の発生により商品性が損われるため，褐変，異臭が生じないガス濃度に管理できる包材の選定が必要であるとしている．

2.4.5 農産加工品の包装

1) びん詰，缶詰の包装工程

最後に農産加工品の包装についてであるが，びん詰や缶詰について述べておきたい．缶・びん詰の製造工程は，①原料，②洗浄，③前処理，④肉詰，⑤注液，⑥脱気，⑦密封，⑧殺菌，⑨冷却，⑩検査，⑪箱詰めの順に行われる[10]．

① 原　　料

原料の品質は缶詰製造を行ううえでもっとも重要なポイントとなる．基本的には，旬の生鮮原料を短期間に缶詰にすることが大切である．

② 洗　　浄

洗浄では，原料に付いている土壌や農薬，異物などを洗い落とす．

③ 前　処　理

果実・野菜では，切断，除核，剥皮などを行う．ただし現在，これらはほとんどが機械化されている．

④ 肉　　詰

缶詰の形状には円筒形，だ円，角型，なべ形などがあり，大きさも内容量 100 ml 程度のものから業務用の 3 000 ml のものまで多種多様のものがある．そこに規格で決められた基準に従って計量，充填される．

⑤ 注　　液

詰込みが終了するとただちに調味液が注入される．

⑥ 脱　　気

缶内の空気を除去する．これは，缶内面の腐食を防ぐ，内容物の色・香味・ビタミンなどの変化を抑制する，加熱冷却中の容器の変形を防止するなどの目的で行われる．

⑦ 密　　封

現在ほとんどの缶詰は二重巻締法で密封されている．巻締機により1分間に 60〜2 000 缶の巻締めが可能である．びんの密封は缶の二重巻締に比べるとそれほど複雑ではない．蓋の内側にガスケットが付けられ，これでびんの上面あるいは側面部分と蓋との密着を確実にする．

⑧ 殺　　菌

密封した缶・びん詰は，各種殺菌機により加熱殺菌される．加熱殺菌は温度が高く時間が長いほどその効果は大きいが，高温・長時間加熱では食品の品質が低下する．したがって，できるだけ低温で短時間の加熱条件が望ましい．加熱殺菌の効果は，内容物のpH，水分活性，熱特性，容器の材質，形状，大きさなどによって異なる．野菜は 100℃以上の温度で時間をかけて殺菌するレトルト殺菌が必要である．

⑨ 冷　　却

殺菌後は内容物の品質変化，缶の腐食を防ぐために，ただちに水で冷却する．

⑩ 検　　査

金属缶の場合，鋼製の打検棒で缶蓋または缶底部分を軽くたたくことにより真空度の低いもの，詰め込みすぎ，へこみ，金属片の混入などの不良缶を判別する．びんの場合は，キャップがびん口の正しい位置で密着されているか，ガスケットが大きくはみ出していないか，容器にひび割れがないかなどを検査する．

⑪ 箱　詰　め

検査の済んだものは，段ボールなどに自動箱詰めされ出荷される．

野菜は土壌に生育するため，土壌中の耐熱性芽

胞形成細菌による汚染を考えなければならない．そのため，原材料の充分な洗浄が必要であることはもちろん，一般に弱酸性または中性であるので100℃以上の温度で殺菌しなければならない．生産量の多いものとしては，スイートコーン，トマト，茹であずき，マッシュルーム，タケノコ，えのきなどがあり，主な産地としては，北海道，岩手，山形，福島，長野，愛知，京都，徳島などが挙げられる．

2）スイートコーン缶詰

スイートコーンは7月末から9月初めにかけての1か月余りが旬であり，この間に缶詰生産が行われる．産地は北海道が圧倒的に多く，原料となるのは「メローゴールド」，「リライアンス」，「ジュビリー」，「スタイルバック」などの品種である．現在のスイートコーンは，飼料用トウモロコシの突然変異によって生まれたスーパースイート種（ハニーバンタム）に始まり，甘さが強く，収穫時の食味が2～3日維持できるために広く普及したものである．したがって，家畜用飼料として輸入されているものとはまったく違う品種である．製品には，全粒とクリームスタイルがある．一方輸入は米国，ニュージーランド，タイが多い．とくにタイでは年間3度の収穫ができることから今後の輸入増加が見込まれている．

3）トマト加工品

一般に生食用トマトは，「桃太郎」に代表されるピンク系トマトであるが，加工用トマトは赤系が中心である．品種としては，「カゴメ系」，桔交「413k系」，「早生だるま」などである．加工用トマトの特徴は，あざやかな赤色（ゼリー部まで真っ赤），果肉部まで身が詰まっている，皮が厚いためつぶれたりしないことなどであり，このため加熱調理しても煮崩れしにくく，きれいな赤色に仕上がる．加工品には，トマトケチャップ，ピューレ，ペースト，トマトソース，固形トマト（丸のままあるいは二つ割り）などがあり，完熟したものを使っているため香味が良く栄養価に富んでいる．

4）マッシュルーム缶詰

輸入の塩蔵原料を国内（山形，福島，千葉など）で缶詰に加工することが多い．また輸入品は，中国がもっとも多く，その他にインドネシアや台湾からも輸入されている（業務用が中心であるが，一般市販用のM2号缶も増加傾向）．種類としては，ホール，スライス（かさの端をカットし，2～8 mmの厚さにカット）の他に不規則にカットしたものなどがある．ホールの場合，その大きさにより特大から極小まで6段階の規格がある．

5）タケノコ缶詰

国内産は孟宗タケノコで，京都や四国，九州各県で生産されている．輸入は圧倒的に中国（孟宗タケノコ主体）が多く，その他にタイや台湾（麻竹主体）からも入ってきている．缶のサイズとしては，1号缶から7号缶，9 l 缶，18 l 缶とあるが，業務用の18 l 缶が中心である．

引用・参考文献

1) 佐藤博実, 石川 豊, 平田 孝他：日本包装学会誌, **2**(1), 25～34（1993）
2) 石谷孝佑：食品と開発, **28**(9), 16～21（1993）
3) 椎名武夫：日本包装学会第7回年次大会講演要旨集, pp. 46～47（1998）
4) 長谷川美典：'95年版農産物流通技術年報, pp. 102～108（1995）
5) 山下市二：日食工誌, **45**(12), 711～718（1998）
6) 石谷孝佑：食品研究成果情報第2号, pp. 44～45（1990）
7) 與座宏一, 太田英明, 野方洋一他：日食工誌, **39**(9), 800～805（1992）
8) 流通システム研究センター編：農産物の品質保持基本データ集1, 5（1992）
9) 河野澄夫, 小野寺武夫, 早川 昭他：食総研報, **45**, 86～91（1984）
10) 日本缶詰協会HP：http://www.jca-can.or.jp

〈石川　豊〉

2.5 果実飲料の包装

　果実飲料は金属缶，ガラスびん，プラスチック・紙容器などに充填，密封されている．果実飲料用容器の割合は，金属缶とガラスびんが徐々に減少し，現在では約45％となっている．一方，ポリエチレンテレフタレート（PET）容器などのプラスチック容器やプラスチック・紙容器の割合は約55％と増大している．今後，循環型社会の形成，資源保全型包装などのキーワードを基調とすると，さらにPET容器やプラスチック・紙容器の割合が伸長すると予測されている．ここでは，果実飲料の製造および包装システムを述べた後，容器と果実飲料の品質変化の関連に関して解説する．

2.5.1 果実飲料の製造と包装システム

1) 果実飲料の形態

　果実飲料とは，果汁，果実飲料，ジュースなど果実の搾汁を原料とする飲料であり，一般に乳飲料，発酵乳，乳酸菌飲料，酒類は除外されている．オレンジ，りんご，ぶどうなどの果実飲料の表示は，果実飲料のJAS規格・品質表示基準が平成10年8月に改正されたことにともなって，①果汁の糖用屈折計示度が基準値に対して100％以上のものを「ジュース」，②果汁の使用割合が糖用屈折計示度の基準値に対して10％以上100％未満のもの，または，これに野菜汁や果粒などを混ぜたものを「果汁入り飲料」と称するようになった．①のジュースは，果実ジュース（濃縮還元果汁ならびにストレート果汁：搾汁したままの未濃縮果汁，single strength juice），果粒入り果実飲料および果実・野菜ミックスジュースなどの飲料に分類される．また，容器に記載される一括表示には，品名，原材料名，内容量，賞味期限（品質保持期限），保存方法，および製造者を記すことと定められている．

　従来，搾汁したままの未濃縮果汁（ストレート果汁）は，カットパック用果汁あるいはシーズンパック用果汁として少量生産されていたが，消費者の自然志向の高まりから，その量は増加傾向にある．しかしながら，大部分の果実飲料は濃縮果汁（主として輸入果汁）を適時，希釈・還元し，各種飲料として金属缶，ガラスびん，プラスチック・紙容器あるいはPET容器に充填，密封し，最終製品とする．

2) 果実飲料の製造法と包装システム[1]

　果実飲料の製造法を図2.5.1に示した．図2.5.1に見られるように，濃縮果汁（原果汁）を希釈・還元し，糖類，酸味料，香料などを添加・調合，殺菌後，最終製品の流通条件（とくに流通温度帯）に応じて包装しいる．すなわち，熱間充填（ホットパック）飲料，チルドパック（コールドパック）飲料，無菌充填（ロングライフ，LL）飲料および冷凍果実飲料である．

　他方，果実飲料は食品衛生上，清涼飲料水に分類され，容器も同法で定められた清涼飲料用容器に限定される．ガラスびん，金属缶，プラスチック容器，プラスチック加工紙容器，プラスチック加工アルミ箔容器および組合せ容器（コンポジット容器）である．

　果実飲料の包装システムと容器との関係を**表**

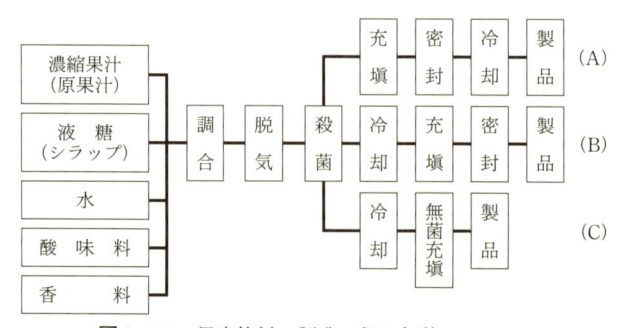

図2.5.1 果実飲料の製造工程と包装システム[1]
(A)熱間充填，(B)チルドパック，(C)無菌充填

2.5.1に要約した．以下，それぞれの製造法，包装システム，および特性について記述する．

（1） 熱間充填（ホットパック）飲料

調合した果実飲料を93～95℃で加熱殺菌した後，加熱状態のまま（80℃以上）で容器に充填・密封し，冷水シャワーなどによって冷却する方式である．各容器内は充填した果実飲料で熱殺菌し，同時に容器内のヘッドスペース中の酸素ならびに液中の溶存酸素も除去するため，常温で長期間の保存が可能となる．近年では，充填時，液体窒素を滴下し不活性ガスの窒素を封入する方法も採用されている．しかしながら，果実飲料を加熱殺菌，充填した後に室温まで冷却する時間が長いことから，熱による品質低下や品質劣化は避けられない．

ガラスびんあるいは金属缶に包装した果実飲料の大部分は熱間充填飲料であり，通常1年以上は品質を保持できる．また，ホットパック用容器として，組合せ容器のハイパー容器やプラスチック加工アルミ箔容器のスタンディングパウチがある．欧州で開発されたハイパー容器はガスバリヤー性に優れ，常温で1年間の保存が可能である．これら熱間充填飲料用容器は，常温で長期間果実飲料を保存することから，きわめて高いガスバリヤー性を必要とする．

（2） チルドパック（コールドパック）飲料

調合した果実飲料を93～95℃で殺菌後，同一殺菌装置（通常はプレート式熱交換器）内で5℃以下に急速冷却，充填，密封し，低温下（10℃以下）に流通・保管する方式である．この方式で製造する製品は瞬間殺菌・瞬間冷却するため，熱による品質劣化はきわめて少ない．しかしながら，容器の材質は安価なポリエチレン加工紙で，かつ容器の殺菌が不充分なことにより，酸素透過および微生物増殖による品質劣化が懸念される．その保存性は2週間程度であり，低温流通・低温保管を前提にして比較的短期間のうちに消費されている．

チルドパック果実飲料用容器には，牛乳容器として用いられているゲーブルトップ（屋根形）のピュアパック（ポリエチレン/紙/ポリエチレンの三層構成）タイプが主体である．その他，フラットトップ（平形）のブリック状タイプもあり，いずれも紙容器が主体である．

（3） 無菌充填（ロングライフ）飲料

充填液を93～95℃で瞬間殺菌し，室温まで急速冷却後，あらかじめ過酸化水素水，熱，紫外線などで滅菌した容器に無菌条件下で充填・密封する方式である．果実飲料の製造工程は，前項のチルド飲料同様，瞬間殺菌・瞬間冷却のため，加熱臭などの品質劣化は少ない．無菌包装製品のため常温流通も可能である．

これまで，テトラパック社の無菌包装システムによるブリック状パックが主体であったが，最近

表2.5.1 果実飲料の製造方式，シェルフライフ（品質保持期間）および容器の種類

製造方式	条件	シェルフライフ	容器
熱間充填（ホットパック）	93～95℃で殺菌，80℃以上で充填・包装後，容器とともに冷却	1年以上	金属缶，びん，ハイパー，スタンディングパウチ，コンポジット缶
チルドパック（コールドパック）	93～95℃で瞬間殺菌，5℃以下に瞬間冷却後，充填・包装	2週間	L-カートン，ピュアパック
無菌充填（ロングライフ）	93～95℃で瞬間殺菌，常温に冷却後，無菌条件下で滅菌済み容器に充填・包装	3～6か月	テトラブリック，ハイパーS，金属缶*，コンポジット缶*，びん*，カートカン
冷凍果実飲料	原果汁製造段階で，濃縮果汁に未濃縮・未殺菌果汁を添加，糖度調整後，充填・包装して急速凍結，あるいは凍結濃縮法にて製造	1～2年	コンポジット缶 キューブ

*金属缶，びん，コンポジット缶のシェルフライフは約1年

では無菌処理したPET容器,あるいは紙カートン容器(カートカン)に無菌包装される容器が,急速に伸長してきた.テトラパック社の無菌包装用紙容器の材質は,アルミ箔を積層したポリエチレン加工紙(ポリエチレン/紙/ポリエチレン/アルミ箔/ポリエチレンの構成)であり,液面下充塡のためヘッドスペースを生じない.正常な状態では,微生物による変質は無視でき,温度,酸素および容器内面材と内容物との相互作用による物理的・化学的な品質劣化が保存性を大きく左右する.

たとえば,充塡時における無菌空気の再溶解による溶存酸素,ならびにポリエチレン層のシール面から透過した酸素によって,内容物の果実飲料が徐々に酸化される.賞味期限の多くは冷蔵で90日,常温60日程度である.

(4) 冷凍果実飲料

米国では,冷凍濃縮果汁がオレンジジュースの主流であった.この濃縮果汁はスパイラル成形のコンポジット缶に充塡・密封されて冷凍流通している.わが国でも,少量ながら,このタイプの製品が市販されている.

搾汁した果汁を真空蒸発濃縮機で濃縮し,未殺菌・未濃縮のストレート果汁(カットバック用果汁)を加えて風味を強化した後,冷却してシャーベット状とし,コンポジット缶に充塡・巻締め,トンネルフリーザーで急速凍結して-15℃〜-20℃で流通保管する.

冷凍果実飲料はチルドパックや無菌充塡に比較して,加熱の程度はさらに少ない.流通・保管も冷凍下で行われるため,微生物の増殖は認められず(逆に減少する),物理的・化学的品質劣化も最小限に止めることができる技術的な利点がある.1〜2年の保存でも品質劣化はまったく生じない.米国の試験では,冷凍濃縮オレンジ果汁は-18℃以下の条件で,風味は750日間,色調は275日間安定であった.

2.5.2 包装が果汁品質に及ぼす影響

1) 果汁の品質劣化因子

果実飲料の品質は嗜好的因子がとくに強く,色調,香り,味およびビタミンなどの栄養素から構成される.製造直後から品質劣化が始まるといっても過言でなく,この品質を保持することが包装の目的である.容器に係わる果実飲料の品質変化の要因と変質状態を図2.5.2に要約した.包装した果実飲料の品質劣化に関与する因子としては,①生物的因子:微生物の増殖など,②物理的因子:貯蔵・流通温度など,③化学的因子:酸素による酸化,成分間の反応(褐変反応)容器内面材との相互作用など,が挙げられる.

適正な条件で製造・包装した果実飲料は,生物的因子はほとんど無視できる.すなわち,果実飲料のpHは通常4以下のため,一般細菌はあまり

要　因		変質状態
(生物的因子) 微生物の増殖 (物理的因子) 温度・湿度 振動・衝撃 (化学的因子) 酸素・金属イオン 成分反応　　など	⇒	(腐敗) (容器の変形・破損) (色調劣化) 天然色素の退色,変色 (褐変) ヒドロキシメチルフルフラール フルフラールの増加 アミノ態窒素の減少 (ビタミンの変化) ビタミンC,A,B_1,E,P ニコチン酸の減少 (味・香りの変化) 加熱臭・貯蔵臭の発生 しょ糖の転化 ポリ臭の移行 香気成分の容器への収着　など

図2.5.2　果実飲料の品質劣化要因と変質の状態[6]

問題とならず，酵母，乳酸菌，酢酸菌による変敗が主である．これらは加熱殺菌により，容易に防止できる．

2) 果実飲料用容器と品質変化

果実飲料用容器として求められる要素としては，品質上，流通上，販売上の観点から，①酸素ガス，光などを透過しないこと，②果汁成分との反応を起こさないこと，③流通・貯蔵過程で漏れ，破損，変形を生ぜず，かつ軽いこと，④消費者にとって簡便，かつ飲みやすい形状・仕様（イージオープンなど）であること，⑤ファッション性に富み，フレキシブルであること，⑥リサイクルしやすく，環境を汚染しない環境保全型であること，などが挙げられる．しかしながら，現在のところ，上述の各項目をすべて満たすことができる容器は見当たらず，さらに包装関係者の努力が望まれる．

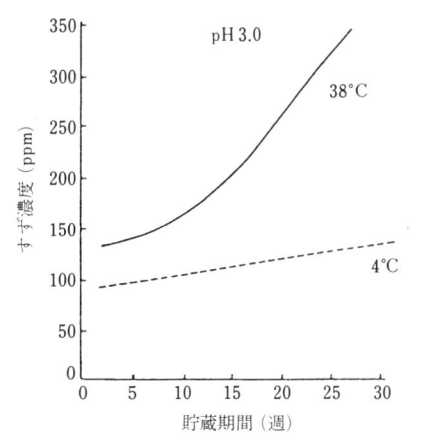

果実飲料用容器はガラスびん，金属缶からプラスチック，紙容器と多様化が急速に進んでいる．今後もこの傾向は変らないと予想される．これら新容器の果汁適性は，さらに検討しなければならない課題である．

(1) ガラスびん

果実飲料容器としてのガラスびんは，透明なため中味を観察できる，果汁成分との反応がない，密封性に富み，ビタミンCの減少や香気成分の劣化が見られない，などの利点を有するが，軽量化が進んだとはいえ，他の容器に比べ重く，かつ，割れの問題，光透過の問題がある．

(2) 金属缶

① 金属缶と内容物の反応

缶の塗装技術の進歩は，耐腐食性を向上させるとともに，すずや鉄の溶出を抑制している．缶内腐蝕は，酸素（封入酸素や溶存酸素），硝酸塩，色素，硫黄化合物によって促進される．りんご果汁，トマトジュースなどの市販製品を分析した結果，缶詰製品中にはすべて，すずが検出されている．開缶状態ではすずと鉄の増加が見られるので注意を要する[2]．

柑橘果汁の場合，貯蔵中のビタミンCの低下および褐変を最小限に抑えるため，すず被覆のスチール缶を使用している．グレープフルーツ果汁のすず溶出パターンは，①貯蔵開始3週間以内では，果汁のpH，貯蔵温度あるいは缶内ヘッドスペース中の酸素（封入酸素）が金属すずと急速に反応し，すずイオンが溶出する過程（開始時の12 ppmから100 ppm），②主に貯蔵温度に依存し，嫌気的条件下でのすずの溶出過程，の2段階に分かれ，250 ppm（日本での許容量は150 ppm）を超えないためには，27℃以下での流通が必要なことが明らかにされている[3]．このような挙動を4℃および38℃に貯蔵したpH 3.0の果汁の例を図2.5.3に示した．缶内ヘッドスペースがより大きい

図2.5.3 貯蔵中における缶詰グレープフルーツ果汁のすず濃度の変化[3]

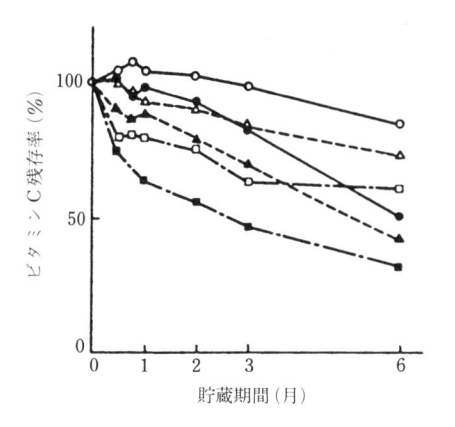

図2.5.4 缶詰温州みかん果汁中のビタミンC残存率に及ぼすヘッドスペース量の変化[4]

20℃：ヘッドスペース量
　0 ml—○—, 10 ml --△--, 20 ml ---□---
37℃：ヘッドスペース量
　0 ml—●—, 10 ml --▲--, 20 ml ---■---

ほど，果汁中のすず含量が高くなることは，他の缶詰果汁でも知られている．また，このすずの溶出はpHが低いほど，すなわち酸度が高いほど大きいこともみとめられている．

② 酸素および貯蔵温度の影響

ヘッドスペース部に封入された酸素は，すず溶出のみならず他の品質にも悪影響を及ぼす．温州みかん果汁を用いてTFS（Tin Free Steel）缶でヘッドスペース量および貯蔵温度を検討した結果[4]では，ヘッドスペース量が大きく，貯蔵温度が高いほど，ビタミンCの減少（図2.5.4）および明度（ハンター式測色でのL値）の低下，褐変度および褐変中間体といわれるヒドロキシフルフラール（HMF）の増加が見られ，官能評価値も低下した．すなわち，ヘッドスペース量の増加は，封入酸素量（溶存酸素量も含む）の増大による果汁品質の劣化が著しいことを示している．

（3） プラスチック・紙容器

① 酸素透過性，貯蔵温度と保存性

ガラスびんと金属缶を対照に，ハイパー容器，テトラブリック容器，ゲーブルトップ（屋根形）のアルミ箔積層，あるいはアルミ箔なしのポリエチレン加工紙容器，ガラスびんおよび金属缶について温州みかん果汁を熱間充填（テトラブリックのみ無菌充填）して，保存性を比較した研究[5]によると，ハイパー容器はガラスびんや金属缶と同程度の保存性を示すこと，つぎに，テトラブリックが良好なこと，ゲーブルトップ形は，ヘッドスペース量が多く封入酸素量が多いこと，容器の酸素のバリヤー性と果汁品質の保存性は正相関を示すことが明らかにされている．

紙，アルミ箔，プラスチックを素材とした各種容器に温州みかんを熱間充填し，5℃，20℃あるいは37℃で各容器の保存性を比較検討した試験では，果汁品質に大きな影響を与えたのは，容器の酸素透過度と貯蔵温度であった．

一連の試験を通じてプラスチック・紙容器を，①1年以上保存可能なガラスびんや缶に比べてやや劣り，常温で6か月～1年程度の保存性があるアルミ箔積層プラスチック容器やPET容器，②常温で3～6か月間保存可能なアルミ箔積層紙容器（ロングライフ紙パック），③低温流通で2週間程度は果汁の保存が可能な酸素透過性のある容器（アルミ箔のない紙容器）など，の3グループに分類される．

② プラスチック・紙容器内面材への香気収着[6,7]

プラスチック・紙容器では，ポリ臭（ポリエチレンなどのプラスチックの臭い）の果汁への移行，反対に果汁成分の内面材への収着現象がしばしば問題となる．収着とは内容成分が容器内面材の表面に吸着し，さらに容器材料中に溶解，拡散して吸収されることであり，果汁成分の変化も意味している．とくに，内面材にポリエチレンやポリプロピレンなどの，ポリオレフィン系樹脂を利用した容器に充填した柑橘系飲料の香気成分や濁度は，経時的に減少するが，これは主に飲料中の精油成分がプラスチックに収着されることによる．

内面材に高密度ポリエチレン（HDPE），無延伸ポリプロピレン（CPP）からなる2種類のアルミ箔積層プラスチックパウチを用いた試験では，容器内の香気成分は，プラスチックフィルム，果汁中のパルプ部と汁部の3者間で分配平衡にあり，パルプ含量2.2%では表2.5.2に見られるような分配比を示した．すなわち，無極性成分の炭化水素（d-リモネン，β-ピネンなど）の分配比は1.5～1.6を示し，実に60%がフィルムに吸着されることを意味している．一方，極性のある含酸素化合物では，柑橘風味の甘い香りのリナロールのそれが0.2，テルペン系炭化水素の水の付加反応によって生成する貯蔵臭（かび臭）のαおよびβ-テルピネオールのそれは0.2～0.3でフィルムに吸着されにくく，その80～85%が果汁中に存在していることになる．

③ 非収着性内面材の効果[8]

前項の無極性香気成分（テルペン系炭化水素類）の容器への収着を防止するものとして，極性基を有する共重合PET，エチレンビニルアルコール共重合体（EVOH）あるいはポリアクリロニトリル（PAN）系樹脂のように，極性の高い内面材を利用する容器が開発されている．

とくに，EVOHを用いた容器は柑橘飲料用として米国ですでに実用化されている．PET/アルミ箔/ナイロン/内面材の4層構造からなる容器を用い，温州みかん果汁を密封，3℃下に貯蔵した

表 2.5.2 温州みかん主要香気, 異臭成分の分配比[7]

$\left(\dfrac{\text{フィルム中濃度}}{\text{果汁中濃度}}\right)$

化合物	果皮油(%)			
	0.01	0.03	0.07	0.1
β-ピネン	1.5	1.7	1.5	1.5
ミルセン	1.4	1.3	1.2	1.6
d-リモネン	1.5	1.5	1.3	1.5
γ-テルピネン	1.7	1.6	1.3	1.6
リナロール	0.19	0.18	0.19	0.22
シトロネラール	0.49	0.63	0.67	0.65
β-テルピネオール	0.29	0.31	0.37	0.34
α-テルピネオール	0.24	0.21	0.20	0.21

フィルム：高密度ポリエチレン, パルプ含量：2.2%

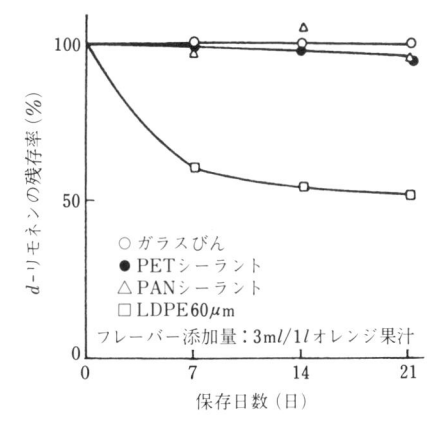

図 2.5.5 PET（ポリエチレンテレフタレート）およびPAN（ポリアクリロニトリル）内面材を用いた容器によるd-リモネン残存率の変化[8]

果汁中のd-リモネン残存率を図2.5.5に示した．内面材にPETあるいはPAN（ポリアクリロニトリル）を用いた容器では，3週間貯蔵で対照区のガラスびんとほぼ同等の95%の残存率を示し，テルペン系炭化水素類の収着がほぼ無視できることが明らかになっている．

2.5.3 今後の方向

今後の方向を予想する要素としては，①消費者の根強い本物，自然志向，高級，健康，簡便化およびファッション性への志向，②省エネルギー，省資源，流通の合理化など，③空容器の処理問題に端を発する環境保全，④法改正による使用可能プラスチック素材の範囲拡大，⑤果汁製造技術の技術的発展にともなう高品質果汁の開発，などが考えられる．

上述の条件を加味すると，今後とも無菌包装容器の発展・多様化が予想される．すでに，テトラパック社のシステムと違う，新無菌包装システム（PET容器，ハイパー容器，カートカン）の導入が続いており，ファッション性，環境，空容器の処理問題を考慮した新容器の開発も進んでいる．たとえば，無菌包装で，かつ現在の自動販売機にも搭載可能な紙容器としてカートンカンがある．これは欧州で開発され，容器はリール紙を裁断，円筒形に成形，蓋・底部をヒートシール後，飲口より内容液を充填，タブのシール密封によって製品化される．飲口のタブ以外はアルミ箔を使用していない．これらは，現在の金属缶，ガラスびん，プラスチック・紙容器の持つ弱点を補う容器になると期待されている．このように，今後も，容器素材の複合化を中心に多様化傾向が一層進むと思われる．

引用・参考文献

1) 太田英明：果汁, 食品包装便覧, p.1192, 日本包装技術協会編 (1988)
2) J. L. Greger and M. J. Baier : *J. Food Sci.*, **46**, 1751 (1981)
3) R. L. Rouseff and S. V. Ting : *J. Food Sci.*, **50**, 333 (1985)
4) 太田英明, 吉田企世子, 百留公明他：日食工誌, **30**, 2010 (1982)
5) 吉田企世子, 太田英明, 百留公明他：同誌, **30**, 46 (1983)
6) 太田英明：果汁, 食品流通ハンドブック, 食品流通システム協会編, p.609, 恒星社厚生閣 (1989)
7) 筬島 豊：包材への収着, 食品保存便覧, p.265, クリエイティブジャパン (1992)
8) 山田一樹：揮発性物質非吸着シーラント, 最新機能包材実用事典, 石谷孝祐編, p.656, フジ・テクノシステム (1994)

（太田 英明）

2.6 牛乳・乳製品の包装

はじめに

乳業界を取り巻く環境が大きく変化している．2001年以降の乳製品の輸入自由化は，各社ともコスト低減のための事業の再構築，市場競争力の強化が求められている．とくに成熟化した市場の中では，高付加価値の差別化を図った新製品の開発がますます必要となる．

一方，製品の安全性・環境問題，高齢化社会におけるバリアフリーなど社会責任が強く求められ，製造物責任法，総合衛生管理製造過程の承認制度，ISO 9000 Sの承認制度，ISO 14000 Sの承認制度，容器包装リサイクル法の完全実施に伴う環境対応包装などが製品開発に係わっている．バリアフリーの問題では容器包装の開けやすさ，的確な情報の伝達が求められる．ここでは，牛乳・乳製品の包装がこのような環境変化の中で現在，どのように変化しているか，また21世紀が求める包装について説明する．

2.6.1 牛乳・乳製品の種類と定義

乳・乳製品ならびにこれらを主原料とする食品(以下「乳等」という)に関する定義は，厚生省の乳および乳製品の成分規格等に関する省令(乳等省令)に記載されている．

これらの製品の基は，いずれも「生乳」を起点にして製造される．図2.6.1は生乳から製造される乳・乳製品の製法別分類を示す．図中，下線なしの製品は「乳」，下線付の製品は乳製品を示す．また，＊印は常温保存可能品（LL製品）を示す．

生乳とは，搾乳したままの「牛の乳」と定義され，未加工の乳であり，すべての牛乳・乳製品，乳または乳製品を主原料とする食品の原料となるので，原料乳とも呼ばれている．

牛乳は，生乳を殺菌処理し，びんや紙容器に充填して，直接飲用に供する目的で販売する牛の乳で，成分規格では乳脂肪分が3.0％以上，無脂乳固形分が8.0％以上である．これらの牛乳は脂肪の調整を行わないので，成分無調整牛乳とも呼ばれ，水や添加物の混合は一切禁止されている．

加工乳は，生乳，牛乳を原料として，これにクリーム，バターなどの乳脂肪，粉乳などの乳固形分を加えて加工したもので，還元牛乳とも呼ばれている．成分規格は無脂乳固形分8.0％以上で，乳脂肪分は自由に調整ができる．乳脂肪分3.0％以下の低脂肪牛乳，無脂乳固形分8.5％以上，乳脂肪分3.8％以上の濃厚牛乳などが該当する．

滅菌牛乳（long life milk：LL牛乳）は，1985年（昭和60年），乳等省令で，常温保存可能品として認可されたもので，2か月間常温保存が可能で

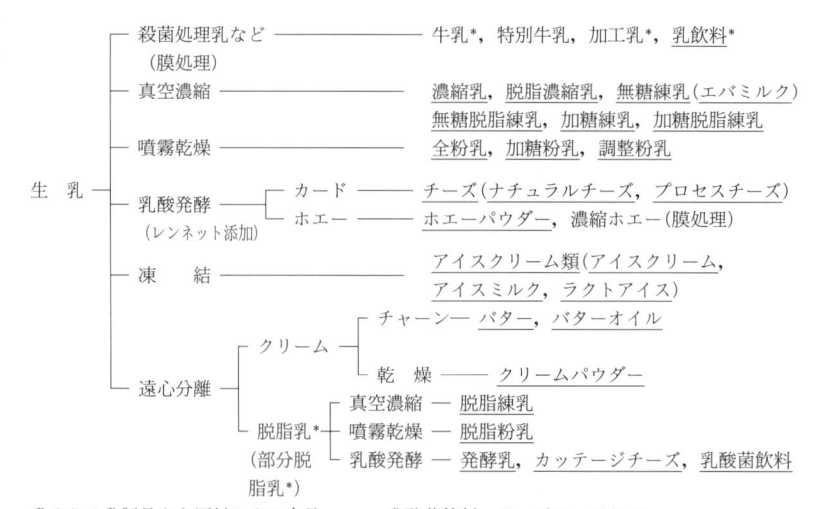

```
生乳 ─┬─ 殺菌処理乳など ──────────── 牛乳*，特別牛乳，加工乳*，乳飲料*
       │    (膜処理)
       ├─ 真空濃縮 ────────────── 濃縮乳，脱脂濃縮乳，無糖練乳(エバミルク)
       │                              無糖脱脂練乳，加糖練乳，加糖脱脂練乳
       ├─ 噴霧乾燥 ────────────── 全粉乳，加糖粉乳，調整粉乳
       ├─ 乳酸発酵 ─┬─ カード ── チーズ(ナチュラルチーズ，プロセスチーズ)
       │  (レンネット添加)└─ ホエー ── ホエーパウダー，濃縮ホエー(膜処理)
       ├─ 凍 結 ──────────────── アイスクリーム類(アイスクリーム，
       │                              アイスミルク，ラクトアイス)
       └─ 遠心分離 ─┬─ クリーム ─┬─ チャーン ── バター，バターオイル
                    │             └─ 乾 燥 ──── クリームパウダー
                    └─ 脱脂乳* ─┬─ 真空濃縮 ── 脱脂練乳
                      (部分脱   ├─ 噴霧乾燥 ── 脱脂粉乳
                       脂乳*)   └─ 乳酸発酵 ── 発酵乳，カッテージチーズ，乳酸菌飲料

乳または乳製品を主原料とする食品 ──── 乳酸菌飲料，チーズフードなど
```

(乳：下線なし，乳製品：下線付，＊：常温保存可能品)

図2.6.1 乳・乳製品の製法別分類

ある。ただし，加温自動販売機には対応できない。現在では，牛乳，部分脱脂乳，脱脂乳，加工乳，乳飲料の5品目に限定されている。国際酪農連盟の定義では，牛乳を高温短時間の連続式加熱処理をして，無菌的に包装したもので，30℃，14日間の培養試験などの条件に適合しなければならない。この定義からして，完全無菌ではなくて商業的無菌の観点からロングライフと呼ばれている。

乳飲料は生乳，乳製品を原料とした飲料で，乳固形分を3%以上含むもので，コーヒー，フルーツ飲料などがある。保存条件としては，殺菌後10℃以下に保存しなければならないが，缶に充填しレトルト処理したものは要冷蔵品にならず，加温自動販売機による販売ができる。

発酵乳は，乳等を乳酸菌または酵母で発酵させ，糊状，液状またはこれらを凍結したもので，無脂乳固形分8.0%以上，乳酸菌数1 000万個以上（1 ml当たり）である。

乳酸菌飲料は，乳固形分が少なく，3%以上が乳製品，3%未満は乳主原料の食品となる。乳酸菌数は100万個以上である。

練乳類は，濃縮技術によって乳中の水分を約1/2.5に濃縮した製品で，無糖・加糖練乳があり，一般に，前者はエバミルク，後者はコンデンスミルクと称されている。それぞれには全脂と脱脂の2種類がある。細菌数は無糖はゼロ，加糖は5万個以下である。

粉乳類には，全粉乳，脱脂粉乳，クリームパウダー，調整粉乳などがあるが，調整粉乳を除いた大部分が業務用として，製菓，製パン，調理用に使用される。脱脂粉乳では，溶解性を向上させたインスタント脱脂粉乳が健康志向から見直されている。調整粉乳は，乳幼児に必要な栄養素を加えた育児用粉ミルクである。

バターは，生乳から得られた脂肪粒を練圧したもので，乳脂肪分80.0%以上を含み，食塩添加の有無による有塩・無塩バター，製法の違いによる発酵バター（酸性バター），非発酵バター（甘性バター），中性バターなどがある。

クリームは，乳脂肪のみからなり，乳脂肪18%以上，他の添加物を含まないものをいうが，最近では，乳脂肪を安価な植物油に置換したものが「乳主原料の食品」として販売されている。実際に乳脂肪のみの製品は少ない。

チーズはナチュラルチーズとプロセスチーズに分類される。ナチュラルチーズは乳を乳酸菌や酵素などで発酵，凝固させ，乳清除去を行ったもので，熟成の有無によって熟成チーズ，非熟成チーズとがある。また，これらのチーズの固さによって，超硬質（パルメザン），硬質（ゴーダ，チェダー等），軟質（カマンベール，カッテージなど）チーズに分けられる。世界では500種類がある。省令の中では成分規格はないが，わが国では公正競争規約によって，ナチュラルチーズでは，香り，味を付与する目的で，香辛料などの乳に由来しない天然の風味物質を添加することが認められている。

プロセスチーズはナチュラルチーズを加工したもので，溶融，乳化が主な工程となっている。規約では脂肪量の調整，香り，味の付与として香辛料，調味料を加える条件が示されている。ナチュラルチーズ，プロセスチーズ以外の成分（調味料，香辛料，乳以外の脂，蛋白質，炭水化物）を50%以下の範囲で使用したものをチーズフードと称し，乳を主原料とした食品に該当する。

アイスクリーム類は，乳脂肪分，乳固形分の含有量によってアイスクリーム，アイスミルク，ラクトアイス，氷菓に分類される。氷菓は乳製品ではないが，一般には氷菓を含めてアイスクリーム類としている。

2.6.2 牛乳・乳製品の包装動向

1） 飲用牛乳，乳飲料（冷蔵保存製品）

牛乳の安全性を高め保存性を向上させるための加工処理技術は，殺菌技術によるところが大きい。牛乳の殺菌方法は，乳等省令によって「62～65℃までの間で30分加熱するか，またはこれと同等以上の殺菌効果を有する方法で殺菌すること」と規定されている。具体的には，

① 低温長時間殺菌：75℃以上，15分以上（LTLT法）。

② 高温短時間殺菌法：72℃以上，15秒以上（HTST法）。

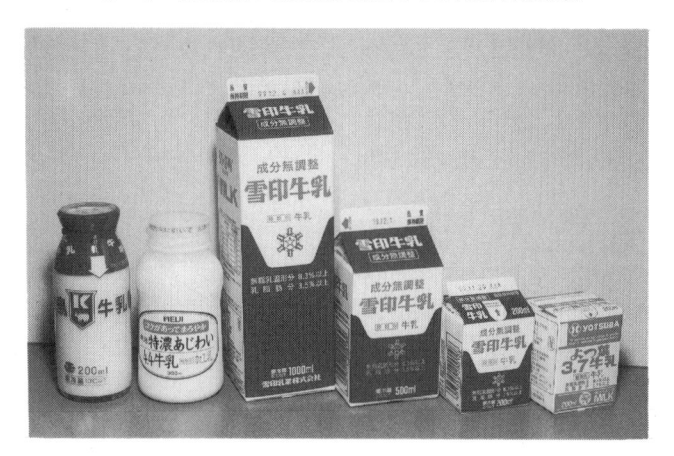

写真 2.6.1　飲用牛乳の容器包装

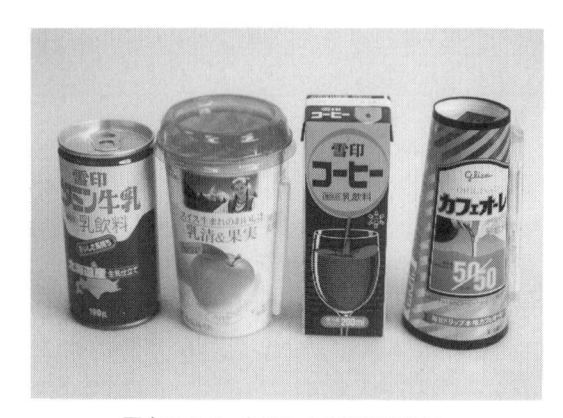

写真 2.6.2　多様化する乳飲料容器

③ 超高温殺菌法：120～150℃で1～5秒（UHT法）．
④ 超高温殺菌法と無菌充填機との組合せによる方法．
のタイプが認められている．この中で①②③の殺菌条件で製造された製品は冷蔵保存製品（チルド製品）であり，④は常温保存製品（LL製品）である．

　写真 2.6.1，写真 2.6.2 は飲用牛乳，乳飲料の商品を示す．飲用牛乳の容器包装は乳等省令の規制で種類は限定されるが，乳飲料では容器包装の多様化が目立っている．

　飲用牛乳・乳飲料の約86％は紙容器が使用されている．代表的紙容器の形態は，事前に紙カートンを供給する屋根形（ゲーブルトップ），片面傾斜形（スラントトップ），平形（フラットトップ）と，ロール状の加工紙を供給する正紙面体（テトラタイプ），レンガ形（ブリックタイプ）がある．その中で，屋根形容器が大部分を占めている．紙容器は 500 ml と 1 000 ml が主流であるが，その他 200 ml，250 ml，300 ml が存在する．小形紙容器はストローで飲むことが主流であり，女性層・低年齢層に好まれている．

　牛乳びんは，環境問題から見直され，びんの軽量化技術（強度，均一肉厚，樹脂コーティング）によって，牛乳びん（900 ml）1本当たりの重量が 450 g から 260 g へと軽量化を達成している[1]．最近，明治乳業(株)が発売した新型 R 牛乳びんは，「エコボトル」の名称で，宅配びんで初のシュリンクフード，紙キャップより開封しやすく，再封可能なポリキャップを採用している．

　ポリエチレン製ボトルびんは，飲用牛乳・乳飲料に採用されている．これらのボトルはびん保形性，蓋のシール圧力に耐える高密度ポリエチレンのブロー成形品が多く，蓋のキャップフードに工夫がなされている．

　最近，屋根形大形紙容器の充填包装システムで，とくに注目されているのが，飲用牛乳・乳飲料等の品質保持期限を延長する extended shelf life（ESL）技術[2,3]である．この技術によって作られた製品は ESL 製品と呼ばれている．この背景には，平成7年7月の製造物責任法の施行，平成7年4月の食品衛生法施行規則等の一部改正による製造年月日から期限表示（品質保持期限，または消費期限）の実施，さらに，平成8年9月の総合衛生管理製造過程の承認制度の発足による第

1次のHACCP (hazard analysis-critical control point system, 危害分析重要管理点方式) 承認工場の誕生（平成10年1月）がある．さらに，乳製品の輸入自由化を前にして，国内乳業メーカーが取り組んだ生産効率向上，配送の合理化のための工場の集約化によって，商品のシェルフライフ延長の必要性が求められてきた．

一般にチルド牛乳は，10℃以下で製品を保存した場合，製造日を0日として7日前後を品質保持期限としている．ESL技術では，この品質保持期間を13日程度に延長することが可能である．このESL技術はまさに細菌制御技術の一つである．

図2.6.2はチルド製品，ESL製品，常温保存可能製品の保存期間と製品の初発菌数との関連の模式図である．このESL製品は，従来のチルド製品よりも衛生性レベルを向上させたもので，あくまでも冷蔵保存製品の中にあり，LL製品とは区別されている．

このESL対応技術は，屋根形容器の充填システムに採用され，四国加工機(株)のUPNシリーズ，日本テトラパック(株)のTR-7 ESL，米国エバーグリーン社のCQL-15型の機種が紹介されている．

このシステムは，一般的な工程において，それぞれ充填製品の初発菌数を抑制する工夫がなされている．とくに，充填機の紙容器内面の殺菌には，低濃度過酸化水素の噴霧と紫外線照射の併用が基本となっている．紙容器は，製品を長時間の貯蔵・輸送に耐えうる保形性と強度が必要となる．このため，充填製品と容器成形後の包装断面の接触を減らすため，胴部の縦線シールは折返し加工（スカイブ加工），底部成形時にも折返し加工ができる工夫がなされている．図2.6.3はテトラレックスのスカイブ加工の紙容器を示す．このスカイブ加工は，当初，浸透性の高い製品の漏れを防止するために開発されたが，最近，容器の密封性，紙内部の細菌の製品への汚染防止としてESL技術に使用されている．雪印乳業(株)では，沖縄県で雪印牛乳1 000 ml，その他4品種のESL技術の製品を販売している．

2) LL牛乳（常温保存製品）

LL牛乳の製造工程は，牛乳を135～150℃でUHT滅菌し，これを滅菌した容器に無菌的に充填する2工程のシステムから構成される．UHT滅菌は，135～150℃に加熱して細菌を殺滅するとともに，加熱時間を1～4秒という短時間にすることによって，風味の変化や，ビタミンなどの栄養素の破壊を少なくする．

表2.6.1[4]は，現在，世界で稼働中の主要な無菌充填包装システムを示す．日本のLL牛乳は，

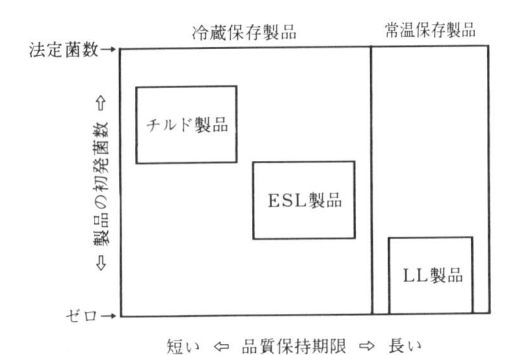

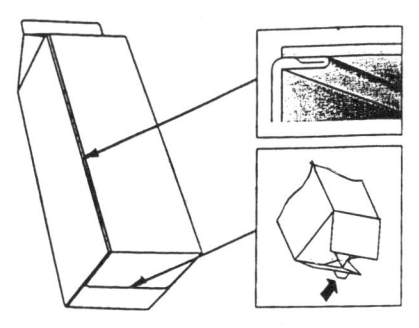

図2.6.2 ESL製品の市場での位置付け

図2.6.3 テトラレックスのスカイブカートン

表 2.6.1 世界で稼働中の無菌充塡包装システム[4]

包装形態		包材	包材・容器の滅菌法	使用例	主なメーカー
複合紙容器	ロール紙供給方式	紙・Al箔・PEを貼り合せた複合紙	H_2O_2 浸漬，熱風乾燥	牛乳・果汁・豆乳・アイスクリームミックス・豆腐・酒	テトラパック（スウェーデン）四国化工機（日）
	カートン供給方式	同 上	あらかじめEOGで滅菌されたものを充塡直前にH_2O_2をスプレーし熱風で乾燥	牛乳・果汁・クリーム・スープ・酒・清涼飲料・乳飲料	インターナショナルペーパー，エクセロ（米）ヤーゲンベルク（独）四国化工機（日），大日本印刷（日）
プラスチック容器	シート供給方式	底材：プラスチックシート 蓋材：Al箔＋接着剤	H_2O_2 浸漬，熱風乾燥 UV照射	コーヒー用クリーム・デザート・フルーツソース・ジャム・だし汁・たれ・シロップ	ボッシュ，ベンヒル，ハッシア（独）エルカ，プラスチメカニク（仏）大日本印刷（日），CKD（日）コノファースト（米）
	カップ供給方式	同 上	H_2O_2 スプレー 熱風乾燥	プディング・ゼリー・ヨーグルト・デザート	ハンバー，ガスティ，ベンヒル（独）フォームパック（米）四国化工機（日），大日本印刷（日）
	ボトル供給方式	PET	過酢酸＋H_2O_2	果汁・茶・牛乳・乳飲料・水	セラック（仏），渋谷工業（日）大日本印刷（日）
	缶供給方式	底材：PP 蓋材：Al箔＋PP	H_2O_2 スプレー UV照射 熱風乾燥	酒・コーヒー・スープ・離乳食（電子レンジ加熱可）	四国化工機（日）
	ブローボトル方式	PE または PP	樹脂押出時の加熱（200～230℃）	牛乳・果汁	ロメラーグ（独）ストーク（オランダ）
	バッグ方式	PVDC，ナイロン，PE，PP など	γ線，EOG（オフライン）	トマトピューレ・ケチャップ・濃縮果汁・調味料・酒・ワイン・水・スープ・牛乳・果汁・チーズ・クリーム・たれ	藤森工業，オリヒロ，キッコーマン，クレハ化学，大日本印刷，凸版印刷，インチケープマーケティングジャパン（日），アセパック，フランリカ，ショーレ（米）チト・マンチニ（伊）ステリグレン（オーストリア）ガウリン（米）
その他	金属缶方式	内面コート金属	ドライスチーム（200～226℃）	スープ・クリーム・濃縮果汁	ドール（米）APV（英）
	ガラスびん方式	ガラス	蒸 気	飲 料	アボセット（米）

ほとんどが複合紙容器のブリック形であるが，海外ではPETボトル，PEボトルの無菌充塡包装システムがみられる．

写真2.6.3はLL牛乳の容器を示す．大形容器については，容器のトップの部分にプラスチック

PE：polyethylene，ポリエチレン
PET：polyethylene terephthalate，ポリエチレンテレフタレート
PP：polypropylene，ポリプロピレン

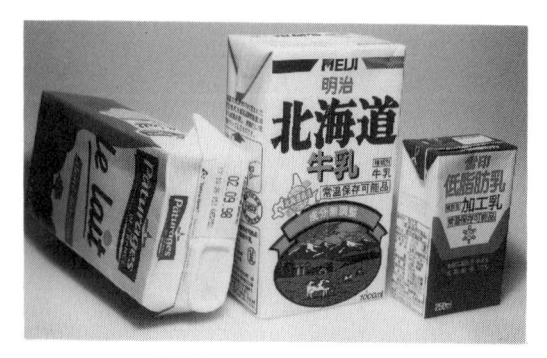

写真 2.6.3 LL 牛乳の容器

の開け口をつけた「バリアフリー」形容器がみられ，今後の展開が期待される

3) 発酵乳・乳酸菌飲料

発酵乳（ヨーグルト）は製造方法によって，固形品，液状品，凍結品に分類される．固形品には，原料乳を容器に入れてから発酵させる後発酵タイプ（プレーン・ハードヨーグルト）と，原料乳をあらかじめタンク内で発酵させる前発酵タイプ（ソフトヨーグルト）とがある．液状（ドリンクヨーグルト），凍結（フローズンヨーグルト）は，すべて前発酵タイプである．写真2.6.4に，代表的なプレーンヨーグルト容器を示す．

プレーンヨーグルトは，各社の主力製品で，乳酸菌の選択によって製品に特色を出している．雪印の「ナチュレ」は3種類の菌（ビフィズス菌，アシドフィルス菌，サーモフィルス菌）で構成されている．ビフィズス菌とアシドフィルス菌は，腸内で生きる定住菌種で整腸作用を受け持ち，サーモフィルス菌は，ヨーグルトらしいさわやかな風味に仕上げる役割を演じている．しかし，ビフィズス菌は嫌気性菌のため，ビフィズス菌の初発菌数を維持するためには容器に高い酸素遮断性が要求される．現在，使用されている「ナチュレ」の容器は，多層共押出シート（PS/EVOH/PS）の深絞り容器で，500 g容器の酸素透過度は約1 ml/m・24 h である．EVOH (ethylene vinylalcohol copolymer, エチレンビニルアルコール共重合体) を用いた熱成形多層バリヤー容器の成形性はエチレンの割合が高くなると向上するが，一方ではバリヤー性が低下する．とくに，当該容器のようなPS (polystyrene, ポリスチレン) 構成の容器成形の場合には，バリヤー層を破壊せずに成形するエチレンのモル比率条件を見出すことが重要となる．図2.6.4はビフィダス生菌数の変化に及ぼす容器材質・保存期間の影響を示す．

森永の「ビヒダス」の容器は PVDC (polyvinylidene chloride, ポリ塩化ビニリデン) コートの紙容器であり，明治の「ブルガリアヨーグルト」の容器は，嫌気性菌を使用しないので通常の紙容器である．

発酵乳の新容器としては，写真2.6.5に見られるテトラ・トップ容器である．この容器は，ブ

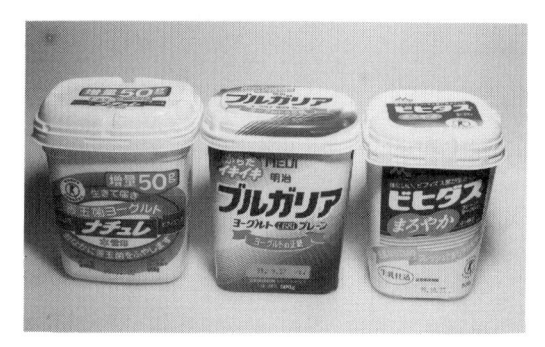

写真 2.6.4 代表的なプレーンヨーグルト容器

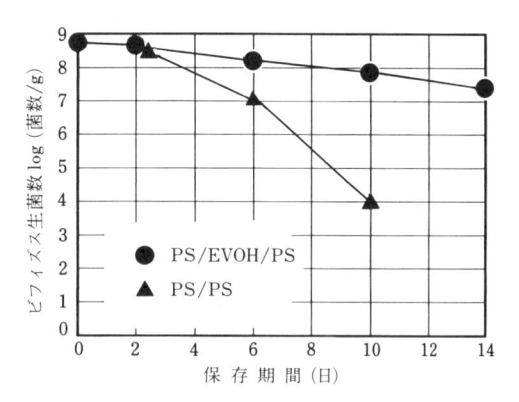

図 2.6.4 ビフィズス生菌数に及ぼす容器材質・保存期間の影響（10℃保存）

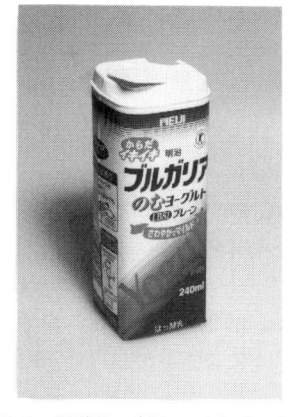

写真 2.6.5 発酵乳の新しいテトラ・トップ容器

リック容器と同様にリール形状で供給されるポリエチレン加工紙を胴体部に充填機内部で射出成形されるプラスチックの蓋部を組み合せた容器で，日本では1998年に登場した．最大の特徴は，直

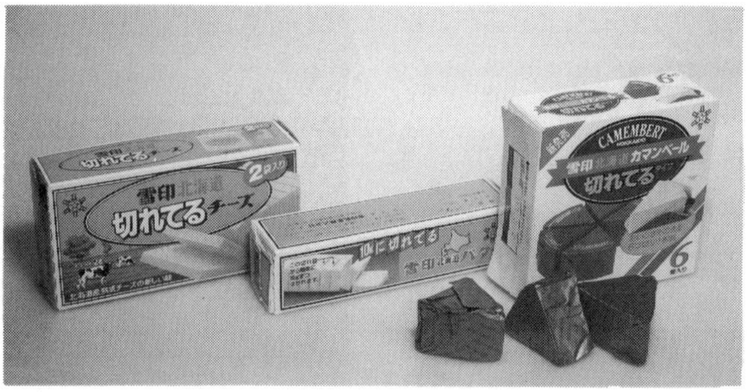

写真 2.6.6 チーズ・バターの簡便性包装

接飲用ができる大きな飲み口と，ストロー口の両方の機能を持っていることである．

4) チーズ

チーズの包装は，脂肪の酸化防止，乾燥防止，かび発生の抑制が主要な包装の機能である．ナチュラルチーズでは，チーズ自体の呼吸で発生する炭酸ガスを，ある程度包装系外に透過させる選択透過性の包装材料[5]が要求される．原料のゴーダチーズの包装はチーズの呼吸に見合った炭酸ガス/酸素の透過性比率を持った塩化ビニリデンフィルムで真空包装されている．直接消費用のナチュラルチーズは，チーズを短冊状にしたシュレッドチーズに代表される．これらは，袋タイプ，深絞りタイプのガス置換包装で，いずれもクリーンルームの中で製造される．

かび系のカマンベールチーズは，保存中の熟成を抑制するため包装後レトルト処理を行っている．本体は PP/EVOH/PP，蓋は PET (polyethylene terephthalate，ポリエチレンテレフタレート)，ON (oriented nylon，延伸ナイロン) を基材とした複合フィルムである．「北海道カマンベール切れてるタイプ」[6]は，カマンベールチーズの消費拡大にともない，簡便性を訴求した商品である．この内装の包装方法は，カマンベールのような軟質かび系チーズを発酵工程の途中にカットし，そのカット面が，特定の合成樹脂層を有する包装材料で密着され，しかもレトルト殺菌されたチーズ包装体で，カット面でかびの発育を抑制し，殺菌時のチーズの溶出，チーズと包装材料との付着を防ぎ，しかも保存性を維持することができる．包装材料は，アルミ箔と，濡れ指数 42 以下 (延伸ポリプロピレン，PET，ポリエチレンなど) の合成樹脂との 2 層構成となっている．

軟質系のチーズのカッテージ，クワルク，マスカルポーネなどは，美麗な印刷効果を施したインモールド射出成形容器が使用されている．

プロセスチーズの品質保持は，溶融チーズを充填するまで粘度，流動性を保持し，包装材料とチーズを密着させ，バリヤー性包装材料で完全密封することが要求される．包装形態は，形状によってカルトンタイプ，小形アルミ箔タイプ (ポーション)，スティックタイプ，スライスタイプそしてキャンディータイプなどと多様化している．伝統的なカルトンタイプは，あらかじめカットされた「切れてるチーズ」が利便性をうけて好評である．この種のチーズは，成形後，カットされ，包装されるので，製造時の微生物管理がとくに重要である．**写真 2.6.6** はチーズ・バターの簡便性包装商品を示す．

スライスチーズは，使用時の利便性をうけて成長している分野である．個装フィルムは PET，内装は KON/PE，KPET/PE によるガス充填包装 (CO_2/N_2) である．また，内装フィルムには，陳列時の蛍光灯による品質劣化を避けるためアルミ蒸着が行われている．

小形アルミ箔タイプには 6 P，8 P，ベビーなどがある．これらの包装形態はアルミ箔を基材として，蓋材 (lid)，底材 (shell)，易開封性テープ

KON：K coated oriented nylon，ポリ塩化ビニリデン塗布延伸ナイロン

KPET：ポリ塩化ビニリデン塗布ポリエチレンテレフタレート

(opening tape）から構成されている．チーズ用のアルミ箔は3層から構成され，チーズと接触する内面には熱接着性樹脂，外面はアルミ箔の腐食防止，機械適性からセルロース系の非熱接着性樹脂が使用されている．

5）調整粉乳

育児用粉乳（以下，育粉）は，少子化の影響で生産量は僅かに減少しているが，育児という重要な使命を担っている食品の一つである．また，女性のライフスタイルの変化から，容器包装にも安全性，使用勝手に工夫がなされている．育粉缶の基本構造は，外蓋，内蓋，缶胴，底蓋から構成されている．

写真2.6.7は，森永，雪印，明治の育粉缶を示す．内蓋は易開封性と，添付スプーンでのすりきり機能がポイントになっている．明治はプルトップハイシール缶を採用し，中蓋はすりきり機能を付与したPETシートを採用している．森永・雪印はいたずら防止の外蓋に加え，内蓋はアルミ箔構成となっている．とくに，雪印の育粉缶は，分別廃棄を容易にするため，すりきり板を缶と一体化し，缶と蓋を分けて廃棄する工夫がなされている．

6）バター

バターの保存中の変質要因として，かびの発生，脂肪の酸化，水分の蒸発，異臭の吸着などがある．とくに，バターは冷凍貯蔵が可能であるので，長期保存する場合には，保存環境に注意しなければならない．

バターの包装形態は，伝統的なアルミ箔/パーチメント紙で包装された225gのカートン入りで，基本的には折込み密着包装で品質保持を得ている．その他，8gのミニパック，プラスチック容器，金属缶がある．金属缶の場合には，食塩による防食のための内面塗装が必要である．最近では，あらかじめ，使いやすい大きさにカットされた「切れてるバター」[7]が好評である．

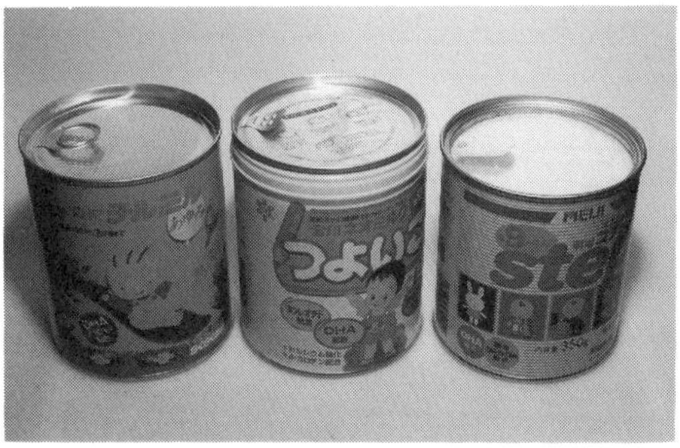

7）アイスクリーム

アイスクリームは天候依存型の典型的な商品である．しかし，5年連続のマイナス要因の中で，1999年の大型ヒット商品も存在している．新製品で注目されるキーワードは，新食感，高品質である．

表2.6.2はアイスクリームの形態別販売数量・販売金額を示す．紙カートン入りのマルチパックが主流で紙カップ，プラカップと続いている．**写真2.6.8**は，代表的な容器を示す．マルチパックの「ミニビエッタ」は，ベルギー産のチョコレートとアイスを多層に重ねたデザートケーキアイスで，ポーションにした簡便性が受けている．

紙カップでは，「リーベンデール」がブランドの持つ高品質をいかし，日常生活で気軽に食する個食タイプ．さらに，ロッテの「爽」（SOH）は，バニラアイスに微細氷を入れたあと味すっきりの新食感と，角形の紙カップでの差別化がヒット要因となっている．

プラカップの「ふわふわ新食感」「ぷあぷあ新食感」は，これまでにない新食感を若者を中心に訴求している．

2.6.3 これからの包装動向

乳業界は，21世紀に貿易自由化の波を真正面から受ける．このために，より安全で高品質の製品を，より安く提供することが求められている．大形屋根形紙容器に採用されているESL技術は，単に，製品の品質管理，生産コストの低減，商品の廃棄ロスの削減のみならず，消費者は品質保持期間の延長によっておいしさを今まで以上に享受でき，安心して商品選択ができる．この技術は，今後，さらに他の製品への拡大が期待される．さらに，環境対応型包装容器としては，単一素材を使用する傾向にあるが，ヨーグルトのような乳酸

写真2.6.7 開封性機能を重視した育粉缶

表2.6.2 アイスクリームの形態別販売数量・販売金額[8]
(日本アイスクリーム協会調べ)

	販売数量(kl)			販売金額(億円)		
	1997年度	98年度	前年比	1997年度	98年度	前年比
紙カップ	154 000 (18.7)	149 325 (18.1)	97.0	660 (17.6)	650 (17.7)	98.4
プラカップ	123 500 (15.0)	117 975 (14.3)	95.5	401 (10.7)	411 (11.2)	102.5
スティック	72 500 (8.8)	66 000 (8.0)	91.0	368 (9.8)	319 (8.7)	86.8
コーン	64 200 (7.8)	66 825 (8.1)	104.1	225 (6.0)	250 (6.8)	110.9
モナカ	38 700 (4.7)	43 725 (5.3)	113.0	176 (4.7)	187 (5.1)	106.4
マルチタイプ	208 400 (25.3)	222 750 (27.0)	106.9	1 106 (29.5)	1 134 (30.9)	102.6
ホームタイプ	28 000 (3.4)	24 750 (3.0)	88.4	143 (3.8)	129 (3.5)	90.2
業務用	70 000 (8.5)	66 825 (8.1)	95.5	315 (8.4)	231 (6.3)	73.4
その他	64 200 (7.8)	66 825 (8.1)	104.1	356 (9.5)	360 (9.8)	101.1
合計	823 500 (100.0)	825 000 (100.0)	100.2	3 750 (100.0)	3 671 (100.0)	97.9

注) カッコ内の数字は構成比%

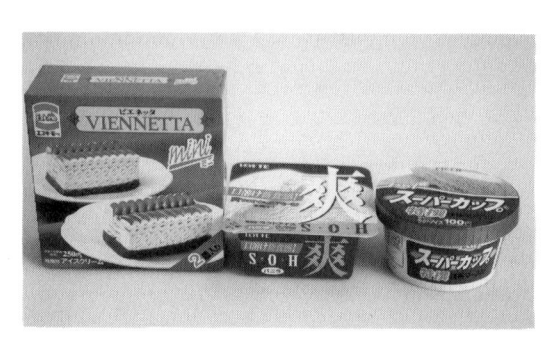

写真2.6.8 アイスクリームの代表的な紙容器

菌数を一定期間保持する必要のある容器では，バリヤー性の包装材料が必要であり，環境に配慮した材料構成となっている．また，高齢化社会においては，育児用粉乳，カットチーズ・バターの包装にみられる簡便性が，若者に対しては，商品デザイン，ネーミングなどが商品設計の重要なポイントになっている．

引用・参考文献

1) 日本山村硝子(株)：PACKPIA, **43**(6), 50 (1999)
2) 川村秀樹：食品機械装置, **36**(7), 46 (1999)
3) 上田晃司：同誌, **36**(7), 77 (1999)
4) 編集部：食品と開発, **34**(4), 31 (1999)
5) 吉井詢二：コンバーテック, **20**(6), 76 (1992)
6) 公開特許公報：特開平 10-150914 (1998)
7) 日本特許：第 2816319 (1998)
8) 酒類食品統計月報, **41**(10), 33(1999)

(牧野 輝男)

2.7 醬油の包装

2.7.1 醬油の変質

1) 醬油の変質

醬油は色・味・香りを特徴としている[1]が，包材の性質や保存温度，酸素，微生物などの作用が商品価値を低下させる一因となる．これを醬油の変質と呼び，図 2.7.1[2]にプラスチック容器に例をとって示した．変質は褐変に起因するもの，微生物汚染に起因するもの，包材に起因するものなどに分かれる．

2) 醬油の褐変
(1) 加熱褐変と酸化褐変

醬油の色が濃くなる現象を褐変と呼ぶ．褐変には温度のみの影響を受ける加熱褐変と温度と酸素の影響を受ける酸化褐変がある．表 2.7.1[3]にそれぞれの褐変速度と温度の関係を示した．褐変速度はいずれも温度が高い程大きく，温度が10℃上昇したときの速度の比は，30 → 40℃を除けば酸化褐変より加熱褐変のほうが大きい．注目されるのは，酸化／加熱の褐変速度の比で，低温域で大きく，高温になるほど小さくなることである．このことは流通過程や消費中の醬油において，酸

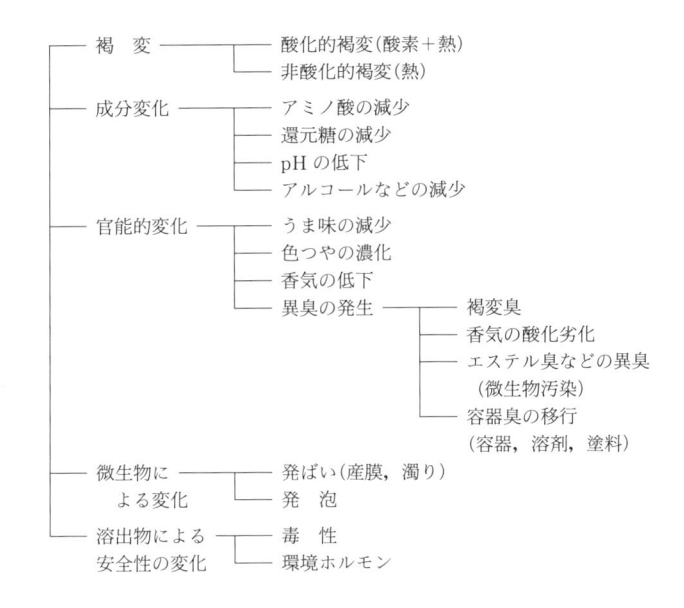

```
─ 褐 変 ─┬─ 酸化的褐変(酸素＋熱)
         └─ 非酸化的褐変(熱)
─ 成分変化 ─┬─ アミノ酸の減少
           ├─ 還元糖の減少
           ├─ pH の低下
           └─ アルコールなどの減少
─ 官能的変化 ─┬─ うま味の減少
             ├─ 色つやの濃化
             ├─ 香気の低下
             └─ 異臭の発生 ─┬─ 褐変臭
                            ├─ 香気の酸化劣化
                            ├─ エステル臭などの異臭
                            │   (微生物汚染)
                            └─ 容器臭の移行
                                (容器，溶剤，塗料)
─ 微生物による変化 ─┬─ 発ばい(産膜，濁り)
                   └─ 発 泡
─ 溶出物による安全性の変化 ─┬─ 毒 性
                            └─ 環境ホルモン
```

図 2.7.1 醬油の変質[2]

表 2.7.1 加熱および酸化褐変速度に与える温度の影響[3]

項　目＼加熱温度(℃)	30	40	50	60	70	80	85	90
加熱褐変速度 $k \times 10^{-6}$	1.58	3.65	9.0	26.5	88.0	270	—	740
温度が10℃上昇したときの速度比		2.31	2.46	2.94	3.32	3.06		2.74
酸化褐変速度 $k \times 10^{-6}$	19.5	47.3	87.5	164	314	574	856	—
温度が10℃上昇したときの速度比		2.42	1.84	1.87	1.91	1.82		
酸化褐変速度/非酸化褐変速度	12.34	12.95	9.72	6.18	3.56	2.12	—	—

・褐変の単位：550 nm の醬油液層 10 mm の吸光度が1秒あたり1.0 増加する速度を $k=1$ とした．
・酸化は通気攪拌を行った．

化褐変に注意が必要であることを示し，火入れ時などの高温時には主として加熱褐変が起こっていることを示唆している（注：酸化褐変は酸素存在下で通常の温度範囲では加熱褐変と並行して起こる．酸化褐変は－10℃でも進行するが，加熱褐変は10℃では進行しない[4]．逆に温和な条件，たとえば製造時の火入れにおいて，68℃以上では酸化褐変は進行しない[5]．

（2） 醤油の褐変と成分変化

醤油の主要成分のアミノ酸や糖は褐変にともない減少する．表2.7.2[6]に示したように，糖は加熱褐変により，より大きく減少する．アミノ酸は加熱褐変では特定のアミノ酸の減少のみ観察されるが，酸化褐変では表記のすべてのアミノ酸の減少が見られた．褐変では糖とアミノ酸が消費される他，揮発性酸・不揮発性酸が増加し，pH が低下し，酸度Ⅰが増加する．褐変が香りに与える影響について表2.7.3[7]に示した．淡口醬油の酸化褐変においてアルコール類・エチルアセテートの減少が認められ，アセトン，アセトアルデヒド，2,3ジケトン類などの増加が認められた．このように褐変により味や香りが変化し，場合によっては損われてしまう．

（3） 醤油の色の変化

酸化褐変と加熱褐変では生成する色の質が異なる．醤油は図2.7.2[8]に示したとおり特徴的な波

表2.7.2 酸化および加熱褐変中の醬油のアミノ酸変化[6]

	コントロール (μmol/ml)	酸化後[a] (μmol/ml)	損失量 (%)	加熱後[b] (μmol/ml)	損失量 (%)
アスパラギン酸	34.2	32.3	5.6	34.2	0.0
スレオニン	23.9	20.8	13.0	23.6	1.1
セリン	37.1	33.1	10.7	36.8	0.7
グルタミン酸	84.9	70.3	17.3	61.4	27.7
プロリン	22.0	18.6	15.2	22.0	0.0
グリシン	32.4	28.0	13.0	28.5	12.1
アラニン	58.5	37.7	35.6	58.1	0.6
バリン	37.4	25.1	32.9	37.4	0.0
メチオニン	8.8	5.6	36.1	8.4	5.1
イソロイシン	33.9	26.3	22.4	33.9	0.0
ロイシン	52.9	39.5	25.3	52.0	1.7
フェニルアラニン	24.0	14.7	38.9	24.0	0.0
リジン	35.7	28.3	20.6	33.1	7.4
ヒスチジン	5.2	2.9	44.0	4.7	10.5
アンモニア	107.7	101.2	6.0	106.4	1.2
アルギニン	8.0	6.9	13.3	7.3	8.7
全アミノ酸窒素量	688.0	633.0	8.0	653.6	5.0
全 糖[c]	330.0	241.0	27.0	229.0	30.6
吸光度 E_{550}	0.094	0.840	—	0.660	—

a) 試料は30℃で開栓して75日間保存した．
b) 試料は120℃で密栓して60分間オートクレーブに供した．
c) グルコースとして計算した．

表2.7.3 低沸点物質の変化[7]

成分 試料	アセトアルデヒド	イソブチルアルデヒド	アセトン	エチルアセテート	イソバリルアルデヒド	n-プロピルアルデヒド	イソブチルアルコール	n-ブチルアルコール	イソアミルアルコール
初 発 (a)	3.50	0.64	0.88	6.49	1.34	3.00	15.90	5.52	14.80
酸化褐変区 (b)	11.25	2.13	7.98	5.00	4.21	2.52	12.40	4.23	11.00
非酸化褐変区 (c)	4.50	1.93	1.13	7.82	4.30	3.16	16.60	5.61	14.80
$[(c-a)/a]\times 100$ *1	28.6	202	28.4	20.5	220	5.3	4.4	1.6	0
$[(b-c)/a]\times 100$ *2	193	31.2	778	−43.5	−6.7	−21.3	−26.4	−25.0	−25.7

*1 温度の影響　*2 酸化の影響

長の吸収を示さず，短波長側の吸収が大きく，長波長側ほど吸収が小さくなる．生揚げ，それを加熱褐変させた火入れ醬油，酸化醬油を E_{550}（550 nm の吸光度）が等しくなるように希釈したとき，短波長側で三者の吸光度を比較すると，火入れ醬油＞生揚げ＞酸化醬油の順になるが，長波長側では逆になる[9]．火入れ醬油は赤黄味が多く明るい色であり，酸化醬油は青味の多い暗い色を示す．

図 2.7.2 の ΔA について考えてみる．酸素を遮断するびんや缶で醬油を密封保存すると主として加熱褐変が起こり，E_{450} が増加し色が濃くなるが（色の量の変化），ΔA は変らず，色の質は不変である．開放保存した場合，単位醬油当たりの表面積に対応して酸化褐変が起こり，E_{450} の増加と ΔA の低下が見られ，色の質が変化する．

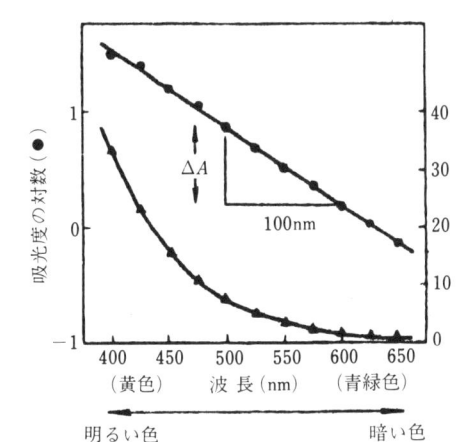

ΔA：吸光度の対数を波長に対しプロットした直線の，波長 100nm 当たりの変化量の絶対値

図 2.7.2 醬油の色の特徴[8]

表 2.7.4 色の変化と醬油の劣化の関係[8]

試料	ΔA	E_{450}	標準色の番号	総得点	平均点*	順位
コントロール	0.67	15.0	11	41	2.73	2
A	0.67	18.2	9	42	2.80	1
B	0.65	22.0	3	33	2.20	3
C	0.63	19.2	3	27	1.80	4
D	0.62	23.0	2	26	1.73	5
E	0.61	21.6	1	24	1.60	6
F	0.59	24.2	1＜	19	1.27	7

* 評点の尺度 良い：3，やや劣る：2，劣る：1
1. 評価は評点法により実施
2. コントロールは出荷直前の醬油
3. パネルは 15 名．その総得点と平均点を示した．
4. $\Delta A = (\log E_{500} - \log E_{550}) \times 2$

表 2.7.4[8] に種々の条件下で貯蔵し，醬油の色を変えた試料についての官能検査結果を示した．パネルは ΔA の小さい醬油を悪く評価しており，E_{450} で示される色の濃さと評価は必ずしも一致していない．このことから醬油の品質を低下させるのは，過度の加熱褐変による色の量的変化も好ましいとはいえないが，むしろ酸化褐変によって起こり，色の質の変化を伴うものであるといえる．

3） 微生物による変化

本来醬油は微生物汚染を受けにくい．醬油の微生物汚染は耐塩性の酵母や乳酸菌によって起こる．これらの微生物に汚染されると醬油が濁り，産膜したり，ガスを発生したりする．ガス圧により容器が変形し，破損に至ることもある．また醬油は異臭の発生や酸敗により著しく風味を損う場合が多い．最近，減塩醬油のように食塩濃度の低い醬油が要求され，加えて防ばい剤無添加食品が望まれているため，微生物対策が重要になってきた．醬油を充填するとき，詰前殺菌（加熱急冷詰）や熱詰を施し，場合によってはエタノールなどによる防ばい力の増強など行い，保存性を高める工夫がされている．

4） 容器に起因する変化

（1） 容器のガス透過性・香気の吸着

図 2.7.1 に示した醬油の変質のうち，香気の低下は容器のガスや揮発性物質の透過性に起因する場合が多い．プラスチックは酸素や炭酸ガスなどの気体，水蒸気，有機溶剤の蒸気などに対し透過性があるが，その透過性は透過する物質，プラスチックの種類によりさまざまである．酸素の透過は上述した酸化褐変の原因になり醬油の品質低下を招くほか，醬油中に存在する香気物質の酸化を起こす．水蒸気の透過は醬油の濃縮と容量の減少につながる．有機低分子物の透過性を有するということは，醬油香気物質の容器内からの損失を示唆している．表 2.7.5[10] に示したが，ペレット状の各種樹脂の中には，醬油の香気物質を溶解（吸着）し，明らかに品質を低下させるものが存在する．粉末状の PVC（ポリ塩化ビニル）の場合はポリマーに各種成分が配合されており，その配合成分中，臭気の強い成分が溶出したと考えられる．このモデル系は容器と醬油の間に成分の溶出

や吸着が起きていることを示し，吸着された成分は容器壁から拡散し，大気中に放出されると考えられる．プラスチック容器の選択にあたっては，香気変化の観点から容器成分の内容物への移行とともに，醬油成分の容器への移行に注意する必要がある．

（2） 容器からの溶出

容器からの溶出物に対する安全性を確保するために，ガラス，陶磁器，合成樹脂，金属缶などについて，厚生省は規格基準を定めている．また，食品包装用に使用されるプラスチックを対象にポリオレフィン等衛生協議会などは安全に使用できる物質のポジティブリストを定めている．図2.7.1に示した溶出物による安全性の変化のうち，毒性を排除するためにはこれらを遵守する必要がある．また環境ホルモン（内分泌かく乱物質）は最近その影響が注目されている物質で，包装材料中にも存在が指摘されており，ポリカーボネートやエポキシ樹脂の原料の一つであるビスフェノールAは以前からその作用が知られていた（ポリカーボネートのビスフェノールAはすでに規格基準が定められている）．一般に環境ホルモンはライフステージによっては超微量でも生体に影響を与えるとの問題提起がある．容器の安全性の確保は非常に重要であり，今後この問題に注目していく必要がある．

5） 容器による変質防止とシェルフライフ

醬油の容器は，上述した変質を防止する機能が要求される．褐変，とくに酸化褐変を防止するためには，なるべく酸素透過のない材料が望まれ，容器内はヘッドスペースが残らない状態が好ましい．消費中（開栓後）の酸化褐変がとくに大きいことから，酸素と遮断された状態で使用できるものが望まれ，後述するBIB容器などは有効である．開栓後の醬油のシェルフライフについては議論があるところであるが，ここでは二例を示す．図2.7.3[9]に示した褐変の測定に基づき，E_{550}の変化量を指標にしてシェルフライフを試算している．表2.7.6[9]に結果を示したが，E_{550}に0.35～0.40の変化が起きたときを劣化と判定している．また別に冷凍食品の劣化度を数量的に予測する方法である品質保持特性（T-TT）図を醬油に適用し，容器素材別のT-TT図による品質管理も提唱[8]されている．劣化の判定を官能検査により行い，T-TT図を作成している．褐変防止のほか，容器自体の微生物的なクリーンさが必要である．さらに食品衛生上の安全性，廃棄物処理適性も，別の観点から容器に必要かつ重要な機能である．

2.7.2 醬油の容器

1） 容器の歩み

図2.7.4[11]に醬油容器を素材の面から眺め，

表2.7.5 樹脂添加による醬油フレーバーの低下[10]

樹脂	形状	平均値	t_0-値	判定
HDPE 1	ペレット	−1.0588	3.6456	++
HDPE 2	ペレット	−0.7058	2.9537	++
LDPE 1	ペレット	−1.0000	2.3324	+
LDPE 2	ペレット	−0.9411	2.5534	+
LDPE 3	ペレット	−0.9047	4.9894	++
LDPE 4	ペレット	−1.4705	3.9218	++
LDPE 5	ペレット	−1.4117	4.9506	++
Ionomer 1	ペレット	−0.8823	2.3678	+
Ionomer 2	ペレット	−1.2380	4.0211	++
PP 1	ペレット	−0.6470	2.5233	+
PP 2	ペレット	−0.3809	1.6290	−
PVC 1	粉末	−1.4117	4.5556	++
PVC 2	粉末	−1.9411	8.8992	++
PVC 3	ペレット	−0.1176	0.5223	−
PAN	ペレット	−0.5294	1.7044	−
Nylon-6	ペレット	−1.1764	5.1006	++
Nylon-12	ペレット	−0.0952	0.3698	−
EVA-1	ペレット	−1.1764	5.9962	++
EVA-2	ペレット	−1.1904	3.8946	++
PS	ペレット	−1.5294	6.2601	++

1) 平均値は同条件（30℃，14日保存）の樹脂無添加を対照に評点法で求めた．
2) 判定は++：1％有意，+：5％有意，−：有意差なし．
3) 樹脂は5％添加．
4) 容器は360 ml ガラスびんに王冠打栓．

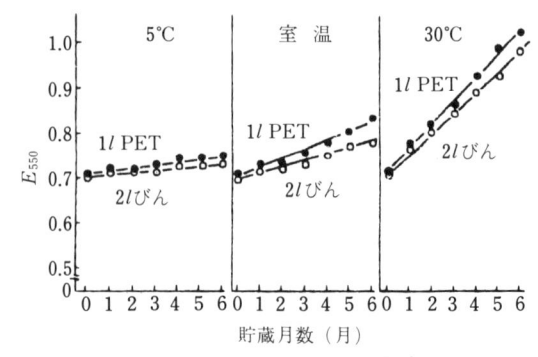

図2.7.3 醬油容器密栓時の褐変[9]

表2.7.6 醬油の密栓での褐変[9]

		貯蔵前	6か月貯蔵後		
			5°C	室温	30°C
2 l びん	色番	11	11	10	7
	E_{550}	0.694	0.721	0.773	0.954
	ΔE_{550}		0.027	0.079	0.260
	ΔE_{550}が0.400に達する期間		7年	2年6か月	9か月
1 l PET	色番	11	10	9	5
	E_{550}	0.702	0.742	0.824	1.006
	ΔE_{550}		0.040	0.122	0.304
	ΔE_{550}が0.400に達する期間		5年	1年7か月	8か月

E_{550}：醬油を5倍希釈したとき，液層10mmの550nmにおける吸光度．

容器の歩みに従って整理したものを示した．古くは土器や陶器の壺が使用されたが，室町時代より木樽の使用が始まった．醬油の物流容器として樽は相当長い間使用された．びんの登場は明治時代であり，缶の採用は大正の中期であった．昭和30年代には缶やびんを中心に，主として容量の面から容器の多様化が始まり，贈答缶，卓上びんなどの使用が始まった．昭和40年代になるとスーパーマーケットが発展し，容器のワンウェイ化が進んだ．人口の都市集中化が起こり，世帯人員の減少する核家族化にともない，容器が小形化した．ちなみに総理府家計調査報告によれば，昭和40年の世帯人員は4.26人，醬油の消費量は6.9 l/1人・年であった．このような背景の中でプラスチックボトルや紙容器が登場し，昭和40年には樽，ガラスびん，缶，紙容器，プラスチック容器と，主な醬油容器素材が出揃った．以降醬油では容器素材の競合と革新，包装形態の多様化の時代へと移って行った．**表2.7.7**[12]に昭和40～平成10年の容器別出荷数量を示した．昭和40年には2 l，1.8 lのびんが出荷量の65%を賄っており，樽も相当使用されていた．その後，樽から缶，ガラスびんからプラスチック容器へのシフトが進み，樽は市場から姿を消した．平成10年では1 lプラスチック容器は出荷量の26.9%であり，1.8 lびん，1.8 l把手付きボトルとともに家庭容器の主力になっている．最近の容器の傾向として注目されるのは，容器小形化への一層の進行，1.8 lへの回帰傾向，業務用のバルク輸送の伸びである（バルク輸送は**表2.7.7**の「その他」に該当）．平成9年には世帯人員3.34人，醬油消費量3.1 l/1人・年に減少し，世帯構成として単身世帯が増加している．これらのことから，より合理的な包装としてポーションパックが求められ，家庭消費用容器の軸であった1 lからさらに小さい容量にシフトする傾向が理解できる．

業務用は，加工業者などへの直送だけで14.1%を占め[13]，問屋を経由するものを考慮すれば相当なウェイトを占めると思われる．家庭用醬油消費量の減少をカバーするため，醬油製造各社は業務用のシェア獲得に力を入れており，タンクローリー輸送，1 kl コンテナ輸送，18 l 缶のコストダウンなど業務用分野の容器にも注力している．

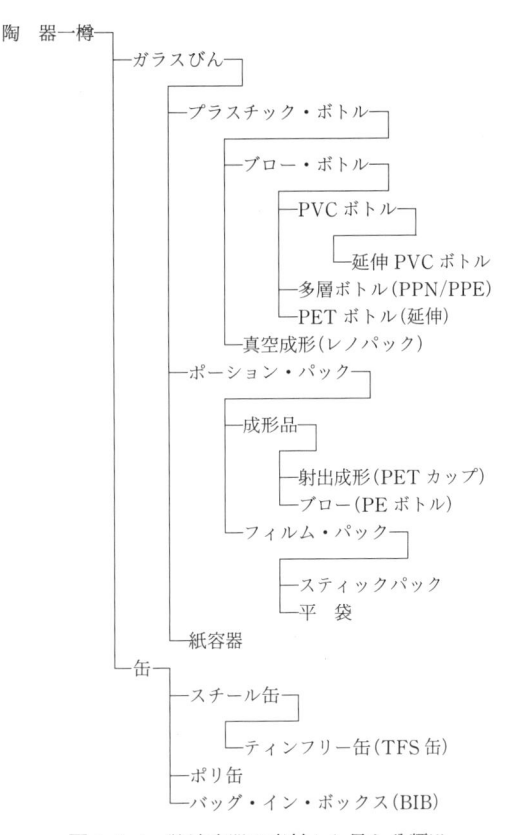

図2.7.4 醬油容器の素材から見た分類[11]

- 陶器一樽
- ガラスびん
  - プラスチック・ボトル
    - ブロー・ボトル
      - PVCボトル
        - 延伸PVCボトル
      - 多層ボトル(PPN/PPE)
      - PETボトル(延伸)
    - 真空成形(レノパック)
  - ポーション・パック
    - 成形品
      - 射出成形(PETカップ)
      - ブロー(PEボトル)
    - フィルム・パック
      - スティックパック
      - 平袋
- 紙容器
- 缶
  - スチール缶
    - ティンフリー缶(TFS缶)
  - ポリ缶
  - バッグ・イン・ボックス(BIB)

2) 醬油の各種容器

主な醬油容器について，その流れ，現状，特徴，問題点などを示したい．

(1) ポリエチレン(PE)製液体コンテナ

三菱油化(株)の「ユカテナ」を例にとり説明

表 2.7.7　昭和 40〜平成 10 年の容器別出荷量[12]

		樽	缶	びん				ポリ容器				その他	合計
				1.8 l	2 l	その他	計	0.5 l	1 l	その他	計		
昭和 40 年	%	16.8	6.5	34.9	31.8	2.3	69	—	2.3	—	2.3	5.4	100
	kl	195 073	75 497	404 131	368 603	26 646	799 380	—	26 646	—	26 646	62 174	1 158 770
43 年	%	10.9	10.6	33.1	33.1	1.6	67.8	—	2.4	—	2.4	8.3	100
	kl	127 679	123 960	387 582	388 408	181 81	794 171	—	28 093	—	28 098	99 208	1 173 116
46 年	%	6	12.5	31.7	33.9	0.9	66.5	—	6.8	0.5	7.3	7.7	100
	kl	76 718	157 980	402 511	430 078	11 646	844 235	—	85 934	6 041	91 975	97 934	1 268 842
49 年	%	2.6	14.5	30.6	25.7	0.7	57	—	12.9	5.5	18.4	7.5	100
	kl	33 239	183 380	385 603	324 248	8 302	718 153	—	162 753	68 689	231 442	95 191	1 261 405
52 年	%		12.8	29.1	22.3	1.1	52.5	—	16.5	8	24.5	10.2	100
	kl		157 085	357 096	273 311	12 957	643 364	—	203 398	98 881	302 279	125 516	1 228 244
55 年	%		16.3	25.5	17.9	1.2	44.6	—	23.1	4.9	28	11.1	100
	kl		191 469	299 316	209 511	13 971	522 798	—	270 170	57 680	327 850	130 545	1 172 662
58 年	%		15.7	23.7	13.3	1.8	38.8	—	27.1	5.8	32.9	12.6	100
	kl		185 033	280 128	156 665	21 130	457 923	—	319 480	68 473	387 953	148 753	1 179 662
61 年	%		13.8	22.1	9.2	1.4	32.7	0.9	29.5	9.3	39.7	13.8	100
	kl		165 375	264 643	110 762	16 596	392 001	10 999	353 615	112 220	476 834	164 984	1 199 194
平成元年	%		14.1	18.8	6.8	1.4	27	0.9	30.6	11.6	43.1	15.8	100
	kl		168 588	225 137	81 984	17 291	324 412	10 388	366 872	137 840	515 100	189 179	1 197 279
4 年	%		13.4	16.1	5.1	1.5	22.7	1.1	29.9	14.6	45.6	18.3	100
	kl		158 193	190 814	61 221	17 140	269 175	12 599	353 590	172 758	538 947	216 821	1 183 136
7 年	%	—	11.9	15.5	0.3	1.7	17.5	1.3	28.3	19.6	49.2	21.4	100
	kl	—	133 463	174 124	3 764	18 600	196 488	14 624	317 553	219 583	551 760	240 307	1 122 018
10 年	%	—	10.5	13.3	0.1	1.7	15.1	1.4	26.9	21.7	50	24.4	100
	kl	—	111 894	142 173	1 098	18 005	161 276	151 178	287 145	231 701	534 024	260 339	1 067 533

備考　(1)昭和 40〜52 年までは，食糧庁の「醬油工場実態調査結果表」による．
　　　(2)昭和 53〜平成 10 年までは，食糧庁の「醬油生産月報」による．

する．容量は通常 1 kl のものが使用され，醬油メーカーとユーザーの間を往復している．充塡→計量→荷役→運搬→液出し→回収→洗浄→再充塡と総合した作業性の向上を目指すための容器で，相手先のストレージタンクを兼ねる．自重約 200 kg で充塡は上部マンホールより行い，液出しは下部バルブ操作で行う．内装容器は強化 PE (polyethylene，ポリエチレン) 製で自重約 50 kg，平均肉厚 10 mm で三層構造になっている．保管の場合は多段積が可能で，空時 4 段，充塡時 3 段 (耐静荷重 4 t まで) 積め，フォークリフトの荷役ができる．PE を用いているが，回転が早いため容器の酸素透過は問題にならず，香気成分の吸着もはじめに涵養しておけば充分である．使用上注意すべき点は洗浄工程である．希釈された醬油がコンテナに残ると微生物汚染の原因になり，つぎの充塡に悪影響を与える．

最近になって液体コンテナも多様化の傾向を見せはじめた．加工向け醬油の増加や，醬油を加工した調味液の輸送などのためにステンレス製の液体コンテナが使われている．また遠隔地向けの用途にワンウェイの BIB も検討され始めた．

（2）バッグ・イン・ボックス (BIB；Bag in Box)

BIB の特徴は，①軽量である，②流通経費が節減できる，とくに空容器の輸送性，保管性が良い，③空き容器が簡単に処理できる，④大気と遮断されたまま内容物を消費できるというメリットと，①ピンホールなどが生じやすい，②外側がダンボールなので耐水性を考慮する必要がある，③基本的にはプラスチック容器であり，酸素，水蒸気，香りの透過性があるなどのデメリットがある．また従来の BIB は，段積み保管時に胴ぶくれ現象を起こし，転倒や商品価値の低下をまねいていたが，最近では図 2.7.5 のような原理により胴ぶくれを防止するオクトポスト[14]が開発され，新しい BIB として使われ始めている．

BIB を缶と比較した場合の長所は，醬油の消費中の変質を防止できる点である．事例として 5

2.7 醬油の包装

l用の缶とBIBの保存性を比較した結果を示した．図2.7.6[15]は一年保存した缶とBIBの消費中の着色について示した．1は保存開始からの色の測定値であり，2は変化量である．缶は開栓時の色にバラツキがあったが，正常なものはBIBより着色が小さい．しかし缶は開栓すると使用のつど酸素が供給されるため，色は2週間後にはBIBと逆転する．3に示すように消費中の着色はBIBが著しく小さい．表2.7.8[15]に，缶とBIBに充填した醬油の香りによる官能検査の結果を示した．開栓時については，保存が長くなるほど両者の差が顕著になり，缶が好まれる傾向を示した．しかし使用を始めると比較的早い時期にBIBが有意に好まれるようになった．

缶とBIBの比較のモデルテストを紹介したが，BIBは料飲店などで毎日定量ずつ消費される用途やまとめ買い，贈答用に好適なことを示している．現在10〜20 lのBIBが実用化されている．BIBに望まれるのは充填作業の効率化で，缶に比べて劣っているのが現状である．この点が改良されれば無菌充填も可能であり，劣化の激しい，腐敗しやすい醬油などを中心に相当の伸びが期待できる．また2〜5 lで贈答用BIBを考えても興味深い．

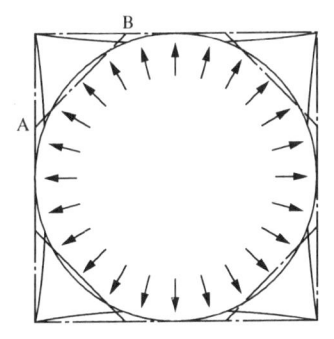

$\overline{AB}$が内袋の圧力で押され，AおよびBが箱の内側に引き込まれることにより，BIBの胴ぶくれが防止できる．

図2.7.5 オクトポストの原理

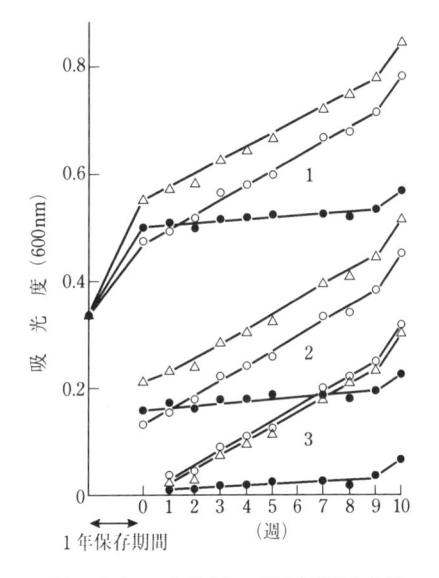

注) 倉庫に1年保存し，測定を開始した日を0週とした．

図2.7.6 倉庫に保存した醬油の吸光度（600 nm）変化[15]

表2.7.8 トライアングル法によるBIBと缶の香気の識別・嗜好[15]

		開栓時				122日保存使用中			
		95日	122日	150日	284日	4l残存	3l残存	2l残存	1l残存
パネル数(人)		26	28	26	21	25	26	22	26
識別正解者(人)		10−	16**	21**	11−	15**	15**	16**	23**
嗜好	BIB (人)	3−	7−	9**	3	13**	11**	14**	17**
	缶 (人)	7−	8−	12**	8*	2	4	2	6
		150日保存使用中		284日保存使用中					
		4l残存	3l残存	4l残存	3l残存	2l残存	1l残存		
パネル数(人)		22	26	21	20	20	20	**	1%有意
識別正解者(人)		14**	15**	8−	13**	17**	16**	*	5%有意
嗜好	BIB (人)	10**	14**	4−	13**	15**	14**	−	有意差なし
	缶 (人)	4	1	4−	0	2	2		

注) 122日目開栓時嗜好のデータ1名分欠測．

(3) ガラスびん

ガラスは透明, 自然, 衛生的など良いイメージがあり, 酸素や香気を通さず中身の味や質を変えない点で醬油容器に最適であると考えられる. この容器の現状を以下に述べる. 表2.7.7に示したようにプラスチック容器の伸びは著しく, 2 l びんが使われなくなり, 1.8 l のびん出荷量も13%に低下している. 最近の傾向としては小容量のびんが増え, とくに多様化した新製品には多く採用されている. これらのびんはワンウェイではあるが, カレットとして回収後, びんに再利用されるためサイクルびんと呼ばれる.

ガラスびんの今後は, リユースやリサイクルに適していることがどのように評価されるかにかかっていると思われる. まずリユースであるが一升びんや牛乳びん, ビールびんでの実績があり, 社会システムの構築のされ方しだいでは再評価が期待できる. 一方, リサイクルはカレットとして回収し再びガラスびんに利用するシステムがあり, またガラスびんが小容量の容器に向いていることから, 50〜500 ml の間の容器で多岐に展開すると考えられる. ガラスの高級感を活用するもの, プレラベルびん, フロスト加工びんなど活用できる技術は種々ある. ただガラスびんの生産はあまり多品種少量生産に向いていない. したがってどう多品種少量生産に組み込んで行くかが鍵であろう.

(4) プラスチック容器

昭和48年5月, アメリカでバーボンウィスキーの容器からPVC (polyvinyl chloride, ポリ塩化ビニル) のモノマー (VCM, vinyl chloride monomer) が溶出するという問題が起ったが, この頃までにPVCボトルは, 醬油にはもちろん, 日本の食品容器などに相当使用されるようになっていた. その後VCMの問題は発ガン性の問題に発展したが, 日本では問題発生以降PVC中のVCMの残存量の低減が進められ, 厚生省が昭和52年に残存VCMの規制を実施し, PVCの安全性の問題は決着した. しかしこの間, 食品などの容器のPVC離れは急速に進み, 醬油ではナイロンやエバール®をバリヤー層にした多層ボトルが採用された. その後緊急避難的に使用された多層ボトルから, 昭和52年キッコーマンが500 ml の容器に2軸延伸のPETボトルを採用し, 翌年1 l もPET (polyethylene terephthalate, ポリエチレンテレフタレート) 化したのを契機に, これらのサイズの容器はPETボトルに変った. 現在も醬油のプラスチック容器の主流は2軸延伸PETボトルである. PET容器は, 添加物なしで成形できるので食品衛生的に安全性が高く, 燃焼時有害ガスを発生せず発熱量が少ないので廃棄物処理性があり, 美麗で丈夫である. 表2.7.9[16]に延伸PETボトルと他ボトルとの比較を示した. PETは10%軽くなったと同時に減量はPVCの1.25倍におさまり, 保存中の着色もPVCより小さい結果になった. またPETは香りに対してもポリカーボネートと並んで遮断性が良く, 官能的にも問題がない. これらの点からPETが広く使われることになった.

プラスチック容器の今後であるが, 環境対応が課題になるであろう. 現在, PETボトルの廃棄物処理はマテリアルリサイクル中心に行われている. そのため, 軽量化による量の削減や輸送効率を上げるための減容化が要求される. 従って軽量化にともなうPETボトルのバリヤー性の低下を補うための, シリカやアモルファスカーボンをプラズマコートする技術が取り入れられる可能性があるとともに, 容器の形状の見直しがなされよう. また, マテリアルリサイクルでは再生品の用途開発が必須で, 再度PETボトルに戻す技術開発が重要になってくる. PETは成形や加工により分子量が低下するので, これをカバーする技術として, 廃棄物より調整したフレーク材の固相重合が注目されよう. ポリエチレンナフタレート (PEN) はガスバリヤー性が良い樹脂で, 耐熱性, 非吸着性などリユースに適した特徴を持っていることから, 今後リユース容器素材として採用される可能性がある.

(5) ポーションパック

ポーションパックは, 最近増加している包装形態である. ファーストフードなどの別添用に用いられるPEのブロー容器, 射出成形したPETやシートから深絞り加工したカップにヒートシールした容器, スティック状, 3方シール平袋のフィ

2.7 醤油の包装

表 2.7.9 延伸 PET ボトルと他ボトルとの比較

(a) 1 l 各種プラスチックボトルの保存性の比較(濃口醤油保存)

	2軸延伸 PET	PPE	PPN 1	PPN 2	PVC	ガラス (360 ml)
ボトル重量(g)	35	49〜50	45〜46	45〜46	39〜40	330
保存100日当たりの重量減少(g)	3.364	0.636	0.534	0.520	2.702	—
対PET重量減少比	1	0.189	0.159	0.155	0.803	
12週保存時の色番(初発値 9)	6〜5	7〜6	5	5	5	8〜7
保存100日当たりの500 nmの変化量(初発値 8.04)	3.003	2.740	3.184	3.332	3.135	2.283
保存100日当たりの600 nmの変化量(初発値 1.950)	0.785	0.651	0.814	0.911	0.839	0.532
対PET吸光度(600 nm)比	1	0.829	1.037	1.161	1.069	0.678

・濃口醤油を30℃で保存．
・吸光度は原液液層10 mm の吸光度に換算．

(b) 1 l 各種プラスチックボトルの保存性の比較(官能検査)

容器素材	PVC対照			ガラス対象		
	平均値	t_0-値	判定	平均値	t_0-値	判定
2軸延伸PET	0.2273	2.0174	有意差なし	0.2273	1.0000	有意差なし
PPN	0.2727	1.0638	有意差なし	−0.4091	1.9044	有意差なし
PPE	−0.1364	0.5684	有意差なし	−0.6364	2.9784	5%有意
ガラス(360 ml)	0.5000	3.1691	1%有意	—	—	—

・パネル数：22人，評点法，30℃，4週間保存．

ルム包装などが使用されている．フィルム包装はPVC製の筒やブリスターパック，紙箱などに集合包装されている．

従来ポーションパックは開封しにくかったため，内容液が飛び散ったり手を汚したりすることがしばしばあった．しかしマジックカット®[17]をはじめとするさまざまな易開封技術が考案され，開封機能性は格段に向上している．

ポーションパックの包装技術上の注意すべき点は，単位醤油当たりのヘッドスペース量，透過面積などが著しく大きくなる点である．したがってヘッドスペース中の酸素をできるだけ排除するための工夫が必要になり，また包材も非常にハイバリヤーなものが要求される．これらを考慮しないと市場で一般的に流通させ得る商品とはなりにくい．このような点から現在はヘッドスペースがなく，酸素を通しにくいアルミやアルミ蒸着ラミネートフィルムを使用したパックが主流になってきている．

醤油用に使用されているポーションパックには，延伸ナイロン（ONY）を基材に用いたフィルムも広く使われている．バリヤー層としては，基材に塩化ビニリデン（PVDC）をコートしたものやエバール®，MXDナイロンなどの樹脂系バリヤー，ケイ素酸化物やアルミなど無機物による蒸着バリヤー，アルミ箔による金属バリヤーが知られている[18]．

図2.7.7に小袋に醤油を充填したときの色の変化を示した．ONY-Si蒸着（ONY-SiVM(12)//LLDPE(40)），KNY（KNY(15)//LLDPE(40)），Al箔（PET(12)//Al(7)//PET(12)//LLDPE(40)）の3種類のポーションパック（内寸

表 2.7.10　フィルムの酸素および水蒸気透過度

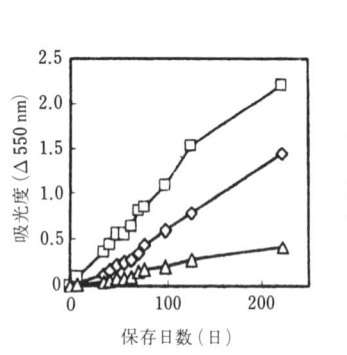

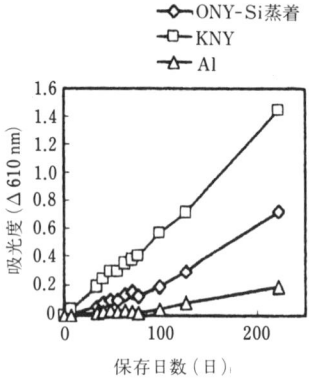

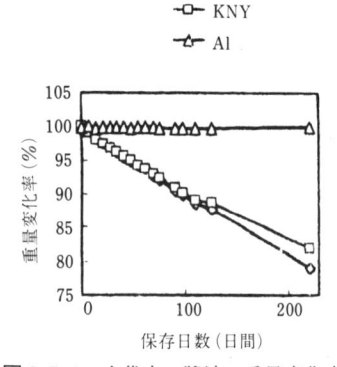

フィルム構成	酸素透過度 (25℃, 90%RH) (cc/m²・24 h・atm)	水蒸気透過度 (40℃, 90%RH) (g/m²・24 h)
ONY-SiVM(12)//LLDPE(40)	0.7	7.0
KNY(15)//LLDPE(40)	5.2	8.2
PET(12)//Al(7)//PET(12)//LLDPE(40)	0	0

図 2.7.7　小袋中の醤油の吸光度（550 nm）変化

図 2.7.8　小袋中の醤油の重量変化率

30×65 mm）に，醤油を液中シールにて 5 g（4.27 ml）充填，30℃，30%RH で保存した。その結果，550 nm，610 nm の両波長において醤油の吸光度が経時的に変化した。ONY-Si 蒸着に保存した醤油は KNY（K coated nylon，K コートナイロン）に保存したものと比べ吸光度変化速度が 1/2 であった。Al は ΔOD（550 nm）で 0.5，ΔOD（610 nm）で 0.2 増加した。

図 2.7.8 はこれらのフィルムの重量変化率を測定した結果である。Al 箔ポーションパックでは重量変化がほとんど起こらなかったが，一方 ONY-Si 蒸着は KNY とほぼ同程度の重量変化率であった。最終測定日（221 日目）における重量変化率の平均値の差の検定を t-test により行った結果，ONY-Si 蒸着と KNY に有意な差は認められなかった（$p>0.05$）。これらの結果は，表 2.7.10 からも分かるように，フィルムの酸素透過度が高くなるほど褐変が進み，また水蒸気透過度が高いほど内容物の蒸散が進むことを示している。すなわち醤油用ポーションパックを開発する場合，価格，使い勝手だけでなく，フィルムのバリヤー性と内容物の味・香りの官能を充分考慮した包装設計が必要である。

引用・参考文献

1) 中台忠信：香料, **200**, 69〜80（1998）
2) 佐伯昌俊：ジャパン・フード・サイエンス, **19**(10), 74〜82（1980）
3) 奥原　章：醸協, **71**(8), 603〜607（1976）
4) 大西利男：調味科学, **18**(6), 239〜245（1971）
5) 茂田井宏, 広岡仁史, 花岡嘉夫他：農化, **51**(2), 107〜113（1977）
6) 橋場弘長：調味科学, **19**(6), 24〜30（1972）
7) 築山良一, 篠部恭三, 伊達真一郎他：醤研, **7**(5), 216〜220（1981）
8) 茂田井宏：醸協, **72**(1), 18〜20（1977）
9) 橋場弘長：醤研, **11**(4), 144〜148（1985）
10) 佐伯昌俊：食品工業, **21**(22), 27〜36（1978）
11) 佐伯昌俊：包装技術別冊, **4**, 71〜83（1984）
12) 日本醤油協会：全国醤油協同組合連合会　平成 11 年総会資料
13) (財)全国食生活改善協会：米麦加工食品等の現状（平成 10 年 12 月）
14) 竹澤泰平, 髙柳充夫, 川瀬昭一他：包装技術, **32**(8), 740〜749（1994）
15) 佐伯昌俊：包装技術, **21**(2), 33〜39（1983）
16) 佐伯昌俊：醤研, **6**(4), 127〜131（1980）
17) 旭化成ポリフレックス(株)：PACKPIA, **42**(2), 20〜22（1998）
18) 猪狩恭一郎：日本包装学会誌, **7**, 307（1998）

（佐伯　昌俊，桑垣　伝美）

2.8 味噌の包装

2.8.1 味噌包装の沿革と意義

かつては木樽がメーカーから販売店間の味噌の通い容器として使われ、店頭では味噌は秤り売りされ、購入した家庭では壺などに移し換えて保存した。

昭和30年代に入ると、ポリエチレンその他のプラスチックフィルムが登場し、他の多くの食品と同様、小袋詰め包装した味噌が流通し始めた。その後、味噌製造方法の改善や、包装材料の材質・形状の改良とともに急速に普及し、現在では味噌も小形容器包装が主流となっている。購入されたものは移し換えることなく、そのまま冷蔵庫などに保存されるようになった。このように包装容器自体が保存用容器としても使用されるようになったのは、他の食品にも共通する現象である。ただし、消費者にとっては、味噌は保存食品という思い込みが強いため、わずかな品質変化でも大きなクレーム要因となった。

一方、業務用など単位が大きいもの（10 kgまたは20 kg）は、かつての木樽に代わってポリエチレン製袋に充塡した味噌をプラスチック製の桶や、段ボール箱に入れて流通するようになった。

このような沿革から、味噌を包装する意義がおのずと見えてくる。流通形態の変化と、消費者ニーズの変化に応える形で味噌の包装が発展してきたといえる。繰り返し使用する木樽は重いうえに、衛生上も好ましいものではない。小袋包装したものは遠隔地への流通にも適し、衛生的であり、保存するにも使うにも簡便である。また開放的な秤り売りに比べ、品質、とくに香気や旨味を保持する点でも優れている。

2.8.2 容器の材料と形態

包装材料についてみると、初期は塩化ビニリデンフィルムによるロケット包装であった。包材メーカーが、他の食品の包材の味噌への利用について試す時期でもあった。続いてポリセロが開発されるとピロー包装、ガゼット包装に移り、これが長期間続いた。さらに塩化ビニリデンやエチレン・ビニルアルコール共重合体フィルムを用いた容器に発展していった。

現在用いられている容器形態と包装材料は**表2.8.1**に示すとおりである。家庭用の一般味噌（水分45%、食塩濃度11%）は味噌の最終プロダクツによって4つの包装形態に分かれている。

ピローでは、KPET、KNY/CPP、OPP/EVOH/PEが使われ、ガゼットではKセロ/ONY/PE/EVAが使われている。

カップは透明性とガスバリヤー性に優れたPP/EVOH/PPが使われており、寒冷地または寒冷地向けの商品では耐衝撃性の良いHIPS/EVOH/PPが使われている。

粉末味噌はKセロ/紙/Al/アイオノマーが使われたが、最近ではケーキ状の凍結乾燥味噌が増加しており、これらの容器はPP/EVOH/CPP、ふたはPE/PE/Al/アイオノマーのものと、PPの容器に入れてからKセロ/紙/Al/アイオノマーのバリヤー剤で包んだものがある。

最近急激に増加しているインスタント生味噌汁は、PET/Al/特殊PEのものとPE/Al/PEのものとがある。

初期の包装形態は、味噌をポリエチレンシートで包み、上部をしばったり、ゴムバンドでとめる簡易包装であったが、徐々に成形された袋に味噌を入れ、上部を熱シールした包装に変わっていった。現在店頭で見られる包装形態はバラエティに富んでおり、それを発展の順序にしたがって並べると、ピロー、ガゼット、円筒形カップ、直方体カップ、立方体カップであり、ときには昔帰りをしたような巾着と称する簡易包装や、壺入りなどが現れ、現在もごく少量ながら利用されている。使い勝手がいいようにチューブ入りのものも現れたが、まったく普及しなかった。

ピローは、名前のとおり枕形のもっとも素朴な形態で、現在でも廉価な味噌では主流として用いられている。小規模メーカーでは手詰めをすることが多く、この形態が作業に適しているからである。また麦味噌地帯（九州）では、湯通しによる過熱殺菌をすることがしばしばあり、ピローは味

ONY：oriented nylon，延伸ナイロン

表 2.8.1　市販されている味噌の包装形態と包装材料[5]

味噌の種類	包装形態	包装材料
一般味噌	パウチ（ピロー）	KPET/PE、KPET/CPP KNY/CPP、OPP/EVOH/PE
	ガゼット	Kセロ/ONY/PE/EVA Kセロ/ONY/PE/PE
	容器（カップ）	PP/EVOH/PP HIPS/EVOH/PP
	容器（チューブ）	PP/EVOH/PP
粉末味噌	パウチ	Kセロ/紙/Al/アイオノマー 紙/PE/Al/PE
凍結乾燥味噌	容器（カップ）	容器：PP/EVOH/CPP 蓋材：PE/PE/Al/アイオノマー
	パウチ（ピロー） （固形タイプ）	容器：PP単体 外装材：Kセロ/紙/Al/アイオノマー
インスタント 生味噌汁	スタンディング パウチ	PET/Al/特殊PE PE/Al/PE

（記号）　Kセロ：塩化ビニリデンコートセロファン　KPET：塩化ビニリデンコートポリエステル　KNY：塩化ビニリデンコートナイロン　PE：ポリエチレン　PP：ポリプロピレン　CPP：未延伸ポリプロピレン　OPP：延伸ポリプロピレン　EVOH：エチレン・ビニルアルコール共重合体　EVA：エチレン・酢酸ビニル　HIPS：耐衝撃性ポリスチロール　Al：アルミ箔　アイオノマー：エチレンとアクリル酸の酸共重合体にナトリウム，亜鉛を架橋結合させた樹脂

噌の内部まで熱を伝えるのに適した，肉厚が薄い形状であるのでよく利用される．また手詰めの場合，容易に真空包装できる利点もある．内容量は1kgが中心で，その他に750g，500g，2kgなどがある．宣伝などに用いられる試供品としては，ピローの200〜300gがもっとも多い．

ガゼットは，ピローのみが流通している時期に高級感を誇示するために現れた．手詰めができないばかりか，使用に際しても，最後まで使い切ることが困難である．それにもかかわらず，現在もかなりの量が流通している．小規模メーカーではピローは手詰めで，ガゼットは自動包装でというラインがほぼ確立されているからである．1kg，750g，500gがある．ピローに比べ厚みがあるので，包装形態が小さく，上品に見え，1kgが圧倒的に多い．

カップは，最初に円筒形のものが現れたが，材質，強度，使い勝手（底面周辺に残った味噌がすくえない，内容量が少なくなると材質強度が弱いため片手で持ちにくくなる）の面で難点があり，ほとんど普及せず，現在は特殊なものを除けば見られなくなっている．

バターケースのような直方体，または角を落とした卵形も少数派であり，立方体に近いカップが主流になっている．円筒形カップにあった欠点をほとんど解決したからである．1kgと750gが中心で，750gのほうが主流になりつつある．ほかに500g，300gなどがある．

内容量についていえば，味噌汁椀1杯に含まれる味噌は約12gであるので3人家族で全員が毎日1杯ずつ味噌汁を飲むとすれば，1日36gが消費される．750gの味噌を購入すると20日間で消費される．出荷された味噌が最終的にスーパーマーケットなどから姿を消すのは2か月後である[1]から，一般の味噌で表示される6か月の賞味期限内には消費されてしまうことになる．

しかし，この点に関しては法律上微妙な問題がある．一括表示の「賞味期限」とセットになっている「保存方法」欄には「直射日光を避けて，常温で保存してください」と書き，欄外に任意表示で「開封後は冷蔵庫で保存してください」と書く例が多い．この表記方法が最近では問題になって

きているのである．味噌は，保存食という認識から，しかも冷蔵庫のない時代から存在したという理由で冷蔵庫保存が必要ではないということになっている．これは味噌は容器包装のない時代から存在したから，容器包装してはいけないというのに等しい．

金山寺味噌，ごま味噌や酢味噌のような味噌加工品は内容量も300g以下で，浅い円筒形のプラスチック製やガラス製の容器，またはブローボトルが用いられることが多い．普通の味噌の用途のほとんどが味噌汁であるのに対し，これらは食卓に乗る調味料や副菜となるからである．

2.8.3 味噌包装の要件

味噌に対するクレームの第1位は色の変化であり，第2位は包装容器の膨張である．これらのクレーム品はほとんど返品される．

味噌は，赤味噌，淡色味噌，白味噌などのように色の基準でも分類される（ほかに産地別，原料別による分類法がある）ため，出荷後の着色がもっとも嫌われる．味噌は，空気酸化によって彩度が著しく低下（変色）し，くすんだ色になる[2]．したがって，ガスバリヤー性の高い包材でなければならない．味噌上部と蓋の間のヘッドスペースにある酸素を除くために脱酸素剤が使われる．現実には，脱酸素剤の効果は弱く，保存期間とともに上面ヘッドスペースの部分から変色が始まる．味噌は，アミノ酸や糖分を多く含むため，褐変（着色）が起こりやすい．褐変反応は無酸素的，非酵素的な反応である．この反応は光によって促進される．しかし褐変について現時点では包装容器のみによって解決することはできない．また，消費者は色を見て味噌を求める傾向があるので，透明性の高い包装材料が必要である．したがって遮光性と透明性という矛盾する機能が求められることになる．

大部分の味噌は，殺菌工程を経ないで出荷される．核酸系の調味料を使った味噌では，必ず加熱をするが，味噌中に残存する酵素（フォスファターゼ）を失活させるのが目的で，殺菌には至らない．したがって味噌中には多くの微生物が生存している．とくに味噌発酵に関与した耐塩性酵母によって出荷後再発酵する恐れがあり，その結果容器の膨張をきたす．容器包装が急速に広まったのは，再発酵を抑止するソルビン酸およびそのカリウム塩の使用許可が認められた昭和39年以降である．しかし，40年代に入ると味噌の発酵を促進させるために純粋培養した酵母が積極的に利用され始めた．自然界から混入するわずかな酵母とは異なり，純粋培養された大量の酵母による再発酵は規定量のソルビン酸（味噌の千分の1重量）では抑制できず，この時点からアルコール添加が始まった．アルコールによって酵母は死滅することはないが，発酵能を消失してしまうからである．

普通の味噌では，アルコールの添加量は2％でよいとされる[3]が，リスクを考慮して，多いときには5％も添加されることがある．したがって耐アルコール性であり，バージン，可塑剤などが溶出しない包装材料が求められる．

一方で，消費者のニーズによって無添加生味噌が増えつつある．これは食品衛生法で認められる一切の添加物を使わない味噌であるから，アルコールも使用しないし，加熱工程も経ない味噌である（無添加味噌は添加物を使わない味噌で，加熱をしてもよい．生味噌は加熱などの物理処理をしない味噌で，添加物を使用してもよい）．これの実現のためには，味噌の発酵方式を変えることと，容器の工夫が必要である．味噌を充分に発酵させることによって生成したアルコールが酵母の再発酵を抑止する．アルコールがさほど生成しなくても，6か月以上も寝かせる長熟型の味噌では，酵母自体が死滅期に達して減少し，味噌1g中10^2以下になれば，アルコール添加の必要はないとされている[4]．しかし必ずしも万全ではなく，リスクが大きい．

そこで出現したのが一方通行のバルブを取り付けた容器である．内部で発生した二酸化炭素を外に逃がし，外からは空気が侵入しないようにしたものである．一般的にはカップ包装で利用される．またカップと蓋の間に屈曲した小さな通気口を設け，発生した二酸化炭素を，空気が侵入しないようにきわめて遅い速度で排出させるものがある．いずれも安全のために，脱酸素剤が併用され

る．また，ピローやガゼットの場合は，容器の一部を溶着せず開放のまま，または異物混入を防ぐため綿を詰めたストロー状の栓を付けたものも見られる．思い切って，巾着などの上部を結束しただけの簡易包装もある．

味噌を充填したまま湯通しすることによって行われる過熱殺菌（80℃，30分）では，耐熱性の包材でなければならないし，直後に冷水で20℃以下に急冷却されるので温度変化に耐えるものでなければならない．またこのさい，味噌充填後シールをする前に，熱伝導を良くするため，真空チャンバーの中で脱気されるので物理的強度も要求される．

カップは，その利便性（変形しにくい，冷蔵庫保存がしやすい，最後まで使い切ることができるなど），形態の美しさ，高級感などによって主流となっているが，唯一の欠点は，容器に直接印刷ができないことである．印刷可能な材質または容器成形機の開発が求められる．その理由は，容器が小さくなる傾向にあるのに対し，法律によって表示すべき項目が増えており，現在のようにラベルをほとんど全面に貼ると，中味の味噌が見えなくなるからである．

2.8.2 包装材料の項で見たように，粉末味噌，凍結乾燥味噌，インスタント生味噌汁は加熱工程を経ているため，油の酸化が起こりやすい．これを防ぐために遮光性のアルミラミネートフィルムが使われることが多い．インスタント生味噌汁を絞り出すときの，復元性や指への確かな反応も隠れた効用であろう．また粉末味噌，凍結乾燥味噌では，吸湿を防ぐ目的もある．

2.8.4 これからの味噌の包装

今後は，味噌は二つの大きな流れに分かれていくものと考えられる．一つは簡便性を重視した調味料入りの味噌．これには種々のインスタント味噌も含まれる．もう一つは健康志向に合せた無添加生味噌．これには無添加味噌，生味噌，無農薬原料を使った味噌も含まれる．これらの流れに沿った新しい包装材料の開発が望まれる．表2.8.2には，横山[5]が提案した新しい機能を持った味噌の包装材料を示した．

これらの包装材料は酸素吸収性，吸湿性，透明性，ハイバリヤー性，ガス選択性などの機能を単独で，または複合して持っている．

酸素吸収性包装容器は，容器内部に酸素吸収剤を練り込んだものである．容器内のヘッドスペースばかりでなく，味噌中に細かな気泡となって存在する酸素や，外部から透過してくる酸素を吸収し，味噌の着色や変色を防ぐのが目的である．

吸湿性包装材料は，ラミネート包材の内面に無機ライナーが貼り合わされたものであり，外部から侵入する水分，湿度をこの層で吸収する．粉末味噌や凍結乾燥味噌の吸湿や固化，それにともなう品質劣化を防ぐことができる．

ハイバリヤー透明蒸着材料は，PET（polyethylene terephthalate，ポリエチレンテレフタレート）フィルムにシリカが蒸着されたものであり，外部

表2.8.2 新しい機能を持った味噌の包装材料[5]

区　分	特　徴	味噌での効果
酸素吸収性包装容器	容器内に酸素吸収剤（塩ビゾルコンパウンド）を練り込む．容器内の酸素と浸入酸素を除去．	ヘッドスペースによる褐変防止と味噌の色素維持．
吸湿性包装材料	吸湿性無機フィラーを内層面にラミネートする．外部よりの湿気を吸湿する．	凍結乾燥味噌の包装材料に使うことにより，味噌の吸湿を防ぐことができる．
ハイバリヤー透明蒸着包装材料	PETフィルムにシリカ（SiO_x）を蒸着したハイバリヤー包材．外部からの酸素透過を防ぐ．	液体調味用味噌のスタンディングパウチに適している．味噌の褐変を防ぐ．
ガス選択透過性包装材料	プラスチック包材では$O_2:CO_2$の透過率は$1:3～6$である．CO_2の透過率を$1:15～17$に上げた包材．	包装されたのちの味噌のCO_2を透過させる．チーズのCO_2除去包装に使われている．

からの酸素透過を防ぐ機能が優れていて，なお透明性が高いので，ほとんどの味噌に使用できる．

ガス選択性包装材料は，味噌の再発酵によって発生する二酸化炭素を容器外に透過させるけれども，酸素の侵入を阻止するものである．

味噌製造業は，厚生省による認証業種に指定されてはいないが，衛生管理にHACCP (hazard analysis-critical control point system, 危害分析重要管理点方式) 的手法を採用する企業が現れてきた．一般味噌については，高濃度の病原性細菌に汚染されたとしても，数日のうちに死滅してしまうが，味噌の食塩濃度は年々低下しており，無塩味噌まで出現している現状では，いつまでも安全性を保証できるものではない．また急増しつつあるインスタント生味噌汁は水分が多く，したがって水分活性が高い．

味噌製造企業の現場で，もっとも細菌汚染を受けやすいのは，包装ライン，大豆，米，麦などの蒸煮物の冷却ライン，製麹ラインと考えられる．冷却ライン，製麹ラインは無人化などによって対策は立てられ，すでに実施例もあるが，包装ラインは旧態依然としたままであり，対策を立てることは困難である．

最近，$3\,000 \sim 200\,000\,cP$の高粘度食品を直接加熱する超高温短時間殺菌装置が開発された．この殺菌装置は，食品に直接スチームを混合し，瞬時に$100 \sim 150℃$まで均一に加熱するものである．続いて，真空で瞬時に水分を蒸発させ冷却する．フレーバー物質の遺失を防ぐ手段を講じなければならないが，この殺菌装置と無菌包装との組合せが，将来は必要になってくるであろう．

2.8.5 環境との調和

上述のように，味噌は返品が多い，問題あり商品である．返品された味噌は人力で包装を破って内容物を取り出し，味噌と容器を分別する．いずれの食品でも同じであるが，味噌に限っていえば，問題は包装容器と味噌が分離しにくいことである．リサイクル法施行後は，これら返品の包装容器は洗浄して定められた場所に集積または保管しなければならない．

リサイクル法の施行により，包装容器の材質に用途機能のみを求めることは困難になりつつある．包装材料の種類が増えれば増えるほど分別収集が困難になり，意図せず不適切な処理をされる恐れもある．また，ラミネート包材は，本来的に分別不可能という宿命を負っている．

新しい包装材料が開発されれば，それの製造時，使用時，処分時の環境への影響が検討されて初めて許認可されることになると思われるが，包装材料の開発，包装技術の発展をかなり減速させるものになるに違いない．これを超えるためにつぎのテーマに沿った研究が必要になるであろう．
① メーカーが保証する賞味期限（一般的には6か月）に品質が変化しないよう，味噌の製造プロセスを再検討し，品質保持技術を高める．
② リターナブルな容器形態を考える．消費者が納得するなら，セルフサービスサーバーのようなものも考えられる．
③ 味噌業界が減少させたい，と願っているクレーム返品（変色，着色，膨張）に的を絞って，包装容器の変換で対処できるかどうか考える．
④ 使用後の容器を，無害で熱エネルギーに変換できる方法を検討する．そのために部外者を含めた実務者研究会を発足させる．
⑤ 味噌はカップに，といった既成概念を変えるような包装形態を考える．

以上は，すべての食品の包装に共通する問題であり，食品包装の従来の目的である．衛生，安全，簡便，快適，品質保持に環境維持が加わることになる．

引用・参考文献

1) 萱原久孝，北村靖則，桜井令子他：信州味噌研報告, **35**, 36 (1994)
2) 本藤 智：味噌の科学と技術, **41**, 267 (1993)
3) 望月 務，安平仁美，岡村清隆：信州味噌研報告, **13**, 23 (1972)
4) 安平仁美，浜 保三，望月 務：信州味噌研報告, **17**, 46 (1976)
5) 横山理雄：味噌の科学と技術, **45**, 92 (1997)

〈安平 仁美〉

2.9 マヨネーズ・ドレッシングの包装

2.9.1 マヨネーズ・ドレッシングの種類と市場動向

マヨネーズ・ドレッシングは，いまでは醬油や味噌と同じように，どこの家庭にも常備されている基礎調味料になっている．マヨネーズ・ドレッシングがこのように一般的に使用されるようになったのはそう古いことではなく，図2.9.1で示すように昭和30年代に入ってからである．食生活の洋風化とともに，当時，容器に軟質ポリエチレンチューブが採用され手軽に絞り出して使えるようになったことが，マヨネーズの消費を伸ばした理由の一つになっていると考えられる．現在では，一口にマヨネーズ・ドレッシングといっても，さまざまな商品が市場にあふれており，低カロリーを訴求したマヨネーズタイプのドレッシングや品質にこだわった新タイプのドレッシングによって市場が一段と活性化している．また，ノンオイルタイプの香味調味料や肉をターゲットにしたドレッシングなど，他の調味料との境界がはっきりしなくなり競合関係が強まっている．

これらのマヨネーズ・ドレッシングを農林水産省の品質表示基準では図2.9.2のように分類している．この基準では，乳化状態，粘度，必須原材料，使用できる原材料などが定められており，同じような容器に入っているマヨネーズ状のものであっても，マヨネーズと表示できるもの，サラダドレッシングになるもの，半固体状ドレッシングに入るものがある．

マヨネーズ・ドレッシングの市場規模は酒類食品統計月報によれば，平成10年度で約35万t，伸び率は3.4%である．マヨネーズとドレッシングの比率はおよそ2：1であり，10年前と比較すると図2.9.3のようにドレッシングの比率が高まっている．一方，家庭用と業務用の比率はおよそ3：2で，最近は家庭用が横ばいであるのに対し，外食・中食の増大にともない業務用の伸びが大きい．ここでは，おもに家庭用の包装について述べる．包装形態は，マヨネーズは軟質ポリエチレンチューブがほとんどであり，ガラスびんは

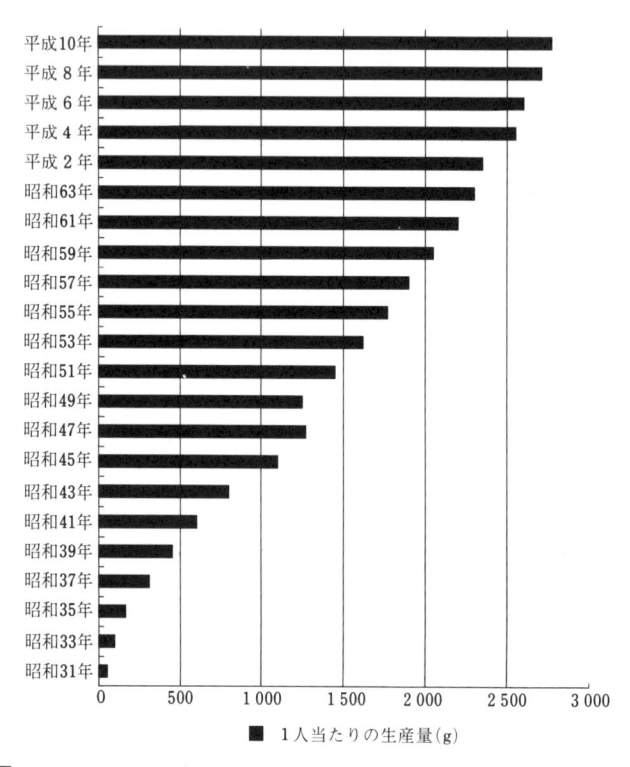

図2.9.1　マヨネーズ・ドレッシングの1人当たりの年間消費量の推移

2.9 マヨネーズ・ドレッシングの包装

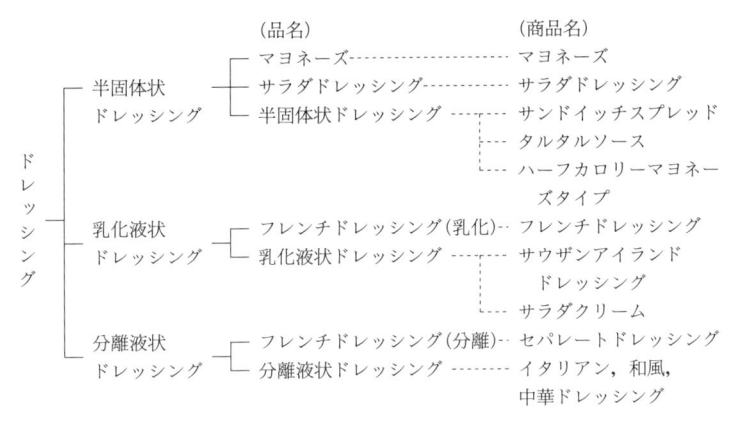

```
ドレッシング ┬ 半固体状    ┬ (品名)                    (商品名)
             │ ドレッシング │ マヨネーズ─────────── マヨネーズ
             │             ├ サラダドレッシング─────── サラダドレッシング
             │             └ 半固体状ドレッシング ───── サンドイッチスプレッド
             │                                     ├‥ タルタルソース
             │                                     └‥ ハーフカロリーマヨネー
             │                                         ズタイプ
             ├ 乳化液状    ┬ フレンチドレッシング(乳化)‥ フレンチドレッシング
             │ ドレッシング └ 乳化液状ドレッシング ───── サウザンアイランド
             │                                         ドレッシング
             │                                     └‥ サラダクリーム
             └ 分離液状    ┬ フレンチドレッシング(分離)‥ セパレートドレッシング
               ドレッシング └ 分離液状ドレッシング ───── イタリアン，和風，
                                                       中華ドレッシング
```

図 2.9.2 マヨネーズ・ドレッシングの分類
(農林水産省の品質表示基準による)

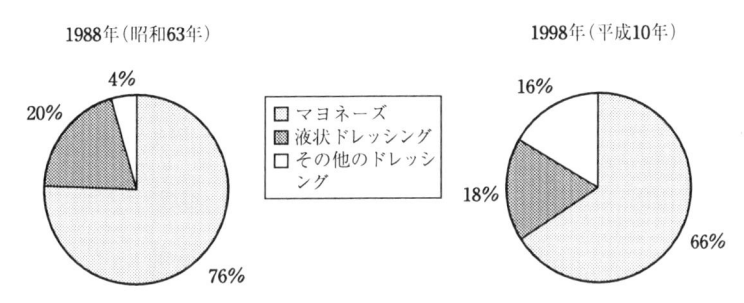

図 2.9.3 マヨネーズ・ドレッシングの生産割合の比較
(資料：酒類食品統計月報)

1988年(昭和63年) 4%, 20%, 76%
1998年(平成10年) 16%, 18%, 66%
□ マヨネーズ
■ 液状ドレッシング
□ その他のドレッシング

1%以下である．ドレッシングはガラスびんとプラスチックボトルがあり，最近はプラスチックボトルの伸びが大きい．

2.9.2 マヨネーズ・ドレッシングの製造工程

分離液状ドレッシング以外のマヨネーズ・ドレッシングは，水中油滴型に乳化した半固体状もしくは乳化液状の調味料である．家庭でマヨネーズを手作りする場合，卵黄に調味料と食酢を加え，攪拌しながらサラダ油を徐々に加えて作る．市販のマヨネーズや乳化タイプのドレッシングも，基本的にはこれと同じ方法で作られる．

図 2.9.4 にマヨネーズを例として一般的な製造工程を示す．他の乳化タイプドレッシングもマヨネーズとほぼ同様の工程で作られる．分離液状ドレッシングではミキサー，乳化機を通さずに，直接，充塡機に送られる．

包装工程として図 2.9.4 にはチューブラインとガラスびんラインを示した．マヨネーズ・ドレッシングは，品質向上のため，ヘッドスペースを窒素で置換してキャッピングしている．その他の包装形態としてはプラスチックボトル，小袋 (15g 前後)，業務用大袋 (1〜10 kg) などがある．

生産ラインは，高速化，無人化が進められており，原料投入から製品倉庫への搬入まで2〜3名のオペレーターにより工程が管理され，コストダウンが図られている．また，HACCP (hazard analysis-critical control point system, 危害分析重要管理点方式) の手法が導入され，より高い品質が確保されている．

2.9.3 マヨネーズ・ドレッシングの特性と包装への要求性能

食品包装の使命には，内容物の保護，生産・流通への便利性，使いやすさ (開けやすさ，出しやすさ，持ちやすさなど)，販売の促進などがあるが，その中でも内容物の保護がとくに重要であ

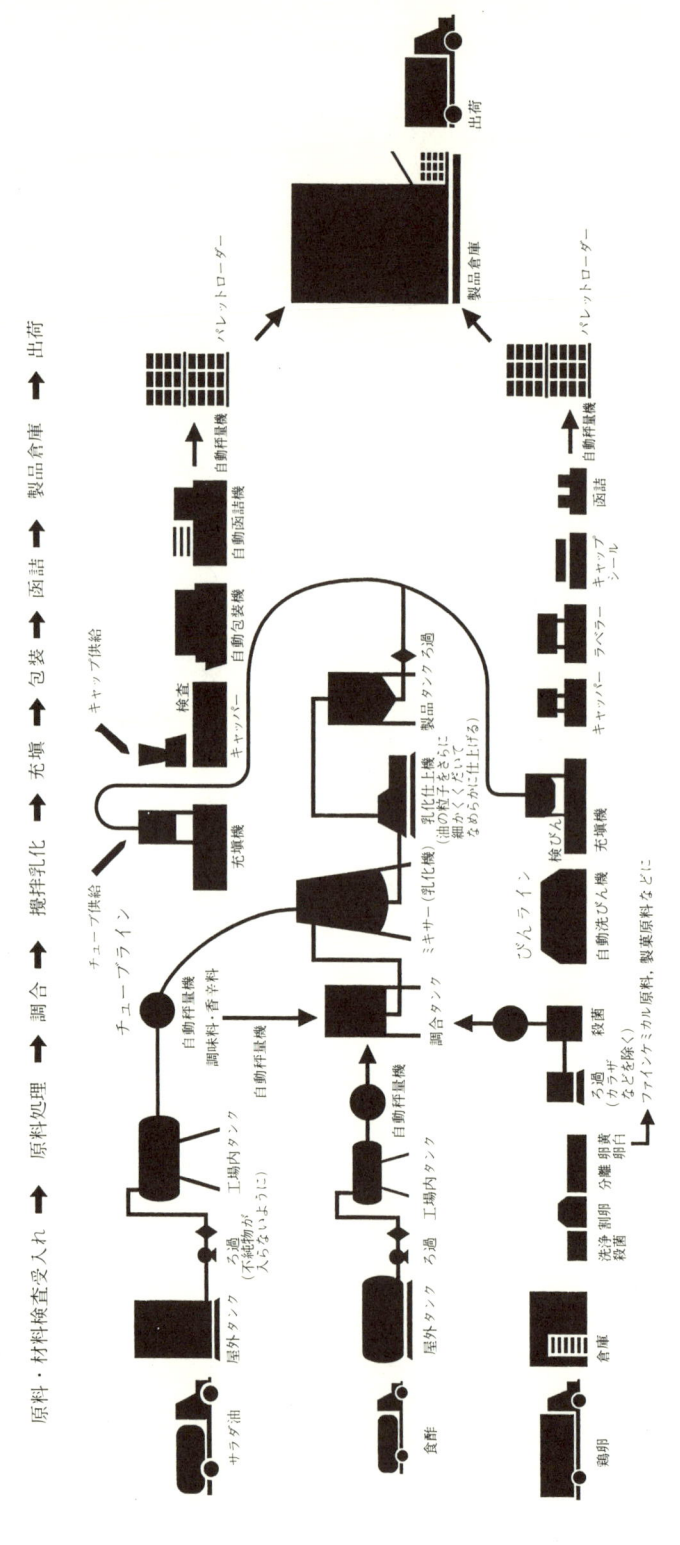

図 2.9.4 マヨネーズ製造工程

る．内容物の保護の観点から包装に対する要求性能を考える場合，まず，その食品の品質特性を知ることが必要である．

ドレッシングは，必須原材料として「食用植物油脂（サラダ油）および食酢もしくはかんきつ類の果汁」を使用した油性食品であり，分離液状ドレッシング以外は水中油滴型の乳化食品でもある．一般的に食品の品質劣化の要因としては，細菌学的変化，化学的変化，物理学的変化があるが，マヨネーズ・ドレッシングの品質変化の要因と包装に対する要求性能について簡単に説明する．

1) 細菌学的変化

マヨネーズ・ドレッシングは卵のように腐敗しやすい原料を含んでいるが，食酢と食塩の防腐作用により細菌的には安定した食品である．しかし最近は，おいしさを求め，食酢や食塩の配合量を抑えたマヨネーズ・ドレッシングが製品化されているが，厳しい鮮度管理や基準に適合した原料と包装材料の使用および徹底的な工程管理により，室温での長期保存が可能となっている．

2) 化学的変化

化学的変化の中で品質保持上もっとも影響の大きいものは酸化であり，風味が劣化したり変色したりする．とくに，水中油滴型に乳化したマヨネーズ・ドレッシングは，サラダ油の表面積が非常に大きくなっており，きわめて酸化を受けやすい．酸化を抑えるには酸素バリヤー性の優れた容器を使う必要がある．図2.9.5に酸素透過度の異なる各種プラスチック容器に，マヨネーズを充填し保存したときのマヨネーズの酸化度合（過酸化物価）を示したが，容器の酸素透過度を小さくすることによりマヨネーズの酸化が抑えられている．また，マヨネーズや乳化タイプのドレッシングは容器内での流動性がないため，ヘッドスペースの酸素の影響で充填表面が部分的に酸化されやすい．それを防ぐためには，ヘッドスペースをできるだけ小さくするとともに，ヘッドスペースを窒素ガスで置換することが有効である．図2.9.6にガラスびん入りドレッシングの窒素置換の効果を示す．

酸化や変色（退色）は光線により促進されるこ

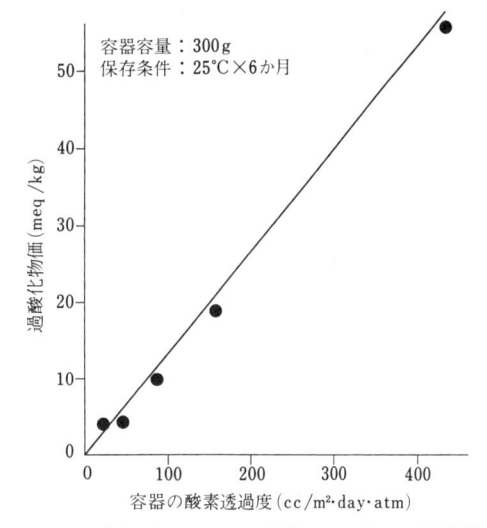

図2.9.5 各種プラスチック容器でマヨネーズを保存した場合の容器の酸素透過度*とマヨネーズの過酸化物価の関係
＊ MODERN CONTROL 社酸素透過率測定装置使用
測定条件：30℃，80%RH

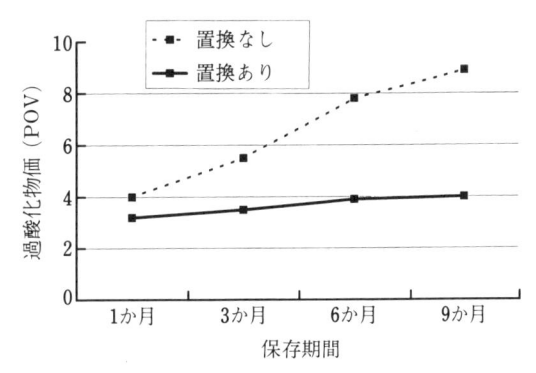

図2.9.6 びん入りドレッシングの窒素置換の効果

とがある．日光や強い蛍光燈は避ける必要があり，とくに光線の影響を受けやすい内容物に対しては，不透明な包装が求められる．

3) 物理的変化

物理的変化としては，乳化状態の破壊（分離）が問題となる．この原因としては，冷却・加熱，振動，圧力，乾燥がある．

(1) 冷却・加熱による分離

マヨネーズや乳化タイプドレッシングは，0℃以下に長時間保管されたり高温にさらされると乳化が壊れて分離することがある．したがって，極端な低温や高温での保管は避ける必要がある．

（2） 振動による分離

輸送などの振動により，乳化したサラダ油の粒子がくっつき合い，しだいに大きな油滴になり分離することがある．表面の振動面積が大きいほど分離しやすくなるため，容器の首部を細くするなどデザイン上の配慮が必要となる．

（3） 圧力による分離

高い圧力を継続的に受けると分離が起こる．軟質チューブのように圧力を受けやすい容器は，外装段ボール箱の強度設計に注意が必要である．

（4） 乾燥による分離

乾燥により水分が蒸発し乳化状態のバランスが崩れると，分離したり変色したりする．とくに，内容量に対して相対的に表面積が大きい小袋では，透湿度の小さい包材を選択する必要がある．

2.9.4 マヨネーズ・ドレッシングの包装と最近の動向

マヨネーズ・ドレッシングの包装に対する要求性能について述べたが，さらに具体的な包装事例を取り上げて，その機能と最近の動向を説明する．

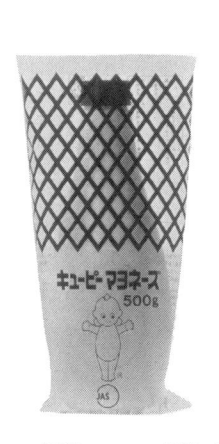

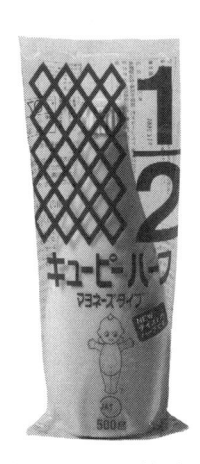

1） 軟質ポリエチレンチューブ

軟質ポリエチレンチューブはマヨネーズや半固体状ドレッシングに使われている（**写真2.9.1，2.9.2**）．材質は低密度ポリエチレン（LDPE）とエチレンビニルアルコール共重合体（EVOH）の多層ブロー容器である．チューブは酸素バリヤー性に優れており，ガラスびんに近い保存性となっているが，さらにヘッドスペースを窒素で置換し，口部をアルミシールすることにより，品質を保持している．また，酸素を取り除いた空気でホイップしたマヨネーズは化学的変化を起こしやすいので，光線の影響を防ぐために着色したチューブを使用している（**写真2.9.3**）．

軟質ポリエチレンチューブはポリプロピレン（PP）の外装袋に入っているのが一般的である．これは，軟質チューブには大きなラベルが貼りにくいため必要な表示が書ききれないことと，ホコリよけのためである．最近は，この軟質チューブにさまざまなマヨネーズやドレッシングが入れられるようになり，外装袋を取ったあとの識別のために，キャップの色を変えたりワンポイントのタックラベルを貼ったものがある．

軟質チューブに大きいラベルが貼りにくいという問題を解決するために，軟質チューブに対する

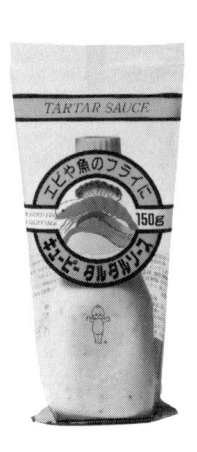

写真2.9.2 軟質ポリエチレンチューブ（2）

写真2.9.1 軟質ポリエチレンチューブ（1）

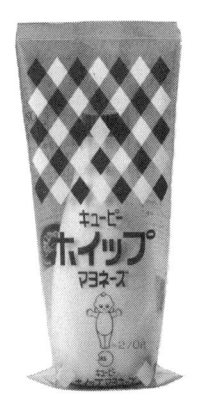

写真2.9.3 着色したチューブ

インモールドラベリングの技術が実用化されている（**写真2.9.4**）．ラベルの材質には，軟質チューブへの追随性が良いプラスチックラベルが使用されている．

2) プラスチックボトル

チューブより硬質のプラスチックボトルは，液状ドレッシングで使われている．材質はポリプロピレンを主体とした多層ブローボトル（**写真2.9.5**）と，PET（polyethylene terephthalate, ポリエチレンテレフタレート）ボトル（**写真2.9.6**）がある．多層ブローボトルとPETボトルとは，耐熱性，保存性，コストなどから，内容物，容器のサイズ・形状により最適なものが選択される．PETボトルは透明性，強度，軽さなどの特長があり，最近はPETボトルの伸びが大きい．

プラスチックボトルには，シュリンクラベルやキャップシールが付けられている．以前はポリ塩化ビニルが使われていたが，現在ではPETやOPS（延伸ポリスチレン）に変更されている．

海外では，PETのような硬質ボトルがマヨネーズの容器として使われているが，中身が絞り出せないなど，軟質チューブに比べ使い勝手の点で問題があり，マヨネーズの容器としては日本では受け入れられていない（**写真2.9.7, 2.9.8**）．

3) ガラスびん

ガラスびんには，マヨネーズのような高粘度の半固体状ドレッシングに使われる広口びんと，液状ドレッシングに使われる細口びんがある（**写真2.9.9, 2.9.10**）．

ガラスびんは保存性が優れているが，広口びんはキャップの密封性に問題を起こしやすいため口部にアルミシールをしている．また，アルミシールすることにより，流動性のない半固体状ドレッシングでも口部表面の酸化や変色を防ぐことができる．また，マヨネーズの広口びんで，直接印刷

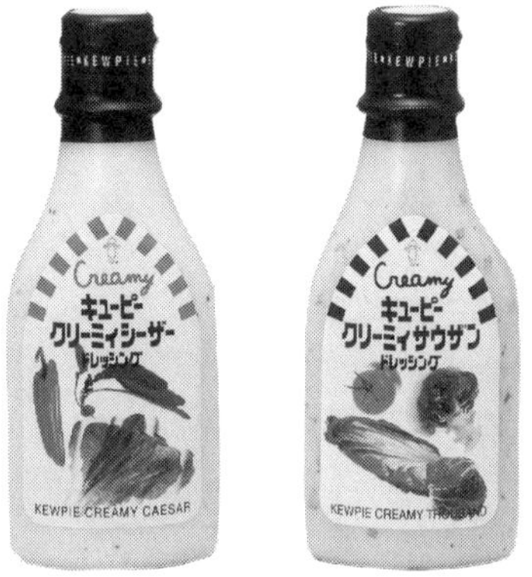

写真2.9.4 インモールドラベリングの例

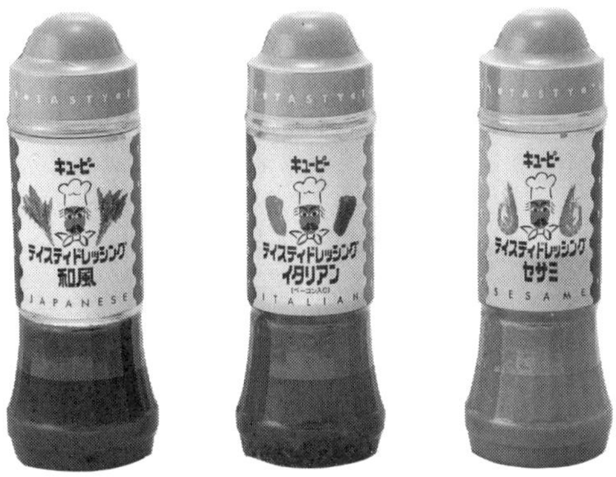

写真2.9.6 PETボトル

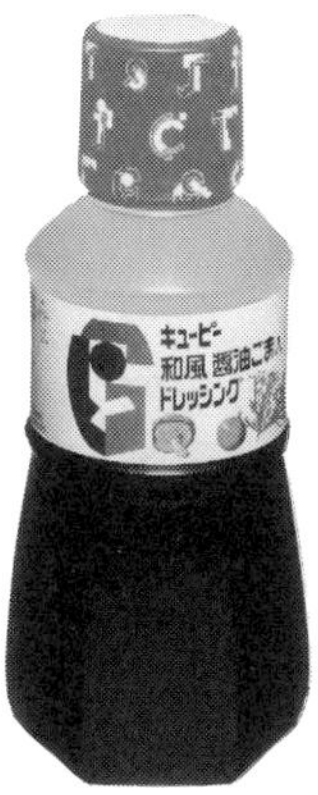

写真2.9.5 多層ブローボトル

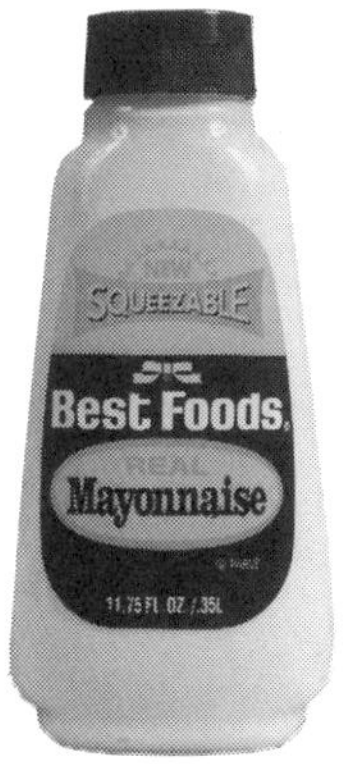

写真2.9.7 硬質ボトルのマヨネーズ容器（1）

したびんが使用されている（**写真 2.9.11**）．環境への配慮として，使用後，小物入れなどへのアフターユースをねらったもので，ガラスびんの一つの方向性を示したものと思われる．

細口びんは，びんのデザインを考慮することによって徹底的な軽量化が図られており，この10年間で20％以上軽くなっている．細口びんの口部にはドレッシングの液切れを良くするために，ポリエチレン製の中栓が付いている．ガラスびんはカレットとしてリサイクルされるため，分別廃棄する必要がある．プラスチックのキャップや紙ラベルは混入してもガラスのリサイクルに支障がないため，無理に取らなくても良いとされているが，ドレッシングの中栓やラベルは取りやすいように配慮されている．

また，ガラスびんにはいたずら防止のためのキャップシールが付けられているが，その材質はポリ塩化ビニルから PET または OPS に変更している．

4）小　　　袋

10〜15g 程度の小袋入りのマヨネーズ・ドレッシングが，弁当用やアウトドア用途に市販されている（**写真 2.9.12**）．また，給食やそうざい・弁当のインパックなど，業務用の小袋の製造量が伸びている．

小袋のフィルムは，内容物，賞味期間，用途などにより選択される．フィルムの選定には以下の項目を考慮する必要がある．

① 保　存　性：酸素バリヤー性，水蒸気バリヤー性．
② 内容物適性：衛生性，無臭性，保香性，

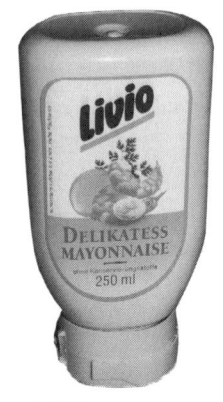

写真 2.9.8 硬質ボトルのマヨネーズ容器（2）

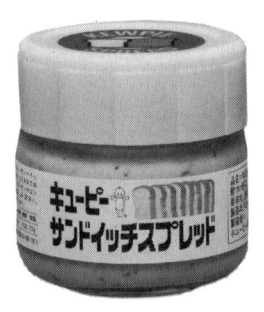

写真 2.9.9 半固体状ドレッシング用広口ガラスびん

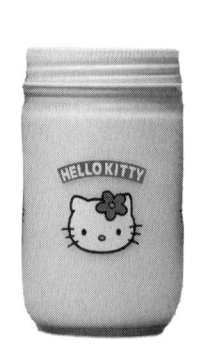

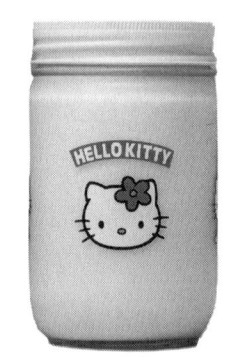

写真 2.9.11 マヨネーズの広口ガラスびんに直接印刷したもの

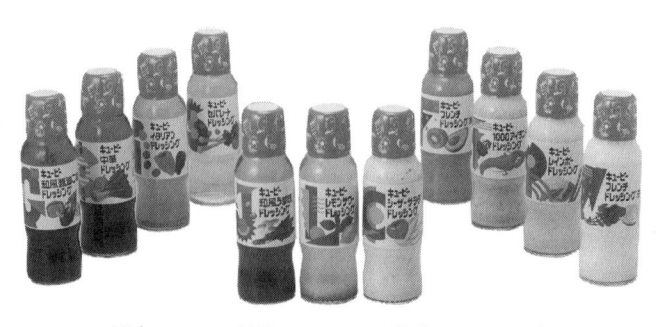

写真 2.9.10 液体ドレッシング用細口ガラスびん

耐油性，耐酸性，耐熱性，耐寒性，透明性，遮光性など．
③ 開 封 性：引裂強度，直線カット性．
④ 機械適性：寸法安定性，低温シール性，高速シール性，夾雑シール性．
⑤ 強　　 度：シール強度，耐圧強度，突刺し強度，落下強度．

これらの要求性能を満足する材質として，従来はKNY（ポリ塩化ビニリデン塗布ナイロン，Kコートナイロン）やKPET（ポリ塩化ビニリデン塗布ポリエチレンテレフタレート，KコートPET）などの塩素を含むKコートフィルムが一般的に使用されていたが，環境への配慮から塩素を含まないフィルムへの切替えが進んでいる．Kコートフィルムの代替品として，さまざまなフィルムが検討されているが，図2.9.7に例としてセラミック蒸着フィルムの保存性を示した．セラミック蒸着フィルムは最近，性能が飛躍的に向上し，マヨネーズ・ドレッシングの小袋フィルムに使用可能である．

2.9.5 マヨネーズ・ドレッシング包装の今後の課題

前項でマヨネーズ・ドレッシングの包装における最近の動向を述べたが，その流れは保存性の向上と環境への配慮である．よりおいしい食品を供給することと，地球環境問題への対応は食品メーカーの責務であり，この傾向は今後も続くものと思われる．

包装の基本は適正包装である．適正包装とは，必要かつ充分な機能を持つ包装であり，適正包装を絶えず追求することにより環境対策，安全衛生性，使いやすさの向上（バリアフリー）といった問題も解決できるものと考える．

ここでは，今後の包装の課題として，環境問題への対応という点から述べていきたい．

食品メーカーとして実施可能な環境対策をまとめると，つぎのようになる．

1) 包装材料の使用量の削減

省資源・省エネルギー，包装廃棄物の削減，炭酸ガスの排出抑制など環境面の効果だけでなく，包材費やリサイクル費用の削減も可能となる．具体的には，包材の重量・厚みの低減，二重・三重包装の排除などが検討される．

マヨネーズなどに使われている軟質ポリエチレンチューブは，すでに極限まで軽量化されており，同容量の紙容器やPETボトルに比べて軽くなっている．

2) 環境汚染物質の排除

ポリ塩化ビニルやポリ塩化ビニリデンなどの塩素を含むプラスチックは，焼却するとダイオキシンの発生原因になるといわれている．マヨネーズ・ドレッシングの場合はキャップシールや小袋フィルムの脱塩素化をすすめており，包装材料には，今では塩素を含むプラスチックはほとんど使われていない．

ダイオキシン以外の環境汚染物質についても，情報収集と環境影響に対する正しい理解が重要である．

3) 廃棄適性の向上とリサイクルの推進

廃棄のさいに減容化しやすく，分別に支障がな

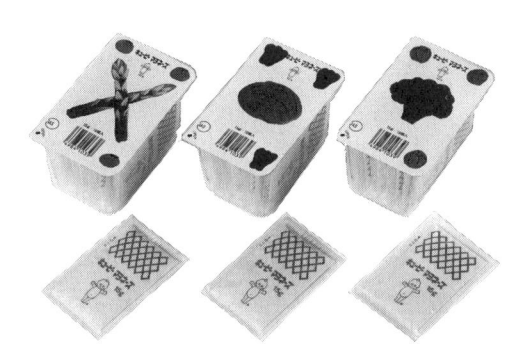

写真2.9.12　小袋入りのマヨネーズ・ドレッシング

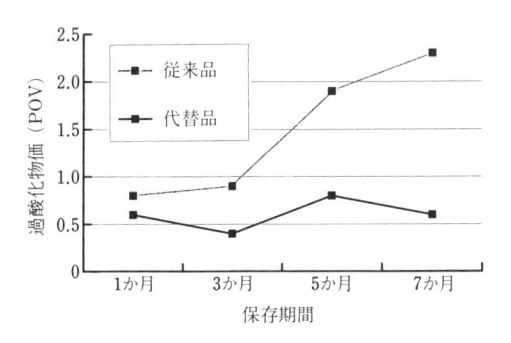

図2.9.7　マヨネーズ小袋の保存性
　従来品：Kコートフィルム
　代替品：セラミック蒸着フィルム

いことが必要である．容器包装リサイクル法の分別基準に基づいて，素材別に分離しやすい材質構成や形態にするために包装設計の段階での検討が重要である．とくに，紙と金属，ガラスと金属の組合せは，リサイクルに支障があるため注意が必要である．

また，内容物が触れることのない仕切りやトレイにはリサイクル材料が使われはじめている．**写真 2.9.12** の小袋のトレイは PET の三層構造になっており，中間に PET ボトルのフレークが使われている．リサイクルを推進するために，リサイクル材料の利用を積極的に検討することが求められている．

これらの課題を達成するためには，環境に優しい，新たな包装技術の確立が望まれるところであり，商品設計段階で，LCA（ライフサイクルアセスメント）の手法による環境負荷評価などさまざまな角度から検討し，包装設計を行うことが重要となる．

（野田　治郎）

2.10　トマトペースト・ケチャップの包装

2.10.1　トマトの伝来

トマトの起源は，南米アンデス高原一帯に分布していた野生種で，それが北方に広がり，メキシコで完全な栽培トマトに転化したとする説が有力である．メキシコ南部に発展したアステカ帝国では，どの栽培トマトにもナタトゥル語のトマトル（TOMATOL＝膨らむ果実）という言葉を語尾に付けていたようであり，この「トマトル」という言葉がトマトに転じて世界各国に広まったというのが通説である．現在の栽培用トマトの学名は，*Lycopersicon esculentum* P. Mill（ラテン語で「食べられる狼の桃」の意）のナス科植物である．

トマトが野菜としてヨーロッパ人の食卓にのぼるようになったのは，18世紀になってからであり，それ以前は主に観賞用であったようだ．イギリスでは Love apple，イタリアでは Pomidoro（黄金のリンゴ）と呼んで親しまれてきた．アメリカではヨーロッパより遅れて19世紀前半になってから食され始め，その後アメリカにおいて調味料としてトマトケチャップが市販された（トマトジュースは1924年に初めて商品化）．アメリカはトマト加工品の先駆者として，現在でもカリフォルニア州を中心として加工用トマトの世界一の生産地となっている．

日本への伝来は，17世紀の後半であろうと推測されている．日本でトマトを記載した最古の文献は貝原益軒の著作『大和本草　九の巻』（1709年）で「唐柿」と記されている．このような経過で，日本に持ち込まれたトマトは，当初はやはり観賞用植物であったようだ．西洋野菜としてのトマトが，わが国に伝来したのは，かなり遅れて幕末の開国前後のことと思われる．その後，在留外国人が彼らの食用に栽培を始め，日本人も西洋風の料理をホテルやレストランで食べるようになってきて，ようやく生で食べたり，煮て食べたり，あるいはトマトソースやトマトケチャップの原料として，利用できることがなどがわかってきたという訳である．

2.10.2 トマト加工品とその包装の変遷

国産初のトマトソース（現在のトマトピューレ）の商業生産は明治36年（1903）にビールびんと王冠の組合せで始まった．その後，明治41年（1908）にはトマトケチャップも同様な包装で生産され，大正時代に入ると同じガラスびんと王冠でも1合びん，徳用びんといった容量バリエーションが生まれ始める．大正元年（1912）にはトマト缶詰（現在のホールトマト）も国産化され，トマト加工品は生トマトの生産量とともに増加していく．一風変ったトマト加工品では，大正中期にトマトジャム，昭和初期には輸出向けのトマトサーディン，すなわちイワシのトマト漬缶詰などもあった．また，トマトジュースが国産化されたのも昭和8年（1933）である．このころになると，トマトケチャップの包装も缶やオリジナル形状のびんが登場してくる．

昭和30年代前半には，トマト加工品は消費者の使い勝手を配慮し，さまざまなバリエーションの包装で発売されるようになる．まず，トマトケチャップのびんが広口に，蓋にはスクリューキャップが採用され，全盛時代を築く．また，アルミチューブ入りのケチャップも登場したが，容器コストの問題もあり，長続きはしなかった．業務用にトマトピューレより濃縮度の高いトマトペーストが1号缶で登場したのも，このころであった．

昭和40年代に入ると，ケチャップの包装としてプラスチックブローボトルが登場し，その機能性の優れている点から，急激にガラスびんからプラスチック容器への変遷が進んでいった．その後，材質の見直しが図られ，現在の多層ブローボトルへと進化してきた．一方，トマトペーストやピューレについては，まだ需要も少ないことから，ガラスびんや金属缶が主流であった．

昭和50年代後半になると，外食機会の増加や家庭での洋食メニューの多様化が徐々に進展し，海外からのホールトマト，ダイストマトといったトマト缶詰の輸入が増え始めた．また，産業用にバッグ・イン・ドラムといった大形包装のトマトペーストの輸入量も増加していった．

平成になってからは，地球環境問題に取り組む企業が増え，省資源化や廃棄物処理の点から業務用1号缶などに代わりフィルムバッグ入りのトマトピューレやケチャップという軟包装化が進展している．トマト加工品のバリエーションについても，健康意識の高まりやイタリアンブームから，上述の商品以外にもトマトミックスジュース（いわゆる野菜ジュース），サルサ，缶詰ミニトマトなど多種にわたっており，日本人の食生活に完全に定着している．とくにトマトケチャップは，1年間に10万tを超える生産量となり，トマトジュースの7万tとともに大きな消費市場を形成している．

2.10.3 トマト加工品の分類

農水省告示第1741号（平成6.12.26）によるトマト加工品の日本農林規格（JAS）における分類

表2.10.1 JASにおけるトマト加工品の定義（「トマト加工品の日本農林規格」より）

用 語	定 義
トマトピューレ	濃縮トマトのうち，無塩可溶性固形分が24％未満のものをいう．
トマトペースト	濃縮トマトのうち，無塩可溶性固形分が24％以上のものをいう．
トマトケチャップ	つぎに挙げるものをいう． 1. 濃縮トマトに食塩，香辛料，食酢，糖類およびたまねぎまたはにんにくを加えて調味したもので可溶性固形分が25％以上のもの． 2. 1.にペクチン，酸味料，調味料（アミノ酸など）を加えたもので可溶性固形分が25％以上のもの（りんごのピューレおよび着色料を加えたものを除く）．
トマトソース	つぎに挙げるものをいう． 1. 濃縮トマトに食塩および香辛料を加えて調味したもので可溶性固形分が9％以上25％未満のもの． 2. 1.に食酢，糖類，たまねぎ，にんにく，ペクチン，酸味料，調味料（アミノ酸など）を加えたもので可溶性固形分が9％以上25％未満のもの．

は，「トマトジュース，トマトミックスジュース，トマトピューレ，トマトペースト，トマトケチャップ，トマトソース，チリソース，トマト果汁飲料及び固形トマト」となっている．表2.10.1に主な分類品目の定義を示す．

2.10.4 トマト加工品の品質劣化要因と包装

トマト加工メーカーは，トマトが本来持っている味，フレーバー，栄養（機能），とくに色についてはそのまま食卓へ運ぶことを付加価値としているが，その中でもっとも失いやすい品質特性は「色」である．トマト加工品の色調劣化（褐変）については酵素的褐変と非酵素的褐変に分けることができるが，影響の大部分が後者の褐変であり，その代表的なものがアミノ・カルボニル反応（主にメイラード反応）である．この反応は基本的に酸素がなくても進行する加熱褐変と，酸素の存在下で進行する酸化褐変に分けることができる．加熱褐変は主にトマトの加工製造工程で起こる．

一方，酸化褐変は酸素の存在下のみで発生し，アミノ・カルボニル反応の中間生成物である窒素配糖体，アマドリ転位生成物，メラノイジンなどが関与すると考えられており，加熱褐変で中間生成物が生成され，その後酸化褐変が進行すると考えることができる（図2.10.1）．つまり，酸化褐変は製造工程で酸素と触れる時点からパッキング，保管，消費されるまでの間に起こるといえよう．

そこで，品質劣化防止のため包装に要求されるもっとも重要な機能は，「酸素バリヤー性」といえる．そのため，トマトケチャップなどのプラスチックボトル商品においては，酸素バリヤー層としてEVOH（ethylene vinylalcohol copolymer，エチレンビニルアルコール共重合体）を使用した多層ボトルにアルミ箔を基材とした口部シール材が一般的である．図2.10.2および図2.10.3に酸素透過度の異なるボトルにケチャップを充填し，経時的な表面色変化から色差（ΔE）を測定した結果を示す．

2.10.5 包装工程と留意点

ここでは，トマトケチャップおよびペーストの代表的な商品についての製造工程（とくに包装工程）の概要を紹介するとともに，包装工程やそれ以外から包装面に要求される諸機能について述べる．

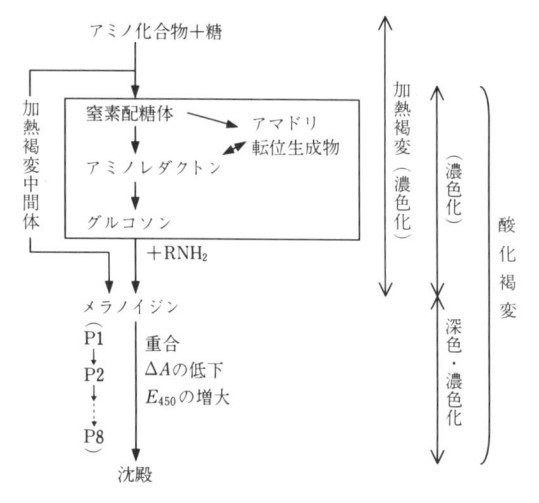

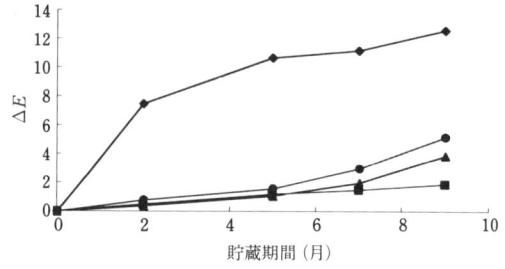

図2.10.1 非酸素的酸化褐変機構[4]
（□内は酸化褐変中の中間体の変化を示す）

図2.10.2 酸素透過によるトマトケチャップの色調変化（30℃貯蔵）（カゴメ（株）総合研究所データ）
- ◆：O_2 Tr. 18.00 cc/500gボトル・day・atm 30℃ 80%RH
- ●：O_2 Tr. 0.79 cc/500gボトル・day・atm 30℃ 80%RH
- ▲：O_2 Tr. 0.41 cc/500gボトル・day・atm 30℃ 80%RH
- ■：びん容器

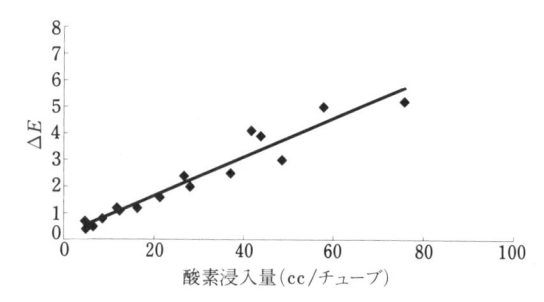

図2.10.3 30℃貯蔵における酸素浸入量と色調変化（カゴメ（株）総合研究所データ）

1) トマトケチャップのプラスチックボトル商品

トマトケチャップはpHが3.8前後の高酸性食品であり，今までに検出された変敗原因菌はかび，酵母および一部の細菌（乳酸菌，酢酸菌，酪酸菌など）であり，いずれも耐熱性の高くない菌である．したがって，いわゆるホットパックにより変敗を防ぐことができる．しかし，一般にプラスチックボトルの耐熱性もさほど高くないことから，充填環境や充填前のボトルなどの無菌性を極力確保することが重要になる．

そこで，ブロー成形した多層プラスチックボトル（PE/EVOH/PEが一般的）は，ボトル自体の製造時点で口部を密封することによって，充填直前までボトル内部を無菌状態に保つ．ケチャップ生産工場に納められたボトルは，清浄に保たれた充填環境下で口部をカット直後に，ボトルの耐熱許容温度（80℃前後）まで微冷却したケチャップを充填，密封シールを行う．その後，キャッピングされたボトルを高温のまま数分間ホールディングし，冷却，フィルム包装，段ボールケース詰めし，包装工程を完了する．

このように，トマトケチャップの包装には，前述の酸素バリヤー性以外にも，包装工程との関連で，衛生性や耐熱性に配慮した設計となっている．

一方，口部シールに使用しているアルミシール材については，ケチャップ中の酢酸や塩分から腐食を防止する特殊コーティングが実施されており，一般的なデザート類のトップシール蓋とは異なる設計となっている（写真2.10.1）．

2) トマトペーストのドラム商品

トマトペーストはそのまま家庭で調味料として使用する以外にも，トマトケチャップをはじめさまざまなトマト加工品やそうざいの原材料として使用されている．こうした産業用として，近年，大形包装形態が増えており，200 kg前後のドラム入りの商品が主流となっている（写真2.10.2）．

このドラムには，無菌充填したペーストの袋が入っており，バッグ・イン・ボックスの段ボール箱がドラムに置き換った形態である．バッグは，やはり酸素バリヤー性の観点から最外層にアルミ蒸着フィルム（PE/Al蒸着PET/PE）を使い，ペ

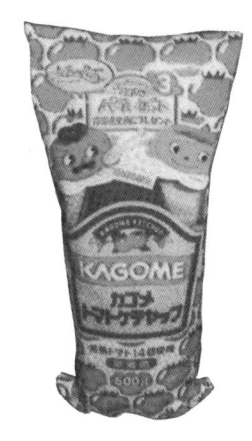

写真2.10.1 トマトケチャップのプラスチックボトル（カゴメ（株）総合研究所）

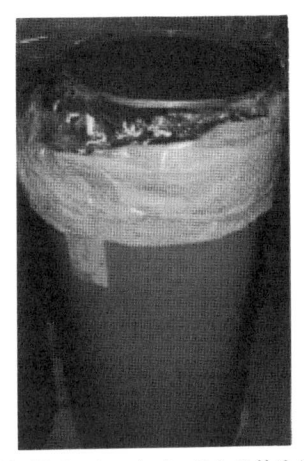

写真2.10.2 トマトペーストのドラム商品（カゴメ（株）総合研究所）

ーストは4方シールで最外層フィルムと接着された内層のPE（polyethylene，ポリエチレン）単層フィルム（1～2重）に充填されている．このドラム包装には，輸送中の振動などによるバッグへのピンホールや蒸着膜の損傷を防止する目的で，いくつかの対策を施している．

① ドラム内壁とバッグとの擦れ防止に，内袋としてPE袋を装填．
② バッグをアルミ蒸着フィルムとEVOHラミネートフィルムとで多層化．
③ バッグの振動防止に，ドラム天蓋とバッグの間へスペーサーを装填．

このように，大形軟包装では，密封性や酸素バリヤー性を確保するうえでの物流適性の確認が大

きな留意点となる．

2.10.6 トマト加工品包装の課題と今後

永年にわたり日本人に食され続けてきたトマト加工品も，近年，その栄養と機能性が再確認され，食機会に出現する頻度はますます増加してきている．そうしたトマト加工品の包装面で考えられる今後の方向性について概要を示す．
① トマトは，西欧ではトマトの持つ「旨み」が油料理とマッチし食生活に浸透していった経緯があり，日本人の食生活でも，今後そのような「旨みだし」的な用途が広がると予想される．トマト加工品には，トマトの持つ栄養・機能をさまざまな性状（液体，固形，粉体…）で提供できるよう，包装面での多様化も必要になるであろう．
② トマトの食生活への浸透にともない，今後，消費者の構造も変化する．高齢者や子供，障害を持つ方々が安心して，おいしく楽しい食生活を過ごせるよう，バリアフリーの視点での包装設計を進めていく必要がある．商品識別性，いたずら防止性，易開封性の向上が課題になるであろう．
③ 日本における廃棄物処理問題は，今後もますます厳しさを増すであろう．トマト加工品に限ったことではないのだが，包装の目付量低減といった省資源化，リサイクル資材の積極的利用やリサイクル適正化に向け，従来の包装形態の見直しを図っていかなければならない．トマト加工品の包装は酸素バリヤー性が重要な機能であり，リサイクル適性のあるバリヤー素材の開発が望まれる．

引用・参考文献

1) カゴメ(株)，カゴメ100年史
2) 鵜飼暢雄：トマトとその加工品，調理科学，**16** (1)，27～32（1983）
3) 鵜飼暢雄：トマトケチャップと容器について，包装技術別冊 85., No.4, 94～100（1985）
4) 横山理雄，石谷孝佑編：食品と包装，医歯薬出版(株)（1982）
5) 鵜飼暢雄：トマトケチャップ，食品包装便覧，日本包装技術協会編，1689～1696（1988）

〈加藤　孝之〉

2.11 米飯類の無菌包装

炊き立ての米飯を気密性のある包材で密封した加工米飯は，無菌包装米飯といわれる[1]．無菌包装米飯は加熱殺菌を施していないため，米の品質を生かした白飯にとくに適している．白飯は通常，家庭で炊かれる米飯そのもので，200g製品では500Wの電子レンジ2分の加熱でほぼ炊き立てに復元する．無菌的に米飯を調製してあるため保存性が高く，無殺菌で常温6か月の賞味期限を有している．冷蔵庫を必要としないで保管できる便利さと食味の良さが評価され，製造開始から需要が増大している米飯商材である．

2.11.1 無菌包装米飯の生産量の推移と製造工程

無菌包装米飯の生産量は，米麦加工食品の現況[1]によれば表2.11.1のようである．他の包装米飯に比して年々生産量が増加していることがわかる．とくに平成9年にはレトルト米飯を抜き，大きな差はあるが冷凍米飯に次ぐ品目に育っている．種類は図2.11.1のように白飯，おにぎりの粳（うるち）製品とおこわの糯（もち）製品に別れるが，製造の中心は圧倒的に白飯である．

製造工程は図2.11.2に示したように炊飯方法の違いにより大釜方式，個食釜方式，容器炊飯方式の3種に分類される．大釜方式は，10 kg以上の米飯が一度に炊ける大きな釜で炊飯する．米飯は，ほぐし機にあけられ，ほぐし，計量，整形，充填，包装の工程を経る．もっとも工程が長い方式である．ほぐし工程があるため，米飯粒表面の水分が除かれ軽く食べやすい特徴がある．しかし，工程が長いため菌管理など製造上の厳しい管理技術が要求される．

また，炊飯機は大がかりな設備となりスペースがいる，などの製造方式選定上の考慮点も存在する．

個食釜方式は，1食分ずつ炊飯され炊飯後，釜から容器にあけられ移される．このときに米飯粒の表面水分が除かれ，ほぐしを兼ねるため食べやすい米飯となる．製造的にもほぐし工程や整形工程が省略されるため，菌管理上の厳しさは大釜方

2.11 米飯類の無菌包装

表 2.11.1 加工米飯類の生産量の推移(資料：食糧庁加工食品課調べ)

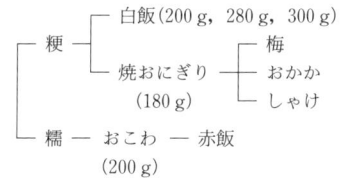

(単位：製品 t)

種　　類	平成3年	4年	5年	6年	7年	8年	9年	対前年増減率%
レトルト米飯	22 693	21 422	24 075	21 507	25 341	21 976	21 190	− 3.6
無菌包装米飯	5 237	7 316	10 283	11 035	17 945	18 781	27 214	44.9
冷凍米飯	95 476	114 250	121 637	109 594	128 753	137 809	141 520	2.7
チルド米飯	1 975	2 868	2 980	3 177	3 591	5 827	5 217	−10.5
缶詰米飯	2 147	1 854	1 729	1 874	2 907	1 752	1 586	− 9.5
乾燥米飯	3 821	3 887	3 905	3 444	4 232	4 326	4 554	5.3
合　　計	131 349	151 597	164 609	150 631	182 769	190 471	201 281	5.7

```
        ┌─ 白飯(200 g, 280 g, 300 g)
   粳 ──┤                    ┌─ 梅
        └─ 焼おにぎり ───────┼─ おかか
           (180 g)            └─ しゃけ
   糯 ── おこわ ── 赤飯
        (200 g)
```
図 2.11.1　無菌包装米飯の種類

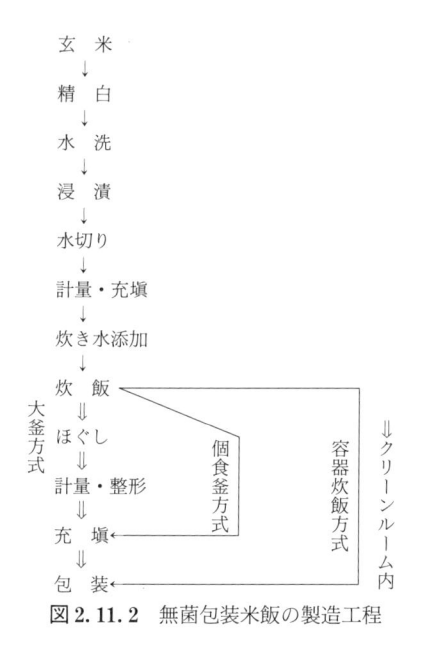

```
玄 米
 ↓
精 白
 ↓
水 洗
 ↓
浸 漬
 ↓
水切り
 ↓
計量・充填
 ↓
炊き水添加
 ↓
炊 飯 ──┐
 ↓      │個
ほぐし   │食
 ↓      │釜   容器炊飯方式  ⇒クリーンルーム内
計量・整形│方
 ↓      │式
充 填 ──┘
 ↓
包 装 ←
```
大釜方式
図 2.11.2　無菌包装米飯の製造工程

式に比して有利となる．しかし，炊飯設備は大がかりでスペースがいる点は大釜方式と同様である．

容器炊飯方式は，容器で直接炊飯するためほぐし工程がなく，その分米飯は重い感じを受けるが，家庭での炊飯直後の米飯のように電子レンジで復元する．

製造上の特長は，炊飯釜の洗浄殺菌保管に係わる工程・スペースが省略できる．蒸煮缶で蒸気炊飯するため，装置が大がかりにならずスペースファクターがよい．しかし，蒸気の排気など衛生管理上厳しい管理が要求される．各方式ごとに，このような製品，および製造上の特長を有している．

2.11.2　無菌的米飯の調製技術

米飯の無菌包装を実現するためには，まず米飯が無菌的に炊飯される必要があり，この一点に無菌米飯製造の成否がかかっているといってよい．以下に，無菌的な米飯を調製するために必要な基本技術を述べる．

1)　原料米の選定

無菌的な米飯を調製するためには，炊飯時の加熱でも生存する耐熱性菌の存在が認められない原料玄米を選定する必要がある．耐熱性菌とは芽胞を有する *Bacillus* 属をさし，その主たる汚染源が原料米からの一次汚染菌であるためである．

米の鮮度による選別の可否を知るため，玄米を収穫直後から9か月間貯蔵し，その間の菌数，菌相の変化の様子を調査した結果を**表 2.11.2**に示す．これから，菌数は貯蔵とともに減少し，菌相も収穫直後の *Pseudomonas* 属，*Erwinia* 属中心から貯蔵の経過とともに *Micrococcus* 属が出現し，ついで *Bacillus* 属が認められるようになることがわかる．このことから，無菌的な米飯を調製するには一般細菌数が 10^6/g 以上の菌数の多い，鮮度の高い玄米を選定することが重要となる．

鮮度は発芽率で判断することが理想であるが，簡便には食糧庁の標準計測法[2]に示されている pH 指示薬による BTB-MR 法で推測できる．**表**

表2.11.2 貯蔵による玄米の菌相変化

時　期	総菌数(個/g)	菌　　相	
収穫直後	1.6×10^6	Pseudomonas Erwinia 不　明	60% 35% 5%
3か月	4.8×10^5	Pseudomonas Erwinia Micrococcus 不　明	40% 40% 10% 10%
6か月	6.2×10^5	Pseudomonas Erwinia Micrococcus 不　明	35% 30% 30% 5%
9か月	1.8×10^5	Pseudomonas Erwinia Micrococcus Bacillus 不　明	35% 10% 35% 10% 10%

注) 6か月，9か月は低温保管．

表2.11.3 BTB-MR染色とBacillus属検出の有無

No.	染色	菌数(個/g)	Bacillus属の有無
1	緑	6.4×10^4	無
2	緑	1.0×10^5	無
3	緑	1.4×10^5	無
4	黄緑	4.4×10^4	無
5	黄緑	1.2×10^5	有
6	黄緑	8.0×10^4	有
7	黄	8.0×10^4	有
8	黄	1.4×10^5	無
9	黄	4.6×10^4	有
10	橙	6.2×10^4	有
11	橙	8.2×10^4	有
12	橙	1.0×10^5	有

表2.11.4 各種米成分と搗精度および品種との関連性

性状項目	F値	
	搗精度(A)	品　種(B)
水可溶性蛋白質	117.4	5.30
リ　　　ン	6.6	12.0
フィチン酸	18.7	1.1
色　素　量	271.9	7.5
還　元　糖	12.8	3.8
マグネシウム	61.0	5.4
吸　水　率	9.0	30.7
比　　　重	40.2	18.8
繊　　　維	86.4	42.0

搗精度　5%有意　$F \geq 2.7$
品　種　5%有意　$F \geq 3.2$

表2.11.5 米の性状と各種米飯類の食味との相関

性状項目	米飯	粥	すし
水可溶性蛋白質	-0.740	-0.924	-0.744
リ　　　ン	-0.422	-0.477	-0.894
フィチン酸	-0.734	-0.840	-0.923
メラニン色素	-0.702	-0.819	-0.928
還　元　糖	-0.213	-0.545	-0.137
マグネシウム	-0.475	-0.781	-0.665
吸　水　率	-0.150	-0.069	-0.646
比　　　重	0.390	0.414	-0.863
繊　　　維	-0.244	-0.564	0.430

$r \geq 0.811$，危険率5%有意．

2.11.3のように，この指示薬で緑色の玄米を選定すれば，ほぼ耐熱性菌のない玄米を選定できる．

2) 原料米の精白管理

精白工程は，耐熱性菌の防除および米飯の品質両面できわめて重要な工程であり，極力自社で厳密な管理のうえで精白することが望ましい．精白は，通常重量歩留まりで管理されるが，無菌包装米飯を製造するうえからは，米の成分指標に基づき精白管理することが必要である．精白管理に適した成分指標を知るため，品種および精白率を変えた精白米を調製して表2.11.4のような各成分について測定し，精白率に著しく影響される成分を分散分析法で比較すると，水可溶性蛋白質およびメラニン色素量の分散比F値が大きく精白管理に適していることがわかる．この2成分について，いずれが精白管理指標に適するかを調べるため，米飯，粥，すしの各種米飯を調製してその品質とこれら成分との相関性を調べると表2.11.5のように僅かではあるが，米飯および粥の品質と水可溶性の蛋白質含量との間に色素量よりも高い負の相関が認められ，米飯品質と水可溶性蛋白質との関連が強いことがうかがわれる．また，耐熱性菌の生育速度も水可溶性蛋白質含量に左右され，含量が低いとほとんど生育しない．したがって，品質，安定性の両面に水可溶性蛋白質が大きい関わりを有することがわかる．以上から精白管理は米中の水可溶性蛋白質で行うことが適当と判断される．

管理数値は，水可溶性蛋白質濃度と耐熱性菌の生育性の関連を調べた結果，20倍抽出液の濃度で100 ppm以下になると耐熱性菌がほとんど動かなくなるため100 ppmを精白基準値として管理すればよいと知られた．年度や品種，栽培条件により重量精白歩留まりと水可溶性蛋白質含量の関係は異なってくるが，食味類別に従い3品種を選定し，重量歩留まりと100 ppmラインの関係を調査した結果を示すと図2.11.3のようになり，食味類別が下がるに従って重量歩留まりも下げる必要のあることがわかる．したがって，一律に89％精白では精白不足になる品種もあることが確認される．

つぎに，精白管理上で重要なことは偏搗れ（かたずれ）と称せられる，米がいびつに精白されることの防止である．玄米の原形がそのまま相似形で小さくなる原形精白がなされることが重要で，偏搗れ米は耐熱性菌も残存しやすい．原形精白は米中に比較的偏りのない成分を指標として，その成分に対する水可溶性蛋白質の割合で判断する．指標物質はアルコール可溶性の蛋白質であるプロラミンが適し，コシヒカリについては両蛋白質含量をLowry・Folin法で測定し，両者の比の値が表2.11.6のように0.7以下であれば原形精白され，耐熱性菌も確認されなくなることがわかる．

3）洗米方法

洗米工程でも，積極的に米に付着する細菌を流去する洗米法をとる必要がある．洗米工程で細菌を除去する方法には物理的方法と化学的方法の2法がある．

（1）物理的洗米法

米粒から細菌のような微小な生物体を除く方法として，洗米工程で米粒表面を積極的に研磨して米粒表面に付着する菌体を米粒より剥離し，剥離菌体を洗米水とともに流去する方法がある．すなわち，洗米水に微小粒子を懸濁して洗米し，水中に分散する微小粒子で米を研磨する方法である．

研磨剤に適する微小粒子の大きさは表2.11.7に示すように20ミクロン以下の大きさであることがわかる．つぎに水中から懸濁微粒子の回収を要しない気泡微粒子の菌の剥離効果を知るため，水中に10ミクロン程度の微小気泡が分散できるといわれるエゼクターを使用して，水中に微小気泡を分散した水で洗米した例を表2.11.8に示す．これから微小気泡にも固体微粒子と同様の効

表2.11.6 精白米の蛋白質比率と *Bacillus* 属検出の有無

No.	アルブミン／プロラミン	*Bacillus* 属数（個/g）
1	0.53	0
2	0.10	0
3	0.29	0
4	0.13	0
5	0.13	0
6	0.41	0
7	0.37	0
8	0.66	0
9	0.91	30
10	0.97	50
11	0.85	1
12	0.72	1

表2.11.7 洗米水に懸濁した微粒子の種類・大きさと洗米の除菌効果
（供試米：アキヒカリ90％精白米）

洗米用水	粒子径（μm）	米粒残存菌数（個/g）	
		水洗前	水洗後
水道水	—	4×10^4	2×10^5
$CaCO_3$	1〜5	4×10^4	1×10^3
コメでんぷん	5〜10	4×10^4	3×10^3
コーンスターチ	10〜15	4×10^4	3×10^4
バレイショでんぷん	40<	4×10^4	1×10^5

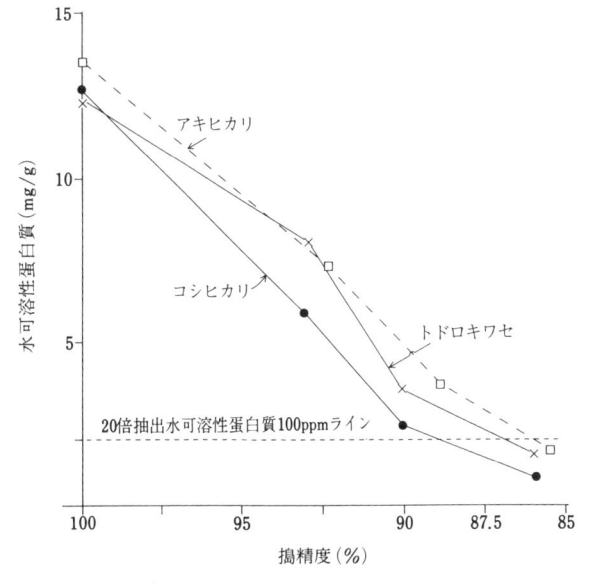

図2.11.3 搗精による水可溶性蛋白質の変化

表 2.11.8 微小気泡分散水の洗米への利用と米粒残存菌の生理的特徴および属の推定

用 水	米菌数	コロニー種類	割合	菌 の 特 徴				推定された属
				形態	グラム性	運動性	OFテスト	
水道水	$6×10^4$	黄透明感	70	桿	−	+	O	*Pseudomonas*
		白クリーム透明感	30	桿	−	+	F	*Erwinia*
気泡分散水	$1.5×10^3$	黄透明感	30	桿	−	+	O	*Pseudomonas*
		白	60	球	+	−	O	*Micrococcus*
		ピンク	10	球	+	−	O	*Micrococcus*

表 2.11.9 紫外線照射多糖類の洗米利用と米粒残存菌数

利用多糖類	米菌数(個/g)	備 考
ローカストビーンガム	50>	
グアガム	50	
キサンタンガム	50>	
ペクチン	50>	グルコン酸カルシウム添加固液分離 上澄部菌数 50/ml 沈殿部 ∞/ml
水道水	$2×10^5$	

表 2.11.10 有機酸洗米による米中マグネシウム含量および耐熱性菌数の変化

	洗 米 用 水				
	水道水	0.1% フィチン酸	0.1% 乳酸	0.05% ケイヒ酸	0.1% クエン酸
米中マグネシウム(mg/100 g)*	26	18	20	17	18
米耐熱性菌数(個/g)**	836	17	21	14	15

注) ＊洗浄前の米マグネシウム含量は 40 mg/100 g (乾物).
＊＊あらかじめ 10^3/g レベルに耐熱性菌を接種風乾した米を用いて洗米し,その 10 g に 10 ml の滅菌生理的食塩水を加え,2時間放置後ストマッカーで3分処理してから標準寒天培地で混釈培養し測定した.

果が確認できる.しかし,この方法で除去可能な細菌は桿菌に限られ,球菌や耐熱性菌胞子のような1ミクロン以下の菌は残存する.これを除くには,微小気泡水で洗米した後,増粘多糖類を溶解した水で洗米して除去する.増粘多糖類は1%溶液を一夜紫外線照射して粘性を低下させてから洗米水に1/100量以下の濃度に分注すればよい.この洗米法により表 2.11.9 のように一般生菌数 50 個/g以下となり,耐熱性菌数も無菌米飯の調製に不可欠の条件である1個/g以下が達せられる.

設備としてはエゼクターやポンプが必要となるがスペースファクターが高く,管理が楽である.しかし,増粘多糖類の紫外線照射品は自分で調製せねばならない.

(2) 化学的洗米法

米に付着する耐熱性菌は Mg^{++} を特異的に吸着する性質を有している.そこで,有機酸を溶解した水で洗米して有機酸中への Mg^{++} の溶解性を利用して,耐熱性菌を Mg^{++} とともに除去する方法を調べると,表 2.11.10 のように Mg^{++} の溶解性に呼応して耐熱性菌も減少することがわかる.この効果を増大する方法としては $MgCl_2$ を 0.1% 濃度に溶解した水溶液で洗米して,あらかじめ菌体に Mg^{++} を吸着させてから有機酸水溶液で洗米し,最後に水で洗米して有機酸を除く洗米法が有効である.この洗米法で洗米した米の菌数は表 2.11.11 のようで,物理的洗米法と同様に耐熱性菌数1個/gの必要条件が満たされることがわかる.しかし,各種溶液を調製するためのタンクの設置が必要で,塩類や酸は設備を腐食させやすいので,洗浄管理の徹底が必要であるなどの考慮点がある.

以上の技術により無菌的な米飯を調製する条件が達せられる.

表 2.11.11 塩化マグネシウム・有機酸洗米法による米の菌数低減効果

使 用 水	水 洗 前		水 洗 後	
	一般生菌数 (個/g)	Bacillus 属菌数 (個/g)	一般生菌数 (個/g)	Bacillus 属菌数 (個/g)
水道水	1.2×10^3	15	7.8×10^3	5
$MgCl_2$・クエン酸洗米	1.2×10^3	15	3	0

2.11.3 炊飯技術

米飯を炊飯する技術の中で，設備的に小さく，炊飯釜の洗浄・殺菌・保管管理の必要がない容器炊飯の技術について記す．洗米後，浸漬した米を110gずつ容器にとる．浸漬は30分～2時間以内が望ましい．浸漬時間が長いと米飯が軟らかく餅状になりやすい．また，短いと米飯が硬くなる．これに炊き水90mlを加え，全体で200gとする．容器を軽く揺すり，山盛り状の米を平らにならす．これを蒸煮缶にセットして20分間蒸煮する．蒸煮後，排気管を開け蒸気を排気しながら10分間蒸らす．これを85℃以下に冷めないうちにトップシールし，ゆっくりと冷ます．急冷すると米飯と容器の間に水が溜まり，容器に接する米飯がふやける．蒸煮缶はセット側と取出し側の開口部を別にして，取出し側はクリーンルーム内に開口するようにする．開口したときに蒸煮缶より蒸気が放出されるとルーム内の汚染につながりやすいため，包装工程との間に仕切りを入れて蒸気が包装室に流れないように換気に注意する．補給する無菌空気は，温度を上げて極力結露が生じないように注意する．結露が発生すると *Micrococcus* 属の汚染による米飯の変色が生じやすくなるので注意が必要である．

以上のようにして無菌包装米飯が製造される．クリーンルームの衛生管理や包装条件の管理はもちろんであるが，無菌的に米飯を調製する条件の徹底がとくに重要であることがわかる．

2.11.4 米飯用包材

米飯用の包装資材は特性的に耐熱性と酸素バリヤー性が要求され，米飯品質からは包材臭の影響がないことが適用条件となる．耐熱性には，ポリプロピレン材質がトレイ炊飯にも電子レンジ特性にも優れている．また，米飯への包材臭の影響もきわめて小さく，実用上差し支えないので優れた材質である．しかし，ポリプロピレン材質の包材に窒素ガスを充填して保管すると，包材内の酸素濃度は一夜で10％近い濃度に上昇し，酸素バリヤー特性はないことが知られる．したがって，米飯用包材としての機能はポリプロピレン単体では得られず，塩化ビニリデンやEVOH (ethylene vinylalcohol copolymer, エチレンビニルアルコール共重合体) などのバリヤー資材のラミネートが不可欠で，一般的にはダイオキシンの問題のないエバールが使用される．したがって，トレイ部としてはポリプロピレン・エバール・ポリプロピレンの3層体が用いられている．

また，トップシールフィルムは酵素バリヤー性，印刷性，電子レンジ耐性などが要求されるため，バリヤーナイロン・ポリプロピレンなどが一般的である．

トップシールは，米飯の温度が高いうち，できれば85℃以上で行われることが望ましい．温度が高いほど米飯からの蒸気圧が強く，トレイ内への空気の進入が防がれる．また，包装後米飯が冷えるに従って内部が減圧的になり，米飯が潰れない．米飯の冷却は包装後，集合してできるだけ徐冷したほうがトレイと米飯の接触面での水の溜まりがない．工場スペースなどの問題で急冷したい場合には，トレイを4方向から押して米飯をトレイ壁より離してから行うしかない．

引用・参考文献

1) (財)全国食生活改善協会, 米麦加工食品等の現況, p.85（平成10.10.）
2) 食糧庁：標準計測法, p.77（昭和49.5.）

（江川 和徳）

2.12 パン・洋菓子の包装

2.12.1 包装の変遷

パン・洋菓子といっても，この種類はきわめて多岐にわたっている．ここで扱うパン・洋菓子は，製品水分量で30～42％含有するパン類，20～40％以上含有する洋菓子とし，小麦粉を原料として用いるパン・洋菓子について述べる．

以前のパン店，洋菓子店では，購入者が持ち帰るための紙袋，紙容器が使われただけで，個別にパンや洋菓子が包装されることはなかった．

その後，大量生産の工場が出現し，大量販売の小売店システムが大規模なネットワークとともに発展することによって，食品の個別包装はなくてはならない販売形態となった．

製パン技術が主としてアメリカから導入されたこともあって，機械化製パン工場の装置もアメリカの例に負うところが多い．

洋菓子の技術は，ヨーロッパからの導入が多く，規模として大きいものではなかった．洋菓子品目のいくつかは量産可能な製造システムを持ち，個別包装が行われている．代表的品目としてスイスロール，スナックケーキ，蒸しケーキなどが挙げられる．

機械化製パンによる機械化包装が出始めたのは1955年頃である．食パンについては，模造紙，乳白模造紙，グラシン紙が使われ，パラフィンワックスを塗布したワックスペーパーが包装用巻取紙として作られた．ラウンドトップ型の山形食パンはスライスされ，これを巻取紙が折りたたみながらヒートシールを行って包装パンが出荷された．

当時すでにプラスチックフィルムが商品化されており，製袋された袋にパンを入れ，ヒートシールする包装も行われていた．1954年に塩化ビニリデン（PVDC），1957年にはポリエチレン（PE），1962年にはポリプロピレン（PP）が使われるようになっている．

包装材料のいくつかをラミネートする技術の進歩によって複合フィルムが現れ，包装機械の改良，食品包装に関連する技術（真空包装，ガス充填包装，脱酸素材の利用など）によってプラスチックフィルムによる包装の時代へ移行していった．

2.12.2 包装の目的

パン・洋菓子を包装する目的はつぎの4つに絞ることができる．

① 内容物としてのパン・洋菓子を保護し，これに期待されている品質を保持することにある．これらの機能は，包装されたパン，洋菓子がさらに梱包され，運搬，保管，配送，荷役，集配センターなどの流通過程を経て末端消費者が購入し，消費するまでの全プロセスが関与する．

この物流過程の中で受ける物理的衝撃，振動，加重などの外力から，包装したことによって，変形，潰れ，破損，転倒を防ぐ．直射日光，温・湿度，酸素，風などの影響によって起こる劣化，変質，化学的変化を防ぐ．このように包装内容物の品質を保持する働きが包装の第一義的な目的といえる．

② 個別包装することによって取扱いが処理しやすくなる．バラ状態の製品を適当な数量にまとめ，取扱いやすくすることができる．個別包装をいくつかの単位で再包装し，買いやすい方法で提供するといった合理的な取扱いが可能である．

③ 市場競争の中で陳列される製品には，消費者の購入意欲をそそるようなデザイン，色彩，配色，多色印刷などによって，包装の外観から高品質な価値を高めることができる．

④ 包装紙にメッセージを印刷することにより，製造者と消費者とのコミュニケーションを結ぶことができる．現段階での表示の法的義務付けも，使用原材料の全面表示など，拡大の方向にあり，栄養や病気に対する主張も今後緩和される傾向にあり，包装と表示は，情報伝達に重要な役割を果たすことになろう．

2.12.3 パンの水分，老化と包装

パンを焼き上げてから2～3日経過すると，パンの内相が硬くなり，脆さが増大する．香味も失われ，やがて特有の老化臭を感ずるようになる．内相の明るさ，輝きが失われ，不透明度が増す．内相の水溶性でんぷんが減少し，でんぷんの結晶

2.12 パン・洋菓子の包装

度が増大する．外皮は焼上げ当時のパリパリした性質がなくなる．

このようにパンは焼成後，時間の経過に従って焼立てのパンが保持する好ましい諸性能を失っていく．この変化は，微生物汚染によるものではない．この微生物汚染による変化を除いた諸変化を一般に老化と呼び，パンの品質保持にとって重要な課題とされている．

変化の代表となる内相の硬化現象には，温度が重要な役割を果たしている．硬化の進行は1℃の低温でもっとも速く，老化を早める温度帯は2℃～-2℃といわれている．

焼成したばかりの食パンと，それを包装した後のパンの各部位における水分含有量とその変化を追跡した．包装したパンのクラスト水分は，時間が経つにつれて水分を増やし，クラムの水分は逆に失われ，クラストに向かって水分は移動することがわかる．包装しない裸のパンではクラストへ移動した水分は，そのままクラストから外へ移り，水分は失われていく（図2.12.1）[1]．

包装したパンと未包装のパンにおける水分の変化は，包装されたパンで水分が良く保持され新鮮さを保ち，吸水量の多いパンは，柔らかさを保ち老化しにくいことが報告されている（表2.12.1）[2]．

一般にでんぷんの戻り現象は，水分10～15%以下ではほとんど起こらず，30～60%でもっとも速く，60%以上では水分が多くなるのに比例して戻りが遅くなるという．以上のことから，包装が水分保持の点で，柔らかさを保つ役割は認められるが，老化は別途進行することになる．

貯蔵中のパンにおける香気成分が量的に失われていくことは官能的にもわかる．この変化をVRS値（揮発性還元物質の量）で比較することができる．

包材はポリプロピレンを用い，包装された製品と無包装製品で経日変化するVRS値を比較した．焼成して15分後のパンクラム2g中の値は，440ミクロン酸化当量であったが，1日経過すると無包装のパンでは当初の1/30以下になってしまう．包装しておけば1日経過しても，90%以上のVRS値が確保できることがわかる（表2.12.

表2.12.1 パン保存中の水分変化[2]

保存日数	水分(%)	
	無包装	包装
パンのクラスト		
0	19.5	19.5
1	19.2	25.2
2	18.1	25.0
3	16.5	29.7
5	14.5	27.5
7	11.9	26.9
パンのクラム		
0	42.4	42.4
1	39.0	43.2
2	37.5	42.6
3	35.4	42.2
5	32.6	41.4
7	25.7	40.4

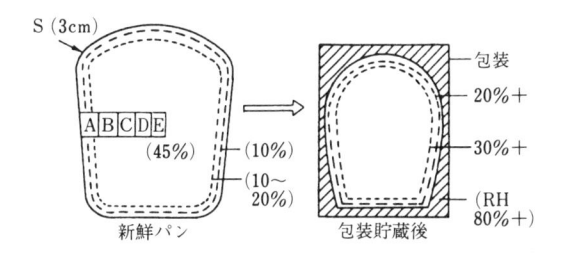

（新鮮パン）

焙焼時間(分)	パンの部位別水分(%)					
	S	A	B	C	D	E
22	6.0	18.7	44.1	44.9	44.8	45.0
30	5.4	14.3	43.5	44.8	45.1	44.6
38	3.7	15.0	41.7	45.5	45.6	45.0

図2.12.1 パンの部位別水分含有量と焙焼時間および貯蔵の影響[1]

表2.12.2 焙焼後の経過時間，貯蔵方法による香り（VRS値）の変化[3]

無包装製品		包装製品（包材PP）	
処置条件	VRS値*	処置条件	VRS値*
焼上り15分後	440		
焼上り1時間後	420	包装後1日目	411
1日放置	13	包装後3日目	315
		包装後9日目	105
		包装・凍結7日目	414

＊揮発性還元物質

2.12.4 洋菓子と水分活性

ここで扱う洋菓子は，小麦粉を使用し，水分20〜40％以上の洋菓子としたが，業界では水分30％と10％を境として洋生菓子，半生菓子，干菓子に分けている（図2.12.2）[4]．食品衛生法では，「生菓子」を製品のでき上がり直後で水分40％以上を含有するもの，または餡，クリーム，ジャム，寒天，またはこれに類似するものを用いた菓子類で，でき上がり直後の水分が30％以上を含有するものと定められている．

洋菓子における品質の劣化は，パンの場合と同様，多水分系製品に多くみられる物理的・化学的要因に加え，生物学的要因が考えられる．物理的要因としては水分移動やでんぷんの老化，吸湿・放湿がある．化学的変化として色の変化，油脂の酸化，蛋白質の変性などがある．

生物学的要因による劣化現象には，微生物汚染とその増殖があり，とくに洋生菓子にとっての微生物制御は重要である．これらの品質劣化は包装によって改善されるものも多々あり，進物用として流通する洋菓子にとっては微生物制御，油脂の酸敗防止に留意する必要がある．

微生物が成育するための条件には水分，温度，pHなど，いくつか挙げることができるが，水分含有量に関連して微生物が増殖できるかどうかを水分活性値によって判断している．微生物が成育できる水分活性値（A_w）の範囲は0.999から0.62といわれ，最適A_wは，0.9以上である（表2.12.3）[4]．

パンの水分活性値は，0.96〜0.93，0.95などの報告があり，包装することによって逆に微生物汚染を助長することも考えられる．したがって，パン・洋菓子の比較的水分含有量の高い製品については，オーブン焼上げ以後の，冷却し包装する雰囲気をできるだけ微生物の少ない環境にするよう努力しており，一定レベルのクリーンルームを採用するケースが多くなっている．

食品に対する消費者ニーズとして3項目を挙げることができる．それは「おいしい」こと，「清潔」であること，そして「安全」であることである．最近，とくに安全の概念が重視されている．1996年施行の「総合衛生管理製造過程」による承認制度は，HACCP（ハセップ，危害分析重要管理点方式）の導入に拍車をかけISO 9000とともに包装が重要視されている．

表2.12.3 洋菓子またはその素材の水分含有量と水分活性[4]
（井上富士男，粟生武良：「食品包装便覧」（日本包装技術協会）より）

種　類	水分(%)	A_w
パン	約35	0.97〜0.96
フルーツゼリー	—	0.87〜0.80
ジャム，マーマレード	約30	0.80〜0.75
ケーキ（糖分55%）	25	0.74
ゼリー	18	0.69〜0.60
クラッカー（糖分70%）	5	0.53
ぶどう糖	9	0.48
ビスケット	4	0.33
チョコレート	1	0.32

2.12.5 共押出フィルム

セロファン紙の時代からプラスチックフィルムの時代へ，ポリエチレン，ポリプロピレン，ポリスチレン（PS）が，古くから広い用途に包装用として使用されてきた．一方では，包装される食品に対する要求も多様化し，単一フィルムの特徴

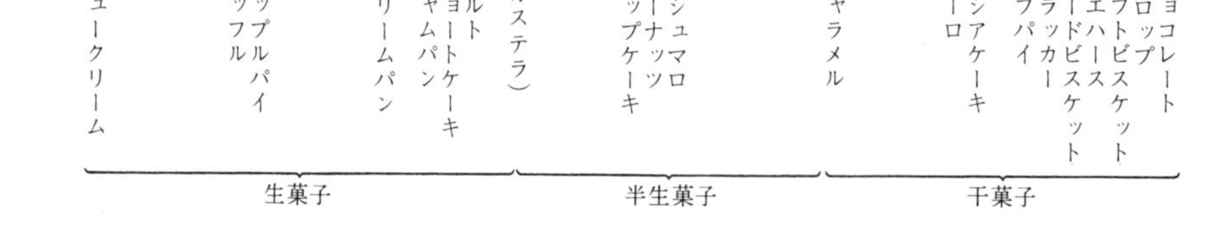

図2.12.2 洋菓子の水分量[4]

だけではこれに応えることができなくなってきた。ラミネート加工の技術も進んだが，同じような製品，同じような包材を使うにしても，食品企業の包装に期待されるニーズは企業によっても異なるほど要求は多様化しているのが現状である。

また，「あんパン」の個包装一つとってもわかるように包装コストは限られており，機能的要求は高いが，包材にかけるコストは低減の方向である。

種々の食品が要求する包装に対する機能を経済的に解決させる技術として共押出フィルムの開発が急速に発展している。

共押出フィルムは，異種類のプラスチック材料を多層化させることにより，機能の幅を広げることができる。よく使われる材料として，つぎのようなものが挙げられる。

ポリプロピレンは，延伸のかけ方によって性能が変ってくる。2方向に延伸した2軸延伸をOPP，無延伸のものをCPPと呼んでいる。OPPはセロファンに似た性質を持ち，CPPはポリエチレンに似た性質を示す。CPPフィルムは透明性が良く，ヒートシール性も良好で横形ピロー自動包装で菓子パンによく使われる。単独で使われる場合には，欠点も出てくる。たとえば機械的強度では低温域で劣り，引裂き伝播抵抗は非常に大きいが，フィルムに切れ目が生ずると，引裂き抵抗は極端に低下する。CPPのガスバリヤー性もあまり良いとはいえないが，包材としての防湿性は良い。また，食品の香り，風味の損失を最小限にとどめる。

PPを中にしてポリエチレンを組み合せたPE/PP/PEは上述のCPPと同様な強度を持ち，高温で急速な粘度低下を起こさず，ヒートシールのさいに焼抜けを起こさない。フィルムの感触が柔らかく，食パンのオーバーラップ用包装フィルムとして使われている。これまでの防湿セロファンの代替として喜ばれている。

共押出フィルムの特徴をまとめると，つぎのようである[5]。
① ガスバリヤー性，ヒートシール性などの都合の良い性質の組合せが選択できる。
② 透明性，耐衝撃性など単体フィルムでは期待できない性質のフィルムを作ることができる。
③ 接着剤を使用しないため残留溶剤の問題がまったくないので，食品衛生上からの注意がいらない。また接着剤の使用がないため，エージングの必要がなく製造直後に最適の接着強度が得られるので，エージングのスペースを必要としない。
④ 多層化，延伸によって単体フィルムでは不可能な薄いフィルムを，各層の厚さを均一に製造できる。
⑤ 溶融粘度が低く，単体フィルムの製造が困難な樹脂であってもバリヤー層のように樹脂の中間層として使用することができる。
⑥ 同様に，分解しやすい樹脂や耐熱性の低い接着剤なども，多層化の方式で低い樹脂温度での押出機の使用で，最終段階での多層化によって製造できる。
⑦ Tダイ法での多層化は押出直後に延伸し，急冷することができるので，フィルムの透明性を一段と高めることが可能である。

共押出多層フィルムは，2台以上，通常3〜5台の押出機を用い，目的とする多層構成に必要なプラスチック材料を，それぞれの押出機で溶融混練し，特別に設計された分流装置でダイへ導く。導入された各プラスチックは流路の中で，それぞれ独立した層流を形成しながら流れる。各層が重ね合され，多層の層流を形成する。この多層層流の状態でダイリップより押し出され，冷却の後一枚の複合フィルムとして製膜されたものが共押出多層フィルムである。

できたフィルムは，各プラスチック層がきちんと独立した層を形成している。したがって，たとえば内層と外層で溶融温度に差を持たせ，ヒートシール適性を向上させることができたり，ガス遮断性やイージーオープン性を付与するなど各種の機能を持たすことができる。また一層の厚みを1ミクロン以下に押え，必要にして充分な量を最小限にとどめることもできる。

製パン，製菓用の包装フィルムの原材料構成の一例（表2.12.4）と，菓子パンに用いられている多層フィルムの一般物性を示す（表2.12.5）。

表2.12.4 共押出多層フィルムの特性・樹脂構成（大日本インキ化学工業(株)資料より）

用途別フィルム	菓子パン	食パン	食パン・菓子パン	菓子パン	菓子・菓子パン
特長	低温ヒートシール性 包装適性良 光沢・透明度良 包装形態ピロー, コロナ処理	包装適性良 Vカット部無印刷 包装形態角底ツイスト, コロナ処理	ガセット部強度良 耐寒性 包装形態ツイスト, コロナ処理	低温ヒートシール性 高剛性 易縦裂性 包装形態ピロー, コロナ処理	包装適性良 剛性 包装形態ピロー, コロナ処理
樹脂構成 ロール内側（印刷面）	耐熱PP	PE	特殊PP	耐熱PP	耐熱PP
樹脂構成（中）	特殊PP	COPP	PP	PP	PP
樹脂構成 ロール外側（シール面）	特殊PP	COPP	COPP	特殊PP	特殊PP
厚さ（μm）	25・30	30	30	20・25・30	25・30・40

表2.12.5 菓子パン包装用多層フィルムの一般物性（グンゼ産業(株)資料による）

測定項目	測定法	単位	面・方向など	測定値
厚み	JIS K 7130	μ	—	30
ヘイズ	JIS K 7105	%	—	3.9
グロス	JIS K 7105	%	内面	129
			外面	124
動摩擦係数	JIS K 7125	—	内面×内面	0.22
			外面×外面	0.10
引張強度	JIS K 7127	MPa	縦	70.6
			横	46.1
引張伸度	JIS K 7127	%	縦	560
			横	750
引張弾性率	JIS K 7127	MPa	縦	847
			横	830
引張荷重	JIS Z 1707	N	縦	0.29
			横	5.63
衝撃強度	JIS P 8134	J	at 23℃	0.82
ヒートシール開始温度	自社法	℃	外面×外面	135
濡れ指数	JIS K 6768	mN/m	内面	37

内面：処理面　外面：未処理面
備考　上記値は測定値であって，規格値ではない．

2.12.6 包装装置

1）パン・洋菓子

一部の定番商品（食パン，あんパン，スイスロールなど）を除き，ほとんどが多品種少量生産を前提にしている．同じ生地でも大きさ，形が異なり，成形における作業手順が変る．用いるフィリング，トッピングによっても品目別に異なってくる．

パンの包装機には，バッガー包装，オーバーラップ包装，菓子パン用横形ピロー包装に大別される．洋菓子については量産製品にピロー包装が利用されている．

バッガー包装は製袋済みの袋を束ねて包装機にセットし，送風によって袋を膨らまし，スライスした食パンを1斤ずつ袋内に自動的に挿入し，口を結束するもので食パン包装の主流になっている（写真2.12.1）．

オーバーラップ包装は，巻取紙から1個分ずつ切断し製品を巻きながらパンの底部をオーバーラップさせ，両端を順序よく折り込んで包装したヒートシールを，底部と両端で行うものである．

横形ピロー包装はほとんどの菓子パン類およびペストリー，パイなどの洋菓子で使われる（図2.12.3）．

2.12.7 包装への課題

1）新しい包材への期待

包装材料からパン・洋菓子の包装を見て，ポリエチレン，ポロプロピレン，ポリスチレンのような汎用樹脂をもう一度見直すことで，新しい性能を持った樹脂が出現するのでは，と期待している．それは，重合時点で新しい触媒を使うことにより，重合活性点が均一になり，均一な性質のポリマーが得られるという．ポリマー分子設計を可能にし，共重合体の組成コントロールを可能にし

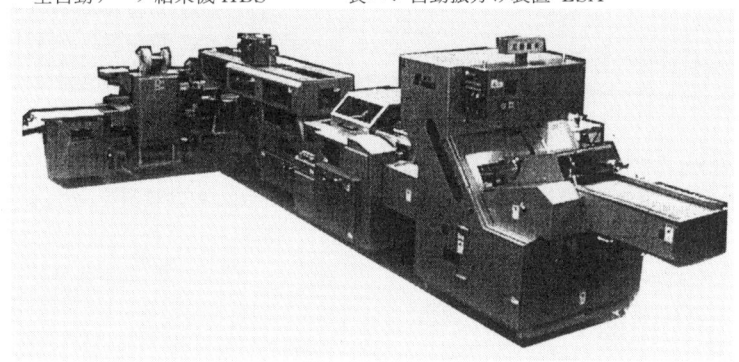

写真2.12.1 食パン包装バッガーシステム（(株)オシキリによる）

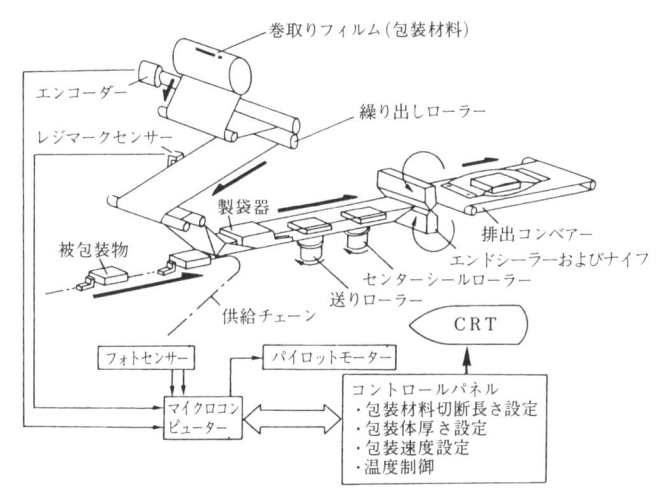

図2.12.3 横形ピロー包装機[6]

ている．

2) 電子レンジ対応フィルムの開発

ある程度の成果を挙げているが，また完全ではない．コンビニエンスストアの弁当は，購入時に電子レンジで加温して提供する．この場合，容器の内容物や，その場所ごとに加熱の程度を変えることができれば望ましい．また，プラスチックでオーブン加熱が耐えられるなら，ピザ，ハンバーグ，グラタンに焦げ目を付けることができ，より短時間の処理で行うことが可能になろう．

3) 多品種少量生産への対応

パン・洋菓子工場で求められる機械装置は，なんといっても多品種少量生産への対応であろう．包装機についても同じで，品目切り替え，型部品の交換，機械の清掃，洗浄をいかに短時間でできるかにかかっている．当然，センサーの利用，ロボット化，コンピューター制御へと進むことになろう．

引用・参考文献

1) P. E. Marston and A. L. Short: *Food Technology in Australia*, **21**(4), 154 (1969)
2) Y. Linko, B. S. Miller and J. A. Johnson: *Cereal Chem.*, **39**, 263 (1962)
3) J. C. Baker, H. K. Parker and K. L. Fortman: *Cereal Chem.*, **30**, 22 (1953)
4) 菓子総合技術センター編：洋菓子製造の基礎と実際，光琳 (1992)
5) 沖 慶雄：最新ラミネート技術，日本科学情報(株) (1990)
6) 世吉 清：食品包装便覧，矢野俊正他編，p. 841, 日本包装技術協会 (1988)

（中江 利昭）

2.13 即席めん類の包装

2.13.1 即席めんの発展と包装資材

即席めん類は昭和33年8月,現日清食品(株)会長である安藤百福氏が発明し,商品名「チキンラーメン」として発売したものが最初である。その後40数年間に,わが国で約53億食(**表2.13.2**),世界で約434億食(**表2.13.1**)に発展した。

このように発展したのは多種類の新製品が開発されたゆえである。その初期の包装材は,セロファンにポリエチレンフィルムをラミネートした,いわゆるポリセロのみであったが,やがてスープ別添タイプの出現により,調味料を包装するアルミニウムを構成材料とする包装材が利用された。さらに昭和46年,商品名「カップヌードル」に代表されるカップめんが出現するにおよんで,包装材はますます多様化していった。本稿ではその現状を詳述する。

即席めん類の包装資材を,用途によって分類すると,つぎのようになる。

① 軟 包 材:外装フィルム,内袋フィルム(生タイプ即席めん),粉体スープ・液体スープ・かやくの小分け包装材,シュリンクフィルムなど。
② 容　　器:スナックめんまたは生タイプ即席めん用のプラスチック容器,紙カップなど。
③ 蓋　　材:アルミキャップ,プラスチックかぶせ蓋など。
④ 梱 包 材:段ボールケース,トレイ,PPバンド,ホットメルト剤,ガムテープなど。

これらのうち,袋物即席めんでは①と④が,スナックめんおよび生タイプ即席めんでは①～④のすべてが使用される。これらの商品形態と包装材の種類の関係を示したものが**表2.13.3**である。

2.13.2 軟 包 材

軟包材は,袋物即席めんの主要包材である。これらは袋物即席めんの外装フィルムおよび生タイプ即席めんの内袋フィルムとし

表 2.13.1　即席めんの世界の総需要一覧(上位10か国)
(世界ラーメン協会調査)
(単位:億食)

順位	国名	1993年(平成5)	1994年(平成6)	1995年(平成7)	1996年(平成8)	1997年(平成9)
1	中華人民共和国	30.0	40.2	132.7	150.0	160.0
2	インドネシア	56.0	70.0	76.5	79.7	86.0
3	日本	50.2	50.4	51.9	53.5	53.2
4	韓国	35.6	37.1	35.2	37.3	38.9
5	アメリカ	15.3	18.0	20.0	20.0	24.8
6	タイ	9.5	12.0	13.4	13.4	13.7
7	フィリピン	7.8	9.2	10.0	10.4	11.3
8	ベトナム	5.7	8.0	9.0	9.0	9.0
9	台湾	7.3	7.8	8.1	8.4	8.0
10	マレーシア	3.0	3.0	3.3	3.6	3.6
	その他約70か国	12.3	13.0	15.6	23.1	25.7
	合計	232.7	268.7	375.7	408.4	434.2

表 2.13.2　即席めん類の総需要の推移
((社)日本即席食品工業協会調査)
(単位:百万食)

	袋包装めん		スナックめん		総合計	即席めんに関するトピックス
	ドライ	生タイプ	ドライ	生タイプ		
1958年	13				13	チキンラーメン誕生
71	3 650		4		3 654	カップヌードル誕生
76	2 850		1 200		4 050	容器形態の多様化始まる
84	2 576		1 724		4 300	ミニカップ登場
87	2 473		2 060		4 533	大盛カップ登場
89	2 225		2 405	15	4 645	生タイプうどん誕生。袋・カップ逆転
90	2 180		2 356	60	4 596	即席めん大手各社が生カップに参入
91	2 197		2 407	150	4 754	生タイプラーメン登場
93	2 227	40	2 454	274	4 995	即席めんの栄養表示始まる
96	2 055	101	2 811	460	5 427	O-157事件の影響で消費量増加
98	1 999	87	2 777	394	5 257	環境ホルモンの影響で消費量減少

て，またこれらに添...
ープ，かやくの小分...
る．さらに，スナック...
シュリンクフィルムに...

昭和32年，ポリエチ...
と既存のセロファンと...
の，いわゆるポリセロが開...
ムはポリエチレンフィルムと...
点，欠点を相互に補完し合い...
包装機での使用に耐える強靱さ...
の性能は大量生産システムに必...
材としての食品用プラスチック...
は，ここから始まったといっても...
「チキンラーメン」が商品化され...
フィルムに，この開発された直後の...
ち早く採用された．ポリセロの外装フ...
んを収納し，ヒートシールして密封す...
ステムは，近代的食品包装のさきがけと...
である．即席めんメーカーは，ポリセロの...

表2.13.3 商品形態と包装材料の種類

商品形態	包装形態	包装材料
袋物	めん (生タイプの内袋)	PET/PE/CPP OPP/PE/CPP OPP/PP ONY//CPP, ONY//PE
	粉末スープ	PET/PE/Al/PE ONY/PE/Al/PE OPP/PE/Al/PE
	液体スープ (油，ペースト)	ONY//Al//LLDPE ONY//VMPET//LLDPE PET/Al//PET//LLDPE
	香辛料，ふりかけ	ASPET/PE/ASCPP OPP/PE/Al/PE
	レトルトかやく	PET//Al//CPP
スナックめん	容器	発泡ポリスチレン 耐衝撃性ポリスチレン（HIPS） ポリエチレンコート紙 ポリプロピレン
	蓋	紙/PE/Al/ヒートシール剤 耐衝撃性ポリスチレン（HIPS）
	収縮フィルム	熱収縮性 PP

(略記号の説明) PET：ポリエチレンテレフタレート，PE：ポリエチレン，OPP：延伸ポリプロピレン，CPP：無延伸ポリプロピレン，Al：アルミニウム，ONY：延伸ナイロン，LLDPE：直鎖状低密度ポリエチレン，VMPET：アルミ蒸着ポリエステル，AS(Anti Static)：静電防止

...類の包装

...となり，即席めんの消費量が急成長するとともに...ポリセロの生産量も増大し，産業の基盤が形成...ていった．当時ポリセロの製造機械は，チキン...メンの外装フィルムをもっとも効率良く生...ように設計され，基本寸法の一つである機...これにより1m幅と決定された．この1...現在まで引き継がれ，あらゆる軟包材...の基本寸法となっている．このように，...用軟包材は，その成長の始まりから，...い関係を持っているのである．

...物即席めんに対する軟包材の...性能

...ィルムが食品用軟包材として，...んの外装フィルム，添付調味...包装材として使用される場合...種々の物性が重視され，所定...ていることが必要である．

...容物を外界から物理的に...が求められる．外部の湿...護する，あるいは内容物の水分...部に逃さない性能（水蒸気バリヤー性），酸素を遮断し，内容物の褐変や油脂の劣化を防ぐ性能（酸素バリヤー性），外部の臭気を内容物に吸着させない，あるいは内容物の香りや風味を逃さない性能（保香性），光を遮断して，褪色や油脂の劣化を防ぐ性能（遮光性）などである．

2) 機械適性

現代の大量生産時代には自動包装機で安定して連続運転が可能なこと，すなわち，機械適性が優れていることが重要である．この機械適性を左右する因子として摩擦係数，静電気特性，シール強度，フィルムの腰などがある．

3) 突刺し強度

包装したものに穴があけば，内容物の品質が低下する可能性が高くなる．中身が液状のものであれば漏れ出し，腐りやすいものであれば腐敗する．これらを防止するために，軟包材には日常的な取扱いで簡単に貫孔しない強度，すなわち，突刺し強度が要求される．

4) 引裂強度

引裂強度とは，引き裂くのに必要な力である．これが強いと裂けにくく丈夫であるが，他方で開封しにくくなる．逆に弱いと，簡単に破れやすくなり，内容物を保護しえなくなる．

5) 耐衝撃性

瞬間的，局部的に大きな力が加わったとき，これに耐える性能をいう．これが劣っていると，袋ごと床に落下させたような場合，落ちた衝撃で破袋する恐れがある．

6) ヒートシール性

即席めんを軟包材で密封するとき，必ず軟包材どうしの合せ目を封かんするが，普通ここを加熱溶融させてシールする．この部分の接着強度をシール強度と呼ぶ．これが弱いと簡単に開封し，内圧でパンクする．逆に強すぎると，開封しづらいことが問題となる．フィルムの材質により，熱シール時に必要な温度，圧力は異なるが，一般的に高速の包装には低温でシールできるフィルムが向いている．

7) ラミネート強度

軟包材は多くの場合，上述した種々の性能を付与するために，2種類以上のフィルムを張り合せた多層構造となっている．すなわち，異なるフィルムのラミネーションにより，それぞれのフィルムが有する性能の長所，短所を相互に補完するように構成されている．このフィルムどうしのラミネート強度が弱いと，フィルム間でデラミネーションを引き起こし，シール強度を低下させる．

2.13.4 即席めん類に使用される軟包材の性質

即席めん類の軟包材には，性質の異なる種々のタイプのプラスチックフィルムおよびアルミニウム箔が使用されている．代表的なフィルムの材質について，特徴を記す．

1) ポリエチレンテレフタレート (PET)

透明で光沢があり，伸縮が少ない．香りに対するバリヤー性が高い．熱シール性はない．

2) ポリエチレン (PE)，低密度ポリエチレン (LDPE)

もっとも安価なフィルムの一つ．ヒートシール

3) 直鎖状低[密度ポリエチレン]

PEより耐衝撃性

4) 延伸ポリプロピレン

腰があり，透明で，光沢があ性はない．熱収縮しやすい．突刺し強バリヤー性が高い．

5) 未延伸ポリプロピレン (CPP)

透明で比較的耐熱性があるヒートシール材．

6) 延伸ナイロン (ONY, ON)

突刺し強度があり，耐衝撃性に優れた強靭なフィルム．ヒートシール性はない．

7) ポリ塩化ビニリデン (PVDC)，コート (Kコート)

バリヤー性（特に酸素バリヤー性）に優れるが，高価である．そのため，他のフィルムに薄く塗布して使われることが多い（Kコートと称する）．最近は，塩素を構成原子とするため，燃焼時にダイオキシン発生の要因になること，およびリサイクルの障壁となることにより忌避されている．

8) アルミニウム箔

アルミ箔と称している．プラスチックではないが，バリヤー性，遮光性が完全であるため，多層フィルムの一層としてよく用いられる．欠点は，内容物が見えなくなること，および，酸，アルカリに弱いことである．

2.13.5 袋物即席めんの包材

袋物即席めんの包材は，上述の各種包材の諸性質を組み合せて，いわゆるPETやOPPを基材としたものが多い．OPPは単体ではなく，OPP 20ミクロンにPEまたはCPP 20～40ミクロンをラミネートする．水蒸気バリヤー性は，PETより小さく優れているが，ガスバリヤー性ではむしろ悪くなっている．また，印刷適性の悪さ，ヒートシールの温度管理幅の小さいこと，特有の臭気のあることなど問題はあるが，これらは周辺技術の進歩により，解決の方向にある．

PETはガスバリヤー性は小さいが，水蒸気バリヤー性は大きく，PPと相反する性質を相互補完している．しかも，印刷適性，機械適性に優

て，またこれらに添付される粉末スープ，液体スープ，かやくの小分け包装材として使用されている．さらに，スナックめん，生タイプ即席めんのシュリンクフィルムにも使用されている．

昭和32年，ポリエチレンが国産化され，これと既存のセロファンとをラミネートした二層構造の，いわゆるポリセロが開発された．このフィルムはポリエチレンフィルムとセロファンが持つ利点，欠点を相互に補完し合い，後日登場する自動包装機での使用に耐える強靱さを有していた．この性能は大量生産システムに必須で，近代的包装材としての食品用プラスチックフィルムの歴史は，ここから始まったといっても過言ではない．

「チキンラーメン」が商品化されたさい，外装フィルムに，この開発された直後のポリセロがいち早く採用された．ポリセロの外装フィルムにめんを収納し，ヒートシールして密封するというシステムは，近代的食品包装のさきがけとなるものである．即席めんメーカーは，ポリセロの最大顧客となり，即席めんの消費量が急成長するとともにポリセロの生産量も増大し，産業の基盤が形成されていった．当時ポリセロの製造機械は，チキンラーメンの外装フィルムをもっとも効率良く生産するように設計され，基本寸法の一つである機械幅は，これにより1m幅と決定された．この1m幅は，現在まで引き継がれ，あらゆる軟包材製造機械の基本寸法となっている．このように，日本の食品用軟包材は，その成長の始まりから，即席めんと深い関係を持っているのである．

2.13.3 袋物即席めんに対する軟包材の要求性能

プラスチックフィルムが食品用軟包材として，とくに装物即席めんの外装フィルム，添付調味料・かやくの小分け包装材として使用される場合には，以下に述べる種々の物性が重視され，所定の性能・強度を具備していることが必要である．

1) バリヤー性

食品用軟包材には，内容物を外界から物理的に遮断するという基本性能が求められる．外部の湿気から内容物を保護する，あるいは内容物の水分を外部に逃さない性能（水蒸気バリヤー性），酸素を遮断し，内容物の褐変や油脂の劣化を防ぐ性能（酸素バリヤー性），外部の臭気を内容物に吸着させない，あるいは内容物の香りや風味を逃さない性能（保香性），光を遮断して，褪色や油脂の劣化を防ぐ性能（遮光性）などである．

2) 機械適性

現代の大量生産時代には自動包装機で安定して連続運転が可能なこと，すなわち，機械適性が優れていることが重要である．この機械適性を左右する因子として摩擦係数，静電気特性，シール強度，フィルムの腰などがある．

3) 突刺し強度

包装したものに穴があけば，内容物の品質が低下する可能性が高くなる．中身が液状のものであれば漏れ出し，腐りやすいものであれば腐敗する．これらを防止するために，軟包材には日常的な取扱いで簡単に貫孔しない強度，すなわち，突刺し強度が要求される．

表 2.13.3 商品形態と包装材料の種類

商品形態	包装形態	包装材料
袋物	めん（生タイプの内袋）	PET/PE/CPP OPP/PE/CPP OPP/PP ONY//CPP, ONY//PE
	粉末スープ	PET/PE/Al/PE ONY/PE/Al/PE OPP/PE/Al/PE
	液体スープ（油，ペースト）	ONY//Al//LLDPE ONY//VMPET//LLDPE PET//Al//PET//LLDPE
	香辛料，ふりかけ	ASPET/PE/ASCPP OPP/PE/Al/PE
	レトルトかやく	PET//Al//CPP
スナックめん	容器	発泡ポリスチレン 耐衝撃性ポリスチレン（HIPS） ポリエチレンコート紙 ポリプロピレン
	蓋	紙/PE/Al/ヒートシール剤 耐衝撃性ポリスチレン（HIPS）
	収縮フィルム	熱収縮性 PP

（略記号の説明）PET：ポリエチレンテレフタレート，PE：ポリエチレン，OPP：延伸ポリプロピレン，CPP：無延伸ポリプロピレン，Al：アルミニウム，ONY：延伸ナイロン，LLDPE：直鎖状低密度ポリエチレン，VMPET：アルミ蒸着ポリエステル，AS(Anti Static)：静電防止

4) 引裂強度

引裂強度とは，引き裂くのに必要な力である．これが強いと裂けにくく丈夫であるが，他方で開封しにくくなる．逆に弱いと，簡単に破れやすくなり，内容物を保護しえなくなる．

5) 耐衝撃性

瞬間的，局部的に大きな力が加わったとき，これに耐える性能をいう．これが劣っていると，袋ごと床に落下させたような場合，落ちた衝撃で破袋する恐れがある．

6) ヒートシール性

即席めんを軟包材で密封するとき，必ず軟包材どうしの合せ目を封かんするが，普通ここを加熱溶融させてシールする．この部分の接着強度をシール強度と呼ぶ．これが弱いと簡単に開封し，内圧でパンクする．逆に強すぎると，開封しづらいことが問題となる．フィルムの材質により，熱シール時に必要な温度，圧力は異なるが，一般的に高速の包装には低温でシールできるフィルムが向いている．

7) ラミネート強度

軟包材は多くの場合，上述した種々の性能を付与するために，2種類以上のフィルムを張り合せた多層構造となっている．すなわち，異なるフィルムのラミネーションにより，それぞれのフィルムが有する性能の長所，短所を相互に補完するように構成されている．このフィルムどうしのラミネート強度が弱いと，フィルム間でデラミネーションを引き起こし，シール強度を低下させる．

2.13.4 即席めん類に使用される軟包材の性質

即席めん類の軟包材には，性質の異なる種々のタイプのプラスチックフィルムおよびアルミニウム箔が使用されている．代表的なフィルムの材質について，特徴を記す．

1) ポリエチレンテレフタレート (PET)

透明で光沢があり，伸縮が少ない．香りに対するバリヤー性が高い．熱シール性はない．

2) ポリエチレン (PE)，低密度ポリエチレン (LDPE)

もっとも安価なフィルムの一つ．ヒートシール材として内層に用いたり，フィルムどうしの接着層として用いたりする．

3) 直鎖状低密度ポリエチレン (LLDPE)

PEより耐衝撃性がある．シール強度に優れる．

4) 延伸ポリプロピレン (OPP)

腰があり，透明で，光沢がある．ヒートシール性はない．熱収縮しやすい．突刺し強度と水蒸気バリヤー性が高い．

5) 未延伸ポリプロピレン (CPP)

透明で比較的耐熱性があるヒートシール材．

6) 延伸ナイロン (ONY，ON)

突刺し強度があり，耐衝撃性に優れた強靱なフィルム．ヒートシール性はない．

7) ポリ塩化ビニリデン (PVDC)，コート (Kコート)

バリヤー性（特に酸素バリヤー性）に優れるが，高価である．そのため，他のフィルムに薄く塗布して使われることが多い（Kコートと称する）．最近は，塩素を構成原子とするため，燃焼時にダイオキシン発生の要因になること，およびリサイクルの障壁となることにより忌避されている．

8) アルミニウム箔

アルミ箔と称している．プラスチックではないが，バリヤー性，遮光性が完全であるため，多層フィルムの一層としてよく用いられる．欠点は，内容物が見えなくなること，および，酸，アルカリに弱いことである．

2.13.5 袋物即席めんの包材

袋物即席めんの包材は，上述の各種包材の諸性質を組み合せて，いわゆるPETやOPPを基材としたものが多い．OPPは単体ではなく，OPP 20ミクロンにPEまたはCPP 20〜40ミクロンをラミネートする．水蒸気バリヤー性は，PETより小さく優れているが，ガスバリヤー性ではむしろ悪くなっている．また，印刷適性の悪さ，ヒートシールの温度管理幅の小さいこと，特有の臭気のあることなど問題はあるが，これらは周辺技術の進歩により，解決の方向にある．

PETはガスバリヤー性は小さいが，水蒸気バリヤー性は大きく，PPと相反する性質を相互補完している．しかも，印刷適性，機械適性に優

れ，ヒートシール性はないが，フィルムに腰があるなどの性質を有しているので，袋物即席めん用包材の主力である．その構成要素は通常 PET 12 ミクロン，PE 15 ミクロン，CPP 20 ミクロンである．表 2.13.4 は，上述各種包材単体および複合材の水蒸気透過性と酸素透過性を比較したものである．

生タイプ即席めんの内袋は，突刺し，破袋を避けるために強靭なフィルムを用いる必要がある．また，製造過程でめんが袋に入ったまま加熱殺菌されるので，とくに耐熱性に優れたフィルムが選定される．

2.13.6 粉末スープなどの包材

粉末スープはなによりも吸湿を避けなければならないので，通常 Al を構成要素とする多層フィルムが使用されている．通常の構成は OPP 20 μm/PE 15 μm/Al 7 μm/PE 20 μm である．

液体スープ，ソース，醬油，調味油，ペースト状スープなどの液体の包装には，液漏れを最重点に考慮しなければならない．液漏れの原因としては，大きく分けてシール不良と破袋が挙げられる．さらに，シール不良の原因には，接着不良，内容物のかみ込み，包材の熟成度がある．破袋の原因には，ピンホールの存在，同封物のめんあるいはかやくによる突刺し，圧力などがある．また，内容物の液性や温度変化が起因することもある．したがって，要求される特性は熱間シール性，耐圧，耐ピンホール，耐衝撃，耐油性および機械特性が挙げられる．あらかじめ種々の条件を考慮した包装試験，保存試験がぜひ必要である．

表 2.13.4 セロファン，ポリエチレン，ポリプロピレンの透過性の比較

項目 包装材料	水蒸気透過性 (g/m²・24 h)	酸素透過性 (cc/m²・24 h・atm)
PET 12 μ	30	100～200
PE 15 μ	40	1 500 以上
PE 40 μ	18	1 500 以上
OPP 20 μ	7	1 500 以上
OPP 20 μ	16	1 500 以上
OPP 20 μ/CPP 20 μ	5	1 500 以上
OPP 20 μ/PE 40 μ	5.2	1 500 以上
PET 12 μ/PE 15 μ/CPP 20 μ	9.2	100

通常の構成は，ONY 15 μm//Al 7 μm//LLDPE 50 μm，ONY 15 μm//VMPET 12 μm//LLDEP 40 μm である．

2.13.7 スナックめんの容器

スナックめんの日本農林規格における定義は「食器として使用できる容器にめんを入れ，かやくまたはやくみを添付したもの」と規定されており，容器は必須構成要素となっている．この容器は，商品の流通過程においては包装材としての機能を有すると同時に，消費段階においては，調理器および食器としての機能を合せ持ち，多目的機能を兼備しているところに大きな特徴がある．

1) 容器の材質および成形方法

スナックめん用容器の材質には，プラスチック，紙，金属があるが，その中でもっとも多用されているのはプラスチックである．プラスチックの種類としては，ポリスチレン，ポリプロピレンであり，わが国や東南アジアにおいては，ポリスチレン系容器が圧倒的に多い．一方，ポリプロピレン系容器は，主として欧州やタイなどで多く使用されている．

（1）ポリスチレン（PS）系容器

ポリスチレンは，スチレンモノマーを化学的に高分子化したもので，容器としては，発泡させて，発泡ポリスチレンとして用いられる．その発泡倍率により，低発泡（2～3倍），中発泡（10～20倍），高発泡（30～50倍以上）に分けられ，スナックめん容器では中発泡が用いられている．

発泡ポリスチレンには，つぎの特徴がある．

長所：①熱伝導率が非常に小さく，断熱性に優れている，②水，アルコール，脂肪族炭化水素などに不溶で，耐水性に優れている，③比重が小さく，軽量である，④衝撃吸収性がある（PSP 容器）．

短所：①耐熱性，耐薬品性，耐油性がやや低い，②体積が嵩ばり，搬送に不便．

ポリスチレンを原料とするスナックめん容器には，容器成形方法の違いにより EPS 容器と PSP 容器の 2 種類がある．通常，前者は縦形カップに，後者は丼形カップに使用されている．

① EPS 容器

EPS (expanded polystyrene) は，スチレンモノマーをポリマーに重合するさいに発泡剤を共存させるか，または重合後に加圧含浸させ，発泡性ポリスチレンビーズを得る．このビーズから金型内成形法により成形して，所定の形状の容器を得る．なお，発泡剤としてはブタンガス，ペンタンガスあるいはこれらの混合ガスが使用されており，欧米のようにフロンガスは使用されていない．

② P S P 容 器

PSP (polystyrene paper) は，一般に，単体では強度と印刷性に難があるため，HIPS (high impact polystyrene，耐衝撃性ポリスチレン) などをラミネートして用いることが多い．また，美粧性を高めるために，PSフィルムなどにあらかじめグラビア印刷を施したものをラミネートする場合もある．

原料は，EPS容器と同様にポリスチレンである．ペレット状のポリスチレンを押出機で溶融しながら押し出し，発泡剤を圧入して，PSPシートを作成する．HIPSシートやPSフィルムをラミネートした後，プラグアシスト成形法などにより成形して所定の形状の容器を得る．

(2) ポリプロピレン (PP) 系容器

ポリプロピレンは，プロピレンを重合して高分子化したものである．このペレット状PPを溶融し，射出成形法によって，所定形状の容器に成形する．

一般に，PP容器は，表面光沢性が良く，耐熱性，耐水性，耐薬品性に優れているが，断熱性に問題がある．スナックめん容器として，調理器具および食器の機能を具備するためには，熱緩衝部を設けるなどの工夫が必要である．

(3) 紙 容 器

紙容器は，印刷適性，再性・廃棄性に優れているが，耐水性，防湿性，断熱性に課題がある．そのため，プラスチックフィルムのラミネートや波状の側周部などの工夫が組み合されている．

(4) 金 属 容 器

金属容器としては，アルミ鍋などがあるが，現在，実際の商品はほとんど流通していない（チルド，冷凍めんの業界では多くの商品が見られる）．耐水性，耐熱性に優れるが，コストが高く，断熱性はない．

日本農林規格においてつぎのように規定されている．すなわち「容器を加熱するものにあっては，当該容器が日本工業規格 H 4160 (1974) に規定する 3003 のアルミニウム合金はくであって，厚さ 0.08 mm 以上のもの又はこれと同等以上の強度を有するアルミニウムはく若しくはアルミニウム合金はくを用いたものであり，かつ，ピンホール，き裂等のないものであること」とある．

2) 容器の食品衛生上の安全性

食品類に用いる容器や包装材は，収容される食品を衛生上有害な物質が汚染しないように，衛生管理されなければならない．即席めん類に使用される容器や包装材については，安全性の観点から，未反応スチレンやその他の不純物の含有許容量などの品質が，法令や業界基準によって，多項目にわたり定められ，これらに適合していなければならない．その詳細については，「第5編 安全・衛生・環境と表示」にゆずるが，主なものに「食品衛生法」，「ポリオレフィン等合成樹脂製食品容器包装等に関する自主規制基準（いわゆるPLマーク）」，「食品包装材料用印刷インキに関する自主規制」などの基準がある．

唯一加えるならば，数年前から指摘されている内分泌かく乱化学物質（いわゆる環境ホルモン）が発泡スチレン製カップめん容器から溶出しているという問題である．この問題の詳細は他書[1]を参考にされたい．結論をいうならば，溶出するとされているスチレンオリゴマーには内分泌をかく乱する機能はない[2]．行政においても，厚生省[3,4]および農林水産省[5]とも「緊急に使用禁止等の措置を講じる必要性はない」としている．さらに，環境庁も平成11年10月29日，「平成11年度第1回内分泌攪乱化学物質問題検討会」[6]において，「食品用のプラスチック容器に関しては，厚生省の検討会において，現時点では人の健康に重大な影響が生じるという科学的知見は得られておらず，現時点で直ちに使用禁止の措置を講じる必要はないとしており，スチレン等を原材料とした食品容器については，現時点では安全とみなされる」と報告した．

2.13.8 スナックめん容器の蓋材

1) アルミキャップ

スナックめんは，めんなどが容器に収容されているので，蓋が必要である．昭和46年，最初のスナックめんである「カップヌードル」が商品化されたが，この縦形カップ容器に使用された蓋材がアルミキャップであった．

アルミキャップは，アルミ層を基材とし，この上層（外側）にコームラント紙，下層（内側）にシーラント材などの軟包材をラミネートしたもので，この基本的な構成は，今日に至るまでほとんど変っていない．現在では，縦形カップのほとんど，丼形カップの大多数で使用している．代表的な構成は，紙/PE/Al/シーラントである．

2) かぶせ蓋

かぶせ蓋は，主として焼そばや生タイプ即席めんなど，湯切り（排湯）が必要な即席めん類の容器に使用されている．また，容器開口部の口径が大きい場合，アルミキャップでは充分な強度（腰）が得られにくいので採用されることもある．

かぶせ蓋は，文字どおり，容器開口部に嵌合させて蓋をするものである．ただし，かぶせ蓋には，「湯切り」という機能が付加されているので，この機能が安全・確実に実施されるように，嵌合性（容器と蓋との嵌合の度合・強度が適切であること），断熱性（湯切り時の断熱は，火傷を防ぎ，安全な調理を保証する）のような性能（物性）が重視される．

かぶせ蓋の材質としては，嵌合時と湯切り時の適度の剛性または柔軟性を得るためにHIPSを採用することが多い．

2.13.9 スナックめん容器のシュリンク包装

スナックめんは，容器が食器としての機能を有しているので，これを衛生的に保持する必要があり，また内容物を保護する機能を合せ持ち，しかも外観の美しさを付与するため，収縮フィルムによる外装が施されている．その包装形態としては大部分は容器全体を包むホールラップ形式と少数ではあるが，主として蓋部を保護するスリーブラップ形式とがある．収縮包装用フィルムとしては，延伸ポリプロピレン（OPP）が使用されている．

2.13.10 容器包装リサイクル法の完全実施とこれからの包材

平成12年4月1日より，いよいよ容器包装リサイクル法が完全実施された．即席めん業界より排出される容器包装排棄物の量は，その他プラスチックで約42 000 t，その他紙で約27 000 tと推定される．そしてその再商品化のための(財)日本容器包装リサイクル協会への委託料は，初年度，約6億円強と推定されている．

この排出量を減らし，委託料を軽減するためには，包材および包装システム全体の見直しによる軽量化以外にはない．ことに，プラスチック系においては急務である．紙製の縦形容器においては，「発泡ポリエチレン製断熱紙カップ」が開発され，従来の紙製縦形容器に比べて約30％の軽量化に成功している例がある．

今後の容器包装の開発されるべき方向として，生分解性プラスチックの分野がある．化学合成系と天然高分子系とがあり，前者の代表例はポリ乳酸，後者はでんぷん，あるいはセルロースの利用である．双方ともまだまだ多くの問題点がある．すなわち，コストの高さおよび防湿性の欠除などであり，その利用は将来のこととなろう．関係業界の方々の今後の努力に大いに期待したい．

引用・参考文献

1) 辰濃 隆, 中澤裕之編：内分泌かく乱化学物質と食品容器, p.84, 幸書房（1998）
2) 信原陽一, 平野 哲, 東 幸雅他：食衛誌, **40**, p.36（1999）
3) 厚生省生活衛生局食品化学課：食品衛生調査会毒性・器具容器包装合同部会議事録(平成10.3.13)
4) 厚生省生活衛生局食品化学課：第6回内分泌かく乱化学物質の健康影響に関する検討会中間報告, （平成10.11.19)
5) 農林水産省食品流通局品質課：農林物質規格調査会議事録（平成10.12.11）
6) 環境庁企画調査局環境保健部：平成11年度第1回内分泌攪乱化学物質問題検討会配付資料（平成11.10.29）

（法西 皓一郎）

2.14 菓子・スナックの包装

はじめに

　菓子は，コーヒー，茶，酒などの飲料とともに重要な嗜好食品で，生活に楽しさと潤いを与えてくれる．おいしさや楽しさを表現する訴求機能と内容品の保護が，菓子においても包装の二大機能・目的である．

　日本菓子協会の統計によると，1998年度の菓子の生産金額は約2兆5000億円で，約35兆円といわれる食品工業（食品製造業）の総生産金額の約7%を占める．

　生産数量の対前年比は，年間0～3%の伸び率で，この傾向はここ10年間ほとんど変らない．その理由として，消費者の嗜好の変化・多様化，甘さ離れ，子供人口の減少などがいわれ，各メーカーとも「新製品の開発」と「既存商品のてこ入れ」によるシェアの拡大に向けてしのぎを削る技術競争が行われている．

　菓子の統一的な分類は困難であるが，古くから伝わる和菓子と比較的新しく伝えられた洋菓子に大別され，さらにそれぞれが水分含量と保存性から，生菓子，半生菓子，干菓子に分けられる．ここでは洋菓子の中の干菓子，洋干菓子について述べる．

　洋干菓子の分類の一例を図2.14.1に示す．

　菓子の製造に用いられる原料は，農産物，畜産物，水産物，およびこれらの加工品を含む広い範囲にわたる．これら天然原料素材は一般に分子量が大きく結晶状態の場合が多いので反応性に乏しい．原料成分間の反応を促進するため，加工・調理のさいに極性が大きく溶解性に富む水を加える場合が多い．さらに加熱，混練などの操作を行って成分間の穏やかな反応を促進する．煮詰，焙焼，乾燥などの調理段階で特有の風味と組織が形成され，また保存上不必要な水を蒸散する．低水分にして保存性を付与している洋干菓子は，非常に吸湿しやすい状態にあり，吸湿によって軟化，食感の変化，糖の結晶化，かびの発生などの現象が見られる．菓子のバリヤー包装の中では防湿包装が最重要項目であり，吸湿を防止すれば長期保

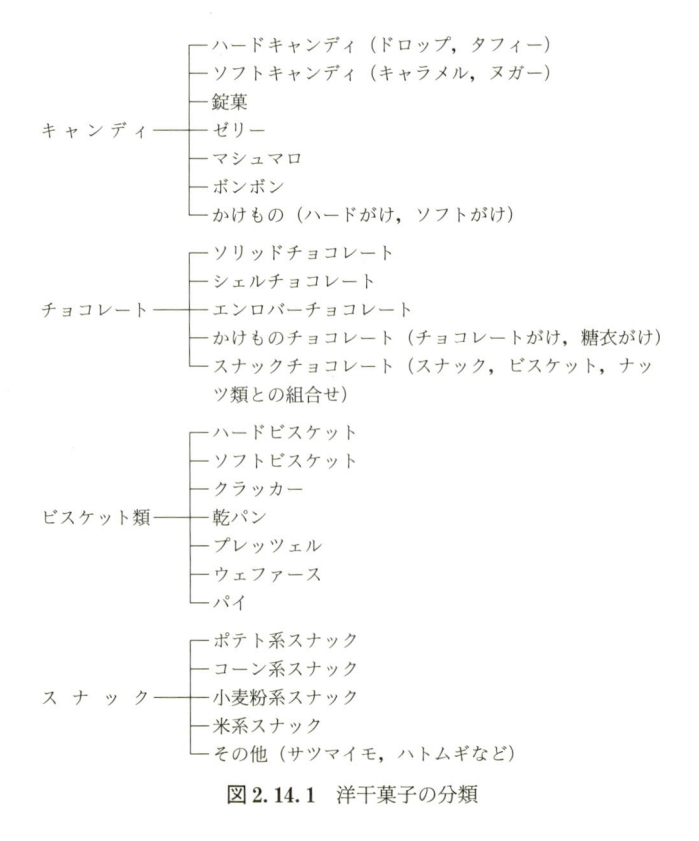

```
キャンディ ─┬─ ハードキャンディ（ドロップ，タフィー）
　　　　　　├─ ソフトキャンディ（キャラメル，ヌガー）
　　　　　　├─ 錠菓
　　　　　　├─ ゼリー
　　　　　　├─ マシュマロ
　　　　　　├─ ボンボン
　　　　　　└─ かけもの（ハードがけ，ソフトがけ）

チョコレート ─┬─ ソリッドチョコレート
　　　　　　　├─ シェルチョコレート
　　　　　　　├─ エンロバーチョコレート
　　　　　　　├─ かけものチョコレート（チョコレートがけ，糖衣がけ）
　　　　　　　└─ スナックチョコレート（スナック，ビスケット，ナッツ類との組合せ）

ビスケット類 ─┬─ ハードビスケット
　　　　　　　├─ ソフトビスケット
　　　　　　　├─ クラッカー
　　　　　　　├─ 乾パン
　　　　　　　├─ プレッツェル
　　　　　　　├─ ウェファース
　　　　　　　└─ パイ

スナック ─┬─ ポテト系スナック
　　　　　├─ コーン系スナック
　　　　　├─ 小麦粉系スナック
　　　　　├─ 米系スナック
　　　　　└─ その他（サツマイモ，ハトムギなど）
```

図2.14.1　洋干菓子の分類

存は可能で，一般に菓子は保存食品として取り扱われている．

2.14.1 糖類の性質

菓子と聞けば甘いと想い，甘いものといえば砂糖が頭に浮かぶように，糖類は菓子を構成する必須成分である．糖の種類，含量，糖の状態（結晶・非晶質）などによって，菓子の性質や組織が決まる．

図2.14.2[1,2]は，糖類の水分活性と水分の関係を示す等温収着曲線である．

各種純糖類の吸湿性の強さの順と，その性質は，

吸湿性(大)←――――→吸湿性(小)

果糖　ぶどう糖　砂糖　麦芽糖　乳糖

流れやすい←――――→結晶化しやすい

といわれて，図中，(a)非晶質の砂糖は，もっとも吸湿性の強い(b)果糖とほとんど変らないくらいの強い吸湿性を示すことがうかがえる．それにひきかえ，(d)結晶状態の砂糖は，水分活性が，0.80付近までほとんど吸湿性を示さず，結晶状態の砂糖菓子である氷砂糖や金平糖が夏期でも安定していることから，納得できる．

したがって，菓子の吸湿性の強さは，糖の状態がアモルファス（非晶質）かクリスタル（結晶）なのかによって大きく左右される．菓子中の糖の状態は，用いられる糖の種類や，製造方法（加熱調理温度，pHなど），水分などで決まる．乳糖や麦芽糖を用いると結晶状態をとりやすく，果糖やぶどう糖を用いると吸湿性は増す（非晶質）．また，高温や，酸の存在下で加熱調理すると，砂糖は転化（ぶどう糖と果糖に分解）し，非晶質となりやすい．

一般に菓子中の糖の状態は，非晶質をとることが多く，菓子特有の風味や組織は，非晶質状態によって付与される場合が多い．非晶質状態の糖を含む菓子は吸湿性が強く吸湿によって，その糖は結晶化して組織が変化し品質低下につながる．

なお，非晶質の糖が結晶化する速度は湿度依存性が高く，たとえば非晶質の砂糖は，湿度28%RH（25℃）に放置すると数日で結晶状態になるが，16.2%RHでは，150日以上，非晶質状態を保っているといわれている[3]．

2.14.2 菓子の性質と包装

菓子類の水分と水分活性の一例を表2.14.1に，等温収着曲線を図2.14.3[4]，図2.14.4[5]，図2.14.5[6]に示す．なお，これらは仕込み組成や製造方法によって異なるので一例を示すものである．

また，菓子類の主な包装形態と包装材料を表2.14.2に示す．

1) キャンディ

キャンディ（candy）の語源は，砂糖を表すアラビア語から来たという説と，ラテン語のcan（砂糖）とdy（型）に流し固めることに由来する

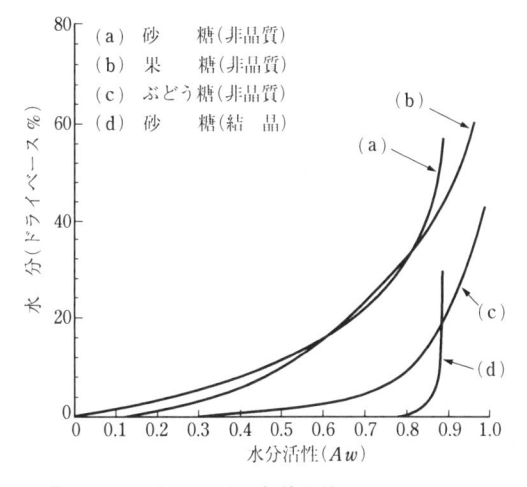

図2.14.2　糖類の等温収着曲線
(a), (b), (c)：25℃[1]，(d)：22℃[2]

表2.14.1　菓子の水分と水分活性の一例

菓　　子	初　期		限　界	
	水分(%)	Aw	水分(%)	Aw
キャラメル	8	0.50	10	0.55
キャンディ	1～2	0.15	—	0.30
ビスケット（ソフト）	2	0.20	5.5	0.45
ビスケット（ハード）	2.5	0.15	6	0.45
チョコレート	1	0.30	2.5	0.60
スナック	1～3	0.1～0.3	5～7	0.4～0.5
半生菓子	17～23	0.65～0.85	—	—

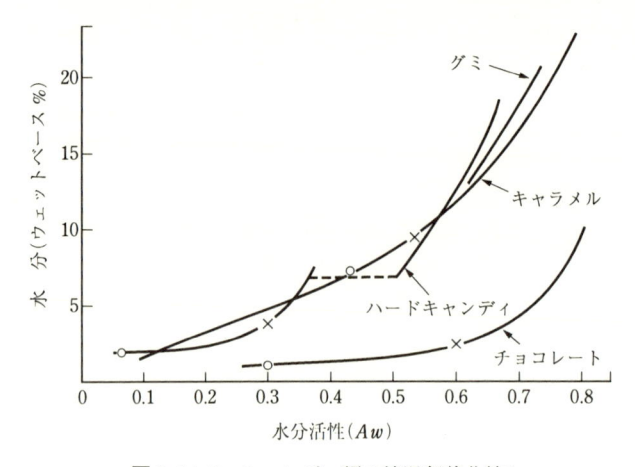

図2.14.3 キャンディ類の等温収着曲線[4]

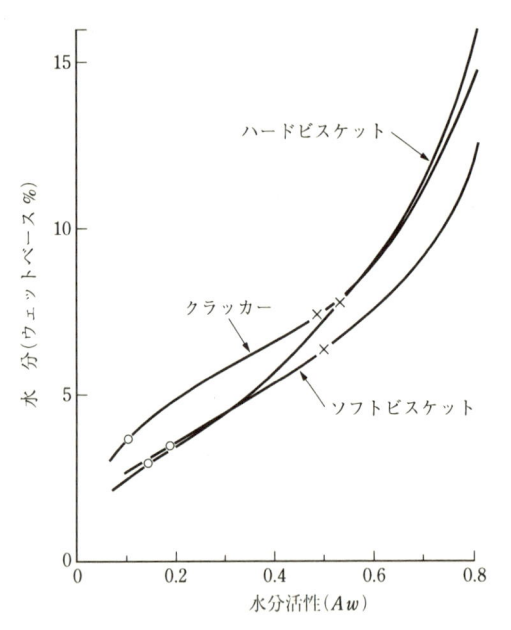

図2.14.4 ビスケット類の等温収着曲線[5]

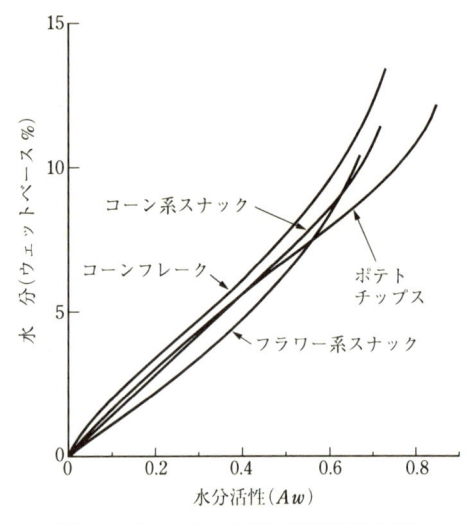

図2.14.5 スナック類の等温収着曲線[6]

という説がある．日本のキャンディの歴史は，飴から始まり「あま」，「あまい」が語源とされ，『日本書記』にも記述がある．

（1） キャンディ類の製造方法

① ハードキャンディ

砂糖，水飴を溶解し水分1～2%位まで煮詰めたものを，成形，冷却する．糖の組成はガラス状の非晶質で吸湿しやすく，失沢，晶出による不透明化，さらには製品の固塊化に至り，菓子類の中でも，もっとも高いレベルの防湿包装が施されている．

② ソフトキャンディ

ソフトキャンディはハードキャンディより水分が多いため，一般に組織が柔らかいキャラメル，気泡菓子，ゼリーなどの種類がある．

キャラメルは砂糖，水飴，油脂の混合液に小麦粉，練乳を加えて攪拌，煮詰冷却，成形したもので，糖のカラメリゼーションや乳蛋白とのメイラード反応による特有の風味とチューイングが特徴である．

③ かけもの

レボルビングパンという回転鍋の中で，グラニュー糖，ナッツ，チョコレート，ゼリーなどのセンターに砂糖液をかけ，乾燥させて砂糖の層を作っていく製品で，チャイナマーブル，金平糖，ア

2.14 菓子・スナックの包装

表 2.14.2　菓子類の主な包装形態と包装材料

包装形態	キャラメル	キャンディ	ビスケット	チョコレート	スナック	包装材料の構成例
袋物（ピロー、4方シール、スタンド形）	○	○	○	○	○	・OPP or PVA コート OPP or KOP/PE or CPP ・OPP or PET/Al 蒸着・CPP ・OPP/PE/Al 蒸着・PET/PE/CPP ・PET・透明蒸着/PE or CPP ・OPP or PET/Al 箔/PE or CPP
上包み包装（オーバーラップ）	○	○		○		・OPP ・アクリルコート OPP ・KOP
紙箱・容器/内袋（トップオープン、サイドオープン、多角柱、四角柱、円柱）	○	○	○	○	○	・OPP or PVA コート OPP or KOP/PE or CPP ・OPP or PET/Al 蒸着・CPP ・OPP/PE/Al 蒸着・PET/PE/CPP ・PET・透明蒸着/PE or CPP ・OPP or PET/Al 箔/PE or CPP
スティック形集積包装	○	○		○		・MST/Al 箔/紙/wax/紙 ・MST/Al 箔/紙/wax ・sealant/Al 箔/wax/紙
アルミ箔包装				○		・Al 箔/sealant ・Al 箔/紙/wax
フォールドラップ（密着タイプ、カートンタイプ）				○		・sealant/OPP or KOP/sealant ・sealant/OPP/Al 蒸着・共押 OPP ・sealant/Al 箔/紙/sealant
缶		○		○		・ぶりき ・TFS
成形容器・びん		○		○		・プラスチック ・ガラス

PVA：polyvinyl alchol，ポリビニルアルコール
KOP：K coated oriented polypropylene，K コートポリプロピレン
PE：polyethylene，ポリエチレン
CPP：cast polypropylene film，無延伸ポリプロピレン
MST：moisture-proof sealable transparent
TFS：tin free steel，すずなし鋼板

ーモンドドラジェ，ゼリービーンズなどがある．

(2) キャンディの吸湿性

ハードキャンディやキャラメルは，吸湿すると表面がべたつき，白濁し，ついには砂糖の結晶が析出してくる．この現象を，グレイニング（graining）という．

「流れ」，「結晶化」が生じるのは分子中に水と親和力の大きな−OH基を多数持つ糖が，高温度で煮詰められ，過飽和で，かつ，不安定なアモルファス（非晶質）の状態から安定な結晶状態になろうとするために起こる．

図2.14.3はキャンディ類の等温収着曲線である．図にある○印はイニシャルを，×印は品質限界の水分活性と水分を表す．図に沿って説明すると，ハードキャンディは水分活性が0.35位までは非晶質の状態で吸湿し，ここから0.50まで点線になっている部分は，砂糖の結晶化が起こっている場所である．結晶化が起こると，同一水分でも水分活性値の上昇を示し不連続となる．品質限界は結晶化が起こる前の水分活性が0.30付近である．

キャラメルは，水分活性がハードキャンディより高く吸湿しにくいが，夏期の高温多湿時には吸湿して，べたつきや変形などが生じる．

グミ（ゼラチンゼリー），マシュマロなどは水分活性が，0.65～0.75と高く，吸湿よりも放湿による失沢や乾燥による硬化のほうが問題となる．

(3) キャンディの包装

キャンディ類は，湿気に敏感である．なかでもハードキャンディは水分活性が低くわずかな湿分で品質低下を招くので，透湿度が$1～2 g/m^2/24h$以下のAl箔，Al蒸着あるいは透明蒸着を構成層とする袋や，缶，びんなどの容器の形態がとられる．なお，のど飴など機能性を有するハードキャンディの包装形態として多用されているスティック形集積包装は，高い空間効率が求められるキオスクやコンビニエンスストアなどの売り場で，成人の領域にまでキャンディの市場を拡大した包装形態といえる．この包装形態は，棲面の折りたたみ部分の密封性が防湿性を左右するので，その管理が重要である．キャラメルやかけもの類はハードキャンディに比べ吸湿性がいくぶん弱いので，OPP（oriented polypropylene，2軸延伸ポリプロピレン）フィルムによる上包み包装形態をとる場合が多い．グミなどのゼリー類は，水分活性が高いので放湿による硬化防止，および保香性，光による色素の変退色防止のため，Al蒸着を構成層とするフィルムを用いる場合が多い．

2) ビスケット

ビスケットの起源はパンに出発し，その語源はフランス語のビス（2度）キー（焼く）に由来するといわれる．

(1) ビスケット類の製造方法

ビスケットは小麦粉，糖類，油脂および食塩を主原料とし，必要に応じて，でんぷん，乳製品，鶏卵などを配合し，混合機，成形機およびオーブンを使用して製造する．主原料である小麦粉中の蛋白は，水を吸収するとグルテンを形成し，混合することによって弾力性が増す．ビスケットの組織は，基本的にはグルテンの形成方法によって決まる．ハードビスケットはグルテンが出やすいように，糖類，油脂の少ない配合で，よく混合して，グルテンを充分発展させる．この生地（ドウ）を薄く展延し，折りたたんで再び延ばし成形する．このまま焼くと火ぶくれができるので，針孔をあけて焼く．ソフトビスケットは，糖類および油脂が多く蛋白含量の少ない小麦粉で，加水量も減らし短時間混合する．グルテンはビスケット生地をやっとつなぐ程度しか発展しないので，崩壊しやすい．クラッカーは少量の糖分と油脂を含みイーストで発酵させた積層シートを型抜きし，高温短時間で焼き上げる．ビスケットの中ではもっともでんぷんのα化の進んだ製品であり，酵母の発酵生成物の風味と，軽く砕ける食感が特徴である．

(2) 品質特性と包装上の留意点

① 湿　度

ビスケット類は強い吸湿性を示す．ビスケット類特有のサクサクしたcrispyな性質は吸湿によって失われるので，吸湿は商品価値低下の最大要因である．図2.14.4はビスケット類の水分活性と水分の関係を表す等温収着曲線である．

ビスケット類の等温収着曲線は，逆S字形曲線で示され，包装容器内に侵入した湿分は比較的

早く全体に拡散・均一化し，かつ，水分値と商品価値との関係が深いので，限界水分をあらかじめ求めておくと防湿包装設計の参考とすることができる．

② 温　　度

ビスケット類は，通常の温度範囲であれば損傷を受けることは少ないが，クリームをサンドしたものは，気温の上昇とともにクリーム中の油脂が生地へしみ込み，減容することがある．また，含まれる油脂が粗大な結晶を形成し，むら状を呈する場合もある．

③ 光　　線

光線の中でも，とくに紫外線は酸化反応を著しく促進するので，とくにナッツ類を含むものや，油脂含量の高いものは要注意である．また，ビスケット類の焼色はカラメル形成とメイラード反応によるものであるが，光線によって退色することがある．

④ 油脂の酸化

油脂の改良はめざましい．水素添加などによって酸化しにくく，良好な物性の油脂が開発されているが，ナッツ類やフレッシュバターなどを用いる場合，除酸素包装技法が必要となる．この技法を用いる場合，包材には酸素バリヤー性，完全密封シール性，耐ピンホール性などが求められベースフィルムとして NY (nylon, ナイロン), PET (polyethylene terephthalate, ポリエチレンテレフタレート) などが，バリヤー層としては，透明蒸着，EVOH (ethylene vinylalcohol copolymer, エチレンビニルアルコール共重合体), Al (アルミニウム) 箔などが用いられる．

⑤ 破損防止

ビスケット類の持つ crispy な性質は同時に破損しやすいことをも示す．強度には方向性があり，個装，外装を通じて，この性質を考慮する必要があり，近年，小口配送化が目立つので，内装単位の方向指示も必要な場合がある．

⑥ 保香，異臭の防止

焼き菓子特有の香味を尊重するビスケット類は，香気の逸散，着臭を防止するためガスバリヤー性を有する材料を用いたほうが良い．またビスケットの多孔質性組織は，包装材料の印刷インキ臭，紙などの異臭を吸着しやすい性質を持っているので，包材臭には注意が必要である．

⑦ 虫害防止

ビスケット類は，ノシメマダラメイガ，コナマダラメイガ，コクヌスト類などの貯穀害虫の食害を受ける．できるだけ香りを外に出しにくい，あるいは害虫が食い破りにくい包装形態，材料を用いる必要がある．メイガ類の幼虫は穿孔能力が高く，#550のセロファン，80ミクロンのポリエチレンでも穿孔するが，40ミクロン以上のOPP，PETフィルムは穿孔しないといわれている[7]．

3) チョコレート

チョコレートの特徴は，室温では光沢のある褐色の固体であるが，口に入れるとさっと溶け，なめらかな舌ざわりで口いっぱいに独特の香りとほろ苦さが広がるところである．主原料はカカオ豆，砂糖，粉乳，ココアバター，植物性油脂，乳化剤，香料である．

(1) チョコレートの製造方法

① カカオ豆の焙炒 (roasting)

カカオ豆は，南北緯20°以内の熱帯に産するカカオ樹の果実の種子である．このカカオ豆を焙炒して特有の豊かな香りや風味を出現させる．

熱風で焙炒した後，板にたたきつけるような方法でシェル (種皮) を砕き，それに風を当て，比重差を利用してニブ (胚乳) だけを集める．この焙炒ニブ (粒状) を粉砕してペースト状にする．これをココアマスあるいはチョコレートリカーと呼ぶ．

② 微粒化 (refining)

つぎに，ココアマスにココアバター，砂糖，粉乳などの諸原料を配合し，レファーナーと呼ばれる回転数の異なる5段ロールの間を通し，舌ざわりがなめらかになるまで微粒化する．

③ 精錬 (conching)

コンチと呼ばれる混練機に微粒化された原料混合物とココアバター，レシチン，香料などの原料を投入しコンチングを行う．この間，ペーストは撹拌による摩擦熱で温度が上昇し水分と揮発性の有機酸の飛散を促進する．この工程は風味をまろやかにする熟成工程で，通常1～2日間練り続ける．ここでできたものをチョコレート原液とい

う.

④ 温調（tempering）でき上がったチョコレート原液を，適切な一定の温度に冷やし攪拌して，安定なココアバターの結晶を作る工程である．つまり，口溶けが良く耐熱性があるという相反する性質を満足させるため，融点が34〜35℃のココアバターの結晶を作る工程である．テンパリングの終ったものをチョコレートの種類に応じて成形する．

（2） 品質特性と包装上の留意点

① 温　度

チョコレートは油脂の結晶により形を保っているので，温度に対して非常に敏感で，28℃位から軟化しはじめ，品温の上昇下降が繰り返されると，ファットブルームと呼ばれるココアバターの粗大結晶の白斑が表面に現れ，外観的に著しく品質を低下させる．

チョコレートのブルームの大部分は，流通過程における温度不適が原因である．

② 湿　度

チョコレートの等温収着曲線を，図2.14.3に示す．チョコレート中の砂糖は結晶状態なので菓子の中では比較的吸湿性は穏やかである．品質限界の水分活性は0.6付近にあり，水分が3％を超えると，口溶けが悪くなる．

③ 光　線

チョコレートの場合は，ココアバターが酸化しにくい安定な油脂なので，酸敗することは稀であるが，ココアマスをまったく含まないホワイトチョコレートでは，光により劣化し，異臭を発生することがある．

④ 虫　害

ブルームに次いで，虫害のクレームが多い．チョコレートの香りは，害虫を誘引しやすく，貯穀害虫のノシメマダラメイガ，コナマダラメイガ，コクヌスト類などが好んで加害する．これらの害虫が繁殖する時期に販売するものは，防虫包装を施す必要がある．できるだけ香りを遮断し，虫の食い破りにくい包材を用い高い密封レベルで包装する．

⑤ 保香，着臭防止

チョコレートは香味を尊重する菓子であると同時に，油脂含量が高いため，きわめて異臭を吸着しやすい性質を持っている．したがって，自身の香気の逸散防止とともに，包材臭の管理にも注意が必要である．

4） スナックの包装

スナック（snack）の語源は，中世オランダ語のスナッケン（snacken）だといわれ，「いつでも気軽に食べられるもの」，「食事の間につまむもの」という意味を持っている．この意味は現在でも広義のスナックという場合に用いられ，日本では軽食という意味から，スパゲッティー，カレーライスなども慣用的にスナックと呼ばれることがある．また，せんべい，あられなどは和風スナックと呼ばれているが，ここでは洋風スナックについて述べる．

（1） 品質特性と包装上の留意点

スナック菓子で問題となる吸湿，風味の逸散，油脂の変敗，易破損性について述べる．

① 吸 湿 性

スナック菓子は吸湿性が強く，その組織，特有の香気と風味は低水分状態を保つことによって維持される．スナック菓子の吸湿特性を表す等温収着を図2.14.5に示す．

一般的な傾向としていえることは，スナック菓子の初期水分は約1〜3％，水分活性は0.1〜0.3と非常に低い．商品価値を失う限界水分は，約5〜7％，そのときの水分活性は，0.4〜0.5付近にあり，油脂含量が増えるに従って限界水分値は下がってくる．

スナック菓子は多孔質なので，表面積が大きく吸湿しやすい．また嵩高いので，内容重量当たりの包装体の透湿表面積が大きくなりAl蒸着やAl箔などを積層した高防湿材料が必要となる．Al蒸着フィルムは，油脂類の光線による劣化防止，防湿，メタリックな外観などを目的として袋ものに広く用いられている．なお，ポテトチップスなどの大袋に用いられている，OPP20/PE/AlVM・

PE：polyethylene，ポリエチレン
AlVM：alminum vacuum metalized，アルミニウム蒸着
CPP：cast polypropylene film，無延伸ポリプロピレン

PE 12/PE/CPP 20 の構成は，オーバースペックとの声も聞かれるが，腰の強さからくる袋の張り，トップシールが熱収縮しない，安定した密封性とシール強度などの特性から多用されている．

紙容器の使用は遮光，破損防止などの品質保護のほか，店頭陳列性が良いため，箱形，円柱形，多角柱形のものが見られる．また最近では携帯しやすく屋外でも食べやすいカップ入りも人気が高まっている．

② 風味の逸散

スナック菓子は，食感（組織）と香味を楽しむ菓子といわれ，醬油，ソース，海苔，カレー，チーズ，ペッパー，ピザなど特有の香味成分がフレーバーリングされ，香辛料，調味料によって味付けされている．この香り成分の逸散防止もスナック菓子の包装の重要な役割である．防湿包装が保香も兼ねるが，包装材料によっては香味成分を透過するものがある．OPP や Al 蒸着フィルムなどの場合，オフフレーバーについて確認試験を行ったほうが良い．

③ 油脂の変敗

スナック菓子には約15〜40%の油脂が含まれている．油脂はフライ，スプレー，練込みなどの加工操作により付与され，フレーバー，テクスチャー，口の中での咀嚼時の口どけ・滑らかさ，香辛料のマイルド化などに大きな影響を与える．油脂としてはコーン油，パーム油，大豆油が主として用いられ，水素添加などによって酸化しにくく良好な物性に改良され長期間の品質保証が可能となっている．

油脂の変敗の指標は通常，過酸化物化（POV, peroxide value）と酸価（AV, acid value）が用いられ，その管理が重要である．油脂は光にさらされることによって急速に劣化する．したがって，スナック菓子の包装は，カートンに入れたり Al 箔や Al 蒸着層により遮光している．内容品を見せたいために用いられることがある紫外線吸収剤入りの透明フィルムの効果は個々に確認が必要である．また，スナック菓子の香辛料や調味料の中の成分が触媒として作用し，光線や温度による油脂の劣化を加速度的に促進する場合があるので，油脂単独の試験だけではなく，実製品の形態で最終確認する必要がある．

④ 易破損性

スナック菓子は，形状が薄かったりスティック状で不揃いなものが多く，割れやすい．流通過程だけでなく計量，充塡，包装などの内部工程でも破損が生じ商品価値を低下させる．破損防止のために，板紙製の箱や紙筒などの剛性容器に入れたり，段ボールケースの詰め方向に工夫をしている．とくにポテトチップスの場合，割れやすいので，シール密封性の良いフィルムを用いて包装時，空気を一緒に封入して完全密封し，空気枕のようにして破損を防ぐ方策がとられている．

そのほかに，スナック菓子で問題になるのは包装材料臭がある．臭気の原因としては包装フィルムのシーラント樹脂の熱劣化臭，印刷インキおよびラミネート剤の溶剤臭がある．

包装材料の使用前のチェックだけではなくヒートシール時の熱で発臭する場合があるので，最終製品でも再確認したほうがよい．

引用・参考文献

1) Makower and Dye, Ditmar, Kargin: *HANDBOOK OF FOOD ISOTHERMS*, Academic Press, p. 225 (1982)
2) 安藤雅敏, 鴨田 稔: シュガーハンドブック, 朝倉書店, p. 408 (1964)
3) Makower and Dye: *Agri. and Food Chemi.*, 4 (1), 72 (1956)
4) 佐野道泰: 食品包装便覧, 日本包装技術協会, p. 1553 (1988)
5) 三村光宏: 包装技術, 2(7), p. 70 (1964)
6) 下川正明: ジャパンフードサイエンス. p. 59 (1992.3)
7) 三井英三: 包装技術便覧, 日本包装技術協会, pp. 1426〜1428 (1983)

〔下川　正明〕

2.15 豆腐の包装

2.15.1 豆腐の包装技術の進歩

豆腐は古くから植物性蛋白を多く含む食べ物として，日本の多くの人に食べられている食品である．栄養豊富で水分が多いため腐敗しやすく，また柔らかくて壊れやすいために取扱いが難しかったが，スーパーマーケットやコンビニエンスストアの発展による流通の拡大とともに包装技術も向上した．また，包装技術の進歩から充填豆腐が新たな豆腐として開発され，従来の製法の豆腐と比較して衛生面の品質が格段に向上した．

最近では，均一攪拌，充填包装技術の向上から，製法上非常に難しい100％の充填豆腐が，昭和60年代初期に開発され，衛生的でおいしい充填豆腐として見直されている．伝統的な製法の木綿豆腐，カット絹豆腐についても包装技術の発達から，飛躍的に品質が向上，昭和50年代の後半から豆腐を熱いまま包装し，急冷するホットパックシステムはそれまでの豆腐の包装を大きく変え，さらに平成5年頃からO-157が社会問題となり，加熱冷却システムの導入が盛んになってきた．

2.15.2 豆腐の種類と包装形態

表2.15.1に，日本国内での豆腐の種類別の包装形態をまとめた．この表から，豆腐には，充填豆腐，木綿・焼豆腐，カット絹豆腐・寄せ豆腐と玉子・ごま豆腐の5種類があることがわかる．包装形態も，トレイシール包装，チューブ包装，ブロー容器包装，丸カップシール包装と紙容器充填包装の5種がある．写真2.15.1に包装木綿豆腐について示した．また，写真2.15.2に無菌充填包装豆腐について示した．

2.15.3 豆腐の包装機械

豆腐の包装機械には，トレイシール包装機，チューブ包装機，ブロー容器包装機，丸カップシール包装機と無菌充填包装機がある．なかでもトレイシール包装機が主流となっており，当初は手動式であったが，足踏み式・間欠式・連続式へと移り変わってきた．

写真2.15.3に，連続式の豆腐用トレイシール包装機について示した．図2.15.1に，この機械の全体図について示した．この包装機は，高速充填豆腐包装用として開発され，包装能力は，10 000個/時である．リニアボックスモーションシール方式で確実なシール性能を維持し，高速包装時でも低振動で液こぼれがなく，洗浄しやすい角パイプフレームを使用した最速の連続式トレイシール包装機である．この連続式豆腐用トレイシール包装機の一般的な仕様は以下のとおりである．

表2.15.1 日本国内での豆腐の種類と包装形態

種 類	包装形態
充填豆腐	トレイシール包装，チューブ包装，ブロー容器包装，紙容器無菌充填包装
木綿・焼豆腐	トレイシール包装
カット絹豆腐	トレイシール包装
寄せ豆腐	丸カップトレイシール包装
玉子・ごま豆腐	トレイシール包装，ブロー容器包装

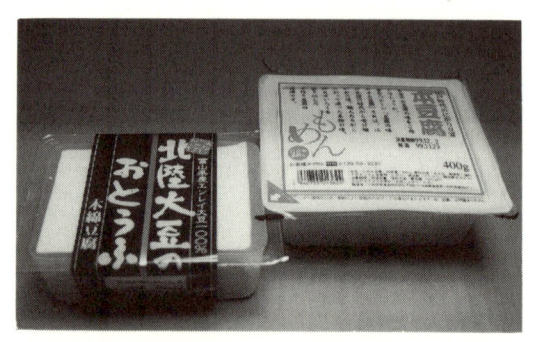

写真2.15.1 包装木綿豆腐

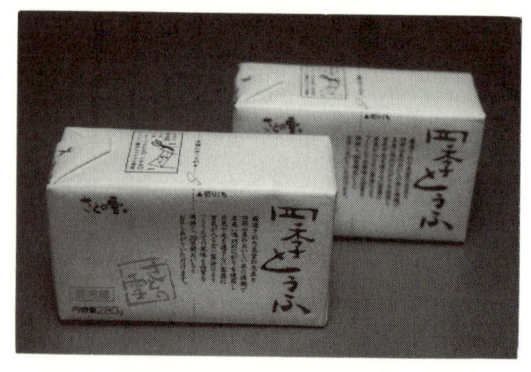

写真2.15.2 無菌充填包装豆腐

2.15 豆腐の包装

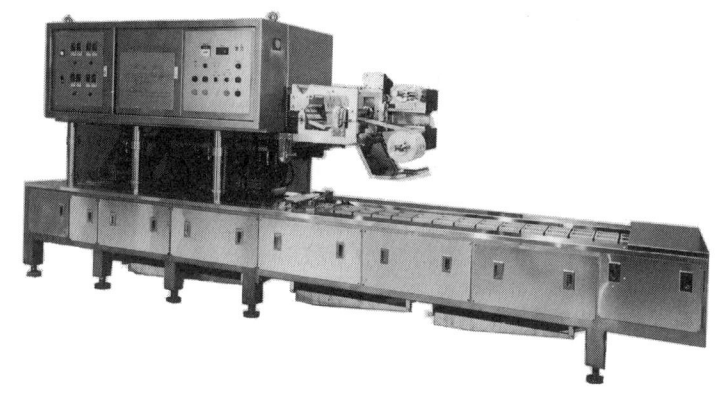

写真 2.15.3 豆腐用トレイシール包装機
((株)サトウ STスーパー10)

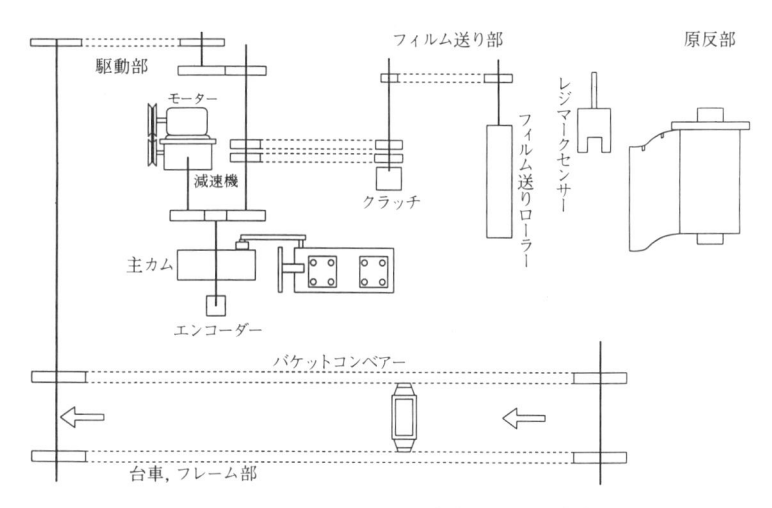

図 2.15.1 トレイシール包装機の駆動系統

フレーム：アングル（鉄）＋メタリコン塗装が一般的であるが，最近は洗浄性を考え，角パイプフレームも多くなり，さらにステンレス化の傾向に変りつつある．

台車部：豆腐の入った容器（以下パックと呼ぶ）をシーラー部に搬送するところである．

温度制御部：ヒーターの温度制御をする部分で，温度調節器・電磁開閉器・センサーから構成されている．センサーは，サーミスターまたは，熱電対が多く使用されているが，連続式では熱電対タイプがほとんどである．温度調節器は，アナログ式から最近はデジタル式に変わり，また制御はON-OFF制御からP.I.D.制御に変りつつある（P.I.D制御：P；Propotional 比例，I；Integral 積分，D；Differencial 微分．比例，積分，微分動作を組み合せて最適な温度制御を行う）．

フィルム送り部：標準的な連続式のパックシール包装機は，フィルム繰出しローラーを使用し，2つの駆動が掛る通常の繰出しと，早送りと称して僅かに繰出し量が多くなる駆動とを電磁クラッチとワンウェイクラッチの組合せで行っている．

絵合せ機構：前途のフィルム送り部と，フィルム上に印刷されたマークを光電管にて検知して，フィルムの遅れを検知し，早送り機構にて絵を合せるための装置からなる．

駆動部：台車への駆動と，シーラー部への駆動およびフィルム繰出し部へと3系統に駆動を伝え，基本的には駆動モーターは1つであ

る．モーターは，停止時の精度向上のためにブレーキ付きモーターが多く使用されている．

シーラーの動き：初期の連続式のパックシール機では，フライングモーションを採用し，より強いシール性のニーズからボックスモーション方式に変った．今日豆腐用のパックシール機は，このボックスモーション方式が標準であり，さらに高性能化にともないリニアシール方式が多くなってきた．

2.15.4 豆腐の包装材料

豆腐の保存性と食中毒菌の残存を防ぐために，充填豆腐やカット豆腐も包装後加熱するようになってきた．

表 2.15.2 に，トレイシール用豆腐の包装材料について示した．容器は PS（ポリスチロール）と耐熱性のある PP（ポリプロピレン）が主に使われており，蓋用フィルムは，PET/PS，PET/PP，NY/PP が使われている．最近の包装材料は充填豆腐はもちろん，カット豆腐も熱処理されることから PP 容器が主流となっている．フィルムは，収縮，カールの問題を，技術的に改善したナイロンとのラミネートフィルムが，包装後のフィルム面の張りできれいに見えるために多くなった．

豆腐用の包装材料での，消費者のニーズは開けやすいこと，一方，豆腐製造者はシール不良のない包装で，両者を満足するために改良が進んできている．これらを満足する代表的な包装材料としては，イージーオープンフィルムでは①ルーメック，②DIFAREN，③VMX がある．また，パック材料では，④マジックトップ，⑤EPシート，⑥P＆P などがある．

① ルーメック（大日本インキ化学工業(株)）
　共押出多層法により特殊剥離機構を附与し，ヒートシール温度範囲が広く，開封強度の安定したフィルム．
　PP 系トレイ用：LUMEC C-1600 T.
　PS 系トレイ用：LUMEC C-1602 T.

② DIFAREN（大日本インキ化学工業(株)）
　多層構成による層間剥離方式．
　シール層に PP を使用した，PP 系トレイ用：E 3310 T.
　シール層に特殊 PE を使用した，PS/PVC/APET 系トレイ用：E 7700 T.

③ VMX（三菱油化(株)，和田化学工業(株)）
　ポリマー改質技術，ポリマー複合化技術を応用し，開発した特殊機能ポリマーを使用したフィルム．

④ マジックトップ（出光石油化学(株)）
　剥離シール層となるポリオレフィンとポリスチレンとを，共押出した PS 系ノンバリヤーマジックトップ．

⑤ EP シート（大阪樹脂化工(株)）
　オレフィン系樹脂の単一素材で，パック本体にイージーオープン性があり，表面剥離する．パック側にフィルムが残らないため，分別回収が可能．

⑥ P＆P（(株)ヨコタ）
　再生材料に上層，下層に薄い CPP フィルムをラミネート加工し，上層はイージーオープン層となり，フィルムと完全分離ができ，分別回収が可能．

2.15.5 包装豆腐の製造

1） にがり充填豆腐の製造

豆腐用凝固剤として，G.D.L（グルコノデルタラクトン）が昭和 37 年に食品添加物に指定され，充填豆腐や，絹豆腐の製造に対して，他の凝固剤と比べて，高い温度で凝固反応を起こすこと，一定の固さになるまでの時間が長い性質から，使いやすく安定した豆腐製造ができるために，多く使用されるようになった．

しかし豆腐の味の点で，G.D.L を使用した豆腐は酸っぱさが感じられ，伝統的に長年使用して

表 2.15.2　トレイシール用豆腐の包装材料

パック（容器）	フィルム	備　考
PS	PET/PS	PP と比較して低価格
PS＋PP	PET/PP, NY/PP	ラミネートで強度アップ
PP	PET/PP, NY/PP	耐熱，シール性能が良い

PS：ポリスチロール　PP：ポリプロピレン
NY：ナイロン　PET：ポリエステル
PVC：polyvinyl chloride, ポリ塩化ビニル

2.15 豆腐の包装

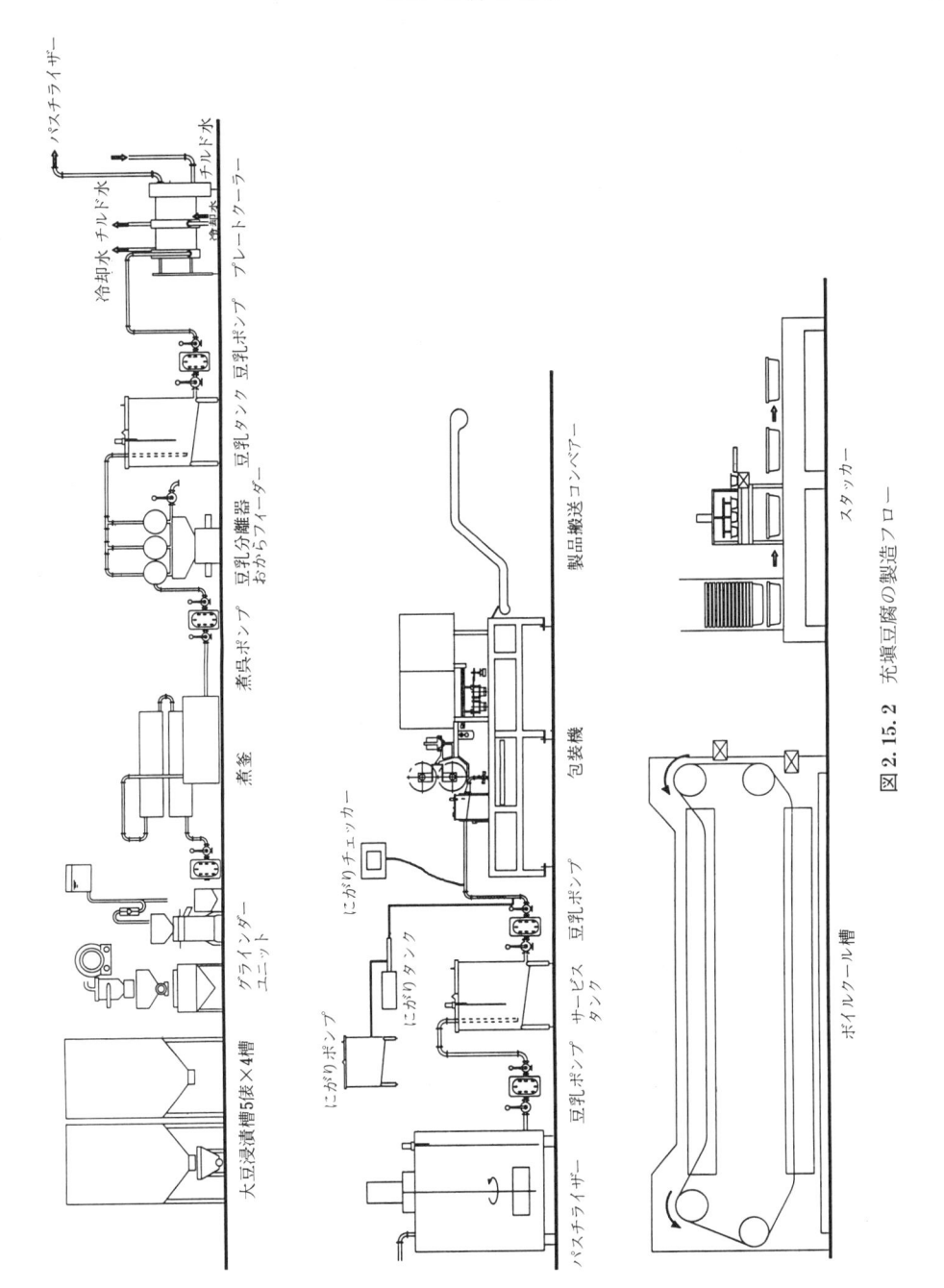

図 2.15.2 充填豆腐の製造フロー

いたにがり豆腐では、甘さが出ておいしいことなどで、消費者のニーズが高まってきた。**図2.15.2**に充填豆腐の製造フローについて示した。このフローでは、浸漬された大豆は、グラインダーユニット、煮釜を経て豆乳となり、冷却・乳化が行われ、にがりが加えられ包装豆腐となり、ボイルクール槽で再加熱・冷却が行われて、出荷される。また、**写真2.15.4**に、最新のにがり100％充填豆腐製造ラインについて示した。にがり充填用のパック包装機はつぎのような特徴を持っている。

① 従来のG.D.L.を主体とした豆乳に比べ、にがり100％では、豆乳と混合攪拌された充填液では、凝固反応が速く、混合後できるだけ短時間で、充填シールが必要である。

② パックへの充填の直前にて、豆乳とにがりをサニタリーパイプ中で連続的に混合するために、一次凝固する前にシール包装ができる連続式で能力が高い、比較的豆乳温度が高めでも製造ができることから、泡の混入も少なく良質の豆腐の製造が可能。パイプラインで循環洗浄ができて衛生的である。

にがりチェッカーにて、豆乳とにがりの比率に変化のあった場合に、警報または包装機の自動停止ができ不良品の発生を防止できる。

③ にがり100％の充填豆腐用のパック包装機で要求される性能にシール性能がある。上述の同時充填システムを使用した場合でも、凝固反応は進行しつつあり、これがシール時のシールの強さに影響する。このために、強いシール圧力が可能な包装機であり、充填時の液漏れの少ない低振動であることが必要である。さらに、シール強度向上にシール時間の長いことが要求される。

1サイクルの中で、できるだけ長くシール圧力をかけられるようにシーラーの動きが改善されている。

2) 木綿、絹豆腐の製造

豆腐の包装は、スーパーマーケットの発展とともに増大した。最初は柔らかい豆腐の保護や物流での扱いやすさ、水が他の買い物を汚さぬための包装であった。

昭和50年代の後半から、ホットパック包装が採用されることで、シール性能の高い包装機が必要になると同時に、包装が重要な役割を果たすようになった。このホットパック包装方式とは、凝固成形された後のまだ熱い豆腐を包装し、包装後に急速冷却することで、包装前に混入した細菌が増殖しやすい、20～40℃の温度帯を短い時間で通過し、菌の増殖を抑えるための包装システムで、特徴としては、急速冷却効果で、従来方式と比べ大幅に日持ちするようになったことが挙げられる。製造直後（従来は、冷蔵庫で冷やしてからの出荷）の出荷ができ、当日製造出荷が可能となった。包装後に冷却することで、冷却水が循環再利用できる。水槽内に氷を作り、この蓄熱効果を利用するアイスバンク方式は、夜間電力の利用もで

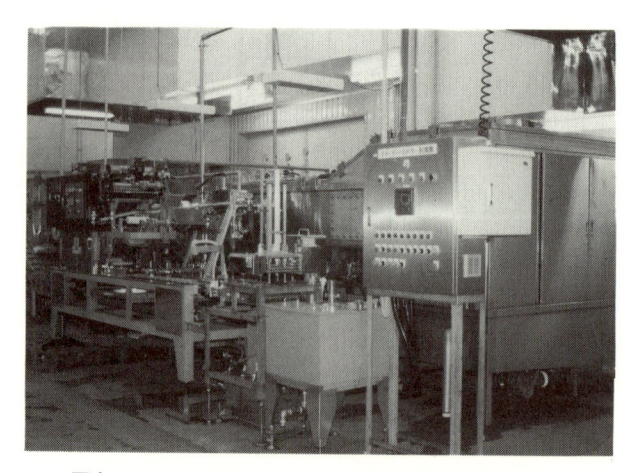

写真2.15.4 最新のにがり100％充填豆腐製造ライン
（モーメンタリミキサー）（(株)サトウ）

古くから豆腐は，水槽で充分に冷やし，それから包装されていた．これでは豆腐の糖分をはじめ味の要素が水に溶解し，おいしさが逃げてしまっていたが，ホットパックではこのさらしが短時間となり，おいしさを逃さず保存性が向上した．落下菌等での汚染も減少し，これらの豆腐は包装後の急速冷却（0℃の水）にて，菌の増殖を抑えることで大幅に日持ちするようになった．図2.15.3に，従来方式とホットパック方式の豆腐製造工程について示した．ホットパック方式は，凝固成形後，予冷も2～5分と短く，55℃の高温でパックするので，微生物の発育も少ない．図2.15.4に，ホットパック方式の温度変化について示した．O-157などの食中毒が多発してきたことにより，包装された豆腐の再加熱が，流通，消費者から要求されるようになった．図2.15.5に，包装豆腐の低温殺菌システムのイラスト図と工程図について示した．豆腐は包装されたのち，75℃で20分間殺菌される．このように処理された豆腐の賞味期限は，10℃で7～10日間である．

3) 無菌充填包装豆腐の製造[1]

無菌充填包装豆腐は，過酸化水素などで殺菌されたバリヤー性紙容器に超高温短時間（UHT）殺菌装置で殺菌した豆乳を凝固剤とともに無菌充填包装後，加熱凝固した豆腐である．図2.15.6に無菌充填包装豆腐の製造工程[2]について示した．これらの工程のうち，豆乳の滅菌工程，凝固剤の滅菌工程および無菌充填包装工程が重要なポイントになっている．その他大豆に付着している初発菌数を減らすための洗浄・殺菌などの技術も使われている．

無菌充填包装豆腐は，テトラパック社や四国化工機の無菌充填包装機械で作られている．包装材

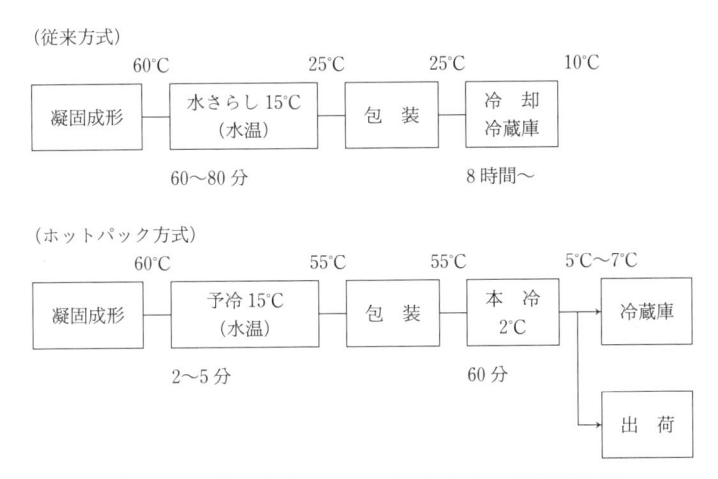

図2.15.3 従来方式とホットパック方式の豆腐製造工程

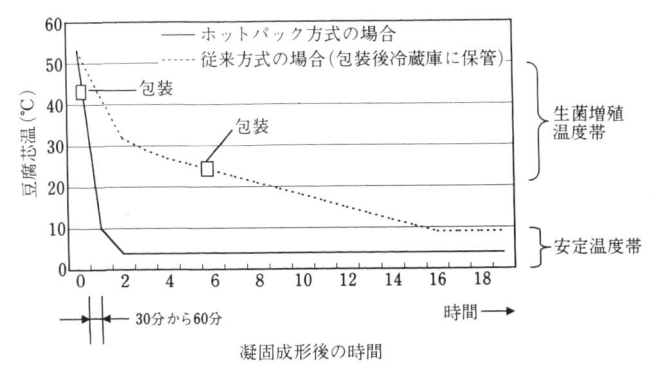

図2.15.4 ホットパック方式の温度変化

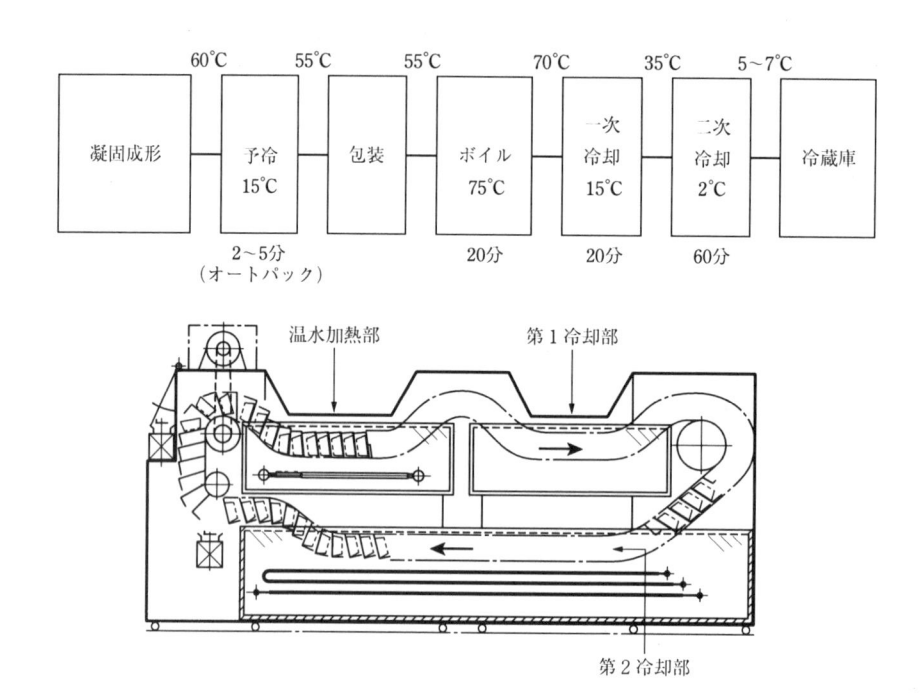

図2.15.5 包装豆腐用低温殺菌システムの工程図とイラスト図

料はアルミ箔をバリヤー層としたラミネート紙容器であり，表面に付着している微生物は過酸化水素で殺菌され，熱風で乾燥されたのち製函される．

2.15.6 包装豆腐の微生物と保存性

1) 市販包装豆腐の細菌数

市販包装豆腐には，常法どおり作られた豆腐をカットして包装した木綿豆腐と絹ごし豆腐，充填豆腐と無菌充填豆腐とがある．**表2.15.3**に，包装絹ごしカット豆腐の細菌数変化[3,4]について示した．この表では6～7℃，3日保存後に豆腐の上澄みと表面には，一般細菌数それぞれ1g当たり $5.6×10^6$，$3.84×10^6$，大腸菌も上澄み，表面にそれぞれ1g当たり $2.4×10^3$，$4.6×10^3$，見られる．包装絹ごしカット豆腐は，包装前に細菌に汚染されていることが同表からもわかる．

表2.15.4に，市販充填豆腐の10℃保存中の細菌数の変化[5]について示した．10℃保存7日後に中心部にセレウス菌が検出され，14日後に上澄みから $3.3×10^5$/g，表面から $1.5×10^6$/g，中心部では $1.3×10^5$/g検出されている．なお，ピンホ

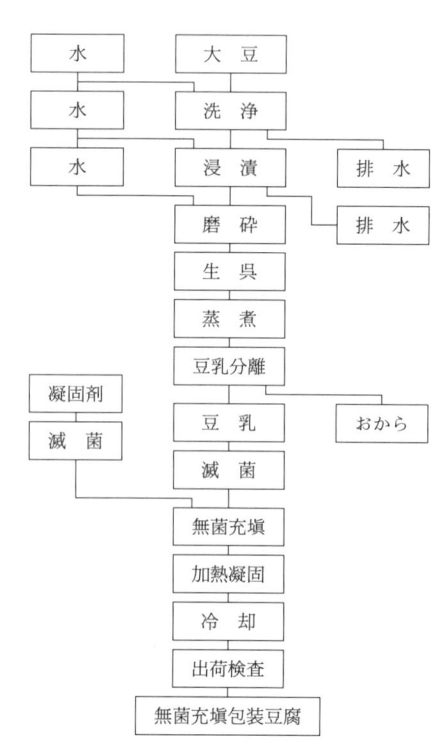

図2.15.6 無菌充填包装豆腐の製造工程[2]

ールのある豆腐では，3日目から上澄みと表面とにセレウス菌が $6.0×10^2$/g，$2.5×10^5$/g 検出されている．セレウス菌[6]は，豆腐に発育する好気性有芽胞のグラム陽性桿菌であり，食中毒菌の一種で嘔吐と下痢を生ずる．

2) 包装豆腐の加熱処理による細菌数変化

表2.15.5 に，熱処理した豆腐と未処理豆腐の細菌数変化[7]について示した．包装豆腐を 70℃，20分ボイル処理をして，6～7℃で保存したところ，ボイル処理した豆腐は，大腸菌群は，9日目までパック水，豆腐表面とも陰性であったが，一般細菌数は7日目豆腐表面に $6×10^2$/g になった．それに対しボイルしない場合，2日保存後，パック水には $1.2×10^3$/g，$1.3×10^3$/g，豆腐表面には $6～8×10^2$/g の一般細菌が発育し，5日目には大腸菌がパック水，豆腐表面とも $1.7～4.0×10^4$/g 見られた．豆腐の食中毒菌として問題になっているセレウス菌の栄養細胞は 70℃，20～30分の加熱で死滅するので，初発菌数を減らすことから包装豆腐の加熱処理が重要になってくる．

3) 豆腐・油揚げ製造工程の細菌数変化

豆腐の原料大豆由来の微生物[8]として，Baci-

表2.15.3 包装絹ごしカット豆腐の細菌数変化(CFU/g)[3,4]

		3日	4日	5日	6日	10日
pH	上澄み	5.92	6.01	6.02	6.40	4.44
	豆腐	5.93	5.96	5.93	5.89	5.09
一般細菌	上澄み	$5.60×10^6$	$1.800×10^7$	$3.40×10^7$	$1.66×10^8$	$4.72×10^8$
	表面	$3.84×10^6$	$5.20×10^5$	$1.80×10^7$	$3.90×10^7$	$1.48×10^8$
	中心	$1.13×10^4$	$1.2×10^4$	$4.7×10^4$	$1×10^3$	$2×10^2$
大腸菌群	上澄み	$2.4×10^3$	$2.2×10^3$	$1.9×10^4$	$8×10^5$	$5.0×10^5$
	表面	$4.6×10^3$	$3.2×10^3$	$2×10^3$	$1.0×10^5$	$1.3×10^5$
	中心	0	$2×10^1$	$4×10^2$	0	0

注) 保存温度 6～7℃

表2.15.4 市販充塡豆腐の10℃保存中の細菌数の変化[5]

試料	日数	0日	3日	7日	14日
対照豆腐					
上澄み	一般細菌	$<10^3$	$<10^3$	$>10^7$	$2.8×10^5$
	大腸菌群	$<10^3$	$<10^3$	$2.1×10^6$	$5.9×10^6$
	セレウス菌	$<10^3$	$<10^3$	$<10^3$	$3.3×10^5$
表面	一般細菌	$<10^3$	$8.0×10^4$	$>10^7$	$5.5×10^5$
	大腸菌群	$<10^3$	$<10^3$	$2.7×10^5$	$<10^3$
	セレウス菌	$<10^3$	$<10^3$	$<10^3$	$1.5×10^6$
中心	一般細菌	$<10^3$	$2.3×10^5$	$1.2×10^5$	$4.0×10^5$
	大腸菌群	$<10^3$	$<10^3$	$7.0×10^5$	$1.0×10^7$
	セレウス菌	$<10^3$	$<10^3$	$1.6×10^5$	$1.3×10^5$
ピンホール豆腐					
上澄み	一般細菌	$<10^3$	$4.0×10^2$	$>10^7$	$5.0×10^4$
	大腸菌群	$<10^3$	$<10^3$	$>10^3$	$<10^3$
	セレウス菌	$<10^3$	$6.0×10^2$	$<10^3$	$2.2×10^5$
表面	一般細菌	$<10^3$	$2.3×10^5$	$1.7×10^6$	$4.0×10^4$
	大腸菌群	$<10^3$	$<10^3$	$<10^3$	$<10^3$
	セレウス菌	$<10^3$	$2.5×10^5$	$1.5×10^6$	$5.0×10^4$
中心	一般細菌	$<10^3$	$<10^3$	$>10^7$	$6.0×10^4$
	大腸菌群	$<10^3$	$<10^3$	$<10^3$	$<10^3$
	セレウス菌	$<10^3$	$<10^3$	$1.3×10^6$	$5.0×10^4$

表2.15.5 熱処理をした豆腐と未処理豆腐の細菌数[7]

(a) ボイル処理した木綿豆腐(菌数/g)

		2日目	5日目	7日目	9日目
一般細菌	パック水	300以下	300以下	300以下	$8.5×10^2$
		300以下	300以下	300以下	$7.3×10^3$
	豆腐表面	300以下	300以下	$6×10^2$	300以下
		300以下	300以下	300以下	$4×10^2$
大腸菌群	パック水	陰性	陰性	陰性	陰性
		陰性	陰性	陰性	陰性
	豆腐表面	陰性	陰性	陰性	陰性
		陰性	陰性	陰性	陰性

(b) ボイル未処理の木綿豆腐(菌数/g)

		2日目	5日目	7日目	9日目
一般細菌	パック水	$1.2×10^3$	$1.1×10^5$	$8.0×10^6$	$1.5×10^7$
		$1.3×10^3$	$3.8×10^5$	$1.3×10^6$	$3.2×10^7$
	豆腐表面	$8×10^2$	$1.0×10^5$	$1.8×10^6$	$5.3×10^6$
		$6×10^2$	$9.3×10^4$	$1.5×10^6$	$5.1×10^6$
大腸菌群	パック水	陰性	$4.0×10^4$	$5.0×10^6$	$1.2×10^7$
		陰性	$3.2×10^4$	$7.0×10^6$	$2.2×10^6$
	豆腐表面	陰性	$2.0×10^4$	$10^6>$	$8.6×10^6$
		陰性	$1.7×10^4$	$2.7×10^5$	$6.5×10^6$

注) ボイル温度 70℃，20分の熱処理
　　ボイル後，ホットパックにて冷却 50分(水温 2℃)

llus subilis, *B. coagulans*, *B. polymyxa* がある．また，豆乳中[9]には *B. subtilis*, *B. coagulans*, *B. polymyxa*, *B. Licheniformis* などが残存し，沸騰2分間の煮沸工程後でも，これらの芽胞が生き残る．豆腐製造工程中の二次汚染微生物[10]には，乳酸菌，大腸菌群と真菌などが挙げられる．豆腐・油揚げの保存性は，原料大豆の洗浄・殺菌，呉（浸漬大豆を加水しながら磨砕し，スラリー状にしたもの）の加熱殺菌[11]，無菌的な凝固剤の添加，包装工程での洗浄・殺菌と包装後の再加熱などによって延長できる．図 2.15.7 に，豆腐・油揚げ製造工程中の細菌数変化[12]について示した．大豆には1g当たり $5.6 \times 10^3 \sim 6.8 \times 10^3$/g の一般細菌がいるが，加熱工程で0〜15になる．充填豆腐では1g当たり $2.2 \times 10^2 \sim 3.5 \times 10^2$/g と菌数は少ないが，一般の包装豆腐では $5.0 \times 10^3 \sim 7.0 \times 10^3$/g と充填豆腐に比べて菌数が多くなっている．

2.15.7 次世代の豆腐包装と包装システム

1) HACCP対応の豆腐包装システム

流通業界が HACCP (hazard analysis-critical control point system，危害分析重要管理点方式) を導入するにつれ，包装豆腐の品質と衛生，保存性が問題となり，豆腐業界でも HACCP 対応の製造システムを受け入れる態勢になってきた．

最近の HACCP 対応食品工場向けに開発された豆腐用トレイシール機の特徴について示す．

① オールステンレスで洗浄容易なフレーム構造．
② 完全な洗浄をするための防水対策（カバー，部品の選定）．
③ 確実なシール性能のためにリニアボックスモーション方式．
④ 包装中のトラブル防止用として，ヒーター断

大豆 $5.6 \times 10^3 \sim 6.8 \times 10^3$
浸漬大豆 $4.0 \times 10^2 \sim 2.0 \times 10^3$
磨砕 $2.0 \times 10^3 \sim 3.5 \times 10^4$
加熱 0〜15（残存芽胞菌数 $2.0 \times 10^2 \sim 3.6 \times 10^2$）
分離・ろ過 $2.0 \times 10^2 \sim 4.5 \times 10^3$
豆乳 $1.8 \times 10^2 \sim 2.1 \times 10^2$

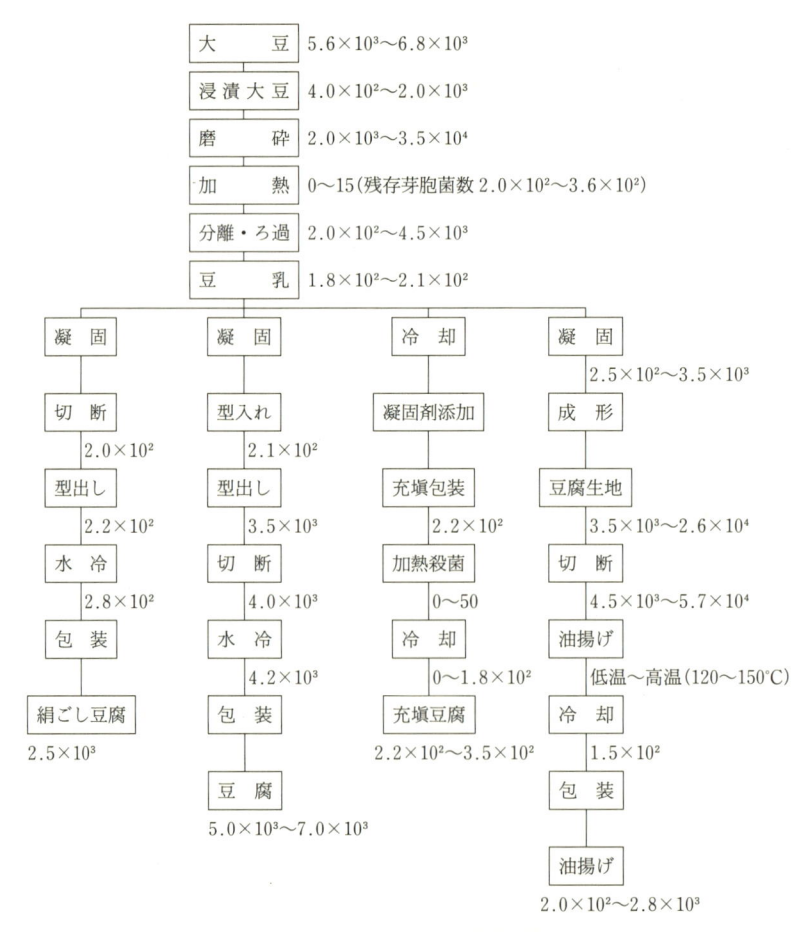

凝固 | 凝固 | 冷却 | 凝固 $2.5 \times 10^2 \sim 3.5 \times 10^3$
切断 2.0×10^2 | 型入れ 2.1×10^2 | 凝固剤添加 | 成形
型出し 2.2×10^2 | 型出し 3.5×10^3 | 充填包装 2.2×10^2 | 豆腐生地 $3.5 \times 10^3 \sim 2.6 \times 10^4$
水冷 2.8×10^2 | 切断 4.0×10^3 | 加熱殺菌 0〜50 | 切断 $4.5 \times 10^3 \sim 5.7 \times 10^4$
包装 | 水冷 4.2×10^3 | 冷却 0〜1.8×10^2 | 油揚げ 低温〜高温（120〜150℃）
絹ごし豆腐 2.5×10^3 | 包装 | 充填豆腐 $2.2 \times 10^2 \sim 3.5 \times 10^2$ | 冷却 1.5×10^2
 | 豆腐 $5.0 \times 10^3 \sim 7.0 \times 10^3$ | | 包装
 | | | 油揚げ $2.0 \times 10^2 \sim 2.8 \times 10^3$

図 2.15.7 豆腐・油揚げ製造工程中の細菌数変化（単位：菌数/g）[12]

線警報，模様合せの絵ズレ検知（OP），ヒーター温度の記録（OP），メンテナンス管理の時間計．
〔必要付属装置〕
活字の交換不要なサーマルヘッド式日付装置：一つひとつのトレイにナンバリングが可能であり，品質管理に有効．
スクリュー式自動供給装置：包装前のトレイを包装機へ自動供給するための装置であり，確実な供給と洗浄性の良いシンプルな構造．

2） これからの包装豆腐の傾向とその製造システム

充填豆腐においては，デザート豆腐，より健康を強調したダイエット豆腐などが伸びる傾向にある．これらには，従来の豆乳＋にがりプラスアルファ（例，カルシウム，DHA）の混合液から，さらに強いシール強度が必要となる．また現在の冷却豆乳の充填から高温豆乳での充填方式の開発が期待される．

現状の充填豆腐は，絹豆腐であるが，濃縮豆乳や添加物の混合で木綿豆腐に近い固さがあり，微細なエアの混合技術による充填木綿豆腐も開発されるであろう．さらに日持ち延長，ロングライフ化ともなれば，容器とフィルムの間に付着した充填液の腐敗の問題も出てくるであろう．他の製品との差別化としてトリミング包装や，全面シール包装，同時に充填機も定量充填機が主力に変っていくことが予想される．また，豆腐の包装室は，他の工程と隔離された，空調の整備された包装室や無菌室での充填包装も一般化されていくことであろう．

木綿豆腐では，包装前の豆腐のパック詰の自動化，無菌化の各種装置の開発が進む傾向にある．豆腐を一丁一丁，凝固，脱水成形する大形システムは，すでに存在するが，一般の小形システムにおいても豆腐生地の自動切断，パック詰のオートパック装置が洗浄性の向上，ロスの低減化を改善し，必要な装置として開発されてくるであろう．この装置が前工程に導入されるにともない，これに対応したトレイ包装機に変化していくことが必要である．パック水は高温温水の充填を可能にすること，フィルムの殺菌装置を併設することが必要である．また，豆腐カスのシール面の付着防止やカスを排除するシーラー形状，シール方式そのものも改良されていく必要がある．

引用・参考文献

1) 高野光男，横山理雄：豆腐とこんにゃく，食品の殺菌, pp. 322～326, 幸書房（1998）
2) 水口建治：米国における豆腐及び大豆加工食品の市場動向と将来，デイリーフード, **16**(4)14（1996）
3) 横山理雄：包装豆腐の変遷と今日のニーズ，同誌, **17**, 70（1997）
4) 吉田光利：充填豆腐とカット豆腐の微生物と保存性，石川県農業短期大学卒業論文（1996）
5) 津田晶子：充填豆腐中の微生物に関する研究，石川県農業短期大学卒業論文（1997）
6) 矢野俊博，村濱 妙，津田晶子他：充填豆腐の熱処理と微生物の動態，平成9年度日本包装学会発表論文要旨, p. 82（1997）
7) 鈴木 明，吉田光利：サトウ豆腐技術論文（1998）
8) 長沢太郎他：豆腐の熱処理が豆腐の色，硬度．特に保存性に及ぼす影響，日食工誌, **31**(2), 92（1984）
9) 鈴木 昭：豆腐，新訂・加工食品と食品衛生，河端俊治他編, p. 476, 新思潮社（1984）
10) 岩津都希雄他：市販豆腐の菌数的品質と病原性黒色真菌による汚染, *Jpn. J. Med. Mycal.* **28**, p. 392（1992）
11) 佐々木裕，吉田光王：豆腐，食品保存便覧，梅田圭司他編, p. 1196, クリエイティブジャパン（1992）
12) 川嶋正男：惣菜大豆加工食品におけるHACCPの適用の実際，第3回食品ハザード対策研究会，サイエンスフォーラム，東京（1997）

（鈴木　明，横山　理雄）

2.16　漬物・浅漬の包装

過去，漬物の多くは樽からの直接の量り売りによって販売されたり，小さな木樽や壺に高塩度で漬けられた状態で保存，流通されていたが，包装技術の進展によりプラスチック包装が主な包装形態となってきた．プラスチック包装は漬物の加熱殺菌を可能としたことから，保存性が向上するとともに，流通範囲も拡大した．包装技術の発展は，トラック輸送などの流通の近代化や冷蔵技術の進歩を背景に，プラスチック包装された漬物を全国に輸送することを可能にした．このような，包装，冷蔵，輸送技術の進歩は漬物の販路拡大，保存性向上に繋がっただけでなく，消費者の購買志向となっていた漬物の低塩化を推進することとなり，漬物の消費拡大に大きな影響を及ぼした．

2.16.1　漬物の包装形態と材料

漬物を包装する役割は，漬物の品質を維持するために外部の酸素，紫外線，水分，塵埃，微生物などの侵入を防止したり，衝撃による漬物の損傷を防ぐことが主な目的である．この他には，個別包装や流通・保管がしやすいこと，殺菌作業がしやすいこと，さらに，販売をするうえで漬物を美しく見せることができることなどを挙げることができる．漬物の包装形態には，樽詰，箱詰，缶詰，びん詰，壺詰，プラスチック小袋，容器などがあり，材質もプラスチック，木，紙，金属，土，ガラスなどがあり，これらを組み合せたものもある．これらの中でも，もっとも普及しているのはプラスチック包装である．

1)　プラスチック包装と要求性能

プラスチック包装は漬物の内容がよく見え，保存，輸送，販売などが容易であることから，漬物包装の主流となっており，漬物の種類に応じて，小袋，トレイ，カップなどさまざまな形態で利用されている．

漬物に用いられるプラスチック包装に求められる条件を挙げると以下のとおりである．

（1）物理的強性

漬物は調味液などの液体とともに包装されるのが普通であることから，製造から販売までの流通において破袋を生じない強固な材料と包装方法が求められる．それには，シール強度，衝撃強度，ピンホール抵抗性が要求される．

（2）耐熱性

刻み漬など包装される漬物は加熱殺菌されるものが多い．通常は85℃程度で殺菌されることが多いが，漬物の種類によっては95℃以上の耐熱性を要求される場合もあることから，耐熱性のあるプラスチック材料が要求される．

（3）酸素遮断性

漬物は酸素がプラスチックフィルムを透過することによって微生物の生育を助長したり，酸化による色調の変化をもたらす場合がある．それらを防ぐためには良好な酸素遮断性のあることが要求される．

（4）防湿性

包装袋内の漬物の表面が乾燥すると見栄えが悪くなるだけでなく，品質面にも大きな影響を及ぼす．

（5）保香性

香りの保持は漬物の品質を保つうえできわめて重要であり，外部の食品への移香を防ぐためにも保香性のある包装袋が要求される．

（6）耐化学性

漬物のなかには食塩やエタノール濃度の高いものやラッキョウ漬のように酸度の高いものがある．したがって，漬物の品質に影響を及ぼさないようなプラスチック包装を行う必要がある．

2)　漬物に用いられる包装用フィルム

漬物のプラスチック小袋包装に用いられるフィルムは単独では，上述した要求をすべて満たすものは現在のところ見当たらないので，通常はさまざまな性質を有するプラスチックフィルムを2種類以上積層することによって目的に合せて使用されている．一般的には基材となるフィルムに接着用のフィルムを内側に積層するが，さらにそれに加えて，ガスバリヤー性（ガス透過遮断性）のあるフィルムを積層した複合フィルムが使用される．基材としてはKOP（K coated oriented polypropylene，Kコートポリプロピレン）が現在のところもっとも多く利用されているが，強度を重視したON（oriented nylon，延伸ナイロン）やKON

表 2.16.1 漬物包装用フィルムの特性(池上, 1994)[1]

			酸素遮断・香気保存性	防湿性	破袋防止性	真空包装	ボイル殺菌	腰
基材フィルム	OPP	20μ	×	○	○	×	◎	○
	KOP	20μ	◎	◎	○	◎	◎	○
	ON	20μ	○	×	◎	◎	◎	△
	ON	20μ	○	×	◎	◎	◎	△
	PET	20μ	△	○	○	◎	◎	△
	KON	20μ	◎	◎	◎	◎	◎	△
	KPET	20μ	◎	◎	○	◎	◎	○
接着剤フィルム	LLDPE	20μ	×	○	◎	—	◎	△
	LDPE	20μ	×	○	○	—	◎	△
	EVA	20μ	×	○	◎	—	△	×
	CPP	20μ	×	○	△	—	◎	○

◎：非常に良い ○：良い △：悪い ×：非常に悪い

(K coated oriented nylon, ポリ塩化ビニリデン塗布延伸ナイロン) も利用されている．接着層に用いられるフィルムとしては通常 PE (polyethylene, ポリエチレン) が利用され，なかでもヒートシール性に優れている LLDPE (linear low density polyethylene, 直鎖低密度ポリエチレン) がもっとも多く使用されている．一般的に使用されている漬物用フィルムの特性を表 2.16.1 に，よく利用される複合フィルムの需要構成を表 2.16.2 に示した[1]．

3) 漬物のプラスチック製小袋包装

小袋には平袋，自立袋，チャック袋などがある．このなかで，平袋は漬物の包装ではもっとも多く利用されている包装形態で，正方形に近いものから，たくあん用の袋のように細長いものまでさまざまな形のものがある．表 2.16.3[2] に漬物に利用されている代表的な平袋の例を示した．

平袋は4方シールと呼ばれる方法で包装されるのが一般的で，平袋の外周は約 1 cm の幅でシールされるのが普通である．4方シールの平袋は背張りの3方シールのものと比較して，しわがなく，液漏れが少ないので 10 g 程度の個包装のものから 10 kg の業務用の漬物まで，多種類の漬物の包装に使われている．また，一般的にラベルシールと呼ばれている包装袋で，袋上面に 4 cm 程の幅で全面をシールし，その中央に穴をあけ，販売店で吊り下げて販売されている漬物もある．

自立袋は袋の底に折込み部分があり，その部分を広げることによって自立させることができる包装袋である．開封後も，内容物が外にこぼれることがないので，便利な包装形態である．

チャック袋は平袋の上部にチャックが付いた袋で，開封した後も必要なときに自由に開閉ができるので漬物を数回に分けて食べるような場合には便利な袋である．

その他の包装袋としてリング結束包装がある．これは，自動包装機と同様な方法で，日付捺印，開口し，漬物を投入した後，液充填，ノズル脱気を行い，シールをする．その後，上部をリング結束し，余分な部分をカットするもので，豆モヤシの調味漬や浅漬などのように比較的調味液の多い

表 2.16.2 主な漬物包装用フィルムの需要構成 (池上, 1994)[1]

	フィルム構成	構成比(%)
K コート	KOP/(PE, LLDPE, EVA)	63.4
	KON/(PE, LLDPE, EVA)	2.2
	KPET/(PE, LLDPE, EVA) / K セロ/(PE, LLDPE, EVA)	0.2
	小　計	65.8
高バリヤー (ラミ)	OPP/EVOH/(PE), (PE/EVA) / EVOH/(LLDPE), (PE/EVA) / EVOH/PE/EVA	2.9
	OPP/ボブロン/PE, OPP/OV/PE	1.2
	小　計	4.1
プレーン	PET/(PE, EVA)	5.5
	ON/(PE, EVA), NY 共押出	10
	その他(OPP, セロファン, PE)	15.6
	小　計	30.1
	合　計	100

表2.16.3 漬物包装に利用されている平袋の代表例(平本,1994)[2]

平袋	漬物の種類	重量	形態	寸法(mm)	材量
A	刻み漬	110 g	自立	105×155	NY+PE
B	刻み漬	130 g	4方	135×190	NY+PE
C	刻み漬	140 g	4方	140×210	NY+PE
D	刻み漬	200 g	4方	140×200	NY+PE
E	刻み漬	550 g	4方	120×460	PET+PE
F	奈良漬	90 g	自立	120×170	PET+Al+PE
G	たくあん	380 g	4方	120×395	NY+PE

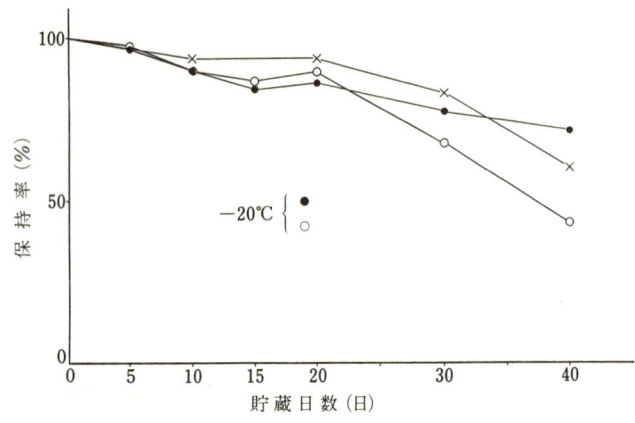

図2.16.1 ワサビ漬の5℃貯蔵におけるアリルからし油保持率の変化
注：右端の点は−20℃貯蔵における42日目の保持率（茅野,1990）
○：ミニポーション ×：びん ●：分岐サイクロデキストリン混合

漬物に使用されている．

2.16.2 包装による漬物の品質保持

1) 香りの保持

香りは漬物の嗜好性を高める重要なファクターで，香り成分の量的・質的な変化は漬物の品質を低下させる．したがって，包装による香りの保持はきわめて重要である．

揮発性のからし油はワサビをはじめ，大根，キャベツなどブラシカ属に属する野菜の多くが有する揮発性物質で漬物の風味に大きな影響を及ぼしている．ワサビ漬に含まれる揮発性の風味成分であるイソチオシアン酸アリル（AIT）は，ワサビ漬の風味成分のなかでももっとも重要な物質である．したがって，AITの保持性を高めることが求められる．図2.16.1はポリプロピレン製小形容器（ミニポーション），びんおよびミニポーションに分岐サイクロデキストリンを混合したワサビ漬を5℃で保存した場合のAITの保持率の変化を見たものである[3]．ミニポーションとびんに充填したワサビ漬は保存開始後20日までは緩やかな減少に留まっているが，それ以降は急激に減少し，その程度はミニポーションのほうが大きく，40日経過後には保持率は50％以下にまで低下したことを報告している．これは，びんよりもミニポーションのほうがAITを吸収あるいは透過しやすかったことを示しており，ガラス容器のほうが香気成分の維持には効果的であったと考えられる．また，分岐サイクロデキストリンを混合したものは20日までは上述のものと同様の減少傾向を示したが，それ以降は急激な減少は見られておらず，サイクロデキストリンが保香にはやや効果的であることを示している．

風味が重視される漬物の一つに奈良漬がある．表2.16.4はそれぞれの特性を有するフィルムを用いて包装した場合の奈良漬の主要な香気成分の

2.16 漬物・浅漬の包装

表 2.16.4　フィルム特性と主な奈良漬香気成分の逸散（河口，1990）[4]

(μV・sec/cm² フィルム)

フィルム	酢酸エチル	酢酸プロピル	エタノール	プロパノール	イソブタノール	酢酸イソアミル	ブタノール	イソアミルアルコール
対照	3 783	86	167 219	458	650	20	22	1 397
A	4 750	37	159 557	465	715	42	25	1 120
B	132	60	183 849	180	224	—	25	890
C	360	15	213 513	178	140	—	10	580
D	57	113	176 074	405	749	—	13	2 108
E	661	40	178 286	566	403	—	—	1 016

A：低密度ポリエチレン40μ　B：ポリエチレン30μ，セロファン20μ，ポリエチレン30μ　C：ポリエチレン30μ，ナイロン，ポリエチレン30μ　D：ポリエチレン30μ，ポリマーコートセロファン，ポリエチレン30μ　E：ポリプロ，ポリエチレン30μ

表 2.16.5　各種フィルムと市販漬物のフレーバーの保持性（三好，1981）[5]

	フィルム組成	厚さ	酸素透過度	ラッキョウ漬	からし漬	キムチ	ニンニク漬
A	PET/Al 箔/PE	15+9+70	0	◎	○	◎	◎
B	NY/PP	15+60	50	△	○	○	○
C	NY/PE	15+65	50	○	△	△	○
D	PET/PP	15+70	100	△	○	△	○
E	PET/PE	12+60	120	◎	○	◎	◎
F	PET/サラン/PP	15+60	15	○	○	○	○
G	PET/EVAL/PE	12+17+60	4	○	○	○	○
H	サランコートセロファン/PE	25+60	15	◎	○	◎	◎
I	PE	80	2 700	×	×	×	×

◎：良　○：普通　△：やや不良　×：不良

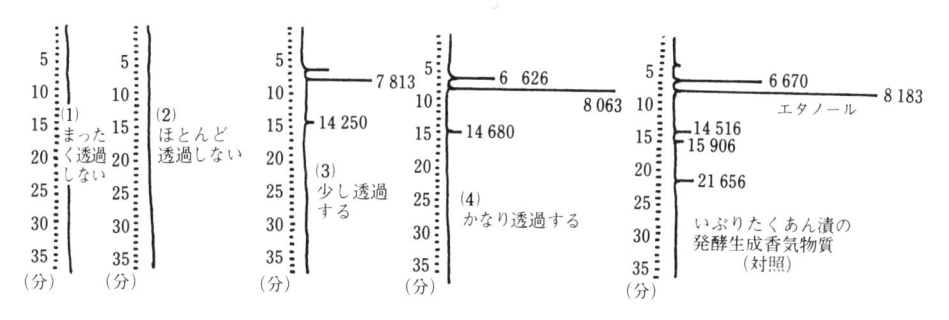

図 2.16.2　いぶりたくあん漬の包装フィルムの相違による発酵生成香気物質のガスクロマトグラム（菅原，1993）[6]

逸散について調べたもので，バリヤー性の高いフィルムのほうが香気成分の逸散が少ない傾向が認められる[4]．三好らは市販の漬物や食品を9種類のフィルムで包装し，2か月間保存した後，開封して香りの官能検査を行っている[5]．その結果，フィルムの酸素透過度と香りの保持性との関連を明確にすることはできなかったと報告している（表2.16.5）．これは，調味料との配合で複雑な香りになっており，保存方法や包装時の含気の差などが影響したものと推察している．しかし，からし漬，ワサビ漬，ラッキョウ漬，ピクルスなど香りの主体が硫黄化合物からなる漬物の場合は，フィルムの酸素透過度が保存中における香りの変質防止に大きな影響を持っていることを指摘している．

菅原は，秋田県の代表的な漬物である「いぶりたくあん漬」を各種フィルムで包装した場合の香気成分の保持能力について検討し，報告している．図2.16.2はいぶりたくあん漬の包装フィルムの相違による発酵生成香気物質のガスクロマト

グラムで，まったく香気物質を透過しないフィルムとしては LDPE/Al/LDPE/PET，ガラス蒸着フィルム，ほとんど透過しないフィルムとしては KNY/PE，PET/PE，少し透過するフィルムとしては OPP/CPP，OPP/EVAL/LDPE，PET/PE，かなり透過するフィルムとしては LDPE，HDPE，L-HDPE，IPP，EVA，LDPE/EVAL/LDPE，LDPE/NY であったとしている（KNY；K コートナイロン，LDPE；低密度ポリエチレン，HDPE；高密度ポリエチレン，LLDPE；リニア高密度ポリエチレン，IPP；インフレーション用ポリプロピレン，EVA；エチレン酢酸ビニル樹脂，NY；ナイロン，Al；アルミ箔，PET；ポリエステル，OPP：2軸延伸ポリプロピレンフィルム，CPP：無延伸ポリプロピレン，EVAL：ethylene-vinyl acetate copolymer の商品名)[6]．

2) 色調の保持

漬物の色は光，温度，酸素などによって褐変や変色を起こし商品性を低下させている．したがって，それらの変化を防ぐことは品質の維持をはかるうえで大変重要である．図 2.16.3 は奈良漬をガス透過性の異なるフィルムで包装した場合の奈良漬の色調（L 値：明るさ）とフィルムのバリヤー性との関係について調べたものである[4]．図からも明らかなようにフィルムのガスバリヤー性が低いほど，いい換えれば，ガス透過度が高いフィルムほど奈良漬の明るさは減少していることがわかる．これは，奈良漬が酸素や光の影響を受け，褐変が進行したことを表している．したがって，奈良漬やワサビ漬のような粕漬は褐変しやすいので，バリヤー性のあるフィルムを用いて包装するとともに光の当たらないところで低温で保存することが必要であることを示している．

干したくあん製品は通常，プラスチック包装後，加熱殺菌して販売されているが，流通の間に化学的な褐変化は進行する．褐変化は製品の貯蔵温度，酸素の透過，光の照射などによって影響を受けることから，褐変化の進行を抑制するには，貯蔵温度を低温に保ち，光などの影響を受けない場所に保存するとともに，適切なプラスチック包装を選択し，包装を行うことが大切である．図 2.16.4 に各包材を用いて包装した干したくあんを保存した場合の褐変（L 値）の進行状況を調べたものを示した．一般に，保存温度が高いほうが，褐変化が進行しやすく，また，同じ保存温度では酸素透過度が大きいほど褐変の進行が早い傾向が認められる[7]．したがって，干したくあんの

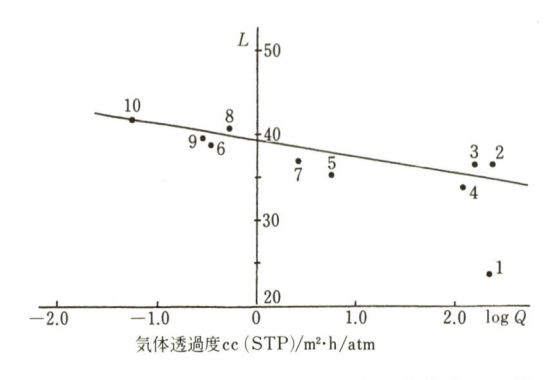

$\Delta L=20-$（製造後の L 値 $-X$ 日後の L 値）

図 2.16.3 フィルムのガスバリヤー性と奈良漬の L 値
　　　　　（30℃，20日）（河口，1990)[4]

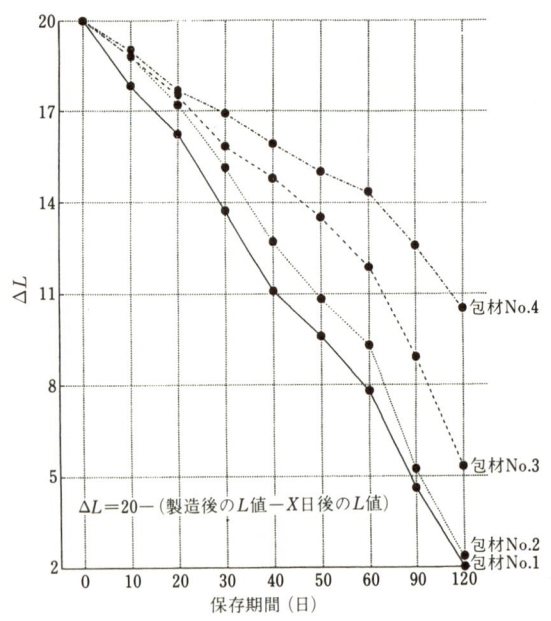

図 2.16.4 包材ごとの褐変の進行状況
　　　　　（保存温度 35℃）（中村ら，1993）

各包材の材質および酸素透過度

包材No.	材質	酸素透過度 [cc/cm²·24 h·atm]
1	OPP＋K コート＋PE	8.0(20℃, 80 % RH)
2	OPP＋K コート＋PE	3.5(20℃, 80 % RH)
3	OPP＋K コート＋PE	2.5(20℃, 80 % RH)
4	OPP＋EVAL＋PE	1.0(20℃, 85 % RH)

褐変化の進行を抑制するには，ガス透過度の低い包材を使用することが望ましいことが分かる．

3) 保存性の向上

漬物の変敗と主な原因菌について，まとめたものが表2.16.6である．漬物には多くの種類があるが，これらを微生物制御の面からみると①福神漬小袋詰のように加熱殺菌により長期保存が可能なもの，②酢漬や粕漬のように漬床の成分により保存性を高めたもの，③すぐき漬やしば漬のように乳酸発酵による風味の付与とpHの低下によって保存性を高めたもの，④食塩濃度が2%前後と低く，保存性に乏しい浅漬類に分けることができる．加熱殺菌された小袋詰漬物が微生物によって変敗する例は少ないが，加熱殺菌不足やシールの不調により微生物の被害を受けることがときどき起こる．pHの低い漬物や比較的食塩濃度が高い漬物では，酵母や乳酸菌が原因菌となる変敗例が見られる．

（1） 漬物製造における微生物管理

福神漬やキュウリ古漬などは加熱殺菌により，また，ラッキョウ漬や梅干しなどは醸造酢を利用することにより保存性を高めている．しかし，生産量の伸長が見られる糠漬や浅漬など，野菜本来の味を生かそうとする漬物は塩濃度や糖濃度が低めであり，マイルドな漬物が多いことから微生物が増殖しやすい環境となり，保存性に乏しいものとなっている．したがって，微生物対策が非常に重要な課題となってくる．

保存性に乏しい漬物の品質保持期間の安定化を図るうえで大切なことは，野菜原料や下漬野菜の洗浄を充分に行うことにより製品へ移行する微生物数を可能なかぎり抑制するとともに，製造ラインにおける二次汚染を極力抑えることがきわめて重要である．なお，それら製造工程における微生物管理はトータル的なものでなければならない．洗浄などによりせっかく生菌数を抑えていながら，調味液の注入段階で調味液の微生物管理（温度管理も含めて）がずさんであったために，この工程で菌数が一気に増加してしまう例も多い．これでは初期の洗浄が無意味になってしまう．したがって，各工程での管理が必要であるとともに，トータル的な管理を忘れてはいけない．

（2） 銀ゼオライト練込みフィルムの利用

流通時や保存時において低温流通（コールドチェーン）を一貫して行うことも基本的な事柄である．そして，以上のことを基本としたうえで加熱殺菌やpH調整，保存性向上剤の使用などの補助的手段を用いることにより，シェルフライフ（日持ち期間）の延長を図ることが必要である．この補助的手段の一つとして，機能性フィルムを用いて包装することにより，保存性の向上を図っている例がある．それは，銀ゼオライトをフィルムに練り込み，抗菌性を有する包装フィルムとして使用するものである．ゼオライトは鉱物の一種で，

表 2.16.6 漬物の変敗と主な原因菌

変敗の状態	主な原因菌
調味液の濁り	乳酸菌，グラム陰性細菌（*Pseudomonas*，大腸菌群，*Flavobacterium* など）
酸　　敗	乳酸菌，酢酸菌，*Bacillus* など
酪酸臭の発生	*Clostridium* など
粘 性 化	*Pseudomonas*, *Bacillus*, *Leuconostoc*, *Lactobacillus plantarum* の変種
変　　色	*Pseudomonas*, *Micrococcus*, *Alcaligenes*, *Bacillus*, *Candida*, *Pichia*, *Saccharomyces* など
着　　色	*Micrococcus*, *Rhodotorula* など
軟　　化	*Erwinia*, *Pseudomonas*, *Bacillus*, *Penicillium*, *Fusarium*, *Cladosporium* など
酢酸エチル臭	*Hansenula anomala* など
膨　　張	*Leuconostoc mesenteroides*, *Lactobacillus brevis*, *Saccharomyces*, *Zygosaccharomyces* など
産　　膜	*Debaryomyces*, *Pichia*, *Kloeckella*, *Candida* など
バキューム現象	*Micrococcus*，酵母など

吸着機能，分子ふるい機能，イオン交換機能，触媒機能など，多種類の機能を有していることから吸着剤，触媒，ガス分離装置などに利用されている．このゼオライトのイオン交換機能を応用し，銀イオンに交換したものは微生物に対する抗菌性を有することから，銀イオンを練り込んだフィルムを抗菌フィルムとして利用することが考えられた．PET/PE/PE（銀ゼオライト10％），NY/PE（銀ゼオライト3％），KNY/PE/PE（銀ゼオライト3％），OPP/PE/PE（銀ゼオライト40％）のフィルム包装における微生物抑制効果について検討している．その結果，表2.16.7で示すように，たくあん漬から分離した酵母および標準菌株の酵母に対しては強い殺菌作用を有し，乳酸菌に対して

表2.16.7 銀ゼオライトフィルムの抗菌性（菅原，1993） （生菌数/ml）

供試フィルム	供試菌	初発菌数	温度(℃)	対照フィルム	銀ゼオフィルム	銀ゼオフィルムの効果
PET//PE/PE (銀ゼオ 10％)	Y-1	$5.7×10^4$	0	$1.3×10^4$	<10	○
	Y-1	$5.7×10^4$	30	$2.3×10^6$	$1.8×10^3$	○
	NY-1	$3.0×10^4$	0	$2.0×10^3$	ND	○
	NY-1	$3.0×10^4$	30	$7.0×10^7$	2	○
	H. anomala	$1.7×10^4$	30	$2.9×10^7$	4	○
	C. ethellsii	$1.2×10^4$	30	$1.9×10^7$	ND	○
	B-1	$5.1×10^4$	0	$1.2×10^4$	$3.0×10^3$	△
	B-1	$5.1×10^4$	30	$9.1×10^6$	<10	○
	NB-1	$4.6×10^5$	0	$3.8×10^5$	$3.6×10^5$	×
	NB-1	$4.6×10^5$	30	$1.1×10^8$	$1.8×10^3$	○
	P. halophilus	$5.3×10^5$	30	$1.2×10^8$	$2.2×10^7$	×
NY//PE (銀ゼオ 3％)	Y-1	$4.0×10^4$	0	$3.2×10^4$	$2.0×10^3$	△
	Y-1	$4.0×10^4$	30	$4.5×10^6$	$<10^4$	○
	B-1	$4.5×10^4$	0	$1.0×10^3$	$<10^3$	△
	B-1	$4.5×10^4$	30	$<10^4$	$<10^4$	—
KNY//PE/PE (銀ゼオ 3％)	Y-1	$7.9×10^4$	0	$6.6×10^3$	<10	○
	Y-1	$7.9×10^4$	30	$1.1×10^4$	$1.8×10^2$	○
	B-1	$1.2×10^5$	0	$9.1×10^3$	<10	○
	B-1	$1.2×10^5$	30	<10	<10	—
OPP//PE/PE (銀ゼオ 40％)	NY-1	$1.3×10^4$	30	$5.1×10^6$	ND	○
	NB-1	$4.6×10^5$	30	$1.4×10^8$	ND	○

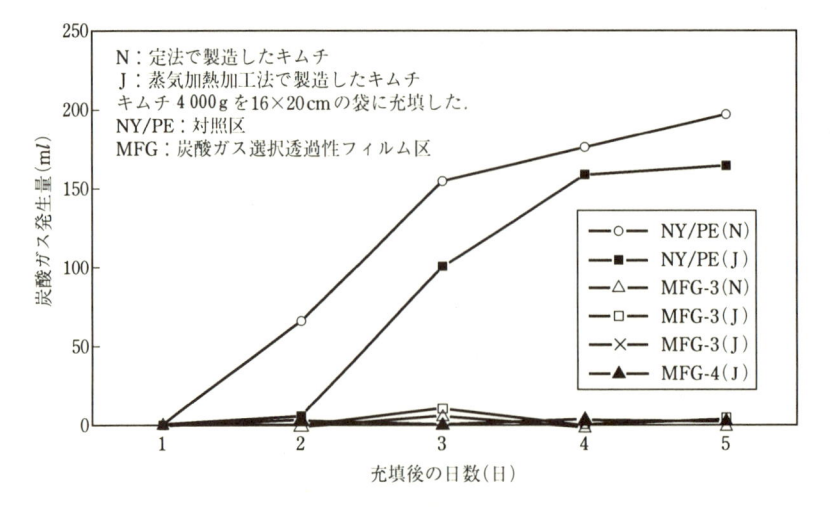

図2.16.5 小袋に充填したキムチの炭酸ガス発生量（室温）（金子，1999，一部改変）[8]

N：定法で製造したキムチ
J：蒸気加熱加工法で製造したキムチ
キムチ4 000 gを16×20 cmの袋に充填した．
NY/PE：対照区
MFG：炭酸ガス選択透過性フィルム区

も0℃では効果が低いが，30℃では抗菌活性を有することを述べている．しかしながら，好塩性乳酸菌である Pediococcus halophilus に対してはほとんど効果のなかったことを報告している[6]．

2.16.3 炭酸ガス選択透過性フィルムの漬物への利用

漬物の香気成分や色調の保持，保存性の向上に及ぼすフィルム包装の効果について述べたが，興味深い利用方法として，炭酸ガス選択透過性フィルムを用いて漬物の膨張を抑制する試みが行われている．この炭酸ガス選択透過性フィルムは1層と3層がポリエチレン，2層がポリビニルアルコールとポリエチレングリコールの混合物からなっているフィルムである．このフィルムを用いて包装を行った漬物はキムチである．キムチは発酵漬物の一つであることから，発酵が進行すると炭酸ガスを発生し，包装袋が膨張しやすくなる．しかし，炭酸ガス選択透過性フィルムを用いて包装したものは，図 2.16.5 で示すようにほとんど膨張を起こしていない[8]．したがって，糠漬けなどの発酵漬物においても応用可能であることを示しており，興味深いフィルム包装技術といえよう．

引用・参考文献

1) 池上成芳：ジャパンフードサイエンス，33(3)，44〜47（1994）
2) 平本真一：同誌，33(3)，65〜70（1994）
3) 茅野有三：大分県農水産物加工総合指導センター研究報告，1，89〜91（1990）
4) 河口隆二：New Food Ind., 32(2), 65〜72（1990）
5) 三好英晃：漬物加工要説，食品研究社（1981）
6) 菅原久春：食品工業，36(16)，34〜49（1993）
7) 中村公生，小玉義和，河野幹雄他：宮崎県工業試験場・宮崎県食品加工研究開発センター研究報告，No.38，107〜112（1993）
8) 金子憲太郎，辻 匡子：フードリサーチ，3月号，No.525（1999）

〈宮尾 茂雄〉

2.17 清涼飲料水の充填包装

2.17.1 清涼飲料水の概要

1) 清涼飲料水とは

食品衛生法（同法昭和32年改正の通達）によれば「清涼飲料水とは乳酸菌飲料，乳及び乳製品を除く酒精分1容量パーセント未満を含有する飲料をいうものであること．」とされている．清涼飲料水について国際的な定義はなく，諸外国の法規と同様，わが国もその範囲を示しているのみである．また，原料などから分類した清涼飲料水は表 2.17.1 のようになる．

2) 清涼飲料水と容器の動向

欧米と比較して，日本は清涼飲料水の消費が少ないといわれているが，毎年消費量は清涼飲料水の品目の構成を少しずつ変えながら，一定の伸びを示してきた．

とくに茶系飲料は大幅な伸びが続いている．これは健康指向とダイエットに関心が高まった時代の中で，かつての水道水や自家製のお茶に代わって，渇いた喉を潤すために大量に飲んでも太らない茶系飲料製品が，支持されてきたものと考えられる．また，今まで清涼飲料水に求められていた甘味に対し，肥満度と連動して消費者は甘み離れを志向してきた．その傾向の中で，消費量の高い炭酸飲料・コーヒー飲料は頭打ち状態となりつつある．

図 2.17.1 は茶系飲料が1995年から，それまでトップの座を保持してきた炭酸飲料を抜き，その後も伸び続けていることを示している．

食品衛生上の容器包装に関する規格基準は，食品および添加物用の，器具および容器包装につい

表 2.17.1 原料等から分類した清涼飲料水の種類
（資料：日本果汁協会）

1. 炭酸飲料
2. ミネラルウォーター
3. 果実・野菜飲料
4. 豆乳類
5. 乳清飲料
6. コーヒー飲料
7. 茶系飲料
8. その他（スポーツドリンクなど）

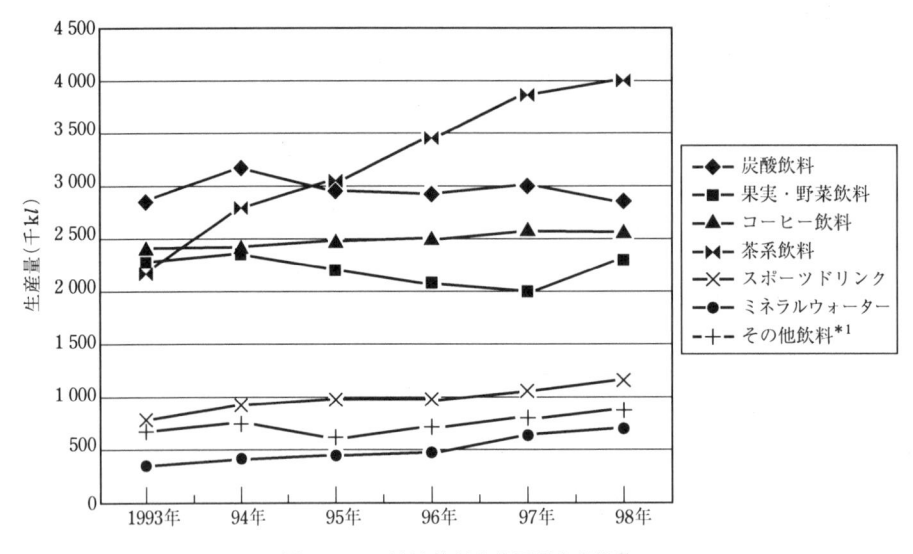

図 2.17.1　清涼飲料水品目別生産推移
（全国清涼飲料協会）

＊1：その他飲料には，表 2.17.1 の豆乳類，乳清飲料も追加した．

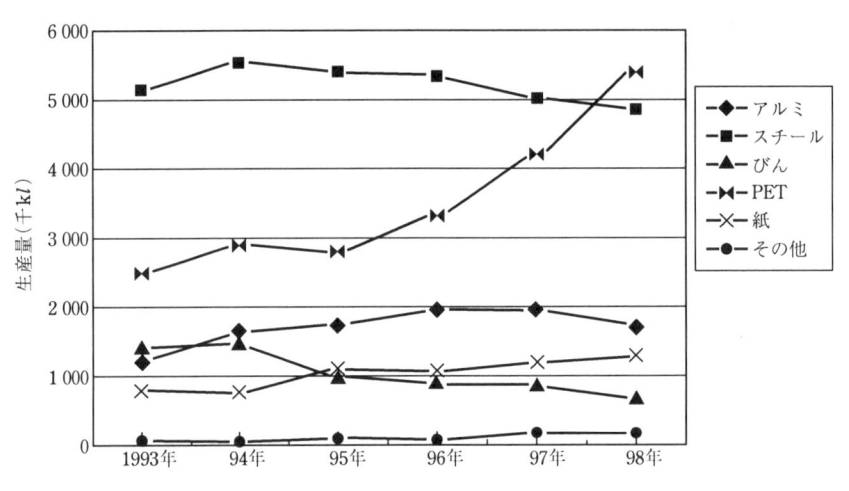

図 2.17.2　清涼飲料水の容器別生産推移
（全国清涼飲料協会）

て，食品衛生法第9条および第10条に定められている．これに基づき各種容器包装等の規格基準が定められ，この中で容器包装として繁用されている合成樹脂製のものとガラス製のもの，および金属缶の規格基準が定められている．

清涼飲料水のPETボトルは昭和57年（1982年）に今までの容器に加え使用が認められた．当時は環境問題で容器のリサイクルの関係もあり，容器の大きさは1l以上と自主規制された．平成8年4月（1996年）に小形のPET容器も解禁さ れ，それにともない急速に増大してきた．ミネラルウォーターやお茶系のPET容器はここ数年の間に急激に定着してきたといえる．

図 2.17.2 のグラフはPET容器が1998年，今までのスチールを抜きトップに踊りでてきたグラフである．

以上より，「清涼飲料水の充填包装」の節では，現在伸び続けている茶系飲料について述べた．つぎに，PET容器の無菌充填について以下に紹介する．

2.17.2 茶系飲料の無菌充填

1) 清涼飲料水のpHと無菌充填

清涼飲料水を大別すると，①ミネラルウォーター類を除く殺菌を要しない炭酸飲料，②果実飲料（果汁飲料・果汁入り飲料など）などの高酸性（pH 4.0未満）飲料，③トマトジュース・野菜ジュースなどの中高酸性（pH 4.0以上，4.6未満）飲料，④茶・コーヒーなどの低酸性（pH 4.6以上かつ水分活性0.94を超える）飲料になる．

酸性飲料は一般にpH 4.6未満の非炭酸飲料をいい，高酸性飲料と中高酸性飲料に分けられるが，②の高酸性飲料中では耐熱性の有胞子細菌は発育できない．これらの飲料の変敗は，耐熱性のない無胞子細菌やかび・酵母に限られる．それゆえ，特殊な菌を除いては，一般に100℃以下の加熱殺菌で変敗の原因となる微生物を死滅できる．

③の中高酸性飲料は，比較的耐熱性の高い有胞子細菌によるオフフレーバーや酸敗を生ずることがあるので，115～122℃の瞬間殺菌が行われる．

④の低酸性飲料は，耐熱性食中毒細菌であるボツリヌス菌やその他耐熱性有胞子細菌を含めた種々の微生物が発育できるため，低酸性飲料の製品によっては厳しい殺菌が行われる．これらの飲料にはミルクコーヒー・ココアなどのように微生物にとって豊富な栄養源を含有する製品では，ボツリヌス菌やその他耐熱性有胞子細菌を含めた種々の微生物が発育できるため，これらの細菌を確実に殺滅させるに必要な厳しい加熱殺菌が必要

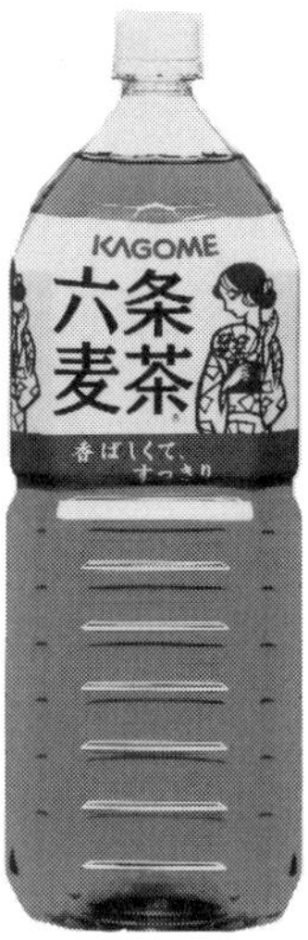

写真2.17.1 PETボトル入り麦茶製品の例

表2.17.2 清涼飲料水のpHと微生物の発育と殺菌条件など
（東洋製缶（株）総合研究所：教育資料）

微生物の発育可能pH域	各飲料のpH分布	食品衛生法による飲料の製造基準		保存基準
かび・酵母・無胞子細菌 ／ 有胞子細菌 ／ ボツリヌス菌	pH 2 ─ pH 3 ─ 炭酸飲料／果実飲料／スポーツドリンク／果汁入り豆乳／レモンティー ─ pH 4 ─ 野菜ジュース／トマトジュース ─ ミネラルウォーター／コーヒー ─ pH 5 ─ 紅茶・緑茶／ウーロン茶／ミルクコーヒー／しるこ・ココア ─ pH 6 ─ ミルクティー／麦茶／豆乳 ─ pH 7	殺菌不要	二酸化炭素圧が1.0 kgf/cm²（20℃）以上で，かつ，植物または動物の組織成分を含まないもの	なし
				紙栓をつけたガラスびん詰 10℃以下
		殺菌の必要なもの	pH 4.0未満／65℃ 10分間同等以上	
			pH 4.0以上／85℃ 30分間同等以上	
			pH 4.6以上かつ水分活性が0.94を超えるもの／85℃ 30分間同等以上	10℃以下保存
			120℃ 4分間同等以上 発育しうる微生物を存在させない方法	なし

となる．

金属缶容器にウーロン茶やコーヒーが充填されレトルト殺菌製品として，大量に生産されているが，簡便性の高いPET容器のニーズが高まり，ウーロン茶ホットパック充填技術が実用化され，缶製品ではレトルト製法，PETボトルではホットパック方式が標準化された．抗菌作用を持たない他の飲料水のPETボトル製品には一般に無菌充填方式が用いられる（写真2.17.1，表2.17.2参照）．

2) 無菌充填のメリット

無菌充填のメリットは，下記の3つが考えられる．

① 品質：現在の無菌充填システムは，飲料水をあらかじめ加熱殺菌するが，すぐ冷却され無菌の状態で充填されるため，製品への熱のかかり方は軽減される（図2.17.3参照）．そのため，加熱によるフレーバーや栄養成分などの品質の劣化は無菌充填のほうが少なくなる．

② 製品の種類：ホットパック方式は容器に付着する微生物について，内容物の熱で殺菌される方式である．たまたま，茶の場合は微弱ながら茶のカテキンによる防腐効果もあり，また，その成分中に変敗菌が生育に必要な栄養源を，ほとんど含んでいないこともあり，商業的無菌が成立している．

しかし，容器に付着する菌のホットパックによる殺菌のみでは，製品に含まれる成分や内容物のpHによっては，変敗菌が生育する可能性もあり，商業的無菌性に限界が生じてくる．そのため，ホットパック方式は内容品質に制約をうけるが，無菌充填ではその制約条件は少なくなり，豊富な製品の種類の製造が可能となる．

麦茶には抗菌作用を持った成分は含まれていないため，抗菌作用添加物を使用したホットパック製品も出まわっているが，水分補給で大量に飲用される飲料水にはふさわしくない．添加物を必要としない純正な麦茶製造には無菌充填方式が必須である．

③ 容器：使用される容器も殺菌条件によって制約され，ホットパック充填では耐熱性の容器が要求されるが，無菌充填ではその制約条件が緩和される．

以上，無菌充填はホットパック充填と比較して，いろいろなメリットが発生する．

3) 無菌充填工程

「六条麦茶®」の無菌充填工程を図2.17.4に示す．

4) 「六条麦茶®」の無菌充填機構

(1) クリーンルームの機構例

クリーンルームの基本要素は清浄度で，食品産業で利用されるNASA規格は1 ft³中の0.5ミクロン以上の粒子の数で表され，100個以内であればクラス100となる．無菌充填での充填工程などでは，局所的に充填機と密封機（キャッパー）はクラス100のレベルのものが利用される．

一般にクリーンルームへはフィルターでろ過された無菌エアが送られる．フィルターはプレフィルターおよびHEPAフィルター（捕集効率：0.3ミクロンのジオクチルフタレート粒子99.7％以上）

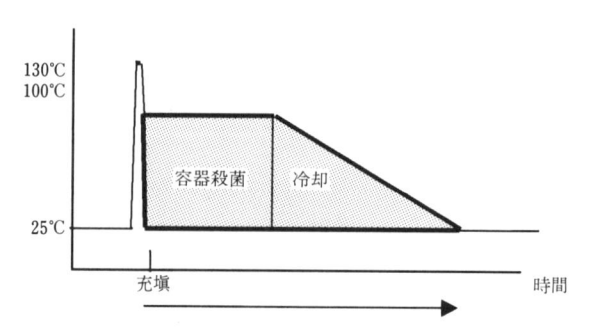

図2.17.3 無菌充填とホットパック充填の加熱時間差
（カゴメ(株)那須工場資料）
網をかけた部分の熱のかかり方が無菌充填では軽減される．逆にいえば，ホットパックではこの熱のかかり方が多い．

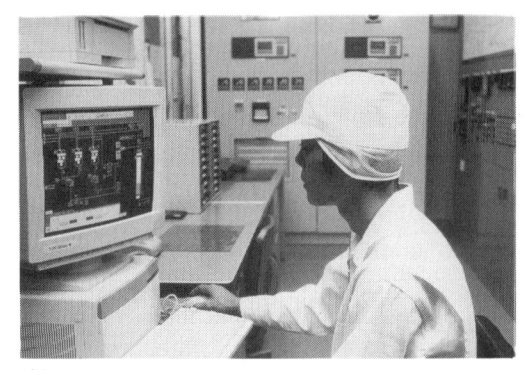

前処理

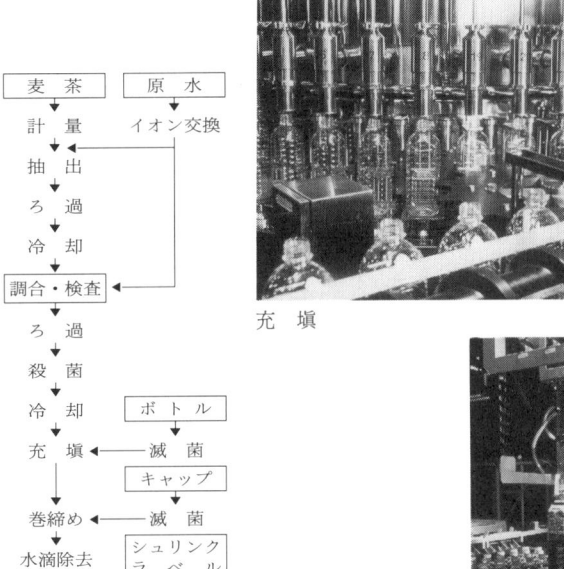

充　填

```
麦茶   原水
 ↓     ↓
計量  イオン交換
 ↓     ↓
抽出    │
 ↓     │
ろ過    │
 ↓     │
冷却    │
 ↓     │
調合・検査←┘
 ↓
ろ過
 ↓
殺菌
 ↓
冷却    ボトル
 ↓     ↓
充填 ← 滅菌
 ↓    キャップ
巻締め ← 滅菌
 ↓    シュリンク
水滴除去  ラベル
 ↓     ↓
ラベラー ← 日付押印
 ↓
荷造り
```

図 2.17.4 「六条麦茶®」の無菌充填の工程図
　　　　　　（カゴメ(株)那須工場の写真）

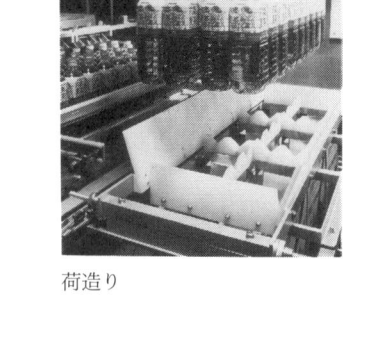

荷造り

で構成されている．部屋全体はクラス10 000に保たれ，送られた無菌エアで陽圧が保たれ，外部の汚れた空気が入らないようにされる．重要か所ごとに応じて**表 2.17.3**のように，局部的にクラスレベルが変えられる．

「六条麦茶」無菌充填ラインのクリーンルームは部屋の構造が3重になっている．①滅菌室：ボトルの滅菌を行う所（クラス10 000）②充填室：内容物の充填，キャップの滅菌を行う所（クラス1 000）の2つに分けられ，③さらに最重要か所の充填・密封の部屋はキャビネットで覆われ，クリーン度が高められ（クラス100），陽圧も一番高く保たれる（**図 2.17.5**参照）．

無菌状態の保持の確認は室内の陽圧度，無菌エアの供給量，室内の粒子の数のモニタリングで記録し，無菌保証をしている．

（2）充填の機構

充填方式はマグネットバルブ（**図 2.17.6**参照）

表2.17.3 食品・薬品工場向けバイオクリーンルーム清浄度区分表[6]

製造工程区分	清浄度基準 NASAおよび209E	対象粒子径（μm）	内容
ロングライフ製品の充填部など	100	微生物 0.5以上	ロングライフミルク・中性飲料など
高品質製品の包装工程・高速充填部など	1 000	微生物 0.5以上	チルド，デザート製品など
一般充填機・ロングライフ製品包装部など	10 000	微生物 0.5以上	酸性飲料，ハム・ソーセージなど
陽圧製造室・一般的なクリーンゾーン	100 000	微生物 0.5以上	望ましい食品製造室

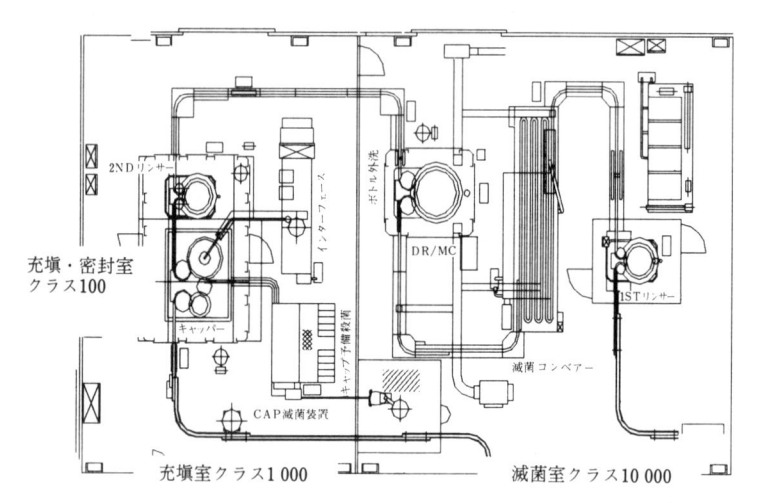

図2.17.5 「六条麦茶®」無菌充填ラインのクリーンルームの例
（カゴメ(株)那須工場資料）

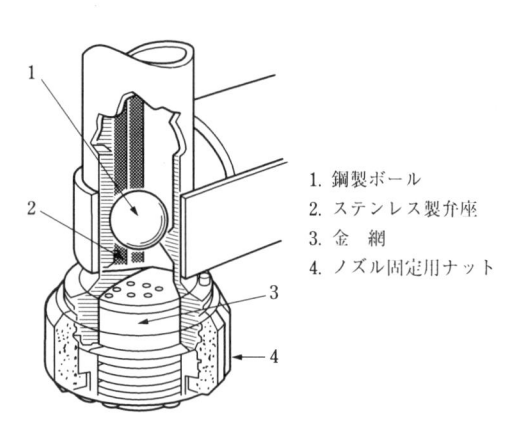

図2.17.6 充填ノズル（マグネットバルブ）
（カゴメ(株)那須工場資料）

1. 鋼製ボール
2. ステンレス製弁座
3. 金網
4. ノズル固定用ナット

による重量法を用いている（重量法：24本の充填ノズルに対し，それぞれリフター部にロードセルが装備され，充填量を重量によりコンピューター管理している）．充填ノズルは容器と接触しないようなしくみになっている．マグネットバルブ方式はノズルの形状がシンプルであるため，洗浄・滅菌がしやすいという長所がある．

充填の原理は，①リフターの上にボトルが入る，②流量調節器が作動し，マグネットがONの状態になる．そうするとボールバルブが上がり，内容物が充填される状態になる．③充填され規定量になると重量検知機がマグネットへOFFの信号を送る．④ボールバルブが下がり充填が終了する（図2.17.7参照）．

（3）容器・キャップの滅菌・リンス

容器・キャップは滅菌剤により滅菌され，その後，無菌水でリンスされる．

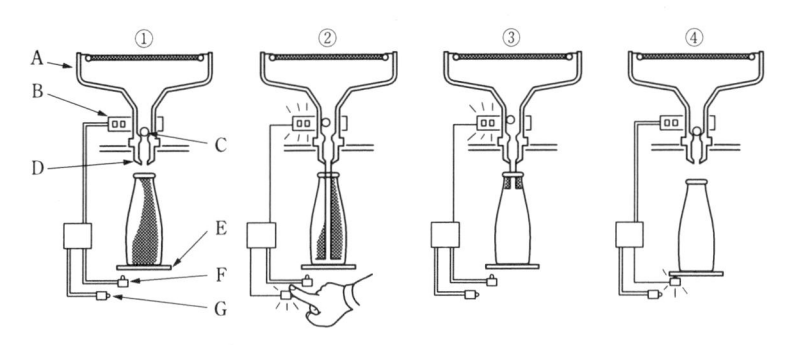

A. フィーラーボール中の液面の制御
B. マグネット
C. ボールバルブ
D. 発泡を防止するためのスクリーン
E. 重量検知器
F. センサー
G. 流量調節器

図2.17.7 充填原理
(カゴメ(株)那須工場資料)

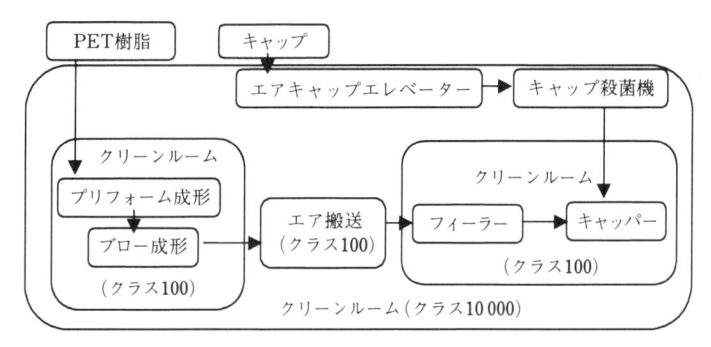

図2.17.8 ASISラインの構成
(大和製缶(株)資料)

① 滅菌剤は過酢酸と過酸化水素の混合物希釈液が使用される．過酢酸と過酸化水素の使用の理由は，過酸化水素のみでは空気中で分解されやすいので，過酢酸を混合する．それにより安定するので，各工程での循環方式の使用が可能となる．滅菌された容器は無菌水でリンスされる．
② 無菌水は加熱殺菌され冷却された水で，ボトルの内外面がリンスされる．

5) 最近のPETボトルの無菌充填の特徴

1998年大和製缶総合研究所はPET無菌充填システムASIS (Aseptic Integrated System) を発表した．この無菌充填システムは新しい無菌充填システムとして注目されている．

(1) 新しい無菌充填の特徴

ASISラインの特徴は下記のとおりである．
① インラインボトル成形の無菌システムであり，PET樹脂からのボトル成形，内容物充填をクリーンルーム内で行う．
② PET樹脂からのプリフォームを成形しているため，プリフォームの輸送による傷付きなどのダメージがなく，安定したボトル成形が可能である．
③ 成形したボトルは無菌エアによって搬送され，そのまま内容物を充填するシステムであり，ボトルの薬剤による殺菌工程がなく，そのため薬剤および水のコストがかからない．
④ クリーンルームの容積は400 m^3 であり，省スペースの設備になっている．

このシステムのポイントはPET樹脂をボトル成形時に高温で融解し，無菌ボトルを成形し，無菌エアによるボトル搬送をしている．そのため，ボトルの殺菌工程がなく，ボトル成形から充填まで一貫した無菌環境で製造されることである．

（2） 新しい無菌充填の機構

ASIS ラインの構成は，クラス 10 000 のクリーンルームの中に下記のようにクラス 100 のゾーンが 3 つある．①加熱融解された樹脂がクリーン内（クラス 100）に入り，ボトルが成形される．②成形されたボトルはエアコンベアーゾーンに移り，HEPA フィルター（high efficiency particle air filter，高性能エアフィルター）で除菌したエアでボトルを搬送する．③つぎに，充填ゾーンに移り，内容物を充填する．キャップは薬剤で滅菌後充填ゾーンに入り，キャッピングされ製品ができ上がり，クリーンルームから出る．このラインの構成の概要は図 2.17.8 のとおりである．このラインは低酸性飲料であるミルクコーヒーを中心に実績を積んでいる．

以上，清涼飲料水の充填包装として，茶系飲料の PET 容器の充填システムを紹介した．

今後，天然の品質が加熱によって劣化しないために，無菌充填システムはさらに改善され，進歩していくものと考えられるが，さらに，工程全体での熱のかかり方を減少するために，内容物の加熱をしない濃縮方式（逆浸透圧濃縮法）内容物の殺菌方式（高圧殺菌方式）などについての組合せも検討が進められてきている．

引用・参考文献

1) （社）全国清涼飲料工業会，（財）日本炭酸飲料検査協会：清涼飲料関係統計資料（平成 11 年 5 月）
2) 上田 敦：カゴメ(株)総合研究所研究報告書（1986）
3) 淺川敏信：カゴメ(株)那須工場年次論文（1989）
4) 水野康彦：カゴメ(株)那須工場品質管理資料（1999）
5) 東洋製缶(株)総合研究所：教育資料
6) 大和製缶(株)総合研究所：PET ボトル無菌充填における新システム，第 8 回講演集，pp.66～77（1998.12）
7) (株)健康産業新聞社：食品と開発，32(5)，37～39

〔市橋 進〕

2.18 ビール・酒類の容器

2.18.1 ビールなどの容器に求められる一般的特性

1） 容器の必要特性

ビール・酒類の充填包装材料として必要な特性は，液体飲料用容器に共通するが，つぎの要件が重要である．

・食品衛生上無害であること．
・無味無臭で内容液に影響を与えないこと．
・ガスバリヤー性が高いこと（酸素バリヤー性．CO_2 を含むビール・発泡酒などの場合は CO_2 保持性）．
・遮光性，耐熱性，耐候性が高いこと．
・経時変化がないこと，シェルフライフが長いこと．
・耐衝撃性，耐圧性（CO_2 を含む場合），耐浸透性が高いこと．
・容器成形がしやすいこと，大量生産しやすいこと．
・店頭陳列性，ファッション性が良いこと．
・扱いやすく，利便性が良いこと（軽い，開けやすい，持ち運びやすい，空容器の処理がしやすい）．
・容器コストが低いこと．
・容器材料が安定供給されること．
・環境リサイクル性があること．

また，充填包装設備を設計・使用してビールなどの製品を製造するさいには，以下の要件が重要である．

・充填能力．
・フレキシブル性：型替え特性．
・ハンドリング性．
・品質管理チェックシステム．
・効率，オペレーター数．
・無菌アセプティック充填．

（1） 充填工程

ろ過により濁りが除かれ透明となったビール・酒類は，びん・缶などの容器に無菌的に充填され，検査工程を経て箱詰される．ビールを例として，パッケージ工程のフローを図 2.18.1 に示し

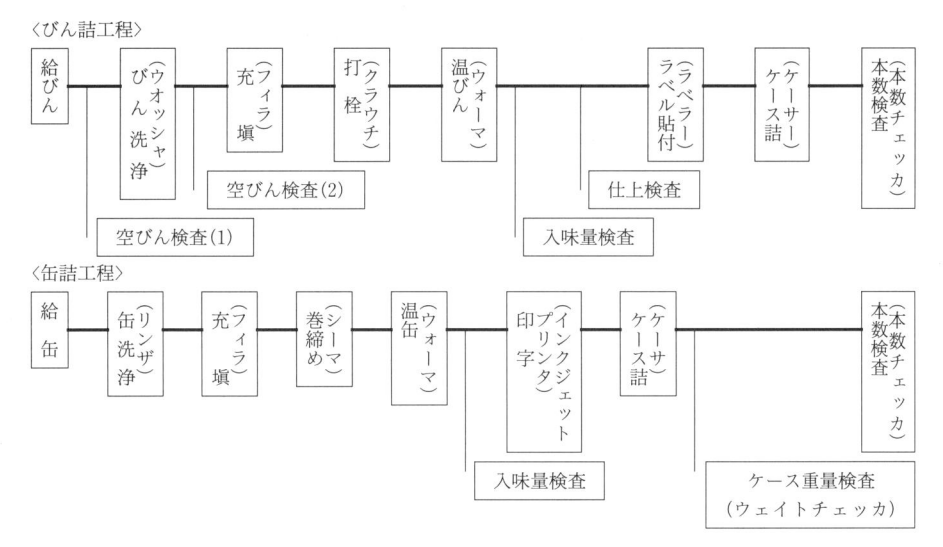

図 2.18.1　びん詰，缶詰ビールの工程フロー

最新の缶ビールラインでは，1分間に約2 000缶の高速で充填しており，オペレーター数も2〜3名の少ない人数で運転されている．

(2) CO_2含量と求められる容器特性

ビール，日本酒，ワインは発酵した液体をそのまま飲用する醸造酒で，ウィスキー・焼酎は発酵液を加熱・蒸留した蒸留酒である．ビール，発泡酒，スパークリングワインなどには発酵で生成した炭酸ガスが含まれている．ビールでは約0.5重量％，ガス圧力では20℃で約$2×10^5$ Pa（2 kgf/cm²），30℃では約$3×10^5$ Pa（3 kgf/cm²），真夏の車の中に保管される場合を想定した条件では，PL（product liability，製造物責任）法上$5×10^5$ Pa（5 kgf/cm²）以上の耐圧設計が必要である．CO_2含量がさらに高いスパークリングワインは，ガラスびんの割れたときのPL・安全性の点からさらに高い耐圧設計が必要である．

(3) 内容液の品質特性と求められる容器特性

多様な香気成分，苦み・甘み・酸味物質などの味成分への影響がないこと，内容液との反応性，容器の外からの酸素バリヤー性といった容器特性の点では，主要な容器であるガラスびん，缶が優れている．

近年ではバリヤー層を含む多層化技術が進歩し，炭酸ガスを含まない日本酒やワインなどでは紙容器，プラスチック容器が多種多様に用いられている．

(4) 微生物安定性，熱殺菌の有無と求められる容器特性

内容液を無菌状態で安定させるための容器関連の特性としては，密封性（シーリング性），耐圧，耐熱性，ろ過・精密ろ過，無菌充填，サニテーション技術の向上が重要である．加えて日本酒ではホットフィル（熱充填）のための特性も重要である．

ビール・酒類の品質向上・流通の拡大は，近代の加熱殺菌と無菌充填の技術によりなっているため，その変遷を理解しておく必要がある．旧式の古い醸造工場で製造していた時代には，ろ過したビールに僅かのビール酵母やビールの香味を変質させる有害菌が存在しており，保存性を高めるために殺菌工程が必要であった．この加熱殺菌法は，パスツールがワインの酸敗防止のために60℃程度に熱する効果を証明したことに由来するが，ビールではパストライザと呼ぶ温水シャワートンネル，清酒では火入れ装置と呼ばれるプレート式熱交換器が長く用いられてきた．これらの熱殺菌条件下では，充填容器には耐熱・耐圧特性がとくに要求される．

近年，「生ビール」「生酒・冷酒」が広く流通しており，ろ過・充填工場内，とくに充填機，配管

などの洗浄・サニテーション，ろ過機の運転管理，バイオクリーンルーム，オペレーターの衛生意識レベルの向上などの厳しい運用が必須となっている．このような無菌充填下では，容器（びん・缶・紙パックほか），王冠，キャップなどは，殺菌水・無菌水噴霧，紫外線照射などの方法により完全に無菌化しておく必要がある．

（5） 流通条件・シェルフライフと求められる容器特性

ビールを日光にさらすと，ホップの苦み成分が変化して 3-メチル-2 ブテン-1 チオールというタヌキやスカンクのような不快なにおい物質が発生する．このビールにとって有害な日光の紫外線をカットするために，茶褐色のびんが使用されている．また，コンビニエンスストアのショーケースの蛍光灯からも微量の紫外線が常時発生しており，びんの色はさらに重要なスペックとなっている．茶色びんの紫外線バリヤー（遮蔽）能がもっとも高く，グリーンびんも紫外線波長を遮蔽している（図 2.18.2）．

酒類の容器は，パッケージング工程，輸送，流通，消費者のもとで生じる振動，衝撃，温度などの要因を再現的に実験し，さらに安全率を加味して容器強度を設計してある．ビールなどの炭酸ガスを含む商品の容器はさらに，内圧の要因が加わる．

賞味期限について，ビールでは 9 か月としているが，ビールの熟成は，基本的には貯蔵・ろ過前に完了しており，容器への充填後は，容器内に僅かに入り込む酸素の影響により，劣化が進む．購入後は冷暗所に保存し，早めに飲用するのが望ましい．

2） ビールの表示

容器にはその内容物や商品の特徴を示すさまざまな表示が要求される．ビール・酒類には特有の表示がされる場合が多く，以下にビールの例を中心にその特徴を挙げる．

（1） ビールの表示

消費者の適正な商品選択を保護するとともに，公正な競争を確保するため，昭和 54 年に「ビールの表示に関する公正競争規約」が公正取引委員会の承認を受け制定された．日本ではビールはこの規約に基づいてさまざまな表示が個々の包装になされている．また，これらの表示は，酒税法・食品衛生法・計量法の各法規に準拠するとともに，商品の的確な情報を提供する内容を含んでいる（各種の環境への配慮・素材表示・取扱い注意事項など）．

必要な表示事項は，以下の 8 項目である．

① ビールである旨
② 原材料
③ 賞味期限または品質保持期限
④ 保存方法
⑤ 内容量

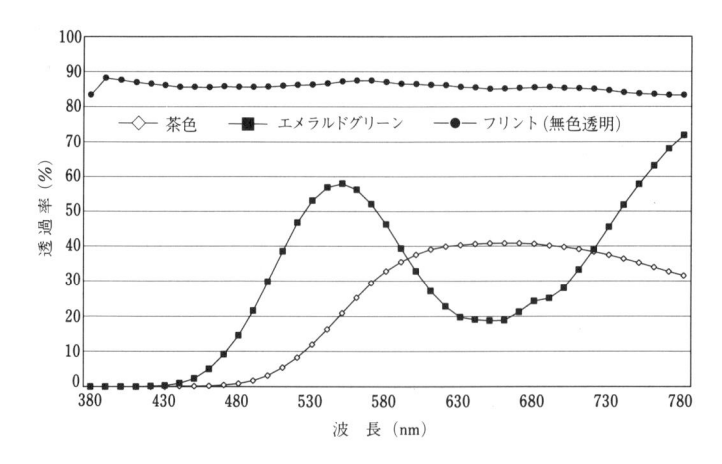

図 2.18.2 ガラスびんの光線透過率
（キリンビール(株)測定）
エメラルド・茶色は 4 mm，フリントは 10 mm 厚に換算

⑥ アルコール分
⑦ 事業者名・所
⑧ 取扱上の注意など

このほか，流通の要請から，JAN コード（POS マーク）を個々の包装や 2 次包装（カートンなど）にも表示する例が多い．表示は，各法規制や規約に基づく内容のほか，マーケティングの必要から消費者に商品の特徴を簡潔に正しく説明する情報や PR 情報，ブランドとしてのロゴ・マークなどがデザインされる（図 2.18.3）．

最近では，視覚バリヤーのある消費者への清涼飲料との誤飲防止のための表示として，ビール缶・缶酎ハイなどの蓋の上に点字が付けられている．表示は時代とともに変化しており，常に正確で時流に合った表示を心がける必要がある．

3）環境・リサイクル対応

ビール・日本酒メーカーは，リターナブル容器を使用しており，容器保証金（ビール大びんの場合 1 本 5 円）を販売時に付加し，小売店頭での空びんと引換えで，保証金が戻る仕組をとっている．製品の流通とは逆の流れで，消費者→酒小売店→特約店→工場へとびんは回収される．工場では回収びんの破損，汚れなどを検査し，不合格びんを除き，再使用される．不合格びんやカレットは，製びんメーカーに送られ，びん製造の原料となり新びんとなる．

このシステムによりビールびん・箱の回収率は 99 ％以上となっており，資源の有効利用と容器の廃棄による環境汚染の防止に役立っている．

通常，ビールびんの場合，20 数回，7～8 年程度繰返し使用される．

ビール・酒類業界に限らず，廃棄物の減量化，リサイクル型社会の構築が地球環境問題として重要な課題となっている．ビール・酒類業界の取組みとして，ビールびん，酒 1 升びんなどのリターナブルびんシステムの継続・維持，びん・缶，段ボールなどの包装資材の軽量化，簡素化などの対策を行なっている．

4）国際規格：ISO

ISO とは，国際標準化機構（International Organization for Standardization）の略称で，世界約 120 か国が参加し，さまざまな分野での国際規格の標準化を行う組織のことである．ビール・酒類や食品や多くの産業界の会社・団体で，この標準化された ISO 9000 シリーズの規格に基づき，品質保証を行い高品質な製品・サービスを生み出している．また，ビール・酒類をはじめ多くのメーカー工場で，ISO 14000 シリーズの規格に基づき，環境マネージメントシステムを構築し始めている．

2.18.2 ビール・酒類の充填容器
（素材別各論）

1）ガ ラ ス

ガラスびんは，紀元前 1500 年のエジプトですでに作られており，古くから人とともに歩んできた．当時は容器というより宝飾品としての利用が主であった．ガラスびんが長い間，広く人々の支持を得ているのは，ガラス素材の持つ優れた化学的耐久性や気密性，そして中味が見えて衛生的であることによる．中味の品質（香味，風味）を劣化させることなく，保存や輸送ができる．保存時の有害な紫外線の影響を避けるため，無色透明びん（フリント）だけでなく，茶色びん（アンバー），緑色びん（エメラルドグリーン）なども広く用いられている．ガラスびんの組成は一般の板ガラスとほぼ同じソーダ石灰ガラスである．ガラスの優れた化学的耐久性によって，ビールや酒類の香り・においを，吸収・吸着することがないので，一度使用したガラスびんを洗浄して，再び使用することができるのも特徴の一つである．

流通形態からガラスびんは，一度だけ使用した後廃棄するワンウェイびんと，何回も再使用されるリターナブルびんに分けられる．容器としての使命を終えたガラスびんは分別回収されカレット（ガラス原料）としてもリサイクルされるため，回収利用率の高さからリサイクルの優等生といわれている．

ガラスびんは他の素材と比較して容器の重量が重いため，軽量化が課題となっている．軽量化のために従来の BB 法（ブロー＆ブロー）に加え，NNPB 法（ナローネック・プレス＆ブロー）の製びん方法が開発されている．軽量化するとびん強度が低下するため，表面コーティングを施し，強

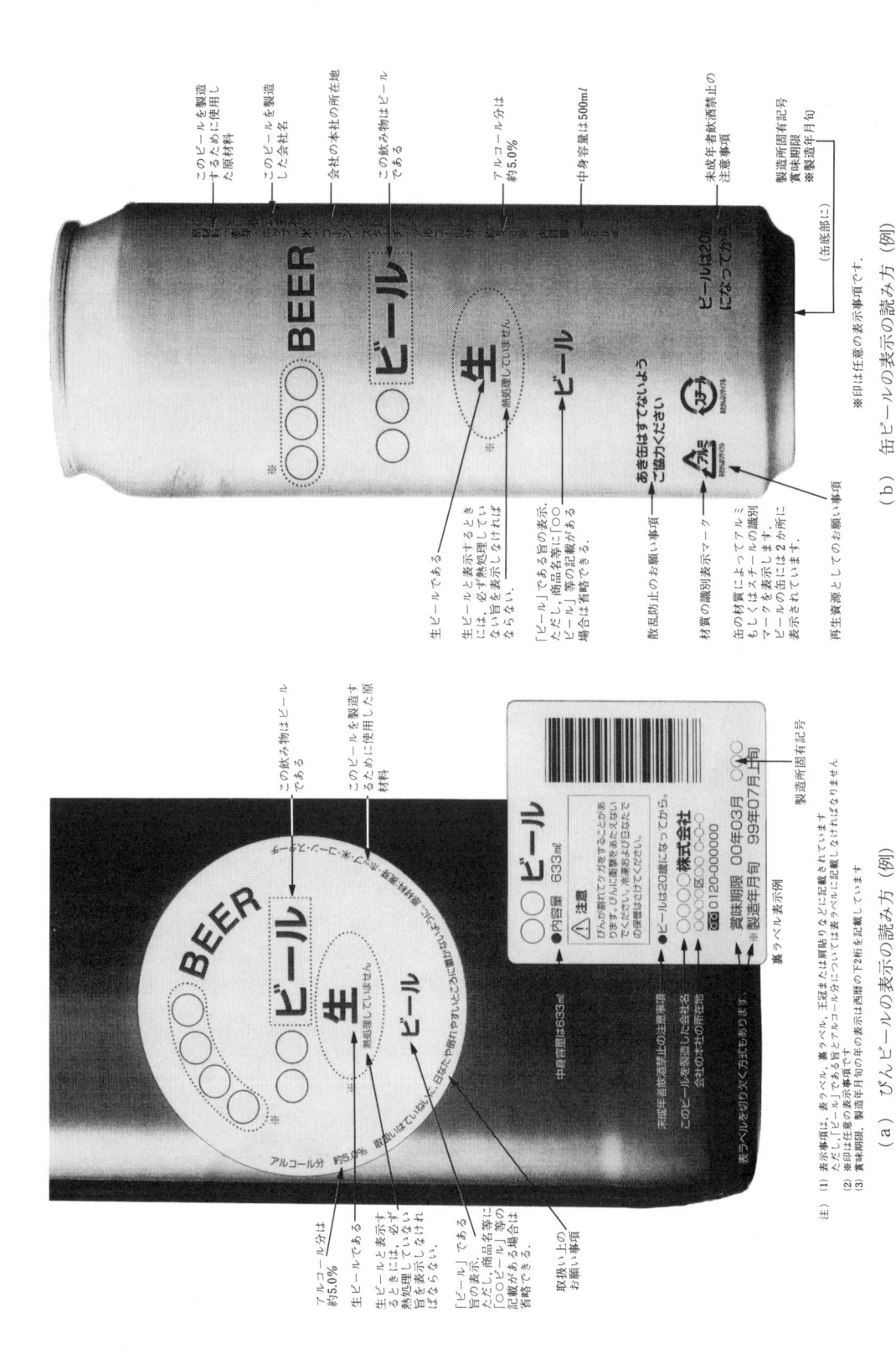

324　第2章　各種食品の包装特性と注目される次世代包装技術

(a) びんビールの表示の読み方（例）　　(b) 缶ビールの表示の読み方（例）

図2.18.3　ビールラベルの表示例（ビール酒造組合：ビール百科）

注：(1) 表示事項は、表ラベル、裏ラベル、王冠または肩貼りなどに記載されています
　　ただし、ビールである旨ならびにアルコール分については表ラベルに記載しなければなりません
　　(2) ※印は任意の表示事項です
　　(3) 賞味期限、製造年月旬の0年の表示は西暦の下2桁を記載しています

度を維持・向上させる方法も開発されている．表面コーティングの方法としては，ガラスびん表面をプラスチック樹脂でコートする方法とセラミックを蒸着，コートさせる方法がある．

後者については，ガラスびん外表面に物理的・化学的耐久性に優れたセラミックスをコーティングし，強度を維持しながらガラスの肉厚を薄くすることで，従来びんに比べ20％以上軽量化した軽量リターナブルビールびんが1994年より市場で流通している．

ガラスびんはリサイクリングに適した容器である．しかし再利用するには色分別が必要で，リサイクルにコストがかかるほか，着色カレット（とくに，緑，青，黒）の需要が少ないのと，輸入ワインの増大もあって，着色カレットがリサイクルされずに山積みされている現状がある．

これを解決する方法として，透明のガラスびんにゾル状の有機無機ハイブリッドの着色コーティングを施し，カレット再溶融時の熱により，色が消え，再び透明なガラス原料として再利用できる技術が開発され，商品化が期待されている．

2) 金　属
（1） アルミ缶，スチール缶

缶詰食品の原理は1804年のニコラス・アッペールに始まるが，ビール缶詰は，1934年，アメリカで開発された．以降，ビール・清涼飲料用の缶はアメリカの缶メーカーの技術をベースとして日本の缶メーカーでも飛躍的に改良されてきた．

市場への導入当初はぶりきのスリーピース（底・胴・蓋の3パーツからなる）で缶切りで開けるタイプであったが，材料もアルミのツーピース（底胴一体と蓋）へと進化し，開缶法もタブを引いて開けるリングプルタイプ，さらにはタブの散乱防止のため，タブが缶体から離れないステイオンタブ（SOT）へと改良された．

主として，生産の高速・効率化，使用缶材料の減量化・コストダウン，さらに，消費アップのための持運び，開けやすさ，飲みやすさなどの便利さを向上させ，ほぼ缶容器としては現在の完成形に至っている．ガラスびんと比べ軽く，持ち運びに便利，熱伝導率が高く冷えやすい，省スペースで使用後の処理がしやすいといった特徴を持っている．

最近では，より飲みやすくするために，缶口部を広げたり，より商品PR性を高めるために，缶胴部へのエンボス加工や樽・グラス形状の特殊形状缶が導入され，また内容液の品質安定性と環境性のために，エポキシ樹脂からPET（polyethylene terephthalate，ポリエチレンテレフタレート）フィルムなどによる内面コーティングなどへの移行が試みられている．

（2） ステンレス大樽，ビア樽

ビアホール用の樽として木製の樽（木樽）が1960年代まで用いられたが，メンテナンス・洗浄・充塡の機械化の必要性により，ステンレス製の樽に切り替っている．この樽のシステムは，図2.18.4に，例として示した．

樽本体には，サイフォンチューブと自動閉止弁からなるスピアバルブを内蔵しており，注ぎ出し時にディスペンスヘッドを付け，平衡したガス圧力により押し出す構造である．

ビア樽はホームパーティー用に開発され，「容器戦争」と呼ばれた時代（1985年頃）には多様な形状・容器があり，PET材質も市販されたが，現在は，ガスバリヤー性から，アルミ製の$2l \cdot 3l$が残るのみとなっている．缶との違いは容量が大きいことと，リシールできるスクリューキャップを使用していることなどに特徴がある．

3) プラスチック（PETボトル）

プラスチックボトルは，清涼飲料ではすでに相当に普及した容器であり，炭酸ガスが含まれずアルコール度も高い焼酎やウィスキーでの使用も広がっているが，アルコール度の低い酒類では酸素バリヤー性，ビールでは，加えて炭酸ガス保持性が要求されるため，これらに用いられている例は少ない．

プラスチックボトルは，以下の問題点がビール，日本酒，ワインなどの容器としての普及の障害になっている．

① 品質保持性が不充分：プラスチックはガス透過性があり，中が酸化変質しやすいので，炭酸ガス含量が味に影響しやすいビールなどのシェルフライフがきわめて短くなってしまう．ビールのシェルフライフは，一般にビール$1l$当たり酸素

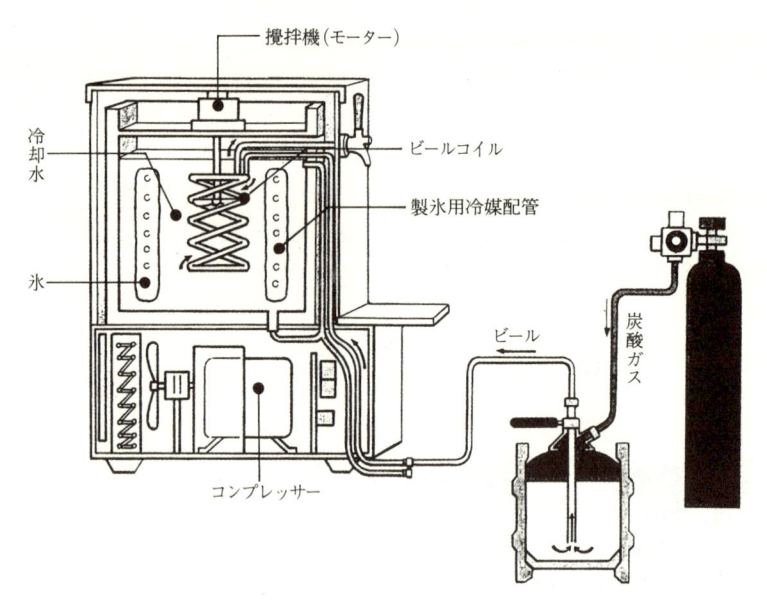

図 2.18.4　ステンレス製ビア樽のシステム
(キリン・ドラフトマスターズ・スクール資料)

が 1 mg 流入した時点を目安とするとされているが，通常の飲料用 500 ml PET ボトルでは，1 日当たり 0.05 cc 程度酸素が流入するので，シェルフライフは 2 週間程度になる．

② 非リサイクル性：飲料用 PET ボトルで確立しつつある PET リサイクルシステムに適合することが社会的に要請されているが，以下の問題がある．

・ガスバリヤー性改善のためのバリヤー層が PET 再生品に混入する．
・透過光，とくに紫外線に弱いビール保護のための着色剤が再生品にも混入する．

③ 非経済性：ガスバリヤー性付与のため，ガラスびん，缶に比べて容器コストが高くなる．

ビールの容器としては，1980 年代のいわゆる「容器戦争」のとき，小形 PET 樽が登場したが，高価格でファッション容器の性格を持っていたため一時的なブームに終わった．PET 単層ではビールの品質保持性（シェルフライフ）も充分でないこともあり，現在では国内での使用は一部の地ビールを除いて見られない．PET 樽を含めて国内外で使用されたビール用ボトルは，ガスバリヤー性の不足を補うため，ボトル肉厚を厚くしたり，外面に PVDC (polyvinylidene chloride, ポリ塩化ビニリデン) をコーティングするなどの工夫をしたが，コストの割に性能の改善は微々たるものであった．

ところが，1998 年頃より欧米を中心にビール用プラスチックボトルを本格的に採用しようとする動きがでてきた．これは，バリヤー性付与技術が進歩し，実用可能なコストでビールの賞味期間をある程度満足できるまで延ばしてきたからであるが，また飲料用 PET ボトルの爆発的普及にともない，最後の PET ボトルへ代替すべき市場として注目されているためでもある．

表 2.18.1 に，最近のビール用プラスチックボトルの開発状況を紹介する．

これらは欧米のビールメーカーによって，テスト販売やスポーツイベントなどの限定市場で商品化され，本格導入の検討がされている．いずれの技術も一長一短があるが，品質保持，安全性，コスト面の残された課題を解決することが，他容器からの代替と普及のために求められている．これらの新技術のうち，PEN (polyethylene naphthalate, ポリエチレンナフタレート) ボトルは，リターナブル容器としての可能性がある点で，またプラズマコーティングボトルは，低コストでガラスに匹敵するバリヤー性を有する点で今後その

表 2.18.1　ビール用プラスチックボトルの開発状況
（キリンビール(株)技術資料）

ボトル材料	概　要
多層 PET ボトル	・EVOH やナイロンをバリヤー層とした多層成形ボトル ・ガスバリヤー性が 2〜3 倍程度向上できる ・リサイクル時のバリヤー樹脂の混入が再生 PET 品質に影響
エポキシアミン多面コート PET ボトル	・外面にバリヤー樹脂をスプレーコーティングした PET ボトル ・ガスバリヤー性が 2〜10 倍に向上できる ・コーティング膜をリサイクル時に分離する工程が必要
酸素吸収層入り PET ボトル	・酸素吸収作用のある樹脂層をサンドイッチした多層 PET ボトル ・炭酸ガス保持性は向上しないが，酸素は 1 年程度遮断できる ・リサイクル時の分離が課題である
PEN ボトル	・PEN 100％ でボトル成形 ・ガスバリヤーは PET の約 4 倍程度である ・アルカリ洗浄可能なためリターナブルボトルに使用できる可能性がある ・PEN 樹脂は PET 樹脂より価格が約 5 倍と高い
プラズマコーティングボトル	・プラズマ CVD 法によりダイヤモンド状カーボンをボトル内面にコーティング ・バリヤー性が PET の 10〜30 倍ある ・コスト，リサイクル適性について今後検証が必要

EVOH : ethylene vinylalcohol copolymer，エチレンビニルアルコール共重合体
CVD 法 : chemical vapor deposition，化学的気相蒸着法

動向が注目される．

しかしながら，いずれのビール・酒類の PET ボトル商品も，清涼飲料ボトルとの混合，あるいは分別回収，リサイクル・再利用の問題を早急に解決する必要があり，そうでなければ商品として存続できないだろう．

充填容器としての必要特性と材質・形態別の使用状況を，表 2.18.2 にまとめた．

4) クロージャー（キャップ）

1892 年に，びん口形状・打栓方法も含めて，ガラスびんの密閉法として，王冠（crown）が米国において考案された．元板材もぶりき，ティンフリースチールへ，シーリング材もコルクからポリエチレンモールドへと改良されているが，王冠の直径，ひだ数などの基本形は変っていない．現在も低コスト，高速打栓性，密封性・耐圧性で優れ，ビール・ガス飲料びんにはもっとも多く使用されているクロージャーである．

米国などでは，びん口にねじが切ってあるツイストクラウンがワンウェイのビールびんによく使用されている．日本のビールでは，リップキャップ，マキシキャップ，ロールオン PP キャップ（pilfer proof キャップ）ほかのアルミ材のイージーオープンキャップも一部使用されてきた．ウィスキー・焼酎・日本酒では，リシール性，タンパープルーフ性，イージーオープン性が要求されるため，ロールオン PP キャップが主に使用されている．

5) ラベル

ラベルは，びんなどの容器表面に貼り付け，商標（ブランド）や商品名，製造者名ほかを表示するものの総称である．一般的には紙ラベルが長く用いられてきたが，近年はラベルのコストダウンおよびユーザーの美粧性ニーズが高まり，コンバーティングメーカーの最新の蒸着設備によるアルミ蒸着ラベルが主に使用されている．PET，OPS（延伸ポリスチレン）素材のシュリンクラベルも，ガラスびん・PET ボトルに使用されている．最近は，キャンペーン用にタックラベルの使用も多くなっている．

6) プラスチック通い箱（P 箱）

ビール，日本酒，醤油などのガラス製のリターナブルびんを運搬するプラスチック製の箱で，主材料は高密度ポリエチレンとポリプロピレンであ

表 2.18.2 必要特性と容器材質・形態別の使用状況
（キリンビール(株)技術資料）

	材質・形態	必要特性				使用状況						
						内容液に炭酸ガスを含む			内容液に炭酸ガスを含まず			
		炭酸保持性	酸素バリヤー性	紫外線バリヤー性	耐異臭吸着性	ビール	発泡酒	リキュール	ワイン	清酒	ウィスキー	焼耐
充填容器	ガラスびん	◎	◎	◎	◎	◎	◎	◎	◎	◎	◎	◎
	金属缶	◎	◎	◎	◎	◎	◎	◎	—	○	○	○
	ステンレス樽	◎	◎	◎	◎	◎	◎	◎	—	—	—	—
	プラスチックボトル	△	△	△	△	—	—	—	○	○	—	○
	紙パック(多層)	△	△	◎	△	—	—	—	○	○	—	○
	バッグ・イン・ボックス	△	△	◎	△	—	—	—	○	—	—	—
クロージャー	王冠(スチール)	◎	◎		◎	◎	◎	—	—	—	—	—
	アルミスクリューキャップ	◎	◎		◎	—	—	○	○	◎	◎	○
	プラスチックキャップ	△	△		△	—	—	—	○	○	—	○

必要特性：◎ 必要特性を充分満たしている　△ 特性を満たしていない
使用状況：◎ 主要容器として使用されている　○ 少ないが使用されている　— 使用されていない

る．ビール・日本酒などで必要な機能は異なるが，P箱の主な機能は以下のとおりである．
① びん製品の保護：中仕切りを付けて隣り合ったびんの衝突を防止する．
② 輸送・保管・荷役に適する：軽量，丈夫，スタック（積重ね）可能な構造．
③ 商品アピール性がある：色，ブランドデザインが人目を引くこと．

7) マルチパック・段ボールカートン

缶やワンウェイびんの外装・運搬用に用いられる二次包装である．ビール用段ボールには，高速包装，段ボールシートの接合面を小さくできる点からラップラウンドカートンが多く使用されている．

スーパーマーケット，コンビニエンスストア店頭でのまとめ買いや持帰りに便利なように，2，4，6，12本とまとめた形態をマルチパックと総称するが，ビールでは板紙などで6本にまとめ，これら数パックを段ボールに入れ出荷している．

必要な特性は，輸送・保管中の振動，衝撃，荷圧荷重，温度・湿度などから，びん・缶製品を保護する強度特性であり，店頭での陳列アピール性，持運び，開けやすいなどの機能も重要である．

8) パレット

JISにパレットは「ユニットロードシステムを推進するために用いられ，物品を荷役，輸送，保管するために単位数量にとりまとめて載せる面をもつもの」と規定されている．1960年代以降「パレット輸送」により輸送・流通の機械化，合理化が急速に進んだが，最近は多品種少量製造・出荷，「個配」の傾向で，配送単位が1パレットに満たない品種の出荷も増えている．

パレット素材としては従来は木材が用いられていたが，強度面や水分吸収，木材由来やかびによる異臭などの欠点も多く，現在は木製に比べてコストは高いが，強度・剛性・耐水性に優れるプラスチック製パレットが主流となっている．ビール業界では，1984年以降，廃棄P箱のチップを原料とするPパレットの開発が進み，統一規格のパレットを使用している．

2.18.3 ビール・酒類容器の今後の技術開発の方向

21世紀に向けて行うべき，技術開発の課題として以下の点が挙げられる．
- さらなる無菌充填，酒・ワインを含めた低温アセプティック充填．
- 高品質で香味の良い製品を，充填時の品質を維持したまま消費者のもとへ届ける技術．
- 嗜好の多様化，中味・容器の多様化，利便性向上のニーズにどう応えていくか．また，より効率的な生産・流通のため，生産の集約化あるいは製品の廃番といったコストダウン施策とどうバランスをとっていくか．
- 高齢化社会を迎え，包装がどう対応していくか．たとえば，取扱いやすさ，軽さ，開けやすさ，バリアフリー性をどう向上させていくか．

この業界は，容器の大ユーザーであり，生活・地球環境を守るために，容器メーカーと連携して，どう取り組んでいくかが重要な課題であるといえよう．

引用・参考文献

1) キリンビール(株)編：ビールのうまさをさぐる，裳華房（1996）
2) 秋山裕一：酒造りの不思議，裳華房（1997）
3) 日本農芸化学会編：お酒のはなし，学会出版センター（1994）
4) 日本包装技術協会：食品包装便覧（1988）
5) 三津義兼：包装が食品開発のキメ手，日本食糧新聞社（1983）
6) 中井英一他編：最新包装システム化事典，フジテクノシステム（1995）
7) 越山了一他編：パッケージ大百科，朝倉書店（1994）
8) 今安　聰，鳥居正樹：包装が消費者のために行ってきたこと．お酒の場合，ビールの場合，包装技術，1，pp. 68～76，85～89（1999）
9) ビール酒造組合：ビール百科（非売品），p. 40（1996）
10) キリンビール(株)：商品ハンドブック，1999年版　キリンビール環境報告書，キリン・ドラフトマスターズ・スクール，ほか非売パンフレット

（鳥居　正樹）

2.19 日本酒の包装 (紙容器を主体とする)

2.19.1 日本酒とは

日本酒は，縄文時代から日本人が大切に育ててきた伝統的な酒である．そして，今日では杜氏のいない蔵元も増え，衛生的な近代設備で，透明で，おいしい甘い酒が登場している．ちなみに江戸時代の酒はいまでは辛くて飲めないくらい，辛い酒であったようである．

表 2.19.1 には，日本酒流通の変遷を示したが，現在は軽量化，携帯性，小形化などのニーズが強いことから，紙容器化が進んでいる．そして，写真 2.19.1 には日本酒用の各種複合紙容器を示したが，右奥は屋根形紙容器，右手前はレンガ形紙容器，左奥は BIC（バッグ・イン・カートン）容器，左手前はピラード容器，中央手前は加温熱源付き容器（複合紙コンポジット缶で，内部に発熱体容器が入っている）など多くの形態がある．

日本酒は，吟醸酒（精米度60％以下），大吟醸酒（50％以下），純米酒（70％以下），純米吟醸酒（60％以下），純米大吟醸（50％以下），本醸造酒（70％以下）などがあり，純米酒以外は醸造用アルコールが入る．原料米は「日本錦」，「五百万石」など大粒で，蛋白質が少ない米を使う．精米度60％以下とは，米を40％以上削り取るということで，大吟醸酒の50％以下とは，半分以上削って本当に良い部分のみを使うという意味である．

日本酒の製造過程を図 2.19.1 に示す．日本酒は，酵母と麹菌との微妙なコントロールで発酵させて作る．すなわち，でんぷんや蛋白質の分解を酵母が行うが，その酵母に栄養やエネルギー源を準備するのが麹菌の酵素力である．酵母が弱ると分解能力がなくなるので，はじめはアルコール発酵を抑えて麹菌を増殖させ，やがて酵母に活力が出て麹菌が弱まるとアルコール発酵が進む．このように2種類の微生物を使って糖化とアルコール発酵とを行う「並行複発酵」の酒は他にない．

ほとんどの微生物が生きられない高アルコール状態で，唯一乳酸菌の「火落菌」が増殖するが，この菌は酒を白濁させる．この菌は63℃で，数分程度で死滅するので，火入れはこの温度に保つ

表 2.19.1　日本酒流通の変遷[1]

＊需要量の増大	びん，壺→樽→1升びん→各種小単位包装
＊生産規模の増大	（広域遠距離流通，運搬のしやすさ，内容品の保護）
＊流通領域の拡大	
＊販売形式の変化	個人消費→生産単位販売→はかり売り→消費者包装
	（消費単位の細分化，品質への安心感，家庭用大形冷蔵庫の普及）
＊消費者ニーズ	家庭消費→個人消費，戸外消費
	（核家族化，レジャー志向，持運び利便さ，容器の軽量化，
	内容量の手頃さ，容器にファッション性，中身の変質が少ない）

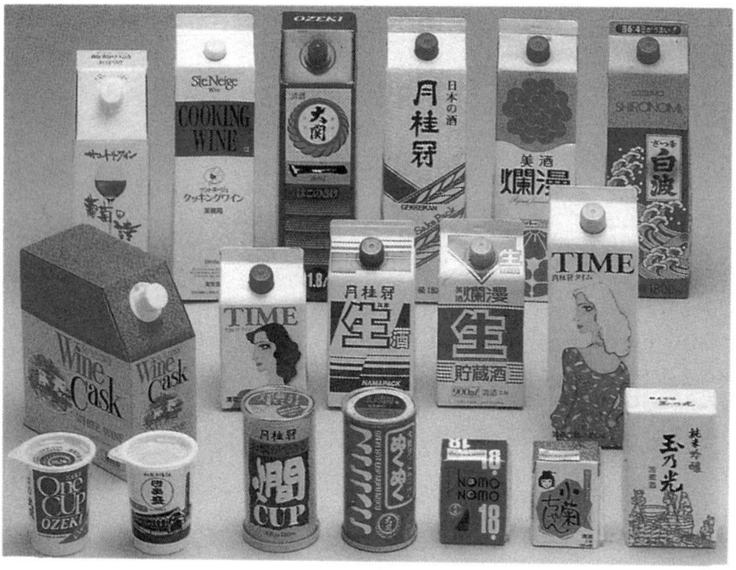

写真 2.19.1　各種液体紙容器[2]

必要がある．なお，火落菌が1/10になる所要時間は，60℃で19.2秒，61℃で8.4秒，62℃で6秒，63℃で4.3秒，64℃で3.2秒，65℃で2.3秒[4]になる．

　日本酒の成分は，甘み成分が約15種類，酸味成分が約40種類，苦み成分が約20種類，香気成分が約100種類など合計230種以上の物質があり，これらが相互に影響して色，香り，味を構成している．そしてビール，ワイン，老酒などの醸造酒と違い，日本酒には強い香気がなく，複雑な発酵から生まれる微妙な香りと味を持っている．そして燗でも，冷やしても，常温でもおいしい酒は他になく，どのような料理にも合うという特徴がある．

2.19.2　日本酒の容器の特性

　表2.19.2に示すような日本酒の特性に見合う容器に対する特性がある．これらを総括すると，①衛生上の無害性，②無味，無臭性，③耐アルコール性，④耐浸透性，⑤ガスバリヤー性，⑥遮光性，⑦経時変化のないこと，⑧耐熱性，⑨耐候性，⑩耐衝撃性，⑪成形の自在性，⑫ファッション性，⑬低コスト性，⑭資源の安定供給性，⑮環境保全性などが必要であり，できるだけ多くの要素を満たすことがよいとされている．

　日本酒の出荷後のおいしさを持続させるには，市場滞留時間を短縮して，保管条件の光と温度を考慮して，酒質に及ぼす影響を少なくすることが必要である．

1)　光による影響

　全般にいえることだが，紫外線部（320～400ミクロン）や可視光線の紫外域によって食品は褐変し，「日光臭」や「びん香」がするようになる．そのために，ガラスびんは，透明びんから茶色び

2.19 日本酒の包装

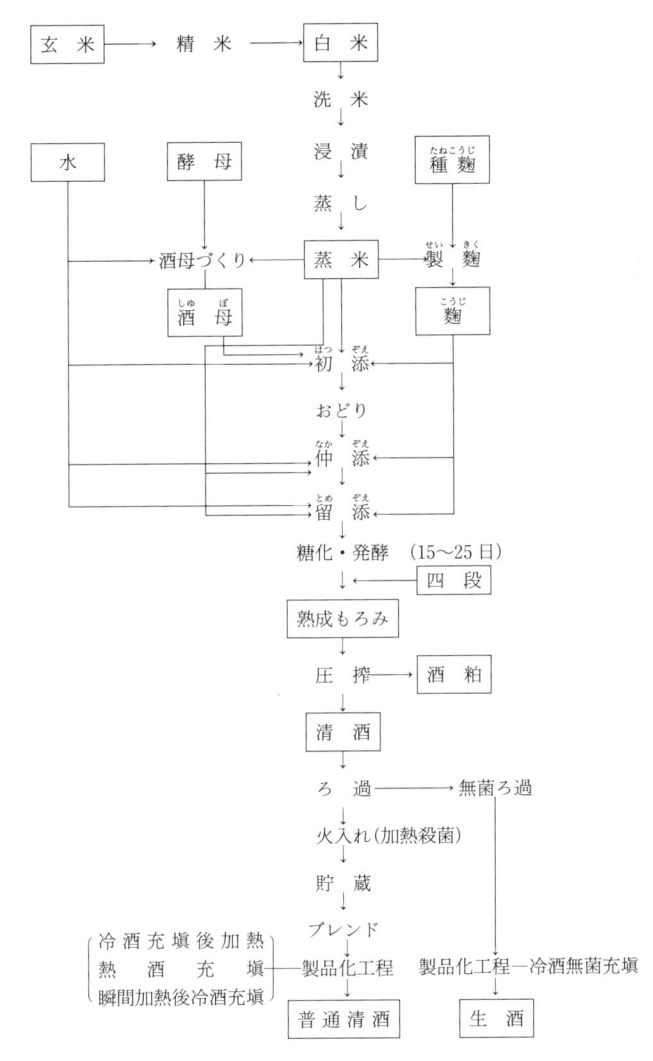

図 2.19.1 日本酒の製造過程[3)]

表 2.19.2 日本酒の容器に対する特性[3)]

(1) 市販酒で8〜17%のアルコールを含むので，耐アルコール性が必要．
(2) pH 4.5(酸度1.4，アミノ酸度1.6)の酸性の飲料で，耐酸性が必要．
(3) アルコール中で繁殖する火落菌(乳酸菌)がいて，ろ過による除去は難しく，62℃で殺菌しホット充填をするので，それに見合う耐熱性が必要．
(4) 日本酒は強い香気がないので，容器は無臭で，かつアルコールによる移り香がない包装容器が必要．
(5) 燗でも冷やでも飲まれるので，耐水性，耐寒性，耐熱水性，耐熱アルコール性が必要．
(6) アルコールが蒸発すると微生物の良い繁殖条件になる(エキス分 6.3 g/100 ml，直糖分 3.7 g/100 ml)ので，アルコールリークのない包装容器であること．
(7) 光線，温度，酵母によって変化するので，遮光性などが必要．

ん，エメラルドグリーン，ダークグリーンなどの着色びんの必要性が増してきている．しかし，リサイクル面では透明びんのほうが有利であり，一部であるが着色びんも統一びんとしてリユース(再使用)しようとしている．液体紙容器は，アルミニウムを使用しているので，ほぼ完全に遮光

2) 温度による影響

常温で1年以上置くと，暗所でも褐変し，過熱臭が発生し，雑味も多くなる．温度の上昇とともに変化が激しいので，低温に保つことが必須であり，25℃以下が望まれ，通常10℃前後であれば色や香りにもほとんど変化が見られない．そのため25℃以上になる夏場は，家庭用冷蔵庫に入れるということも保存の大きな要因となる．

3) 酸素による影響

酸素に接すると酸化反応が起き，カルボン酸などの酸化物が多く生成され，色や香味が変化する．そのため，ヘッドスペースに酸素を少なくするためにも，ホット充填が有利である．また，開封や開栓後に酸素によって品質低下を起こすために，低温で保存し，なるべく早く消費することが必要である．

2.19.3 日本酒の品質保持のための各種容器とその評価

60℃でホット充填を行うため，異味異臭が酒に移りやすいので，耐熱性があり，かつ熱アルコール移行性のない，包装材料を選定することが前提になる．

日本酒に鉄分が混入すると，フェリクシンという赤褐色の物質ができ着色し，アミノカルボニル反応が促進し，香味が悪くなる．包装材料に微量の鉄分が付着した場合も同じである．酒造用水は，鉄分が0.02ppmと許容限界が低い．

日本酒は善玉の有用菌微生物を利用した発酵であるので，悪玉の有害菌微生物が混入しないようにするためには，クリーンな状態を維持しなくてはならない．無菌包装品は，常温で充填をするので，工場内，とくに配管，詰口機などの厳しいサニテーションが要求される．さらに，加熱をしな

表 2.19.3 包装材料別の日本酒容器一覧表（大石晃夫：「包装技術」を水口が加筆）[3]

材料 容量	木製樽	陶製びん	ガラス容器		紙容器			金属容器	プラスチック容器
			びん	カップ	カートン	BIB	カップ	アルミ缶	PETボトル
72 l (4斗)	○								
36 l	○								
18 l	○					○			
9 l, 5.4 l		○							
3.6 l		○	○			○			
1.8 l (1升)		○	○		○	○			○
1.5 l						○			
1 l			○		○				
900 ml			○		○				○
720 ml (4合)			○						
600 ml			○		○				
450 ml					○				
300 ml		○	○	○				○	○
270 ml			○						
200 ml									○
180 ml			○	○	○		○	○	○
150 ml			○	○					
144 ml			○						
100 ml			○	○	○		○		

注）現在生産されていないものを含む．

2.19 日本酒の包装

表 2.19.4 日本酒の容器に対する評価[3]

	単体	複合		
		シングルウォール		ダブルウォール
	ガラスびん	PET	缶	紙	紙
			アルミ＋ エポキシ	PE＋紙 PET＋紙	PET, PE-紙 BIB
容 器 代	新びん△ 古びん◎→△	△→〜○	△	○	△
詰 口 能 力	◎	○	○	○	△→〜○
既存設備の利用	○	△	○	△	△
オペレーター数	○	○	◎	○	○
ハンドリング	○	○	○	△	△
輸 送 費	△	○	○	◎	◎
耐 熱 性	○	△	◎	○	○
可 燃 性	×	○	○	○	○
再 資 源 性	◎	△	○	△	△
廃棄物処理性	○	○	○	○	○
トータルコスト	新びん△ 古びん◎→△	○	△	○	△

◎ 非常に良い　○ 良い　△ 悪い　× 非常に悪い

い「生酒」は，完全なサニテーションでなければならない．

包装材料別の日本酒容器の一覧表を表 2.19.3 に示した．そして，日本酒の容器に対する評価を表 2.19.4 に示した．表中の評価は 1981 年のもので，一部矢印で変更をしているのは，現在の評価を表している．

2.19.4 日本酒の包装フローチャート

図 2.19.2 は，日本酒の包装フローチャートを示したもので，ほとんどの日本酒は熱酒充填（60℃ぐらいのホット充填）である．日本酒は高温状態に対してすぐに変化するので，ホット充填後は，素早く冷却をする必要がある．熱伝導の良いアルミニウム缶，薄手のガラスであれば素早い応答を示すが，紙容器の場合は断熱効果があり，冷却には時間がかかるという問題がある．

ブリックタイプが冷酒充填になっているのは，インラインによって包装材料を殺菌し，無菌状態で常温充填できる無菌包装装置があるからである．常温で充填できれば日本酒の温度による劣化も少なくできる．さらに雑菌管理上からもバイオクリーンルーム内にて作業を行うほうが良い．

2.19.5 日本酒包装に使用する複合紙容器

1）日本酒用の複合紙容器

第 1 編第 3 章の「複合容器」の項において，各複合紙容器について充分な紹介を行っているので，参照しながら見ていただきたい．基本的には，屋根形紙容器，レンガ形紙容器，BIB（バッグ・イン・ボックス）容器，BIC 容器，各種カップ容器，加温熱源付き容器などの形態がある．

日本酒用容器の基本的な層構成は，PE/紙/PE/バリヤー層/PET/PE であり，バリヤー層にアルミ箔（Al 箔），アルミ蒸着（Al-VM）PET，セラミック蒸着（Si_x-VM）PET などを使った構成になる．Al 箔や蒸着によるバリヤー層を設けることで，日本酒を保存するのに必要な遮光性，ガスバリヤー性を確保できる．PET（polyetylene terephthalate，ポリエチレンテレフタレート）層は，ホット充填後の胴ぶくれを防止し，剛性を高め，かつ蒸着の基材となるものである．

そして，内面のポリエチレン（PE）は，300℃近い温度で製膜され巻き取られているので，芽胞

① ガラスびん包装（熱酒充填）

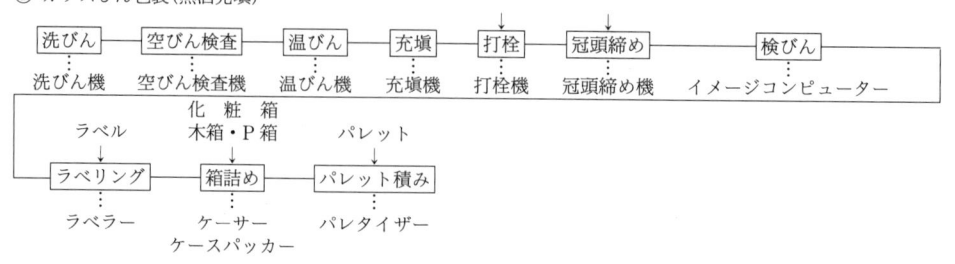

洗びん → 空びん検査 → 温びん → 充填 → 打栓 → 冠頭締め → 検びん
洗びん機　空びん検査機　温びん機　充填機　打栓機　冠頭締め機　イメージコンピューター

ラベル／化粧箱・木箱・P箱／パレット
ラベリング → 箱詰め → パレット積み
ラベラー　ケーサー・ケースパッカー　パレタイザー

② アルミ缶包装（熱酒充填）

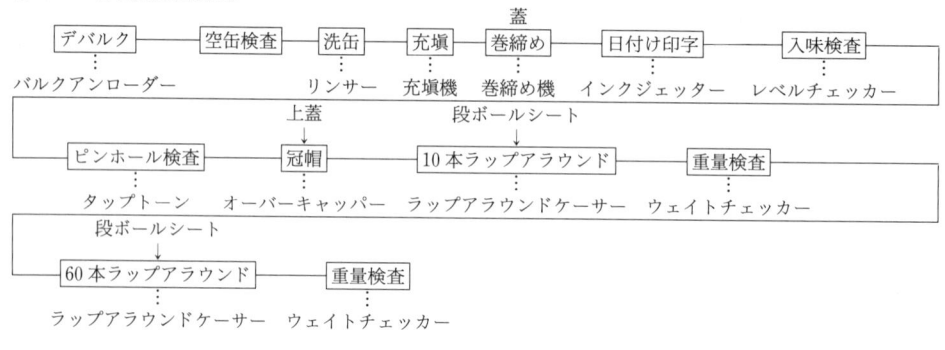

デバルク → 空缶検査 → 洗缶 → 充填 → 蓋／巻締め → 日付け印字 → 入味検査
バルクアンローダー　　　リンサー　充填機　巻締め機　インクジェッター　レベルチェッカー

ピンホール検査 → 冠帽（上蓋）→ 10本ラップアラウンド（段ボールシート）→ 重量検査
タップトーン　オーバーキャッパー　ラップアラウンドケーサー　ウェイトチェッカー

段ボールシート
60本ラップアラウンド → 重量検査
ラップアラウンドケーサー　ウェイトチェッカー

③ 紙パック包装（熱酒充填）

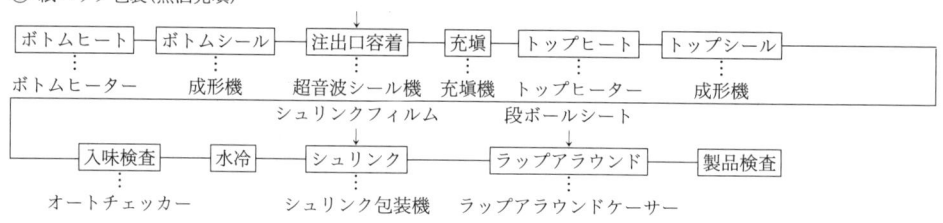

ボトムヒート → ボトムシール → 注出口容着 → 充填 → トップヒート → トップシール
ボトムヒーター　成形機　超音波シール機　充填機　トップヒーター　成形機

入味検査 → 水冷 → シュリンク（シュリンクフィルム）→ ラップアラウンド（段ボールシート）→ 製品検査
オートチェッカー　　シュリンク包装機　ラップアラウンドケーサー

④ ブリック形紙パック包装（冷酒充填）

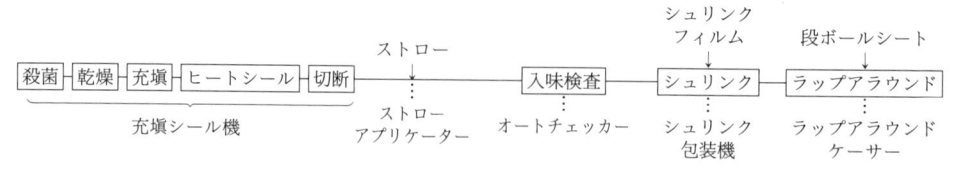

殺菌 → 乾燥 → 充填 → ヒートシール → 切断 → ストロー → 入味検査 → シュリンク（シュリンクフィルム）→ ラップアラウンド（段ボールシート）
充填シール機　　　　　　ストローアプリケーター　オートチェッカー　シュリンク包装機　ラップアラウンドケーサー

図2.19.2　日本酒の包装フローチャート[3]

菌を含めてほとんどの生菌はいない．空中浮遊菌が付着したとしても水分や栄養分がないため増殖できないか，死滅してしまうので，衛生的には充分クリアしている．ただ，巻取りからスリーブ状にし，カートン加工したり，カップ加工する過程ではクリーンルームでの作業が必要になる．

日本酒用容器としてもっとも大切な香り問題では，「ポリ臭」が当初は大きな問題であった．樹脂メーカーとの共同研究によって，低分子量の部分をカットし，現在のような無臭に近い低臭PEができ，それを低臭のまま製膜加工する方法が確立した．今はもっと低臭で，強度もあるメタロセン触媒のリニアー低密度ポリエチレン（L-LDPE）などが使用されている．

カートンやカップに加工するには，紙の端面を折返す折返し方式（スカイブ＆ヘミング方式），テープ貼り方式，合掌方式などがある（詳細は第1編第3章の「複合容器」参照）．

2）日本酒と屋根形容器

写真2.19.2に示すような日本酒には，ファミリーユースの1.8 l を中心とした容器と，1回使用のやや小形の容器がある．いずれも図2.19.3

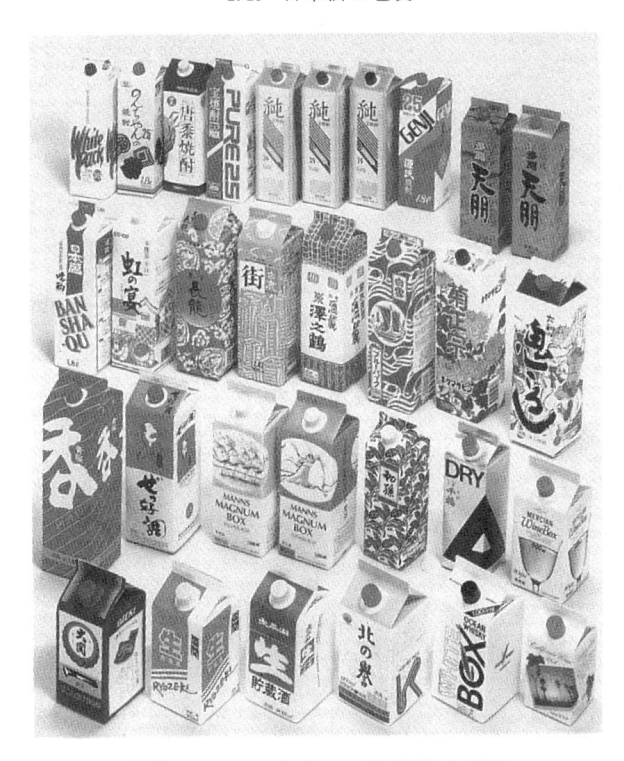

写真 2.19.2 屋根形の日本酒用複合容器[5]

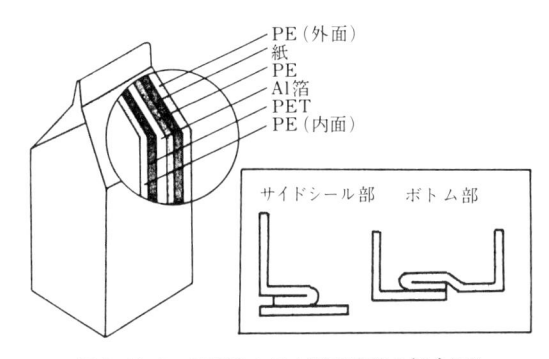

図 2.19.3 屋根形の日本酒用容器の概念図[5]

PE（外面）
紙
PE
Al箔
PET
PE（内面）

サイドシール部　ボトム部

に示すようなアルミ箔入り、またはアルミ蒸着入りの6層の層構成になっていて、紙の端面は折返し方式（スカイブ&ヘミング方式）になっている。また、電子レンジによって燗をする場合には、セラミック蒸着PETをAlの代わりに使用している。

Alなどのバリヤー層を入れることにより、遮光性、ガスバリヤー性を付与できるが、その評価は下記のようになっている。

図2.19.4は茶色びん、金属缶、紙容器とで、長期間保存した場合のビタミンCの残存を見た図であり、紙容器が一番良いというデータになっている。図2.19.5は、pHの経時変化を見たもので、図2.19.6は、光線の影響を経時変化で見たものであるが、紙容器ではいずれも変化がほとんどないことがわかる。

また、表2.19.5には、日本酒の紙容器に対する評価をまとめたものを載せている。このなかでは移り香が一番の問題であり、当初は日本酒メーカーでは試作すらしてもらえなかった。日本酒はびんという固定概念をくつがえしたのは、重くて、壊れやすく、消費地と生産地の地理的距離、洗びんによる水処理などの要因と、需要の低迷があったからである。

日本酒は数回に分けて消費することが多いので、口栓を取り付けることが一般的である。その取り付け方は、図2.19.7に示すように外付けと内付けとがあり、前者は充填後にオフラインで、後者は充填前にインラインで取り付けるため、内付けのほうが便利である。接着は超音波シールにて行う。

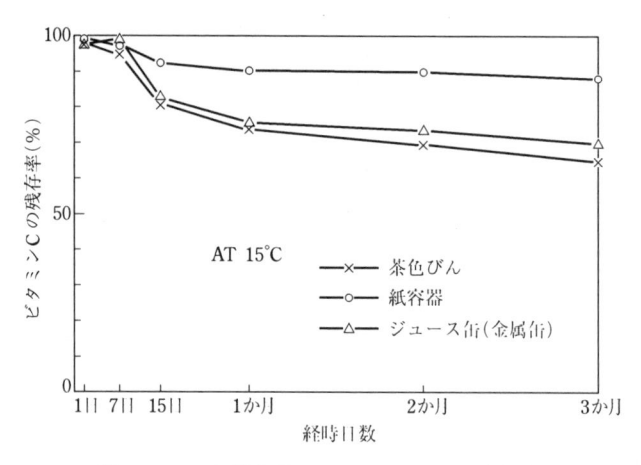

図2.19.4 各種容器によるビタミンCの残存率[1]

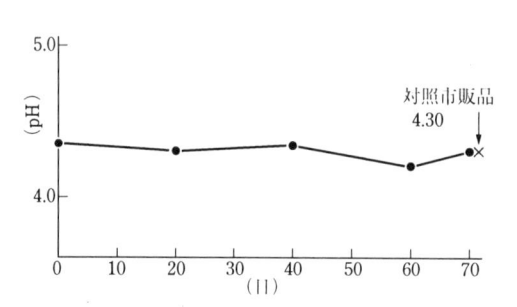

図2.19.5 紙容器における評価（酸度；pH）[1]

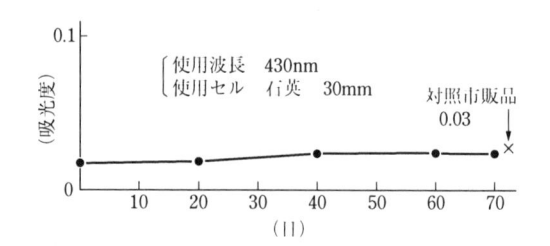

図2.19.6 紙容器における評価（光線の影響；吸光度）[1]

表2.19.5 日本酒の紙容器に対する評価[1]

	ラミネート強度		鉄の濃度		火落菌	官能試験	
	充填直後	60日後	充填直後	60日後	24日後	充填直後	60日後
紙容器	剥離できず	剥離できず	0.02 ppm以下	0.02 ppm以下	(－)	びんと差なし	味差なし
ガラスびん	－	－	0.02 ppm以下	0.02 ppm以下	(－)	紙容器と差なし	光線による色変化、味差なし

3） 日本酒とブリック（レンガ）形容器

写真2.19.3に示したように各種日本酒，その他を詰めたブリックタイプの紙容器である．一部ファミリーユースの大形のものもあるが，ほとんどがパーソナルユースである．この形状は，安価で，衛生状態を維持しやすく，面積も取らない形態であるが，ジュースのイメージが強く，日本酒にはそれほど多く使用されていない．しかし，無菌包装が定着してくるともっとも適した容器であるので，需要の増加が見込まれる．

層構成は同じくアルミニウム入りの5～6層になっていて，厚さは薄手である．紙の端面は処理されていて，テープ貼り方式，折返し方式（スカイブ＆ヘミング），合掌方式などの各シール方式がある．

この容器は，ロール状から作るためインラインで製函・充填・シールを一貫して行える方式である．そしてインラインで容器の殺菌もできるので，無菌包装にもっとも適している包装システムである．

4） 日本酒とバッグ・イン・カートン（BIC）

写真2.19.4に示したように内面がプラスチッ

図 2.19.7　日本酒用の口栓の接着と開け方[6]

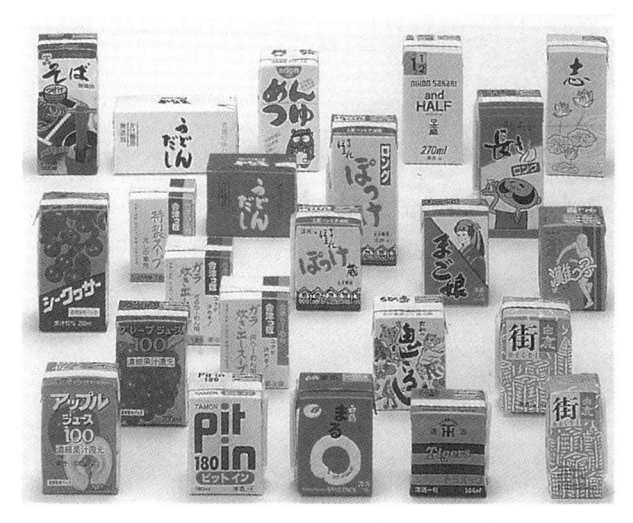

写真 2.19.3　各種ブリック（レンガ形）容器[5]

ク袋で，外面がカートンになった二重複合容器である．ここで使用されるカートンは，E段ボールまたはF段ボールで，板紙と段ボールとの中間的な特性を持っている素材であり，これを一般段ボールのバッグ・イン・ボックスと区分けするためにバッグ・イン・カートンという．

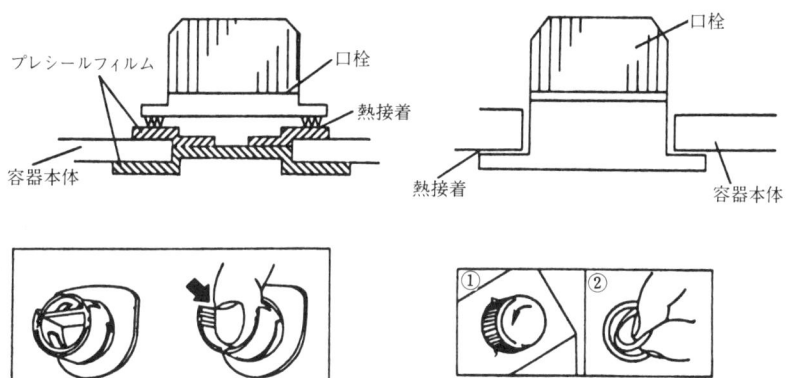

内面の袋は，バリヤー層を設けることで日本酒を充分に常温保存できる．そして，外函と内袋とが分離でき，外函はマテリアルリサイクルに，内袋は減容化してサーマルリサイクルできるメリットがある．しかし，この容器はカートンが厚いため家庭用冷蔵庫には，入れにくいので，なるべく早く消費することが前提になる．

5）　日本酒とカップ容器

カップ形式には，大別するとつぎの3種類がある．

（1）　多層複合材料を使ったカップ

まず，図 2.19.8 のように多層積層材料で紙の端面を折返す方式（スカイブ＆ヘミング）で胴部を作ってから，カップを作る方式で，凸版印刷（株）が写真 2.19.5 のような「J-CUP」としてを上市している．さらにカップ口部のカール部に，プラスチック成形リンクのフランジをはめ込んだカップは，口部の強度が増し，さらにシール強度

が出て，ホット充填後減圧しても丈夫な容器である．胴部のAlの代わりにセラミック蒸着を使うと電子レンジで燗ができる容器となる．

（2）インサート成形カップ

つぎに，図2.19.9に示した容器は，天部フランジと底部を，また容器の柱になる部分だけをプラスチック射出成形し，その成形時に側面の積層紙ブランクを金型にインサートして巻き込んで一体成形した容器である．写真2.19.6には，大日本印刷（株）が開発した「ピラードパック」を示す．

（3）二重カップ

そして，内面がプラスチックシート成形カップか，積層加工紙カップで，外面は紙カップの二重カップである．

以上述べてきたカップ容器は，いずれも表面が紙であるので，きれいな多色印刷ができ，ディスプレイ効果もある．また，軽量でスタッキングできるため，輸送・保管上も合理的で大きなメリットがある．

ガラスのカップに比べても，軽くて，割れず，野球観戦などで興奮し，もし間違って投げても大きなけがにならないために，人の多く集まる場所や乗り物の中などに適している．

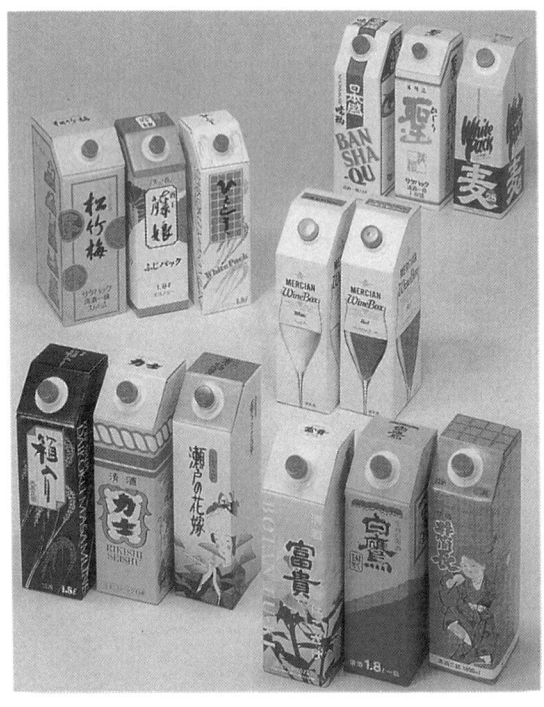

写真2.19.4　各種バッグ・イン・カートン[5]

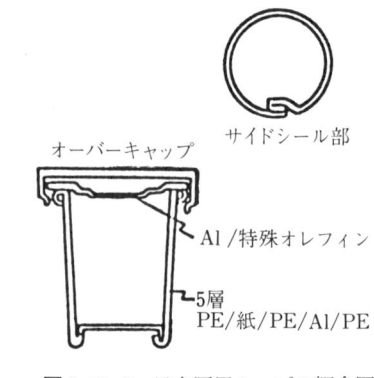

図2.19.8　日本酒用カップの概念図（J-CUP）[5]

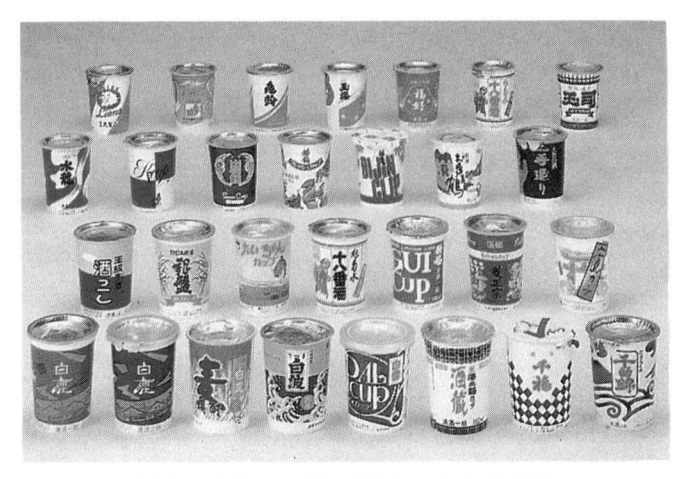

写真2.19.5　日本酒の各種カップ（J-CUP）[5]

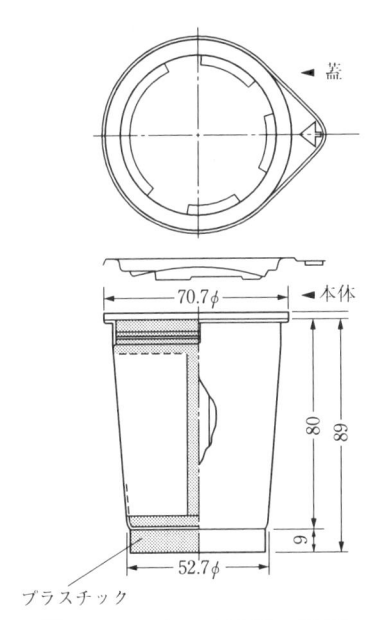

図 2.19.9 ピラード容器の構造[2]

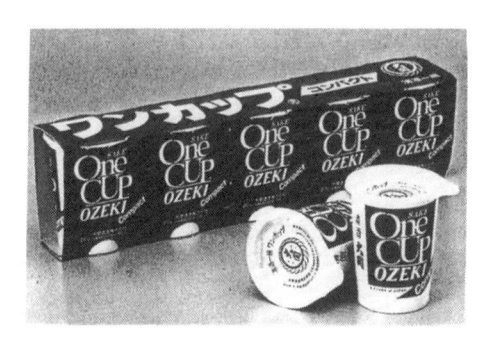

写真 2.19.6 日本酒用ピラード容器[2]

6) 日本酒とバッグ・イン・ボックス（BIB）

業務用の容器で，18 l の大形容器の代替として登場した．バッグ・イン・カートンと同じような考え方で作られたもので，外部は複両面段ボールを使って強度を持たせている．内部はフィルムを重ねて作った袋形式と，プラスチックを成形した成形品形式とがある．いずれも，廃棄物処理的には分離が簡単にでき，外段ボールは再資源化に，内袋は減容化してサーマルリサイクルができる．

写真 2.19.7 は，左に藤森工業(株)のフィルム液体 BIB 容器「フジテーナー」を，右に成形液体 BIB 容器「キュービテーナー」を示したものである．

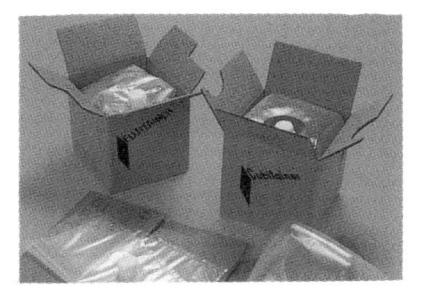

写真 2.19.7 バッグ・イン・ボックス[7]

(1) フィルム液体 BIB 容器

基本的な層構成は PE/バリヤー層/PE になっていて，貼り合せないで単体のフィルムを重ね，隅を4方シールしたものである．もちろんシールができないフィルムは PE などと積層した素材を使用する．バリヤー層はナイロン，アルミ箔（Al 箔），アルミ蒸着（Al-VM），セラミック蒸着（Si_x-VM）などを使う．

特徴は，顧客の訴求に応じて，バリヤー性，遮光性などの機能性フィルムを自由に内袋として選択できるので，あらゆる商品が包装されるようになり，BIB の主流になっている．

また，ヘッドスペースが少なく，フィルムに密着している状態で詰められているので，使用されるなどの時点でも空気が逆流することなく，スムーズに最後まで液が自動的に出る．

BIB 容器としては大日本印刷(株)の「エキタイト」，凸版印刷(株)の「TL パック」，藤森工業(株)の「フジテーナー」などが有名である．これらは，連続給袋充填システムも，無菌充填システムも可能である．この場合の無菌包装は，あらかじめ放射線などで殺菌された袋を供給する独特のシステムになっている．

(2) 成形液体 BIB 容器

フレキシブルなプラスチック成形容器を内部に入れ，段ボールで覆った形態である．日本酒への利用は，この容器が先行していて，使用時にこの容器を逆にして上から注ぎながらお燗をするお燗機まで登場している．この日本酒お燗システムは藤森工業(株)の「キュービテーナー」の独壇場になっている．

このフレキシブルなプラスチック成形容器は，対角線上に折り目が入っていて，そこから2つに

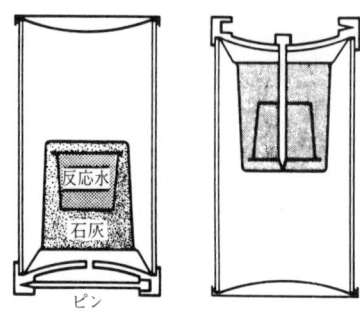

図 2.19.10 加温熱源付き日本酒容器[8]

折り曲げて積み重ねることができるので，配送にも，保管にもコストが安価で，便利である．また，高温で成形されているので，衛生的で洗浄や殺菌の必要がない．

この容器の問題点はブロー成形で薄い容器を作るので，同一樹脂か，同系樹脂の範囲になり，材料の選択肢が狭くなる点である．バリヤー層を持った多層共押出製品も技術的にはできるが，設備費用がかかり，また小ロットの需要では経済的に成り立たない．

7) 日本酒とお燗容器（加温熱源付き容器）

図 2.19.10 に示したのは，お燗付き日本酒の容器で，生石灰（酸化カルシウム）と水とを混ぜると化学反応が起きて熱が発生することを利用したものである．

容器は，外側胴部は耐水性，耐アルコール性のあるアルミニウムを積層した複合紙コンポジット缶で，発熱時の適度な保温性と断熱効果がある．その容器中には，ポリプロピレン（PP）の成形容器に反応水が詰められていて，そのまわりを生石灰が覆った状態でアルミニウムの容器で包装されている．

使用時は，逆さにしてピンを突き刺すと，反応水の PP 容器に穴があいて，生石灰と水の反応が始まる．そしてもう一度正立させると，対流が起きて反応が早くなる．冬場の日本酒やヒレ酒のお燗，焼酎などの加温に使用されている．反応水容器の穴あけ方式には，ひもで引いて容器のアルミ箔を破壊する方式など各種の方式がある．

2.19.6 これからの日本酒と包装容器

日本酒の酒質が多様化され，吟醸酒，生酒，樽酒など香味が特徴の清酒のニーズが増える傾向にあり，多様化がさらに進んでいる．現在の清酒は昔は作ることのできなかった酒である．これは昔は雑菌の出す酸が驚くほど辛い酒を造ってきたが，今では純粋酵母の固定，醸造における衛生管理などが甘みのある，透明な酒を生み出した．ここまでくると，消費者のあらゆる訴求にも応じる日本酒を作ることができようになり，包装材料および包装形態も多様化の波が押し寄せることになった．

素材を引き出す日本料理には，料理を引きたてる日本酒を…と，独特な奥ゆかしい味と香りを持った日本酒は，日本人には欠かせない酒である．そして日本の文化でもある．

引用・参考文献

1) 水口眞一：講演資料（1999）
2) 大日本印刷(株)カタログ（1999）
3) 栗山一秀：日本酒, 食品包装便覧, (社)日本包装技術協会（1988）
4) 食品品質保持研究会：清酒の品質保全, 日本食品分析センター（1980）
5) 凸版印刷(株)カタログ（1999）
6) 堀川久夫：酒用紙容器, 包装システム化事典, フジ・テクノシステム（1995）
7) 藤森工業(株)カタログ（1999）
8) 五十嵐誠：加温機能付き包材, 機能性包装実用事典, フジ・テクノシステム（1994）

（水口　眞一）

2.20 レトルト食品の包装

2.20.1 レトルト食品包装の基本性能

レトルト包装は容器包装詰加圧加熱殺菌食品の包装である．したがって，食品衛生法の，「器具及び容器包装」の規格基準にある，器具又は容器包装の用途別規格の中の，缶詰食品又はびん詰食品を除く容器包装詰加圧加熱殺菌食品の容器包装の記載を満たす必要がある．その内容をつぎに示す．

容器包装詰加圧加熱殺菌食品の容器包装にあっては，つぎに掲げる条件のすべて（封かんが巻締めにより行われた容器包装にあっては④の条件を除く）を満たすものでなければならない．

① 遮光性を有し，かつ，気体透過性のないものであること．ただし，内容物が油脂の変敗による品質の低下のおそれのない場合であっては，この限りではない．
② 水を満たして密封し，製造における加圧加熱と同一の加圧加熱を行ったとき，破損，変形，着色，変色などを生じないものであること．
③ 強度等試験法中の耐圧縮試験を行うとき，内容物または水の漏れがないこと．
④ 強度等試験法中の熱封かん強度試験を行うとき，測定された値が 2.3 kgf 以上であること．
⑤ 強度等試験法中の落下試験を行うとき，内容物または水の漏れがないこと．ただし，容器包装が小売のために包装されている場合は，当該小売のための包装の状態のまま試験を行うこと．

1) 保存性

①は化学的な面での保存性があることを要求している．金属箔を含むものと，透明なパウチの差異に言及したものである．

2) 耐熱性

②は殺菌条件に耐えることを求めたものである．これは，最低，「食品，添加物等の規格基準」に示された「容器包装詰加圧加熱殺菌食品の製造基準」にある殺菌条件をクリアできなければならないことを示している．そこには，「…中心部の温度を120℃で4分間加熱する方法またはこれと同等以上の効力を有する方法であること」と記載されている．これは食品の中心部における加熱量であるから，表面にある包装容器はさらに多くの加熱を受けることになる．

3) 圧縮強度

③の耐圧縮試験はつぎのように行う．

内容物または水を満たして密封した容器包装を図 2.20.1 のように置き，表 2.20.1 の第1欄に掲げる総重量のものにつき，それぞれ第2欄に掲げる荷重を1分間かけ，内容物または水の漏れの有無を調べる．ただし，箱状の容器包装の場合は，図 2.20.2 のように置くことにする．

4) シール強度

④の熱封かん強度試験はつぎのように行う．

密封した容器包装の熱封かんした部分を図 2.20.3 のように切り取って開き，その開いた両端を毎分 300±20 mm の速度で引張り，熱封かん部

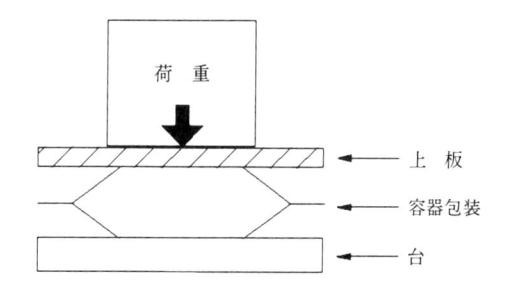

図 2.20.1 耐圧縮試験

表 2.20.1 耐圧縮試験の荷重

第1欄	第2欄
100 g 未満	20 kg
100 g 以上 400 g 未満	40 kg
400 g 以上 2 000 g 未満	60 kg
2 000 g 以上	80 kg

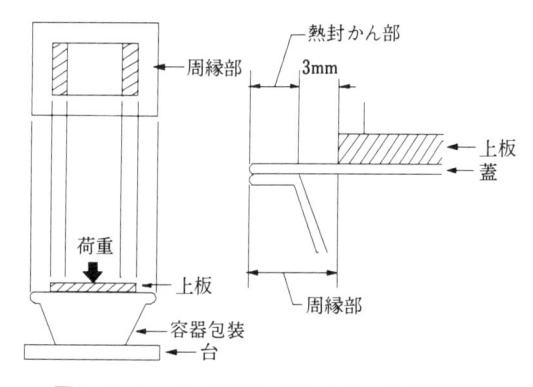

図 2.20.2 箱状の容器包装の場合の耐圧縮試験

5) 落下強度

⑤の落下試験はつぎのように実施する．

内容物または水を満たして密栓または密封した容器包装を，表2.20.2の第1欄に掲げる総重量のものにつきそれぞれ第2欄に掲げる落下高さより，コンクリート床面上に容器包装の底面部または平面部が当たるように2回落下させ，内容物または水の漏れの有無を調べる．

2.20.2 レトルト包装の構成

上述した規制を満たすために，レトルト食品包装の構成は，さまざまに工夫されている．パウチも成形容器も基本的には，内面材，外面材，中間のバリヤー層という構成をとっている．内面材の役割は，食品と直接接触するための衛生性とヒートシール性，シール面で開封する場合は，剥離性である．外面材は，耐衝撃性や耐ピンホール性，ヒートシールの場合は耐熱性，印刷適性などが求められる．中間材は，酸素バリヤー性や光遮断性が主な機能である．求められる性能・機能は多いが，工業的に利用されている樹脂材料は限られている．内面材としては，ポリプロピレンとポリエチレンが大半であり，稀にポリエステル樹脂が用いられる．外面材はこれらに加えて，ナイロンが用いられる．さらに，中間のバリヤー材として，エチレンビニルアルコール共重合体やポリ塩化ビニリデン等がある．また，アルミ箔やスチール箔といった金属箔は完全なバリヤー性を持つ材料として，酸化されやすい内容物の包装に使われている．レトルト包装材料に使われる樹脂の熱特性を表2.20.3に示す．

1) ポリエチレン (PE)

120℃までのレトルト用材料として使用されている．レトルト包装用材料として用いられるのは，中密度PEと高密度PEに限られる．低密度PEは融点が低いために，レトルト温度領域では耐熱性が不足していて使われていない．中密度と

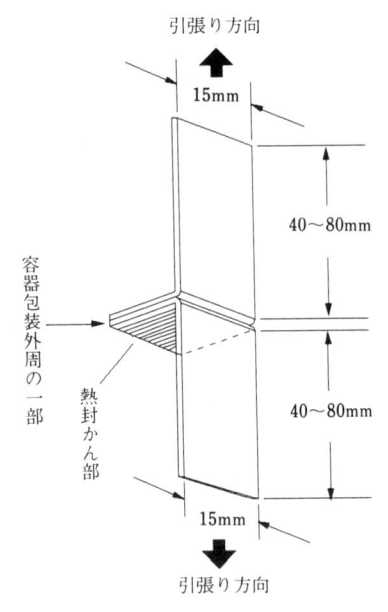

図 2.20.3 熱封かん強度試験

表 2.20.2 落下試験の高さ

第1欄	第2欄
100 g 未満	80 cm
100 g 以上　400 g 未満	50 cm
400 g 以上　2 000 g 未満	30 cm
2 000 g 以上	25 cm

表 2.20.3 レトルト包装材料樹脂の熱特性

樹脂名	記号	融点(℃)	ガラス転移点(℃)
高密度ポリエチレン	HDPE	120～140	－125
低密度ポリエチレン	LDPE	107～120	－125
ポリプロピレン	PP	167～170	－18
ポリエチレンテレフタレート	PET	248～260	67～81
ナイロン6	NY 6	218～220	－
エチレンビニルアルコール共重合体	EVOH	156～191	－
塩化ビニリデン共重合体	PVDC	200	－18
ポリカーボネート	PC	46～300	45～231

は，密度が0.926〜0.939g/mlのものであり，高密度は0.94〜0.97g/mlのものを指している．多くのレトルト容器の内面材料がポリプロピレンに移行していく中で，ポリエチレンが使われている主な理由は耐衝撃性である．

2) ポリプロピレン(PP)

140℃程度までのレトルト用材料である．パウチだけでなく，成形容器においても主力材料である．純粋なPPはPEと異なり，耐衝撃性に問題がある．これを解消するために，エチレンなどと共重合させたものを使用する．

3) ポリエチレンテレフタレート(PET)

内面材として使われるポリエチレンやポリプロピレンと比較して，耐熱性が高いので，レトルト・パウチやトレイの蓋材として，シール面の反対側の外面材に使用されている．また，透明性も高いので，印刷面としても適している．レトルト用のフィルムはとくに耐熱性の要求が高いので，逐次2軸延伸した後，ヒートセット処理を施している．

4) ナイロン(NY)

レトルト包装には，主にナイロン6が使われている．バリヤー材としての役割を持たされている場合もあるが，ポリエチレンテレフタレートと同じく，パウチや蓋材の外面材としての役割も大きい．

5) エチレンビニルアルコール共重合体(EVOH)

二酸化炭素やヘリウムに対するガスバリヤー性も高いが，レトルト用途では，酸素バリヤー性が主である．問題点としては，吸湿時のバリヤー性が低下することである．レトルト中に水蒸気を吸収し，乾燥するまでの数日間，酸素透過性が高くなっている．

6) 塩化ビニリデン共重合体(ポリ塩化ビニリデン：PVDC)

乾燥時の酸素バリヤー性はEVOHよりも劣るが，レトルト時の吸湿による酸素バリヤー性の低下が少ないという特性を持つ．

7) アルミ箔

油脂を含む内容品に使われるレトルト・パウチの大半に使われている．厚みは7ミクロン程度である．この程度の薄さでは，ピンホールの存在は皆無ではないが，酸素バリヤー性と光遮断性は，ほぼ完璧といえる．

8) スチール箔

パウチに使われている例はないが，成形容器には使われている．アルミ箔と同じく，酸素バリヤーと光遮断性に対する信頼は高い．

9) 蒸着フィルム

PETフィルムに無機皮膜を蒸着したものが上市されている．酸化ケイ素を用いるもので，以前は，薄い黄色の着色や折れ曲がった後のバリヤー性に問題があったが，ここ数年で改良が進み，レトルト直後のバリヤー性低下が少ないこともあって利用が進んでいる．また，アルミ箔と異なり，電子レンジ適性がある点も認められている．

2.20.3 包装形態

上述した材料を組み合せて，レトルト包装は組み立てられる．フィルム形状のものと，シートから成形される容器が大半を占めている．プラスチック・ボトルやジャー形状のものも，現代の高度に発達したレトルト圧力制御技術の下では不可能ではないが，主流になる可能性は低い．

1) パウチ

パウチは，アルミ箔を含み保存性の高いタイプと，透明で中身が見えるタイプに分類されている．前者の典型は，内面にPPを用い，中間層はアルミ箔，外面はPETフィルムである．これを基本に，耐ピンホール性や耐突刺し性などを強化するために，PETとアルミの間にナイロンをはさむ．後者はアルミ箔の代わりに，バリヤー層としてEVOHを用いたものである．今後，蒸着フィルムを用いたタイプが増加してくるものと考えられている．

2) シート成形品

トレイやカップ形状に成形されるが，レトルトの高温にさらされるので，固相成形は使われず，溶融成形を主流としている．構成としては，内面外面ともにPPが使われ，中間バリヤー層としては，透明パウチと同じく，EVOHを使うものが主流である．容器が白色などに着色されているものが多いが，食品の接触する内面は非着色で，外面にのみ着色されているものが多い．バリヤー層としては，EVOHの代わりにアルミ箔やスチー

2.20.4 酸化防止

1) レトルト中の酸化

レトルト中の酸化は，容器内にあらかじめ入っている酸素と，レトルト中に外部から侵入してくる酸素によるものに分けて考えられる．容器内に最初から入っている酸素は，食品中の溶存酸素とヘッドスペース酸素とに分けられる．溶存酸素は充填時の温度を高くして溶解度を下げる．ヘッドスペースについては，ガス置換にさまざまな方法が考えられている．商業的に使われているガスの種類としては，窒素と二酸化炭素がある．ヘッドスペースのガス置換が容易なレトルト包装形状ということは，とくに考えられていない．容器に合せたガス置換装置が開発されている．

2) 酸素の外部からの侵入

レトルト食品は，商業的滅菌を達成しているので，最短で3か月，最長2年程度の室温保蔵による賞味期限が設定されている．このため，レトルト食品包装には保存性が重視されている．保存性能は，酸素バリヤー性，光の透過性，水分透過性，フレーバー吸着，溶出などがあるが，レトルト食品包装でもっとも重視されているのは，酸素バリヤー性である．代表的な樹脂の拡散速度(D)と溶解度指数(S)を表2.20.4に示す．

いわゆる透過性(P)は拡散速度と溶解度指数の乗算値として表される．

$$P = D \times S$$

実際の包装における透過はFickの第一則より，つぎのように表される．

$$\frac{\Delta M_x}{\Delta t} = \frac{PA\Delta p_x}{L}$$

ここにおいて，$\Delta M_x/\Delta t$は透過物質xの定常状態における透過速度を表す．Pは透過性，Aは透過する面積，Δp_xはフィルムの両側の圧力差である．レトルト食品包装では多層構造である．包装系全体の透過性は，各層の透過性からつぎの式で与えられる．

$$\frac{L_t}{P_t} = \frac{L_1}{P_1} + \frac{L_2}{P_2} + \frac{L_3}{P_3} + \cdots$$

空の包装，または内容物が酸素と反応しない場合は，これらの式から，保存中に進入する酸素量と経時的な濃度変化が求められるが，食品と反応するので，内外の圧力差が未確定である．食品の酸化速度が求められれば，実際の食品包装における酸素濃度の変化と食品の酸化程度を求めることができる．

2.20.5 環境問題への対応

廃棄物としての取扱いと，環境ホルモンなどの溶出物質の存在がある．後者については，レトルト包装の場合，内面材がポリオレフィン類を用いている場合は，問題とはなっていない．

しかし，リサイクル性に関しては，問題がないとはいえない．パウチと成形容器を問わず，長期保存性という性格から，多層化が進んでいる．パウチは，ジャーやボトルに比べて，重量が少ないというメリットがある．重量面での廃棄量が少ないが，再利用の可能性は低い．

2.20.6 衛生性とフレーバー

レトルト食品包装の特質は，100℃を超える温度帯で水蒸気や熱水の熱を受け，再度，室温まで

表2.20.4 代表的レトルト包装材料の酸素特性

樹　脂　名	D(m²/s)	S(nmol/(m³・Gpa))
塩化ビニリデン共重合体	1.2×10^{-14}	1.01×10^{13}
エチレンビニルアルコール共重合体	7.2×10^{-14}	2.4×10^{12}
ポリエチレンテレフタレート	2.7×10^{-13}	2.8×10^{13}
塩化ビニル	1.2×10^{-12}	1.2×10^{13}
ポリプロピレン	2.9×10^{-12}	1.1×10^{14}
高密度ポリエチレン	1.6×10^{-11}	7.2×10^{12}
低密度ポリエチレン	4.5×10^{-11}	2.0×10^{13}

冷却されること．また，商業的滅菌を受けていることから，保存温度は冷蔵されず室温で，その保存期間も6か月から2年といった長期間の保存性が求められる．このようなことから，必要とされる特性は包装容器の中でもきわめて厳しいものとなっている．そのため，食品衛生法の「器具及び容器包装」の中に詳細な試験法とともに厳しい規制が記述されている．

衛生的には問題ないレベルであっても，容器からの異臭や吸着による内容物フレーバーの変化の対策も必要である．

2.20.7 レトルト食品包装の展開

基本的にレトルト食品包装は，缶・びん詰に代替することによって伸長するが，新たに加圧加熱殺菌食品の市場を広げていくというものではないと考えられている．この理由は，加圧加熱殺菌に適した食品は限られており，缶・びん詰の長い歴史の中で，ほぼ，開発しつくされているということにある．このことは新たな中身を開発すれば良いということであるが，人間の食の受容性は保守的であって，新たな食品が定着し，市場の拡大に貢献するまでには，長い期間を要する．遺伝子組替え食品に対する消費者の頑強な抵抗を思えば，容易なことではない．加圧加熱殺菌食品全体としては，大きな伸長が見込めない状況において，今後の技術の発展はつぎのような方向に進むものと考えられる．

1）熱伝達特性

従来，レトルト食品技術者が注力してきた問題は，加熱履歴の最適化である．レトルト・パウチが開発されたときに，缶詰と比較して，その形状の薄さに注目が集まった．高温短時間殺菌への期待である．加熱殺菌条件を微生物的安全性からではなく，おいしさの面から追求しようとした試みとして貴重なものであったが，液体の無菌充填とは異なり，容器形状により伝熱が規定されてしまうレトルト包装食品の限界を示した．密封後加熱する食品では，表面からの加熱ではなく，内部発熱の可能性を追及していく傾向は続いている．しかし，加熱方法には，マイクロ波や抵抗加熱など，さまざまな方法が考えられるが，冷却方法には新しい手段が見込まれないことから，画期的な品質差を持つレトルト食品が出現することはないものと思われる．したがって，熱伝達を改良することを目的とした新たなレトルト食品包装はここ数年の間は出現しないと考えられる．

2）成形容器のレトルト変形

成形容器においては，内容物が満注であれば，容器内の圧力より高い圧力に設定するだけで，高度な圧力制御は必要ない．しかし，満注でなければ，容器内とレトルト圧力との差を一定条件以内に収める必要がある．この点に関しては，いろいろな方式が考えられている．それぞれに，優劣はあるものの，共通していえるのは，レトルト内において，各個体の温度変化を同一にすることがきわめて難しいということである．このことから，レトルト用のプラスチック成形容器は，高さに比べて口径の広い形状となっている．これは，相対的に柔らかい蓋フィルムの部分で，変形させ容器内の圧力を一定にしているのである．トレイ形状は多く見られても，深いカップ形状のレトルト成形容器が見られないのは，このような理由による．レトルトの性能により，容器の形状が限定されているわけだが，性能は改善可能であるので，将来的には，深いカップ形状のレトルト容器が出現する可能性は高い．

3）電子レンジへの対応

電子レンジの爆発的な普及にも関わらず，レトルトパウチ食品の電子レンジへの適応は遅かった．もともと，パウチ形状は，突沸や転倒の問題で，電子レンジには適合させにくい形状であることも手伝って，大きな問題とはなっていない．成形容器は金属箔を含まないものが大半で，形状的にも電子レンジ適合性は高いが，バリヤー層にEVOHを利用しているという弱点のために，内容品と賞味期間が限られている．

このような電子レンジ対応から出現を予想される技術開発のポイントは，マイクロ波を透過させる材料で，かつ酸素バリヤー性の高いものである．パウチの場合は，これに加えて，形状の改良も必要である．さらに，加熱時の温度むらを解消できる形状ができれば，普及を促すであろう．

〔五領田　俊雄〕

2.21 弁当・そうざい類（冷凍・チルド食品を含む）の包装

2.21.1 包装容器は生産者と消費者との橋渡し

21世紀を迎えてスーパーマーケット（SM），コンビニエンスストア（CVS），百貨店など市場の食料品売場コーナーには，弁当・そうざいが，おいしさ，簡便性，健康志向へのニーズに呼応するように年々豊富となり，広く店頭の棚を占めている．消費者は店頭に陳列された多種多様な商品群の中から，自分の好きな物を選択して購入できる．

最近，弁当・そうざい業界ではMS（ミール・ソリューション＝食事解決法），HMR（ホーム・ミール・リプレイスメント＝家庭料理の代行）などが注目を集めている．これは店内で手作りのフレッシュな味の良い弁当・そうざい，とくにこの道の専門のシェフが作ったホットな調理済みのそうざいを，家庭の料理に替わってサービス提供するコーナーである．これまでもコロッケ，とんかつ，フライなど副食（おかず）として最寄り買いすることができるそうざい販売店があったが，HMRは主食，副食を合せてその場で食べることもでき，かつテイクアウト（持帰り）して家庭で食べることもできるという弁当・調理そうざい店なのである．この事業分野への企画進出は，消費者の弁当・そうざいに対する要望がますます増加することが期待されるからである．

そうざいの市場は，日本惣菜協会の調査[1]（1997年）によると，約6兆3515億円という規模である．また，総務庁の家計調査年報[2]（1998年）によると，調理品の1世帯当たり年間の消費額の推移は平成1年の消費額を100とすると，平成10年が135.6，そのうち主食的調理食品は183.5と大幅に伸びている．また，副食的調理食品も116.9と伸びている．ちなみに一般外食は111.7の伸びとなっている．また，農林漁業金融公庫の調査[3]（1998年）によると，「素材にこだわった弁当・そうざいを購入した理由」として「安全性が高いから」というのが51.9％と一番多く，「健康に良いから」が43.1％，「おいしいから」が24.1％となっており，弁当・そうざい食品の信頼性が向上し，家庭の食卓に受け入れられていることがわかる．

このように弁当・そうざいが伸びている背景としては，
① 社会環境の変化により，労働市場に女性の大量進出が生じたこと，生活環境も変化し，家庭における調理の省力化が増加したこと．
② 小家族化現象により，若者，高齢者などに簡便な個食スタイルの食品が求められていること．
③ 弁当・そうざい類の食品の品質が向上し，安全で，おいしくなったこと．
④ 電子レンジや冷蔵庫の普及，流通システムの改善などがなされたこと．
⑤ 弁当・そうざい類の食品などを包むプラスチック製の包装容器の技術進歩があり，多様化された包装容器が即応できるようになったこと．
などが挙げられる．この中でも⑤のプラスチック製包装容器の技術進歩がなければ，弁当・そうざいを生産者から消費者に橋渡しすることは容易なことではなかったと思われる．

このように消費者は小形化された個食スタイルの多種多様の弁当・そうざいの食品を購入し，一層豊かな食生活を享受できるようになった．

その反面として，この多種多様の弁当・そうざいの普及は，その中身を包み消費者に橋渡しをするプラスチック製包装容器の多様化をもたらし，使用後の包装容器が多く発生するようになった．使用後の包装容器は家庭のごみとなり廃棄され，最終的には容器包装リサイクル法の適用（リユース，リサイクル，リデュースなどに分別）を受け処分されることになるが，使用後の包装容器の処理が社会問題となっている．

2.21.2 包装容器は食品のデザイナーであり，演出家

弁当・そうざいと包装容器というキーワードで包装容器の役割を見てみよう．包装容器にはプラスチック，紙，経木，竹皮，笹の葉などの材料が使われているが，これら包装容器は中身の食品を実に良くデザインし演出して，生産者から消費者

2.21 弁当・そうざい類の包装

までの橋渡しをしている．とくにプラスチック製包装容器の技術の進歩は，多種多様の成形品やフィルムを生み出し，弁当・そうざいの包装容器の美粧性と機能性を高め，多様化をもたらし，時代に呼応する消費者の購買心に火をつけ，弁当・そうざいの伸張に大きな役割を演じている．

生産者は消費者に提供する食品について，いろいろな情報を入手し，環境条件を踏まえてその食品を包むのに一番ふさわしい包装容器を選定し，いろいろな情報をデザインして，消費者の手に渡すのである．

図 2.21.1 の食品（包装）関連要因マップは，食品包装を中心にみて食品に影響を及ぼす世界の情報，環境条件をキーワードで描いてみたもので

ある．食品は社会のいろいろな環境要因を考慮して生み出されるが，絶えず目に見えない微生物ゾーンにさらされ覆われていて，この微生物制御をどうするかという技術開発が行われ，パッケージゾーンで適切な包装容器に包装されマーケティングゾーンへ提供されるのである．

食品を包む包装容器には，食品に関する安全性，おいしさ，サービスなどいろいろな情報が艦載されている．限られたスペースの中に消費者にアピールするもの，食卓にのぼり喜んでもらえるもの，満足感を与えるものが伝わるようデザインされ演出されるのである．これが包装容器の役割であり，機能だと思う．弁当・そうざいの食料品コーナーを眺めていると，何か美しいハーモニー

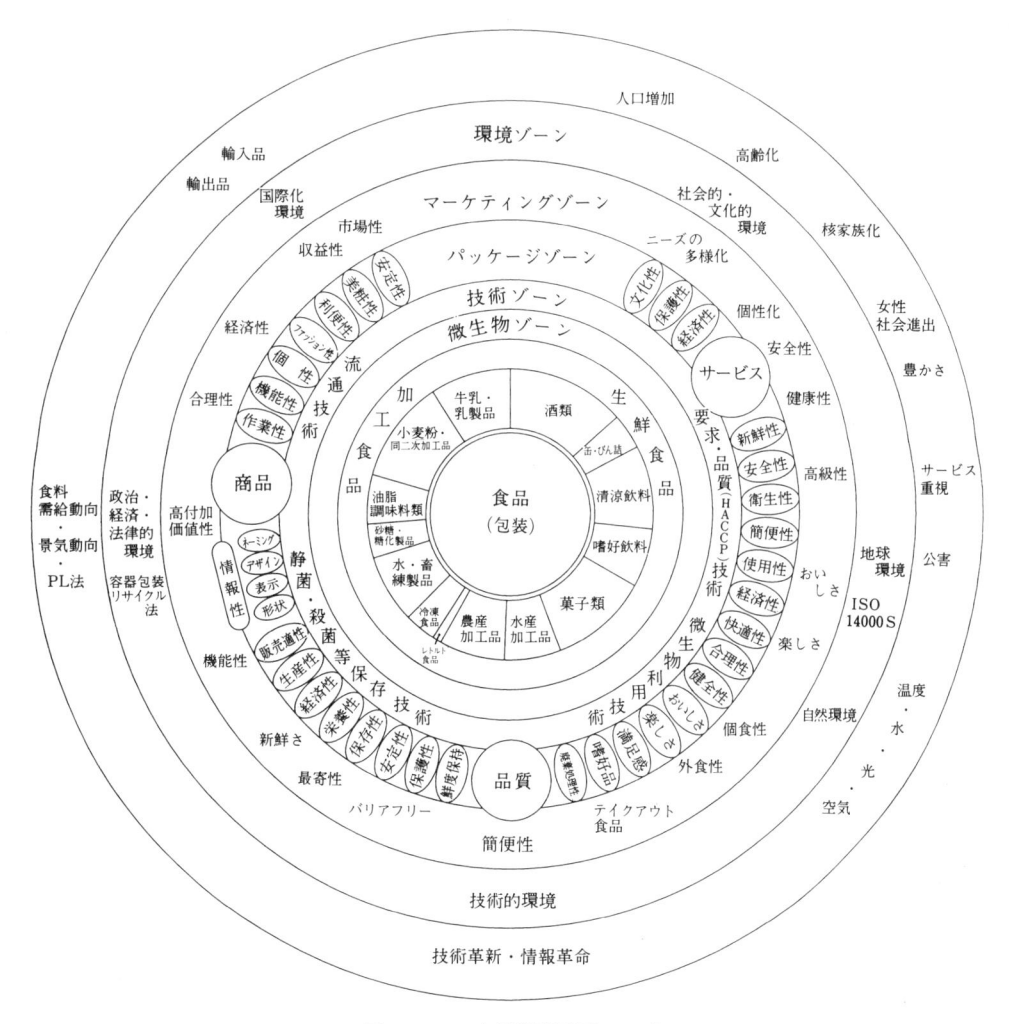

図 2.21.1 食品関連要因マップ

が聞こえてくるような気がする．

以下，この節ではこのような包装容器の役割を踏まえて，弁当・そうざいの包装特性とこれからの課題に触れることとする．

2.21.3 弁当・そうざいの包装特性

1) 弁当・そうざいの用語の定義

弁当・そうざいという用語は食生活の中ではポピュラーな言葉で，チルド食品から冷凍食品，レトルト食品など食品の広い分野で使われているが，本章での弁当・そうざいの用語の定義については(社)日本惣菜協会の「弁当及びそうざいの衛生規範」[4]に記載されている定義に従うことにする．

（1）弁　当

主食または主食と副食を容器包装または器具に詰め，そのままで摂食できるようにしたもので，つぎに掲げるものをいう．

幕の内弁当などの○○弁当，おにぎり，釜めし，いなりずし，その他これに類する形態のものおよび駅弁，仕出し弁当など．

（2）そうざい

通常副食物として供される食品であって，つぎに掲げるものをいう．

① 煮　物：煮しめ，甘露煮，湯煮，うま煮，煮豆など．
② 焼　物：いため物，串焼き，網焼き，ホイル焼き，かば焼きなど．
③ 揚　物：空揚げ，天ぷら，フライなど．
④ 蒸し物：シューマイ，茶わん蒸しなど．
⑤ 和え物：ごま和え，サラダなど．
⑥ 酢の物：酢れんこん，たこの酢の物など．

調理の世界では和風，中華風，洋風の弁当・そうざいという表現で呼ばれる場合が多いので，これらも上述定義の中に含まれるものとする．また，「容器包装または器具」という表現については食品衛生法で定義されている．参考までに記すと，この法律で「容器包装」とは，食品または添加物を入れ，または包んでいる物で，食品または添加物を授受する場合そのままで引き渡すものをいう．「器具」とは飲食器，割烹具その他食品または添加物の採取，製造，調理，貯蔵，運搬，陳列，授受または摂取の用に供され，かつ，食品または添加物に直接接触する機械，器具その他のものをいう．この節で「包装容器」という表現を使っているが，食品をデザイン包装し，授受する容器という意味合いも含めて表現したものとしてご理解いただきたい．

2) 包装容器は食品の情報伝達手段

さて消費者は弁当・そうざいについてどんな食品情報を望んでいるのだろうか．

消費者が一番関心を持っているのは「製造方法や品質表示等の表示」であり，次いで「添加物の使用について」であることが，農林漁業金融公庫が調査した資料（「食品の購入基準・意識に関する意向調査」（1998年））に報告されている．現在，包装容器には製造方法の記載はほとんど見受けられないが，品質表示についてはつぎのように一括表示で実施される（表示基準：弁当およびそうざいの衛生規範）[4]．

この一括表示は生産者が消費者にアピールしなければならない最低必要な情報を伝えるものである．最近はPL（product liability，製造物責任）法が施行されてから食品の取扱いに関する情報表示が増えている．消費者は弁当・そうざい食品を手に取り，その包装容器に記載された情報をもとに食品を品定めしたうえで購入する．包装容器はこのときこそ，食品のデザイナーと演出家になって消費者への橋渡しをするのである．

表2.21.1に項目別の記載についての例を示してあるが，若干注意事項について述べる．

① 品名は食品の内容を的確に表現し，消費者にアピールする名称を付ける．
② 原料名は使用原料の多いものから順に，原料名，食品添加物名を一般に広く使われて消費者に分かりやすい名称で，記載する（加工助剤，キャリーオーバーを除く）．
③ 内容量は原則として重量表示で記載する．
④ 期限表示は消費期限（製造当日（D）を含め6日（$D+5$）までの食品に表示）が主である．賞味期限は冷凍食品のように比較的保存性のある食品に表示する．

表示については，「2000.1.1」，「00.1.1」，「2000.11.1」，「00.11.1」，「平成12.11.1」，

表 2.21.1 一括表示例

項　目	記　載　例
① 品　名	サラダ，幕の内弁当などと記載
② 原料名（添加物含む）	米，鮭，馬鈴薯など一般普通名詞で記載，また食品添加物などを使用比率の多いものから記載
③ 内容量	100gなどと記載
④ 消費期限，または賞味期限，製造年月日	12.11.1 または 12.11.01， 00.11.1 または 00.11.01 などと記載
⑤ 保存方法	要冷蔵（10℃以下保存）などと記載
⑥ 使い方	お早めにそのままお召し上がりください，などと記載
⑦ 製造所所在地 　　製造者名	川崎市宮前区土橋2-1-13 （株）B＆C

「12.11.1」などと記載する．製造年月日を併記すると親切である．
⑤ 保存方法は記載例のとおりであるが，別に一括表示枠以外に「要冷蔵」という字体を20ポイント位の大きさでわかりやすく表示をする（衛食第120号（平成11年8月30日））．
⑥ 使い方はできるだけ早めに召し上がっていただくこと，また，そのまま食べるか，加熱して食べるかなどおいしい召し上がり方例を記載する．
⑦ 製造所所在地は，住居表示に関する法律に従って住居番号まで正しく記載することを原則とする．ただし，川崎市等指定都市および道府県庁所在市における道府県名は省略することができる．

3） 弁当・そうざいの特性

弁当・そうざいについて消費者はどう見ているか．上述の農林漁業金融公庫の「素材にこだわった弁当・そうざいを購入した理由」についてのアンケート調査（1998年）[3]によると，「安全性が高いから」というのが一番多く51.9％，「健康に良いから」が43.1％，次いで「おいしいから」が24.1％，「鮮度が良いから」17.5％，「栄養が豊富だから」10.6％という結果であった．このような消費者の声をキーワードで見ると「安全性」，「おいしさ」，「サービス」，「健康性」，「簡便性」などが挙げられる．これらキーワードが弁当・そうざいに対して消費者の求める特性であり，それに呼応する弁当・そうざいを生産者が提供しなければならない．
以下このキーワードを基に消費者の立場，生産者の立場で弁当・そうざいの特性を考察してみよう．

（1） 消費者の立場で見る弁当・そうざいの特性
① おいしさ

人は包装容器に食品が盛り付けられたデザインが美しいものを手に取るという購買心理がある．また，食べておいしくないものは買わない．
おいしさは個人の好みによって千差万別であるが，最近はプロの料理人がグローバル化した料理素材を用いて腕を競って味付けしており，多様化した個性のある調理食品が提供され，おいしさが向上している．消費者はスーパーマーケット，百貨店などの食料品コーナーで多種多様の調理そうざい類を対面販売で試食しながら，自分の好みに従って選択できるようになっている．コンビニエンスストアでは包装容器品＝パック品が多く試食販売はあまり見かけない．生活協同組合のようにカタログ販売が行われる場合は，自分の好みにあわないときにはクレームをつけて救済を受けることができるようになっている．
あまり塩分の高いものよりは薄味のものや，素材の味を生かした滋味なものが好まれる．

② 安全性

安全性は消費者の一番関心のあるキーワードである．消費者は，日付は期限が切れていないか，添加物の中身は何か，添加物は少ないか，包装容器が破損していないか，原料は有機栽培のものか，国産品か，売場は清潔か，異物は入っていないかなど安全性をチェックし，品定めする．とくに日付，添加物，異物については注意をしている．

また，包装容器はダイオキシン，環境ホルモンなど環境汚染物質が出ないものを使用しているかどうかも重要な関心事で，塩素系のプラスチック材（PVC（ポリ塩化ビニル），PVDC（ポリ塩化ビニリデン）など）を使わないものが求められている．

③　サービス

サービスについては消費者はいろいろな視点から見ている．「食品の購入基準・意識に関する意向調査」[3]によると，消費者が弁当・そうざいに望むサービスは「添加物を使用しない」が57.9%と一番関心が高く，次いで「自分の好みに応じて量や種類を選べる」27.9%，以下「資材に有機農産物を多く利用する」20.6%，「うす味（減塩）にする」20.4%，「手作りにする」18.5%，「カロリー表示する」15.8%，「原材料を表示する」14.6%，「和風メニューを充実させる」14.4%，「宅配，出前をしてくれる」2.7%となっている．

サービスについて，上記の点を踏まえて考察してみよう．

a．容器の形状と容量：消費者は小形のそうざい向け容器から弁当の比較的大きな容器まで，多種多様の容器の中から「嵩ばらず」「持ち運びしやすい」「中身がこぼれない」ものを選択して購入する．

パック品は容量的に決まった状態で購入しなければならないが，計り売りの場合は自分の好きな量だけとり，容器に入れて買えるのでむだのない買い方ができる．

b．品　揃　え：多種多様の品が揃っている売場で購入する．パック品，備え付けの容器に計り売りなどで購入する．

c．ネーミング：わかりやすく表示されたものを購入する．

d．盛　付　け：中身が見やすく，食欲をそそる美しい色彩の盛付け品で衛生的なものを選んで購入する．

e．栄養バランス：盛り付けられた素材の内容をみて，また栄養分析表示によりカロリーを，またアレルギーに関する注意表示を考慮して購入する．

f．日　付　表　示：購入してからいつまでに食べれば良いか考慮して購入する．日付表示ははっきりとわかりやすく大きく表示するのが良い．袋詰の場合は日付印字がシール面にかかるものが多いが，開封後は日付が不明となるので開封口とは反対側に印字するなど，日付印字には注意工夫が必要である．

g．召し上がり方：説明文が簡明で大きく表示されているものを購入する．電子レンジの取扱いについてはわかりやすく表示するのが良い．

h．わかりやすい表示：料理例などは文字が小さいと読みにくいので，文字を大きくかつ簡明に表示する．とくに高齢者は大きな字の表示を求めている．

i．使いやすさ：容器の蓋が開けにくいものは困るので，蓋の耳（タブ）を大きくして開けやすくする．

開封口の個所はわかりやすく指示すると親切である．

j．分別しやすさ：包装容器の材質を表示し，分別しやすくする．

k．過剰包装の排除：底上げなどの容器，多重包装などは排除する．

④　値　　段；

消費者は包装容器の表面に貼付されている値札を見て，高いか，安いか，日常生活の中に占める食費を考慮し，弁当・そうざいにかけられる費用を考えて満足なものを選択して購入する．

(2)　生産者の立場で見る弁当・そうざいの特性

生産者は弁当・そうざいを消費者へ手渡すまでは，つぎのような注意を払っている．

弁当・そうざいの製造の基本工程，ならびに注意事項（かっこ内に示す）は，①原料の仕入れ（仕入れ検査管理・細菌検査管理），②保管（先入れ先出し管理），③下処理（異物選別管理），④調理加熱（味付け，加熱＝蒸す，茹でる，煮る，炒める，焼く，揚げる，オーブン，電子レンジなど，レシピ管理，加熱（中心）温度管理），⑤冷却（冷却温度，製品温度管理），⑥計量（重量管理），⑦盛付け（手作業による2次汚染防止，容器材質チェック），⑧包装（ストレッチ包装，ピロー包装，袋詰，無菌包装，ガス置換包装，エージレス封入，シールやラップの温度管理），⑨ウェイトチェック（重量管理），⑩金属探知機（金属探知機検査管理），⑪製品検査

(細菌検査管理，官能検査），⑫外箱詰（入り数確認検査），⑬冷蔵保管（冷蔵庫温度管理），⑭配送（輸送中の温度管理），⑮消費（冷蔵庫保管）となっているが，生産者は各工程で種々の注意事項を管理しながら製造する．最近は工程別に品質チェックを行い，各工程に設けられた許容基準に合格した製品が工程を流れていくという生産・衛生管理方式（ISO 9000 シリーズ，HACCP（危害物分析重要管理点）方式，総合衛生管理製造過程など）が採用されている．生産者には消費者に安全な食品を提供する義務があり，そのために食中毒や異物混入などの苦情を発生させない製品管理をする．とくに原料の鮮度，異物選別，製品の二次汚染防止などについて注意すべきである．

以下，生産者の立場で消費者の立場で見たキーワードについてどのように対応しているのか考察する．

① おいしさ

生産者は，a.原料については新鮮な，鮮度の良い原料を吟味して素材の持ち味を活かす工夫をし，b.味付けについては味の基本（砂糖，塩，酢，醤油，みりん）の上に調味料（天然系，化学合成系）を吟味して味付けをし，aとbのバランスを調整し，配合（レシピ）を決めて，加熱温度・冷却温度などの製品の中心温度管理など製造条件に注意を払いながら製品化する．最終製品については専門のパネラーにより品定めの官能検査（味，香り（匂い），食感など）を実施し，おいしさを判定したうえで商品化する．

味のバラツキを防止するために，混合（手作業，機械など）について均一化を図るよう条件を決めて作業する．

包装容器への盛付けにより見た目のおいしさが増すので，盛付けに工夫が必要である．

② 安 全 性

生産者は人に危害を及ぼす食中毒，異物の混入について注意をする．

弁当・そうざい食品の製造で食中毒防止（細菌を付けない，増やさない，殺す）のために，a.作業者の衛生管理，b.製造工場内の衛生管理，温度管理，c.原材料の洗浄管理，異物選別管理，細菌検査管理，d.使用する機械，器具の衛生管理，e.製造工程の製造管理，品質管理，f.製品の細菌検査管理，官能検査，g.保存管理，h.配送中の温度管理，i.包装容器管理など管理基準を決めて従事する．以下これらの点について述べる．

a．作業者の衛生管理：作業者の衛生管理は一番重要である．工場は責任者（リーダー，サブリーダー）を置き管理する．

・手洗いの励行（石鹸または洗浄液で手を洗い，ペーパータオルで拭いてアルコール消毒），手を洗いすぎると逆に手が荒れるので注意する．

・作業衣の清潔さを保持し，菌を付けない．

・手傷のある人，手の荒れている人は黄色ブドウ球菌を食品に付けることになるので，直接食品に触れる製造作業に従事させない．

・毛髪混入を防止する（マスクする－ヘアネットする－縁付き帽子をかぶる－髪のはみだしをチェックする－作業衣を着る－粘着ローラー掛けをするという手順，粘着ローラー掛けを1時間ごとに行う）．

・5S（整理，整頓，清潔，清掃，躾）の教育，指導の徹底．

b．製造工場内の衛生管理，温度管理：製造工場内の衛生管理は空気の清浄化，毎日の清掃，清潔，整理，整頓（4S）が必要である．工場内のチェック項目（工場内での鉛筆，ホッチキス，クリップ，カッターナイフなどの使用禁止物の点検，使用器具などの破損，汚れ，床・壁・天井の破損，防虫・防そ個所の点検など）を定めて環境整備デーを定期的（週1回とか月2回とか）に設けて掃除することにより衛生管理を維持する．

製造工場内は加熱処理室と包装室とを区別して管理する．室温は15～18℃，できるだけ低温管理する．衛生管理・温度管理記録表を作成して管理する．

c．原材料の洗浄管理，細菌検査管理：原材料の洗浄は機械洗浄，手作業などがある．輸入品は毛髪など異物が多いので機械洗浄で行われるが，機械洗浄で落ちないものがあり，とくに野菜類の葉ものは手作業により洗浄し，次亜塩素酸ソーダ（濃度50～200 ppm 水溶液），醸造酢などで洗浄し，減菌する．

原材料の細菌検査管理は仕入れ検査（通常は一

般生菌数，大腸菌群，黄色ブドウ球菌，さらに，水産物素材品では腸炎ビブリオ菌，タマゴ，鶏肉などの素材品ではサルモネラ菌などを加えて検査する），また，仕入れ先の細菌検査記録を入手しておく必要がある．自主検査体制が整っているところは，仕入れ原料について毎日検査し記録に残しておく．自主検査ができないときは外部の検査機関で検査してもらう．細菌検査手段についてはスタンプ方式（菌の有無を定性的に検査できる），BACcT方式（一般生菌数，大腸菌群は定量的に，他の検査項目は定性的に検査できる）など簡易方式があり，自主検査体制の手段となる．

現在，細菌検査の結果がでるまでには2～3日かかるので即応性がないのが欠点であるが，リアルタイムに検査できる手段が開発されつつある．

d．使用する機械，器具の衛生管理：使用する機械，器具の衛生管理は，使用後洗浄し乾燥した後，食品工業用アルコールで消毒殺菌する．とくにすき間などに入り込んだかすの除去の掃除に注意する．使用器具の直置きおよび具材の入った容器具の重ね置きを禁止する．

e．製造工程の製造管理，品質管理：工場内汚染区，清浄区を区分して管理する．

製造工程の製造管理は原材料の配合（レシピ）管理，味付け（均一性）の管理，とくに加熱温度・時間，冷却温度・時間を記録し日報管理する．包装容器管理，重量管理，金属探知機管理，入り数管理など品質管理の記録を取り日報管理する．現在の一般管理手法に加えて，製造工程別に管理許容基準を決めて管理し，人に危害を与えると思われる重点的な管理項目を決めて管理するHACCP管理手法を導入し活用する．

f．製品の細菌検査管理：製品の細菌検査管理は消費者に届ける製品の最終検査であり，大変重要である．細菌検査には2～3日前後かかるので，消費期限の短い日配製品について検査結果が間に合わない状況であるが，リアルタイムで検査できる検査手法が開発されれば安全性はさらに一歩前進できる．

弁当・そうざいの細菌規制は**表 2.21.2**のとおりである．

一般生菌数は自主管理で通常は $10^2 \sim 10^3$ 以下，

表 2.21.2 弁当・そうざいの細菌規制[5]

	加熱調理品 (卵焼き，フライなど)	未加熱調理品 (サラダ，生野菜など)
一般生菌数	10^5 以下/1 g	10^6 以下/1 g
大腸菌	陰 性	
黄色ブドウ球菌	陰 性	
保存温度	10℃ 以下，または 65℃ 以上(揚げ物は除く)	

大腸菌群が陰性になるように管理する．

細菌検査項目については，最近の食中毒事件から見て，上述以外にサルモネラ菌，腸炎ビブリオ菌，O-157などの病原性大腸菌などを検査し，陰性であることを確認する必要がある．

g．保存管理：弁当は盛付け後，喫食までの時間が7時間以内の場合には室温で保管しても良いが，そうざいは10℃以下または65℃以上（ただし，揚げ物は除く）で保存するのが望ましい．

製品検査で検食用の保存は，製品のうちから1食分を検食として5℃以下で48時間以上保存すること．この場合，製品の配送先，配送時刻および配送量の記録も，ともに保存することである．

保存の温度帯区分には，冷凍の場合は－18℃以下，氷温0～－3℃，冷蔵1～10℃，常温(室温)があるが，弁当の保管は常温（15～18℃が好ましい）でも良いが，通常は弁当・そうざいは低温（冷蔵）で保管する．冷凍食品の場合は冷凍保管する．

保存効果の向上のために，エージレス封入，ガス置換包装，無菌化包装などを実施する．

h．配送中の温度管理：配送中の温度管理は通常は低温で管理する．また，出荷荷口別に配送中の温度チェック表を入手し管理する．

i．包装容器管理：包装容器には製品の中身を保護しながら，製造者から消費者までの橋渡しをするという機能があり，その為に包装容器の材質（安全性，無公害性など），衛生状態を確認し，細菌汚染，破損，ピンホール，毛髪混入などが生じて消費者に迷惑を掛けないよう取扱いに注意をする．

保管管理では防虫，防そに注意する．

製造者は製造中，誤って容器を落したときは破損がないか注意確認する．

③ サービス

　生産者は絶えず消費者の立場になって製造することが大きなサービスであると考える。先に(1)③で消費者の立場で取り上げたキーワードについて生産者の立場から考察してみよう。

　a. 容器の形状と容量：容器には汎用品と特注品があるが，消費者の小形化，個食化傾向から特注品が多くなっている。

　特注品では単体型スタイルから，容器内がいくつかに仕切られた複合型スタイルのものまで製造できるようになっている。

　生産者は消費者のニーズである個食化用の容器を，環境の変化も考慮して，できるだけ軽量化された，製品の漏れない，持ち運びやすい容器で対応する。

　製造者は所望の容器を容器メーカーに頼んで入手するが，所望品が売場のショーケースの陳列にそぐわないときは再度やり直しという時間ロスが生ずるので，製造者は売場の状況を調べておく必要がある。

　b. 品揃え：製造者は和風，中華風，洋風など専門の料理人の指導を受けながら多様化に対応する。

　c. ネーミング：製品の特徴をアピールするネーミングを，大きくわかりやすく表面側に表示することである。場合によっては商標登録することを留意する。

　d. 盛付け：単一製品であれ，複合製品であれ，食欲をそそるように製品素材を美しく盛り付ける。容器の縁を汚さないように盛り付ける。

　e. 栄養バランス：素材の組合せにより栄養バランスを取る。栄養表示することにより健康志向に対応する。

　f. 日付表示：通常消費期限は一括表示に印字される。一括表示で枠外記載表示というのがあるが，枠外のどこに表示してあるとわかるようにするのが親切である。日付は外袋の開封口の反対側のシール部近くに印字されるものが多い。

　g. 召し上がり方：そうざいでは，消費期限6日ということは消費者の手に渡ってから少なくとも2～3日は冷蔵庫保管で安心，余裕がもてるようにということを想定してあるが，「できるだけお早めにお召し上がりください」というように表現する。

　弁当は時間指定があり，時間管理が重要である。

　h. わかりやすい表示：表示の文字は大きくし，説明文はわかりやすく，簡潔明瞭にする。

　i. 使いやすさ：容器にシールされた蓋が開けやすいように，シール温度管理に注意する。

　j. 分別しやすさ：容器リサイクル法適用のため，包装容器の材質表示をすると親切である。最近，KIOSK の買物袋には「この袋は炭酸カルシウム入りポリエチレン製で無害です。焼却しても塩化水素等の有害ガスは発生しません」という表示がされているのでわかりやすい。

④ 値　段

　総務庁の家計調査によると，調理そうざいについてのサラリーマン一世帯当たりの実質支出は増加しているが，他の野菜とか魚介類などの素材食品は減少しているという。しかし，食費全体に占めるそうざいなどの副食費には限度があり，そうざいコストの設定も容易ではない。したがって，弁当・そうざいの包装容器のコストは高くはできない。一般的には製造コストの5～10％前後である。

2.21.4　弁当・そうざいの包装容器の特性

　上述のような弁当・そうざいの特性を活かし，消費者への橋渡しをする包装容器はつぎのような特性を持っている。

1)　弁当・そうざいの包装容器の材質と要求性能

　弁当・そうざいに現在使用されている包装容器の材質は，ポリプロピレン（PP），ポリスチレン（PS），ポリエチレンテレフタレート（PET），ハイインパクトポリスチレン（HIPS），ポリエチレン（PE），ナイロンポリエチレン（NP），ポリエチレン防水加工紙のラミネート品などである。

　これらプラスチック製の包装容器に求められることは，一番に安全性であり，さらにつぎのような項目が挙げられる。

① 衛生性：直接製品に触れるので衛生的であること。細菌数は無菌であること。毛髪，虫，フィルムかすなど異物が付いていないこと。

② 耐衝撃性：衝撃に対して強いこと．容器の縁が破損しやすいので容器を輸送中破損しないように容器保護対策をしてあること．消費者が誤って手から落しても容易にこわれないこと．

③ シール適性：トップシール，容器の蓋シールのシール温度管理により，密封性と開封性とがバランス良くできたものであること．

④ 耐ピンホール性：フィルムがバリ（小さな棘）に対して強いこと．フィルムは単体から積層化（ラミネート）したものまであり，その厚みも30～100ミクロン前後のものがある．エビ，カニのような殻付きのものには積層化したもので，厚いものが良い．

⑤ バリヤー性：通常，食品は酸素を嫌うので通気性の少ないものが良い．

⑥ 耐保護性：内容物である食品を良く保護すること．軽量化が求められるが食品を保護できないものは使えない．

⑦ 耐熱性：電子レンジ対応（100℃以上）があること．

⑧ 耐寒性：チルド品は冷蔵庫保管，冷凍食品は冷凍庫保管であり－30℃程度の耐寒性強度が求められる．

⑨ 耐油性：フライ系素材食品向けに必要である．

⑩ 環境対応：無公害性で，分別しやすく表示する．

⑪ 耐乾燥，耐漏れ性：蓋をして内容物が乾燥しないこと，漏れないこと．密閉嵌合型，密封シール型などで保存性を向上させる．

プラスチック包装容器材については，ポリオレフィン等衛生協議会が安全性に関する自主基準を設定しており，これに合格した合成樹脂食品包装材にはPLマークが付けられるようになっている．

2） 弁当・そうざいの包装容器の形態

容器には汎用品タイプと特注品タイプがある．消費者の小家族化傾向から小形化，個食化のニーズが強くなったことから，①形状，②口形などを含めた大きさ，③深さなどが異なる特注品タイプが多くなっている．口形は角形，丸形，菱形などがある．

弁当では，通常ご飯の主食とおかずの副食が口形を仕切って別々に詰められる．これは異なる内容物を別々に詰めることによって保存効果を上げるのに効果的である．

そうざいは，単品用容器から口形を仕切って複数品用にワンセットした容器まで使われている．

包装形態の主流は，①容器詰めした後シュリンク包装したもの，②ストレッチ包装，③袋詰包装などである．

弁当・そうざいの包装容器形態表を表2.21.3に示す．

2.21.5 弁当・そうざい包装の今後

1） 製造者と販売者を橋渡しする容器メーカー

消費者のニーズによる容器の多様化が可能になったのは，容器メーカーが製造者の製品企画からCAD/CAM（コンピューターを駆使して容器設計する）によって，モニターで立体イメージの確認，変更が容易にできる体制を整えたからである．一例として㈱ワークキャム社のトータルシステムでの作業工程を図2.21.2に示す．このトータルシステムにより作業工程が合理化され，試作容器完成までの納期が従来2～3週間かかっていたものが2～3日でできるようになった．容器メーカーはユーザー（製造者）の要望に答えるべく，環境対応の薄肉化，軽量化，機能性を考慮し，安全，衛生をを重視してHACCPまたはISO（International Standardization Organization, 国際標準化機構）シリーズを導入し，コストを安く，スピーディに作業を行っている．

しかし，この作業には製造者が容器メーカーに発注し（陳列効果まで配慮しない），容器メーカーは売場の販売者と折衝（陳列棚に制約がある）するということを行っているので，その間の意志の疎通がうまくいかないことがあり，まだむだが多い．製造者と販売者と容器メーカーとの3者が製品企画の段階から打ち合せていくと，もっとスピーディに製品化できるのではないかと思う．

2） 容器の標準化

上述のように容器には汎用品と特注品があるが，容器はますます多様化する傾向があり，また，皿の機能を持たせて美粧性を追及するとなる

2.21 弁当・そうざい類の包装

表 2.21.3 弁当・そうざいの包装形態表

包装容器	プラスチック							紙	経木	竹皮
種類	容器				蓋					
材質	PP	PPF	PS	HIPS	PE	OPS	A-PET			
〈弁当〉										
幕の内弁当		○	○	○		○	○	○	○	○
すし弁当			○	○		○	○	○	○	○
丼もの弁当			○							
調理パン	○				○			○		
〈そうざい〉										
和風系		○				○	○			
中華風系		○	○			○	○			
洋風系		○	○			○	○			
〈冷凍食品〉										
弁当	○	○				○				
そうざい	○	○				○				

A-PET：耐熱温度 60℃の食品容器として使用されている．

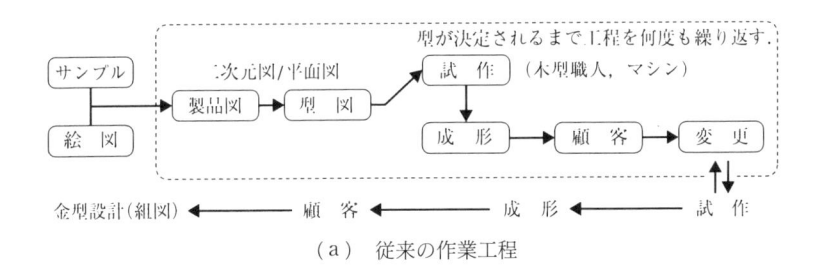

図 2.21.2 トータルシステムでの作業工程の一例
((株)ワークキャムのカタログより)

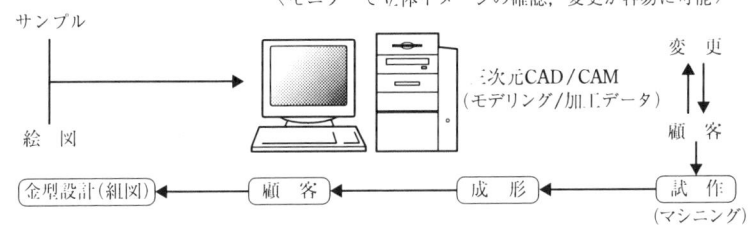

(a) 従来の作業工程
(b) トータルシステムでの作業工程

と品数は増えるばかりである．それに伴い容器のコストも高くなると，消費者のサービスにならないし，また，今後のごみ処理問題など環境資源対策を考慮すると，容器について標準化を図っていく必要があると思われる．

3) 新規の包装容器

(1) 電子レンジ料理用包装容器

電子レンジにある問題点は，袋を密封した状態で加熱すると爆発すること，加熱むらを生ずることである．

袋を密封した状態で加熱すると爆発することに対しては，製品の袋に穴をあけるという作業は消費者の手を煩わすが，これに対応する容器として①袋を上中下の3層にして，中を融点の低いフィルムとし，その両外のフィルムは融点は高いが小さな通気孔があるフィルムで積層したものにし，

加熱すると中のフィルムが融けて製品から出る蒸気が通気孔を通っていくようにしたもの，②フィルムの一部に加熱すると蒸気が逃げる開放口を設けたもの，③フィルムの内側の一部を印刷コートし，貼り合せて袋状にしたもので，加熱されて生ずる内圧によって，圧力釜感覚で内容物の調理が調整できるように内部印刷したところが剝離し，蒸気が逃げていくようにしたもの，④容器とその蓋をシールするさいにシールの一部が加熱時に剝離し，蒸気が逃げていくようにしたものなどが提案されている．このようにシール面の技術開発によりそのままセットして料理できるようになってきている．③では「レジレトタイ」および「料理のお袋さん」，④では「料理名人」という商品名で販売されている．

加熱むらを生ずることに対しては，容器の形状を工夫し，底の中央部を高くするとか，鋭角にするとか，反射材を入れたりして加熱むらを防止する容器が開発されている．

また製品の内容物で温めるものと温めないものとをバランスよくデザインしておく工夫も行われている．

この分野はまだ開発が必要とされる分野で，製造者と容器メーカーと電子レンジメーカーとの共同作業が必要である．

（2）色柄模様の容器

容器が内容物を引き立てるように，容器の内外の片面ないしは両面に色柄を表示したものが販売されている．個食型容器，キャラクター型容器，ボックス型容器など標準化されたものが販売されるであろう．

（3）紙容器

現在，撥水性の紙容器が成形され使用されているが，容器として腰の点，吸水性などに問題があり，水物系の食品には不向きである．そのために紙の表面にポリエチレンをラミネートしたものが使われている．これはポリエチレンの使用比率が少ないので紙として廃棄することができる．

容器包装リサイクル法の適用から紙容器への関心度が高まり，ケナフ材などを利用したものが開発されている．今後は成形性，腰，防水性などが解決されると広く使われるものと思われる．

引用・参考文献

1) (社)日本惣菜協会：伸びる惣菜のマーケットサイズ（1999）
2) 総務庁統計局：家計調査年報（平成10年）
3) (株)食品流通情報センター：食生活データ総合統計年報'99年版（1999）
4) (社)日本惣菜協会：弁当・そうざいの衛生規範（1995）
5) 環食第161号（1979）
6) (財)外食産業総合調査研究センター：弁当・調理パン基本技術ガイド（1999）
7) (社)日本惣菜協会：惣菜・弁当の期限設定について（1995）
8) (社)日本惣菜協会：人気の惣菜伸びる惣菜（1997）
9) (社)日本惣菜協会：惣菜におけるHACCP導入マニュアル（1999）
10) (財)外食産業総合調査研究センター：季刊外食産業研究：16(2)，(1997)
11) 芝崎 勲，横山理雄：新版食品包装講座第2刷，日報（1996）
12) 茂木幸夫，山本 敵，太田静行：ぜひ知っておきたい食品の包装，幸書房（1999）
13) 大須賀弘：新食品包装用フィルム，日報（1999）
14) プラスチックリサイクル研究会：プラスチックのリサイクル100の知識，東京書籍（1999）
15) 入江織美：完璧の駅弁，小学館文庫（1998）

（金澤　俊行）

2.22 乾燥食品の包装

はじめに

乾燥食品製造の目的は，水分を除去して微生物増殖や生化学的変化を抑制することにある．もっとも古典的な乾燥法は天日乾燥であり，その歴史は紀元前にまでさかのぼる．先人達の試行錯誤の末，発展してきた乾燥技術であるが今世紀には多くの新しい乾燥技術が生まれ，加工食品として我われの目に触れるようになった．

乾燥は食品からの脱水技術である．脱水の方法は蒸発と昇華に分けられ，水の状態変化に必要なエネルギーは主に熱として供給され，その方法には伝導，対流，輻射がある．さらに脱水時の圧力を考慮に入れると，食品の乾燥方法は**表 2.22.1**のように分類できる．原材料の状態や形状，要求される製品の品質や単価によって乾燥方法を選択することになるが，なかでも凍結乾燥法は素材を選ばない幅広い加工技術であるといえる．

凍結乾燥法は，一昔前には「夢の乾燥法」といわれ，特殊な技術のようなイメージがあったが，今日では即席食品の具などの製造に多く用いられる一般的な加工法として知られている．凍結乾燥食品の製造は，長年にわたり取り組まれてきた．本稿では，凍結乾燥食品の製造と特徴，保存と包装についていくつかの知見を述べてみたい．

2.22.1 凍結乾燥食品の動向

凍結乾燥法は，その原理が発見されて100年余り，乾燥技術として注目され医薬分野で乾燥血漿の大量生産が研究され始めて50年余り，食品分野で英国食糧省が中心となって研究され始めて40年余りといった比較的新しい乾燥技術である[2]．わが国においては30年余り前にその技術が導入されたが，他国の発展過程に見られるような，インスタントコーヒー市場の拡大による設備導入ではなく，カップ入り即席めんの発展とともに，凍結乾燥機の棚面積が拡大した．その後，ふりかけ，お茶漬けに凍結乾燥具材が多く使用されたり，みそ汁や卵スープ，おかゆや雑炊などといった固形化製品の伸びも著しく，国内の棚面積は**図 2.22.1**のように増加傾向にある[3]．

表 2.22.1 食品の乾燥方法[1]

脱水原理	伝熱方法	加 圧	常 圧	減 圧
蒸発	伝導	膨化乾燥	ドラム乾燥 フライ乾燥	減圧フライ乾燥
	対流		通風乾燥 噴霧乾燥 日陰干し	
	輻射		天日乾燥 赤外線乾燥 マイクロ波乾燥	真空乾燥
昇華	輻射			真空凍結乾燥

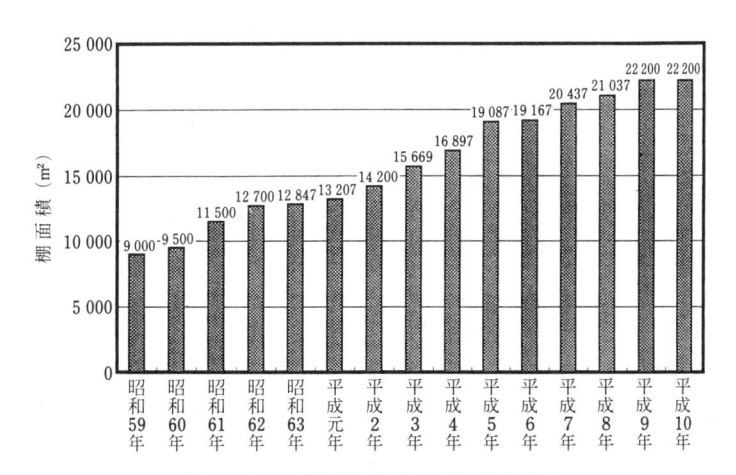

図 2.22.1 凍結乾燥食品界の設備規模[3]

(棚面積 m²)
- 昭和59年: 9 000
- 昭和60年: 9 500
- 昭和61年: 11 500
- 昭和62年: 12 700
- 昭和63年: 12 847
- 平成元年: 13 207
- 平成2年: 14 200
- 平成3年: 15 669
- 平成4年: 16 897
- 平成5年: 19 087
- 平成6年: 19 167
- 平成7年: 20 437
- 平成8年: 21 037
- 平成9年: 22 200
- 平成10年: 22 200

2.22.2 凍結乾燥食品の製造

1) 凍結乾燥の原理

凍結乾燥食品の製造について述べる前に，簡単にその乾燥原理に触れておきたい．凍結乾燥が昇華現象を利用した技術であることは表2.22.1にも示した．図2.22.2に凍結乾燥食品のモデルを示す．食品を冷却すると食品中の水が凍り始め，さらに冷却すると共晶といわれる溶液の凍結が起こる．完全に凍結した食品を高真空下におくと，固体から気体，つまり氷から水蒸気への状態変化＝昇華による脱水が始まる．昇華に必要なエネルギーを熱として供給すれば，食品は最後まで凍結したまますべての水が昇華し脱水される．でき上がった食品は収縮を起こさないため，多孔質の製品が得られる．以上が凍結乾燥の基本原理であるが，実際の製造工程では食品成分の季節的変動や凍結時の不均一性，外気温上昇に伴う表面の融解などに加え，乾燥時に供給する熱量の僅かな制御誤差による製品の融解などにより品質を損う場合もある．

2) 凍結乾燥の工程

固形みそ汁[4]を例に具体的な製造工程を述べてみよう．みそ汁の具としてネギ，わかめ，油揚げやほうれん草などは水または湯で洗浄した後，不可食部を除去して適当な大きさに切断し，加熱・調理する．これらを計量した後に糊料を混合して圧延，成形したものを凍結し，所定の大きさに切断する．これを凍結状態のままPP（polypropylene，ポリプロピレン）製の個食トレイに入れて，あらかじめ加熱殺菌した濃厚みそ汁調味液[5]を先の切断された冷凍状態の具を覆うようにトレイ内に充填して予備凍結を行う．PP製の個食トレイは乾燥機専用のアルミトレイに数十個から200個程度収容されて，大形の凍結庫において予備凍結操作を行う．庫内の温度と風速により凍結状態が異なるため，製品ごとに予備凍結温度と時間の設定が必要である．均一な凍結は，被乾燥物の品質を一定に保つのに重要な操作であり，乾燥後の品質に大きく影響する．みそ汁の場合は－30～－40℃の冷凍庫内で完全に凍結した後，乾燥用アルミトレイ内のPPトレイに入ったまま乾燥機に入れられる．乾燥中は乾燥室内の真空度と品温を制御し融解させないようにアルミトレイを加熱してゆく．約20時間の乾燥後，みそ汁は昇華脱水され氷結晶部分はそのまま空洞化し，製品は多孔質となって乾燥は終了となる．

他の乾燥法とはきわめて異なる凍結乾燥食品の

表2.22.2 凍結乾燥食品の特徴

長　所	短　所
形状の変化が少ない	吸湿しやすい
色の変化が少ない	酸化，変質しやすい
香りの保存が良い	壊れやすい
味，栄養価の変化が少ない	包装費用がかかる
復元性が良い	設備費，動力費が高い
長期保管が可能	kg単価が高い

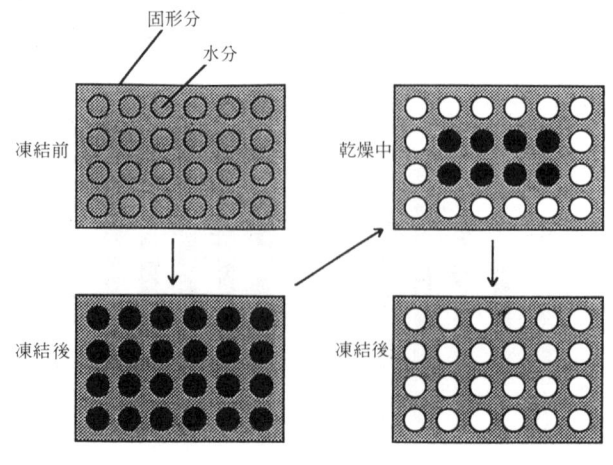

図2.22.2 凍結乾燥食品のモデル[1]

3) 凍結乾燥食品の保存性

通常の食品においては，微生物の成育は温度，湿度，pH，酸素など多くの因子の影響を受けるが，凍結乾燥食品の場合，前処理の段階で殺菌ができていれば，乾燥後の取扱いによる二次汚染を除いて微生物が問題になることは少ない．自由水を除去することで微生物が利用できる水を抑制し，増殖できない状態が乾燥食品であり，常温で貯蔵ができることが基本的原理である．しかしながら，凍結乾燥食品は表 2.22.2 にもあるように多孔質のため空気との接触面積が大きく，放置すると容易に吸湿する．これにともない，水分活性も上昇するのでかびが増殖することもあり，適切な包材を選定し保管することが重要である．

凍結乾燥食品中では酵素失活を行わず乾燥した場合，各種酵素によって変色などが見られることがある．乾燥直後のような水分活性が低い場合は，酵素的褐変は見られないが，上述のように乾燥品が吸湿して水分活性が上昇するにつれて褐変が進行する場合もある．自由水の増加により基質が移動しやすくなり，酵素活性が高くなるのが原因と考えられている．

非酵素的褐変もまた水分活性が低ければ起こりにくい．アミノカルボニル反応の抑制には一般に水分活性を低下させればよいといわれるが，魚肉など脂質の酸化が起こりやすい食品の場合，脂質酸化生成物であるカルボニル化合物が褐変反応に関与するため，水分活性を制御するだけで褐変防止はできない場合もある．

乾燥食品中の不飽和脂肪酸は空気中の酸素によって容易に酸化され，色調，味，香りなどが変化し品質低下を招く．Salwin[6] らによると，凍結乾燥食品の多孔質中に分散して存在する脂肪または脂溶性成分の表面に水の分子が単分子層以上に吸着していない場合は，酸素の影響を受け容易に酸化すると説明している．いい換えれば酸素が接触しにくいように水分子の被膜ができれば，酸化に対して安定となる．凍結乾燥法では低水分活性の製品が容易に得られるが，素材の特徴に応じて水分を吸着させて水分活性を制御することも場合によっては必要となる．凍結乾燥法の最大の弱点は酸化安定性であり，水分活性のコントロールとともに後述する抗酸化処理，そして本稿の課題である包材の選定と包装方法がきわめて重要である．

上述までの微生物の増殖，酵素活性，非酵素的褐変，脂質酸化安定性について Labuza[7] らの水分活性と反応速度の関係を図 2.22.3 に示す[8]．図からもわかるように乾燥食品においては，水分活性を 0.3 以下に抑えれば脂肪の酸化以外はほとんど問題にならない．

4) 抗 酸 化 処 理

抗酸化処理としては，一般にビタミンEを油

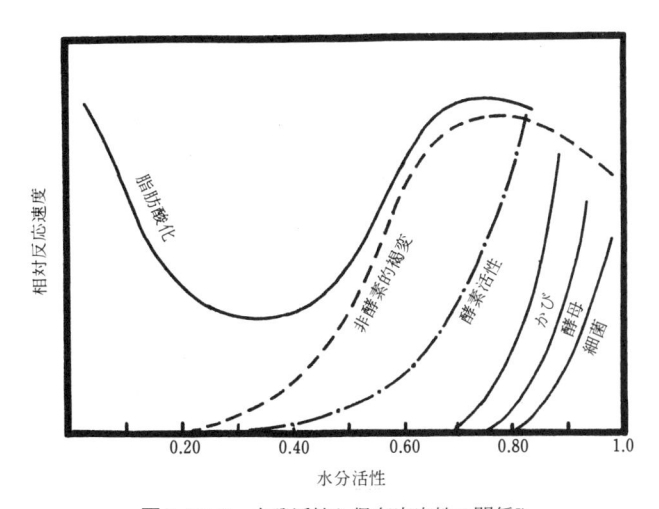

図 2.22.3　水分活性と保存安定性の関係[7]

脂に対して0.01～0.05%の割合で使用する．多すぎた場合にはビタミンE自身の酸化が進み，異臭を発生することもあるので注意を要する．また，ビタミンCを併用したり，シネルギストとしてクエン酸などを添加する場合もあり相乗効果が期待できる．図2.22.4に抗酸化剤の使用方法による豚脂の過酸化物価と貯蔵時間の関係を示す[1]．これによるとビタミンE 200 ppmとビタミンC 50 ppmを添加した場合の安定性がコントロールに比べて約9倍になっていることが分かる．

一般に味噌などのメラノイジンにはラジカルを捕捉する抗酸化作用があるといわれている．みそ汁には油揚げが具として使用されていることもあり，フライ油中と濃厚味噌調味液内にもビタミンEとビタミンCを添加して製品の酸化安定性を向上させている．

5) 仮包装

凍結乾燥機の多くはバッチ式であり，乾燥時間は製品の厚さや性質により異なる．上述のようにみそ汁の乾燥時間は約20時間前後といったところである．理想でいえば乾燥終了後，ただちに酸素と水蒸気を遮断する包材で包装するのが良いが，現実には夜中に乾燥が終了する場合や，作業の都合上すぐに包装できないため仮包装を行うケースが一般的である．数日程度の保管であれば，ポリエチレンに乾燥品と乾燥剤を入れて低温保管することもあるが，酸化しやすい製品や保管日数が長くなるようならアルミ積層フィルムに乾燥品を入れて窒素置換をするか，脱酸素剤を入れて包装するような配慮も必要となる．図2.22.5に凍結乾燥大豆の保存に脱酸素剤を入れた場合と，入れなかった場合の過酸化物価変化を示した．また図2.22.6に凍結乾燥スープの包装に窒素ガスを封入した場合と，しなかった場合の過酸化物価の変化を示した．両者からも分かるように凍結乾燥食品の保存安定性では，酸素との接触を抑制することが必要条件である．

2.22.3 凍結乾燥食品の包装と保存性

1) 作業環境

乾燥後の処理を行う作業場環境は，製品の吸湿を避ける目的で，湿度を可能なかぎり低く保つことが望ましい．乾燥品の水分活性に100をかけた湿度であれば理想的環境であるが，通常の場合50%以下の環境下で速やかに包装しているのが各社の現状のようである．凍結乾燥食品の場合，吸

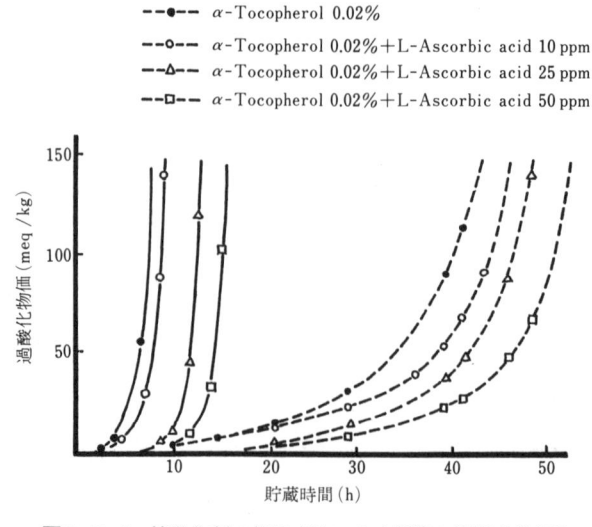

図2.22.4 抗酸化剤の使用方法による豚脂の過酸化物価[1]

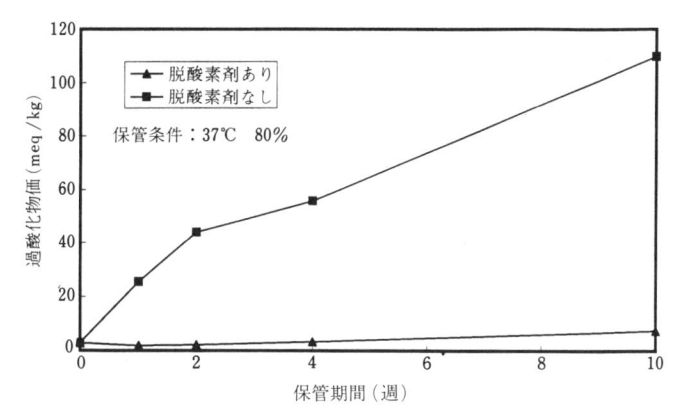

図 2.22.5　凍結乾燥大豆の保存性
(天野実業(株)開発部社内データ)

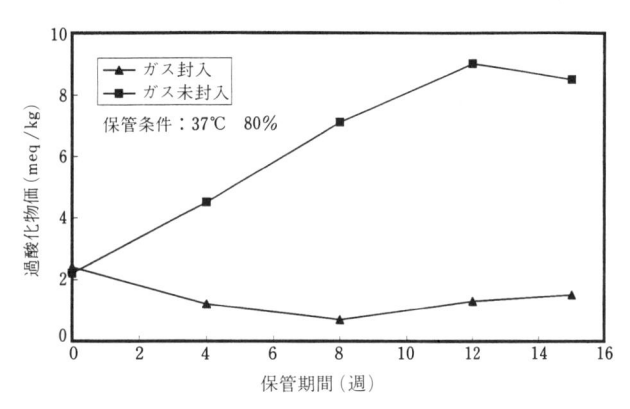

図 2.22.6　凍結乾燥スープの安定性評価
(天野実業(株)開発部社内データ)

湿と同時に，においの吸着も問題になることがあり，凍結乾燥機の洗浄と同様に乾燥後の作業環境には注意を払わなければならない．

2) 包材の選定

凍結乾燥食品は求められる賞味期限により使用する包材は異なる．業務用製品として出荷する凍結乾燥品では，厚手のポリエチレンに乾燥剤を入れて流通させる場合も多い．しかしながら，賞味期限が1年またはそれ以上を要求される固形みそ汁やスープなどはPET/Al/PEという構成を基本として，内容物の安定度によって通常包装，窒素ガス封入，脱酸素剤併用といったピロー包装形

PET：polyethylene terephthalate, ポリエチレンテレフタレート
EVOH：ethylene vinylalcohol copolymer, エチレンビニルアルコール共重合体
PE：polyethylene, ポリエチレン

態をとっている．魚介類や不安定な油脂，カロチノイドを含むものなどは非常に酸化されやすく包装品の残存酸素濃度は1%以下に抑える必要がある．容器に収容して包装する場合にはPP/EVOH/PPの基材を成形したものに，先のアルミ積層フィルムを上蓋として窒素ガス置換シールを行う．この場合も容器内の残存酸素濃度を1%以内に抑える必要がある．このようにして包装した商品の保存性試験の結果を図2.22.7に示す．25℃，80%の環境で1年間保存試験をした結果，POV（peroxide value，過酸化物価）も目立った変化はなく水分，残存酸素ともにほとんど変化は見られなかった．この間，同時に官能検査を行ったが色調，風味ともに包装直後のコントロール品と比較して大差は認められなかった[9,10]．

以上のように凍結乾燥食品の製造・流通においては水蒸気透過と酸素透過に対して高いバリヤー

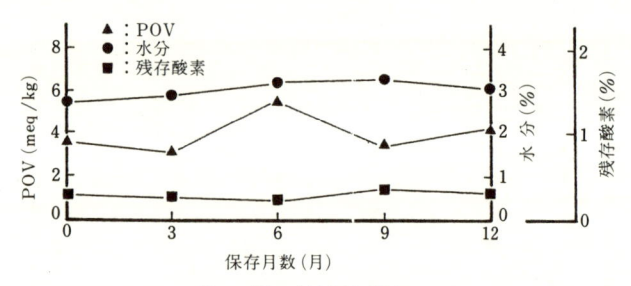

試　　料：凍結乾燥洋風スープ
保存条件：温度25℃，RH 80％

図2.22.7　凍結乾燥洋風スープの保存中における変化
（天野実業（株）開発部社内データ）

性を有する包材を選定し，必要に応じて包装時に機械的・化学的に酸素を除去することで高い保存性を確立することができる．

2.22.4　これからの乾燥食品包装の包材

凍結乾燥食品を中心に乾燥食品の特性と包装の現状を分かりやすく記述したつもりである．凍結乾燥食品は業務用部品供給から消費者用メニュー商品へ発展した．それにともない，包材は保存性という機能と，商品イメージというマーケティング的側面，そして次世代に向けて環境への配慮やエネルギー削減といった問題を解決する新規な包装材料，包装形態が求められている．現状のアルミ積層フィルムは酸素透過性，水蒸気透過性ともに優れており，包装後の内容物の安定性は確かに高いが，廃棄物，環境，エネルギー削減という観点から見ると決して万能な素材ではない．凍結乾燥食品メーカーの立場から包材・包装に関する知見と問題点を提起させていただくことで，新規包材の開発を心より願うものとして本稿を終わらせていただく．

引用・参考文献

1) 天野　肇：食品製造・流通データ集, p. 479, 480, 482, 産業調査会事典出版センター（1998）
2) 木村　進, 太田勇夫, 益子正教他：真空乾燥, p. 26, 日刊工業新聞社（1967）
3) 凍結乾燥食品工業会発表：日本食糧新聞（1999年6月16日掲載）
4) 天野実業：製法特許1357569号（1987）
5) 天野実業：製法特許1528242号（1989）
6) H. Salwin：*Food Technol.*, **17**(9), 34 (1963)
7) T. P. Labuza：*Food Technol.*, **2**, 355 (1973)
8) 木村　進：乾燥食品事典, p. 417, 朝倉書店（1986）
9) 天野　肇：食品の腐敗変敗防止対策ハンドブック, p. 373, サイエンスフォーラム（1996）
10) 天野　肇：同書, p. 374, サイエンスフォーラム（1996）

（天野　肇）

第3章　医薬品の包装技法と品質保持

3.1　医薬品の品質とそれに係わる法的規制

包装・容器の目的は基本的には他の製品と同様，①包装内容物の品質の保持，②使用性の向上・情報伝達性，③購買訴求性の向上の3機能であるが，人体の安全性を直接左右する医薬品において品質保持がとくに重要視されるのは当然のことである．

医薬品の品質とは，製剤自身の品質のみではなく包装や表示を含めた全体のいわば「医薬品システム」全体の品質を指していると考えるべきであろう．この「医薬品システム」の品質を保証することを目的として薬事法[1]の中にGMP（good manufacturing practice，品質の良い優れた製品）が取り入れられ，バリデーションなどが重要視されている．

GMPにおいては不良品の定義がつぎのようになされている．

1)　薬事法第56条などに該当する不良医薬品

① 性状または品質が日本薬局方の基準に不適合な医薬品．
② 成分・分量または性状・品質が厚生大臣の定めた基準または承認規格に不適合な医薬品．
③ 生物学的製剤・抗菌性物質製剤基準等保健衛生上特別に注意を要する基準に不適合な医薬品．
④ 不潔な物質が混入した医薬品，変質・変敗している医薬品．
⑤ 異物が混入したり付着している医薬品．
⑥ 病原微生物によって汚染されている医薬品．
⑦ 指定外のタール色素を使用した医薬品．

2)　不正表示医薬品

① 毒薬および劇薬の表示義務違反のある医薬品．
② 直接の容器などに対する記載事項違反のある医薬品．
③ 外部の容器または被包に表示義務違反のある医薬品．
④ 添付文書などの記載事項違反のある医薬品．
⑤ 記載禁止事項のある医薬品．

3)　封が不良の医薬品

① 封のなされていない医薬品．

4)　そ の 他

有害な容器または被包を使用した医薬品および無許可医薬品．

これらの不良の定義に該当する医薬品については回収義務が課せられており[2]，関連する事故が報道されているのは周知のとおりである．包装・材料関係でも，ガラス片・ゴム片・毛髪などの異物や昆虫の混入あるいは表示義務違反などの例がかなり発生している．回収時には厚生大臣への報告が必要で，それに基づいて行政指導・処分がなされる．医薬品メーカーとしてはまず回収問題を発生させないことが肝要であるが，長い将来にわたって，回収問題皆無のまま存続できる会社があるとは考えにくい．回収問題は経済的損失のみならず会社に対する信頼感喪失など長期にわたる問題を投げかけることになるから，危機管理体制の構築が重要になる．回収を実施せざるを得なくなった場合には，つぎのような実施手順に従って回収作業を行わなければならない．

5)　回収時に行うべき事項

① 回収終了目標を明示する．
② 回収範囲（回収すべき製品の範囲および回収対象となる販売業者，医療機関または患者の区別）を明確にする．
③ 回収を行った施設ごとに回収数量などを文書によって確認する．
④ 回収の進捗状況について，行政機関に定期的に報告する．
⑤ 回収終了時点で，行政機関に対して回収報告を提出する．
⑥ 原因が不明のまま回収に至った場合には，引き続き原因究明を行う．

6) 回収報告および情報提供

以下の諸事項について回収に着手した後，可及的速やかに行政機関に書面で報告するとともに，製品が納入されている医療機関へ周知徹底を図る．

① 回収の対象になる医薬品の名称（一般名および販売名），承認番号，承認年月日および製造許可年月日．
② 回収の対象となる品目の数量，製造番号または製造記号，製造年月日，出荷時期および出荷先．
③ 当該品目の製造所の名称および所在地．
④ 回収に着手した年月日．
⑤ 回収の方法．
⑥ 保健衛生上の被害の発生または拡大の防止のために講じようとする措置の内容．
⑦ 連絡先および担当者氏名．

このように医薬品の品質保証は，内容物の安定性のみではなく上述のように「医薬品システム」全体に配慮することによって可能になることが理解できるが，紙数に限りがあるので本稿では包装内医薬品の安定性を適切に評価しつつ，包装設計を行うことによって適正な品質保証することに重点を置きたい．

3.2 医薬品の安定性の基礎

3.2.1 医薬品の承認と安定性

医薬品は国民の健康を直接左右するという観点から，その製造・販売を行うためには国の承認・許可が必要である．承認申請にあたっては当該品目の安定性に関する詳細なデータが必要とされる．安定性試験を各社各様に実施するという状況下では，安定性の判定に困難がともなうのみならず，データの整合性にも問題が発生する．このような難点を克服することを目的として医薬品製造指針[3]には安定性試験に関するガイドラインが収載されている．このガイドラインには日本・米国・EUの3極によるICH（International Conference for Harmonization）による検討結果が反映されている．

今後，改訂される可能性が大であり，実際の検討に当っては最新のガイドラインを参照すべきであるが，以下，「安定性試験実施方法のガイドライン」の中から新有効成分含有医薬品を対象とする部分を抜粋して述べる．

〈安定性試験実施方法のガイドライン（抜粋）〉

1. 目　的
　医薬品の承認申請における安定性試験は，医薬品の有効性及び安全性を維持するために必要な品質の安定性を評価し，医薬品の貯蔵方法及び有効期間の設定に必要な情報を得るために行う試験である．安定性試験には，長期保存試験，加速試験及び苛酷試験の3種類があり，それぞれの目的は次のとおりである．

(1) 長期保存試験
　長期保存試験は，申請する貯蔵方法において，原体又は製剤の物理的，化学的，生物学的及び微生物学的性質が申請する有効期間を通じて適正に保持されることを評価するための試験である．

(2) 加速試験
　加速試験は，申請する貯蔵方法で長期間保存した場合の化学的変化を予測すると同時に流通期間中に起こりうる上記貯蔵方法からの短期的な逸脱の影響を評価するための試験である．加速試験は，原薬又は製剤の化学的変化又は物理的変化を促進する保存条件を用いて行う．なお，加速試験の結果が物理的変化の予測に適用できるとは限らない．

(3) 苛酷試験
　苛酷試験は，流通の間に遭遇する可能性のある苛酷な条件における品質に関する情報を得るための試験であり，加速試験よりも苛酷な保存条件を用いて行う．苛酷試験は，医薬品本来の安定性に関する特性，即ち分解生成物，分解経路，分解機構を解明するため，さらに安定性試験に用いる分解生成物の分析方法の適合性を確認するためにも利用できる．

　また，特殊な製剤の場合，特別な保存条件での安定性を評価するために実施する．

2. 製剤の安定性試験
(1) 一般的事項
　製剤の安定性試験は，原薬の反応性及び特性，並びに原薬の安定性試験の成績を十分考慮に入れて実施する．保存中に生ずると予測される変化及び安定性試験の対象となる測定項目の選定根拠を添付資料に記載する．
(2) 長期保存試験および加速試験

1) 検　　体
① 長期保存試験及び加速試験は，3ロットについて実施する．3ロットのうちの2ロットはパイロットプラントスケール以上とし，他のロットは小規模でも差し支えない．

検体の製造方法は，実生産で適用されるような方法を十分に反映するものとし，製造工程は，検体が実生産と同等な品質となるようにする．可能ならば，検体を採取する製剤の各ロットは，異なる原薬ロットを使用して製造する．成分分量及び包装は申請するものと同一のものとする．

② 実験室スケールのロットのデータ及び実生産を反映していない成分分量又は包装のデータは，参考資料として提出できる．

2) 測定項目及び測定方法
① 測定項目としては，承認申請書の規格及び試験方法欄に設定する項目にとらわれることなく，保存により影響を受け易い項目および品質，安全性又は有効性に影響を与えるような項目を選定する．測定方法としては，バリデートされた測定方法を採用する．測定の繰返し回数は，分析法バリデーションの結果に基づき決定する．

② 測定項目としては，化学的及び生物学的安定性のみならず，物理的性質及び特性，官能試験，保存剤の減少及び必要ならば微生物学的評価を含める．保存剤を含む製剤では，保存剤の量又は効力を測定する．

※測定項目
承認申請書の規格及び試験方法欄に設定する項目のうち，保存により影響を受け易いと判断される項目のほか，目的に応じて下記のような項目が挙げられる．
・製剤については，含量（力価）・分解生成物の量・性状・溶状・光学的純度等
・製剤の剤形に応じて検討すべき項目の例
水分：錠剤，カプセル剤，散剤，用時溶解又は懸濁して用いる固形製剤等
溶出又は放出特性：錠剤，カプセル剤，懸濁剤，坐剤，経皮吸収剤等
pH：液状製剤，用時溶解又は懸濁して用いる固形製剤等
重量変化：プラスチック容器を用いた液剤又は半固形製剤等
粒度分布：懸濁剤，乳剤，吸入エアゾール剤等
粘度：乳剤等
溶出物：大容量注射剤等
不溶性微粒子：大容量注射剤等

粘着力：硬膏剤等
溶融温度：坐剤等
硬度：錠剤等

3) 保存条件
① 試験期間及び保存条件は，申請する有効期間，保管，流通，及び使用（例えば，用法で示された溶解又は希釈）の条件を十分考慮に入れて設定する．

② 長期保存試験及び加速試験の標準保存条件及び承認申請に必要な最短保存期間については，次のとおりとする．

	条件	承認申請時の最短保存期間
長期試験	25℃±2℃／60%RH±5%	12ヶ月
加速試験	40℃±2℃／75%RH±5%	6ヶ月

③ 高い相対湿度条件は特に固形剤に適用する．水分が透過しない材質の包装に入れられた注射剤，懸濁液製剤等の製品については，標準保存条件と同じ温度条件を適用するが，湿度を調節する必要はない．水分透過性の材質の包装に入れられた製剤では低い湿度条件（例えば，10～20%RH）が安定性に影響することがある（例えば，プラスチックバッグに充填された液剤，小さなプラスチック容器に充填された点鼻薬）場合，低い湿度条件を考慮する．

④ 根拠があれば，他の保存条件を採用することができる．特に，温度に影響を受けやすい製剤であって，貯蔵温度を貯蔵方法欄に記載する場合の保存温度は，長期保存試験にあっては設定する貯蔵温度，加速試験にあっては設定する貯蔵温度より15℃高い温度とし，湿度条件を適切に設定する．

低温保存条件で物理的に変化する製品については特にその影響を検出できる条件も設定する．低温保存条件で物理的に変化する場合については特にその影響を検出できる条件も設定する．

⑤ 40℃±2℃／75%±5%RH での6ヶ月の加速試験において規格からの逸脱が認められた場合（ただし，含量は初期の定量値から5%以上減少した場合とする），中間的な条件（例えば，30℃±2℃／60%±5%RH）で1年間の追加の加速試験を実施する．

※温度条件は，長期保存条件+5℃と固定されているわけではない．採用した温度条件で1年間規格値を逸脱しないことを実証する必要がある．

※製剤の加速試験において，中間的な条件での

加速試験を実施するのは，例えば，次のような品質の変化があった場合である．
- 試験開始時の定量値（力価）から5％以上減少した場合
- 特定の分解生成物が規格値を越えた場合
- pHが規格値を逸脱した場合
- 溶出試験で規格を逸脱した場合
- 色，相分離，再懸濁性，1回当たりの噴霧量，ケーキング，硬度等が規格から逸脱した場合

4) 測定時期

① 測定時期は，長期保存試験にあっては，通常，1年目は3ケ月毎，2年目は6ケ月毎，その後は1年毎とし，加速試験にあっては試験開始時期を含めて適切に設定する．

※医薬品の安定性の程度にもよるが，統計処理の観点等から考えれば，通常，開始時期を含めて4回以上が推奨される．

② もし妥当であれば，マトリキシング法又はブランケット法を使用できる．

※マトリキシング法

ある特定の測定時点で全検体のうちの一部を試験する安定性試験の統計的方法．マトリキシング法は，1つ以上の変数を評価する場合に試験を省略できる．連続する2つの測定時点では，全検体のうちの異なる組合わせが試験される．この手法は，全検体の安定性は，一部分の検体の安定性で代表されるとの仮定に基づいている．長期保存試験の最初と最後には全検体を試験する必要がある．マトリキシング法が適用できる場合は，例えば，異なるロット，異なる含量，同じ容器でサイズの異なる場合である．異なる容器にも適用できる場合がある．

※ブランケット法

いかなる測定時点においても，例えば容器サイズや含量の両極のものを検体とする安定性試験の方法．この手法は，中間的な条件にある検体の安定性は，両極端の検体の安定性により代表されるとの仮定に基づいている．一連の異なる含量の製剤が試験される場合，特に製剤の成分が類似している（同様の組成の原料顆粒を使用して製造した含量違いの錠剤，同一の組成の原料顆粒及び異なるサイズのカプセルを使用して異なる充填量で製造したカプセル剤）ならば，ブランケット法が適用できる．

一連の異なるサイズの容器の製剤が試験される場合，直接の容器の構成材料の材質及び蓋のタイプが同一ならば，ブランケット法が適用できる．

5) 包　装

検体の包装は，申請する包装と同一のものとする．無包装の製剤での追加の試験により，包装の効果を評価することができる．また，最終的な包装を決定するために，他の包装材料で実施された試験も有用である．

※無包装の製剤の安定性試験は，最終包装形態における安定性試験に代えることはできない．今後は，最終包装形態で安定性試験を実施することが必要である．直接製剤に触れる容器で実施した安定性試験は，それ以降の包装が安定性に影響しない場合に限り，直接製剤に触れる容器以降の包装形態での安定性試験に代えることができる．

6) 評　価

① 経時的に減少する定量値から有効期間を求める場合，分解曲線の95％片側信頼限界が規格値の下限値と交差する時期をもって決定する．ロット間の変動が小さいことが統計解析から明らかにされた場合は，全ロットのデータを一括して評価することができる．また，全ロットのデータを一括して評価することが不適切な場合は，個々のロットの有効期間のうちの最短の期間を有効期間とする．

※全ロットのデータの一括

個々のロットの回帰直線の傾き及び縦軸切片に対して適切な統計解析を適用する．ここで有意水準αは0.25とする．

② 通常，残存量は時間の1次，2次又は3次関数によって表される．あるいは残存量の対数が時間の1次関数によって表される場合もある．個々のプロットのデータ又は全ロットを一括したデータが，推定された分解直線又は曲線に適合するかどうかは統計解析により検定する．

③ 得られたデータから有効成分が有効期間中ほとんど分解せず，変動もほとんどないことが示され，申請する有効期間が十分保証される場合は，通常，その旨を記載し，正式な統計解析を実施する必要はない．

④ 有効成分の定量値のみならず，測定項目全般にわたって評価する必要がある．妥当ならば，物質収支の適用を考慮する．

(3) 苛酷試験

1) 検体及び測定資料

1ロットの製剤から採取する．原則として包装を除いた状態で行うが，必要に応じて包装をした状態での試験を行う．

2) 保存条件

光，極端な温度変動や湿度変動，及び凍結によって品質の変動が予想される製剤については，その影響を検出できる条件を設定する．
※特殊な製剤の例：懸濁剤，乳剤，半固形製剤等．

3.2.2 医薬品の品質に影響を与える外的要因

上述のように薬事法やGMPと品質保証には密接な関係があるが，その点については別項で論じられることになっているので，以下，化学反応速度論的な観点から見た品質保証について述べる．

基本的には医薬品のほとんどの品質劣化が，何らかの化学反応によって引き起こされている現状を考慮するとき，医薬品の品質保証における反応速度論的アプローチはさらに重要視されてしかるべきである．不安定な医薬品では時間の経過とともに分解物・不純物などを生じ，結果として有効性を失うのみか副作用などを引き起こす結果にもなりかねない．医薬品に対して多種多様なストレスが加えられると，それぞれのストレスに対応した種々の反応が起き，結果として品質劣化が発生し，ついには商品価値を失うに至る．

安定性に悪影響を与えるのは，「温度」「湿度」「酸素」「光」「微生物」「振動」「衝撃」などの「環境ストレス」である．表3.2.1，表3.2.2に示したように劣化メカニズム，劣化形態，時間的要因間の相互関係を念頭に置きつつ，問題の本質を見極めることが重要である[4]．製剤の安定性に対する温度，相対湿度，光，微生物，物理的衝撃など

表3.2.2 劣化ステージとモデル化[4]

劣化発生ステージ	内部メカニズム	観測または測定	解析およびモデル化
原料合成工程 製剤工程 包装工程 仕上げ工程	ストレス 時間	特性値 劣化時間	劣化ステージ 劣化メカニズム ↓ 観測
試験ステージ 物流・保管 使用・消費 包装材質銘柄 材料製造方法 材料構成など	劣化機構 劣化形態	物理化学的測定・観測及び官能的観測など	↓ 統合化 最弱リンクモデル 反応論モデル ストレス・強度モデル

の外部的要因の影響は複雑でかつ大きい．

1) 温度

一般論としてすべての物質の安定性は温度の影響を免れることはできない．通常の化学反応のみではなくサスペンジョンやエマルジョンの安定性も大きな影響をこうむる．つまり温度はその絶対値のみならず，凍結・解凍に見られるような温度の上昇・下降も，致命的な悪影響を及ぼす．周知のように化学反応と温度の関係は，アーレニウスの関係によっておおむね表現できる．

2) 相対湿度（「湿度」と略称）

湿度とは，ある一定温度の環境の大気中に含まれる水蒸気とその温度で環境が含み得る最大限の水蒸気の量を，水蒸気圧比で表したものである．湿度はギブスの自由エネルギーと一義的な関係を有しており，固形剤は環境の絶対水分量ではなくこの湿度に対応して吸・脱湿し，その水分が反応を促進することで品質劣化が進む．一方，ある環

表3.2.1 ストレスと劣化機構・形態の相互関係[4]

環境ストレス	時間的要素	劣化メカニズム	劣 化 形 態
温度	時間の長さ	化学変化	色調・光沢変化
酸素	ストレスの順序	（酸化・還元など）	臭気発生および変化
光線	ストレスの回帰	吸着・吸湿	味の変化
放射線	ストレスの強度変化	分離	分散性の悪化
電磁波	⋮	重量変化	崩壊性・溶出性変化
ガス	⋮	腐食	硬度劣化
微生物	⋮	昇華・蒸発	主成分分解
振動	⋮	拡散	成分間相互作用
落下	⋮	材料と製剤の相互作用	摩損などの物理的変化
圧縮	⋮	⋮	⋮
複合ストレス	⋮	⋮	⋮
⋮	⋮	⋮	⋮

境下に固形物質が保管されたとき，その固形物質の水蒸気圧と，同一温度における純水の蒸気圧の比を水分活性と称している．相対湿度は固形物質の水分活性ときわめて密接な関係を有している．

3) 酸素

大気中の約21%を占める酸素は製剤の酸化分解などを促進し，品質劣化を助長する．固形物質の場合には，比較的遅い酸化反応が多いとされているが，製剤中に過酸化物や重金属イオンが共存している場合には，反応は促進される．もちろん，製剤中に酸化防止剤を添加して酸化反応を抑制することも行われるが，酸素透過性の低い包装材料によって酸素の侵入を遅延させたり，脱酸素剤によって酸素濃度を強制的に低くしたり，容器内を減圧したり，活性ガスによって置換したりするなど種々の手段によって安定性向上が図られている．固形剤の場合には，酸素が存在しても低水分含量の場合には見かけ上の変化が認められないことが多い．

4) 光

医薬品として利用される有機化合物は物質に特有なスペクトルを有し，保管中に紫外部または可視部の光線を吸収して光化学反応を起こし，分解に至ることがしばしば見受けられる．つまり光による劣化は，光線のエネルギー波長分布と個々の医薬品に特異的に存在する劣化波長，すなわちもっとも敏感な波長に依存する．したがって医薬品の光吸収スペクトルを測定し，当該波長領域に光化学反応があるか否かを調べれば，耐光性を定性的に類推することができる．光は光源によってその波長分布が大きく異なることに留意する必要がある．日本薬局方でも「遮光とは通常の取扱い，運搬または保存状態において，内容医薬品に規定された性状および品質に対して影響を与える光の透過を防ぎ，内容医薬品を光の影響から保護することができることをいう」そして「遮光の目的を達するには，その容器自体が遮光性を有するのがもっとも良い」と規定されており，褐色アンプルなどがそれに対応する．主として290～450 nmの近紫外部の波長が問題にされている[5]．

ただ，固形剤の場合には表面への影響のみにとどまることが多いから，温度・湿度に比較すれば影響の及ぶ範囲はより狭く，遮光も比較的容易である．

5) 微生物

かび・細菌などの微生物がある範囲の温度・湿度条件下で包装内製剤などを培地として増殖することによって，商品価値が失われることがある．微生物の生育によって，包装内製剤の品質が劣化するうえ，それ自身有害な微生物も存在する訳であるから，製造・保管・輸送などに充分な注意が必要である．微生物の生育・増殖に，環境の湿度または製剤の水分活性が大きな影響を与えることは明確である．また，注射剤や点眼剤のような無菌製剤では，安定性に問題がなくても微生物が直接容器内に存在することは許されない．

6) 物理的衝撃

物理的衝撃が化学反応に直接悪影響を与えることはほとんどないが，たとえば吸湿した固形物質が衝撃によって破損・変形したり，摩損したりするなどの問題が発生する．物理的衝撃でもっとも問題になりやすいのは，落下・振動による衝撃である．また，物理的衝撃によって固形剤の摩損・破損のみならず包装容器の変形・破損が発生することがある．もちろん個装の破損によって内容製剤が個装外に出るなどの事態は論外である．

3.2.3 劣化モデル

一般論として医薬品の品質劣化を考慮するうえで，ストレス・時間的要素・劣化メカニズム・劣化形態などの関係を充分考慮のうえ，劣化モデルなどを常に念頭に置くのが適切なアプローチ法である．劣化モデルには，大別して限界モデルと反応論モデルに代表されるような耐久モデルがあるが，医薬品の劣化はほとんど反応論モデルに属している[6]．

上述のように固形剤・液剤・材料などいずれの場合にも，表面的な変化はその内部の微視的変化の反映である．種々のストレスによって製剤や材料内部において反応が起こり，平衡状態や化学組成・結晶構造・結合力などに変化をきたし，ついで酸化，析出，拡散，蒸発，摩耗，疲労，透過などが発生し，劣化するに至る．

これらの反応によって問題とする特性値があら

3.3 防湿包装

3.3.1 反応機構・劣化形態とストレス

反応論モデルにおいて主として問題にされているストレスはやはり温度であり，ある特定の特性値と温度の関係を経時的に追跡し，その挙動を確かめることが多い．反応論モデルが重要視される理由は，上述のように温度があらゆる現象に対して普遍的に影響を及ぼすからである．通常の固形剤は室温ではおおむね安定であるが，製剤に熱エネルギーが加えられると「エネルギーの壁」を乗り越えて劣化反応が進行する．この「エネルギーの壁」（図3.3.1参照）を「活性化エネルギー」と呼んでいる．この活性化エネルギーの壁を乗り越えた後，どのような化学反応が進行するかは，固形剤の反応機構が複雑なこともあり，詳細な内容が明らかになっていることは少ない．純粋で単一な医薬品の分解ですら，複数の機構に基づく反応が平行して進行したり，その一部で逐次的に異なる反応が進行したりするのがむしろ普通であるといい得る．反応のタイプは，熱分解のほか，酸化，還元，加水分解，縮（重）合，自動酸化など多岐にわたる．化学変化ではなくても，結晶系の変化なども安定性の観点から，しばしば決定的な意味を持つことがあるし，さらに視点を変えれば非可逆反応，可逆反応，平衡反応，逐次反応，平行反応などさまざまな態様を示すことがある．

一般論としては，反応機構が明確であることが望ましいが，安定性の定量的評価や防湿包装・安定性予測などに基づく包装設計においては，反応機構の解明を必要としないケースが多い．むしろ包装設計においては，有効成分の残存率に焦点を絞ったり，主薬の含量変化よりも色調変化を追跡するなど，シェルフライフを支配する特性を問題にすることのほうが実用的で有用である．

3.3.2 反応速度および反応次数

反応速度は，通常，反応速度定数によって表記されるが，実際には問題とする物質の濃度 C の時間変化，すなわち dC/dt で表現する．多くの場合，反応速度は物質濃度に依存することが多いが，より具体的にいうと濃度の 0, 1/2, 1, 2 乗に比例するなどのいくつかの類型があることが知られている．しかし図3.3.2に示すように，分解率15％以下の範囲内では（実際の商品の安定性を問題とするに当たっては5％程度が目安となる），0次反応・1次反応の区別は判然とせず，10％以下では，0次反応・1次反応・2次反応の区別も困難である．つまり，実際には0次反応・1次反応で充分解析が可能であることを示している．包装

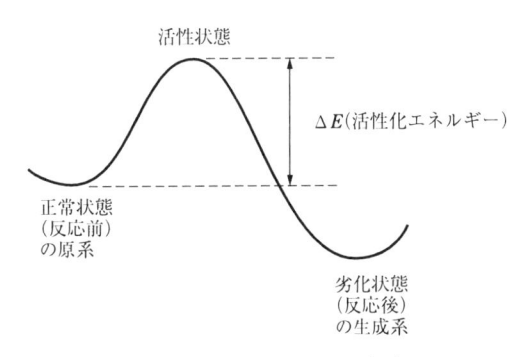

図3.3.1 活性化エネルギー概念図

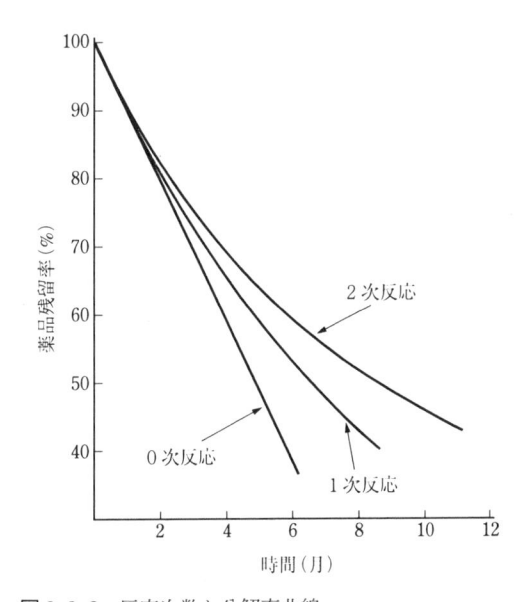

図3.3.2 反応次数と分解率曲線
（林 直一：包装アカデミー講座，第1期医薬品包装コース，安定性と包装，p.26，日本包装技術協会（昭和63））

設計時には単純化を目的として1次反応で解析することが多い．

1) 1次反応による反応速度定数推定法

1次反応形式は，反応速度が反応物質の濃度に比例するとするものである．これを式で表現するとつぎのようになる．

$$-dC/dt = k_t \quad (3.1)$$

ただし，C：反応物質の濃度，k：反応速度定数，t：時間

$$\ln(C/C_0) = -k_t \quad (3.2)$$

ただし，C_0：反応物質の初期濃度

となる．問題としている成分の分解率すなわち C/C_0 の対数値を縦軸に，時間を横軸にとってプロットしたとき，直線を示す場合には，その反応はみかけ上1次反応であると考えることができる．直線の勾配が反応速度を表現する反応速度定数となる．

昨今はパソコンで回帰直線を簡単に得ることができるから，速度定数も容易に算出できることになる．

3.3.3 反応速度の温度および温度以外のストレス依存性

一般的に化学反応は，温度の上昇とともに増大する．温度と反応速度定数の間には，つぎに示すようなアーレニウスの関係が成立している．

$$\ln k = \ln k_0 - E_A/RT \quad (3.3)$$

ただし，k_0：頻度因子（反応に特有な定数），E_A：反応の活性化エネルギー，R：気体定数，T：絶対温度

本式が成立している場合には，$\ln k$ を縦軸，$1/T$ を横軸にしてプロットしたとき直線が得られる．直線の勾配から活性化エネルギー E_A が，切片から頻度因子 k_0 が得られる．

このような操作により，高温における虐待経時試験結果から室温・長期保存下における反応速度定数を推定できる．E_A が大きい場合には，高温における反応速度が相対的に大きく，低温では反応速度が相対的に小さい．医薬品では一般に E_A が 10 kcal/mol 以下の医薬品は稀で，加水分解反応の E_A はおおむね 10〜30 kcal/mol 程度，熱分解反応ではときとして 50〜70 kcal/mol に達することがある．逆に拡散律速や光分解が律速であるような反応では E_A が 2〜5 kcal/mol に過ぎないこともある．

劣化現象には，ある臨界点以上の温度でしか反応が起こらないものや，吸湿性がある湿度以上でのみ起こるものなど，反応を複雑にする要因が数多くある．高温と室温での反応機構が同一であれば，その反応速度定数とシェルフライフの関係はつぎのようになる．

$$L_{st}/L = k/k_{st} \quad (3.4)$$

ただし，L_{st}：基準状態におけるシェルフライフ，L：加速状態（高温状態）におけるシェルフライフ，k_{st}：基準状態における反応速度定数，k：加速状態（高温状態）における反応速度定数

(3.4)式で表される値はいわば「加速係数」である．速度定数にアーレニウスの式を代入することによって加速係数を温度の比の関数として表現することができる．もちろん(3.3)式のアーレニウスの関係が常に成立する訳ではない．

その原因としては種々考えられる[7,8]が，たとえば，反応が水溶液中の酸素濃度に依存する場合，温度上昇に伴って反応速度は増大するが，一方において酸素の溶解度は減少するから，反応全体を見たときには両者の効果が相殺される結果となる．また，40，50℃のような高温で固形剤の保存試験を実施するような場合には，湿度制御をしないかぎり恒温槽内の湿度は低下し，防湿度の劣る容器に封入されたサンプルのほうが防湿性の優れた容器に封入されたものよりも，むしろ安定性に勝るという結果をもたらすこともある．これは，防湿性の劣る容器ほどサンプル中の水分含量が低下することに起因している．

反応速度が，単なる温度のみの関数ではなくギブスの自由エネルギーを問題にすべきとき，すなわち定圧下における反応の場合には，活性化エネルギーの代わりにギブスの自由エネルギー G を使用することも可能である．

温度以外のストレス S の影響は「α 乗則」によって記述できることがある．

$$k = A \cdot S^\alpha \quad (3.5)$$

ただし，A：定数，α：反応に特有な定数

この場合の加速係数はつぎのようになる．

$$L_{st}/L=(S/S_{st})^\alpha \qquad (3.6)$$

また,熱以外のストレスを含む場合の反応速度定数と温度の関係は次式で解析できる.

$$k=[\kappa T/h]\cdot\exp[-H/\kappa T]\cdot S^\alpha \qquad (3.7)$$

ただし,k:反応の速度定数,κ:定数,T:絶対温度,h:プランクの定数,H:エンタルピー,S:熱以外のストレス,α:反応に特有な定数

いかなる特性でも経時変化が皆無であることはなく,一見何らの変化も認められていないように見えても長年月の間には,経時とともに問題が顕在化してくることが多い.つぎのような理由で加速劣化試験を実施しても高温データから室温での安定性の類推が困難であったり,加速劣化試験条件の妥当性が否定されることもある.

・一般に劣化メカニズムの推定・確認が困難なことが多い.
・処方,配合,製造工程,製造機械などが変化した場合,以前のデータが使用できないことが多い.
・加速係数の決定に時間と労力を要する.
・問題発生比率が低かったり,安定性が高いような場合には過大な時間を要する.

しかし加速劣化試験は,安全余裕度の設定や処方スクリーニングなどの面からも重要である.加速劣化試験を行うに当たって,前提となるのが「加速性」である.規則的な加速性のない劣化(特性値)をいかに精度良く測定しても,加速試験結果から使用状態における医薬品の安定性を推定することは困難である.通常,劣化は種々の反応が複雑に絡み合って進行するが,大抵の場合,一連の複雑な過程の中のもっとも遅い反応が全体を律する形,すなわち律速過程となる.ただし注意すべきは,通常加速劣化試験は,一種類のストレスのみではなく二種類以上のストレスの組合せ条件下で実施することが多く,そのような状況では結果として試験コストが著しく増大することである.ここに時間と労力の壁を克服する手段として,連続ストレス法やステップストレス法などと称される方法がある.図 3.3.3 に概念図を示した[9].医薬品業界で使用されている「昇温法」は,ストレスとして温度を選択したうえで,解析に便利な一定の条件下で連続的に変化させるステップストレス法の一種である.昇温法で代表されるステップストレス法の長所をまとめておこう.

① 劣化などの問題発生がどの程度のストレスで発生するかを明確にすることができる.つまり安全係数の設定に有利である.

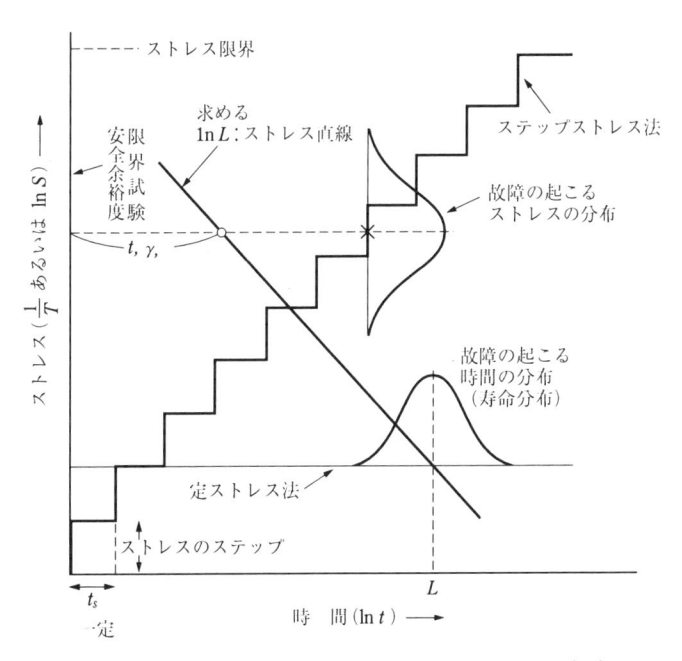

図 3.3.3 安定性試験のためのステップストレス試験法概念[9]

② 劣化メカニズムの変化を把握しやすい．
③ ロット間変動・工程変化・原料差・添加剤の相違などに起因する相対的安定性確認が容易である．
④ スクリーニングに有用である．
⑤ サンプルが比較的少量ですむ．
⑥ 加速劣化試験が比較的短時間である．

3.3.4　反応速度と水分含量および湿度
（吸湿現象）

医薬品の中で固形剤はもっとも量が多く，かつ品質保証も複雑である．一般に固形物質は，一定温度下で環境の湿度に対応した水分を吸着または放出して，一定の水分含量（平衡水分含量）を保有する．上述のように固形剤の安定性において湿度は温度について重要な外部要因である．通常，一定温度下において，いくつかの水準の湿度下に固形剤を一定時間保管し適当な手段によって吸湿量を測定し，平衡に達した点を見出す平衡吸湿量の測定が行われる．横軸に湿度，縦軸に平衡水分含量をとってプロットして得られる曲線を等温吸湿曲線と称している．等温平衡吸湿曲線の概念を図3.3.4に示した．

固形剤の安定性を評価し，防湿包装を施して安定性を確保するために，吸湿等温曲線を式によって表現することはきわめて重要である．吸湿等温曲線は種々の形で表されるが，実用的には多項式やワイブル関数として表現することもある．どのような式でも低〜高湿度領域の全域にわたって良好な当てはまりを示す訳ではない．しかし固形剤の安定性を議論する場合には低湿度での吸湿挙動がより重要となるから，低湿度での吸湿挙動を適切に表現する式を選択すべきである．また，ある湿度環境において，吸湿したことによって結晶形が変化したりすることがあり，そのような場合には吸湿等温曲線に異常が発生することがある．吸湿はエントロピーと自由エネルギー減少を伴う一種の熱力学的過程であり，吸着熱の測定は重要な意味を有している．吸着熱は，2水準の温度における吸湿等温曲線にクラウジウス-クラペイロンの関係を適用して算出できる．

固形剤の主薬は元来結晶性の物質が多く，それ

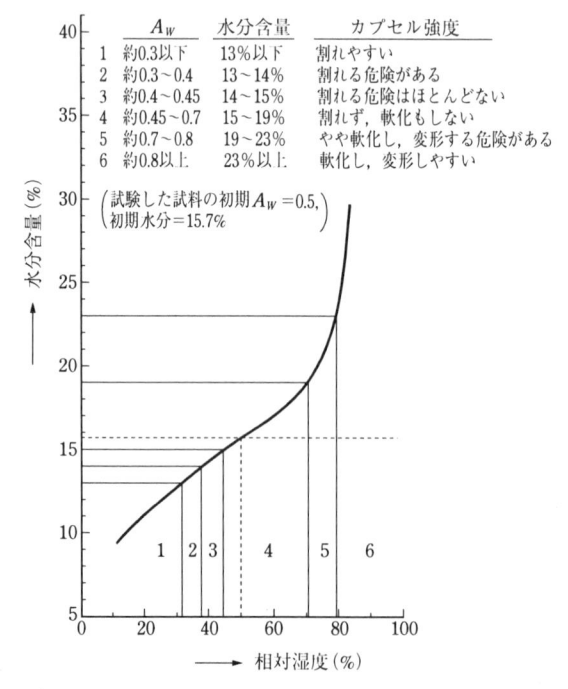

	A_W	水分含量	カプセル強度
1	約0.3以下	13%以下	割れやすい
2	約0.3〜0.4	13〜14%	割れる危険がある
3	約0.4〜0.45	14〜15%	割れる危険はほとんどない
4	約0.45〜0.7	15〜19%	割れず，軟化もしない
5	約0.7〜0.8	19〜23%	やや軟化し，変形する危険がある
6	約0.8以上	23%以上	軟化し，変形しやすい

（試験した試料の初期 A_W =0.5，初期水分=15.7%）

図3.3.4　吸湿等温平衡曲線（硬カプセル：20℃）
（杉原正泰編：医薬品の包装設計，p.219，南山堂（昭和59））

らはある一定湿度未満ではまったく吸湿しないが，ある一定湿度以上では急激に吸湿する．このような湿度を臨界相対湿度（以下「臨界湿度」と略称）と称している．臨界湿度がその物質の飽和水溶液の示す相対水蒸気圧であることは周知のとおりであるが，臨界湿度を有する物質を混合すると図3.3.5に示すようにそれぞれの積の1/100に等しくなる．この事実は1949年Elder[10]によって経験的に見出されたため，「Elderの仮則」と呼ばれている．この仮則は常に成立する訳ではなく，共通イオンを有している物質の場合には，この仮則からずれることが知られている．これは混合による溶解度に変化をきたすことが原因と考えられている．

当然の帰結として，臨界湿度の低い水溶性医薬品は吸湿性が強いことになる．国内の平均温・湿度は15°C，70%RH程度であるから，70%RH以下の臨界湿度を持つ医薬品は吸湿・潮解の危険性が大で，適切な防湿包装が必要になるであろう．一般的に固形剤では，有効成分の他に賦形剤，結合剤，滑沢剤，崩壊剤などを含有している．これらの物質の集合体としての固形剤の吸湿性は，おのおのの単独の物質の吸湿性とはまったく異なり，系全体の吸湿性によることになるから，仮則がそのまま適用できることはむしろ少ない．混合物全体の吸湿挙動を推定することはある程度可能であり，しかもその系の安定性を考慮するうえできわめて有用である．たとえば，非水溶性の天然高分子固体AおよびBからなる系において，それぞれの重量分率（乾物基準）をそれぞれX_a，X_b，混合前の単独での平衡水分含量をM_a，M_bとし，A，B間に相互作用がないときには，2成分混合固体の平衡水分含量M_pは下式によって推定できる．

$$M_p = M_a X_a + M_b X_b \tag{3.8}$$

また，乾燥サンプルを吸湿させた場合と，吸湿サンプルを脱湿させた場合とで得られる吸湿等温曲線は必ずしも一致するとは限らない．吸・脱湿曲線は図3.3.6のようないわゆるヒステリシス挙動を示す[11]．ヒステリシス現象が起こる原因の一つは，蒸気が管内部で吸湿過程を経て凝縮し，それにともなって毛管が膨潤して管の開口部内径が狭窄し，逆に脱湿が起きにくくなる現象，つまり「インク壺現象」のためと考えられている．実際の包装を考慮するに当たっては，以上のような平衡吸湿の議論のほかに吸湿速度や吸・脱湿ヒステリシス挙動にも注目せざるを得ないことになる．

いま，何らかの包装が施されている固形剤を想定する．固形剤の初期水分含量M_0，t時間後の水分含量をM_tとし，包装が置かれている環境の温度をT，湿度をH_Eとする．

ある一定の時間が経過した後，包装内空間の湿度HはH_Eに漸近し，それにともなって水分含量もH_Eなる水分含量に近づく．任意の時間における吸湿速度は，環境と包装内空間の水蒸気圧差

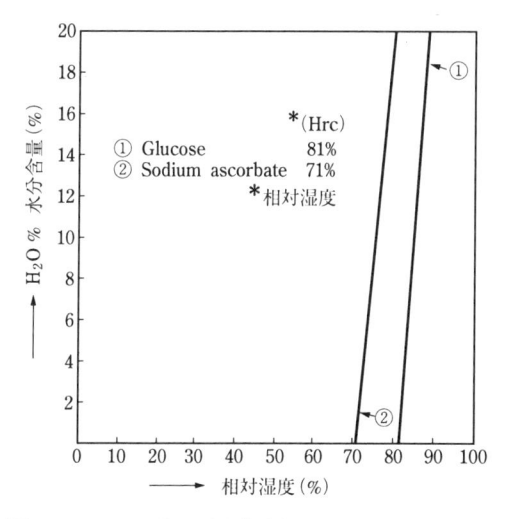

図3.3.5 エルダーの仮則（グルコース，アスコルビン酸ナトリウムの例）

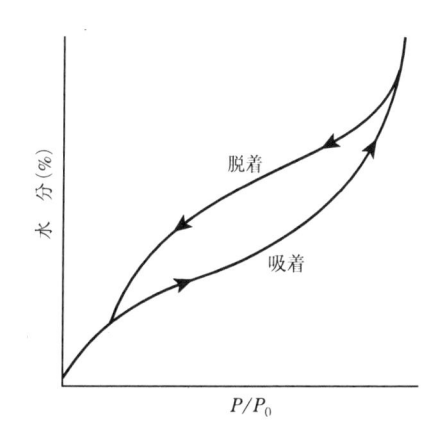

① Glucose 81%
② Sodium ascorbate 71%
*相対湿度

図3.3.6 吸・脱湿ヒステリシス[11]

に比例し，明らかに $C \cdot (H_E - H)$ である．
$$dM/dt = C(H_E - H) \quad (3.9)$$
ただし，M：水分含量

水分変化の小さい領域では，水分含量の変化は湿度に比例すると考えて積分すれば，つぎのようになる．
$$\ln[(M_E - M_t)/(M_E - M_0)] = -Kt \quad (3.10)$$
水分含量が M_0 と平衡値 M_E の中間値 $[(M_E + M_0)/2]$ になるのに要する時間を半値期間 $t_{1/2}$ とすると次式が成立する．
$$\begin{aligned}
&\ln[(M_E - M_t)/(M_E - M_0)] \\
&= \ln[\{M_E - 1/2(M_E + M_0)\}/(M_E - M_0)] \\
&= \ln(1/2) = -Kt_{1/2} \quad (3.11) \\
&\ln(M_E - M_t) - \ln(M_E - M_0) = -\ln(2/t_{1/2}) \cdot t \\
&\hspace{5cm} (3.12)
\end{aligned}$$
となり，$\ln(M_E - M_t)$ vs t のプロットによって得られる直線の勾配から半値期間 $t_{1/2}$ を求めることができる．

水蒸気透過性と関係があるが，温度 T °C下で試験を実施して得られた半値期間 $(t_{1/2})_T$ の値から実際の保存温度 T' °Cにおける $(t_{1/2})_{T'}$ を推定するには，次式と表3.3.1に示した K 値が使用されている[12]．
$$(t_{1/2})_{T'} = (t_{1/2})_T \cdot (T \text{°Cにおける水蒸気圧}/T' \text{°Cにおける水蒸気圧})^K \quad (3.13)$$
ただし，K：包装材料に特有な定数

包装された固形剤のシェルフライフが，限界水分含量 M_c に達するに要する時間によって，単純に代替できるような場合には，$[t_0, \ln(M_E - M_0)]$ および $[t_{1/2}, \ln M_E - 1/2(M_E + M_0)]$ の2点を結ぶ直線と $\ln(M_E - M_c)$ を通る X 軸（時間軸）に平行な直線との交点の X 座標からシェルフライフ t_c を求めることができる．

表3.3.1 K 表[12]

材　質	K 値
防湿セロファン	1.6
ポリエチレン	1.0
ポリ塩化ビニルデン	1.9
ポリ塩化ビニル	0.5
塩酸ゴム	1.3
ワックス紙	1.0

吸湿現象においては，平衡吸湿量のみではなく吸湿速度も重要である．平衡吸湿量の測定法としては，つぎの3種類の方法を挙げることができる．すなわち，

① 一定温度下で種々の水準の湿度を示す雰囲気を適当な方法によって調製した環境中にサンプルを静置した後，重量増加を逐次測定し平衡吸湿量を見出す．

② 一定温度に保持された精密微量天秤内の系内雰囲気の湿度を一定に調製しつつ，重量変化を自記記録する[13]．系内雰囲気の湿度の調製に留意すれば，吸湿速度測定に有利である．

③ 一定温度に保持された精密微量天秤内の系内雰囲気の湿度をあるプログラムによって上昇・下降させつつ重量変化を測定する[13]．

これらの方法はサンプルの特性，サンプル量などに応じて使い分けられている．

いずれの方法であっても，一定湿度環境を準備する必要がある．もっとも簡便な方法は市販の恒温恒湿槽を使用することであるが，一般的には種々の水準の湿度環境を得るにはやや不向きであって，通常は必要とする湿度を示す物質を密閉した密封容器を恒温槽内に静置し，その中にサンプルを放置する方法が採用される．

密封容器内に封入する調湿液としては，種々の濃度に調製したグリセリン水溶液や硫酸水溶液なども使用されるが，容器の開閉に伴う湿度変化や安全性・廃棄処理性などに問題を残しているため，無機塩飽和水溶液が汎用されている．表3.3.2に調湿法の特徴[14]を示した．表3.3.2から無機塩飽和水溶液法が簡便かつ正確であることが理解できる．使用する無機塩としては，塩化リチウム（約10〜20%RH），塩化ナトリウム（約75%RH）のように温度が変化しても湿度変動の小さな物質が望ましい．無機塩飽和水溶液法は簡便な割には精度が高く安価であるが，厳密には開閉のたびに湿度が変化しその回復にかなりの時間を要する点が大きな欠点である．

吸湿速度測定において問題となるのは，律速となる吸湿物質内の水分の拡散速度である．吸湿速度は拡散係数に比例するが，その拡散係数は空隙率に比例し，一方，水蒸気が粉体内を通過する経

表 3.3.2 各種調湿法の特徴[14]

調湿法	利点	欠点
塩類飽和溶液調湿法（常圧下）	1. 試料の吸・脱湿による湿度変化なし． 2. 容器全体の温度の変化に対しては，相対湿度の変化は僅か．	1. 蒸気圧の文献値にバラつきがある． 2. 相対湿度 10〜40％の調湿に適当な物質が少ない． 3. 塩結晶の器壁はい上り（パラフィン塗布でかなり防げる）．
硫酸調湿法（常圧下）	1. 湿度の全範囲にわたって細かく任意の値が得られる． 2. 所要の硫酸の濃度は僅かばかりで必要な精度が充分得られる． 3. 容器全体の温度の変化に対しては，相対湿度の変化は僅か．	1. 硫酸および SO_2 ガスなどの微量の発生あり，絶縁抵抗などの測定には注意を要す． 2. 調湿液のかき混ぜ必要． 3. 試料の吸・脱湿により，多少の蒸気圧の変化で起こる． 4. 取扱い注意を要す．
グリセリン調湿法（常圧下）	1. 有害ガスの発生なし． 2. 純度の高いグリセリンが比較的容易に得られる． 3. 容器全体の温度の変化に対しては，相対湿度の変化は非常に小さい．	1. 蒸気圧の文献データがやや不充分． 2. 試料の吸・脱湿により，多少の蒸気圧の変化が起こる．
水蒸気の温度差による蒸気圧差利用法（常圧下）	1. 試料の吸・脱湿による湿度変化なし． 2. 有害ガスの発生，塩の飛散などなし．	1. 水蒸気槽と水槽と 2 個所の温度調節が必要． 2. 容器内の温度変動および温度分布を押えることが必要． 3. 低湿度を得ることがやや困難．
減圧下における直接水蒸気圧測定法（減圧下）	1. 直接測定であるので湿度の値が信頼できる． 2. 他のガスがないので吸・脱湿速度が速い．	1. 他のガスの完全排除が必要． 2. 容器内の温度変動および温度分布を押えることが必要． 3. 多数の試料での比較測定が困難． 4. 試料の吸・脱湿により多少の蒸気圧の変化が起こる．

路の長さを表す Tortuosity の 2 乗に逆比例することが判明している[15]．

また，ある漢方胃腸薬細粒剤の吸湿速度と層厚の間に，図 3.3.7 のような相関関係が認められている[13]．図 3.3.7 によるとみかけの吸湿速度定数の対数は層厚の対数に逆比例する．また，単に吸・脱湿挙動のみではなく外観変化・流動性・含量などを平行して測定するのが望ましい．このように固形剤は空気中の水蒸気を吸湿して劣化するが，製剤が直接環境中に存在するときのみならず，周知のように包装材料・容器中に製剤が収容されている場合でも吸湿する．包装は被包装物の吸湿が包装材料の防湿性に依存して遅延するに過ぎないことを認識しておく必要がある．

以上，固形剤の吸湿性について略述したが，Carstensen[16]らはみかけ上の反応速度定数と水分含量の間につぎのような関係を見出した．

$$k' = k \cdot M^m \qquad (3.14)$$

ただし，k'：みかけ上の反応速度定数，k：真の反応速度定数，M：固形物質の水分含量，m：温度と水分の相互作用次数

k および m もまた温度に依存する．この関係は防湿包装を考えるうえで避けて通ることができないものである．

通常，防湿包装は固形剤にのみ特有なものと考えられがちであるが，粉末小分けまたは凍結乾燥

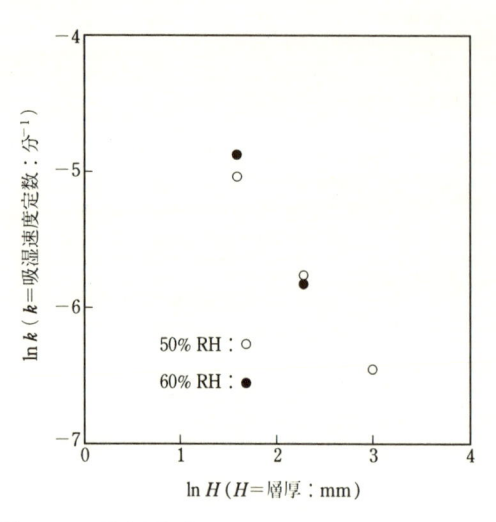

図3.3.7 漢方胃腸薬における吸湿速度と層厚の関係[13]

注射剤などにおいても重要である．固形注射剤は液状では安定性を保持できないために凍結乾燥製剤などに加工されたものが多い訳であるが，ゴム栓の乾燥条件が不適切でゴム栓中の水分量が多い場合，往々にして注射剤自身がゴム栓から水分を吸収することがある．製剤の質量が過小な場合や凍結乾燥された状態が微妙である場合などには，商品価値の低下をきたすことがある．

3.3.5 防湿包装の手順

湿度が相対的に高いわが国において防湿包装は古来経験的になされてきた．防湿包装の概念は一般的にいえば，「包装内の水分活性を適正範囲内に保持し，被包装物の品質を確保する技術」といえよう．

一般的に医薬品の開発には長年月を要し，厚生省への承認申請時には包装形態が明確にされ，かつ当該包装での指定の温・湿度条件または室温における長期にわたる経時試験結果の添付が要求される．したがって固形剤の場合にも，防湿包装の必要性の有無およびその内容に関する検討が申請に先立つ2～3年前に実施され，包装仕様が決定されている必要がある．もちろん製剤の安定性が高く，包装に留意しなくても良いこともあるが，防湿包装や遮光包装などによって安定性を担保することが多いことは，つとに知られているところである．

1) 安定性試験および簡易評価法

医薬品開発の初期段階において，まず，原薬の安定性が問題となる．なぜなら，原薬の安定性によって製剤化が大きな影響を受けるからである．したがって，最初に原薬の吸湿特性が測定され，先に述べた臨界湿度などが確認される[17]とともに，可及的に含量・外観変化などが詳細に測定・観察される．ただし，この段階では充分な量の原薬が入手できないことも多いから，後述のような非等温法を用いるのも有力な方法である．

処方予検討段階においてまず実施されるのが，添加剤などとの配合試験である．配合試験法には定法がある訳ではないが，添加剤の特性を考慮し，[原薬1：添加剤1]，[原薬0.1：添加剤1]などの配合割合で可能な限り均一に混合した2成分系サンプルを作成し，短期間の加温加湿虐待試験を実施し，相互作用のもっとも少ない組合せを候補とする．通常このような試験は2成分系で行われることが多いが，それはあくまで2成分系での相互作用または安定性と密接な関係を示すものに過ぎないから，必要に応じて3成分以上の系での試験も実施されることがある．

虐待試験条件として温度・湿度を各1水準のみで行うと労力は少なくてすむが，判断を誤らないようにするには，複数の温・湿度水準で試験するほうが無難である．たとえば，

a. 40℃/11, 32, 43, 53, 62, 71, 75, 80, 89, 94％RH
b. 40, 50, 60℃/32, 53, 75％RH
c. 40℃/75％RH

などのような条件が考えられる．経時期間については，必ずしも一定している訳ではなく，原薬・剤形などによって数日から数週間に及ぶことがある．もちろん1時点のみでは不充分なことも多く，必要に応じて3～4時点での観察・測定が行われることもある．図3.3.8に示したように，吸湿等温曲線上のある点が品質許容限界となる．品質許容限界を定めるに当たっては，色調・臭気・分散性などの外観変化や含量などからもっとも変化しやすい項目を選択して判断すれば良い．筆者らは製剤の品質許容限界に対応する湿度を限界相対湿度 H_C と称している．たとえば，色調変

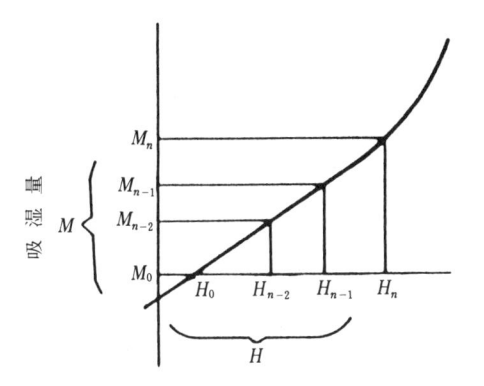

図 3.3.8 包装内固形剤の水分含有量推定式導出における吸湿等温曲線の概念図[19]

化（色差 ΔE）の場合，色調によっても異なるがおおむね $\Delta E=2\sim4$ 程度で色調変化を官能的に識別できるとされているから，色差-湿度曲線から色調変化の許容限界と等温吸湿曲線からそれに対応する水分含量を求め，次いでそれに対応する湿度を求め，それぞれ「限界吸湿度 M_c」，「限界湿度 H_c」と称する．

色調変化の原因が化学反応であれば，H_c は経時時間の経過とともに低下することは当然の帰結である．この H_c は劣化反応経過の結果であるから色調に限らず，経時時間が長くなるに従って低くなることは当然である．この H_c が低い程，耐湿性は低いといえる．水分含量のみが問題である固形剤では，H_c の大小のみでその安定性を定性的に類推することが可能である．また，最近は熱分析を利用して安定性の検討も実施されている[18]．

2) 包装内固形剤の水分含量推定法

ある固形剤の吸湿等温線が図 3.3.8 のように直線に近似できると仮定すると，その勾配は次式で表される．

$$\mu=(M_n-M)/(H_n-H) \quad (3.15)$$

ただし，H_n：ある任意の一定温度における包装外の湿度（環境の湿度）
H：ある任意の一定温度における包装内の湿度
M_n：H_n に対応する固形医薬品の吸湿度（平衡吸湿量）
M：ある任意の一定温度における包装内固形医薬品の吸湿度（または水分含量）

一方，包装内固形剤の吸湿速度は，包装内外の水蒸気圧差に比例し，包装の水蒸気透過抵抗に反比例する．

$$dM/dt=(1/r)\cdot[V(H_n-H)/100] \quad (3.16)$$

ただし，t：時間
r：ある任意の一定温度における水蒸気透過に対する包装の抵抗（包装内固形剤に対して 1 日に単位水分量の吸湿—たとえば 1% の吸湿—をもたらすに要する水蒸気圧差）
V：ある任意の一定温度における飽和水蒸気圧差

(3.15)(3.16)式から次式が導かれる．

$$t=(100\cdot r\cdot\mu/V)\ln(M_n-M_{n-2})/(M_n-M_{n-1}) \quad (3.17)$$

ただし，M_{n-2}：湿度 H_{n-2} に対応する固形剤の水分含量
M_{n-1}：湿度 H_{n-1} に対応する固形剤の水分含量
[$H_{n-1}>H_{n-2}$ でなおかつ $M_{n-1}>M_{n-2}$]

(3.17)式は M_{n-2} の水分量を含有していた固形医薬品が湿度 H_n の環境下に保管されたとき，その水分含量が M_{n-1} に増加するに要する時間を表現している．

たとえば，M_{n-1} と M_{n-2} の差を必要に応じて 0.1，0.5，1.0% などというように適宜調節することが可能である．図 3.3.8 から，$[(M_n-M_{n-2})/(M_n-M_{n-1})]=[(H_n-H_{n-2})/(H_n-H_{n-1})]$ であるから，(3.17)式はつぎのようになる．

$$t=(100r/V)\cdot[(M_n-M_{n-1})/(H_n-H_{n-1})]\cdot\ln[(H_n-H_{n-2})/(H_n-H_{n-1})] \quad (3.18)$$

一方，包装の透湿に関しては次式が成立する．

$$Q=P\cdot\Delta V \quad (3.19)$$

ただし，Q：ある任意の一定温度において包装外の湿度が H_n，包装内の湿度が H であるときの包装の透湿度
P：ある任意の一定温度における包装の透湿係数
ΔV：ある任意の一定温度における包装内外の水蒸気圧差

また，包装内空間中の水分と固形剤の水分との間に常に平衡状態が成立しているとすれば上述の透過抵抗の定義から，

$$r=\Delta V=W/100P \quad (3.20)$$

ただし，W：包装内固形剤の乾燥重量
式(3.19)中の V と式(3.20)中の P の温度依存

性はつぎのように表される．

$$V = V_0 \cdot \exp(-E_V/RT) \quad (3.21)$$
$$P = P_0 \cdot \exp(-E_P/RT) \quad (3.22)$$

ただし，V_0：定数，E_V：水の蒸発熱，P_0：定数，E_P：包装の透湿係数の活性化エネルギー，R：気体定数

式(3.18)と式(3.20)，(3.21)，(3.22)から次式が得られる．

$$t = (W/P_0V_0)\cdot\exp\{(E_P+E_V)/RT\}\cdot$$
$$[(M_n-M_{n-1})/(H_n-H_{n-1})]\cdot$$
$$\ln[(H_n-H_{n-2})/(H_n-H_{n-1})] \quad (3.23)$$

本式が包装内固形剤の吸湿速度推定式である[19]．本式は固形剤の吸湿等温曲線を小さな直線からなるものと見なした式であるから，包装内固形剤の水分含量を推定するためには，湿度に対応した勾配を算出後に吸湿度を計算するという手順を繰り返さなければならないことは当然である．式(3.23)の(W/P_0V_0)の項の(W/P_0)は，包装内固形剤自身の吸湿特性とは何らの係わりもなく，製剤の重量と包装の防湿機能のみが関係しており，またそれ以降は逆に包装とは無関係で固形剤の吸湿特性に係わる部分である．そのため筆者らは，これらをそれぞれ「防湿係数」「耐湿係数」と称している．環境の温・湿度条件を把握した後，それに対応する包装内固形剤の水分含量の時間推移を本式によって推定できる．実際には包装内固形剤の許容水分含量を推定した後，シェルフライフを計算するが，一般的に品質許容水分含量は時間とともに低くなるから，シェルフライフは防湿係数に正比例しないことに注意を要する．各種包装の防湿係数と固形剤の耐湿係数の40×80％RH下における関係を図3.3.9に示した．安全側に立つ意味で，勾配のもっとも小さいカプセル剤を例にとると，防湿係数が500（PTP，金属缶，ビニルテープ巻包装程度に該当）のときの寿命は防湿係数50（ポリセロストリップ包装に該当）のときの10倍ではなく，約3.6倍に過ぎないことが分かる．筆者らは，吸湿等温線の勾配 μ・夏季の温・湿度および限界湿度 H_c，限界水分含量 M_c などを考慮してノモグラフ（図3.3.10）を作成した．

上述のような方法によって製剤の M_c，H_c を

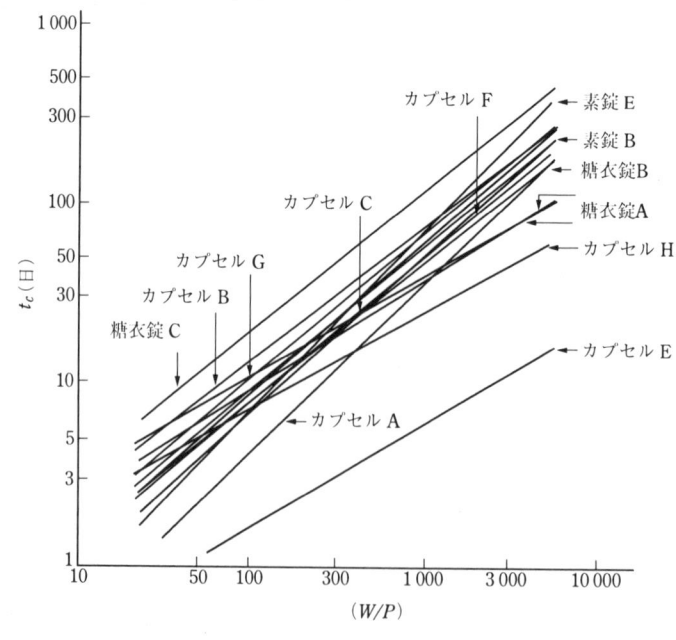

図3.3.9 各種防湿度の包装を施した各種固形物の苛酷条件（40℃，80％RH）における包装寿命
林　直一：包装アカデミー講座，第1期医薬品包装コース，安定性と包装，p.50，日本包装技術協会（昭和63）

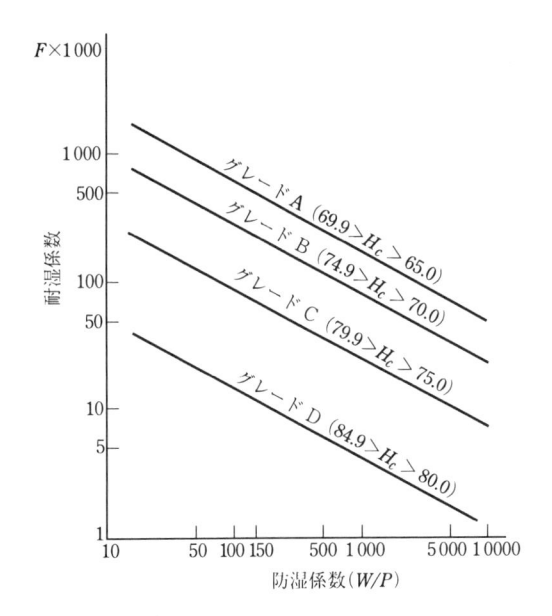

図 3.3.10 固形剤の耐湿係数と包装の防湿係数の関係
林 直一：包装アカデミー講座，第 1 期医薬品包装コース，安定性と包装，p.50，日本包装技術協会（昭和 63）

求めたうえで図 3.3.10 の中の「グレード」を選択し，縦軸の耐湿係数に対応する防湿係数を求める．得られた防湿係数に対応する包装を選択すれば 3 年間のシェルフライフが確保できるか否かを定性的に知ることができる．

若干の固形剤の PTP (press through package, PTP 包装) 包装品の加速劣化試験 (40°C, 80% RH) ならびに長期保存試験（室温 3 年間）における変色状況を表 3.3.3 に示した．室温では 3 年の保存に耐える糖衣錠は加速劣化試験においては著しく劣り，一方素錠はその逆である．本苛酷試験に基づく限り，糖衣錠に対してはやや過剰，素錠においては防湿機能が不足する設計になりやすいことが理解できる．

これらのケースでは水分含量変化のみを問題にしているに過ぎないが，思いのほか妥当な結果を与えているといえよう．

なお，包装・容器の防湿度に関して，金山ら[20]は，多くの固形剤の容器内容積と収容重量に関して回帰分析を行い，表 3.3.4 のような結果を得るとともに，表 3.3.5 のように「実用防湿度」を定義した．この実用防湿度は単位容量当たりの防湿性を表現している．上述の「防湿係数」と類似の概念である．「実用防湿度」は単位容量当たりの防湿度であるのに対して，「防湿係数」は単位重量当たりの防湿度である．

3) 反応速度論的安定性評価法

筆者らが使用してきた方法[19]（中林[21] らの方法も原理は同一）について具体例を示しながら解説する．製剤中に含有される水分が安定性に大きな影響を与える場合の安定性評価は，後述のような手順によって行うことができる．周知のように，包装・容器の透湿性および固形剤の劣化反応の速度定数ならびにそれぞれの温度依存性を解析する手法には，一定温度下で加速劣化試験を実施・解析するいわゆる等温法と，一種のステップストレス法の非等温法がある．防湿包装において等温法によって加速劣化試験を行うことにすると，各温度 3 水準・湿度 3 水準以上のマトリックス条件において加速試験を行い，おのおのの条件下で反応速度定数を算出する必要がある．一方，昇温法は湿度条件のみを 3 水準とし，温度は 1 種類のサイクルで事足りるという長所がある．代表的な昇温法として，S. P. Eriksen・大草らの方法がある[22,23]．また，反応速度定数のみではなく材料の透湿性もあわせて測定できる水蒸気圧定率上昇法[19]がある．以下，水蒸気圧定率上昇法によってクロキサゾラム錠の安定性を評価した例を簡単に紹介する．

表 3.3.6 に水蒸気圧定率上昇法によって得られたみかけの反応速度定数を示した．また，アーレニウスプロット，みかけの速度定数の水分依存性，真の速度定数のアーレニウスプロットを図 3.3.11，図 3.3.12，図 3.3.13 に示した．いずれも良好な直線性を示していることが分かる．図 3.3.12 から，相互作用時数が 0.5〜1.5 であることが理解できよう．以上のデータから，任意の温度・水分含量におけるみかけ上の速度定数が算出できる．

この例のクロキサゾラム錠の吸湿等温線は簡単な式で表現できるから，これらの関係から図 3.3.13 によって，固形剤の水分含量と反応速度定数を計算できる．包装としては PTP が想定されていたため，該当する PTP ポケットの透湿度を

表3.3.3　3年の寿命確保のために必要な包装の防湿係数
　　　　林　直一：包装アカデミー講座，第1期医薬品包装コース，
　　　　安定性と包装，p.50，日本包装技術協会（昭和63）

試料		H_c %RH	F (×10³)	$(W/P)_c$
素錠	A	86.0	341	300
	B	70.3	48	3 000
	C	53.5	4	45 000
糖衣錠	A	82.3	74	5
	B	79.5	35	520
	C	83.1	48	20
	D	77.5	6	15 000
	E	76.0	7	11 000
	F	76.0	66	170
カプセル	A	79.8	47	330
	B	76.7	46	340
	C	77.2	71	150
	D	68.9	61	10 100
	E	57.0	68	22 000
散	A	83.7	44	20

　　　　　　　　　　：推定値　　　　　　：実測値
　　　20　　100　　1 000　　10 000　　100 000

表3.3.4　実用防湿度から求めた錠剤収容重量Wと容器の容積Vとの関係[20]

包装形状	容積(ml)	$\beta\pm95\%$ 信頼区間	$\alpha\pm95\%$ 信頼区間	試料寸法
スリップ包装	2.0	0.58±0.111	0.052±0.058	67
錠剤用インパクト缶	2 400～4 000	0.78±0.084	−0.56±1.21	22
びん	20～220	0.62±0.049	−0.63±4.24	207
金属缶	120～2 200	0.58±0.059	−10±49.3	52

測定し，結果を図3.3.14に示した．この結果は水蒸気圧定率上昇法によるものであるが，3水準の湿度はいずれも良好な直線となっている．これらのデータから，任意の温度における透湿係数を算出することができる．以上のようにして，クロキサゾラム錠の任意の温度における反応速度定数，包装の透湿係数，包装内クロキサゾラム錠の水分含量の推移が把握されたことになる．

次いで想定される外部環境を考慮して，実際の包装形態での安定性予測を行うことになる．安定性予測作業はパーソナルコンピューターを使用して逐次計算を行うことになるが，概要を図3.3.15に示した．また図3.3.16に東京におけるクロキサゾラム錠PTP包装品の室温における実測値

表3.3.5 各種容器の実用防湿度[20]

包装形態		容積(ml)	P.M.P×10³	備考
ストリップ包装	A	0.33	0.019	(セロファン#300/PE 30 μm)×2
	B	0.33	0.050	PVC 50 μm/PE 30 μm, Al 30 μm/PE 30 μm
	C	0.33	0.062	(セロファン#300/PE 20 μm/PVDC 30 μm/PE 30 μm)×2
PTP		0.36	0.266	PVC 250 μm, Al 20 μm
ガラス管びん	A	4.2	25.2	低密度ポリエチレンストッパー
	B	13.2	99.0	〃
	C	16	66.7	〃
アルミニウムチューブ		41	99.2	低密度ポリエチレンキャップ
ガラス吹製びん	A	25	125	低密度ポリエチレンライナー［成形］, 閉栓トルク 12 kg·cm
	B	45	135	〃　　　　　　　　16　〃
	C	75	265	〃　　　　　　　　20　〃
	D	95	190	〃　　　　　　　　〃
	E	220	165	〃　　　　　　　　〃
高密度ポリエチレンびん	A-1	75	30.0	平均肉厚 1.0 mm, Al箔シール
	B-1	70	84.0	〃　　2.0, 〃
	A-2	220	57.4	〃　　1.0, 〃
	B-2	200	150.0	〃　　2.0, 〃
ポリプロピレンびん		70	29.0	〃　　1.0, 〃
金属丸缶	A	430	6.79	かぶせ蓋, PVCテープ
	B	620	8.80	スクリューキャップ
	C	960	14.0	かぶせ蓋, PVCテープ
	D	1 690	14.9	かぶせ蓋, PVCテープ
	E	1 960	16.6	スクリューキャップ
	F	2 200	11.4	かぶせ蓋, PVCテープ
金属角缶		540	3.6	かぶせ蓋, PVCテープ

P.M.P.：$(0.6 f \times V)$／水蒸気透過性 [ml/(g/day・パック)]
ただし, f：一般的容器については 1.0, PTP およびアルミチューブについては 1.25
V：容器の内容積 [ml]

表3.3.6 クロキサゾラム錠の水蒸気圧定率上昇法による反応速度定数

湿度 (%RH)	20°C	30°C	40°C	50°C	吸湿度 (%)
32	3.298×10^{-6}	4.974×10^{-6}	7.063×10^{-6}	9.497×10^{-6}	0.13
62	5.245×10^{-6}	1.000×10^{-5}	1.796×10^{-5}	3.054×10^{-5}	0.32
75	8.834×10^{-6}	2.194×10^{-5}	5.130×10^{-5}	1.136×10^{-4}	0.88

と推定値の関係を示した．このようにして予定包装形態で品質保証が可能か否かを確認することができる．村岡・金山[24]は，容器内のアスコルビン酸の変色挙動を推定し，良好な結果を得ている．また，大草ら[25]は，アセチルサリチル酸錠の分解およびアスコルビン酸錠の着色反応の速度論的検討に関して，ワイブル確率紙を用いる方法，すなわち次式に従って $\ln\ln[1/(1-\alpha)]$ vs $\ln t$ のプロットをする方法を提案した（図3.3.17）．

$$\ln\ln[1/(1-\alpha)] = \ln k + {_m}\ln t \qquad (3.24)$$

ただし, α：分解率, t：時間, k：パラメータ, m：パラメータ

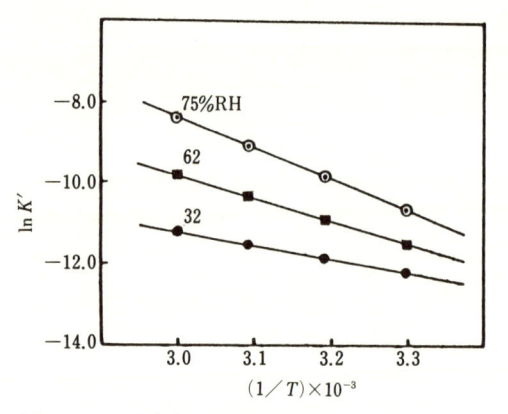

図 3.3.11 水蒸気圧定率上昇法による反応速度定数の温度依存性（クロキサゾラム錠）
（文献 19) p. 20)

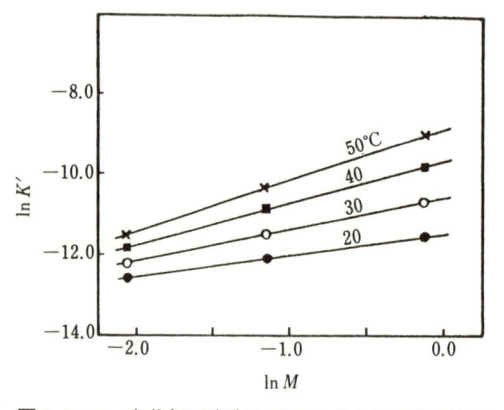

図 3.3.12 水蒸気圧定率上昇法による反応速度定数と水分含量の関係（クロキサゾラム錠）
（文献 19) p. 20)

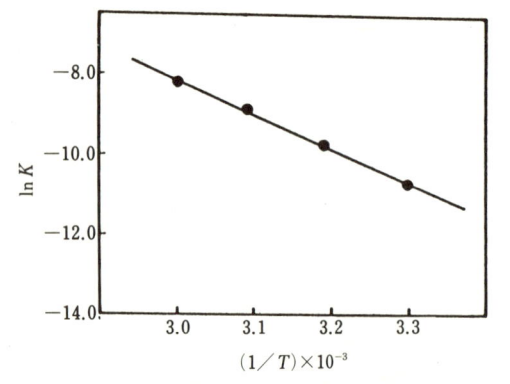

図 3.3.13 真の反応速度定数の温度依存性
（文献 19) p. 20)

(3.24)式において，$\ln\ln[1/(1-\alpha)]=Y$，$\ln t=X$ と置くと，

$$Y = {}_mX + \ln k \quad (3.25)$$

となる．図 3.3.18 はアスピリン錠に関するワイブルプロットである．

40℃の場合の回帰直線はつぎのようになった．

$$Y = 1.27X - 5.50 \ [40℃, 75\%RH] \quad (3.26)$$

これらの式から $\ln k$ を求め，$(1/m)\ln k$ vs $\ln P$ の関係から，25℃における速度式を得ることができる．それが次式である．

$$Y = 1.2X - 7.88 \quad (3.27)$$

表 3.3.7 にこのような方法によって得た予測値と実測値を示した．室内保存のように温・湿度が一定しない状況下での長期保存試験品の安定性予測の実施を行う場合，(3.27)式を変形して次式を得て利用する．

$$(1/m)\ln\ln[1/(1-\alpha)] = (1/m)\ln k + \ln t \quad (3.28)$$

そして，年間の全分解量を月次分解率の総和と考えれば下式が成立する．

$$\sum_{i=1}^{12} \|(1/m)\ln\ln\{1/(1-\alpha_i)\}$$
$$= \sum_{i=1}^{12}(1/m)\ln k_1 + \sum_{i=1}^{12}\ln t_1 \quad (3.29)$$

本式より室温保存条件下における月次分解率を求め，表 3.3.8 のとおりの結果を得た．

表 3.3.8 のように，予測値と実測値はきわめて良好な一致性を示している．このようにワイブル確率紙を用いる方法は有望である．また，ワイブル確率密度関数式は「計数的なデータによる安定性評価」にも有用であることが判明している[26]．

また，比較的緩和な条件下における経時試験データを使用して，統計的方法によってシェルフライフを外挿して知る方法が知られている．長期保存試験において，たとえば主薬の含量を 15 か月間にわたって追尾し，1 次反応式に従って ln（残存率）vs 時間の回帰式を得る．この回帰式を使用して Carstensen ら[27,28]によって算出される本回帰直線の下部信頼限界をプロットし，残存率 95％または 90％などのような限界値との交点の時間を読み取れば，それが危険率 α（通常 $\alpha=0.05$（片側））における使用期限の推定値になる．詳細は省略するが，その概念図を図 3.3.18 に示した．

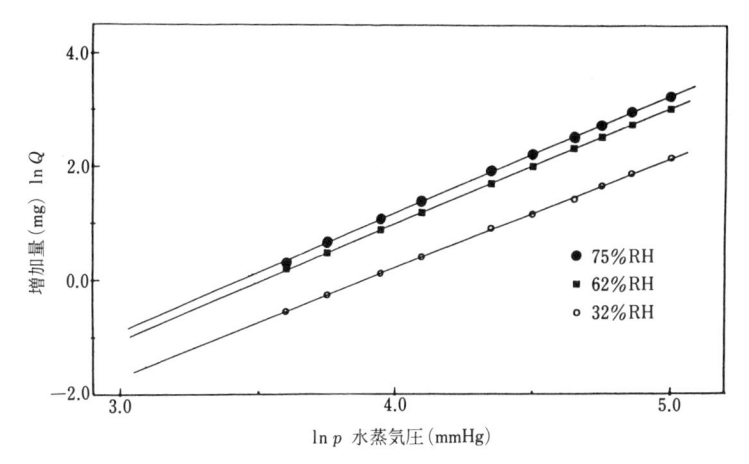

図 3.3.14 水蒸気圧定率上昇法による PTP ポケットの透湿性測定結果（PVC）（文献 19）p. 21）

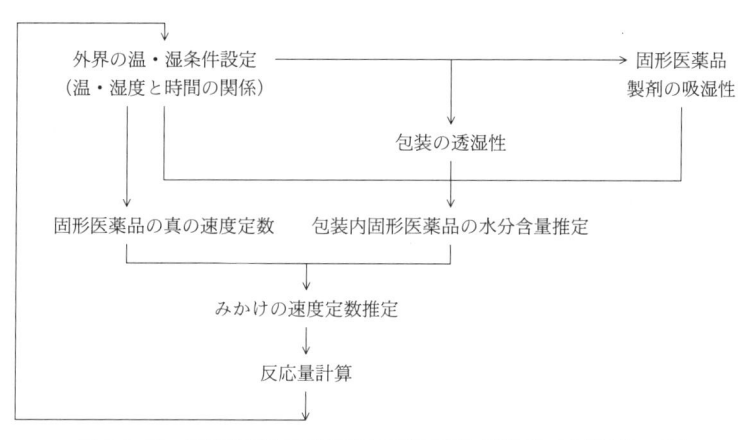

図 3.3.15 反応速度論的安定性予測法手順［略図］（文献 19）p. 21）

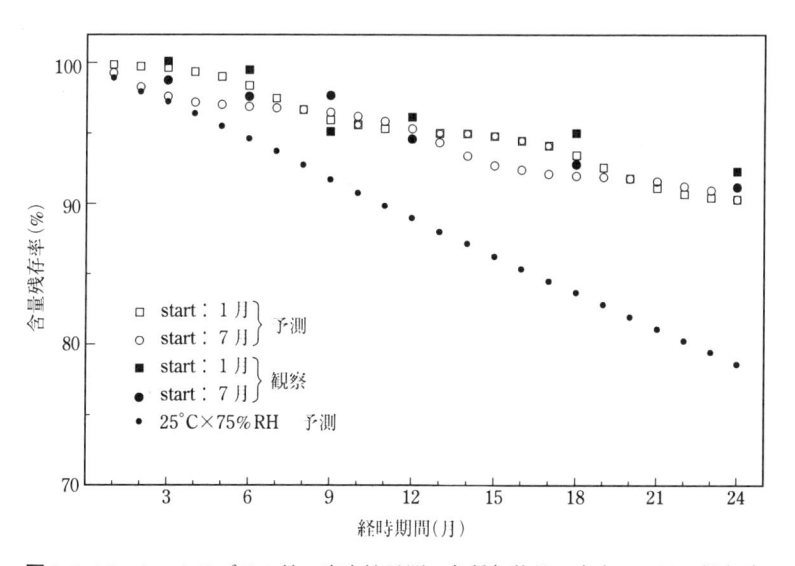

図 3.3.16 クロキサゾラム錠の安定性予測－各種包装品の東京における保存時の含量残存率の推移（文献 19）p. 23）

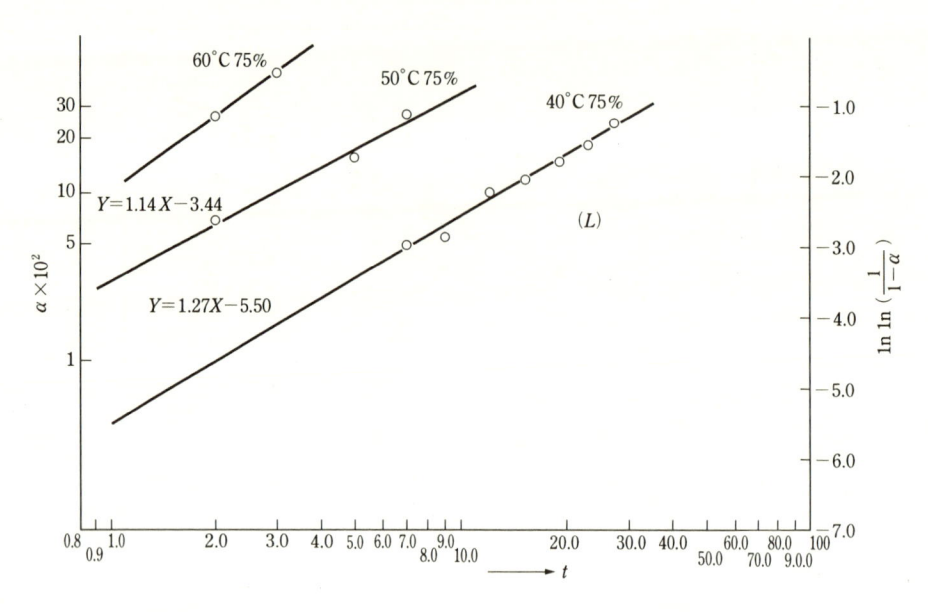

図3.3.17 アセチルサリチル酸錠の分解に関するワイブルプロット[25]

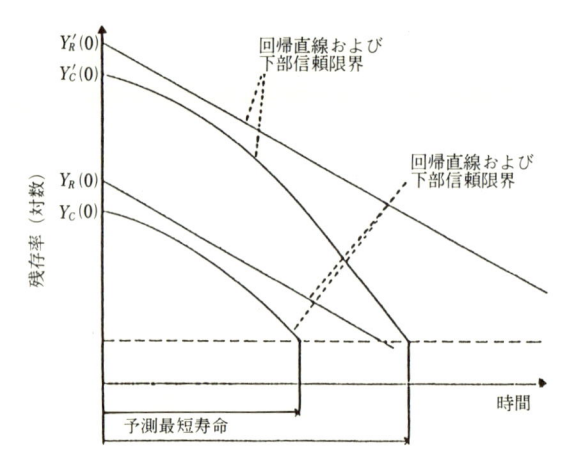

図3.3.18 残存率-時間のプロット（回帰直線と下部信頼限界）[28]

表3.3.7 アセチルサリチル酸錠の分解率および実測値（アセチルサリチル酸）[25]

t（日）	25℃75% 予測値			20℃75%	室内保存
	本法(%)	0次式(%)	1次式(%)	実測傾(%)	実測値(%)
100	7.3	6	7	4.5	—
351	34.8	21	22	34.7	21.4

3.4 多重包装

個装または直接容器のみで充分な防湿性が得られない場合などには，材料・容器を重ねて使用することによって防湿性を高くすることが行われる．そのようなケースのいわゆる総括防湿係数は良く知られているように，次式によって表すことができる．

表3.3.8 アセチルサリチル酸錠の室内保存における月次分解率[25]

年/月	$\log P$	$\ln t_i$	アセチルサリチル酸錠			アスコルビン酸錠		
			$(1/m)\ln k_i$	$(1/m)\ln\ln\{1/(1-\alpha_i)\}$	α_i	$(1/m)\ln k_i$	$(1/m)\ln\ln\{1/(1-\alpha_i)\}$	α_i
46/10	1.15	3.44	−7.16	−5.72	1.2	−7.75	−4.29	0.6
11	0.99	3.40	−8.13	−4.73	0.3	−8.45	−5.05	0.2
12	0.85	3.44	−9.08	−5.64	0.1	−9.17	−5.73	0.1
47/ 1	0.78	3.44	−9.38	−5.94	0.1	−9.39	−5.95	0.1
2	0.73	3.35	−9.68	−6.33	0.1	−9.62	−6.27	0.1
3	0.65	3.44	−10.13	−6.72	0.1	−9.98	−6.54	0.1
4	0.99	3.40	−8.13	−4.73	0.3	−8.45	−5.05	0.2
5	1.12	3.44	−7.33	−3.89	1.0	−7.86	−4.42	0.5
6	1.23	3.40	−6.68	−3.28	1.9	−7.38	−3.98	0.8
7	1.40	3.44	−5.68	−2.24	6.5	−6.60	−3.16	2.2
8	1.43	3.44	−5.50	−2.06	8.0	−6.47	−3.03	2.6
9	1.31	3.40	−6.23	−2.83	3.3	−7.00	−3.60	1.3

$$1/P_T = 1/P_1 + 1/P_2 + 1/P_3 \cdots \quad (3.30)$$

ただし，P_T：総括防湿係数，P_1, P_2……：各材料または各容器の透湿係数

総括透湿係数と包装内製剤の重量から防湿係数または実用防湿度を計算して，固形剤の品質保証に役立てることが肝要である．参考までに多重包装形態の実用防湿度を表3.3.9に示した．

多重包装は防湿包装のみならず，遮光包装にも有用であるうえ，改ざん防止にも有用である．通常使用されているラミネート材料も基本的には材料メーカー側で多重包装容器を製造していると考えることができる．

3.5 環境調整包装

防湿包装などを施しても固形剤の品質保証が不充分である場合，「乾燥剤封入包装」「脱酸素剤封入包装」「アルコール揮発剤封入包装」「ガス置換包装」「真空包装」「脱臭剤封入包装」などが実用されている．より積極的に包装内の微小環境を調整して，固形剤の品質を維持・向上させる包装技法を「環境調整包装」と称することにする．

環境調整包装の最近の発展は著しく，全体的にはおおむねつぎのような方向に進展しつつある．

・多種多様な環境調整剤の出現．
・環境調整剤の飛躍的な品質向上．
・高機能化．
・複合化．

・物理的方法から化学的・生物的方法を包含する方法への発展．
・その他．

環境調整包装の概念を分類すると，表3.5.1[29]のようになる．

3.5.1 乾燥剤封入包装

乾燥剤封入技術は防湿包装の一環ともいえる．包装内に乾燥剤を封入して水分活性と製剤中の水分含量を低下させることによって，安定性を維持・向上させる訳である．

乾燥剤としてはシリカゲル，ゼオライト，塩化カルシウム，生石灰，高吸水性ポリマーの他種々の物質が使用されているが，使用量の多いのはシリカゲル系・ゼオライト系乾燥剤である．代表的な乾燥剤の吸湿等温曲線を図3.5.1に示した．ゼオライト系乾燥剤は低湿度から20％以上の吸湿挙動を示し，乾燥機能が高いことが理解できる．固形剤の水分活性は0.6以下のものが多いから，ゼオライト系乾燥剤は理想的ともいえる機能を有していることが分かる．ただ，注意すべきは吸湿速度がきわめて大きいことで，作業は低湿度環境下で短時間（可及的に30分以内）に行う必要がある点である．乾燥剤封入量の算出法はJISに規定されているが，JIS法[30]ではやや過剰になる傾向がある．そのため各社各様の方法で封入量を算出しているのが実情である．

Salwin[31]らは図3.5.2のような吸湿等温線を

表3.5.1　環境調整包装の概念[29]

	消極的環境調整	積極的環境調整	
温度	低温流通 低温保持 高温保持	吸熱剤 保冷剤 発熱剤・蓄熱剤	CaOの水和反応，鉄の酸化反応，硝安の溶解熱，金属塩化物など
水分	防湿包装	乾燥剤 調湿剤	$CaCl_2$，CaO，シリカゲル，$MgCl_2$，セラミック系物質，活性炭，高吸水性樹脂など
ガス	防ガス包装 減圧(真空)包装 ガス充填包装 MA(modified atmosphere,ガス制御)	ガス吸着剤 ガス吸収剤(O_2,CO_2,エチレンガスなど)	活性炭，CaO，Ca(CO_2)，鉄化合物，アスコルビン酸，ゼオライト，過マンガン酸カリウム，臭素酸塩，ハイドロサルファイト，カテコール，ハイドロキノン，ピロガロール，ポルフィリン錯体など
		ガス放出剤	CO_2放出剤，ヒノキチオール放出剤など
微生物	無菌包装 アセプチック包装 静菌包装	アルコール製剤 植物油	エタノール揮発剤 精油放出剤
臭気	保香・放出技法	脱臭剤 消臭剤	アニオン交換樹脂，活性炭，有機過酸化物，金属酸化物，グラフト重合ポリオレフィン，火山灰抽出精製無機物，セラミック，アスコルビン酸-鉄塩など
		賦香剤	シコニン・ヘマトキシリン・カルノソールなどの植物成分，植物油，有機酸，シトラール，シンナミックアルデヒドなど
特徴	1. 環境調整剤をしない． 2. 包装作業方法が大きな意味を有している． 3. 包装機械に何らかの工夫を要するケースが多い．	1. 環境調整剤を使用する． 2. 大規模な包装設備改造不要．	

示す固形剤および乾燥剤が共存している系の吸湿等温曲線をつぎのように求めることができるとした．乾燥剤 D の吸湿曲線の勾配を S_D，固形剤 A の吸湿曲線を S_A とするとき，$A \cdot D$ の共存によって空間内の湿度が R に変化し，A の水分含量が M_{A1} から M_{A2} に，D の水分含量が M_{D1} から M_{D2} に変化することから，次式によってそれぞれの吸湿等温曲線の勾配が求められる．

$$S_D = (M_{D2} - M_{D1})/(R - R_D) \quad (3.31)$$
$$S_A = (M_{A2} - M_{A1})/(R - R_A) \quad (3.32)$$

ただし，R：乾燥剤 D と固形剤 A が共存している空間の相対湿度，R_D：乾燥剤 A の水分含量に対応する相対湿度，R_A：固形剤 A の水分含量に対応する相対湿度

湿度が R_D，R_A から R に変化し，ついには平衡状態に達したとき，乾燥剤と固形剤の吸・脱湿量 $D \cdot A$ の吸・脱湿量はつぎのようになる．

$$D = W_D(M_{D2} - M_{D1})/100 = S_D W_D(R - R_D)/100 \quad (3.33)$$
$$A = W_A(M_{A2} - M_{A1})/100 = S_A W_A(R - R_A)/100 \quad (3.34)$$

ただし，W_D：固形剤の初期乾燥重量，W_A：乾燥剤の初期乾燥重量

密閉度の高い容器内空間において固形剤と乾燥剤が共存しているときには，乾燥剤は吸湿し固形剤は脱湿して均衡するから，平衡状態における共存系の平衡湿度については次式が成立する．

$$\begin{aligned}D + A &= [(R - R_D)S_D W_D/100 | (R - R_A)S_A W_A/100] \\ &= 0 \quad (3.35)\end{aligned}$$

3.5 環境調整包装

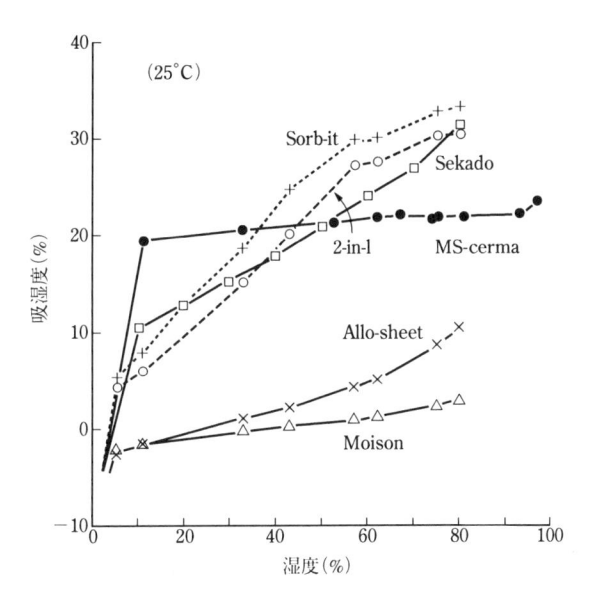

図3.5.1 代表的な乾燥剤の吸湿曲線

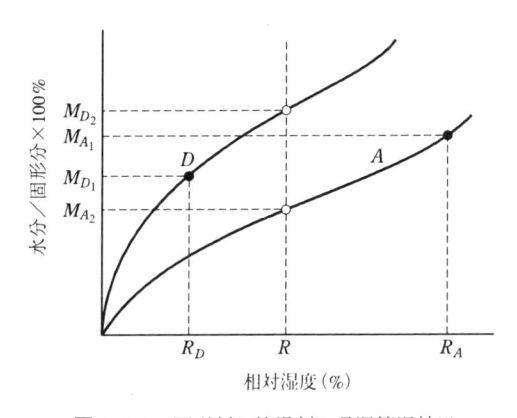

図3.5.2 固形剤と乾燥剤の吸湿等温線[31]

$$R = (R_D S_D W_D + R_A S_A W_A)/(S_D W_D + S_A W_A) \quad (3.36)$$

上式から容器内の固形剤の水分活性が適正になる乾燥剤量を逆算できる。

ただしこの場合，つぎのような前提条件があることに注意する必要がある。

① 固形剤の吸湿等温線を直線と仮定している。
② 固形剤および乾燥剤のヒステリシス挙動が無視されている。
③ 空間中の水分を無視している。

また，Zografiら[32]は，微結晶セルロース・トウモロコシでんぷん・ゼラチンカプセルおよびシリカゲルからなる2～3成分共存系の平衡湿度を計算し，実験結果と一致することを確認している。そしてシグモイド状の吸湿等温線を示す微結晶セルロースなど3種類の賦形剤の吸・脱湿曲線に関しては，Guggenheim, Anderson, De-Boerによって別個に開発され，Van den Bergによって命名された「GABの式（3.37式）」がよく当てはまり，シリカゲルについては(3.38)式が当てはまることを見出した。

$$W = \{W_m C_g K(P/P_0)\} \cdot [(1\ K(P/P_0)) \cdot \{1 - K(P/P_0)\} | C_g K(P/P_0)\}]^{-1} \quad (3.37)$$

$$W = \{W_m C_L (P/P_0)\}/\{1 + C_L (P/P_0)\} \quad (3.38)$$

ただし，W：相対蒸気圧 P/P_0 のもとで固体に吸着された乾物基準の固体重量当たりの水蒸気重量，W_m：すべての1次結合サイトについていると考えられる固体乾物重量当たりの水蒸気量，C_g, K：吸着の自由エネルギーに関係する定数，C_L：ラングミュア定数

固形剤のような物質 A の占める空間中の全水分量を M_A とすると，

$$M_A = W_A \cdot GAB_A + IGL_A \quad (3.39)$$

ただし，W_A：固形剤のような物質 A の乾物重量

GAB_A：初期湿度 R_A のときの物質 A について(3.39)式で与えられる水分量

IGL_A：理想気体の法則に従うとして求めたヘッドスペース中の水分量

固形剤 $A \cdot B$ からなる2成分系の全水分量を M_T とすると，

$$M_T = W_A \cdot GAB_A + W_B \cdot GAB_B + IGL_{VT} \quad (3.40)$$

ただし，W_B：固形剤のような物質 B の乾物重量，IGL_{VT}：ヘッドスペース中の全水分量

乾燥剤 D が加わった系においては，

$$M_T = W_A \cdot GAB_A + W_B \cdot GAB_B + W_D L_D + IGL_{VT} \quad (3.41)$$

が成立するから本式によって計算すればよい．

一般的に防湿性の低い包装に乾燥剤を封入しても，乾燥剤が外部環境から水蒸気を吸湿することになるから意味をなさないことが多い．したがって，多くの場合高防湿包装内に製剤と乾燥剤を共存させることになる．つまり，密閉包装内での固形剤と乾燥剤間の水分移動を確認することが重要になる．諏訪ら[33]は，包装外からの水蒸気侵入をも考慮に入れた乾燥剤封入方法について検討を実施し，固形剤と乾燥剤が直列的あるいは並列的に存在する場合の乾燥剤封入方法を提案している．また，乾燥剤が固形剤から吸収する水分量を計算し，等温吸湿曲線上に吸・脱湿の方向を逆にプロットしたとき，固形剤の吸湿曲線と乾燥剤の脱湿曲線の交点が包装内の平衡相対湿度を表すと考える便法もある[34]．

もちろん，包装内の水分活性を低下させるのみではなく，ある範囲に調整しなければならないこともあるが，そのようなケースでは上述のような技術を使用することで対処できる．

3.5.2 脱酸素剤封入包装

すでに述べたように固形剤の品質保証において，酸素の影響は限定的であるが，液剤・注射剤ではときとして致命的な悪影響を与えることがある．脱酸素剤の酸素吸収速度は包装内一定時間を要するうえ，酸素透過性の低い包装材料を採用せざるを得ないという欠点はあるが，酸化防止，微生物の増殖抑制，変退色防止，虫害防止などが期待できる．

包装内に脱酸素剤を封入する場合には，包装材料の酸素透過性に留意する必要がある．**表3.5.2**に各種フィルムの酸素透過性を示した[35]．現在のところ医薬品分野では例数は多くないが，脱酸素剤を封入することで安定性を担保し品質を保証しているものがある．現在出回っている脱酸素剤には多くの種類があるが，もっとも一般的なものは鉄を主成分にしたものである．鉄を主成分とする酸素吸収剤は周知のように鉄の酸化反応を利用したもので，酸化反応の過程で酸素を消費する訳である．医薬品，とくに固形剤で問題となるのは，酸化反応の触媒として使用されている水分である．固形剤の水分活性はおおむね0.6程度以下であり，酸素吸収剤に含有されている水分はときとして固形剤に吸収されて安定性に悪影響を及ぼすことがあることに注意を要する．また，酸素の減少に伴って包装内体積が減少するなどの現象があるため，これまで酸素吸収剤の使用量は考えられているより少ない．吸湿の恐れがなく，かつ酸素の影響を受けやすいような製剤では，酸素吸収剤を有効に活用することがより重要になるであろう．

3.5.3 脱臭・賦香包装

医薬品は基本的にはきわめて多種多様な化合物からなっており，往々にして原料自身が異臭を発したり，経時劣化によって異臭を発するものなどがある．

当然のことながら，製剤の安定性を高めることによって異臭発生を防止することが行われているが，そのような手段によって異臭を完全に防止できない場合には，「感覚的消臭」「物理的消臭」「化学的消臭」などの消臭法が実施される．医薬品の場合には，脱臭剤を使用して商品価値の維持・向上を図ることが多い．現在，**表3.5.3**に示したような種々の脱臭剤が現存しているが，医薬品分野では物理的吸着剤，とくに活性炭系統の吸着剤が使用されることが多い．

臭気の測定はきわめて微妙であり現在でも種々の測定法が開発されつつあるが，それは決定的な方法がないことの証明でもある．当然のことながら官能的方法と物理・化学的方法がある．

表3.5.2 各種フィルムのバリヤー性[35)]

フィルムの名称	ガス透過度(cc/m²·24 h·atm)			透過度 (g/m²·24 h) 40℃, 90%RH
	炭酸ガス	窒素ガス	酸素ガス	
低密度ポリエチレン	42 500	2 800	7 900	24～48
高密度ポリエチレン	9 100	660	2 900	22
無延伸ポリプロピレン	12 600	760	3 800	22～34
2軸延伸ポリプロピレン	8 500	315	2 500	3～5
サランコート2軸延伸ポリプロピレン	8～80	8～30	<16	5
普通セロファン	6～90	8～25	3～80	>720
防湿セロファン	—	—	40*	8～16
サランコートセロファン	—	—	15*	<12
ポリエステル	240～400	11～16	95～130	20～24
無延伸ナイロン	160～190	14	40	240～360
2軸延伸ナイロン	—	—	30*	90
サランコート2軸延伸ナイロン	—	—	10*	4～6
ポリ塩化ビニル	320～790	30～80	80～320	5～6
塩化ビニリデン・塩化ビニル・コポリマー	60～700	2～23	13～110	3～6
ポリスチレン	14 000	880	5 500	110～160
ポリカーボネート	17 000	790	4 700	170
エバール	—	—	2*	30
バシリカ(SM)	—	—	4*	23
OV	—	—	3*	4
K-フレックス**	—	—	10*	2
ポリアクリロニトリル	—	—	3*	20

注1) サランコート・フィルムの値はコート剤の種類，量により異なる．
2) ガス透過度の測定条件および測定法．
　　無印：25℃，50%RH，ASTM D 1434-66　＊印：27℃，65%RH，同圧酸素電種法
3) ガス透過度および透湿度はすべて厚さ 25μ に換算した値を記載した．
4) ＊＊印のK-フレックスの値はOPP/K-フレックス/CPPのラミネートの値を示した．

表3.5.3 消臭剤の種類

ゼオライト	セラミック
活性炭	ヤシガラ活性炭
鹿沼土	シリカゲル
植物抽出物	植物乾留成分
重炭酸ナトリウム	安定化二酸素塩素
クロライン	ジオキサイド類

3.5.4 エタノール揮発剤封入包装

エタノール揮発剤封入包装は，医薬品ではほとんど見かけることはない．その理由は下記のとおりである．
① 必要になるとすれば固形剤であろうが，上述のように固形剤の水分活性はかなり低く，微生物の繁殖が問題になることはほとんどない．
② 固形剤にしても，有機溶剤の許容含有量はppmオーダーであり，微量といえども固形剤にエタノールのような有機溶剤を吸収させることは，不純物を増加させる結果となる．
③ 医薬品には3年以上の長期間のシェルフライフが要求されることが多く，揮発したエタノールが包装外に逸散してしまう恐れが大である．

3.5.5 ガス置換包装

食品，とくに生鮮野菜・果物などでは，温度，湿度，酸素，炭酸ガス，窒素ガスなどの条件を総合的に調整して品質を保持するCA（controlled atmosphere）包装が広く行われているが，医薬品ではCA包装の実例はほとんどない．しかし乾燥剤などの封入によっても安定性が保証できない固形剤やアンプルなどの密封容器に入れられた注射剤などに窒素ガスなどの不活性ガスが充填される．とくに液状注射剤（アンプル）やバイアル（固形注射剤）ではほとんどが窒素ガス充填包装である．固形剤の場合には通常の製造ラインには窒

表3.5.4 真空包装とガス置換包装の比較[36]

	真空包装	ガス置換包装
原理	包装内の空気を排除して減圧とする.	包装内を不活性ガスで置換する.
酸素残存度	空気圧として5～10 mmHg程度	おおむね1～1.5気圧程度
安定性向上効果	大	大
材料コスト	大	大
設備コスト	大	大
ランニングコスト	小	中
生産速度	大	大
包装品の外観	多くの場合不定形となる.	材料・容器と圧力によって変化
ピンホール	容易に検出可能	多くの場合困難
対象製剤および頻度	固形剤, 少ない.	注射剤などの液剤, 多い.
将来性	かなり大	かなり大

素ガス充塡設備が付帯されていないため, 実施にあたっては特別な工夫を要する.

このように不活性ガスとしては窒素ガスが大部分である. 一方, 食品分野で使用されている炭酸ガスは微生物の代謝を阻害し, 静菌作用があるから今後医薬品に応用される可能性が高いといえよう.

ガス置換包装には下記のような特徴がある.
① 酸素濃度が低いほど内容物の安定性は高くなる.
② 炭酸ガスの併用によって静菌作用を期待できる.
③ 炭酸ガス, 窒素ガス, アルゴンガスなどを使用できる.
④ フラッシュ方式によって置換するため, 大量生産に向いている.
⑤ 初期投資額はかなり大きいが, 生産コストは低い.
⑥ ガスバリヤー性の高い材料を使用する必要がある.

一方, 小ロット品ではガス放出剤を使用することも可能である.

3.5.6 真空包装

固形注射剤封入したバイアル内を減圧しているものがある. これは溶解液を入れやすくして溶解操作を容易にしたものであるが, 下記のような欠点もあるから採用に当たっては注意を要する.

・溶解した液をバイアル外に取り出すのに困難を感じることがある.
・流通過程で外から異物・微生物などを引き込む可能性がある.
・減圧にした後のゴム栓装着・アルミプロテクター巻締め過程において, 減圧度を損うことのないような適切な操作が必要である.

真空包装とガス置換包装には表3.5.4のような長所短所がある[36]から, 充分認識しておくことが重要である.

3.6 異物混入防止包装

本章の最初に触れたように, 外部からの昆虫, 毛髪, ごみなどの各種異物の混入は致命的な欠点になる. 本節ではこれらの異物混入防止について考えることにする.

3.6.1 防虫包装

周知のように節足動物は，哺乳動物などと比較して圧倒的に種類が多く，地球上でもっとも数の多い動物である．そして生息域も地上，空中，水中などのあらゆる場所に及んでいる．医薬品はGMPや高度な品質管理体制下で生産されているが，残念ながら包装内への昆虫類の混入事故を根絶するには至っていない．

包装内に混入する昆虫類は多種多様で[37]，種々の経路から建物内に侵入し，最終的には包装内に入り込む事態に発展することになる．このような事態を回避するために表3.6.1のようなチェック・対策が実施されている[38]．

以上の議論は，包装作業時に環境から虫類が包装内に混入することを想定したものであるが，包装後に虫類が包装内に侵入する可能性もある．医薬品の場合には，食品と異なり虫類が好む栄養源が相対的に少ないため，包装内に虫類が入り込む事故はそう多くはない．それでも必要とされる場合には，防虫性のある材料・容器を使用することになる．グラシン紙，セロファン，ポリエチレンフィルムは防虫性が高いとはいえないが，ポリプロピレン，ポリエステル，塩化ビニルなどは防虫性が高い．アルミ箔も防虫性が高いが「コクヌスト」のようにアルミを破るものがいることに注意を要する．たとえば，密閉容器内に脱酸素剤を封入することによって虫を殺すことは可能であるが，医薬品では包装内に死んだ虫が入っていても大問題になるから，虫を殺す目的で脱酸素剤を封入することはない．同様にマイクロ波照射も殺虫効果があるが，ほとんど行われない．

3.6.2 異物混入防止

昆虫類と並んで混入事故の多いのが，材料に起因する異物と毛髪類である．

昆虫類は自ら動き回り包装内に入り込むが，異物は原材料中に混入していたり，作業中に作業環境から何らかの原因によって包装内に入り込むことがある．包装材料起因の異物も無視し得ない状況にあり[39]，それに対応した対策がなされている．納入された後の諸材料については，徹底した洗浄が行われるなど[39]，各材料メーカーも懸命の努力を傾注しつつあり，しだいに改善されつつある．一方，医薬品メーカーにおいて発生する異物混入の中で注目すべきは，人毛の混入問題である．脱毛は生理的現象であって，頭髪のみで約50本/日・人の脱毛があるとされている．つまりどのような環境にいても，人は絶えず「人毛を落下させつつ生きている」訳で，作業環境下でも常に人毛混入の可能性がある．人毛の混入を完全に防止すべく最大限の努力が傾注されるであろう．自動化が進めば異物混入事故は飛躍的に減少すると思われるが，医薬品は多品種少量生産体制で商品が供給されており，完全自動化はいうべくして困難である．当然のことながら，作業員の服装，マスク，帽子などの合理的着用，作業場への入室時の身体清掃などの徹底や作業員の教育などの一層の努力が求められるであろうが，残念ながらきわめて微少な比率での人毛の混入が発生することは今後も避けられないであろう．

毛髪混入を防止するためには表3.6.2[40]のような教育・対策が強化されされつつあり，このような対策は他の異物に関しても共通の対策となりうるものである．

3.7 遮光包装

固形剤・液剤を問わず，医薬品の安定性が光の影響を受けて劣化することがある．医薬品の品質に悪影響を与えるのは主として低波長領域290～450 nmの範囲の光である．医薬品の場合には個装函内に封入されているから，光はほぼ完全に遮断されており，流通過程で光暴露によって品質が低下することはほとんどない．したがって，倉庫，病院，薬局，薬店，家庭などの実際の使用現場の光照射状態を考慮すれば充分である．病院薬局の照明に関してはJISに照度基準[41]があり，耐光性試験法に関してはICHにおいて統一試験法が提案されている．現在大部分の医薬品メーカーでは，国際的に合意されている方法を基準にしたつぎのような光照射試験[42]が行われている．

表 3.6.1　害虫監視および防虫対策[38]

監視方法	対象	備考
屋内用灯火誘引式昆虫捕獲器法	灯火に誘引される性質の昆虫類	・対象となる昆虫種によって設置場所の高さを決定する． ・外部から見て光源の見える場所には設置しない． ・装置の下部に虫体が落下するタイプのものは使用しない． ・生産機材から離れた場所に設置する． ・清浄区域では連続して設置しない． ・出入り口周辺には設置しない．
屋外用灯火誘引式昆虫捕獲器法	灯火に誘引される性質の昆虫類	・光が一定方向へ放出するタイプの機種を選択する． ・樹木や他の外灯の影響を受けない場所に設置する． ・照度の高いものは使用しない． ・光は環境の状態を反映している場所に向けて照射する． ・ゴキブリ捕獲型とねずみ捕獲型の2種類がある． ・水平的に移動することの多いタイプの虫体を対象とする場合は床面に配置する．
粘着シート法	歩行移動する昆虫類の生虫	・垂直的に移動することの多いタイプの虫体を対象とする場合は壁面に配置する． ・回収後は顕微鏡下で虫体を確認する． ・特殊な種を監視する場合は誘引剤を装着する． ・虫体が粘着物質に付着するため，同定には注意が必要． ・屋内のみ使用．
粘着リボン法	飛翔移動，跳躍移動する昆虫類	・特殊な種を監視する場合は誘引剤を装着する． ・無誘引剤の場合は捕獲効率が低下するので注意を要する． ・虫体が粘着物質に付着するため，同定には注意が必要．
ピットホールトラップ法	歩行移動する昆虫類	・屋外での使用に適する． ・内部に入れる誘引物質によって，捕獲内容が変化する． ・設置場所によって，捕獲内容が変化する．
ブラックボックストラップ法	暗所を好む昆虫類	・一部の昆虫にのみ有効．
ドライアイストラップ法	吸血性昆虫	・炭酸ガスに誘引される性質を持つ昆虫類，ダニ類に有効．
室内塵分離法	室内に存在する昆虫類，ダニ類	・死虫が含まれる場合があるので，粘着シートと併用して実施するのが望ましい． ・広範囲の監視に適する． ・捕獲方法による特異性が少ない． ・特殊な薬剤による分離，顕微鏡検査の必要がある．
スイーピング法	植物上で活動する昆虫類	・植栽内に生息する甲虫類，カメムシ類，アリ類，クモ類の確認に適する． ・定量的な評価はしにくい．
サクショントラップ法	室内を飛翔移動する昆虫類	・室内の昆虫密度の少ない医薬品製造工場ではほとんど捕獲されない． ・室内の浮遊粉塵に対する注意が必要．
ウォータートラップ法	水に誘引される昆虫類	・倉庫のような乾燥した区域で，湿気を好む昆虫類を捕獲するのに適する． ・水の頻繁な交換が必要なため，長期間の監視には不向き．
ツルグレン法	土壌内に生息する昆虫類	・湿地や植物の根，土壌内より発生する昆虫類を捕獲する． ・トビムシ類のような特定の昆虫が多い場所に使用．
超音波振動法	粉体および粒体の中に生息する昆虫	・物資間の振動による虫体の追出し確認． ・死虫は検出されない． ・検出効率は低い．

(表 3.6.1 続き)

監視方法	対象	備考
シェルター法	隙間に潜り込む性質の昆虫類	・捕獲効率は悪い. ・捕獲対象の種類によって,隙間の大きさを変更する. ・捕獲効率は粘着シートと同様かやや劣る.
バタートラップ法	室内を歩行移動する昆虫	・生体の完全な捕獲が可能で,後日捕獲虫を実験や飼育などで使用する場合に便利である. ・誘引剤の内容によって捕獲する対象を限定できる. ・飛翔能力のある種類には不向き. ・室内で歩行移動する昆虫の活動範囲を確認するのに適する.
カーボンペーパー法	室内を歩行移動する昆虫の活動痕	・歩行痕によって,ある程度,種類の特定はできるが,正確な判定には不向き. ・飛翔移動する昆虫類の情報は得られない. ・捕食性で活発に歩行移動するゲジやクモ類の判定に有効. ・配置場所によって差がある.
インスペクトペーパー法	昆虫類の糞による判定	・昆虫類の生息定量判定の資料となる. ・イエバエの大量発生か所の調査に有効. ・ねずみ類の生息判定にも応用できる.
汚泥分離法	水系汚泥に生息する昆虫	・汚泥を採集して比重液により虫体を抽出する. ・サンプリング後,顕微鏡検査が必要. ・虫体の同定には専門技術が必要.
フラッシュアウト法	隙間に潜り込む昆虫および水中内の汚泥や石の下で生活する昆虫	・速効性の殺虫剤を少量使用し,薬効により飛び出した虫体を確認する. ・清浄区域では実施できない. ・排水溝の監視に便利. ・環境保全上使用する薬剤,薬量に注意が必要. ・水盤に界面活性剤を入れ,そこに落下する虫体を確認する.
水盤法	各種昆虫の定量的判定	・周辺環境の状況を知るために,屋外で使用する. ・定量的な判定が可能. ・外灯の下に配置して,屋外の危険な光源の確認をする. ・虫体が水没し,一部の昆虫は正確な同定が困難になる.

表 3.6.2 人毛混入防止対策[40]

作業員	① 毎日入浴を励行しているか? ② 毎日洗髪を励行しているか? ③ 毎日充分なブラッシングをしているか? ④ 通勤靴と作業靴の区別がされているか? とくに置き場が区別されているか? ⑤ 作業服と私服の区別は明確になっているか? 置き場が区別されているか? ⑥ 作業場からの出入時には,作業靴・作業服を替えているか? ⑦ 作業場からの出入時には,ごみ・チリ・毛髪などを落としているか? ⑧ 更衣室・作業場の清掃は適正に行われているか? ⑨ 原材料の持込みにあたって付着異物を落としているか? ⑩ パレットやリフトの清掃は充分か?
環境	① 汚染区域・中間区域・清潔区域が明瞭に区別されているか? ② 作業服は必要数準備され,洗濯は適正に行われているか? ③ 手洗設備・洗面所・便所は適切に設置されかつ清潔に維持されているか? ④ 休憩室は適正な位置に設置され整備されているか? ⑤ 姿見が設置されているか? ⑥ 靴の清浄設備が設置されているか? ⑦ エアシャワー設備が整備されているか? ⑧ 原材料置き場と作業場の区別は明瞭にされているか? ⑨ 落下人毛のチェックが定常的に行われているか?

〈医薬品用原薬及び製剤の光安定性試験法〉

I. 一般的事項

1. 目的

新原薬及び新製剤については，曝光によって許容できない変化が起こらないことを示すために，新原薬及び新製剤が本来有する光に対する特性を評価しなければならない．通例，定められたとおりに選ばれた1ロットについて光安定性試験を行う．何らかの事情で処方や容器包装などを変更した場合には，光安定性試験を再度実施しなければならないこともある．試験を繰り返すかどうかは最初の資料作成時に明らかにされた光安定性の特性及び変更した内容による．

本ガイドラインは本来，新原薬及び新製剤を承認申請する際に必要とされる光安定性に関する情報を得ることを目的としている．投薬後（使用時）の光安定性および新ガイドライン通知の適用対象外である承認申請のための光安定性については，本ガイドラインは適用されない．また，科学的根拠により，その妥当性が明示される場合には他の方法を採用してもよい．

光安定性試験は，次に示すような試験を必要に応じて系統的に行うことが望ましい．

ア．原薬についての試験
イ．直接包装を除いたむき出しの製剤についての試験
必要な場合には
ウ．直接包装に入れた製剤についての試験
さらに必要な場合には
エ．市販包装形態の製剤についての試験

製剤の試験をどこまで行うかについては，下記のような「製剤の光安定性試験結果の判定フローチャート」にそって，曝光試験による変化が許容できるかどうかを評価して決める．光によって変化しやすい原薬及び製剤の表示については，各国又は各地域の規定に従う必要がある．

2. 使用する光源

光安定性試験は，次に示す2つのオプションの光源のいずれかを用いることができる．承認申請者は，局所的な温度変化の影響を最小にするように適切な温度制御を行うか，又は同じ条件下に遮光した対照試料を置いた試験を行わなければならない．正当な理由がある場合には，この限りではない．承認申請者は，オプション1及び2のいずれの光源も，その波長分布特性

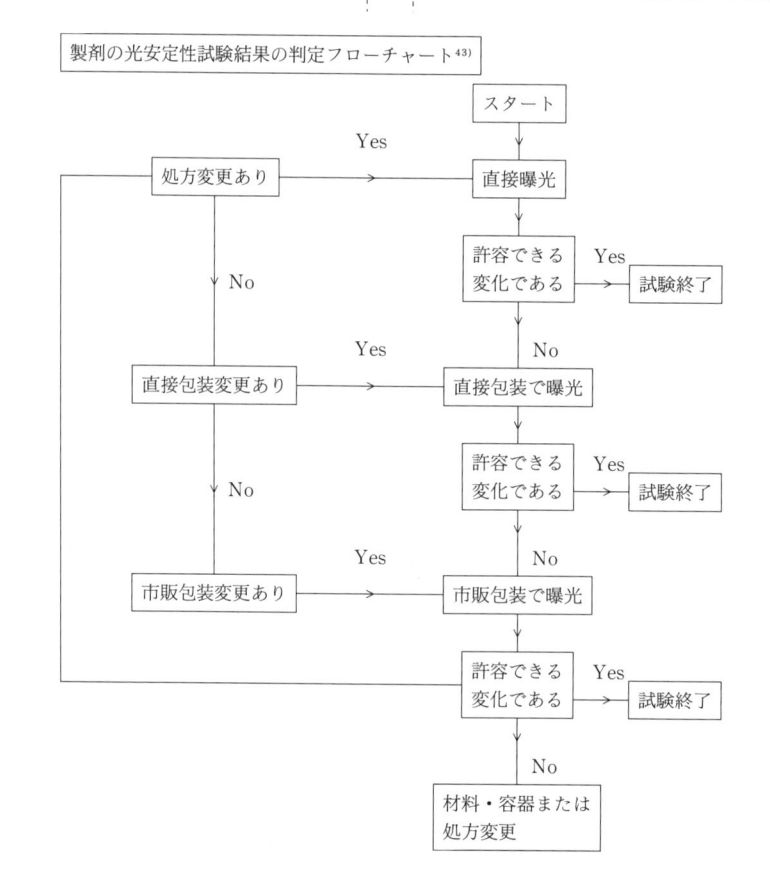

製剤の光安定性試験結果の判定フローチャート[43]

の規格は，光源の製造者が示すものを受け入れてよい．
　ア．オプション1
　D 65 又は IDS 65 の放射基準に類似の出力を示すように設計された光源．例えば，可視光と紫外放射の両方の出力を示す昼光色蛍光ランプ，キセノンランプ，ハロゲンランプ等がある．
　D 65 は，ISO 10977（1993）に規定されている屋外の昼光の標準として国際的に認められたものである．ID 65 は，それと同等の室内の間接的な昼光の標準である．320 nm 以下に放射エネルギーを持つ光源については，適切なフィルターを付けてそのような放射エネルギーを除去してもよい．
　イ．オプション2
　このオプションを採用する場合には，次の白色蛍光ランプと近紫外蛍光ランプによる照射を同一の試料を用いて行わなければならない．
① ISO 10977（1993）の類似の出力を示す白色蛍光ランプ
② 320～400 nm にスペクトルをもち，350～370 nm に放射エネルギーの極大値を示す近紫外蛍光ランプ．320～360 nm 及び 360～400 nm の波長域のそれぞれに有意な量の放射エネルギーを示すものであること．
3．試験の実施方法
　光安定性を確認するための試験（以下「確証試験」という．）では，原薬と製剤の結果を直接比較できるように，試料は，総照度として 120 万 lux・h 以上及び総近紫外放射エネルギーとして 200 W・h/m^2 以上の光に曝されなければならない．
　規定された曝光量が得られていることを確認するために，試料はバリデートされた化学光量測定システムと並べて曝光するか，又はキャリブレート済みの放射計又は照度計を用いた曝光量測定結果により設定された適切な期間，曝光してもよい．化学光量測定システムの一種である「キニーネ化学光量測定システム」[43] が知られている．
　なお，観察された変化の全体に対して熱に起因する変化がどの程度寄与しているかを評価する目的で，遮光した試料（例えば，アルミフォイルで包んだ試料）を対照として用いる場合には，それらの対照試料を測定する試料と並べて置くべきである．
II．製剤の光安定性試験
　製剤についての試験は，通例，まず完全にむき出しにした製剤での試験から始め，次に必要に応じて直接包装の製剤，さらには市販される包装（市販包装）の製剤での試験を行うように逐次的に進めるべきである．その製剤が曝光の影響を受けないことを実証できるまで試験を進めなければならない．製剤は，前述の「I 3 の試験の実施方法」に記載されている条件で曝光しなければならない．
　通例，開発段階の間に 1 ロットの製剤を試験し，その後，その医薬品が光に対して明らかに安定であるか，又は明らかに不安定である場合には，新ガイドライン通知にしたがって選定した 1 ロットについて光に対する安定性を確認する．確証試験の結果が明確でない場合には，さらに最大 2 ロットまで追加して試験を行うべきである．
　直接包装がアルミニウムチューブや缶のように光を完全に通さないことが示されている場合には，通例，包装なしのむき出しの製剤についてのみ試験を行えばよい．
　輸液や皮膚用クリームなどの製剤については，使用時の光安定性を保証するための試験を行う方がよい．この試験をどの程度行うかは用法によって決まるものであり，承認申請者の判断に任せられる．
　試験に用いる分析法は，適切にバリデートされていなければならない．
1．試料の配置
　試験される試料の物理的な特性を考慮して注意を払い，昇華，蒸発，融解等の物理的状態の変化による影響が最小になるように試料を冷却したり，密封した容器に入れるなどの努力をしなければならない．試験試料の曝光をできるだけ妨げないように注意しなければならない．
　容器として用いられる物質や試料保護のために用いられる物質などと試料との間に起こりうる相互作用についても考察し，試験に適しない場合には原因となるものを除去しなければならない．
　直接包装から取り出した製剤について試験することが実際的である場合には，原薬について述べた条件と同様の方法で試料を配列する．試料は，光源に曝される面積が最大になるように配置する．例えば，錠剤，カプセル剤等は単一の層になるように広げて配置する．
　直接に曝光するのが実際的でない場合には（例えば，製剤が酸化されるために），適切に保護できる不活性で透明な容器（例えば，石英）に試料を入れる．
　直接容器に入れた製剤又は市販包装の製剤についての試験が必要な場合には，曝光が最も均

一になるように，試料を水平又は光路に対して直角になるように配置する．

容器の大きい包装の製剤（例えば，調剤用の包装）を試験するときには，試験条件を調節することが必要な場合もある．

2. 試料の分析

曝光終了時に，試料の物理的な性質（例えば，外観，溶状，カプセル剤のような製剤については溶出性または崩壊性等）の変化を検討するとともに，光分解過程で生じうる分解物については適切にバリデートされた方法を用いて含量及び分解物の量を測定する．

散剤の場合には，サンプリングは，それぞれの試験の試料として全体を反映する部分が用いられるように行う．固形の経口剤の試験には，適切な個数，例えば 20 錠又は 20 カプセルを用いる．その他の製剤（クリーム剤，軟膏剤，懸濁剤等）についても，曝光後の試料が均一でない可能性がある場合には，同様に試料全体を均一化又は溶解した後，サンプリングを行う．対照として遮光した試料を用いる場合には，それを遮光した試料と同様に分析すべきである．

3. 結果の判定

変化の程度によっては，曝光の影響を軽減するための特別な表示や包装が必要になることもある．確証試験の結果から曝光による変化が許容できるかどうかを判定するときには，有効期間を通じて承認申請を予定している規格に適合する品質であることを保証できるように，光安定性試験以外の通常行われる安定性試験の結果を合わせて考察する必要がある．

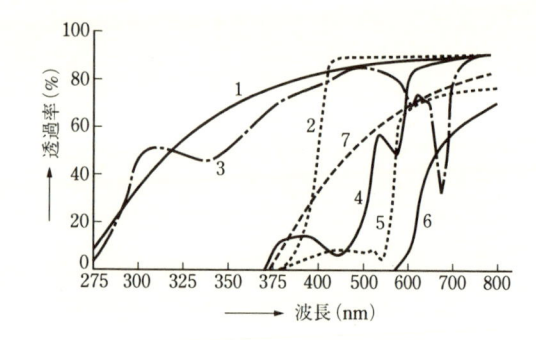

1：PVC 250μm；無色透明
2： 〃   〃 ； 〃 （紫外線吸収剤入り）
3： 〃   〃 ；淡青色透明
4： 〃   〃 ；黄褐色透明
5： 〃   〃 ；橙色透明
6： 〃   〃 ；赤色ほとんど不透明
7：PVC 100μm/PVDC 50μm/PE 30μm/PVDC 50μm/PVC 100μm；帯微黄褐色透明

図 3.7.1 各種 PTP シートの光線透過性
　　　　（ベークレポート：住友ベークライト）[44]

以上のように試験法についての規定は明確であるが，実際には遮光材料の機能を有効に活用して品質を活用して品質を保証することになる．

医薬品用遮光性材料として，通例，つぎのような容器やフィルム類が使用されている．
① 遮光容器：金属缶，着色ガラス容器，着色プラスチック容器，紙函など
② 遮光柔軟材料：アルミ箔，着色フィルム，遮光紙など

このように遮光そのものは比較的容易であり，問題になるのは透明容器に収容されている注射剤や PTP やガラスびん中の固形剤など限定的な状況下のみにおいてである．

固形剤の場合には光の影響は表面のごく浅い部分への影響に止まるから，主薬の含量が低下するなどの事態に至らないことが多い．したがって，防湿包装などに比較すると遮光包装を施すケースは少ない．そのような状況にあって注射剤用アンプルに関しては日局の「注射剤用ガラス容器試験法」においてつぎのように光線透過率が規定されている．

　290～450 nm：透過率 50％ 以下
　590～610 nm：透過率 60％ 以上

ただし，融封できない容器で器壁の厚さが 0.1 mm 以上のものにあっては透過率 45％ 以上とする．

医薬品の場合には紙箱や褐色ガラスびんなどによって遮光されているから，多くの場合紙箱から出された後の耐光性が問題になることが多いが，とくにもっとも多く市場に出回っている PTP に関してはその成形材料の遮光性が問題となる．図 3.7.1[44] PTP 用材料の遮光性データを示した．

3.8 無菌包装

注射剤・眼軟膏剤などは無菌でなければならない．当然のことながら製剤自身や容器・材料の滅菌については表 3.8.1 のように日本薬局方[45]においても規定されており，材料・容器の特性を考

3.8 無菌包装

表 3.8.1　日本薬局方収載各種滅菌法の特徴[45]

滅菌法		長所	短所	滅菌対象材料
熱的方法	加熱法 火炎法 高圧蒸気法 流通蒸気法 煮沸法 間歇法	確実, 簡単, 迅速 脱パイロジェン 残留性なし コスト低廉	材料劣化, 変形 破袋, 内容物変質 乾燥必要なケースあり 条件苛酷	ガラス 金属, ゴム 耐熱性プラスチック など
ろ過法		変質・劣化なし 脱パイロジェン 菌体除去効果 大量処理可能	加圧, 負圧に弱い 吸着・溶出に注意 フィルターの耐薬品性 耐用期間	気体 液体など
照射法	放射線および電子線法	包装形態での滅菌可 残留物なし 大量処理可 加熱不要 工程管理容易 乾式処理 形状に影響されにくい 短時間処理 委託可能	有害物産生の恐れ 被爆の可能性 材質劣化 初期投資額比較大 バリデーション容易 物流費用大 収容状態に注意の必要	金属 ある種のゴム ある種のプラスチックなど
	紫外線法および光パルス法	簡便 インライン処理可能 空気・水処理可能 乾式処理	目・皮膚障害の恐れ 陰影効果に要注意 材料劣化の可能性 ランプの寿命に注意 湿度依存性あり	空気 水 衣服など
	高周波法	加熱速度大 熱効率良好 均一加熱 操作簡便	水酸基の存在必須 材料への適応困難	アンプル内水溶液など
ガス法		低耐熱性材料に好適 操作簡便 ガスに浸透性あり	長時間を要する 材料表面への吸着・残留あり 有害物質生成の恐れ 発ガン性 ガス取扱いに注意 廃棄処理性 滅菌槽への収容に要注意	低耐熱性材料, たとえばプラスチック紙容器など
薬液法		適用範囲広い 生体表面も可能 簡便 インライン作業可能	毒性に注意 希釈操作必要 廃棄処理に注意	低耐熱性材料 プラスチック 紙容器 ラミネート材など

※ 波線部分は, 過酸化水素ガス滅菌には該当しないことに注意.

慮し, 適切な方法を選択すべきである.

注射剤用材料・容器は基本的にアンプル, バイアル, ゴム栓であるため, 乾熱滅菌や高圧蒸気滅菌が行われている. 無菌操作によって製造する注射剤の無菌性は, 材料・容器の無菌性, 内容液自身の無菌性, 無菌操作の適格性の3要素によって左右されるが, 最終滅菌によって無菌性を保証するタイプの注射剤の無菌性は最終の滅菌工程のバリデーションによって保証される. 充分にバリデートされた最終高圧蒸気滅菌工程を経た製品に関しては出荷時の無菌試験を省略できる. このパラメトリックリリースにおいては, つぎのような条件が必要である[46].

① 滅菌後の保証が 10^{-6} 以上である.

② 熱分布試験，熱浸透性試験，微生物負荷調査，熱抵抗性既知試験菌を使用した微生物致死率調査などの滅菌工程のバリデーションが充分に行われている．
③ 温度，圧力，時間などの重要パラメーターの管理が的確に行われている．
④ 容器の密封性が保証されている．
⑤ 滅菌前の微生物負荷量が調査されている．
⑥ バリデーション時の使用菌より熱抵抗性の大きい菌が負荷していないことが確認されている．
⑦ 性能の確認されたバイオロジカル・インジケーターによってバリデートされている．

これらの滅菌法の中でプラスチック材料に汎用されていたガス滅菌法は，材料表面への吸着・廃棄問題や発ガン性の可能性があるとの疑いが出てきたため，最近やや使用例が減少する方向にある．逆に注目されているのが放射線滅菌・電子線滅菌法である．とくに点眼容器やキャップ類で盛んに検討されている．放射線滅菌・電子線滅菌法はときとして内容物やプラスチック材料を変質させたりガラス容器を変色させたりする欠点があるが，これらの照射に耐え得る銘柄のプラスチックも販売されるようになっており，包装後のターミナル滅菌の可能性が大きくなってきている．

従来の滅菌法から電子線滅菌法への変更検討がなされている理由は，主として下記のとおりである[47]．
① 法的規制の変化により，ガス滅菌設備の改善やバリデーション作業に要するコストが増大している．
② プラスチック表面への残留EOG（ethylene oxide gas，エチレンオキサイドガス）に対する不安がある．
③ EOGの発ガン性分類が第1類となり，作業環境内のEOG濃度が1ppm以下であることが求められている．
④ 滅菌の委受託に関して，電子線滅菌法が医療用具クラスⅠ・Ⅱにおいて区分許可が認められた．
⑤ 化学薬剤滅菌では薬剤の残留に対する懸念が残っている．
⑥ 紫外線殺菌における殺菌能力に不安がある．
⑦ ガンマ線滅菌と比較して材料・容器への悪影響が少ない．
⑧ ドジメトリックリリースが承認されたため，照射線量確認により無菌試験の省略が可能である．
⑨ 滅菌バッグのような特殊で高価な材料を必要としない．

引用・参考文献

1) 厚生省薬務局編：逐条解説 薬事法《改訂版》，p. 321，(株)ぎょうせい（平成7年）
2) 同書, p. 327
3) 厚生省医薬安全局審査研究会編：医薬品製造指針，p. 181，薬業時報社（1998）
    ［H 6.4.21 薬新 薬 30，H 9.5.28 薬審 422，H 9.5.28 薬審 425］
4) 塩見 弘：故障物理入門，p. 33，日科技連出版（1975）
5) 第13改正 日本薬局方解説書，p. 289，廣川書店（1996）
6) 塩見 弘：故障物理入門，p. 73，日科技連出版（1975）
7) D. G. Pope: *Drug and Cosmet. Ind.,* **127**(5), 54 (1980)
8) ibid., **127**(6), 48 (1980)
9) 塩見 弘：故障物理入門，p. 165, 167 日科技連出版（1975）
10) L. W. Elder: *Modern Packaging,* **23**(2), 138 (1949)
11) 曽根敏磨：表面, **13**(6), 328 (1975)
12) C. R. Oswin: *J. S. C. I.,* **65**, 419 (1946)
13) 渡辺吉明，三浦秀雄：包装技術, **24**(12), 1163 (1986)
14) 高分子学会編：材料と水分ハンドブック，p. 239，共立出版（昭和48年）
15) 岸本 昭，平田貞夫：高分子化学, **22**(12), 294 (1965)
16) J. T. Carstensen, E. S. Aron, *et al.*: *J. Parm. Sci.,* **55**(6), 561 (1966)
17) 山本隆一，高橋智雄：塩野義年報, **4**, 455 (1954)
18) T. Ozawa, M. S. Kamat., *et al.*: *Pharm. Res.,* **5**, 421 (1988)
19) 三浦秀雄，篠崎 修他：包装研究, **4**(1), 15, 17, 20, 21 (1983)
20) 村岡敏男，金山明夫：薬剤学, **29**(1), 57 (1969)
21) 中林 靖：武田研年報, No. 41, 114 (1982)
22) S. P. Eriksen, H. J. Stelmach: *J. Parm. Sci.,* **54**(7), 1029 (1965)

23) 大草直也, 絹野：薬剤学, **28**(1), 17 (1968)
24) 村岡敏男, 金山明夫：薬剤学, **29**(3), 189 (1969)
25) 大草直也, 福井正紀, 能勢忠司：昭和47年度 厚生科学研究報告, p.19 (1973)
26) 三浦秀雄, 長谷川 和：薬剤学, **49**(1), 41 (1989)
27) J. T. Carstensen and E. Nelson：*J. Parm. Sci.*, **65**(2), 311 (1976)
28) V. Hartmann, K. Krummen, *et al.*：*J. Parm. Ind.*, **44**(1), 71 (1982)
29) 三浦秀雄：日本薬剤学会 第3回医薬品包装シンポジウム講演要旨集, p.8 (1989)
30) JIS Z 0301 (防湿包装方法)
31) H. Salwin and Y. Slawson：*Food Technol.*, **13**, 715 (1959)
32) G. Zografi, M. Kontny, *et al.*：*Intern. J. Pharm.*, **42**, 71 (1988)
33) 諏訪 要, 片岡捷夫：包装技術, **8**(1), 20 (1970)
34) 篠崎 修, 三浦秀雄：社内資料
35) 鈴木：加工食品のガス充填包装, p.8, 日本食品出版 (1977)
36) 田中好雄：*Food Packaging*, **27**(7), 78 (1984)
37) 今野禎彦：*Pharm. Tech. Japan*, **14**(9), 58 (1998)
38) 今野禎彦, 伊藤広紀：*Pharm. Tech. Japan*, **14**(13), 42 (1998)
39) 新妻敏男, 朝川博之：医薬品研究, **28**(5), 370 (1997)
40) *Food Packaging*, **33**(9), 58 (1989)
41) JIS Z 9110 (照度基準)
42) 厚生省医薬安全局審査研究会編：医薬品製造指針, p.185, 薬業時報社 (1998)
43) 厚生省医薬安全局審査研究会編：医薬品製造指針, p.190, 薬業時報社 (1998)
44) 林 直一：医薬品の包装設計, p.63, 南山堂 (1984)
45) 第13改正 日本薬局方解説書, 一般試験法, p.884, 廣川書店 (1996)
46) 谷川克則, 園田雅樹他.：製剤と機械, 243号, (株)クレスト (1999)
47) 山瀬 豊：日本包装学会誌, **7**(1), 34 (1998)

〔三浦 秀雄〕

第4章　評　価　法

包装材料の品質および特性は，材料の物理的，化学的性質をそれぞれに適した試験方法により測定し，得られた結果に基づいて評価される．

したがって包装材料の試験は，包装設計における材料の選定およびその基本的な物性の評価のために重要であり，また用途に応じて適正な材料を得るための加工工程における品質管理の手段，あるいは材料の購買や材料の提供のために必要な性能を評価する手段として種々の試験方法がある．

包装材料および容器に対する物理的，化学的試験方法は，わが国においてその多くは，JIS（日本工業規格）として制定されている．

さらに食品包装における容器包装の規格基準とその試験法は，食品衛生法施行規則（省令および告示），あるいはJAS法（日本農林規格）に定められており，医薬品包装に関しては，日本薬局方に定められている．

また，ISO（国際標準化機構）で定められる国際規格および国際推薦規格があり，日本工業規格では，国際規格との整合性がとられている．

なお，世界的にも権威のあるASTM（American Society for Testing and Materials，アメリカ材料試験協会）やTAPPI（Technical Association of Pulp and Paper Industry，アメリカ紙パルプ技術協会）の規格試験方法は，一般的にも広く適用されている．

上述のように包装材料の基本性能に対して種々の試験法があるが，品質評価方法としては，なるべく測定機器の構造や原理が簡単で適切，かつ再現性の良いことが必要である．最近における包装材料には，機能的な包装特性を具備したものが多く，ことに軟包材の分野では，実用特性に対する評価が必要となっている．

たとえば，最近注目されてきた機能としてイージーオープン性（易開封性），イージーピール性（易剥離性），あるいはホットタック性（熱間剥離強度）などがあるが，これらの性能評価に対しては，メーカーやユーザー独自の試験方法で行われることもあり，より実用的な評価法で行われることが多い．

本章では，とくに食品，医薬品包装用軟質および半剛性包材に対して現在実施されている評価のための各種試験方法について述べる．

4.1　包装材料の物性評価

軟包材の物性では，物理的強度，柔軟性，滑り性，ヒートシール特性あるいはガス遮断性能などが，包装機械適性（作業性や機械への掛りやすさ）や，内容品の保護適性を評価するうえで重要である．

4.1.1　試験雰囲気の標準条件

評価を目的とした包装材料についての物性試験では，データの普遍性，再現性を良くするためほとんどの場合，試料のコンディショニング（調和）ならびに試験が，一定の温・湿度条件に保たれた雰囲気で行われる．

とくに紙および板紙，あるいはそれらの複合材料については，温・湿度の影響を考慮して，JIS P 8111 (1998)「紙，板紙及びパルプの調湿及び試験のための標準状態」に定められた温度$23\pm1°C$，相対湿度$50\pm2\%$の条件下で行われる．従来の標準状態は，$20\pm2°C$，相対湿度$65\pm2\%$と定められていたが，ISO 187 (1990) との整合化のため改正された．

一方，プラスチック材料についてもJIS K 7100 (1999) に改正された標準雰囲気条件が定められている（ISO 291への整合化）．

これらの改正された標準雰囲気の温・湿度条件を表4.1.1にまとめて示す．

4.1.2　厚さおよび坪量の測定

紙，板紙およびプラスチックフィルムなどのシ

表 4.1.1　試験のための標準雰囲気

規　格	適用範囲	温　度	相対湿度
JIS P 8111	紙・板紙およびパルプ	23±1℃	50± 2％
JIS K 7100	プラスチック	1級　23±1℃ 2級　23±2℃ 3級　23±5℃	50± 5％ 50±10％ ――

備考：JIS P 8111/対応国際規格 ISO 187
　　　JIS K 7100/対応国際規格 ISO 291

ート状材料の厚さや坪量は，包材としての諸性能を定量的に評価するうえで重要なファクターである．

たとえば物理的な強度，あるいは気体透過性の測定値を単位寸法（たとえば厚さ，面積，断面積など）当たりに換算して表示するのが普通であり，実用特性を論じるさいにも厚さや坪量などの形状因子が必要となる．

軟包材の厚さ（mmまたはμm）測定には，マイクロメーター（ダイヤルゲージ）が使用されているが，平面と平滑な面を持つプランジャーの間に試験片を挟んでダイヤルゲージで読み取る（1/1000 mm目盛）のが一般的である．

このとき試験片に加える圧力やプランジャーの接触面積などの測定要領は，材料の種類によって異なるが，紙および板紙に適用されているJIS P 8118においては，プランジャーの接触面が直径14.3 mmの平面で，圧力は5.39 mN（ミリニュートン）と定められている．ただしプラスチックフィルムに対しては，接触面の直径が5 mmで，試験片に加わる圧が1.226 mNのマイクロメーターが使用されている（JIS B 7503に規定されたダイヤルゲージ）．

坪量（g/m^2）測定では，便宜的に100×100 mmの金型枠を使って，試験片を100 cm^{2}の寸法に切りとってその重さを精密天びんで秤り，m^{2}当たりに換算して表すことが多い．さらに坪量を基準の密度で除して平均厚さを求めることも通常行われている．

4.1.3　物理的強度の測定

軟包材の強度としては，主として引張強度（引張強さおよび伸び）および引裂強さ，あるいは衝撃強さが品質項目に取り上げられている．

1）引張強さおよび伸び

引張強さおよび伸びは，材料の強度を表す代表的な物性で，ほとんどの包材の品質規格に規定されている項目である．

引張強さまたは引張破壊強さ（N/mm^2）は，所定の条件で引張り，試験片が破断するまで応力を加えたときの最大荷重（引張応力）を試験片の単位断面積当たりに換算した値をいい，また破断に至るまでの伸長率を伸び（％）と称しており，いずれも材質によってきわめて特徴的な相違がみられる．

（1）紙および板紙

紙および板紙の引張強さおよび伸びは，繊維間の絡み，あるいは水素結合によって構成されているだけに，とくに強度が要求される包装紙，紙袋用紙などでは重要な物性項目となっている．

紙および板紙の引張特性の試験方法としては，JIS P 8113（1998）に規定されており，引張強さ（kN/m；破断までの最大荷重/試験片の幅）および伸び（％）のほか，引張エネルギー吸収量（J/m^2；破断するのに要する単位面積当たりの仕事量（荷重×伸び））および引張弾性率 E（mPa；単位長さ当たりの伸びに対する単位面積当たりの引張荷重の比を応力-ひずみ曲線から求める）などが取り上げられている．

このJIS規格に対応する国際規格は，ISO 1924-1（1992）および同1924-2（1994）である．

包材の実用強度を引張強さの特性値からだけで評価することはきわめて困難であるといえる．それは実用強度に係わる材料の力学的挙動がレオロジカルで，動的な伸びが形状因子とともに複雑に関与することが考えられるためである．

しかし，引張試験から得られるエネルギー吸収量は，静的条件における仕事量であるが，動的吸

収エネルギーに比例すると判断しても大きな誤りにはならないといえるので，材料強度の評価には有効であろう．そして引張弾性率は，材料のこわさに依存する腰の強さの予測評価に役立つと考えられる．

（2）プラスチックフィルム

包装用プラスチックフィルムの引張強さおよび伸びに関する試験は，JIS Z 1702（1986）「包装用ポリエチレンフィルム」，同 Z 1707（1997）「食品包装用プラスチックフィルム通則」などに規定されている材料試験方法に準拠して行われている．

シート状のプラスチック（厚さ1～4 mm）に適用される規格として JIS K 7113（1995）があり，プラスチックフィルムに関する試験方法の基準としては，JIS K 7127（1999）が制定されている．

一般的には ASTM D 882-73「シート状プラスチックの引張特性試験方法」および上述 JIS Z 1707 に従って行われている．**表4.1.2**にプラスチックフィルムの引張強さ試験要領を示す．

（3）引張試験装置

紙・板紙およびプラスチックフィルムの引張特性試験機としては，定速緊張型（振子式）または定速伸長型が使用される．

一般的に採用されている定速伸長型引張試験機は，ストレインゲージのロードセルに上部クランプが連結され，クロスヘッドに固定された下部のクランプを所定の速度で下降させる形式で，X-Y-T レコーダーに記録された試験片の応力-ひずみ曲線から引張強さと伸びを読み取る装置となっており，広範囲の条件がとれるので便利である．

試験条件としての試験片は，短冊形およびダンベル形の2種類あり，幅は 10 mm，15 mm または 20 mm のいずれかに定められているが，ASTM では 25.4 mm 幅が採用されている．

上述 JIS 規格においては，紙および板紙の場合，試験片の幅は 15 ± 0.1 mm の短冊型が標準とされているが，プラスチックフィルムの場合は，ダンベル形（標点間の平行幅は 10 mm）も適用される．しかし伸びの検出が自動記録による定速伸長型試験機の場合には，短冊形試験片にほぼ限られる．

一方，引張速度は，材料の種類によって破断応力に影響するので重要な条件とされるが，上述のJIS Z 1707 においては，**表4.1.2**の試験条件を採ることになっている．

記録式の定速伸長型試験機を用いて引張強さおよび伸びを測定する場合，クロスヘッドの速度は 100～300 mm/min がもっとも適している．

ただし，引張ヤング率や引張降伏点，あるいは

表4.1.2 プラスチックフィルムの引張試験要領

規　格	試験機		試験片 (mm)	つかみの速度 (mm/min)		つかみ間隔 (mm)
ASTM D 882 シート状プラスチックの引張特性(1973)	A法	定速伸長型	幅 5.0～25.4	伸び 20 %以下 〃 20～100 〃 100 %以上 〃 弾性率測定	12.5 50 500 25	125 100 50 250
	B法	振子型		伸び 100 %以下 〃 100 %以上	50 500	100 50
JIS Z 1707 食品包装用プラスチックフィルム通則(1997) 基準；JIS K 7127 プラスチック引張特性の試験方法 第3部(1999)		定速伸長型	幅 10～25 短冊またはダンベル形	200 ± 20 または 300 ± 30		100
		定速緊張型（振子式）				
JIS Z 1702 包装用ポリエチレンフィルム(1986)		定速伸長型	幅 15 ± 0.1 短冊形	500		100
		定速緊張型	10 ダンベル形	500		80 ± 5

図4.1.1 引裂き強さ試験の構造

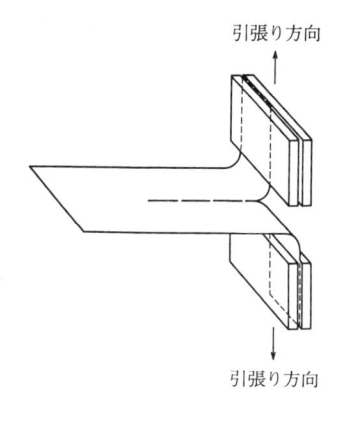

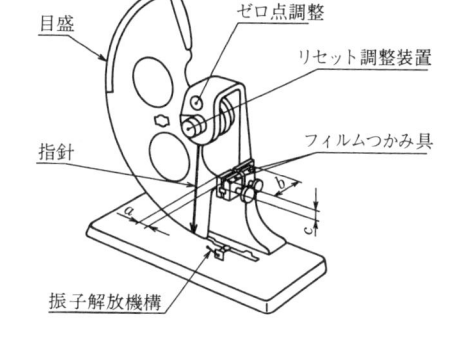

トラウザー引裂方式つかみ　　　エルメンドルフ引裂試験装置

1%モジュラス，または1%オフセット応力などの測定を目的とする場合には5 mm/minとか25 mm/min（ASTM D 822）以下で引張試験を行うこともある．

ただ定速伸長型試験機のクロスヘッドのスピードと，定速緊張型（振子式）とでは，同じクランプ（つかみ）の下降スピードであっても試験片に加わる単位時間当たりの緊張率には著しい相違があるので，目的に応じて条件を統一することが望ましい．

また，ダンベル形試験片に標点を記し，引張破断時にその標点間の長さを測って伸び率を求める場合に，伸びの大きい材料では問題は少ないが，伸びの比較的小さい材料では，標点間隔の追跡が正確にはいかないので，なるべく定速伸長型試験機による自動記録が望ましい．

2) 引裂強さ

軟包材における引裂強さは，一般的に引裂強度または引裂伝播抵抗と称されているが，いずれも端部に所定の裂け目を入れておき，その部分から一定の長さにわたって引き裂いていくときの抵抗を強度として測定する．

包装仕様によっては，引裂強度の優れた材料が要求される場合もある．一方軟質包装袋にあっては易開封性を付与するため引裂伝播抵抗が逆に低く，かつ意図した引裂方向が要求される場合がある．

材質的にはOPP（oriented polypropylene film，2軸延伸ポリプロピレンフィルム），PET（polyethylene terephthalate，ポリエチレンテレフタレート）あるいはONY（oriented nylon，延伸ナイロン）のラミネートフィルムは，引裂伝播抵抗が比較的高く，軟質包装袋では開封のカット性（方向性を含めて）が悪い．

したがって袋の機能性を高めるため容易に開封できる直線カット性を工夫した事例が多い．一方，包装紙袋に使われる紙の引裂強さは，紙袋の実用強度を指標する物性因子として評価される．

引裂強さ（mN）の試験は，JIS P 8116（1994）「紙および板紙の引裂強さ試験方法」（ISO 1974対応）およびJIS K 7128-1〜3部（1998）「プラスチックフィルム及びシートの引裂強さ試験方法」（ISO 6383対応）などにしたがって行われる．試験装置としては，ほとんどの場合振子形のエルメンドルフ引裂き試験機が使われるが，とくに引裂伝播抵抗が小さいフィルムでは，引張試験機によるトラウザー引裂法（JIS K 7128-1）が適している場合もある．図4.1.1にこれらの引裂試験機のヘッドを示す．

4.1.4 物性と機械適性

包装用ラミネートフィルムあるいはラミネート加工紙の包装適性を評価するうえでは，その材料の物理的・化学的性質，安全性，コストパフォーマンス，製造エネルギーなどが要素として挙げられるが，包装適性の基本として重要なのは，物性（強度・作業性）とバリヤー性能（水蒸気およびガス遮断性）である．

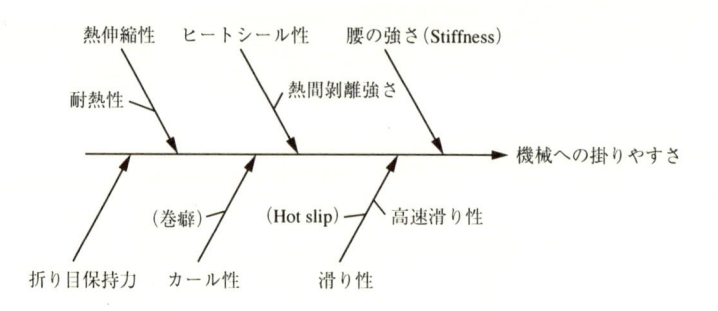

図 4.1.2 包装用フィルムの機械適性要因図

包材の機械適性，すなわち包装作業性（主として包装機械への掛りやすさ）は，包装の適応性を支配する重要なファクターである．

とくにプラスチックフィルムなどの軟包材においては，腰の強さ，カール性，熱伸縮性などの形状因子，あるいは滑り性（スリップ性）やホット・タック性（熱間剥離強さ）などのレオロジカルな物性が複雑に影響することが多く，包装の高速化やライン化にとっても機械適性を指標する物性要因の評価はきわめて重要である．

軟包材の包装機械への掛りやすさの特性要因図を図 4.1.2 に示すが，実際的には実機試験の結果と物性要因との解析から適性評価が行われる．

1) 材料のカール性

材料のカール性については，カーリングの方向も重要で，たとえばカールの向きによって(+)側と(−)側とか，内カールと外カールというように区別する．

プラスチックフィルムの加工時における熱間張力や熱収縮の偏りによってカーリングしたり，アルミニウム箔と紙とのラミネート包材が湿度条件によって2面性ができ，カーリングが起こる．これらのカールが大きいと，2次加工や包装機械適性の低下をきたすことが多い．

カール度の標準試験法は見当たらないが，簡便法としてつぎの方法が参考になる．

(1) 懸垂カール

材料の縦方向および横方向に平行に一定寸法の試験片，たとえば100×100 mm にカットし，試験片上端をクリップして室内に吊るし，15〜20分後に下端の両端間の距離（X_d）を空間で測って，試験片の幅に対する割合をカール度として表示する．すなわちカール度（%）は次式によって求められる．

$$カール度(\%) = \frac{(試験片の幅) - (X_d)}{(試験片の幅)} \times 100 \tag{4.1}$$

(2) 反りカール

カード用紙のような比較的厚手の材料の僅かな反りカールの測定では，縦・横の各方向にカットした一定寸法の長方形の試験片，10枚程度を1組として2組用意し，所定の温・湿度条件に調節された室内で，水平な台の上に一定時間重ねて放置し，カール度測定用の定規またはノギスを当てて，材料の両方向を軸とする反り（mm）および試験片の対角線を軸とする反りを測り，反りの最大深さ（mm）をカール度とする．

2) 材料のこわさ（腰の強さ）

包材の腰の強さを意味するこわさは，機械への掛りやすさだけでなく，包装商品の堅さ，あるいは「だぶつき」，「たるみ」などにも関係すると考えられている．

こわさは，flexibility, stiffness あるいは rigidity などと呼称されているが，定義は必ずしも明確ではない．一般的には曲げ抵抗のことをこわさ，あるいは腰の強さということが多い．

紙および板紙に対する試験法としては，Clark Softness Tester（TAPP. T 451）による「自重曲げ法による紙のこわさ試験方法」（JIS P 8143）および，主として板紙を対象にした「テーバーこわさ試験機（荷重曲げ法）によるこわさ試験方法」（JIS P 8125）が定められている．

自重曲げ法では，こわさ S を試験片の張出し長さ L によりつぎのように表示している．

$$S = L^3/100 \quad (4.2)$$

荷重曲げ法では，曲げ角度を15°としたときの試験片の曲げモーメントを測定することに定められている．

これらの試験方法においては，試験片の曲げモーメントをStiffnessとしており，考え方として次式(4.3)で表現されている．

$$S \propto EI/W \quad (4.3)$$

ここで，S：Stiffness，E：ヤング率，I：慣性能率（$ab^3/12$，a；幅，b；厚さ），W：坪量

3) 滑り性（スリップ性）

軟包材の滑り性は，機械適性因子のなかでもこわさとともに重要な物性であり，軟包装袋では材料どうしの滑りやすさや作業性が実用特性のひとつであり，とくに腰の弱い材料，たとえばOPPやPETフィルムを使用するオーバーラッピング（上包み）では，高速繰出し適性に対する滑り性が重要な因子である．

通常フィルム包材の滑り性の測定は，一定の荷重下で接触面における摩擦力を測り，荷重（圧力）で除して摩擦係数を求める．測定装置には傾斜式（静摩擦），水平式およびベルト掛け式または回転式などがあるが，最近では水平式による静・動摩擦係数の測定が主流となっている[1]．

標準的な試験方法としては，JIS P 8147(1994)「紙及び板紙の摩擦係数試験方法」ならびにJIS K 7125(1999)「プラスチックフィルム及びシートの摩擦係数試験方法」(ISO 8295対応)が示されており，いずれも引張試験機のクロスヘッドに水平板（幅約200 mm，長さ約450 mm）を固定し，平らなおもり（63.5×63.5 mm；3 mmスポンジ張り）をロードセルに垂直に連結し，法線力を検出するようになっている．このときのクロスヘッドの下降スピードは，毎分10～100 mmとされている．図4.1.3に水平式摩擦係数試験装置（JIS P 8147）を示す．

これらの試験方法では，試料どうしの摩擦力を，静摩擦係数（μ_s）および動摩擦係数（μ_k）として次式で求められている．

$$\mu_s = F_s/F_P \text{ または } \mu_k = F_D/F_P \quad (4.4)$$

ここで，F_s：静摩擦力（滑り開始時の「しきい値」を超えるときの摩擦）

F_D：平均動摩擦力（与えられた速度で滑り運動が持続する間の摩擦）

F_P：おもり（スレッド）による垂直荷重（1.96 N）

図4.1.4に，上包用OPPフィルム（20μm）の滑り摩擦の各種記録チャート例を示すが，フィルムの表面物性の相違で，(a)，(b)および(c)タ

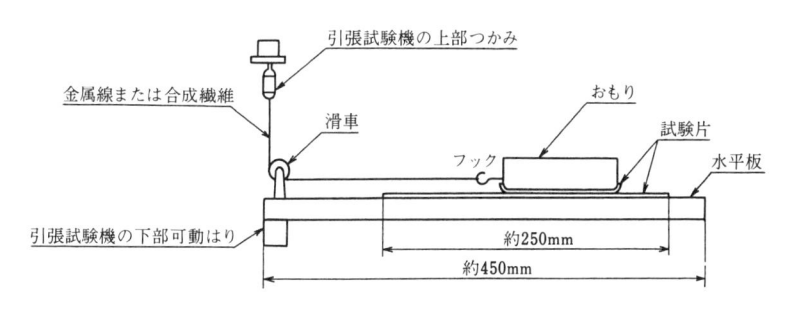

図4.1.3 水平式摩擦係数試験装置（JIS P 8147）

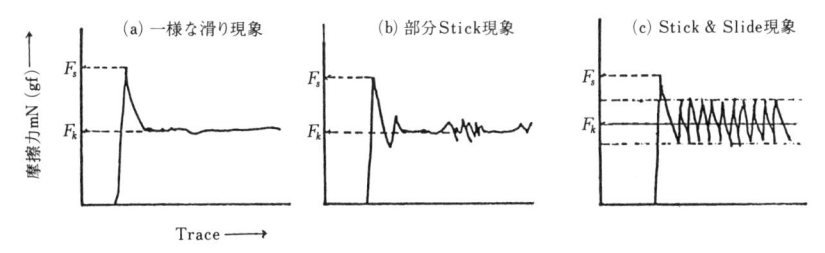

図4.1.4 滑り摩擦力の記録チャートの例

イプの各パターンがみられ，この滑りの形が，摩擦係数の大小よりも実用適性の評価に役立つことがある[1]．

とくに Stick & Slide 現象の比較的顕著なフィルムは，機械への掛りやすさで問題となる場合が考えられる．

さらにプラスチックフィルムの滑り摩擦現象には，荷重（n 乗則）や速度による依存性，高速時の摩擦力が大きくなること，ホットスリップ時の抵抗が高くなる場合などが予想されるので，最後は実機試験による評価が重視される[2]．

また包装機における繰出し適性を論じるうえで，フィルムの帯電性が問題となることもあるが，滑り性と腰の強さとの裏腹な関係も重要である．フィルムの厚さが薄くなると腰が弱くなり繰出し適性などが低下するが，滑り性を増すことによってこれを補えるし，滑り性が多少劣る場合でも，腰が強ければ繰出し適性を補える傾向が見られる[2]．

4) ヒートシール性

プラスチックフィルムによる各種の包装袋においては，製袋充塡時における三方ないし四方シール（FFS式），あるいはあらかじめ製袋されたものがスタッキングされた充塡機におけるヒートシール性，すなわち袋の熱封かん強度は包装適性を左右する物性である．

多くの軟包装袋では，比較的融点の高い OPP や PET，あるいは ONY フィルムにヒートシール特性の優れた樹脂（シーラント・レジン）がコーティングないしラミネートされて使用されており，低温シール特性や夾雑物シール性（粉嚙み接着性），あるいは熱間剝離強さ（hot tack 性），イージーピール性などの機能が重要視される[3]．

これらのヒートシール機能を有するシーラントとしては，PE（poylethylene，ポリエチレン）・EVA（ethylene-vinyl acetate copolymer，エチレン酢酸ビニル共重合体），LLDPE（linear low density polyethylene，直鎖低密度ポリエチレン），EAA（ethylene acrylic acid copolymer，エチレンアクリル酸共重合体）あるいは PE アイオノマー樹脂などが広く知られている．

（1） ヒートシール強さの試験

ヒートシール強さの試験では，まず温度・圧力・時間がコントロールできる熱接着装置によりヒートシール試験片（シールバーの幅 10 mm）を作成し，シール部（幅 15 mm にカット）を中央にして 180 度に開き，その両端部をつかみに挟んで定速伸長型引張試験機にて剝離（クロスヘッドのスピード毎分 300 mm とする）させ，そのときの最大荷重をヒートシール強さ（N または mN（gf）/15 mm 幅）とする．

JIS Z 1707 (1997)「食品包装用プラスチックフィルム通則」には，単体および複合フィルムのヒートシール強さ試験方法が，上述のように定められており，JIS Z 0238 (1998)「ヒートシール軟包装袋及び半剛性容器の試験方法」には，袋のヒートシール強さの試験方法として定められている．

なお JIS Z 0238 には，袋の使用目的に応じたヒートシール強さ（または熱封かん強度）の目安として**表 4.1.3** が示されている．

（2） ホットタック性（熱間剝離強さ）

軟包材の基本的性能であるヒートシール強さに及ぼす要因としては，シール条件としての温度，圧力，時間のほか，シーラント層の厚さ，凝集破壊，層間剝離，サポートフィルム（複合基材）自体の強度（シール部の境界におけるフィルム破断），ラミネート強度（シーラントの基材フィルムに対するアンカー性）などが挙げられるが，いずれもヒートシール強さの評価に際して種々考察されるファクターである．

シーラント層のホットタック特性を試験する実際的な方法は，あまり知られていないが，ヒートシールバーから開放された直後の僅か 0.5 秒以下の極めて短い時間にタック性の剝離抵抗がどのように推移するかを試験評価するのが目的である．

とくに高速充塡シール，たとえば縦ピロー（三方シール袋）包装，ホット充塡などでは熱間剝離強さの優れたシーラントが要求される．

ホットタックシール強度試験装置としては，アメリカ Theller 社の冷却曲線法による装置がある．

この装置は，ホットタック強度の微小冷却時間

表4.1.3 袋のヒートシール強さの目安(JIS Z 0238)

使用目的	ヒートシール強さ (N {kgf}/15 mm)
重量物包装用袋などで,とくに強いヒートシール強さを要する場合	35 {3.5} 以上
レトルト殺菌用袋などで,強いヒートシール強さを要する場合	23 {2.3} 以上
一般包装用袋などで,内容物の質量が大きく,やや強いヒートシール強さを要する場合	15 {1.5} 以上
一般包装用袋などで,内容物の質量が小さく,普通のヒートシール強さを要する場合	6 {0.6} 以上
パートコートまたはイージーピールの袋などで,ヒートシール強さが小さくてよい場合	3 {0.3} 以上

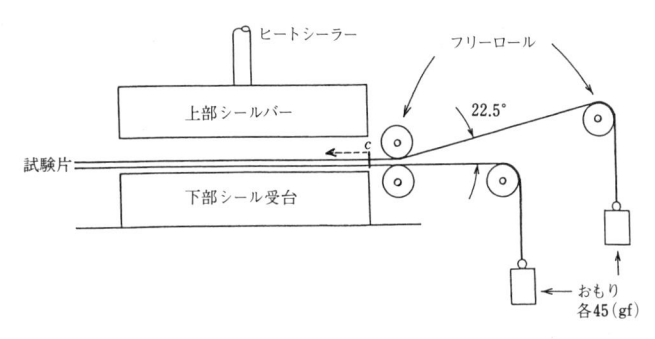

図4.1.5 hot tack 測定装置

(10^{-3} sec の単位)における変化をモニタリング(ホットタック指数)し,0.25秒経過の時点にて到達したホットタック強度(gf)を表示するようになっている[4,5].

つぎに,通常使用されているヒートシール試験装置を利用して簡単にホットタック特性を測定評価できる方法も知られている.

図4.1.5 に示すようにヒートシール装置のシールバー受け台側フレームに,滑車付きのガイドロールを取付け,図のように2枚の短冊型試験片(25×250 mm)の長手の一端にそれぞれおもり(45 gf)を取付けて,始めはおもりを手で支えて浮かしておき,上部のシールバーが下りると同時に手を放す.そしてシールバーから開放された瞬間に,おもりの働きで2枚が剥離し,その離れた長さを,C点より矢印方向に測って各種シール温度におけるホットタック値(cm)とする.このとき離れた長さが短いほどホットタック性に優れているとして評価する[3].

4.2 水蒸気およびガス透過性評価

4.2.1 ハイバリヤー性の評価と基準

商品の包装でもっとも基本的とされる機能は,内容品の保護であり,とくに湿気や酸素に敏感な食品,医薬品では高度なバリヤー性が必要とされる.

製品の吸・放湿が変質,変敗を早める商品では,防湿包装が重要であり,また酸素と光の影響により油脂の酸化,ビタミンや色素成分の分解,褐変現象などの変質を起こしやすい加工食品では,真空またはガス置換などによるガス遮断包装が必要である.

包装用プラスチックフィルムの開発と複合加工技術の進歩により,最近では多くのハイバリヤー

包材が出現してきたが，これらの性能については，測定方法とともにハイバリヤー性の基準，つまりハイバリヤーの定義がはっきりしていない．

水蒸気または酸素などの気体の分圧の異なる気相が，高分子膜によって隔てられているとき，気体は分圧の高い方側から膜中に溶解し，拡散して分圧の低い方側へ濃度勾配をつくり透過現象を生じる．このとき高分子膜を透過した気体の量 Q は，時間 t の関数として得られる．この気体の透過量 Q を t に対して図 4.1.6 に示すように直交座標にプロットしたとき，これを透過曲線という．

膜中の濃度勾配が膜の厚さの方向に対して一定に達すれば，透過速度も一定となり，透過量は時間に対して直線を示す．この透過の定常状態において単位時間に，膜の単位面積を透過した量を水蒸気の場合，透湿度（WVTR : g/m^2, 24 h）といい，酸素ガスの場合酸素透過度（O_2 GTR : cm^3/m^2, 24 h, atm）という．

透過の現象は，Fick の拡散法則と Henry の溶解法則にしたがうとして，透過の量的一般式は，次式で示されている．

$$Q = P(p_1 - p_2) A \cdot t / l \qquad (4.5)$$

ここで，P : 透過係数 [cm^3(STP)・cm/cm^2, sec, cmHg], A : 膜の面積, l : 膜の厚さ, p_1 : 1 次側の気体の分圧, p_2 : 2 次側の気体の分圧

＊(STP) は標準状態（0℃，1 atm）を示す．

透過係数 P は，普通材料の実用透過率（g または cc/m^2, 24 h, cmHg または atm）で包材のバリヤー性を評価していることが多い．

従来から透湿係数（g/m^2, 24 h, cmHg）および酸素透過度には（cc/m^2, 24 h, atm）の慣用的な単位が使われてきたが，新計量法が施行（1999.10.1）されてからは規格や証明に使用する公的文書類には，すべてSI単位（国際単位系）を使用することになっている．

たとえば酸素透過度には，（$mol/m^2 \cdot s \cdot Pa$）の SI 単位が用いられ，通常は $fmol/(m^2 \cdot s \cdot Pa)$, すなわちフェムト・モル/$m^2$・秒・パスカルが使われる．つまり従来単位の 1（$ml/m^2$, 24 h, atm）は約 5×10^{-15}（$mol/m^2 \cdot s \cdot Pa$）で，約 5（$fmol/m^2 \cdot s \cdot Pa$）に相当する（圧力：1 cmHg = 1.33×10^3 Pa, 1 atm = 1×10^5 Pa）．

ハイバリヤー性能の評価においてとくに留意すべき点は，酸素ガスバリヤーフィルムの種類によっては，O_2 透過率の湿度依存性が顕著に現れるものがあって，乾燥雰囲気と多湿雰囲気では大きな差のあるものがみられる（NY, EVOH, PVA など）こと，また水蒸気バリヤーおよびガスバリヤーのフィルムにおいて，その透過率は，温度の依存性が大きいことである．とくに温度依存性については，流通条件下の保存寿命を推定したり，設計品質保持期間をクリアするのに必要なバリヤー性能を検討する際に透過係数の温度依存性は重要な特性である．

バリヤー性プラスチックフィルムにおいては，$\log P$ と絶対温度 T（$273 + \theta$℃）の逆数とは直線関係を示す（Arrhenius の関係）ことから，このアルレニアス係数を利用して異なる温度条件の透過係数を求めることができる．

4.2.2 気体透過率の測定

1）水蒸気透過度試験方法

水蒸気透過度（透湿度）の試験方法としては，つぎの各法が用いられている．

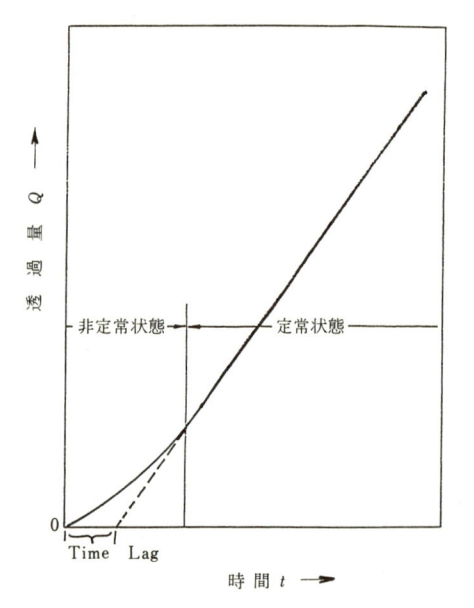

図 4.1.6 プラスチックフィルムにおける気体透過曲線

（1） JIS Z 0208（1976）「防湿包装材料の透湿度試験方法」

本試験方法では，透湿カップ（透過セル）に吸湿剤（粒状の無水塩化カルシウム）を一定量入れて密閉し，25または40℃，90％の湿度条件下で試験片の膜を透過して吸湿する重量変化を測り材料の透湿度（g/m^2, 24 h）を求める．

この方法は，金属製のカップ（60 mmφ）を用いることからカップ法，または重量法と呼ばれ，透湿度が1～200（g/m^2, 24 h）までの材料に適用されており，古くから利用されている．またこの方法では一度に測定の n を多くできるので，平均値の精度をあげることができる便利さがあり，評価試験ではもっとも多く採用されている．

（2） JIS K 7129（1992）「プラスチックフィルム及びシートの水蒸気透過度試験方法（機器測定法）」

本試験方法では，A法；感湿センサー法（電気湿度計による検出）およびB法；赤外センサー法（赤外吸収スペクトルによる検出）の2方法が定められている．

上述A, B法とも測定条件は，25または40℃，相対湿度90％で行われ，相当微少な透湿量まで記録測定できるのでハイバリヤー包材に適しているといえる．

（3） ガスクロマト（GC）法

透過セルを通して，キャリアーガス中に透過した水蒸気または気体の濃度をGCによって検出し，透過率を求める．GC法では各種の蒸気や気体の透過率が測定できることから一部で利用されている．

（4） 重量法による防湿包装容器の試験法

カップ法に準じる方法として，パウチや個装の比較的小重量の防湿容器に乾燥剤を充填密封して，40℃，90％湿度条件下で吸湿による重量変化をはかり，容器単位の透湿度とする方法（JIS Z 0222）も実用試験的には採用されている．

2） 気体透過度試験方法

気体（酸素，炭酸ガスおよび窒素ガスが対象）の透過度測定装置としてはつぎの方法が用いられているが，軟包材のガスバリヤー性評価では，ほとんどの場合酸素透過度の試験結果が用いられる．

ハイバリヤー機能を有するプラスチックフィルムとしては，共押出EVOHフィルムのほか，PETやONYをベースにシリカ，あるいはアルミナを蒸着したフィルムが実用に供されている．これらのガス遮断性フィルムの酸素透過度は1（cc/m^2, 24 h, atm）以下のものまであり，きわめて高度な遮断性を示すことから評価を目的とする試験においては高精度が要求される．

（1） 真 空 法

真空法は従来から採用されている方法で，透過セルの低圧側の真空度が，膜を透過してくる気体により微少変化する圧力を，水銀マノメーターにより検出する気体透過度測定が定められている．しかし高真空に保ち，かつマノメーターの変化を正確に読みとる難しさもあり，ピラニーゲージなどセンサーの進歩もあって実情に合わなくなってきている．

（2） 差圧法および等圧法

JIS K 7126（1987）「プラスチックフィルム及びシートの気体透過度試験方法」では，A法として差圧法（圧力センサー方式）が定められており，気体が透過セルの低圧側に透過したときの僅かな圧力変化をある一定の範囲で検出する方法として知られている．

本JIS K 7126においては，B法として等圧法（酸素濃度検知器）が定められており，透過セルの一方に酸素ガスを通し，他方には窒素のキャリアーガスを流して透過した酸素の濃度を検出して，電位に変換し酸素透過度を記録測定する方法である．

この方法では，水蒸気の分圧を変えて酸素透過率の湿度依存性を測定評価することができる便利さがある．

引用・参考文献

1) 中山秀夫：日本接着協会誌, **10**(3), 135 (1974)
2) 中山秀夫：包装技術, **17**(10), 21 (1979)
3) 大須賀弘：食品包装用フィルム；フレキシブルパッケージングのすべて, p. 75, 日報刊 (1994)
4) テラー社：ホットタック・シールテスター技術資料 (1997)
5) 谷本正継：コンバーテック, **12**, p. 53 (1998)

〔中山　秀夫〕

第3編　次世代包装機械とシステム

第1章 HACCP仕様のボトル詰無菌充填包装機

1.1 食品機械の国際標準化の動き

近年,低酸性飲料(pH 4.6以上で水分活性が0.94を超える飲料)や,中性飲料が増加してきた.その背景には,ボトル詰無菌充填装置の発達がある.さらなる理由としては,私達のライフスタイルが,利便性とともに,より新鮮で風味があり,栄養価がある製品を手軽に手に入れることを求めたものと思われる.また,この利便性や手軽さを求めているのは,わが国だけの現象(ライフスタイル)ではなく,近隣諸国やヨーロッパ,アメリカでも,そのような傾向が見受けられる.わが国においては,緑茶,麦茶,ウーロン茶,混合茶,紅茶などの茶系飲料,ミルクコーヒー,ミルクティー,ミルクセーキなどのミルク飲料,コーヒー飲料が代表的であるが,今後,ますます飲料の種類が増えるものと思われる.近隣諸国でも同じような志向が見受けられ,ヨーロッパでは,紅茶飲料,アメリカでは,フレーバーミルク飲料があるが,この飲料を生産するための食品機械に適用する国際標準が,まだ確立されていない.その国の国内基準および指針があるだけである.その中で注目すべきものとして,欧州の産学官共同プロジェクトである欧州衛生設備設計グループ(EHEDG:European Hygienic Equipment Design Group)がある.食品機械の衛生設備設計に関して,科学と技術の両側面からこの課題に取り組んでいる.また,アメリカの乳製品業界の3-A規格(3-A Standard:この規格は,国際ミルク・食品および環境衛生学協会,米国公衆衛生サービス,および乳業委員会により系統化された)では,製品,容器,装置,洗浄,殺菌,滅菌,表面処理,コーティング,取外しの容易性などの定義や,材料および条件などが規格化されている.その他,アメリカの食品安全規格として,米国食品医薬局(FDA:Food and Drug Administration)の規格,USDA:U.S. Department of Agricultureの食品と安全性と検査規格がある.ミルクや乳製品の無菌包装は,A等級殺菌ミルクに関する条例(PMO:Grade A Pasteurized Milk Ordinance)がある.わが国には,食品衛生法がある.また,1996年の食品衛生法の改正により総合衛生管理製造過程(HACCP:hazard analysis-critical control point system)の承認制度が発足した.食品の安全対策について,このHACCP手法が,国際ルールとして定着しつつある.

この章では,安全なボトル詰飲料を製造するための自主衛生管理システムであるHACCPシステムを織り交ぜながら「ボトル詰無菌充填包装機」について述べる.

1.2 HACCPシステムとボトル詰無菌充填包装機

1.2.1 無菌の定義と無菌充填包装システム

ボトル詰無菌充填包装機の無菌(aseptic)とは,商業的無菌を意味する.商業的無菌とは,腐敗菌,食中毒菌,病原菌が存在せず,常温流通下において腐敗や経済的損失をもたらすような微生物が存在しないことを意味するもので,医学的な無菌とは異なる.また,無菌充填包装とは,無菌化した常温の製品を無菌化された環境で,無菌化されたボトルに充填し,無菌化されたキャップによりボトル口部をシールする.これらの一連の組合せを無菌充填包装という.アメリカでは,無菌充填包装機が,1999年現在,535基稼動し,年間推定150億~200億個の無菌製品が生産されているといわれている.わが国でもPET(polyethylene terephthalate,ポリエチレンテレフタレート)ボトル詰無菌充填包装機に限っても27ラインが稼動している.

また,無菌充填包装システムの一覧を表1.2.1[1]に参考として示す.

表 1.2.1 無菌充填包装システム一覧[1]

包装形態		包材	包材・容器の滅菌方法	使用例	主なメーカー
複合紙容器	ロール紙供給方式	紙・Al箔・PEを貼り合せた複合紙	過酸化水素浸漬, 熱風乾燥	牛乳, 果汁, 豆乳, アイスクリームミックス, 豆腐, 酒	テトラパック(スウェーデン) 四国化工機(日)
	カートン供給方式	同上	あらかじめEOGで滅菌したものに充填直前, 過酸化水素をスプレーし, 熱風で乾燥	牛乳, 果汁, クリーム, スープ, 酒, 清涼飲料, 乳飲料	インターナショナルペーパー, エクセロ(米) ヤーゲンベルク(独) 四国化工機, 大日本印刷(日)
プラスチック容器	シート供給方式	底材:プラスチックシート 蓋材:Al箔+接着剤	過酸化水素浸漬, 熱風乾燥, UV照射	コーヒー用クリーム, デザート, ジャム, フルーツソース, たれ, だし汁, シロップ	ボッシュ, ベンヒル, ハッシア(独) エルカ, プラスチメカニク(仏) コノファースト(米) 大日本印刷, CKD(日)
	カップ供給方式	同上	過酸化水素スプレー, 熱風乾燥	プディング, ゼリー, ヨーグルト, デザート	ハンガー・ガスティ・ベンヒル(独) フォームパック(英) 四国化工機, 大日本印刷(日)
	ボトル供給方式	PET	過酢酸+過酸化水素, 過酸化水素スプレー, 乾燥	果汁, 茶, 水, 牛乳, 乳飲料	セラック(仏) プロコマック, シモナッチ(伊) クロネス(独) テトラパック*(スウェーデン) 大日本印刷, 東洋製缶(日)
	缶供給方式	底材:PP 蓋材:Al箔+PP	過酸化水素スプレー, UV照射, 熱風乾燥	酒, コーヒー, スープ, 離乳食(電子レンジ加熱可)	四国化工機(日)
	ブローボトル方式	PEまたはPP	樹脂押出時の加熱(200〜230℃)	牛乳, 果汁	Rommelag ストーク(オランダ)
	バッグ方式	PVDC, ナイロン, PE, PPなど	γ線, EOG(オフライン)	トマトピューレ, ケチャップ, 濃縮果汁, 調味料, 酒, ワイン, 水, スープ, 牛乳, 果汁, チーズ, たれ, クリーム	藤森工業, オリヒロ, キッコーマン, クレハ化学, 大日本印刷, 凸版印刷(日) Asepack, Fran-Rica, Sholl (米) Tito (イタリア) Steriglen (オーストリア) ガウリン(米)
その他	金属缶方式	内面コート金属	ドライスチーム(200〜226℃)	スープ, クリーム, 濃縮果汁	ドール(米) APV(英)
	ガラスびん方式	ガラス	蒸気		アポセット(米)

* 著者追記.

注) EOG:ethylene oxide gas, エチレンオキサイドガス
　　Al:aluminum (foil):アルミ(箔)
　　PVDC:polyvinylidene chloride:ポリ塩化ビニリデン

HACCPでは，生物的危害，化学的危害，物理的危害の3要素について，危害を分析する．各工程または装置ごとに危害と重要管理点と管理基準を決め，監視・記録する．また，基準を外れたときの対策も決定しておかなければならない．そのほかに，検証方法についても設定しておかなければならない．HACCPシステムは，いきなり導入するのではなく，あらかじめ関係する人たち全員に一般衛生管理プログラムに関する教育を実施し，導入のための土壌を整備しておくことが大事である．

重要管理点の中でもとくに，生物的危害に焦点を絞り，無菌充填包装機について述べるが，その前に，微生物の発育可能pH域と飲料のpH[2])（図1.2.1）および清涼飲料の製造基準[3])（表1.2.2）について，さらに，微生物の制御方法（表1.2.3）[4])について確認しておきたい．

1.2.2 飲料の微生物的危害と殺菌

微生物の発育は，その飲料が，酸性飲料なのか低酸性飲料なのかで区分される．毒素を産生する耐熱性の食中毒であるボツリヌス菌は，pH 4.6以上で，水分活性0.94を超える飲料で発育するが，pH 4.6未満では発育できないことに基づいている．他の耐熱性有芽胞細菌もpH 4.6以上で発育できるが，pH 4.6未満では発育が抑制される菌が多い．食品衛生法では，pH 4.0未満の飲料は，65℃，10分間の殺菌またはこれと同等以上の効力を有する方法で殺菌する．またpH 4.0〜4.6の飲料は，85℃，30分間の殺菌，

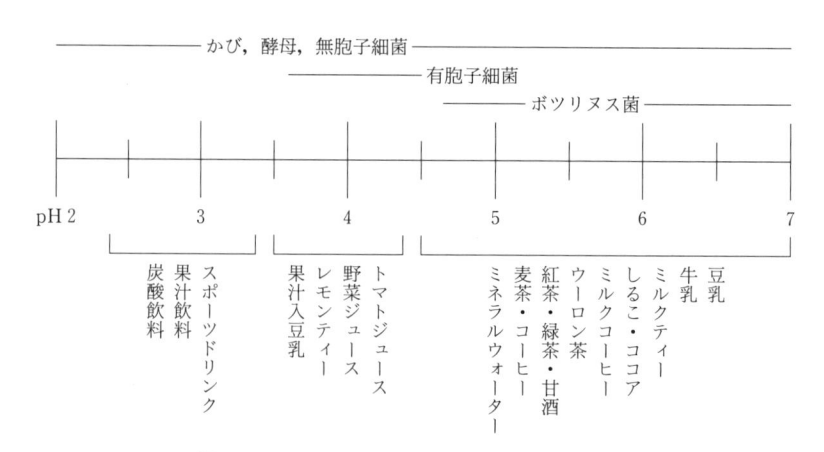

図 1.2.1 微生物の発育可能 pH 域と飲料の pH[2)]

表 1.2.2 清涼飲料の製造基準（食品衛生法，厚生省告示第213号，1986より）[3)]

	製 造 基 準		保存基準
殺菌を要しないもの	CO_2圧が$1.0 kgf/cm^2$(20℃)以上で，植物または動物の組成成分を含まないもの		なし
殺菌を要するもの	pH 4.0未満	65℃，10分間 同等以上	なし
	pH 4.0〜4.6	85℃，30分間 同等以上	
	pH 4.6以上で水分活性が0.94を超えるもの	85℃，30分間 同等以上	10℃以下
		・120℃，4分間 同等以上 ・発育しうる微生物を死滅させるのに充分な効力を有する方法	なし

表1.2.3 微生物制御法の分類[4]

殺菌	加熱殺菌	高温殺菌, 高周波加熱, 赤外線加熱, 通電加熱, 低温加熱, 乾熱加熱, マイクロ波
	冷殺菌	薬剤殺菌：液体殺菌剤, ガス殺菌剤 光殺菌：紫外線, パルス光線 放射線殺菌：γ線, 電子線, X線
	その他	超音波, 超高圧, 電気パルス, 電気分解水
除菌		ろ過, 沈降, 洗浄, 静電気除菌
遮断		包装, コーティング, クリーンベンチ, クリーンルーム
静菌	低温保持	冷蔵, 冷凍
	水分低下	乾燥, 濃縮
	酸素除去	真空, 脱酸素, ガス置換
	微生物利用	発酵, 乳酸菌
	抗菌性物質	アルコール, 塩, 酸, 糖, 抗菌性物質

各項目を組み合せて実施することが多い．放射線殺菌は，日本では，いまだ許可されていない．また，殺菌剤，抗菌性物質，包装材料なども，食品衛生法により許可されたものしか使用できない．

または，これと同等以上の効力を有する方法で殺菌する．保存基準はない．pH 4.6以上で水分活性が0.94を超えるものは，85℃，30分間の殺菌，またはこれと同等以上の効力を有する方法で殺菌する．保存基準は10℃以下である．10℃以下で保存する理由は，耐熱性の強いA型とB型のボツリヌス菌は，85℃で30分間の殺菌で生き残ることがあっても，10℃以下では発育できないという理由に基づいている．また，120℃で4分間の殺菌，またはこれと同等以上の効力を有する方法で殺菌する．これは，ボツリヌス菌に対して確実な殺菌であるため，保存基準はない．以上が食品衛生法に示された清涼飲料の製造基準である．これらの基準から分かるようにpHの値が，微生物の殺菌に大きな影響を及ぼしている．また，飲料の種類によりpHが異なり，そこで増殖が可能な微生物も異なる．図1.2.1の「微生物の発育可能pH域と飲料のpH」でもわかるとおり，かび，酵母，無胞子細菌は，非常に幅広いpH域に生息が可能である．低酸性飲料や中性飲料については，かび，酵母，無胞子細菌とともに，有胞子細菌やボツリヌス菌が対象になる．つまり，低酸性飲料や中性飲料は，たくさんの種類の微生物に注意を払わなければならないということである．微生物の制御方法については，先に

「微生物制御法の分類」に示したとおり，数多くあるので，目的に応じて最適な方法を選択する．

さて，ボトル詰無菌充填包装機は，表1.2.1の「無菌充填包装システム一覧」に示したとおり，包装形態によりさまざまな殺菌方法がある．無菌充填包装機の基本は，先にも述べたように，無菌化した常温の製品を，無菌化された環境で，無菌化されたボトルに充填し，無菌化されたキャップによりボトル口部をシールすることである．充填製品は，UHT（超高温：130℃を超える温度）装置で短時間の殺菌を行い，すばやく常温まで冷却する．

1.2.3 ボトルやキャップの殺菌

ボトルやキャップの殺菌方法についても，多用な方式がある．包材の形状や材質，また充填製品の特性も考慮して，最適の殺菌手段を設定する．殺菌方法としては，湿熱による加熱殺菌，薬剤や紫外線，電子線を用いた冷殺菌が代表的な殺菌方法である．殺菌目標に応じた加熱温度や，薬剤の濃度，紫外線・電子線の強度，作用時間，作用方法を決めなければならない．殺菌目標を設定するには，包材の微生物的な初期汚染度の把握と，指標菌の選定を行い，その殺菌手段での殺菌効果を設定する．殺菌効果を最適にするためには，細菌，酵母，かびに対する作用濃度，温度，時間，および作用方法（たとえば，包材を浸漬させたり，薬剤をスプレーしたり，ミストを付着させたり，ボトル内を満注にしたりする）を変えて，テストを行い，最適な殺菌効果と経済効果（薬剤の使用量，濃度，エネルギーの使用量を小さくする）を得るようにする．

また，殺菌効果を確認するための酵母や細菌，かびの種類を参考として記す．

酵母：*Saccharomyces serevisiae, Candida albicans*

細菌：*Escherichia coli, Pseudomonas aeruginosa, Streptococcus faecalis, Staphylococcus aureus*

有胞子細菌：*Bacillus subtilis, Bacillus stearothermophilus, Bacillus polymyxa, Clostridium sporogenes*

かび：*Aspergillus niger, Penicillium citrinum, Cladosporium* sp., *Exophiala* sp., *Acremonium* sp., *Chaetomium globosum, Byssochlamys* sp., *Neosartorya* sp.

この包材の殺菌は，CCP（Critical Control Point：重要管理点）である．たとえば，スプレー方式による殺菌法ならば，おのおのの殺菌ノズルから規定量が流れているか，常時モニターしなければならない．また，あわせて殺菌効果に影響する薬液温度や濃度についてもモニターしなければならない．同じく，スプレーによる薬剤の残留を取り除く仕上げリンサーの無菌水についても，おのおののノズルがスプレーしているかどうか，モニターしなければならない．殺菌スプレーや仕上げリンサーの場合は，作用時間についても，当然，殺菌効果や薬剤の残留に影響を与えるため，機器のスピードもモニタリングしなければならない．たいていの場合は，殺菌機や仕上げリンサーは充填機やキャッパーとシンクロナイズドされているので，そのときのスピードの把握は代表機のスピードをモニターすればよい．モニターにより，管理基準の設定値（CL：Critical Limit）を外れた場合は，外れた範囲にあるボトルは，機器の外へ取り除かれなければならない．そして，管理基準の設定値を逸脱した原因をすぐ調べ（たとえば，殺菌スプレーのノズルが詰っていた場合は，詰りの原因が何か，なぜ発生したのかを配管ラインの上流までさかのぼり調査する），修繕措置をとる．さらに，逸脱と修繕措置を記録する．

また，殺菌機や仕上げリンサーは，停止状態から加速しながら設定スピードに到達するのに，一定時間を要する．設定スピードから停止する場合も同じように減速しながら停止するので，一定時間を要する．この加速，減速時間が殺菌効果や薬剤の残留に影響を与えるようならば，この時間範囲のボトルもリジェクトしなければならない．

いずれにしても殺菌効果と薬剤の残量については，機器の運転スピードを想定した検証を前もってやっておかなければならない．

1.2.4　包材の殺菌能力の設計

無菌充填包装機の包材の殺菌能力を設計する場合，その包材の履歴が非常に重要である．たとえば，成形されたボトルは，どのような環境下で成形され，どのような状態で包装されて生産ラインまで運ばれてくるのか，そのときの汚染状態を把握しておかなければならない．また，汚染状態が非常に小さくても，生産ライン環境や保管環境下で再汚染されないようにしなければならない．潜在的危害は，可能なかぎり小さくしておかなければならない．また，包材を積み重ねた状態で運搬するさいに使用するパレットや中間ボードなどは，繰り返し使用するので，衛生状態を常に把握し，汚染されているようなら洗浄・殺菌を行ってから使用しなければならない．ボトル口部に直接接触する中間ボードはとくに注意を払わなければならない．

1.2.5　無菌充填包装と一般衛生管理プログラム

潜在的危害は，一般衛生管理プログラム（PP：Pre-requisite Programs）や適正製造基準（GMP：Good Manufacturing Practice），衛生標準作業手順（SSOP：Sanitation Standard Operation Procedure）についてスタッフに周知徹底し，危害を取り除かなければならない．このような潜在的危害は，図1.2.2～1.2.5で示すような無菌充填包装機のブロックフローや施設の図面を用意し，人や包材などの動線を把握し汚染原因の分析を行う．

以下に，危害分析のためのポイントを記す．
① 工場周辺に汚染原因となる雑草や廃棄物，水の澱（よど）む場所で繁殖する，虫の発生が汚染の原因にならないか．
② 手洗い場，更衣室，休憩室，便所，検査・処理・保管場所の配置は，製品の汚染を防ぐ設計になっているか．また，床，壁，天井は清掃ができるような構造になっているか．
③ ダクト，パイプからの水滴や凝縮水が製品や包材とその接触面を汚染しないような設計になっているか．
④ 適切な隔壁や換気，密閉システムの構造設計になっているか．
⑤ 製品，製品接触面や包材が汚染されないような適切な予防策をとっているか．

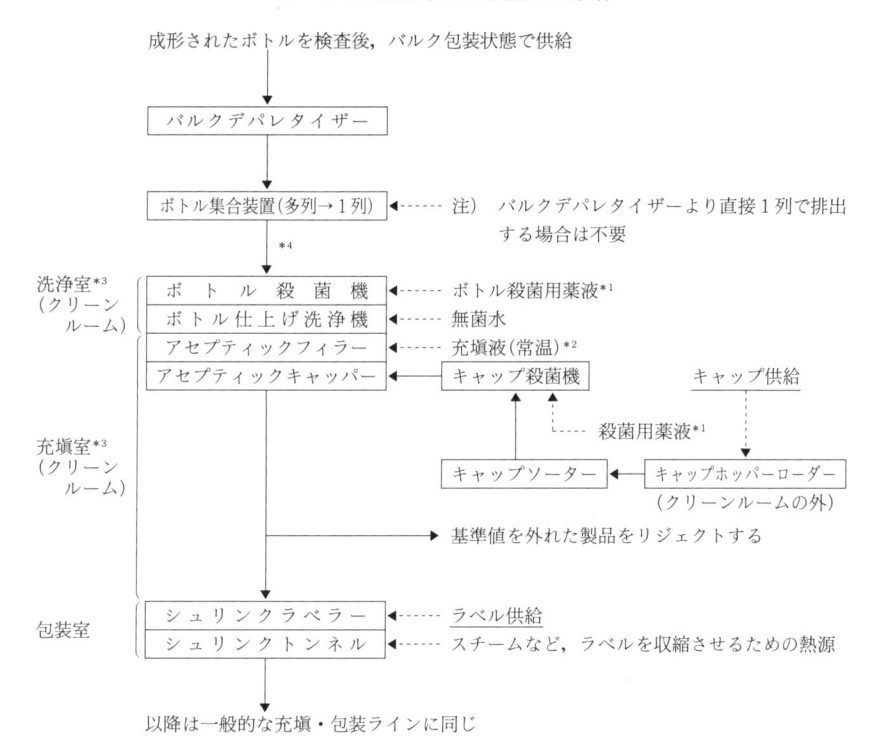

1.3 ボトル詰無菌充填包装機の成立要件

```
                    成形されたボトルを検査後，バルク包装状態で供給
                                    ↓
                         ┌─────────────────┐
                         │ バルクデパレタイザー │
                         └─────────────────┘
                                    ↓
                         ┌─────────────────────┐      注) バルクデパレタイザーより直接1列で排出
                         │ ボトル集合装置(多列→1列) │ ←----     する場合は不要
                         └─────────────────────┘
                                    ↓ *4
  洗浄室*3    ┌ ┌─────────────┐
  (クリーン    │ │ ボトル殺菌機 │ ←---- ボトル殺菌用薬液*1
   ルーム)    │ ├─────────────┤
            └ │ ボトル仕上げ洗浄機 │ ←---- 無菌水
              ├─────────────┤
              │ アセプティックフィラー │ ←---- 充填液(常温)*2
              ├─────────────┤      ┌─────────┐              ┌─────────┐
              │ アセプティックキャッパー │ ←── │ キャップ殺菌機 │            │ キャップ供給 │
              └─────────────┘      └─────────┘              └─────────┘
  充填室*3                                     ↑ 殺菌用薬液*1
  (クリーン                                ┌─────────┐    ┌──────────────┐
   ルーム)                                 │ キャップソーター │ ← │ キャップホッパーローダー │
                                        └─────────┘    └──────────────┘
                                                          (クリーンルームの外)
                      ↓
                      → 基準値を外れた製品をリジェクトする
                      ↓
  包装室    ┌─────────────┐
          │ シュリンクラベラー │ ←---- ラベル供給
          ├─────────────┤
          │ シュリンクトンネル │ ←---- スチームなど，ラベルを収縮させるための熱源
          └─────────────┘
                      ↓
              以降は一般的な充填・包装ラインに同じ
```

* 1 ボトル殺菌用薬液：目的に応じ，薬剤の種類を選定する．また，ナチュラルミネラルウォーターの中には，殺菌用薬液を使用しないで熱殺菌だけの製品もある．
* 2 充填液：UHT 後すぐ製品温度を下げる製品や，ナチュラルミネラルウォーターでフィルター除菌(中空糸フィルター，セラミックフィルターを利用)だけの製品もある．
* 3 クリーンルーム：ボトル殺菌，ボトル仕上げ洗浄，キャップ殺菌，充填，キャップ締め，各グレードに応じ，各機ごとにグレードを分ける．クリーン度は充填部をもっとも高くし，充填部を中心に差圧を設ける．
* 4 高速で PET ボトルを搬送する場合は，エア搬送コンベアーを使用することが多い．

図 1.2.2 PET ボトル無菌充填包装ライン(1)[5]

⑥ 洗浄剤や殺菌剤は，仕様条件のもとで，安全かつ適切に使用・保有・保管されているか．

⑦ 製品，製品接触面，包材などに使用する水やコンプレッサエアやブロアエアは安全で衛生的に妥当な品質か．

⑧ 使用する場所の床には排水設備が設けられているか．また，逆流しない構造になっているか．そこから虫などが入ってこない構造になっているか．上水配管と下水配管が交差接続しない設計になっているか．

⑨ 洗浄・殺菌機や充填，キャッパーの製品，包材接触面や非接触面は，洗浄，殺菌可能な構造設計になっているか．また，薬剤を用いて機器を殺菌しても腐食しない材料を使用しているか．

⑩ 繰返し回転やスライド，またはねじれたりするところと接している部品について，その寿命を把握しているか．また，その交換が容易な構造になっているか．

1.3 ボトル詰無菌充填包装機の成立要件

1.3.1 熱充填 PET ボトルと無菌充填 PET ボトル

1998 年現在，わが国においては，PET ボトルの無菌充填包装機だけでも 27 ラインを数え，その多くは，ここ 5〜6 年で設備されたものである．

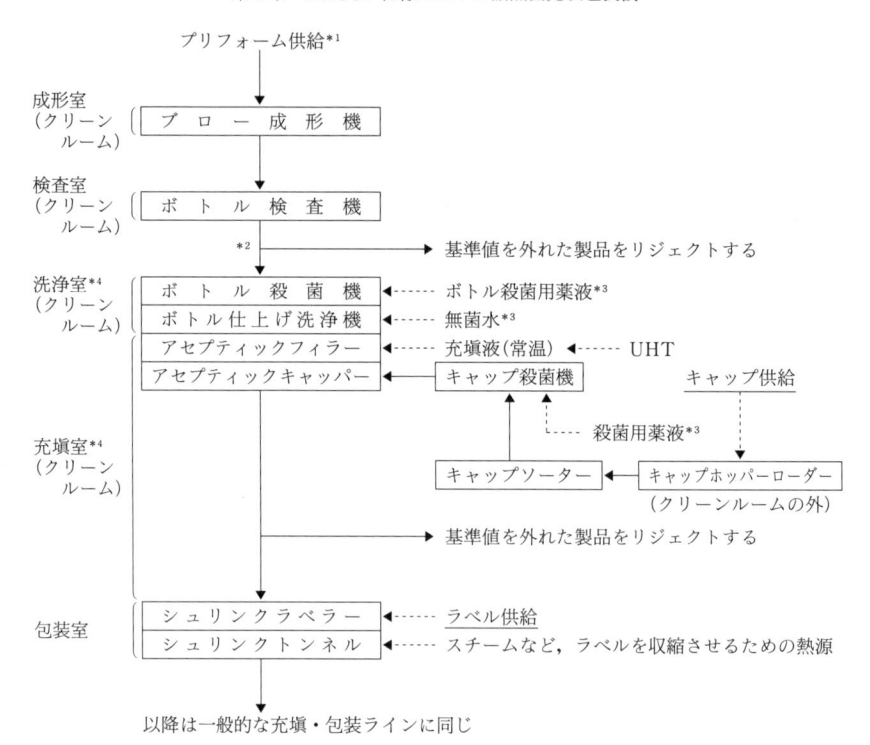

第1章　HACCP仕様のボトル詰無菌充填包装機

```
                    プリフォーム供給*1
                          ↓
成形室      ┌─────────────┐
(クリーン   │ ブ ロ ー 成 形 機 │
 ルーム)    └─────────────┘
                          ↓
検査室      ┌─────────────┐
(クリーン   │ ボ ト ル 検 査 機 │
 ルーム)    └─────────────┘
                *2        →基準値を外れた製品をリジェクトする
                          ↓
洗浄室*4     ┌─────────────┐
(クリーン   │ ボ ト ル 殺 菌 機 │ ←---- ボトル殺菌用薬液*3
 ルーム)    ├─────────────┤
            │ ボトル仕上げ洗浄機 │ ←---- 無菌水*3
            ├─────────────┤
            │ アセプティックフィラー │ ←---- 充填液(常温) ←---- UHT
            ├─────────────┤           ┌─────────┐              ┌─────────┐
            │ アセプティックキャッパー│           │ キャップ殺菌機 │              │ キャップ供給 │
            └─────────────┘           └─────────┘              └─────────┘
充填室*4                                    ↑ ---- 殺菌用薬液*3 ---┐
(クリーン                                  ┌─────────┐      ┌─────────────┐
 ルーム)                                    │ キャップソーター │ ←── │ キャップホッパーローダー │
                                           └─────────┘      │ (クリーンルームの外) │
                                                            └─────────────┘
                          →基準値を外れた製品をリジェクトする
                          ↓
包装室      ┌─────────────┐
            │ シュリンクラベラー │ ←---- ラベル供給
            ├─────────────┤
            │ シュリンクトンネル │ ←---- スチームなど，ラベルを収縮させるための熱源
            └─────────────┘
                          ↓
               以降は一般的な充填・包装ラインに同じ
```

* 1　プリフォーム供給：PETボトル充填包装ラインでは，一般的にボトルは，プリフォームをブロー成形機で製作するが，プリフォームの前段階のレジンからプリフォームを作り，連続してブロー成形によりボトルを製作することもある．前者を2-ステージ，後者を1-ステージという．
* 2　高速でPETボトルを搬送する場合は，エア搬送コンベアーを使用することが多い．
* 3　薬液，無菌水：薬液や無菌水による殺菌・洗浄と，無菌水による洗浄方式を採らないプラズマ滅菌技術がある．また，薬液によるボトル殺菌や無菌水洗浄も行わない無菌充填方式もある．
* 4　クリーンルーム：グレードに応じ，各機ごとにグレードを分ける．またクリーン度は充填部をもっとも高くし，充填部を中心に差圧をつける．

図1.2.3　PETボトル無菌充填包装ライン(2)[6]

充填製品は低酸性飲料や中性飲料が主である．当然，無菌充填包装機には，充填するpHの制約はなく，どんなものでも充填が可能である．

PETボトルは，熱充填ボトルと無菌充填ボトルでは作り方が異なる．つまり，熱充填ボトルには耐熱性を持たせなければならない．その結果，無菌充填ボトルより，耐熱性ボトルは成形に時間（ヒートセット時間）がかかる．また，重量も重くなる．現在使用されている500 mlの耐熱PETボトルと無菌充填PETボトルを比べてみると，耐熱PETボトルのほうが，おおよそ10 g重くなっている．PETボトルは胴パネルにリブを設けたり，断面的にみると，ハニカム形状のようにして，座屈強度やねじれ強度が増すように工夫されている．それでもPETボトルには縦加重やねじれ方向の力が加わるので，機械的に工夫をしなければならない．しかも無菌充填包装機として成立しなければならない．

1.3.2　充填内容物と通路

充填内容物やボトルやキャップは，殺菌目標値をクリアしても，無菌充填包装機が微生物学的に目標値をクリアできなければ，無菌充填包装機として成立しないことになる．

微生物学的に成立させるためには，まず充填内容物の通路には，凝縮水による液溜りができない

1.3 ボトル詰無菌充填包装機の成立要件

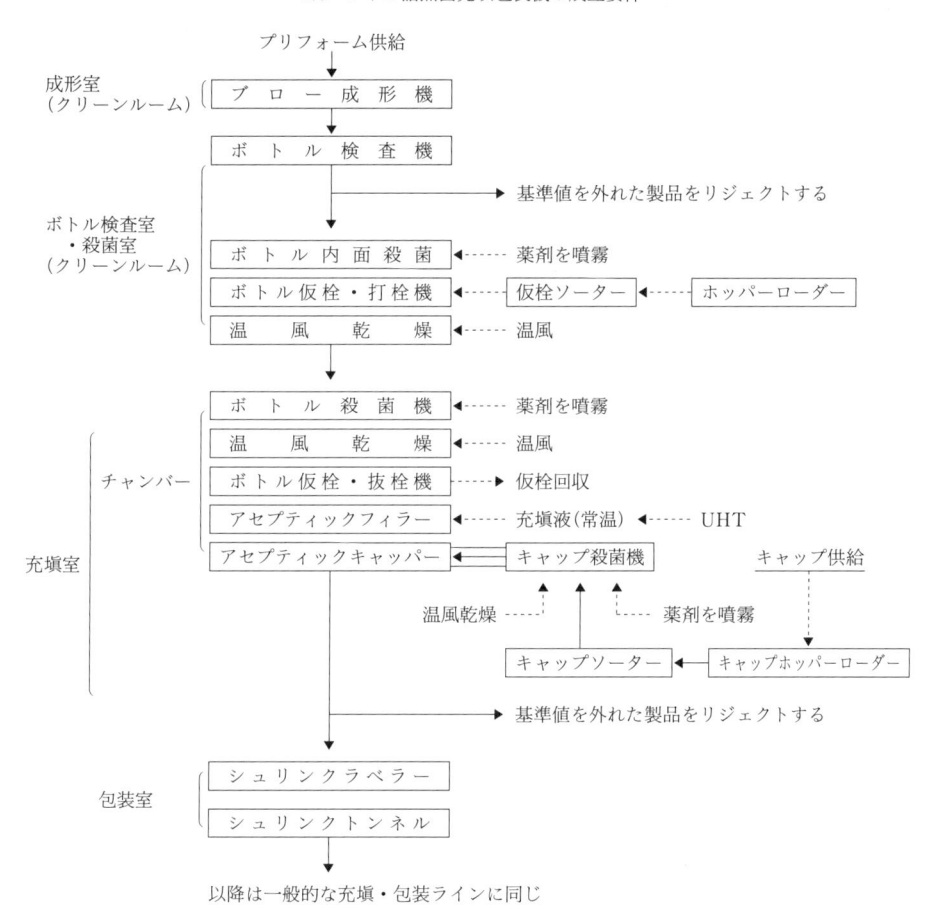

```
成形室                    プリフォーム供給
(クリーンルーム)              ↓
                    ┌──────────────┐
                    │  ブロー成形機  │
                    └──────────────┘
                           ↓
                    ┌──────────────┐
                    │  ボトル検査機  │ ──→ 基準値を外れた製品をリジェクトする
ボトル検査室           └──────────────┘
・殺菌室                     ↓
(クリーンルーム)        ┌──────────────┐
                    │ ボトル内面殺菌 │ ←─── 薬剤を噴霧
                    ├──────────────┤
                    │ボトル仮栓・打栓機│ ←── 仮栓ソーター ←── ホッパーローダー
                    ├──────────────┤
                    │  温 風 乾 燥  │ ←─── 温風
                    └──────────────┘
                           ↓
                    ┌──────────────┐
                    │  ボトル殺菌機  │ ←─── 薬剤を噴霧
          チャンバー  ├──────────────┤
                    │  温 風 乾 燥  │ ←─── 温風
                    ├──────────────┤
                    │ボトル仮栓・抜栓機│ ←── 仮栓回収
充填室               ├──────────────┤
                    │アセプティックフィラー│ ←── 充填液(常温) ←── UHT
                    ├──────────────┤
                    │アセプティックキャッパー│ ⇐══ キャップ殺菌機 ←── キャップ供給
                    └──────────────┘
                          温風乾燥 ┘   └ 薬剤を噴霧
                                    ↑             ↑
                              キャップソーター ← キャップホッパーローダー
                           ↓
                    基準値を外れた製品をリジェクトする
                           ↓
                    ┌──────────────┐
包装室               │ シュリンクラベラー │
                    ├──────────────┤
                    │ シュリンクトンネル │
                    └──────────────┘
                           ↓
                 以降は一般的な充填・包装ラインに同じ
```

図1.2.4 PETボトル無菌充填包装ライン(3)[7]

ようになっていたり，出口側に向かって傾斜がとってあったり，隙間に充填内容物が染み込まないような構造になっていなければならない．また，洗浄や殺菌を行ったとき，効果的な材質であったり，表面仕上げになっている必要がある．無菌充填包装機においては，包材の接触面，非接触面も充填内容物の接触面と同様に，微生物による増殖が起きないような構造にする必要がある．このことについてはEHEDG（欧州衛生設備設計グループ）規格や米国の3-A規格を後述するので，参考とされたい．

1.3.3 無菌充填包装機の無菌ゾーン

無菌充填包装機には，ボトルを導入するためのクリーンブースやクリーンチャンバーの入口やボトル口部をシールした後に，ボトルを排出するための出口があるが，この入口・出口の開口面積を小さくし，外気が中へ入るのを防ぐようにする．とくに入口側においては，メカニカルコンベアーによってボトルを導入する場合，コンベアーチェーンが汚染されている可能性があるので（当然，本機の前工程にあるコンベアーチェーンは，汚染度をモニターして，定期的に洗浄・殺菌を行う），汚染が広がらないように，導入コンベアーを数段階に切り分け，そのコンベアーチェーンを常時殺菌状態に保っておかなければならない．

後工程の無菌ゾーンに対して，ボトル導入部や排出部はグレーゾーンになる．ここも，長い時間生産していると汚れが溜まってくるので，定期的な洗浄・殺菌が必要である．また，コンベアーチェーンの殺菌槽の濃度をモニターしなければならない．近ごろは，時間当たり36 000本を超えるスピードの無菌充填包装機が多くなり，空ボトルは，エア搬送方式を用いて充填包装機に導入する

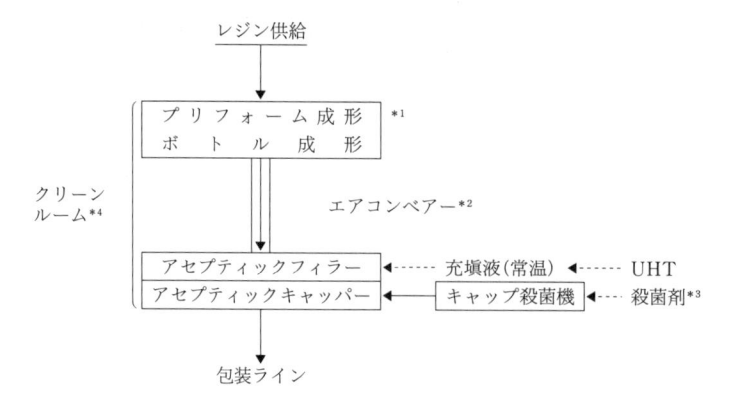

```
                    レジン供給
                       ↓
         ┌─────────────────────┐
         │ プリフォーム成形     │*1
         │ ボ ト ル 成 形       │
         └─────────────────────┘
クリーン         エアコンベアー*2
ルーム*4            ↓
         ┌─────────────────────┐
         │ アセプティックフィラー │ ←‥‥ 充填液(常温) ←‥‥ UHT
         │ アセプティックキャッパー │ ← ┌キャップ殺菌機┐ ←‥‥ 殺菌剤*3
         └─────────────────────┘
                       ↓
                    包装ライン
```

* 1 プリフォーム成形：160℃×4時間乾燥したPET樹脂を280℃で溶解し，無菌プリフォームを成形．
プリフォーム成形からボトル成形間はUVランプが照射されている．
プリフォームコンディショニングエア，ブロー用エア，キャビン内エアは除菌フィルターを通したエアを使用している．
* 2 HEPAフィルターユニットにより除菌されたエアでエア搬送される．
* 3 殺菌剤：高温のオキソニア→無菌水リンス→高温の過酸化水素噴霧→乾燥
* 4 クリーンルーム：プリフォーム成形，ボトル成形，エアコンベアー，アセプティックフィラー，アセプティックキャッパーはクラス100，これらの機械とキャップ殺菌機を囲むクリーンルームはクラス10 000．

図1.2.5　PETボトル無菌充填包装ライン(4)[8]

場面が多くなった．エア搬送に使用するブロアエアは，プレフィルター，中性能フィルター，HEPAフィルターを通ったエアを使用したい．また，ボトル導入のグレーゾーンに，ボトルエア搬送のエアが侵入してくるので，強制排気を行いたい．殺菌機，仕上げリンサー，充填機，キャッパーは，連続してボトルが通過するため，各機ごとに隔壁を設けたクリーンブースやクリーンルームまたはクリーンチャンバーで繋がっている．仕上げリンサー，充填機，キャッパーの設置部はクラス100のクリーンブースになっている．ボトル殺菌機はクラス10 000のクリーンルームに設置されている．クリーンブースの圧力は，充填機をもっとも高くし，遠くなるにしたがって圧力を下げるように設定する．圧力は，モニターされていなければならない．クリーンブース，クリーンルーム，クリーンチャンバー内の塵埃についてもモニターし，クリーンルームに設置してある機械であっても，モーターや減速機などを設置してあるゾーンは洗浄，殺菌ができない．洗浄，殺菌をしている空間とのエアの混合がないようにしなければならない．エアの流れは，必ずクリーンなゾーンから一般空間ゾーンへ流れなければならない．

クリーンルーム内でも，とくに回転部や，一般空間ゾーンとクリーンゾーンとの往復がある部位には，両ゾーン間の混合が見られるので，必ず殺菌可能なもので，水封構造を設ける必要がある．また，本機内で充填ノズルから充填内容物の飛散がないようにし，充填後のボトルからの飛散もないようにしなければならない．飛散があると，それが栄養原となり，細菌が繁殖し，ボトルに付着して危害が発生する恐れがある．また，一度汚染したノズルからの汚染を広げないためにも，充填ノズルは，ボトル内の充填液に浸けない設計構造にする．生産中でも環境の汚染（ボトル接触面や非接触面の汚染）についてもモニターできるようにしておく必要がある．この汚染は，生産中にタイムリーに把握することが困難なため，前もって充填液ごとに検証しておくことが大事である．

1.3.4　バイオフィルムと洗浄・殺菌

微生物が増殖に関わる要因や増殖傾向値を知っておくことも，大事である（図1.3.1「微生物制御図」[9]と，図1.3.2「微生物の増殖の一般的な形」[10]参

1.3 ボトル詰無菌充填包装機の成立要件

環境因子	微生物	大腸菌群	球菌（細菌）	好低温性細菌	好中温性細菌	好高温性細菌	耐熱性細菌	嫌気性細菌	乳酸菌	耐塩性乳酸菌	酵母	耐塩性酵母	かび	好乾燥性かび
Aw	1〜0.95	■	■	■	■	■	■	■	■	■	■	■	■	■
	0.94〜0.90				D	D	D							
	0.89〜0.85						D							
	0.84〜0.65													
	0.65以下													
pH	3.0〜4.5													
	4.6〜9.0													
	9.1〜11.0	D		D	D			D						
温度(℃)	0〜5													D
	6〜10													
	11〜35			D										
	36〜45	D	D					D	D	D	D	D		
	46〜55													
	56以上						D	D						
容器内の酸素濃度	20.9%													
	0.2〜0.4%													
加熱温度	80℃ 10分													
アルコール	2%	D		D	D	D	D		D				D	D
食塩	3%													
	7%			D				D	D					

■ 生育圏　□ 非生育圏　D：菌属，菌種，あるいは変種により異なる．

図1.3.1　微生物制御図[9]

照）．

微生物汚染の中でも，無菌充填包装機内にできた微生物学的な付着物であるバイオフィルム[11]は，除菌剤，抗菌剤，殺菌剤に対するバリヤーとして働く．バイオフィルム中の微生物は安定増殖期にあるので，薬剤に抵抗を示す．バイオフィルム中の微生物を殺滅するには，まず，洗浄剤で洗浄し，有機物を取り除き，その後殺菌剤で殺菌する．バイオフィルムを生成しやすい菌は，*Alcaligenes, Bacillus, Enterobacter, Flavobacterium, Pseudomonas, Staphylococcus* などが主なものであるが，他の微生物でも形成する（図1.3.3）．

1.3.5　無菌充填包装機の微生物的検証

ボトル詰無菌充填包装機として設計された機械は，微生物学的に目標性能を有しているかを検証しなければならない．微生物学的検証については，機械を設置し，運転が可能になった段階で行う．機械の微生物学的検証のほかに，ボトルやキ

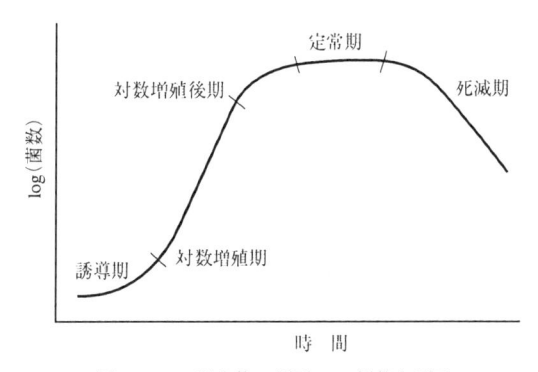

図1.3.2　微生物の増殖の一般的な形[10]

ャップの微生物学的検証も行う．とくにキャップの構造が複雑な場合は，予備テストを行い，前もって検証し，殺菌できない部位は殺菌できる構造に修正しておくことが大事である．無菌充填包装が成立するためには，充填液の通路のすべての部位に洗浄・殺菌効果が得られなければならない．その効果は，培地張り置きにより，その無菌性を確認する．ボトルやキャップは，菌付けテストにより目標とする殺菌効果が得られなければならな

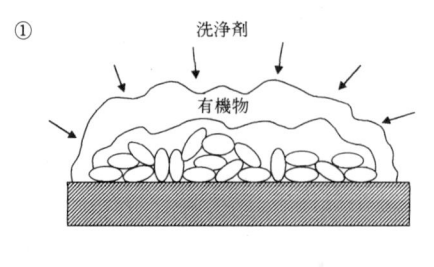

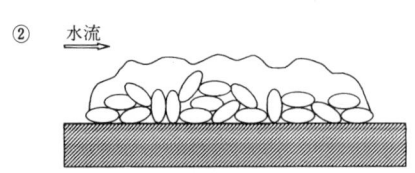

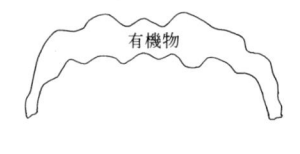

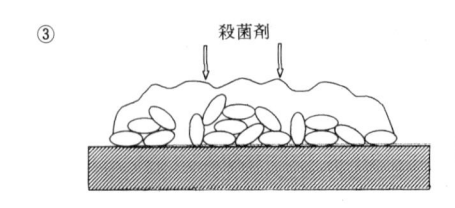

図1.3.3 洗浄・殺菌剤によるバイオフィルムの殺菌[11]

い．無菌充填包装機の環境は，各機のあらゆる部位にテスパーを貼り付け，機械外面の洗浄・殺菌後，その効果を確認する．クリーンブースやクリーンルーム，クリーンチャンバー内のエアをサンプリングし，その効果を確認する．

殺菌効果を確認する指標菌は，殺菌に使用する殺菌剤に対してもっとも強い耐性を持つ菌を選択する．総合的な無菌性確認テストとして，機械やその環境の洗浄・殺菌後，殺菌されたボトルに培地や製品液を充填し，殺菌されたキャップでシールする．それを培養し，全サンプルの無菌性を確認する．1回に10 000本の培地テストを行い，それを3回繰り返し，全テストのサンプルが無菌であることを確認した後，生産を開始する．

設計時のガイドラインとして，EHEDG規格や3-A規格のポイントを以下に記述する．

1.4 「3-A規格」

3-A液体ミルクおよび液体乳製品ボトルの成形機，充填機，シーリング機用サニタリー規格[12]（No.17-09）についてそのポイントを記す．

この規格は「国際ミルク，食品および環境衛生学協会」「米国公衆衛生サービス」「乳業委員会」により系統化された．

1.4.1 材 料

1) 金 属

製品の全接触面はAISI 300シリーズあるいは対応するACIのステンレスでできているか，あるいは意図する使用条件のもとでステンレスと同等の耐腐食性があり，無害でかつ非アスベスト性の金属からできていること．

容器の製品接触面に接触するような容器の成形，封印，シーリング用の装置の表面は，無害でかつ非アスベスト性の金属でできており，手作業で適切な洗浄ができ，意図する使用条件のもとで耐腐食性や耐摩耗性があること．あるいはまたクロム，ニッケル，あるいは同等の金属や，非腐食，耐摩耗性無害金属などでできていて，意図する使用条件のもとで耐腐食性や耐摩耗性があること．

2) 非金属

① 炭素やセラミック材は，不活性で，無孔性，無害，ノンアスベスト性，不溶解性で，かつ，意図する用途の環境にさらされた場合や洗浄，バクテリア処理，減菌処理において，引掻き傷，切り傷，ひずみなどに対する耐性があること．

② ゴムあるいはゴム状の材料は，「3-A乳製品

装置の製品接触面で使用される汎用ゴムおよびゴム状材質用のサニタリー基準（No. 18-）」と合致していること．
③ 特定用途のプラスチック材は，「3-A 乳製品装置の製品接触面に用いられる汎用プラスチック材用のサニタリー基準（No. 20-）」の適合基準に準じていること．
④ のぞき用あるいは明り用の開口，および直接読取りゲージ管などにプラスチックが使用されている場合は，透明で耐熱式とする．
⑤ ゴムおよびゴム状材，プラスチック材などで製品との接触面を有するものは意図する用途の洗浄，殺菌処理，滅菌などの環境条件のもとで，その表面や形状の特質がそれに耐えうる構成であること．

3) プロセス装置

プロセス装置において，加熱滅菌され，250°F（121℃）あるいはそれ以上の温度がかかる製品接触表面および非金属部品は，下記の条件を満たすこと．
① 飽和蒸気あるいは熱水を用いて，最低 106 kPa の圧力で最低 250°F（121℃）の温度により滅菌可能なこと．
② プロセスに必要な温度にて操作可能なこと．

4) 製品との非接触面

製品との非接触面は，すべて耐腐食材でできていること．コーティングをする場合は，使用するコーティングが確実に付着すること．製品との非接触面は，相対的にノンアスベストで耐性があり，洗浄可能なこと．洗浄用に取り外す部品で，製品との接触面と非接触面の両方を有する部品にはコーティングをしないこと．

1.4.2 一般製造条件

1) 表面組織

製品および溶剤との接触面はすべて，少なくとも 32 μinch（0.80 μm）（No. 4 仕上げ）の Ra と同じくらい滑らかな仕上げとなっており，へこみ，折り目，割れ目などの欠陥が最終製造段階で見られないこと．

2) 永久継ぎ手

金属製の製品接触面に用いられている永久継ぎ手は，連続溶接とする．製品接触部の溶接個所は，少なくとも 32 μinch（0.80 μm）（No. 4 仕上げ）の Ra と同じくらい滑らかな仕上げとなっており，へこみ，折り目，割れ目などの欠陥がないこと．

3) ホースおよびフレキシブル管

フレキシブルコネクションに用いられるサニタリーフィティングが付いたホースやフレキシブル管は，「3-A ミルクや乳製品のホースアセンブリ用のサニタリー基準（No. 62-）」の必要条件と合致していること．

4) 洗浄および検査性

① 機械的に洗浄が必要な装置や，取外しできない部品の製品接触面は，機械的に洗浄が可能であり，また検査のためのアクセスや取外しが容易で，かつ簡単な手工具のみで検査ができること．
② 機械的洗浄が可能として設計されていない製品の接触面は，洗浄や検査のための分解や取外しが容易にできること．

5) ドレン

① 製品の接触面は，ドレンあるいはパージが可能なこと．
② フィラーボウルのドレンができない場合，ドレン地点まで適切なくぼみがあって，フィラーボウルからのドレンが可能なこと．

6) フィラーボウル

フィラータンクの底部は出口に向かって最低 1 フィートあたり 1／8 inch（メートル当たり 10 mm）の勾配を有していること．

7) ガスケット

ガスケットの溝，あるいは取外し式ガスケット用の製品接触面状にあるガスケット保持溝は深さが 1／4 inch（6 mm）以下あるいは，幅が 1／4 inch 以下とする．ただし，1／4 inch（6 mm）以下の標準 O リングは除外する．

8) 半　　径

製品接触面上のすみ肉溶接の最小半径は 1／4 inch（6 mm）以下にならないこと．ただし，結合された 1 個あるいは両方の部品の厚さが 3／16 inch（5 mm）以下の場合の溶接の最小厚さは 1／8 inch（3 mm）とする．

9) シールドおよびガード

① シールド，あるいはガードなどは自体でドレ

ンができるような設計とし，また液体やその他の汚染物質が容器，製品，製品接触面に垂れたり滴下しないようにする．

② シールドは容易に洗浄が可能なこと．

10) ネ　ジ

製品接触面上にはネジが露出していないこと．

11) スプラッシュ接触面上のネジ

機能上の理由により必要となる場合の，ネジの露出は許される．この場合の露出ネジは，クリーニング用に簡単にアクセスが可能なこと．

12) 金 属 管

金属管はすべて「3-A研磨メタル管用のサニタリー基準（No.33-）」にある適用の規定に準じていること．

13) 流 量 計

製品の流量計が用いられている場合は，「3-Aミルクおよび乳製品の流量計用サニタリー基準（No.28-）」の適用規準に準じること．

14) 製 品 ポ ン プ

製品ポンプが使用されている場合は，「3-Aミルクおよび乳製品の遠心力ポンプおよび正回転ポンプ用サニタリー基準（No.02-）」，「3-Aホモゲナイザーおよびプランジャー型ポンプ用サニタリー基準（No.04-）」あるいは「3-Aミルクおよび乳製品の空圧駆動ダイヤフラムポンプ用サニタリー基準（No.44-）」などの適用規準に準じること．

15) 計 器 の 接 続

製品との接触面を有する計器の接続は適合する「3-Aミルクおよび乳製品の機器のセンサー，センサーフィティングおよび接続用サニタリー基準（No.74-）」に準じること．

16) サニタリーバルブ

3-Aミルクおよび乳製品のバルブ用サニタリー基準は，以下を参照．

　No.51-（プラグ型バルブ）
　No.52-（熱可塑性樹脂プラグ型バルブ）
　No.53-（圧縮バルブ）
　No.54-（ダイアフラム型バルブ）
　No.55-（真空ブレーカーおよびチェックバルブ）
　No.64-（減圧バルブおよび背圧制御バルブ）

17) スプリング

製品との接触面を有するコイルスプリングは，コイルが自由位置にあるとき，コイル間の開口部は最低3/32 inch（2 mm）あること（コイル両端もそうであること）．また，コイルスプリングは，洗浄や検査用にアクセスが可能なこと．

1.4.3　特殊な製造条件

1) 無 菌 装 置

① 無菌運転を意図する充填装置は，運転中に必要となる調整が，装置の滅菌性を損なわないで行える設計となっていること．

② 無菌処理装置の一部としての充填装置には，機器や記録装置に必要な，適切なコネクターが付いていること．

③ 250°F（121℃）あるいはそれ以上の温度で加熱滅菌され操作される，プロセス装置内で使用される装置は，下記の追加規準に準じること．

④ 製品との接触面が下記のような構造になっていること．

　a. 飽和蒸気あるいは熱水を用いて，最低106 kPaの圧力で最低250°F（121℃）の温度により滅菌可能なこと．

　b. プロセスに必要な温度で操作が可能なこと．

2) 容器の殺菌・滅菌装置

① 殺菌や滅菌剤をパッケージや製品との接触面で使用する充填装置には，製品接触面の薬品残留量を制御する手段が付いていること．

② パッケージ内の残留薬品はFDA（food and drug administration, 米国食品医薬品局）による認可レベルを超えないこと．

3) 圧 縮 空 気

製品との接触面において用いられる圧縮空気はすべて，「3-Aミルク，乳製品および乳製品接触表面との圧縮空気供給用の承認済み（No.604-）」の適用規準に準じること．

1.5　欧州衛生設備設計グループ
　　　（EHEDG）規格

1.5.1　EHEDG規格の概要

EHEDG規格には，現在のところ下記に示す18項目に分類された規格がある．

① 微生物学的に安全な液体食品の連続殺菌
② 食品加工設備の定置洗浄性の評価法
③ 微生物学的に安全な食品の無菌充塡
④ 食品加工設備のインライン殺菌の評価法
⑤ 食品加工設備のインライン滅菌の評価法
⑥ 液体食品の微生物学的に安全な連続加熱滅菌
⑦ 食品加工設備の微生物侵入防止の評価法
⑧ 衛生的な設備の設計基準
⑨ サニタリー要件を満たしたステンレス溶接
⑩ 液体食品加工のための閉鎖設備のサニタリー設計
⑪ 食品の衛生的な包装
⑫ 微粒子食品の連続的および半連続的加熱処理
⑬ 開放工程設備のサニタリー設計
⑭ 食品加工のサニタリー要件
⑮ 中規模な食品加工設備の定置洗浄の評価法
⑯ 衛生的なパイプ連結
⑰ ポンプ，ホモゲナイザー，加湿器のサニタリー設計
⑱ ステンレスの不動態化

18項目の中でも，③微生物学的に安全な食品の無菌充塡[13] と，⑧衛生的な設備の設計基準[14] について，ポイントを記す．

1.5.2 微生物学的に安全な食品の無菌充塡

1) さまざまな汚染原因による微生物汚染率

微生物汚染率（CR）は汚染されたパックの数を，充塡されたパックの総数で割ったものと定義される．充塡された製品の総 CR は（おのおのの比率が1よりもはるかに小さい場合）パッケージング資材 CR，エア CR，充塡ノズルに付着する製品 CR，製品 CR，パック統合 CR や開放部分での製品の接触面などその他多数の汚染原因 CR といった各 CR の合計になる．測定された CR の装置は最終製品の許容汚染率と同等，またはそれ以下であるべきである．したがって，許容汚染率が x ならば以下のように表される．

$$_{\text{パッケージング資材}}CR + _{\text{エア}}CR + _{\text{充塡ノズルに付着する製品}}CR + _{\text{製品}}CR$$
$$+ _{\text{パック統合}}CR + _{\text{その他}}CR \leq x \text{ (許容汚染率)}$$

このように，たとえばパッケージング資材以外のすべての要因が $0.9x$ の汚染率の一因となるならば，パッケージング資材は $_{\text{パッケージング資材}}CR \leq 0.1x$ となる．汚染除去処理は，少なくとも $(1\,000x/0.1x)$ の削減要因（R）でなければならない．ゆえに，$R \leq 10^4$ になる．

2) 無菌充塡に用いられる設備要件

材質と表面仕上げ：すべての製品接触面は，使用される洗浄剤および適用温度に対して耐久性がなければならない．業者は，洗浄剤や汚染除去に通常用いる化学薬品や条件に耐久性がない材質を，明記すべきである．製品接触面の粗さ R (Ref. 2) は $0.8\,\mu m$ 以下でなければならない．

3) 製品の充塡と投与の設備

容易に CIP を行うにはデッドスペースや裂け目，洗浄液の流れが低速になる部分がないようにする．設備は非製品サイドから製品サイドへの微生物の侵入を防ぎ，細菌が入らないようにしなければならない．このため，滅菌と非滅菌エリアを行き来する軸の通路がシールされていなければならない．これはダイアフラム，ジャバラ，そして洗浄が可能なダブルシールを用いることによって可能である．洗浄により，微生物は除去および破壊されるので製品側に侵入しない．洗浄液は非毒性でなければならない．すべての製品接触面は工程条件に対して耐久性がなければならない．原則としてステンレス「AISI (American Iron and Steel Institute) シリーズ 304 から 316 以上」を使用する．非金属性の材質は米国食品医薬局（FDA）の規定に従う．ある材質などはあまりにも弾力が乏しいため，工程や洗浄の条件下でズレが生じることがある．こうした材質は，生産時には永久的に変形することがあるので，使用は避けるか充分な注意を要する．

4) 充塡機の内装

むき出しの製品が隣接する環境から受ける，微生物汚染のリスクを減少させるには，製品，エア，凝縮と直接または非直接に接触する部分すべてを含む機械の内装を，充分に洗浄しなければならない．好ましくは，CIP が可能な内装を設計する．もしくは各部分は解体，または解体せずに手で洗浄できるようにする．汚染除去は再組立の後に実施する．

5) 製品の暴露

開放容器で製品がエアに暴露される時間を最短にすると、感染のリスクは最小限になる。ゆえに、可能であれば充填後すぐに容器を密閉しなければならない。充填部から密閉部への搬送中に製品をエアによる再汚染から保護しなければならない。エアは汚染されている可能性があるので、むき出しの製品のエリアでは気圧をもっとも高くする。

6) 洗　浄

製品接触エリアの洗浄の困難さを少なくするには、機械の可動部分は可能なかぎりすべて製品接触エリアの外部に設置する。CIPが実施されるとき、洗浄中は可動部分を動かしておかなければならない。

洗浄手順は、充填する製品の種類や機械の汚れを考慮して選択する。充填機の内部を洗浄する方法の開発は、強く推進されなければならない。

7) 汚染除去

熱水、蒸気、薬剤溶液や抗菌性ガス剤で汚染除去を行う。

汚染除去は水分が過剰に残留していると効果を失い、汚染除去に使用する化学薬品の希釈および機械のアイドリング状態（例：夜間や週末）における微生物の繁殖といった2つの大きな問題の原因になり、多量に増殖し微生物の殺菌が不充分な結果になる。ゆえに、設備は排水を可能にして、洗浄手順の最後には機械の無菌エリア内部に水（または他の液体）を残さない。

8) パッケージング資材の保管と取扱い

一般的に無菌充填のパッケージング資材の製造直後は、微生物の負荷が低い。その理由は、プラスチック資材の押出成形、上塗り乾燥、ガラス溶解のさいに適用する熱などによる。

汚染は製造後に生じる。考えられる感染の原因にはホコリや、湿度（たとえ痕跡程度の栄養分が存在する湿気であっても微生物を繁殖させる）、作業者および昆虫やその他の害虫がある。

再汚染を限定するには、以下のような特別な予防措置を要する。

・すべてのパッケージング資材をホイルで包んで箱に入れ、段ボール使用を最小限にする。

・保護外被を取り除いた後は清潔な手（可能であれば防護された）だけで触るようにする。

・パッケージング資材を取り扱う場所は、常に乾燥した状態に保つこと。

・パッケージング資材の供給業者は、パッケージング資材の保管と取扱いに関する手順書を備えること。

9) パッケージング資材の殺菌

パッケージング資材（栓、リッド、ボトルなど）の微生物負荷は、モニターして許容範囲内の汚染を超えないようにしなければならない。このため通常、パッケージング資材には、たとえば過酸化水素、熱、紫外線やその他の化学薬品を用いた方法、または蒸気の組合せにより殺菌が施される。

充填機の製造業者は特定の殺菌（減少させるファクター）を達成する条件を明記し、それが有効であるという証拠を提供すべきである。

10) 無菌エアシステム

供給エアの微生物学的品質をテストして、エアの微生物汚染率が高くなり過ぎないように、最低要件を満たさなければならない。空気中の微生物濃度は焼却やろ過により減少できる。

11) 焼　却

外部や機械の上部構造から過熱器（通常400℃）へエアを吸入し、個々の充填システムに適する温度まで下げる。

12) ろ　過

フィルターは滅菌可能でなければならない。エアフィルターの滅菌は化学薬剤（低圧フィルターとフィルターカートリッジ）や蒸気（フィルターカートリッジのみ）で行う。使用中のフィルター性能はフィルターの圧力効果や、一定圧力下での流速測定、または空気中の微粒子の数を測定することによって確認する。

13) 操作手順

操作またはインストラクション手順書は充填機業者が準備し、この手順書には洗浄や殺菌に用いる薬品や条件に対して資材の耐久性があることを示す情報を含まなければならない。また効果的な洗浄および殺菌手順を推奨し、予防保全に関する明確なインストラクションを行わなければならない。

14) バリデーション

重大なパラメータは注意深く管理し，正式な通告なしに誤って変更することはできない．とくに発病原性や毒素を産生する微生物が生育する可能性のある製品の場合は，即座に確認できない設計や手順上のエラーを最小限にするため，実際の生産を開始する前に全工程を注意深くバリデートする．

1.5.3 衛生的な設備の設計基準

1) 機能的要件

設備は洗浄可能とし，汚染から製品を保護しなければならない．無菌設備では，設備は微生物の侵入を防ぐべきである．微生物学的な安全性にとって重要な設備機能のすべてをモニターしてコントロールできなくてはならない．

(1) 洗浄性と汚染除去

洗浄性は非常に重要な課題である．洗浄が困難な設備は，より厳格な手順や，さらに強力な化学薬剤や長時間の洗浄や汚染除去サイクルを要する．

(2) 微生物の成長防止

微生物は，好条件下でかなり急成長する．したがって，微生物がトラップされて増殖するようなデッドレッグや段差，裂け目などは避けなければならない．

(3) 他要件との適応性

高度の衛生的な性質を持っていても，機能的な役割を果たす能力に欠ける設計は役に立たないので，設計者が衛生面で妥協することはやむをえないかもしれない．だが，そういった行為は，入念な洗浄と汚染除去手順で補正しなければならないので，ユーザーが妥協した内容を認識するために文書化しなければならない．そのような場合，設備の洗浄性を立証しなければならない．

2) サニタリー設計基準

(1) 表面と形状寸法

表面は洗浄可能であり，コンポーネントが食品に浸出して有毒性のハザードを示してはならない．製品接触面は，非吸収材質で構成して表面粗さの要件を満たさなければならない．製品接触面は，すべて容易に目視検査と手で洗浄するためのアクセスが可能でなければならない．定置洗浄（CIP）技術を利用するなら，解体をしないで得られる結果が満足のいけるものだと立証しなければならない．

(2) 排水性とレイアウト

全設備と配管は自動的に排水し，容易に洗浄が可能でなければならない．表面は常に片方へ傾けなければならない．

(3) 設　　置

設備や配管，建物の構造で凝縮が生じるリスクは避けるべきである．凝縮が避けられない場合，凝縮が流れを変えて製品から離れるように設計すべきである．土台表面（床，壁，柱，天井）にポケットや割れ目がないように，目塗りしなければならない．設備と一般建築物の間の隙間は洗浄と検査に適さなければならない．

(4) 非有毒性

食品に有毒性が存在することは許されないので，設計者は製品と直接に接触する場所では，非有毒性の材質のみを使用するように注意しなければならない．

製品に接触しない材質は物理的に安定，滑らかに仕上げられ，洗浄が容易であるべきである．一般的にステンレスのAISI-304，AISI-316またはAISI-316 L型は，耐腐食性が充分であるので広く使用されている．

(5) ステンレス

食品産業の加工プラントでは，しばしばオーステナイトステンレスが材質として論理的に選択される．AISIやDIN型のステンレスと鋳型製品用のACI型を使用すべきである．

AISI-304（またはDIN Werkstoff No. 1.4301）は，液体が塩化物を含まない環境でもっとも一般的に使用されている．塩化物を含む液体は局部的に高濃度になることがあり，結果として窪みなどの腐食が生じる．塩化物がある場合，モリブデンを含むAISI-316型や，ときにはチタンがより良い選択である．

AISI-316（またはDIN Werkstoff No. 1.4401）とAISI-316 L（またはDIN Werkstoff No. 1.4404）は，塩化物が存在して操作温度が中くらい（60°C未満）ならば，設備や配管での使用にもっとも推

奨される．AISI-316型ステンレスの塩化物の破壊的な化学作用によるひずみ腐食割れは60℃以下の温度では発生しないが，60～150℃では発生する．AISI-316はバルブやポンプ鋳型，ロータ―，シャフトなどの設備のコンポーネントに推奨される．一方，AISI-316Lは溶接力が優れているので，配管や容器に推奨される．

AISI-410（またはDIN Werkstoff No.1.4006），AISI-409（またはDIN No.1.4512），Duplex steel AISI-329（またはDIN No.1.4460）とIncoloy 825（Ref.5）はひずみ腐食割れの損傷を受けないので，特定の用途に使用されるかもしれない．

（6）プラスチック

以下のプラスチックは洗浄が容易なので，サニタリー設計での使用が可能かもしれない．

- ポリプロピレン（PP）
- 未可塑化のポリ塩化ビニル（PVC）
- アセタール共重合体
- ポリカーボネート（PC）
- 高密度ポリエチレン（PE）

ポリテトラフルオロエチレン（PTFE）の使用を考えるなら，PTFEは外孔性のため普通は洗浄が困難である．無菌工程を意図する設備には不適である．

（7）エラストマー

食品産業ではシール，ガスケット，ジョイントリングに多くの異なるタイプのエラストマーが使用されている．推奨する品を以下に示す．

- エチレンプロピレンジエンモノマー（EPDM）（油脂に耐久性がない）
- ニトリルゴム
- ニトリルブチルゴム（NBR）
- シリコンゴム（180℃までの高温度用途に適する）
- フッ素性エラストマー（Viton 180℃までの高温度用途に適する）

プラスチックと同様に，エラストマーと補強剤が結合していないかぎり，いかなる補強材も製品と接触してはならない．

過度の圧縮はゴム製コンポーネントに損傷を与え，エラストマーが製品ゾーンに突出して洗浄性に悪影響を与えることがある．ゆえに，エラストマーが固体の表面の間をシールするために用いられると，エラストマーの圧縮をコントロールしなければならない．また，製品や設備を殺菌および滅菌する間の熱膨張も考慮する．

（8）潤 滑 剤

グリースと潤滑油は米国FDAの規定，とくにFood Drug Cosmetic Law Reports（食品医薬化粧品法律報告書）§178.3570に準じるべきである．

引用・参考文献

1) 八木直樹：食品保存便覧, p.342, クリエイティブジャパン（1992）
2) 松田典彦：食品衛生研究, **36**（9）（1986）
3) 厚生省生活衛生局監：食品衛生小六法（H10版），新日本法規出版（1997）
4) 矢野俊博：食中毒菌・食品腐敗微生物の制御, HACCP必須技術・殺菌からモニタリングまで, 横山理雄, 里見弘治, 矢野俊博編, p.26, 幸書房（1999）
5) 田端修蔵：HACCP対応無菌充填包装機, 同書, p.184（1999）
6) 同上, p.185
7) 同上, p.186
8) 同上, p.187
9) 井上富士夫：防菌防黴, **22**, p.439（1994）
10) 高野光男, 横山理雄：食品の殺菌, p.13, 幸書房（1998）
11) 森崎久雄, 大島広行, 磯部賢治編：バイオフィルム―その生成メカニズムと防止のサイエンス―, サイエンスフォーラム（1998）
12) International Association of Milk, Food and Environmental Sanitarians United States Public Health Service, The Dairy Industry Committee : 3-A Sanitary Standards for Formers, Fillers, and Sealers of Containers for Fluid Milk and Fluid Milk Products, No.17-09（1997）
13) Carol Newman : Hygienic Design of Food Equipment, Doc.3, Campden & Chorleywood Food Research Association（1993）
14) Carol Newman : ibid., Doc.8, Campden & Chorleywood Food Research Association（1993）

〔田端　修蔵，西田　穣一郎〕

第2章　深絞り真空包装機

2.1　深絞り自動真空包装機の沿革

現在見られる深絞り自動真空包装機が普及するまでの道のりを少し辿ってみると，当然のことながら加工食品の発達と我われの食生活の変化，それに物流システムの発展とプラスチックフィルムの開発などが密接に繋がっている．

戦後の代表的な加工食品のひとつに魚肉ハム・ソーセージがあるが，1962年に大森機械工業KK（以後大森機械）は「バックシールH-V型」という自動真空包装機を製造販売した．この機械は，当時ラミネートフィルムとしては全盛であった「ポリセロ」を使用して，上下2枚のフィルムの間に魚肉主体のプレスハムのシングリング（ずらし）したものを挟んで真空シールするという，フラットな包装形態であった．したがって製袋された袋のしわの問題や，大きさの関係から，製品の高さは約6mm以内に限られていた（写真2.1.1）．その後の急速なハム・ソーセージの普及と包装形態の変化から，しだいに大手ハム・ソーセージメーカーは深絞り型真空包装機が必要となってきたのである．

わが国の深絞り自動真空包装機を説明するためには，1948年創業以来，数々のハム・ソーセージメーカーと深く関わってきた大森機械の機械を参考にして説明しなければならない．

1967年に「VW-68型」という機械が開発されたが，この機械が深絞り真空包装機の最初のもので成形真空ボックス自体がいくつものキャタピラーのように回転する機構を採用したもので，この機械は深さや製品寸法が固定されていて完全な専用機であった（写真2.1.2）．

それから1年経った翌1968年に発売された「FW-100型」が現在各方面で使用されている，

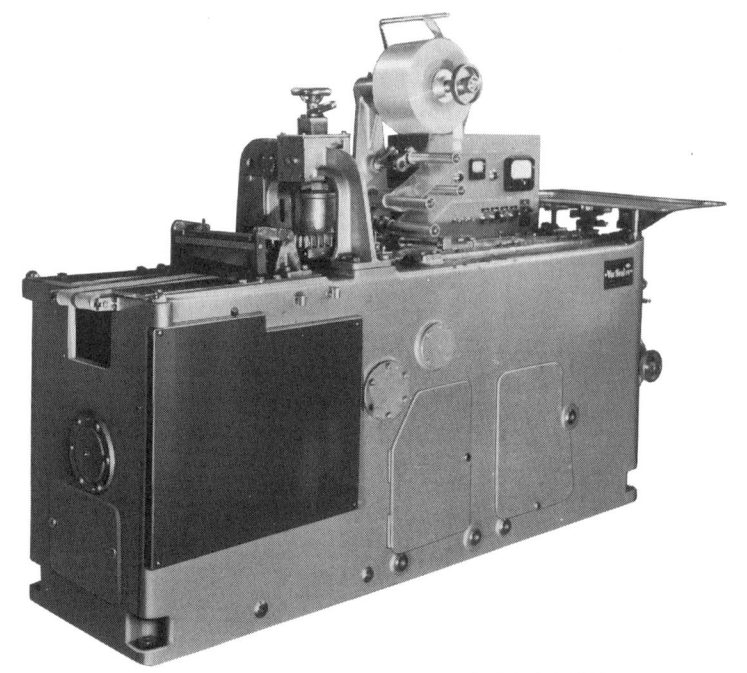

写真2.1.1　バックシールH-V型自動真空包装機
（大森機械工業(株)）

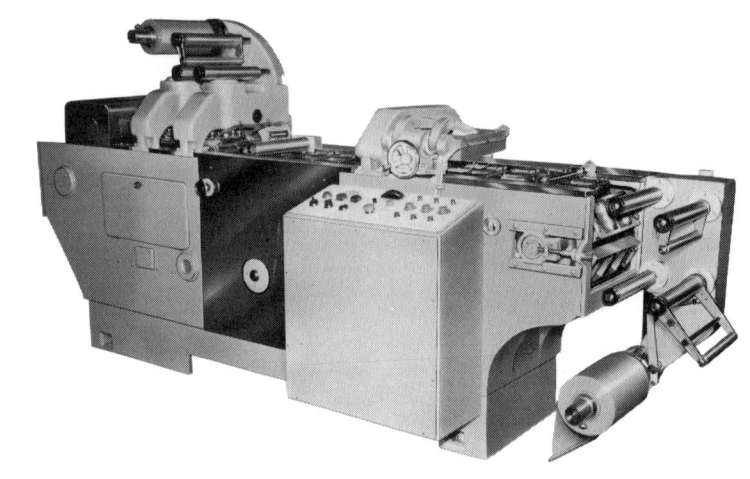

写真 2.1.2 VW-68 型深絞り真空包装機
（大森機械工業(株)）

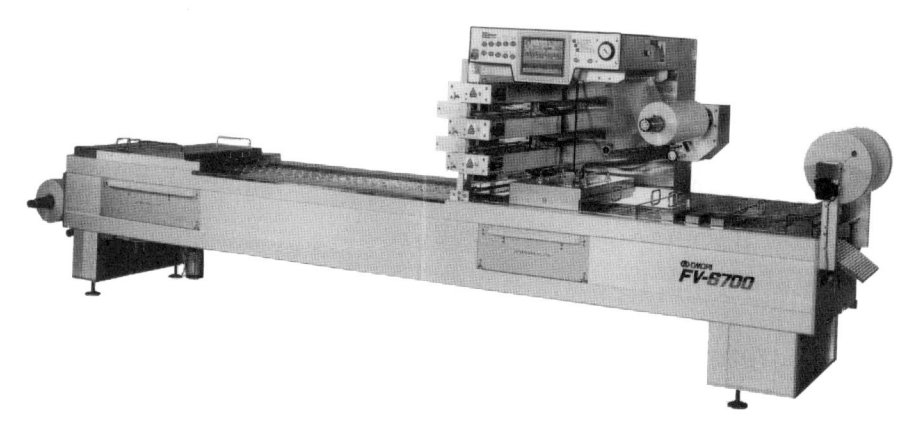

写真 2.1.3 FV-6700 型深絞り全自動真空包装機
（大森機械工業(株)）

いわゆる深絞り自動真空包装機の原形ともいえる機械である．

この「FV-100 型」から成形部真空部を固定してフィルムの両端を「つめ」で挟んでチェーンで搬送する機械になり，これが基本となって，さらに 1969 年に「FV-200 型」，1972 年「FV-501 型」，1973 年に高速の「FV-601 型」，1975 年「FV-603 型」「FV-6300 型」と続き，現在の「FV-6700 型」と進んできたのである（**写真 2.1.3**）．

このように機種が移り変ってきた原因には，包装材料の新規開発と包装形態の多様化，それに製品，とくにハム・ソーセージの相次ぐ新製品開発と生産量の急増に，機械の開発が適応してきたからである．

2.2 深絞り自動真空包装機の仕組

深絞り自動真空包装機は，主に①上下フィルムサプライ部，②成形部，③製品供給部，④真空部，⑤カッター部，⑥駆動部，⑦電気操作ボックスに大別される．

以下（図 2.2.1）に沿って機械の仕組を説明する．

下部のフィルム①は，所定の長さずつ間欠的に引き出され（所定の長さとは包装袋の寸法をいう），そして停止する．停止している間に加熱成形部②において下部フィルムを加熱軟化し，そして真空

2.3 フィルム送りの駆動

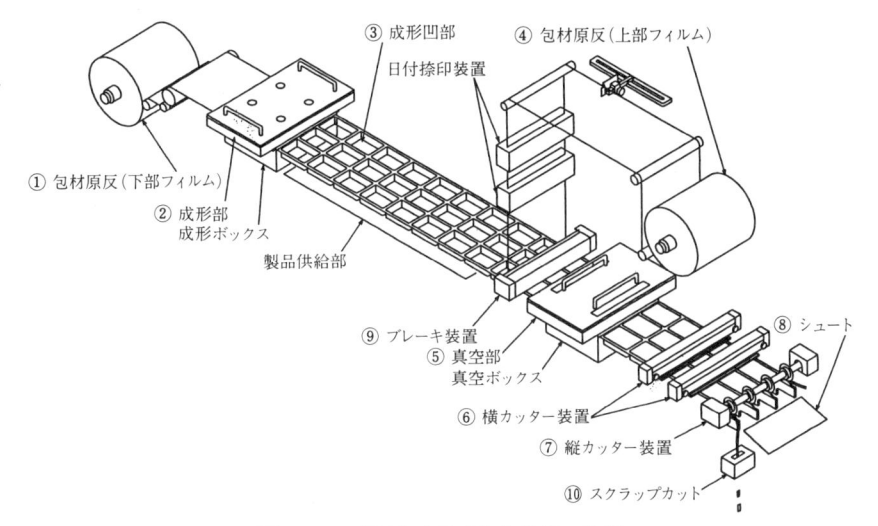

図2.2.1 深絞り自動真空包装機の仕組

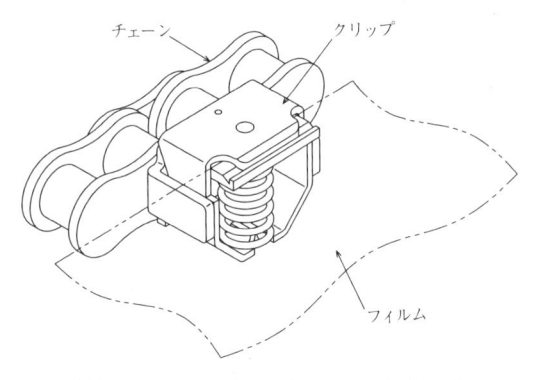

① 包材原反（下部フィルム）
② 成形部 成形ボックス
③ 成形凹部
④ 包材原反（上部フィルム）
⑤ 真空部 真空ボックス
⑥ 横カッター装置
⑦ 縦カッター装置
⑧ シュート
⑨ ブレーキ装置
⑩ スクラップカット
日付捺印装置
製品供給部

図2.2.2 エンドレスチェーンのクリップ

チェーン／クリップ／フィルム

または圧空成形する．下部フィルムの成形が終わると，成形下型が下降しフィルムが所定の長さ前進する．そして，成形された容器状の凹部③に被包装品，たとえばスライスハムなどが供給される．この状態で下部フィルムはさらに前進する．上部フィルム④は，機械の上方部に設置されてあり，上述の下部フィルムに対してその上部をカバーするようになる．そして，下部フィルムと一体にされて真空部⑤に至る．そして，真空部⑤においては上下フィルムの間の空気が吸引された後に，上下のフィルムが容器状凹部の周囲部で互いにヒートシールされる．次いで，横カッター装置⑥においてフィルム進行方向に対する横方向の容器と容器の間がスリットされる．そして，再び前進するとき縦カッター装置⑦において隣り合う容器の間の進行方向が切断され，おのおのの包装品が得られるようになる．最後の縦カッター装置⑦が，唯一フィルムの移動中においての作業である．下部フィルム①の前進移動は，その両側縁が平行に走行するエンドレスチェーンに取り付けてある，多数のクリップ（図2.2.2）によって，その両側縁が挾持された状態でチェーンの移動とともに引き出されるようになり，上部フィルム④は下部フィルム①にヒートシールされ，一体となった状態で前進するようになる．フィルムの両側縁部は縦カッター装置⑦でスリットされた後は帯状のスクラップとなり，そのまま集塵機で吸い取るか，巻き取るのが一般的であるが，最近大森機械では環境問題などからスクラップはカッターで細かくカットし，受け箱または袋で受け取り，処理しやすいように工夫がなされている．

一般的には下部フィルムは，底部材として熱成形される関係もあって無地のフィルムが使われ，上部フィルムは蓋部材となるので，印刷フィルムが使われることが多い．⑨はフィルムブレーキ装置であって，蓋部材として使われる上部フィルムの印刷ピッチの修正をするためのものである．

2.3 フィルム送りの駆動

フィルムの前進が所定の長さずつ行われることは前項で述べたが，フイルム送りの駆動は，従来

カムとレバーの組合せによるレバーの揺動運動を利用したものや、ゼネバ装置を用いた間欠駆動機構、あるいは電磁クラッチ・ブレーキ装置を使って作動・停止を繰り返す、間欠駆動などもあるが、今日ではサーボモーターとマイコンを採用することによって、精度の高いフィルム送りを行う方法が主流になった。サーボ化された機械によって、フィルム送り量の設定が非常に簡単に、機械の操作パネル上でのデジタル設定でできるようになり、送りピッチ精度も高く、印刷ピッチに対する初期設定も簡単になった。また、機械的な運動と違って動きのスピードも自在にコントロールできるようになり、大変に便利になったといえる。すなわち、スロースタート、スローストップが簡単になり、液体充填のときなどの液のこぼれが防止できるなどもその効果のひとつである。

2.4 フィルムの成形

深絞り真空包装機での大切なポイントの一つは、このフィルムの成形である。成形は一般に真空成形が採用されているが、最近では、圧空または圧空・真空併用で行うこともある。フィルムを加熱軟化させ、その状態で真空による減圧力で被包装品の形に合せて加工した成形の型にフィルムを引き込み、型に沿わせて容器状の凹部を形成するのである。ここでの大切な要件の一つは、フィルムを各部均一に加熱軟化させることで、良い成形品を得るための第一の要件といえる。とくにフィルムが厚いときとか、面積が大きいときにはフィルム全体を均一に加熱することが大変に難しくなる。

図2.4.1は、フィルム成形装置の一例である。本図に沿って説明すると、②は通称成形ブリッジと呼んでいる箱体である。下部フィルム①のやや上部に固定的に設けられている。したがって、下部フィルム①は、成形ブリッジ②の下面よりわずかの隙間を持った位置で保持され走行するようになる。③は成形ボックスと呼ばれているもので、下部フィルム①の下部位置において上下往復動するようになっていて（上下動の動力源はエアシリンダーまたはモーター）、上昇したときには下部フィルム①を挟んだ状態で成形ブリッジ②の下面に突き当たり、おのおのに密室を形成するようになり、下降した位置においては下部フィルム①（成形された後は凹部が形成されている）が自由に通過するような空間を形成するようになる。

フィルム成形の手順を説明すると、まず、下部フィルム①が停止したときに成形ボックス③が上昇して、フィルム①を成形ブリッジ②との間で挟む。そして成形ブリッジ②の内側が真空化され、またはボックス側より圧空で熱板④に下部フィルム①が密着する。そして、この密着した状態でフィルム①は加熱される。すなわち、熱板による直接加熱の方法である。この熱板の全面に対しての温度分布が均一になるように、ヒーターの配置とかヒートパイプの配置に工夫を要する。フィルムは一定の時間加熱され、フィルム①が軟化されたときは、成形ブリッジ②の内側の真空、またはボックス側の圧空が解除され、同時に成形ボックス③の内側が真空化、または成形ブリッジ内に圧空される。成形ボックス③には成形の金型⑤が内蔵

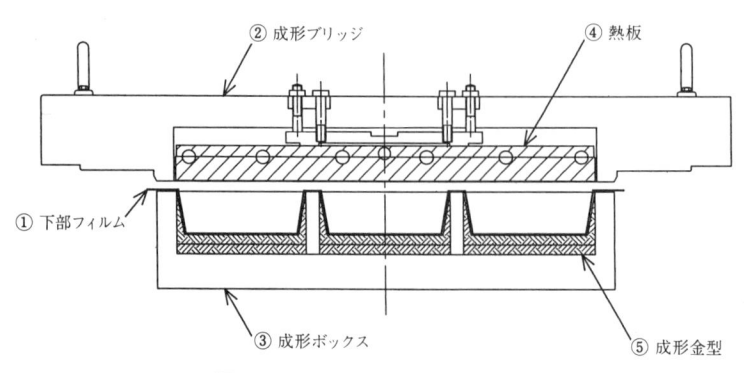

図2.4.1　フィルム成形装置の一例

されていて，加熱軟化されている下部フィルム①を真空の吸引力，または成形ブリッジ内の圧空で成形の型⑤に吸い付けることによって，容器状の凹部を形成する．最後に，真空または圧空が解除され，成形ボックス③が下降する．そして，下部フィルムはさらに1ピッチ分だけ前進し，停止する．この手順が繰り返されるのである．成形ブリッジとボックスは温度の上昇を防ぐため，冷却水で冷されている．

2.5 被包装品の供給

被包装品は成形凹部に，手作業あるいは自動によって供給される．当然のことであるが，成形凹部と被包装品との間にはわずかの隙間が必要である．この隙間から容器内部の真空化がなされるからである．この隙間が広いほど真空化には好都合のように思われるが，隙間が大きいと真空包装後にフィルムにしわが多く発生する．

2.6 真空・密封シール

図2.6.1は，真空チャンバー部の部分断面図の一例である．真空チャンバー部では，下部フィルムの成形凹部（被包装品が充填されている）と上部フィルムにより囲まれた空間部分を真空化した後，上下フィルムを密封シールする作業が行われる．本図に沿って説明すると，①は下部真空ボックス，②は上部真空ブリッジ，③はシール装置である．被包装品④を成形凹部⑤に供給した後，上部フィルム⑥で覆い，その後に上下のブリッジとボックスによって密室とし，次いで上部真空ブリッジ②内が真空化され，ほとんど同時に下部真空ボックス①内が真空化される．そのとき，あらかじめ下部フィルムに設けられてある空気抜き孔⑦を通って成形凹部⑤が真空化される．その後に上下真空ボックス内に設けてあるシール装置③によって上下フィルムが密封シールされる．また，上側のフィルムに，あらかじめカットされている空気抜き用スリットを通って容器内が真空化され，その後シール装置によって密封される上引き方式などがある（図2.6.2）．

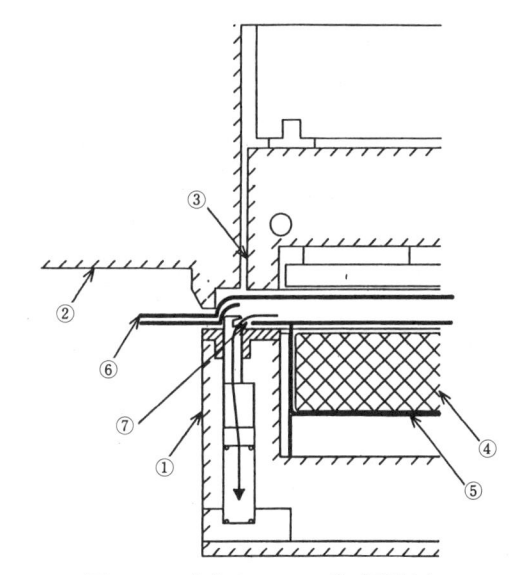

図2.6.1 真空チャンバー部（下引き）

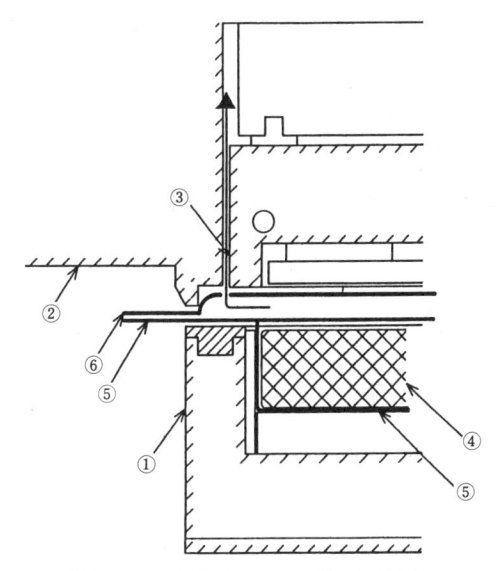

図2.6.2 真空チャンバー部（上引き）

2.7 ガス置換シール

深絞り真空包装機は真空シールだけではなく，被包装品によってガスを封入する用途にも使われている．その場合，食品に使用されるガスは，主に窒素ガス，炭酸ガスと酸素の3種類があり，内容物の性質により2種類のガスを混合して使用するのが一般的である．また，ガス置換は2.6節で説明した方法で，一旦完全に真空状態にしてから，あらためて必要なガスを注入するのである．

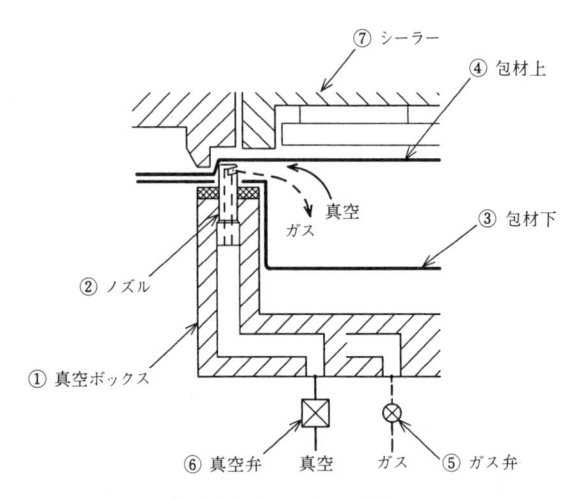

図 2.7.1　ガ ス 置 換

図2.7.1で説明する．真空ボックス①についているノズル②を，下部フィルム③にあけてあるパンチ穴より突き上げて，上部フィルム④を持ち上げる．そしてガス弁⑤を閉じた状態で真空弁⑥を開いて真空を行う．真空完了後真空弁を閉じてガス弁を開いてガスを充填する．ガスの充填が完了したらシーラー⑦でプレスしてシールを行い，真空チャンバー内を大気開放して一連の作業を終了する．

2.8　カッター装置

2.8.1　ストレートカッター

深絞り真空包装機では，一般的に3面，4面，6面取り（またはその倍数）の仕様が多い．したがって，最後にはそれぞれの包装袋にするために横カッター装置と縦カッター装置とが必要になる．図2.8.1は横カッター装置の一例である．受け板①が昇降用エアシリンダー②によって上昇し，押え板との間でフィルムを挟みつける．このとき，カッター用エアシリンダー③の作動により，カッター④が移動してフィルムを切断する．このカッター④は，カム板⑤によってガイドされて動くのである．

2.8.2　縦カッター

図2.8.2は縦カッター装置の一例である．ラ

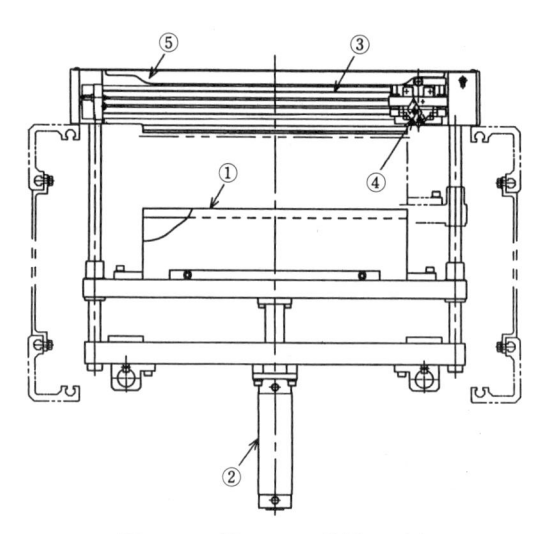

図 2.8.1　横カッター装置の一例

ウンドカッター①と受けローラー②とによって，フィルムが移動するときに縦方向の切断をする．

2.8.3　コーナートリミング

深絞り真空包装機械に使用されるフィルムには，用途によっていろいろな材料があるが，とくに硬質といわれるフィルムは直角にカットされた部分が尖っていて危険なため，コーナートリミングを行うのが一般的である．コーナートリミングは，一般的に図2.2.1の横カッターの場所に図2.8.3のように固定したメス型のベースと上下駆動するオス型のベースの装置一式をセットして，プレスでトリミングするが，フィルムの材質によ

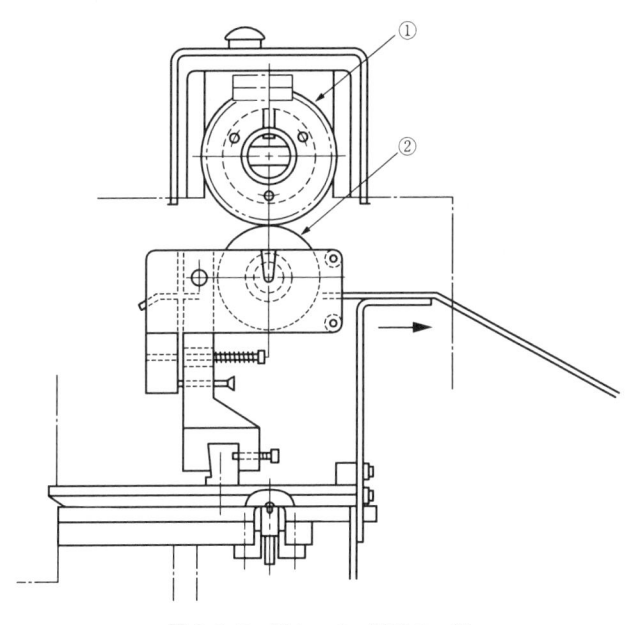

図 2.8.2 縦カッター装置の一例

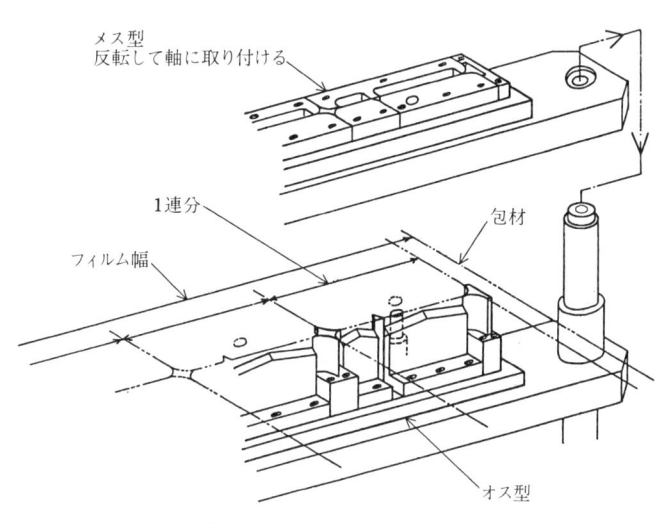

図 2.8.3 コーナートリミング

ってはシール直後でフィルムが軟化されているため，トリミングをする前に冷却装置でフィルムを冷やす必要がある．コーナートリミングのほかに総トリミングといって包装体の周り全体をトリミングする場合があるが，方法は同じである．しかし，コーナートリミングはコーナー部分の「抜きかす」だけだが，総トリミングの場合は残った部分全部を巻き取って処理しなければならない．包装能力は使用するフィルムの熱成形性，包装袋のサイズ，真空の程度などによって変ってくる．**表2.8.1**は大森機械の深絞り真空包装機（FV-6700型）のカタログから抜粋した包装機の仕様である．

2.9 自動供給装置

高速ハムスライサーの導入に従って，真空包装

表 2.8.1　深絞り真空包装機の仕様(大森機械工業(株)深絞り真空包装機(FV-6700)カタログより抜粋)

項目	仕様
包 装 能 力	真空パック：MAX 10 ショット/分 ガスパック：MAX 10 ショット/分 ＊製品・面取りなど，条件により異なる．
底材フィルム幅	Aタイプ：標準 390〜470 mm Bタイプ：標準 470〜550 mm
使用フィルム	上部：ヒートシール可能な延伸プラスチックフィルム 下部：熱成形およびヒートシール可能なプラスチックフィルム 最大巻径：ϕ370 mm
絞 り 深 さ	サイド上引き：MAX 70 mm　下引き：MAX 60 mm
包 装 対 象 物	食品全般(固形物・練状物・液体物) 化粧品・雑貨・医療器具・工業部品・電気部品
本 体 全 長	標準 4 660 mm　6 660 mm (2 000 mm ロング) 5 660 mm (1 000 mm ロング)　＊中間寸法は別途打合せ
成 形 方 法	熱板密着による圧空成形方式
シ ー ル 方 法	ヒートシール式
マ ー ク 合 せ	透過式を標準装備(反射式も可能)
フィルム送り	サーボモーター駆動による間欠搬送式
横 カ ッ ト 方 式	シリンダーによるスライドカット式
縦 カ ッ ト 方 式	モーター直動回転刃式
スクラップ排出	モーター巻取式
エ ア 使 用 量	6 kgf/cm² ・約 100 l /ショット ＊仕様により異なる．
冷　 却　 水	2〜3 kgf/cm² 以上・4〜5 l /分
本 体 電 力	3相　200 V　12 kVA ＊仕様により異なる．
本 体 重 量	約 1 300 kg

＊　本仕様は包装する製品の形状・寸法・特質ならびに包装材料などの仕様により異なる．

機の能力アップが要求されるようになり，包装機械は面取りを増やし，さらにストロークも毎分15〜20 ショットのスピードで対応するようにした．しかし，それに対して当然のことであるが今までの人手による製品供給では間に合わなくなり，大森機械は1977年にチャック式の自動供給装置を完成させた．

チャック式の自動供給装置の特徴は，包装機械にとって宿命的ともいえる間欠運動を利用してワークの供給を常に機械が停止している状態で行うので，確実に成形されたポケット，あるいは所定の場所に供給できることと，さらに人の手でポケットに押し込むのと同じ動作が組み込まれており，完全に無人化された自動供給装置である(写真 2.9.1)．日本に比べて欧米ではあまりハムの自動供給装置はなかったが，わずかに傾斜した平ベルトで滑らせる方法を用いたものがあるようである．これは，確実にハムをつかむチャック方法と違って，逆に包装機械の駆動を利用する方法であるからフィルムの移動に合せてハムを滑らせて載せていく方法である．

一般的に包装機械にかぎらず自動供給装置などは欧米より日本のほうが盛んであり，また進んでいるのが現状である．それは企業からの省人化，合理化によるコストダウンに対する要求の強さにそれぞれの機械，装置メーカーが技術開発力の高さ，器用さ，国民性からくるきめの細かさなどを多いに発揮しているからである．

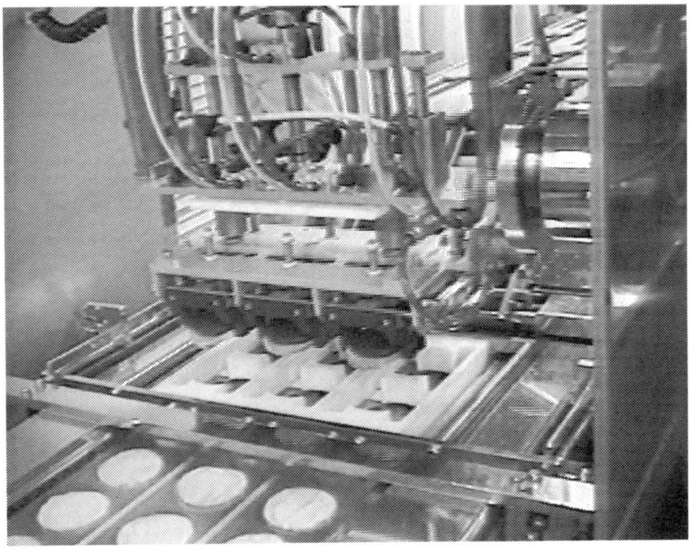

写真2.9.1 自動供給装置

　もともと深絞り真空包装機はヨーロッパで盛んであり，わが国に輸入されている外国の機械は，ムルチヴァック，チロマット，デキシーユニオンなどの機械があり，日本の国産機械は，上述の大森機械のほか，三菱重工業(株)，(株)シンダイゴ，(株)フジヤマ技研などが各方面で使用されている．仕様としては各社ともほとんど同じようなレベルでまとめているが，実際には機械の納入実績と信頼性，さらに多様化するユーザーニーズに対する技術開発力という点で差が出ているようである．

　包装対象品としては，農産・畜産・水産加工品，医療品，化粧品，金属製品，事務用品など多岐にわたっている（**表2.8.1**）．

引用・参考文献

1) (社)日本技術包装協会：包装技術便覧（1995）
2) 大森機械工業(株)：カタログ（1999）

(田中　義晴)

第3章 パウチ充填包装機と次世代機

3.1 パウチ充填包装機の概要

パウチ充填包装機にはあらかじめ製袋された袋を使用する給袋式充填包装機とロール状フィルムを使用する製袋式充填包装機がある．給袋式充填包装機にはロータリータイプと直進式ラインタイプがあるが，現在日本で多く使用されているものはロータリータイプである．表3.1.1に示すように包装能力，充填量，脱気方法によっていろいろな機種が揃っている．包装能力は現在毎分30袋から最高240袋の機械がある．写真3.1.1および図3.1.1は現在レトルトタイプでは世界最高速の機械である．缶やボトルと違いパウチの特性から包装速度には限界があり，また充填物も多種多様で充填方法も画一化できず，パウチ充填包装機の今後の課題である．

3.2 パウチ充填包装機の基本的な工程

パウチ充填包装機の基本的な工程を図3.2.1に示す．

3.2.1 給 袋

パウチ供給はパウチマガジンに積載されたパウ

表3.1.1 パウチ充填包装機の種類と性能比較表

(東洋自動機製)

パウチ供給方式	構造	機種	包装速度(袋/分)	最大パウチサイズ(mm)
給袋式	ロータリー式	TT-8C	20～35	口幅：220　長さ：320
		TT-10C	30～50	口幅：170　長さ：300
		TT-9CW	60～100	口幅：150　長さ：250
		TT-8C2	20～35	口幅：270　長さ：400
	ライン直進式	TL-A1S	140～240	口幅：150　長さ：270
	真空ロータリー式	TVP-E4	30～40	口幅：220　長さ：300
		TVP-EH	50～60	口幅：130　長さ：180
製袋式	ロータリー式	TT-9CWZ	60～80	口幅：150　長さ：250
		TT-10CZ	30～60	口幅：170　長さ：300

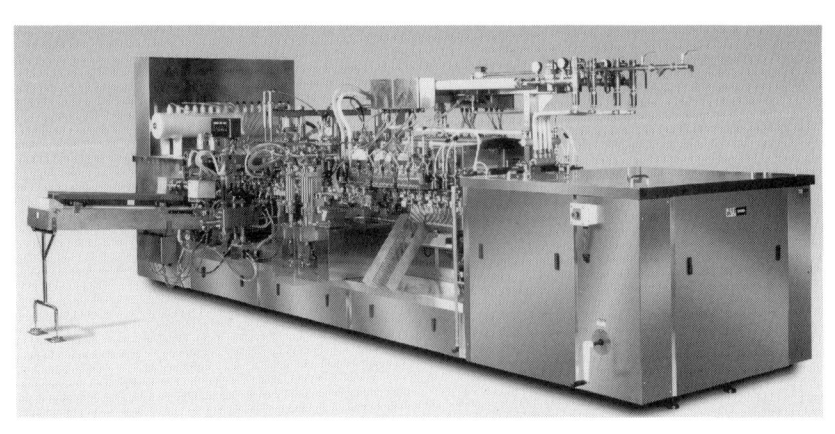

写真3.1.1 TL-A1S型充填包装機

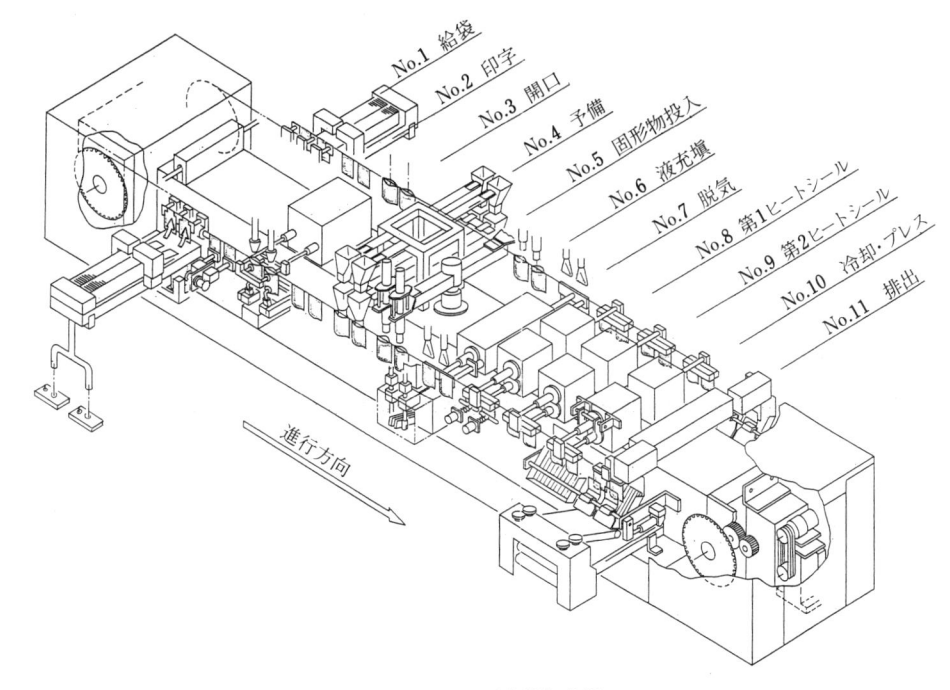

図3.1.1 TL-A1S型充填包装機

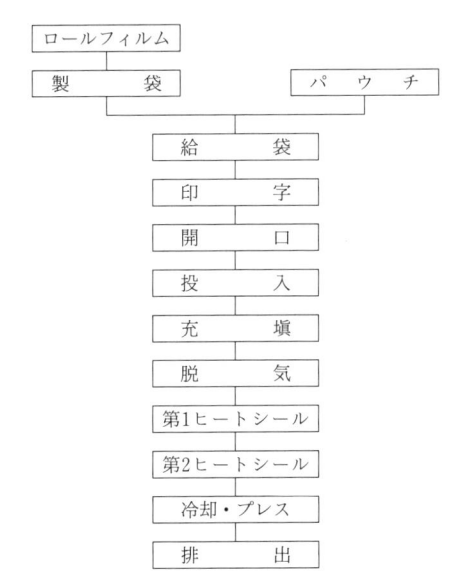

図3.2.1 パウチ充填包装機の工程

チを1枚ずつ吸盤で吸い上げ，ロータリーテーブルのグリッパーに保持させる．パウチマガジンにはカセット式とコンベアー式の2種類がありパウチの形状，厚みなどにより選択をする．最近はスタンドパウチや薄肉のパウチが増えコンベアー式が主流である．パウチ供給は現在ほとんど人手によって行なわれているが，今後高速化，省力化から自動供給が必至である．

3.2.2 印　字

日付印字はインク式，エンボス式，ホットプリンター，ホットロール式があるが，もっとも多く使われている方式はホットプリンターである．最近はジェットプリンターも使われはじめた．印字の検査機についてはCCDカメラ（charge-coupled deviceカメラ）を使用している．

3.2.3 開　口

真空吸着装置とエアブローの併用により開口する．そのとき，圧力センサーで開口検出をし，次工程に固形物投入および液充填の可能信号を出す．スタンドパウチの場合は底部にも真空吸着装置を設け，パウチ底の折込部を開口する．

3.2.4 投　入

固形物としては，肉，野菜などをパウチに投入するが，固形物には形状がいろいろあり，また嵩ばるもの，付着性の高いものなど各種あり充填ホッパー（漏斗）に詰ることがある．ホッパーの詰

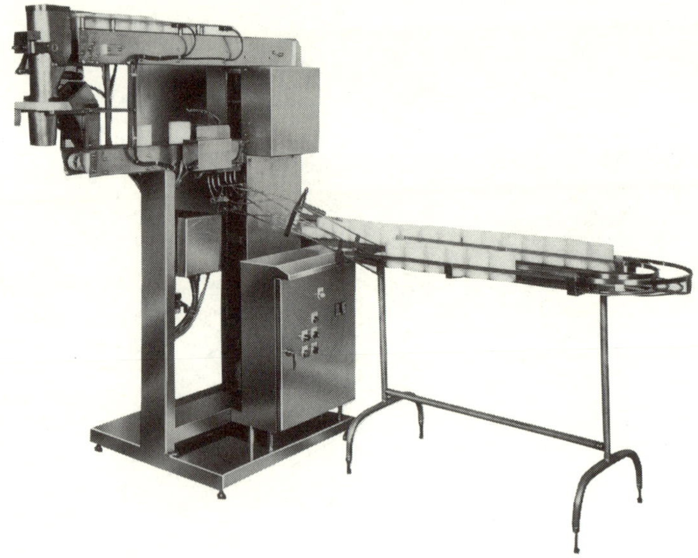

写真 3.2.1 CF-90 型缶投入機

り防止策としてパウチを開口するとき，可能なかぎり大きく開き大径のホッパーを挿入する，またホッパー内に金網製のホッパーを装着するなどの方法がある．これまで投入方法は人手によっていたが，近年は自動投入である．その方法は自動計量機と直接連動する場合とカップ投入機（**写真3.2.1**）により自動投入する方法である．

3.2.5 液 充 填

充填物には，低粘度，中粘度，高粘度および固形物と液体の混合など，いろいろな種類があり，それぞれの物性に応じた充填ポンプ，充填ノズル，充填タンクを選択する（詳細は後述する）．

3.2.6 脱 気

パウチ内に残留空気が多いと，殺菌時に破袋の原因や殺菌時間が長くなる．またパウチ内の空気層により熱伝導率が悪くなり，殺菌不良を起こす場合がある．さらにパウチ内の空気が見えることにより腐敗と誤解されやすく，ユーザーからクレームが来ることがある．これらのことから，できるだけ残留空気は少ないほうが良い．

3.2.7 シール・冷却

詳細は後述するが，シールはヒートシール方式とインパルス方式があるが，パウチの厚み，材質および包装速度により，温度，圧力，時間をコントロールする．ヒートシールの場合，一般的には2回ヒートシール，1回冷却を行い完全密封シールをする．

3.3 パウチ充填包装の重要点
（充填・脱気・密封シール）

パウチ充填包装で重要なことは，充填・脱気・密封シールの3点である．以下それについて述べる．

3.3.1 充 填 方 法

充填物は種々さまざまで充填方法は，液体のみの充填，液と固形物との混合充填，固形物と液との別途充填の3つの場合がある．液も粘度がいろいろあり，また固形物にも充填しやすいもの，充填しにくいものと諸問題が発生する．液のみの充填で水状の低粘度のものはポペット切換式バルブを搭載した充填機（PM型）で，カレー，シチューなどの粘度の高いもの，あるいは固形物と液の混合されたものはロータリーバルブ切換式を搭載した充填機（PH型）を採用する．さらに味噌・サラダなど超高粘度のものはサーボモーター駆動

の特殊ロータリーバルブ切換式の充填機(PS型)を採用する(図3.3.1).充填物により充填ノズルから液ダレを起こし,パウチの口を汚すことがあるので図3.3.2のような充填ノズル(カットノズル)を使用する.

3.3.2 脱気方法

一般的にはパウチの口をストレッチさせ,かつパウチの両サイドをスポンジ状のものでプレスする方法が採られているが,最近はより脱気効果を

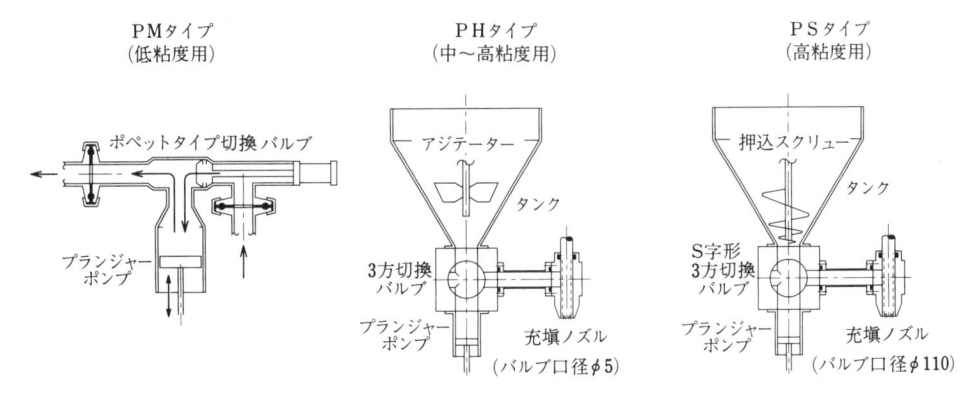

図3.3.1 液体充填用ポンプの種類

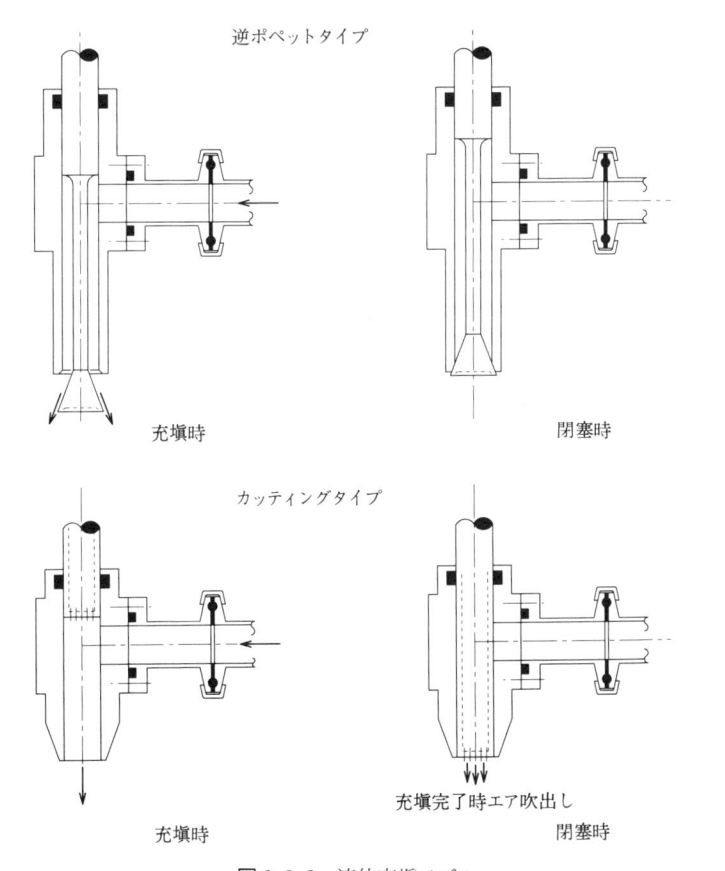

図3.3.2 液体充填ノズル

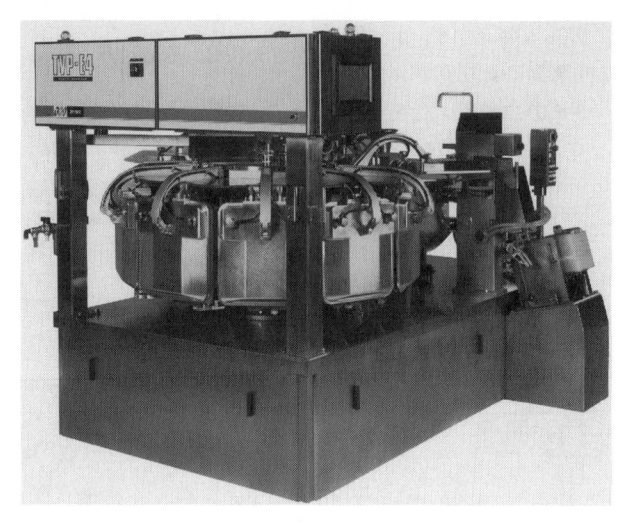

写真 3.3.1　TVP-E4型真空包装機

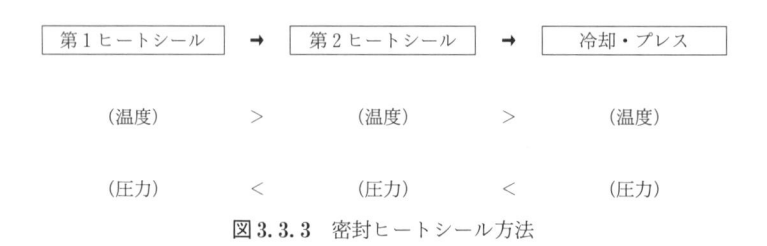

```
┌──────────────┐    ┌──────────────┐    ┌──────────────┐
│ 第1ヒートシール │ →  │ 第2ヒートシール │ →  │  冷却・プレス  │
└──────────────┘    └──────────────┘    └──────────────┘

   （温度）     ＞      （温度）     ＞     （温度）

   （圧力）     ＜      （圧力）     ＜     （圧力）
```

図 3.3.3　密封ヒートシール方法

高めるためスチームブロー方式が行われるようになってきた．いずれもパウチ内の上部，すなわちヘッドスペースの空気除去が目的であるが，残留空気をより少なくしようとすれば，液面が上部に上がりシール面を汚すことがある．ハンバーグやミートボールのような固形物が主体のものはパウチ内下部の空気除去が困難なため，写真3.3.1のような自動真空包装機を使用する．

3.3.3　密封シール方法

パウチ包装において密封シールがもっとも重要である．シールの3要素は温度・圧力・時間であるが，パウチの材質，厚み，包装速度によりシール条件が異なる．パウチ充塡包装機の場合，運転中の環境とシール面への付着など外的要因でシール不良が発生することがある．その対策としてヒートシールの場合，ヒートシール2回，冷却プレス1回の3段階シールを行なう．図3.3.3のような方法で温度，圧力，時間を変化させる．第1シールは予備シールとして次工程の第2シール

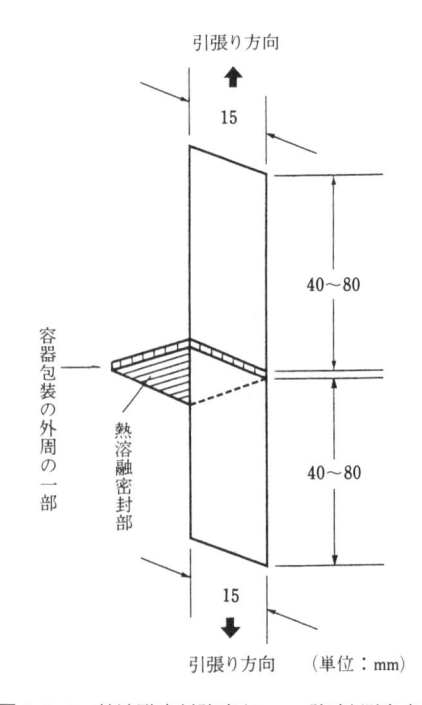

図 3.3.4　熱溶融密封強度（シール強度）測定方法

より温度は高く圧力は低く,第2シールは第1シールより温度は低く圧力は高くして,再加熱・圧着してシール面内のかみ込んだ水滴などから発生する気泡をなくし,完全密封シールを行なう.さらに,最終工程で第1および第2シールより圧力をさらに高くして冷却・圧着すると,シール強度を高め,かつ美しいシール面シールが得られる.

シール強度については,レトルトパウチの場合,厚生省告示第20号の規定によりシールされた部分を15 mm幅に切り取り,その開いた両端を300±20 mm/分の速度で引張り,熱溶融密封部が剝離するまでの最大荷重を測定した結果が2.3 kg/15 mm以上と定められているため,その基準値をクリアすべくチェックを行うことが必要である(図3.3.4).

3.4 パウチ充填包装機の将来

以上パウチ充填包装機の概要および包装技法を述べたが,充填物や包材の材質,形状が非常に多岐にわたり,そのすべてをカバーできる万能パウチ充填包装機は困難であり,またパウチの特性から,設計段階でのきめ細かい仕様の詰めが重要である.

地球規模の環境問題や2000年4月から完全実施される容器包装リサイクル法により,ますます缶,ボトルの容器からパウチ化が進むものと思われる.

そのためには缶,ボトルの充填速度に対抗できるものでなければならない.上述した充填包装機の場合,ほとんどが間歇駆動で充填速度には限界がある.高速化を実現させるには,さらに多列にするか,または連続駆動にする必要がある.また,シールの全数検査装置も必要条件であり,前後工程を含めたシステム開発が高速化の緊急の課題である.

(松岡　秀明)

第4章　医薬品包装ラインの自動化

4.1　品質保証の前提

医薬品は人の生命に直結する製品である。近年，医薬品の適正使用の基本となる有効性・安全性の確保をはかる薬事法・薬剤師法の改正がなされている。

製造においては，薬事法・改正GMP（good manufacturing practice，品質の良い優れた製品）の許可要件化などの規制を受け，それらの要件を満足させることが必須となっている。GMPとは何か，人為的誤りを最小限にすること，医薬品に対する汚染および品質低下を防止して，高度な品質を保証するシステムを設計するという基本理念に立つ，とマニュアルに書かれている。またGMPを守っていれば，良品質のものができるということではなく，実施している作業が，本当に科学的に検証された方法か，妥当性があるか，医薬品の持っている品質の所期の目的を達するために，充分に検証された手法で行っているのか，ということを文書化することが，バリデーションの概念である，と述べられている。これら法規制化の状況からも医薬品の適正使用に必要な情報を含む製品品質の質的要求が高まっている[1,2,3]。

医薬品包装ラインにおいては製品品質の安定化，省人化を目的として自動化が進められており，包装品質の保証機能は，人による目視検査からインラインの自動検査機能に移行してきている。医薬品包装の品質保証と包装ラインの品質保証機能を経済的に確立することが望まれる。一方，最近物作りの基を質す，人命に関わる社会的重大事故が発生していることも物作りに携わる者として見逃せない事実である。機械・機器は社内・外の第三者が作ったものである。必要な機構部分・機能部品は，目的生成物を得るに充分な状態にそれらが作動するという確たる前提があって用いられることになるが，製造に携わる者は諸機構・機能，物（製剤，原材料，資材など）の諸特性を充分に把握して，不良品の発生，機械停止のない状態を実現させなければならない。また不良品が発生しても絶対外部に流出させないように対処するのが，生産上の鉄則であり，それは製造に関わる人の責務である。自動化は，その責務の適正品質を恒久的に製造する諸機能・条件の安定化の有用な一手段と考える。

諸設備・機器は日々進歩し，変革していくものである。物作りの本質は，不変革の領域にある標準化の確立と承継にあると考える。これらの視点から，包装ラインに求められる諸要素を，物作りの場で，経験を通して得た変革の基である標準化過程を整理しまとめてみる。

4.2　医薬品包装ラインの構成要素[4]

製造の場と実験の場を通して，標準変更を絶えず繰り返し，その結果として製品の品質を向上させる。この繰返しを，科学的に，経済的に，タイムリーにやりとげる。これらの活動が物作りの基本であり，この活動の手法としては適性品質を製造する標準状態の標準化と考える。

4.2.1　諸要素の分類

包装ラインの諸要素を物・機構（機能）・物理条件・操作に分類し，その概要を包装ラインの構成要素図に示す（図4.2.1）。定めた品質を工程の中に作り込む。投入「物」を機器本体に入れ，運転「操作」・作業により，「物理条件」を加えて，生成「物」をその結果として得る。定められた生成「物」の品質を，合理的な方法を選択して作ることである。工程機能として「物」「機構・機能」「操作」「物理条件」と，品質機能として生成「物」の物理的・化学的・官能的・生物学的な特性との関係を可能なかぎり数字として把握する。

① 物：製剤，資材（容器，被包，内袋，添付文書など），中間生成物，目的生成物をはじめ，工程

4.2 医薬品包装ラインの構成要素

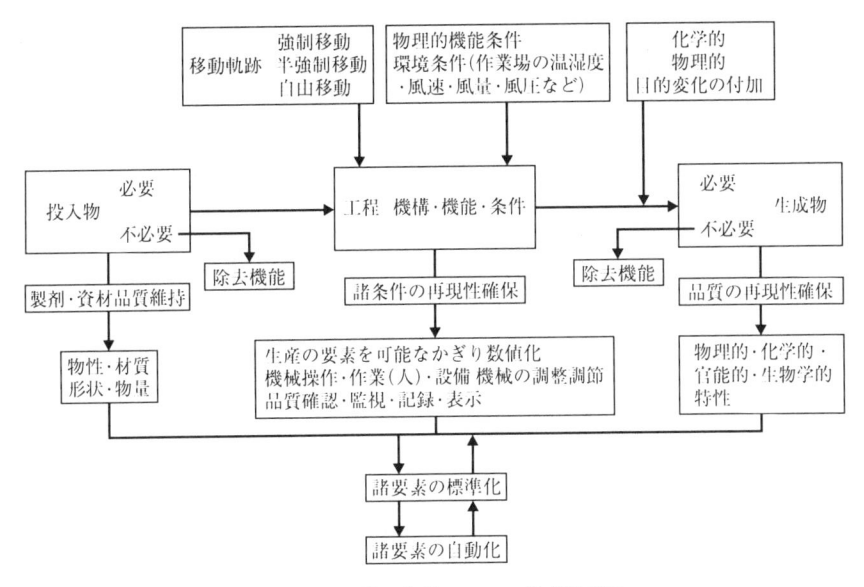

図 4.2.1 医薬品包装ラインの構成要素図

内に外部から入ってくるすべての要・不要の投入物.
② 機構・機能：物に直接・間接に接触して，物を保持・移動させる．その条件下で，物に所望の物理的・化学的変化を与えるための構造体．
③ 物理条件：物に目的変化を実現させる諸物理的機能条件，作業場の温・湿度，風速，風量，風圧など環境条件も含む．
④ 操作：設備・機械の諸操作，手・目視による諸作業，所望の作動条件を実現するための調整，調節，操作作業．品質の再現性確保を目的に，要素の分類は諸事象，諸事物について正確な数値，具体的な操作を明確にする手段と考える．

4.2.2 移動軌跡の分類

製造は，物と部品との移動によって成り立っている．両者の移動を強制・半強制・自由の軌跡に分類できる．工程への物の投入から工程内・間の物の受渡し，移し替え，目的生成物の取出しまで，これら，物の移動速度，移動距離，移動角度，ならびに変動幅の移動軌跡を定めることが重要と考える．

移動軌跡とは物・部品が一定時間内に，どのような経路を，物であれば量・距離，部品であればどれだけの距離を移動したか，その軌跡を指し，時間の要素を含んだものである．
① 強制移動：機能部品に所定量，単位体数が，所定の軌跡を通って移動する．
② 半強制移動：強制が緩やかで，ある範囲の自由度をもって，所定量・単位体数が，所定の軌跡を通って移動する．
③ 自由移動：強制条件のまったくない状態で，重力，応力，慣性，惰性，反発力などによって，所定の軌跡内，軌跡外を自由に移動する．これら物の移動軌跡の定め方が，不良品の生成，機械停止の原因に関わる．物（製剤，原材料，容器，容被，資材など）の特性を充分に把握して，適切な移動速度，距離，角度ならびに変動幅の移動軌跡を設定することによって効果が期待できる．

包装に多用されている紙素材（レーベル，箱，添付文書など）を一例に挙げると，製紙に適用されるパルプ（木質，繊維の太さ・長さ），回収紙の質，添加率，また製紙時期（四季）に合せて保有水分が調整されている．このため使用される環境（温・湿度）に適応した伸縮，反りの現象が生じる．この事実を理解して，物に適合した移動軌跡を求めることが適切である．物，部品の移動軌跡の分類は標準数値と，その変動幅の決定を正確かつ迅速に行うための手段と考える．

4.3 改正GMPと標準化

 物作りの製造現場では標準化という言葉は常識用語であるが，解釈もそれぞれ立場によって異なる．製造に携わった者として「適正品質を製造する標準状態（投入物，工程の機構・機能，諸条件）の確立と，それを維持・継続する方法を定める」と定義する．

 その標準の維持・継続は諸活動を通して事象・事物を追求し，理解を深めていくことである．許可要件化されたバリデーションは「製造所の構造設備並びに手順，工程その他の製造管理及び品質管理の方法が期待される結果を与えることを検証し，これを文書にすることをいう」と定義している（医薬品の製造管理及び品質管理規則 厚生省令第3号平成6年1月27日公布）．

 従来，製品品質は最終製品の試験検査に重点が置かれていたのに対し，製品を作り上げる各製造工程が，それぞれ所期の目的どおりに作動していることを科学的に検証することを目的とし，各製造工程をチェックすることに重点を置く考え方である．これまでのGMPソフトを，許可要件化することによって工程への理解が深まり，工程異常・欠陥によるコスト増，薬事法からの逸脱のリスクが減少すること，などが述べられている．諸リスクの減少を目的とした改正である．

 医薬品の製造現場においては，標準化，つまり再現性確保への価値判断が，もともと意識的にはきわめて明確に定着している．工程の目標を不良品・機械停止ゼロの実現におき，その実現手段として製造条件の再現性を実現していく考え方である．製品の製造条件の検証とは物事を調査して事実を証明することである．

 改正GMPでは基準を具体的な行動として満たすことが製造の許可要件となっている．基準として示された恒常性という概念は，数多い諸条件との関わり合いのもとに成り立っている．ある時点からつぎの時点に移った段階で，諸条件は必ず変化する可能性を含んでいる．

 恒常性の確立と検証をさらに厳密に突き詰めると，工程における諸製造機能条件の再現性を100%確かなものに確定し，それらが100%確かであることを日常的に検証するという活動内容であり，工程に完全な標準状態を実現し，維持することになると考える．

 バリデーション基準の導入はしごく当然の標準化作業の概念を，製造現場に指し示したものである．最終製品の品質検査に重点をおく従来の考え方から，各製造工程をチェックすることに重点をおき，品質は工程中に作り込んでいくものであって，最終検査はその品質保証を目的とし，それに依存して定めるものではない，とする考え方である．製造工程の諸設備機能の検証の時点で，品質の恒常性を前提に実在していた諸設備機能に関わる諸条件，それらの変動要因，ならびにその許容範囲の決定に関係していた諸条件の再現性を，100%確実なものにすることである．

 しかし，継続過程においてはトラブルや許容範囲以上に変動させる別な原因が加わってくる．この機能異常・不良発生を予知し，処置・排除する実証ができ，客観的に100%信頼のおける環境に確定することが標準化の行動目標であり，工程中に機能として確立することである．

 再バリデーション基準の，恒常的に製造するための妥当な条件であることを検証する，といった内容は標準化における一通過過程である．ある時点で100%信頼のおける諸条件であったとしても，つぎの時点で恒常性が失われたり変化することは充分に有り得る．このことが生産現場，生産設備機能の本質である．

4.4 包装ラインの標準化

4.4.1 標準化の意義

 医薬品の包装は，薬剤を設計品質どおりの状態で医療に使用，患者に正確に服用されて初めてその使命が果たせることになる．また同等品質の製品を市場に提供し続けることが，薬事法上義務付けられている．したがって，包装の製造現場とは，同等品質の製品を作るための再現性のある標準を定め，それを厳格に守って，日々の生産を長期にわたって継続する場である．

 製剤・包装品質の再現性と，生産性の向上を目

的とした諸活動，その活動過程における標準化への価値基準は，いかにして再現性のある製造条件を実現するか，またいかにして所定の品質を標準どおりに継続するか，という活動目標に集約される．

不良品ゼロ，機械停止ゼロを目標として，もっとも経済的な生産状態での最適速度，最適要員を実現させることであるが，人はただちに即応できる知力，つまり検索可能な知識を常に豊富に蓄えていない．人はある事象を理解し，それに対応していくためには試行錯誤の繰返しが必要であり，製造現場は問題を解き，理解するための試行錯誤連続の場であり，理解を深める場と考える．

定められた作業手順，マニュアル，製造標準書などに基づいて，定めたとおりに正確に生産作業を行うに足りる理解の範囲ではなく，この作業条件や方法がなぜこのように定めているのか，その理由を正確に理解したうえで生産作業を実施することが重要である．操作方法のみでなく，充分な理解を受け渡しできる諸標準でなければ，維持・継続が期待できない．

この難しい課題を目標とし，挑戦することによって製造に携わる人々の人間的・技術的成長が具体的に期待できるところに，標準化の重要な意義がある．対象事物への理解を深め，多くの困難な問題を解く必要から，鋭い観察力，思考力が高められる．

4.4.2 標準化の過程

標準化は製造条件と生成品質との再現性の確保を主要目的として，実験過程，試製過程，生産の初期過程，生産の継続過程，標準状態の実現過程，もしそれが経済的に成立するのであれば，自動化の実現過程となる．

1) 実　験

標準化を意識して可能なかぎり詳細に製造条件を定める．実験過程で品質と製造条件との因果関係，品質に及ぼす主要条件の影響度合を明らかにし，所望品質の再現性の確保につとめる．実験過程で発生している事実を正確に観察することが，諸問題を解いていく大切な行為，行動となる．とくに数字化できる品質や条件に対して統計的手法を用いることは，きわめて有用である．

見えるところを見ただけでは，そこの事実を見たことにならない．見えないところを直接・間接的方法（高速カメラ，走査電子顕微鏡，電子プローブマイクロアナリシス，フーリエ変換赤外線分光法，X線回折など）を用い，事実を明確化する．事実解明の事例は，参考文献を参照されたい[5]．事実を見る，観察する方法の仮説を立て，事実を正確に知ることが標準状態を解く鍵となる．製造においては，解くべき問題に関して，それに関わる要因が多く，立てた仮説が適合しないことも多い．必要な事実や必要なところを正確に見ることによって，仮説を立てるまでもなく問題が解ける．物作りは事実を解く方法の発想と，事実を明らかにする地味な努力の継続にある．

2) 試　製

製造条件の標準数値と許容変動幅を設定し，標準数値，許容変動幅内に再現されることを確認する．

(1) 機械の調整操作の標準化

機械の調整操作の標準化は，操作に対する必要条件を抽出し，確定する．確定条件の数値化と，必要とする限界を固定化し，許容幅を可能なかぎり小さくする．目標条件の変化を何らかの手段により明確に定める．

必要条件は，物性，物量，形状，寸法，流量，流速，温度，光量，加圧，負圧，応力など多くの条件がある．調整操作の固定化・数値化には，合いマーク，隙間ゲージ，目盛プレート，真空ゲージ，圧力ゲージ，流量計，時間計測，温度計測などゲージ類や計測機器類が用いられる．調整操作に対して操作結果を検証する確認手段の具体化が必要であり，この目的にはリミット，近接，光電，圧力など各種スイッチ類，静電，重量，超音波，光，温度，熱など各種センサー類，レーザー光線・カメラが多用され，生産過程における異常検知の手段にもなる．調整操作を頻繁に行う必要がある場合，自動調整機能を実現させる．その操作の固定化・数値化と確認操作による調整結果の検証，生成品質による調整結果の検証を標準化する．不良品の発生に対し，原因を究明し，完全に排除するための機能を付与する．

（2） 目視検査による選別作業

人の目視検査による選別作業によって実施する場合，検査精度を検証し，その品質の重要度と経済性を評価して自動検査機器の設置を検討する．その検査精度と排除機能の確認として，全生成物を全数選別し，厳密な抜取り検査での品質の確認が必要である．

（3） 製造条件・品質管理項目の指定

管理対象とする製造条件，品質管理項目を指定し，管理手法とその限界を定める．限界を外れた場合の採るべき処置を定める．

3） 生産初期・継続

生産を通して，製造条件を，さらに事象・事物を客観的に観察し，期待以外の結果の発生にとくに注目する．製造条件と品質との関係の理解をより深めていくことが安定化に繋がる．

機械機能の調整操作の標準化，限界から外れた現象に対する原因の究明と排除に努め，製造条件をより固定化する．機械機能の調整操作が品質変動の決定的要因であり，作動中の機械の機能値とその変動幅が品質変動の原因となることが多い．品質の変動値の測定を起点に，変動原因を詳細に検索し，設定条件・許容変動幅をできるかぎり固定化する．その結果として生成物品質の変動幅が小さくなる．

生産の諸標準が完全に標準化されたあとになっても，品質や機械機能の限界からの外れ現象がときに発生するものである．この現象の発生に注目し，原因の解明と，排除に努める．外れ現象の発生状態・内容が，標準化の達成度合を判断する尺度になるとともに，生産過程で潜在化していた外れの原因が顕在化してくる．この外れの現象の原因解明と排除により，工程の製造条件と品質との関係が明確になり，その事実を客観化することが標準化の原点である．品質が限界を外れる原因に製剤・資材の品質があり，人の操作が直接関わる場合と，機械の作動条件つまり機械機能の変化が関わる場合とがある．事実予測の可能な範囲内のもの，予測を超える難解な問題もある．

このような過程を通して，製造条件と生成品質との関係を徹底究明して，再現性を客観視できる方法で顕在化させる必要がある．

4） 検査と選別

少量多品種の生産形態で，経済性あるいは技術的な理由から自動検査機器の実現が不可能な場合，人の目視検査による全数選別作業を最終工程に組み入れざるを得ないことがある．人の注意力はその本質からして，単純な切れ目のない繰返し作業においては，長時間にわたって注意力を集中持続できないものである．

生産現場の単純な繰返しの手作業・目視検査では，注意力の途切れが起きる瞬間と，作業不良の発生する要因・状態が重なり合ったとき，あるいは途切れの瞬間と目視の対象が不良品であったとき，不良品の見逃しが発生する．この注意力の途切れの事実を充分な前提としたうえで検査を実施する．不良品が含まれると仮定すれば見逃しは避け得ない事実であり，自動検査機器の導入などを実現して，諸機能を万全にすることが最善の方策となる．不良品ゼロの確立とその保証を両立させる必要がある．

不良品ゼロの標準化の目標が達成できれば，品質保証の抜取検査を残して，この全数選別作業も結果的になくすることができる．

人の目視による選別作業において，人はどのような標準状態をどのようにイメージすることができるかが，検査能力の一要素である．人の目視検査による選別作業の標準状態の概念整理，その概念と選別精度との関係への理解が，出荷製品の品質を決定するうえで支配的要因となる．

5） 不良発生の要因と解消

（1） 不良発生の要因

不良発生の要因としては，以下の事項を挙げることができる．

① 製剤・資材の基本的物性，異物混入・不良品，機械の基本的機構・機能，作業場の温・湿度の変化，浮遊塵・侵入小昆虫・人の落下毛髪・着衣からの脱落繊維など，工程の物理的機能以外の要因によって発生する欠陥．

② 主要機械・付属機器・検査機器の機能，人の機械調節機能・操作機能，構築された工程の物理的機能・選別精度要因に直接関わって発生する欠陥．

③ 自ら構築する工程機能・維持に由来するもの

で，諸標準に定めていない，不正確，現状に適合しない，作業者が守らない（操作・検査方法の根拠，理由の不理解）などの要因によって発生する欠陥．

（2）解消策

不良発生の解消策としては，以下の事項を挙げることができる．

① 購入資材の品質，購入機械の機構・機能に起因する不良は継続発生が確実視される場合，不良品を完全に排除する機能として自動検査機能を工程に構築する．資材については継続使用となるためメーカー側において品質安定化の改善を要望する．

② 人の目視検査による選別作業では，検査精度の検証と医薬品の適正使用への適合度を判断して，自動検査機能を工程に構築する．

③ 環境・人に起因する不良は，環境基準，人の入退室基準，物の搬出入基準，清掃および安全衛生基準，服装基準など，作業者，機械保全者が機械・物と接触する動作を考察対象とし，人と物との接触頻度を減少させる．作業要員数の減少は，この不良発生の解消についての重要な対策になる．外部からの搬入物の付着小昆虫，搬入口からの飛来小昆虫・人の落下毛髪に起因する不良の完全解消は困難であるが，その事実内容を確認して解消方策を具体化する．標準化の過程で改善への発想・着想を具体化して，品質・生産性向上を図り，これらの原因に基づく致命欠陥品・重欠陥品が市場に流出することのないようにする．

6）標準状態の実現

標準化が進むと，不良品の発生や機械停止もない状態が実現されていくものである．それに関わる諸製造標準，諸製造条件を確かな再現性のある条件に設定・確認し，維持継続させることである．この良好な状態の再現性をほぼ恒久的なものとすることを，標準状態の実現と認識する．

避けるべき変動要因を皆無にして，不可避変動の範囲で製造諸条件を固定し，それが統計的に安定した状態であることを，品質管理図などで検証し，異常が発生することがあれば，その原因を見極め排除することが考え方の基本である．

① 製造条件をどのように標準状態にすべきか，製剤・資材，その他生成品の品質に関係する工程への諸投入物質の物性，これらの投入条件・投入状態，機械内の移動軌跡，加工・変形するための諸物理的機械機能，その機能を実現するための機能部品の位置，その移動軌跡，加工・変形された中間品・生成品の，機械内・機械間の移動軌跡，それらの機械からの排出条件・排出状態，およびその後の移動軌跡，さらに環境の温度・湿度など諸項目に関わって実現されるべきものである．

② 生成品質に関わる主要機構・機能部分の変動許容限界の物理的意味をあらかじめよく理解し，繰り返し生産に臨むのが良い．変動の許容限界を，少しずつ広げ，製造品質にどのような変化が起きるかを見てみる．機械は与えられたものであるが，機能の変動幅とその許容限界の設定は与えられるものではなくて，その場の使用資材の変動と相対させて，標準として決定しなければならない．

標準状態にある機能と，そうでない機能とを，機能条件と生成品の品質との関係を徹底的にかつ詳細に比較検討する必要がある．

③ 品質や機械機能の外れの現象に遭遇して初めて，それに関わる製造条件を標準状態に置かなければならないことが明らかになる．すでに確定した製造条件のなかの多くについても，さらに改善の余地がある．実現された状態の変化を短期あるいは長期にわたって詳細に観察し，計測し，見ることによってより安定し，より変動幅の小さい標準状態に置くことができる．実現状態の観察・計測には時間を要し，機械機能の修正，必要な機能の付加に経費の投入が必要である．投入物質や加工および生成品の移動軌跡を物理的数値に変換して確認する．直接の確認が不可能な場合，移動軌跡は付与した機械機能の物理的条件の作動結果として得られる現象で確認する．機械機能の物理的条件が標準状態にあれば，移動軌跡も標準状態にある．

④ 機械機能と人とによる操作機能との交絡の状態をよく見極め，両者を可能な限り明確に区分して，それぞれの問題解決を図る考え方が，標準化の目標達成に寄与する．

人の目視検査による全数選別ベルト作業の標準

状態の速度は，不良特性，不良率を前提に定める．予期していない不良特性の突然の発生，不良率が突然高くなった場合には再選別，選別速度を遅くする処置を採る必要がある．
⑤ 品質規格というのは，製品の質を問うもので，製造の質を問うものではない．製品の中から不良品を目視によって選別除去し，品質規格に合格する製品を作る．不良品の発生しない製法を確立し，その製法に基づいて品質規格に合格する製品を作る．基本的には品質規格に合格するかどうかが問題ではない．品質規格に合格する製品を，いかに経済的な方法で作るかが問題である．

　守り続けられるべき製造条件は，確定した設定値とその許容変動幅であるが，確定した製造条件の各設定値の許容変動幅を求める方法より，許容変動幅を標準状態に置くための条件を求める方法を採るほうが取り組みやすい．その結果として，生成品質に対してその変動幅が最小限となる標準状態が実現できる．納入製品の品質特性が標準状態にあり続けることは大きな余剰価値になり，信用を確実に増大させていく途に繋がる．
⑥ 標準状態の実現としては，製造部門の慣習と倫理に従って，常に徹底的に事実の追求と，見る経験を積んでいくことが人にとっても，経済性の追求の立場からいっても望ましい．品質と製造条件との関係への深い理解があって初めて，そこから意義のある改善への着想が生まれる．生産性の向上の基本は理解に始まり理解に終わる．

　標準状態の実現の経験がなければ，製造に当たって，不良品・機械停止の散発的・継続的な発生を見ることになり，その解決のために余分かつ無駄な労力を，応分に負担せざるを得ない結果になる．経済性確保上のきわめて大切なひとつの生産戦略になる．

　自動化システムは，この標準状態を安定化させる有用な手段であるが，この確立には品質設計者と設備・機器設計者両者の標準状態実現の充分な理解が必要である．

　社会環境の諸変化・諸変革の中で，製造現場の不変革の視点からの目標として，優れた製品品質の実現，その生産における最大限の経済性の確保，信用維持のため市場への不良品流出の完全阻止が重要な課題であると考える．

4.4.3　マニュアル化 (SOP 化)

　マニュアル化は，物作りの場における標準化に当たって欠かすことのできない重要な手段である．マニュアルどおりにそれを守って生産を実施するということと，マニュアルに示された諸条件・諸操作が，なぜそのように選択・決定されたのか，その理由を理解して生産を実施することとの間には，解釈上の大きな違いがある．必要な知識を充たしていれば，最低限の水準であろうとも，生産の処理は可能である．その方法の意義，重要性，設定根拠などへの充分な知識を獲得することによって，生産の良好な維持，それに続く改善への期待もより大きく可能になり，活動の拠りどころとなる．理解は人の本来的な欲求ではありながらも，満足な構築には時間が必要である．また，人は事を楽に運びたいという私行も本来的な性向であって，できれば事を楽に済ませたいと思うのが人の常である．時間もかかり苦労も多い選択は，ともすればなおざりに考えられてしまいがちである．

　経済性が優先する世情，科学技術の進歩も著しく導入される設備機器の使用にも，高度な知識・経験を必要とすること，標準化に内存する責任委譲症状など，知らず知らず人の間にその本質の理解力を弱めていると思われる現象もあり，人命に関わる重大な事故の発生に繋がる恐れもうかがえる．マニュアル化に潜む，マニュアル人間・人間のロボット化が将来的に見ると大きな落とし穴であろう．日本の将来の物作りに関わる仕事を進めるに当たって，人の根元に関わるきわめて大切な問題である．生産システムに人の主体性要素をどのように組み込むかが，重要な課題と考える．

　物作りの現場ではできるかぎりそこでの人々が必要とする理解の獲得の支援に努め，日々，人々が理解したいという本来的な欲求に対して，より大きく応えていくことが，大切な責務と考える．

4.5 包装ラインの自動化

4.5.1 製造工程の改善と自動化の諸活動

製造工程の改善は，物量，機械機能，時間，要員数に関わっての品質保証精度の向上，コスト低減を目的として行うことであるが，今後の課題として地球環境の保全（省資源，廃棄物ミニマム化，省エネルギー），法への適合と製造物に対する責任，市場ニーズ・品質規格などを国際的視野で指向，高齢化社会への適合を考慮した改善が望まれる．

自動化へ繋げる改善項目をまとめてみると，①品質規格の統一（国際規格との整合性），②生産準備，後始末時間の短縮による実稼動時間の延長，少量多品種の生産形態への対応として品種切替における洗浄の容易化と方法の確立，タスクの極小化，クロスコンタミネーション・異物混入要因の排除，③不良の原因となり得る機械の本質的な機構や機能，自動検査機器の検出精度を向上させる機構・機能，④投入から排出まで工程の繋ぎ部分での物の移動の自動化・ロボット化などによる生産速度の向上と生産要員数の減少，⑤機械機能の監視システムの一元化による監視精度の向上と要員数の減少，⑥作業者のオペレーションの容易化と，作業分担・行動範囲の再分析による適正配置，結果として生産要員数と教育タスクの減少，⑦製剤・表示材料の保管管理とミックスアップの防止，⑧高齢者への配慮として作業の容易性と視認性の向上，⑨制御システムの再確認・改善による突発事故発生の防止と安全性の向上，などが挙げられる．

改善は基本的には非常識の世界へ踏み出し，多くの選択肢の中からの仮説による選択であり，結果の証明は得られていないものである．したがって物作りの事象・経験から得た技術を基礎に，自動化の諸活動を行うことが有益と考えられる．

4.5.2 包装ラインの自動化

自動化システムの確立は，図 4.2.1 の包装ラインの構成要素図に示したように物事・事象に基づき質された標準状態を維持・継続させる有用な手段である．自動化システムの構築に当たっては，長期的視野に立って将来に継続できる目標と標準状態の分析による方法を確立していくことが有用と考える．

たとえば，これからの高齢化社会環境を想定し包装ラインの構想をイメージすると，高度な生産システム→オペレーターに保証行為を求めない→人が使いやすいシステム→マニュアルの理解（システム，設定根拠，必要理由など），作業が容易（体力・視力負荷小）→高齢者の生き甲斐の確保（物作りを通して社会的貢献に寄与）の目標が挙げられる．

この生産システム（自動化）の構築に必要とする工程の諸要素としては，

① 物の流れに対して：供給から生成品の排出・保管までを通し製剤，資材供給，生成品排出，保管機能の構築と自動化，工程へ製剤・資材をリアルタイムに供給する方式の実現，単位工程間の連結機能とその自動化．

② 工程機能に対して：各設備の自動化仕様（とくに品種切替の容易化を考慮），供給・制御に関わる異常検知，監視機能の設置と検知による異常発生時の工程停止機能の自動化（電気，冷温水，ガス，蒸気，圧空，冷温風など）．

③ 品質保証に対して：異品種検出装置など全数自動検査機器の検査精度100％保証，不良品は良品と厳格に区分し，自動系外排出，連続して不良品が発生する場合の工程自動停止機能，工程所定箇所からのサンプル抜取り，時系列的保管機能の自動化．

④ 火災発生事故に対して：予知機能と検知機能の設置，予知・工程への必要処置の自動化．

⑤ 製造マニュアルに対して：包装ライン諸設備機器，自動搬送設備の生産情報をラインコンピューターのもとに統合し，さらに上位のコンピューターと結び，製造の指図から記録および中間品と製品の品質に関するバッチレコードのバリデートが実施できる統合化情報システムの確立．
などが挙げられる[6,7,8]．

医薬品の剤形には固形剤（散，顆粒，錠剤，カプセル），液剤（内用・外用），注射剤，半固形剤があり，包装形態には，びん，缶，SP (strip package), PTP (press through package), 分包, アンプル, バイアル, 輸液用容器, チューブ, 特殊容器（カートリッジ包装, エアゾール包装, キット製品, 吸入器, 噴霧器）など，その材料にはガラス，プラスチック，金属（アルミニウム，ぶりき），ゴムなどが用いられ，多くの製品が提供されている．製剤の性状，包装の形状・形態，特性が異なる材料，これに製品容量を加え，それぞれに適合した製造ラインが確立され適用されている[9]．

これらすべての製造ラインの自動化へのひもときは，薬剤の性状・原材料の諸特性を正確に把握して最適標準状態を仮説し，それを再現させる機構・機能と諸条件の確立，自動化の諸要素（経済性を含む）の目標設定と達成にある．また既設ラインの機構・機能が標準状態の再現に適合した設備になれば必要な機能を付与し，自動化の推進を図ることも有用である．最適な自動化ラインは，適正品質の製品をもっとも経済的に作ることにあると考える．

日本は1945年（戦後）以降積み上げてきた物作りの技術によって，製品品質は世界レベルに比べ高い水準にある．確立されてきた品質・製造技術を，人道的・社会的環境に適合させ，さらなる改善を積み上げるには，物作りの基を質す経験，知識が重要と考え，21世紀を担う若い人達の新しい生産システムの構築に期待し，ここでは標準化と，それに基づく包装ラインの自動化要素の範囲に止める．

引用・参考文献

1) 板屋皓三：製剤と機械，創刊250号，18，クレスト (1999)
2) 西脇廣行：第12回計量管理連絡協議会大阪府GMPマニュアルの概要講演要旨集，p.23 (1996)
3) 塩路雄作：続医薬品の開発，第9巻，p.469，廣川書店 (1991)
4) 前川秀幸：標準化への私見，サン・コーポレーション (1999)
5) 瀬古克彦：包装ラインの品質保証とバリデーション，第3回製剤技術研究会予稿集 (1993)
6) 水田泰一：続医薬品の開発，第9巻，p.447，廣川書店 (1991)
7) 竹野慧郎：医薬品包装技術研究会第3回講演要旨集 (1999)
8) 中村一彦：同書 (1999)
9) 林　直一，松浦正治，板屋皓三他：続医薬品の開発，第9巻，p.311，廣川書店 (1991)

（板屋　皓三）

第5章　包装ラインの検査システム

製品に対する安全性の要求が一段と厳しくなるなか，1995年7月にPL法が施行され，製造メーカーでは，製品の安全性・品質向上対策が精力的に実施されている．さらに，医薬品の製造現場ではGMP（good manufacturing practice，品質の良い優れた製品），食品の製造または加工現場ではHACCP（hazard analysis critical check point system，危害分析重要管理点方式）に適合した衛生管理体制の強化・確立が世界的に要求されている．包装ラインの品質管理の主なものとして，質量（個数）不良，包装不良（腐敗），日付印字不良などの排除とともに異物混入品の排除があり，その中でも異物混入品のチェックは重要管理項目になっている．食品の計量包装は，従来の単品大量生産から少量多品種生産に移行しており，これに対応して包装ラインのフレキシビリティが要求され，同時に品質管理装置自体が危害の発生源になることを防止するため，品質管理装置自体が衛生的で清掃しやすい構造であることが求められている．

本章では，内容量を検査する「重量選別機」，製品内に混入した金属・異物を検査する「金属検出機」，「X線異物検出機」，および包装された製品の外観を検査する「外観検査装置」について紹介する．

5.1 重量選別機

重量選別機は，一定の量目の商品を連続生産する製造ラインにおいて，製品の質量を搬送中に計量し，あらかじめ定められたリミット値との比較・選別をする装置である．代表的な機種の外観と規格一覧を**写真**5.1.1と**表**5.1.1に示す．

5.1.1 用　　途

商品の量目検査から出発したが，現在では欠品

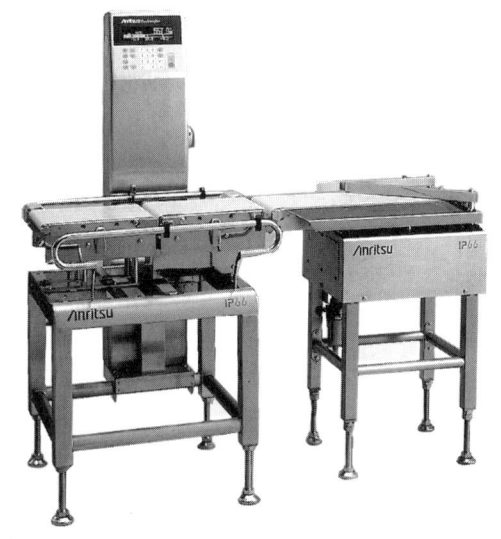

写真5.1.1　重量選別機

表5.1.1　重量選別機規格の例

機種	計量範囲 (g)	精度(3σ) (g)	速度 (個/分)	計量品サイズ(mm)：幅×長さ×高さ
A	5〜600	±0.2	330	160×200×175
B	10〜1 200	±0.3	220	220×300×175
C	50〜3 000	±0.5	220	220×300×175
D	50〜3 000	±0.5	120	350×400×400
E	100〜6 000	±1.5	70	350×400×400
F	100〜6 000	±1.5	50	350×550×500
G	100〜15 000	±2	70	350×400×400
H	100〜15 000	±2	50	350×550×500

検査，分類，監視・制御などにも応用されている．

1) 量目検査

調味料，菓子，乳製品などの正味，内容量が表示してある製品を対象とし，計量法，社内管理基準に従い，質量の規格外の製品を系外に排除する．

2) 欠品検査

個数表示のある製品が対象であるが，薬品の能書，プラモデルの部品欠落などにも利用されており，個包装製品がカートンなどに詰められるさいに，何らかの理由で所定数に達しない場合の員数不足を検知し，製造ラインから系外に排除する．欠品検査は個包装の単重の減量分をチェックするため，単重のバラつきが少ないものが条件となる．しかし，単重のバラつきが時間的に緩やかに変化する製品については，製品の平均値を基準として自動的にリミットを決定する基準値自動追尾機能によって，対応が可能になっている．

3) 分類

農産物，鮮魚などの一次産品は，単に規格品，規格外品の選別をするだけでなく定量的に多段階分類することがある．たとえば，サンマの魚体の大きさを重量で8段階に分類するサンマ専用選別機がその一つである．

4) 監視・制御

連続的に規格外品が発生したり，周期的に規格外品が発生したりする場合は，製造工程の一部に異常があると考えられる．この場合は，重量選別機のオプションである連続NG検出，NG率アラーム機能を用いてライン異常を早期発見する．また，重量選別機により製品の充填重量の変動傾向を検知し，充填機を制御すこも可能である．

5.1.2 測定原理

応答速度が要求される重量選別機のはかりは，電磁力平衡式，電気抵抗線式，および差動トランス式が主流であり，その原理と特徴を表5.1.2に示す[1]．

はかりはそれぞれ，精度，速度，安定性，コストに一長一短があり，目的に応じて使い分けられている．たとえば，個包装の飴を高速・高精度に測定する場合には，高速・高精度を特徴とする電磁力平衡式が用いられる．

5.1.3 選別部

多くの重量選別機は，検査対象製品の形状に対し柔軟に対応できるように計量部（秤量台）と選別部とが分割されている．選別部は，軽量，正量，過量の3段階選別，良品（正量），不良品（軽量，過量）の2段階選別，正量品をさらに多段階に分類する多段階選別があり，方式と能力を図5.1.1に示す．

- フリッパー方式：箱，袋，びんなどもっとも製品に対する適合性が高い．
- キャリアー方式：蓋をする前の缶，びんなど製品に衝撃を与えない方式である．
- ドロップアウト方式：比較的軽い製品，または高さが低い製品が対象である．
- プッシャー方式：重い製品，または容量の大きい製品が対象である．

5.1.4 有効利用法

重量選別機を有効に活用するには，
- 製品寸法に合った計量部（秤量台）寸法の選択．
- 充分な精度を確保するための使用環境に合ったはかりの選択．
- 計量品の定間隔搬送．

を検討する必要がある．注意点を以下に挙げる．
① 秤量台に空調などの風を当てない．
② はかりは振動の影響を直接受けるので，重量選別機を揺すったり，前後装置からの振動が伝わらないよう単独で固定する．
③ 急激な温度変化を与えない．
④ 定期的な校正と確認を行う．

5.1.5 今後の動向

HACCP，GMPを実現するための装置自体が，衛生的で洗浄・清掃しやすい構造であることは当然ながら，確実な計量・確実な選別の実現とシステムが正しく動作していることの検証記録のネットワーク接続が要求されていくと思われる．

表 5.1.2　はかりの原理と特徴[1]

	電磁力平衡式	電気抵抗線式	差動トランス式
はかりの構造	(図：秤量台, フォースコイル, 支点, 吊り板, 磁石, 位置センサー, 平行ばね)	(図：ストレンゲージ, オイルダンパー)	(図：秤量台, 差動トランス, 支点, 吊り板, 感度ばね, オイルダンパー, 平行ばね)
主要素子の原理図	(図：PID, Amp, フォースコイル, 抵抗, 出力)	(図：ストレンゲージ, 出力, 入力)	(図：差動トランス, 2～3V)
測定方式	零位法電磁力平衡式	ひずみ	変位
出力	500 mV/FS	2.5 mV/FS	450 mV/FS
非直線性	0.01%RO	0.015%RO	0.025%RO
繰返し性	0.02%RO	0.07%RO	0.5%RO
零点の温度影響	0.006%RO/°C	0.02%RO/°C	0.016%RO/°C
出力の温度影響	0.003%LORD/°C	0.008%LORD/°C	0.015%LORD/°C
クリープ	なし	0.03%RO/min	なし
応答性	0.05～0.1秒	0.1～0.2秒	0.1～0.2秒
耐環境性	良い	湿度に注意が必要	良い
収束制御	電磁ダンパー	オイルダンパー/なし	オイルダンパー
構造	やや複雑	簡単・安価	普通
総合	分解能に優れ，直線性が良く，応答性はとくに良い．電磁ダンパーのためオイルダンパーのように温度差での測定値の差がなく，耐環境性を含み，総合精度は一番良いが，構造がやや複雑である．	構造が簡単で安価．クリープで零点がドリフトする．ストレンゲージに寿命があり，衝撃に弱いなどの欠点があるが，対策を講じれば問題はない．一般的に高速高精度で使用する場合オイルダンパーを採用するため，温度差による測定値の差が生じるので注意が必要である．	安定性・耐久性に優れている．非接触測定でストロークが大きいためダンパー・ストッパーが取り付けやすい．オイルダンパーを使用するため，温度差による測定値の差が生じるので注意が必要である．

5.2　金属検出機

金属検出機は，検出ヘッドの中を金属が通過したときに起こる磁界の乱れを検出することにより，製品の中の金属を検知し，金属を検知した製品を系外に排除するものである．代表的な機種の外観を**写真5.2.1**に示す．

5.2.1　用　　途

金属検出機には，小麦粉などの粉体・粒体が上

	方式	製品形態	能力(個/分)
1	フリッパー方式 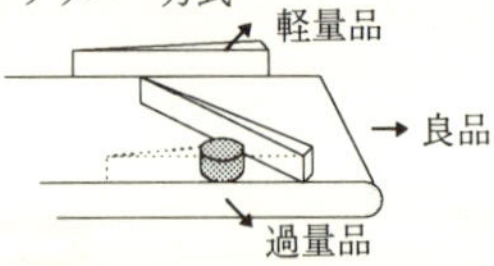	一般品 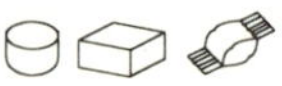	80〜150
2	キャリアー方式 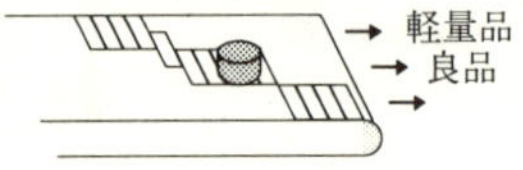	こぼれやすい物 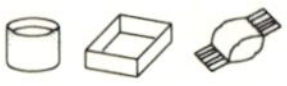	〜300
3	ドロップアウト方式 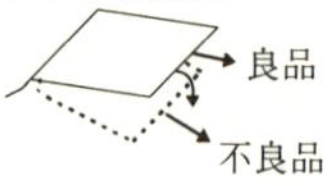	薄物 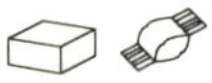	〜80
4	トリップ方式 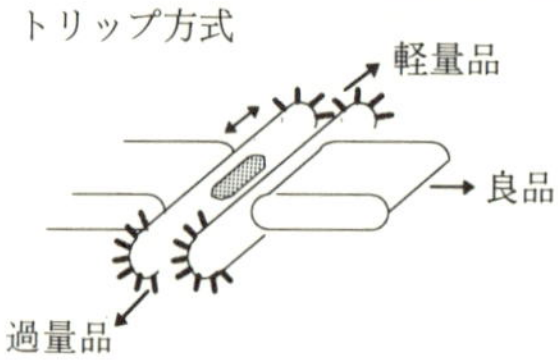	薄物，箱物 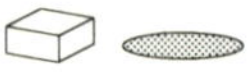	〜120
5	プッシャー方式 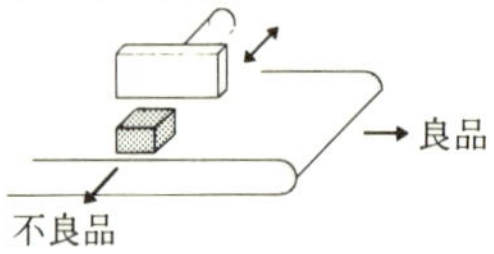	箱物 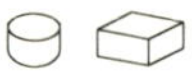	〜80

図5.1.1　選別方式の例[1]

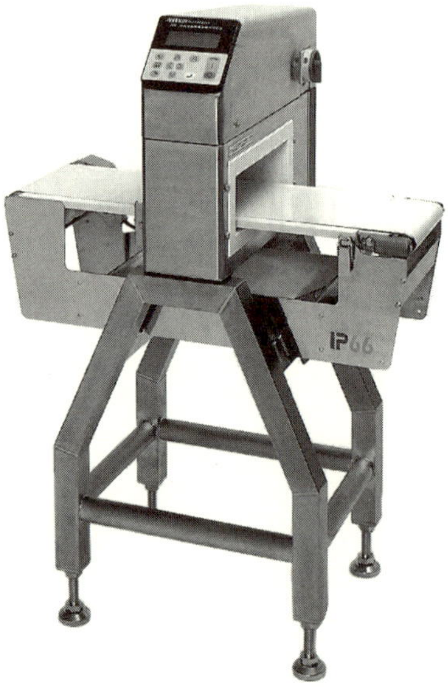

写真5.2.1　金属検出器

から下へ落ちる状態で検査する「落下型」と，肉・魚のすり身などがパイプ中を搬送している状態で検査する「パイプ型」とコンベアー上を流れる製品を検査する「コンベアー一体型」があり，包装後の工程ではこの「コンベアー一体型」が，通常使用される．また金属検出機は，製造ラインでの製品内に混入した金属の排除が主目的であるが，原材料チェックによる歩留まりの向上や，即席めんなどのアルミニウム箔包装されたスープの抜けのチェックなどにも応用されている[2]．

5.2.2　検出原理

金属検出機が検出する金属は，鉄などの磁性金属とアルミ，ステンレスなどの非磁性金属に分類され，その検出方法は異なる．

1)　磁性金属の検出方法

製品がない状態では，送信コイルから発生する磁束が2つの受信コイルに等量に鎖交し，2つの

受信コイルの誘起電圧は等しく,バランスがとれている.磁性金属を含んだ製品が検出ヘッドの中を通過したとき,図 5.2.1 のように磁性金属が磁束を引き寄せ,磁性金属に近い受信コイル $[E_1=E+\Delta E]$ ともう一方の受信コイル $[E_2=E-\Delta E]$ の誘起電圧がバランスをくずし,2つの受信コイル間に電位差 $[E_1-E_2=2\Delta E]$ が発生する.金属検出機はこの電位差を観測することにより,金属を検出する.

2) 非磁性金属の検出方法

非磁性金属を含んだ製品が検出ヘッドの中を通過したときには,図 5.2.2 のように非磁性金属に渦電流が流れ,それがジュール熱として磁束が消費され,非磁性金属に近い受信コイル $[E_1=E-\Delta E]$ ともう一方の受信コイル $[E_2=E]$ の間に電位差 $[E_1-E_2=-\Delta E]$ が発生するので,この電位差を検出する.

3) 製品への影響

検査対象となる製品には,水分,塩分,鉄分などを含んだものがあり,製品そのものが電磁気的に金属的特性を有することがある.しかし,金属的特性を有する製品は,交流磁界中では固有の位相特性を持つ.その位相を基準とすることで製品の影響を抑制することができる.

5.2.3 有効利用法

金属検出機を有効に活用するには,
① 高感度金属検出が可能なライン構成.
② 高感度のために最適な金属検出機の採用.
③ 外乱の少ない設置環境の整備.
の検討が必要である.注意点を以下に挙げる.

①-1 製品影響を少なくするため,検査対象物のかたまりが小さい,または均一な状態で検査する.

①-2 包装材の影響がない段階で検査する.

①-3 検査対象物の温度が高いほど,金属的特性が大きくなるため,検査対象物の温度が低い状態で検査する.

②-1 検査対象物に合った設定(検査対象物の種類ごと)で使用する.

③-1 外乱ノイズを少なくするため,検出ヘッドの開口部が検査対象物に対し大きすぎない.

③-2 ライン構成で検出感度を低下させている要因(電源変動,床振動,機器の固定不良,静電気,近傍金属の振動,温度の急激な変動,搬送ベルトの汚れなど)を随時点検する.

5.2.4 今後の動向

検出感度の向上,製品影響のキャンセル,外乱ノイズの防御に対する研究で,より小さな金属片

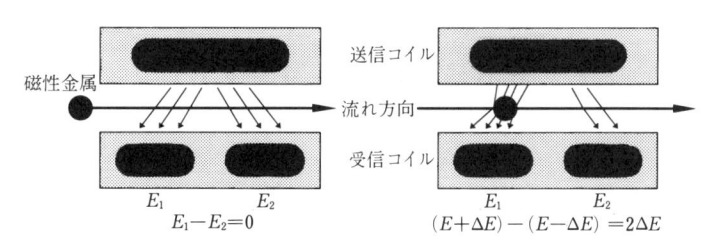

図 5.2.1 磁性金属の検出原理[3]

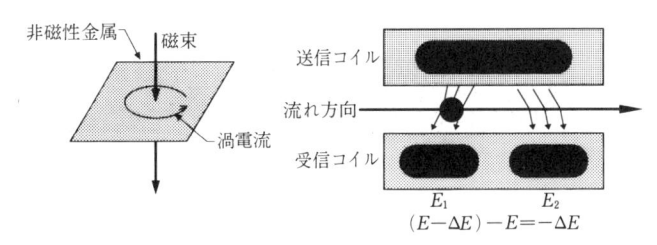

図 5.2.2 非磁性金属の検出原理[3]

の検出に対する研究開発が進み，さらに微小な金属の検出が可能となっていくと思われる．

5.3 X線異物検出機

X線異物検出機は，搬送中の製品にX線を照射し，その透過レベルを検出することにより異物を検知し，異物を検知した製品を系外に排除するものである．

5.3.1 用　　途

X線異物検出機は，金属検出機では検出できない金属以外の異物（ガラス，石，硬い骨，高密度プラスチック）の検出，またはアルミ包材，アルミ缶，スチール缶内に混入した金属の検出に使用される．

5.3.2 検出原理

X線異物検出機は，図5.3.1のように搬送中の製品にX線を照射し，X線透過レベルを高感度のラインセンサーで検知し，その透過レベルの大きさで異物を検出する．また，製品の影響により透過レベルだけでは検出できない異物に関しては，信号処理することで異物をより強調させて検出する．図5.3.2に信号処理前と信号処理後のX線透過レベルを示す．

5.3.3 有 効 利 用 法

X線異物検出機を有効に活用するには，下記のような特徴を理解する必要がある．

① 金属検出機では製品影響を受けやすいウェット食品中の金属や冷凍食品などが，X線異物検出機では安定して検出することができる．

② 製品の凹凸や材質の不均一性は検出能力の低下をまねくが，信号処理を付加することで，安定した異物の検出が可能となる．

注意点を以下に挙げる．

① X線の透過レベルの大きさから異物検出を行

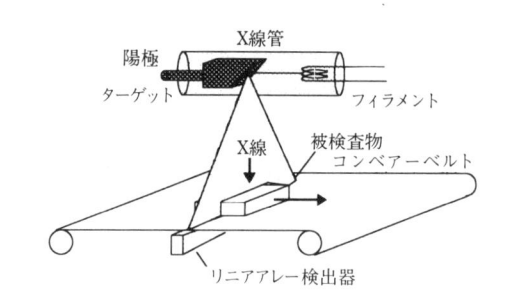

図5.3.1　X線異物検出原理

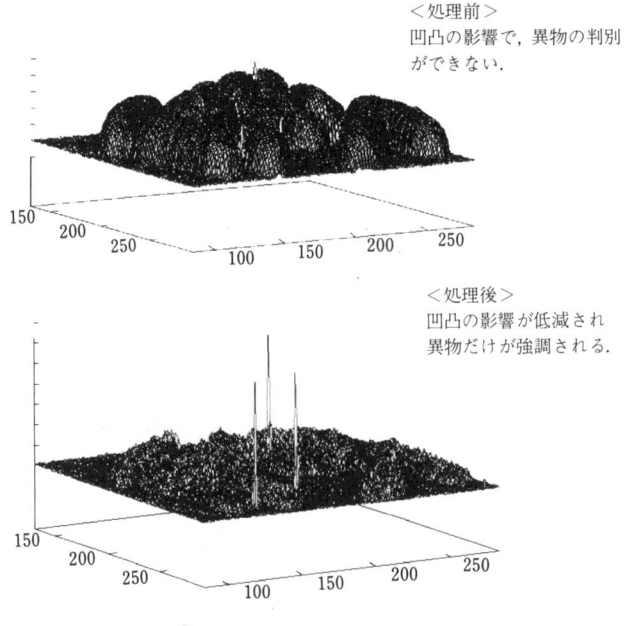

図5.3.2　X線の画像処理例

＜処理前＞
凹凸の影響で，異物の判別ができない．

＜処理後＞
凹凸の影響が低減され異物だけが強調される．

うので，X線透過率の大きい物質密度の低い物質（木，紙，低密度プラスチックなど）は困難である．
② X線管とラインセンサーには寿命があり，X線の照射量によってその寿命が大きく左右される．

5.3.4 今後の動向

低価格化と小形化が進むにつれ，用途によっては現在主流の金属検出機に置き換わっていくと思われる．

5.4 外観検査装置

外観検査装置は，CCDカメラ（charge-coupled deviceカメラ）などで撮像した画像を基に画像処理を行い，外観不良，印刷文字不良などを検知し，外観不良の製品を系外に排除するものである．

5.4.1 用　　途

包装前の工程での製品の割れ・欠け，汚れ・傷，異物混入，欠品検査と，包装後の工程での製品の包装不良（破れ，つぶれ，シール不良など），日付，ロット番号などの文字検査がある．とくに日付の文字検査に関しては，食品の日付表示改正を機にその重要性が高まっている．

5.4.2 検出原理

外観検査装置は，製品の検査対象部に照明をあてながらCCDカメラなどで撮像し，撮像した画像を検査項目に対応した最適な専用アルゴリズムで画像処理を行い，外観不良を判定する．たとえば，日付検査の場合は，撮像された画像から日付検査文字を抜き出し，さらに1文字ずつ登録されている文字と比較し，その良否を判定する．

照明は，キセノンランプを用いたストロボ照明，インバーター式蛍光燈などが一般的であるが，文字検査のように至近距離にカメラを配置する場合には，小形で寿命の長いLED照明が普及されてきている．

5.4.3 有効利用法

外観検査装置を有効に活用するには，外観検査装置が単純な有無検査には非常に威力を発揮するが，基準がはっきりしない具合の検査に関しては，まだまだ人間の目視検査のほうが優れていることを理解する必要がある．注意点を以下に挙げる．
① 製品の外観（文字）のバラつきを考慮した正常品と不良品との境界を明確にする（とくに限度見本が必要である）．
② 安定した画像が撮像できるように，検査表面は比較的フラットである．
③ 検査表面が安定してカメラの視野に入るように，製品の搬送を制御する．
④ 撮像した検査画像に照明むら，反射が起きないような最適な照明方法にする．

5.4.4 今後の動向

マイクロプロセッサーの高速化とカメラの小形化により，低価格なセンサー感覚の検査装置が普及し，それを動作させるソフトウェアは，検査ノウハウを積んで，より高知能化していくと思われる．

引用・参考文献

1) 大谷澄男：重量選別機，包装技術便覧，日本包装技術協会，pp. 1841〜1852 (1995)
2) 篠原八郎：金属検出機，包装技術便覧，日本包装技術協会，pp. 1852〜1859 (1995)
3) 久保寺　茂他：スーパーメモリⅡ鋸検出機，マンリツテクニカル（78号），pp. 69〜75 (1999)

〔松永　容〕

第4編　包装食品における次世代殺菌システム

第1章　従来技術と次世代技術の比較と評価

1.1　食品殺菌における従来技術と次世代技術

食品の品質を長期間維持し，常温流通を可能にするための手段として殺菌処理はきわめて重要である．多くの食品は，品質，鮮度，安全性を保った状態で消費者へ提供するために，殺菌処理を行なった後に包装される．この殺菌処理では，対象となる食材や，発現が予見される微生物に対応した手法が採用されている．

一般の包装食品は，包装密封後に熱湯または蒸気で殺菌処理されているが，殺菌処理後に留意すべきことがある．缶詰やレトルト食品などでは，殺菌処理後に冷却工程があるが，冷却処理に用いられる水に微生物が含まれていると，缶詰の巻締め部やパウチのシール部などから汚染する場合がある．

一方，包装食品は，殺菌後の包装方法によって食品の保存性が異なる．真空包装食品では一般の細菌，かび，酵母の増殖は抑制できるが，嫌気性菌であるボツリヌス菌や大腸菌は増殖可能な環境下にある．嫌気性菌の場合，腐敗臭をほとんど出さないために臭気では判別不可能であるため，殺菌条件には充分注意しなければならない．

その他，殺菌後の包装食品を直射日光や蛍光灯の下に放置した場合，紫外線や可視光線によってビタミン類の破壊や色素の酸化・破壊などが生じることがある．

このように，包装食品の殺菌工程では，殺菌工程後に食品の品質が劣化する場合もあることから，食品の性質と包装方法，殺菌方法などを同時に検討しなければならない．

殺菌方法は加熱殺菌法と非加熱殺菌法に大別される．加熱殺菌法は食品の安全性を高める手段として有効であり多く利用されているが，①加熱温度により食品の栄養価・品質の低下が生じる，②菌種によって殺菌効果が発揮されないなどの課題もある．一方，非加熱殺菌法は加熱による品質の低下が少なく有効な方法であるが，研究開発段階のものが多く，実用化されている例は少ない．表1.1.1に日本国内における殺菌方法に関して，従来技術と次世代技術の事例を示す．ここで，次世代殺菌技術は，現在日本国内で試作段階，あるいは研究開発段階のものとした．

1.2　従来技術と次世代技術の比較評価

従来および次世代殺菌技術において，殺菌時間，殺菌温度，殺菌効果および殺菌処理後の品質保持などを比較評価した報告例は少ない．ここでは，従来および次世代殺菌技術について，既往の調査を基に殺菌時間，殺菌温度，殺菌効果および

表1.1.1　食品殺菌における従来技術と次世代技術

	従来技術	次世代技術
加熱殺菌法	過熱水蒸気殺菌，レトルト殺菌，高温短時間(HTST)殺菌，超高温短時間(UHT)殺菌，マイクロ波加熱殺菌，遠赤外加熱殺菌，通電加熱殺菌	
非加熱殺菌法	γ線(放射線)殺菌，紫外線殺菌	振動磁場法[*1]，閃光パルス殺菌[*1]，高圧処理[*2]，高電圧パルス殺菌[*1]，電子線(放射線)殺菌[*2]

*1：試作段階(一部実用化)　*2：研究開発段階

品質保持を5段階評価で比較を行ない図1.2.1〜図1.2.4に図示化した．

殺菌時間および殺菌温度の評価基準は，表1.2.1に示すとおり食品の製造工程・品質を考慮し，殺菌効果および品質保持については相対評価で優劣を行ない，評価値をつけた．

以下に，従来および次世代殺菌技術について，①食品形態と対応可能な殺菌技術，②胞子形成菌（芽胞菌）の殺菌，③食品の部位別殺菌の比較評価を述べる．

1.2.1 食品形態と対応可能な殺菌技術

殺菌処理を行う場合，液状，固液混合，固形食品および包装済み食品に区分すると，表1.2.2に示すとおり食品の形態によって対応できる殺菌技術は限られる．なお，包装済み食品においては，紫外線殺菌は包装材の紫外線透過率が高い場合は対応可能である．

食品形態と対応可能な殺菌技術の比較評価（図1.2.1～1.2.4，表1.2.3参照）より，

・液状食品の場合，殺菌時間，殺菌温度，殺菌効果の面で優位な閃光パルス殺菌や，殺菌時間および品質保持の面で優位な高電圧パルス殺菌が適している．ただし，閃光パルス殺菌の場合，包装済みの液状食品の殺菌処理を行うときは，包装材の紫外線透過率がある程度ないと，殺菌効果が低下することを考慮しなければならない．

・固液混合食品の場合，殺菌時間，殺菌温度，品質保持の面で優位な振動磁場法が適している．ただし，殺菌効果は菌数を2桁低下させる程度である．

・固形食品の場合，殺菌温度および品質保持の面で優位な電子線殺菌が適している．

・包装済み食品の場合，殺菌時間，殺菌温度，品質保持の面で優位な電子線殺菌が適している．

これより，食品形態と対応可能な殺菌技術では次世代殺菌技術の有用性が高いことが分かる．固形食品および包装済み食品では電子線殺菌が適していると評価された．電子線殺菌は，食品の処理に利用できる最高エネルギーの10 MeVを用いても，照射できる試料の厚さは片面照射で4 cm程度であることを考慮しなければならない．一方，従来殺菌技術では，紫外線殺菌が液状，固液混合，固形食品においてもっとも有効な殺菌方法と評価された．

1.2.2 胞子形成菌（芽胞菌）の殺菌

芽胞菌の中で食中毒菌でもある *Clostridium perfringens*, *Clostridium botulinum*, *Bacillus cereus* は一般の細菌より耐熱性を有しているため，缶詰やレトルト食品では湿熱の高圧蒸気で殺菌処理されている．芽胞菌の殺菌を行う場合，表

表1.2.1 殺菌時間・殺菌温度の評価基準[15]

	評　価　値				
	5	4	3	2	1
殺菌時間	＜1秒	＜10秒	＜1分	＜10分	10分＞
殺菌温度	10～30℃	30～50℃	50～100℃	100～120℃	120℃以上

表1.2.2 殺菌対象食品の分類

食品の形態	対応可能な殺菌技術
液状食品（水，飲料，酒，ジュースなど）	低温加熱，HTST，UHT，マイクロ波加熱，通電加熱，紫外線，高圧処理，閃光パルス，高電圧パルス
固液混合食品（カレー，ビーフシチューなど）	レトルト，低温加熱，マイクロ波加熱，通電加熱，紫外線，振動磁場法
固形食品	過熱水蒸気，レトルト，低温加熱，マイクロ波加熱，遠赤外加熱，振動磁場法，閃光パルス，γ線，電子線，紫外線
包装済み食品	レトルト，マイクロ波加熱，遠赤外加熱，γ線，電子線

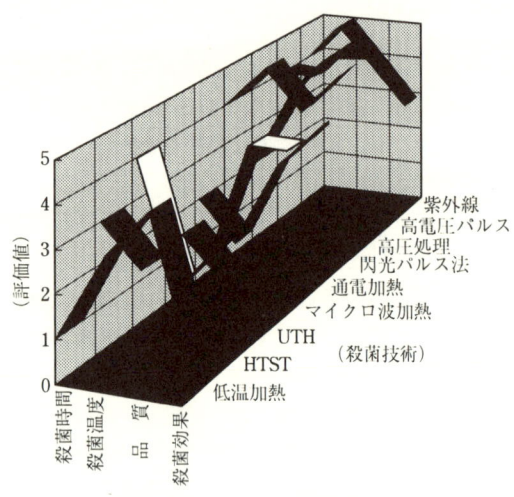

第1章　従来技術と次世代技術の比較と評価

図1.2.1　液状食品における殺菌技術の比較評価[15]

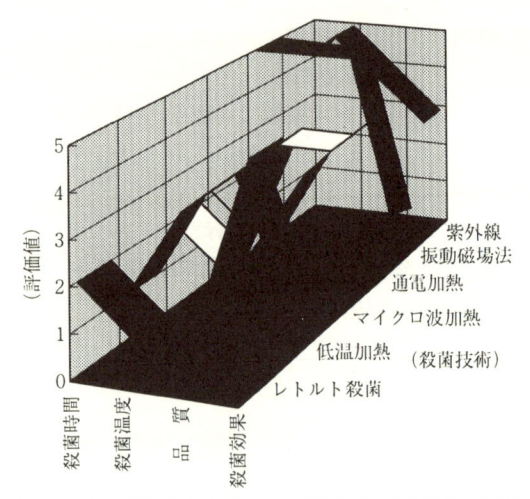

図1.2.2　固液混合食品における殺菌技術の比較評価[15]

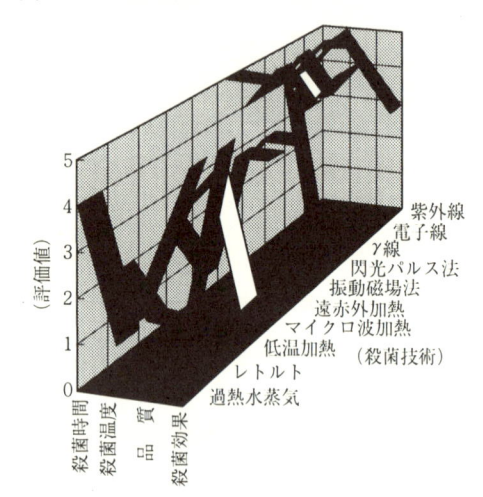

図1.2.3　固形食品における殺菌技術の比較評価[15]

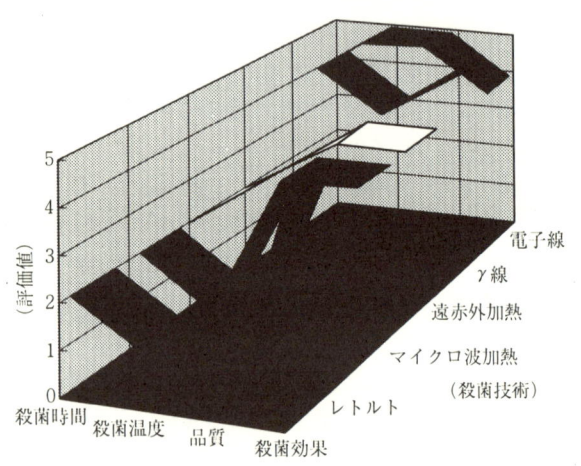

図1.2.4　包装済み食品における殺菌技術の比較評価[15]

表1.2.3　食品形態と対応可能な殺菌技術

食品の形態	最適な殺菌方法	評価値			
		殺菌時間	殺菌温度	殺菌効果	品質保持
液状食品	閃光パルス殺菌	4	5	5	4
	高電圧パルス殺菌	4	4	4	5
固液混合食品	振動磁場法	5	5	1	5
固形食品	電子線殺菌	4	5	4	5
包装済み食品	電子線殺菌	4	5	4	5

1.2.4に示すように芽胞菌に効果が大きい殺菌技術は限られる．

芽胞菌の殺菌における殺菌技術の比較評価（図1.2.5, 1.2.6, 表1.2.5）より，

・芽胞菌に効果が大きい殺菌技術は，殺菌時間，殺菌温度，品質保持の面で優位な電子線殺菌が適している．

・芽胞菌に効果が少ない殺菌技術のなかでは，

1.2 従来技術と次世代技術の比較評価

表1.2.4 芽胞菌の殺菌

芽胞菌に効果が大きい殺菌技術	芽胞菌に効果が少ない殺菌技術
過熱水蒸気，レトルト，HTST，UHT，マイクロ波加熱，通電加熱，閃光パルス，高圧処理，γ線，電子線，紫外線	低温加熱，遠赤外加熱，振動磁場法，高電圧パルス

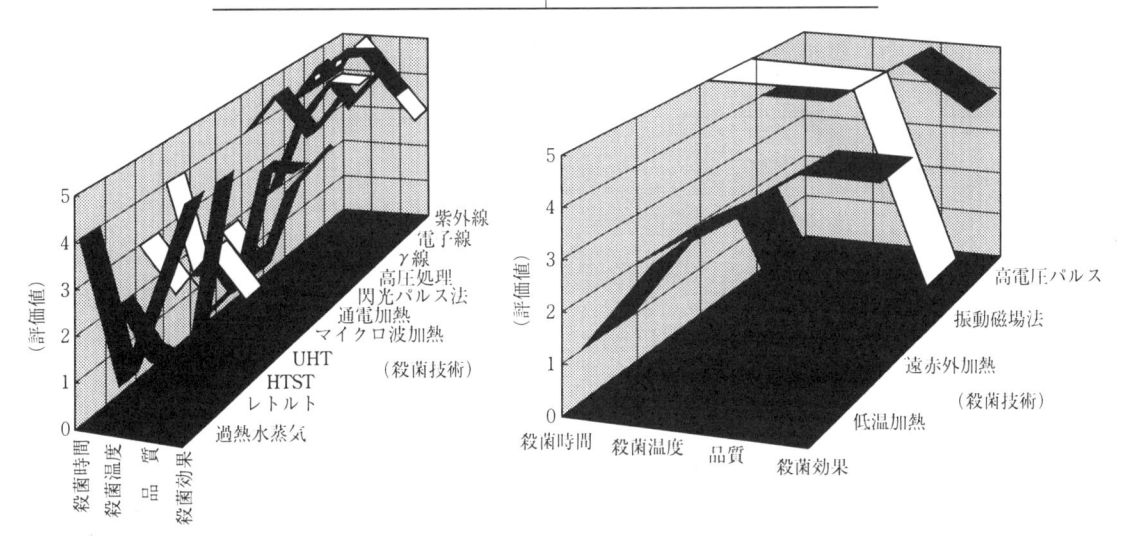

図1.2.5 芽胞菌に効果が大きい殺菌技術の比較評価

図1.2.6 芽胞菌に効果が少ない殺菌技術の比較評価

表1.2.5 芽胞菌の殺菌技術評価

	最適な殺菌方法	評価値			
		殺菌時間	殺菌温度	殺菌効果	品質保持
芽胞菌に効果が大きい殺菌技術	電子線殺菌	4	5	4	5
芽胞菌に効果が少ない殺菌技術	高電圧パルス殺菌	4	4	4	5

殺菌効果および品質保持の面で優位な高電圧パルス殺菌が適している．ただし，高電圧パルス殺菌は，電界強度に対する殺菌効果の関係から，菌の直径が大きい *Saccharomyces cerevisiae* などは死滅しやすく，菌の直径が小さい *Micrococcus lysodeikticus* は死滅しにくいことを考慮しなければならない．

これより，芽胞菌への殺菌効果の大小にかかわらず次世代殺菌技術の有用性が高いことが分かる．従来殺菌技術では，芽胞菌に効果が大きい殺菌技術は紫外線殺菌，芽胞菌に効果が少ない殺菌技術のなかでは，遠赤外加熱殺菌が有効な殺菌方法と評価された．

1.2.3 食品の部位別殺菌

食品の腐敗要因をみると，食肉では0°Cの低温条件下でも時間経過により *Pseudomonas* などの低温細菌が肉の表面で増殖し，腐敗を起こす．鮮魚では海水などに由来する低温細菌が皮膚上で増殖し，腐敗を起こす．よって，食肉や鮮魚などの初期腐敗を防止するためには，食品の表層部に対応できる殺菌処理で充分である．しかし，殻付き卵や加工食品のように食品表層部から内部まで細菌汚染があるものでは，食品全体を均一に殺菌することが必要とされる．

表層部から内部まで均一な殺菌処理を必要とする食品の場合は，過熱水蒸気，レトルト，低温加熱，HTST (high temperature short time pasteurization，高温短時間殺菌)，UHT (ultra high temperature，超高温殺菌)，マイクロ波加熱，通電加熱，振動磁場，高圧処理，高電圧パルスによる殺菌方法が対応可能である．

一方，食品の表層部を殺菌対象とする場合は，遠赤外加熱，閃光パルス，γ線，電子線，紫外線による殺菌方法で対応可能である．ここで，遠赤

表1.2.6 食品の部位別殺菌技術評価

	最適な殺菌方法	評価値			
		殺菌時間	殺菌温度	殺菌効果	品質保持
食品全体を均一殺菌可能	高電圧パルス殺菌	4	4	4	5
食品表層部のみ殺菌可能	電子線殺菌	4	5	4	5

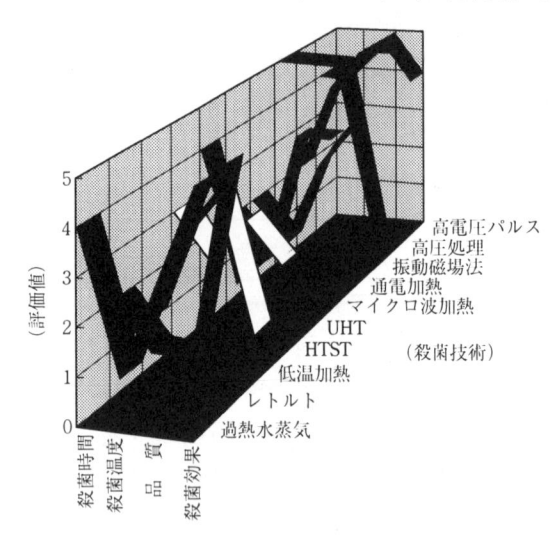

図1.2.7 食品の表層部から内部まで均一殺菌を対象とした殺菌技術の比較評価

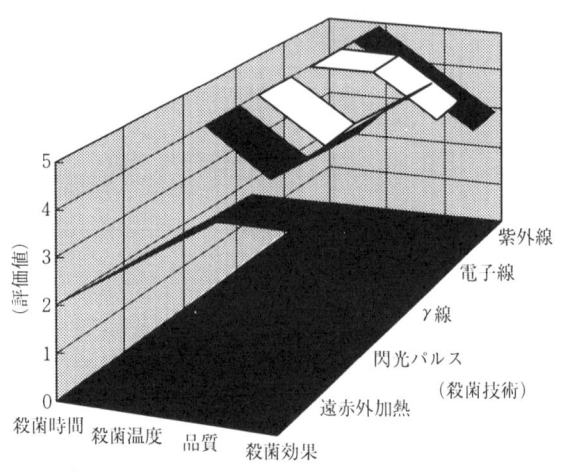

図1.2.8 食品の表層部を対象とした殺菌技術の比較評価

外加熱殺菌は，照射時間により表面温度が上昇し，これにともない熱伝導によって食品内部の品温が上昇するために，食品全体を殺菌することも可能である．包装食品の場合，遠赤外加熱殺菌は包装後の殺菌よりも食品加熱工程での殺菌作用として用いられている．

食品の部位別殺菌における殺菌技術の比較評価（図1.2.7，1.2.8，表1.2.6）より，

・食品の表層部から内部まで均一殺菌を対象とする場合，品質保持の面で優位な高電圧パルス殺菌が適している．

・食品の表層部を対象とする場合，殺菌時間，殺菌温度，品質保持の面で優位な電子線殺菌が適している．

これより，食品の部位別殺菌では次世代殺菌技術の有用性が高いことが分かる．従来殺菌技術では，過熱水蒸気殺菌およびマイクロ波加熱殺菌が有効な殺菌方法と評価された．

以上，食品の形態，芽胞菌の殺菌および食品の部位別殺菌において有効な殺菌技術をまとめると**表1.2.7**に示すとおりとなる．ここで，総合評価は品質保持を重視してもっとも優れている殺菌技術を示した．

包装食品の殺菌方法については，殺菌時間，殺菌温度，品質保持の面で評価が高い電子線殺菌がもっとも適した殺菌方法と示されたが，殺菌効果（とくに芽胞菌を対象とする）を重視する場合はγ線殺菌が有効である．また，紫外線殺菌や閃光パルス殺菌などの光による殺菌方法は食品の形態を問わず有用性が高いことから，包装食品の殺菌としての適用性は包装資材や照射方法の改良により対応可能である．

以上のとおり，食品の形態，芽胞菌の殺菌，食品の部位別殺菌において，非加熱殺菌法を中心とした次世代殺菌技術が従来殺菌技術の主である加熱殺菌法に代替できる有効な殺菌方法であることが示された．

1.3 期待される非加熱殺菌法

現在，食品製造工程では加熱殺菌法が主に導入されているが，加熱処理にともなうビタミン類や色素などの品質低下の問題がある．非加熱殺菌法は，本評価より食品の品質低下が少なく有効な方法であり，食品形態を問わず適用可能であることから，早期の実用化が期待される．

包装済み食品の殺菌処理では，非加熱殺菌法で

表 1.2.7 殺菌技術評価一覧

	殺菌時間	殺菌温度	殺菌効果	品質保持	総合評価
液状食品	UHT, 閃光パルス, 高電圧パルス, 紫外線	閃光パルス, 紫外線	閃光パルス, 高圧処理	高圧処理, 高電圧パルス	高圧処理 紫外線
固液混合食品	振動磁場法	振動磁場法, 紫外線	レトルト	振動磁場法	紫外線
固形食品	振動磁場法	振動磁場法, 紫外線, 閃光パルス, γ線, 電子線	過熱水蒸気, レトルト, γ線, 閃光パルス	振動磁場法, 電子線	電子線 γ線 紫外線
包装済み食品	γ線, 電子線	γ線, 電子線	レトルト, γ線	電子線	電子線
芽胞菌を対象	過熱水蒸気, UHT, 閃光パルス, γ線, 電子線, 紫外線	閃光パルス, γ線, 電子線, 紫外線	過熱水蒸気, レトルト, 閃光パルス, 高圧処理, γ線	高圧処理, 電子線	電子線 γ線 紫外線
芽胞菌を非対象	振動磁場法	振動磁場法	遠赤外加熱, 高電圧パルス	振動磁場法, 高電圧パルス	遠赤外加熱
食品全体を均一殺菌可能	振動磁場法	振動磁場法	過熱水蒸気, レトルト, 高圧処理	振動磁場法, 高圧処理, 高電圧パルス	高圧処理
食品表層部のみ殺菌可能	閃光パルス, γ線, 電子線, 紫外線	閃光パルス, γ線, 電子線, 紫外線	閃光パルス, γ線	電子線	電子線 γ線 紫外線

ある電子線殺菌がもっとも有効と評価された. γ線や電子線による放射線殺菌は，現状の規制下での照射レベルは低エネルギーのために電子線では表層部のみの殺菌効果であるが，菌種を選ばず比較的短時間で殺菌できることから非加熱殺菌法のなかでは効果的な殺菌方法といえる．しかし，日本ではバレイショの発芽抑制の場合のみ食品への放射線照射が認められているため，これに代わる殺菌技術の開発が期待される．

一方，包装前の殺菌処理では，本評価で対象殺菌技術として示していない化学的な殺菌方法も対応可能である．なかでも，オゾンを用いた殺菌処理は，古くからヨーロッパで水道水の殺菌処理に利用されているもので，塩素系消毒剤に抵抗性を示す原生動物への効果があること，有機化合物に作用して低分子物質に分解するために残留性がなく，二次環境汚染の心配が少ないことなどから効果的な方法であろう．

引用・参考文献

1) 高野光男, 横山理雄：食品の殺菌, 幸書房 (1998)
2) 横山理雄, 田中芳一：殺菌・除菌実用便覧, サイエンスフォーラム (1996)
3) 林 徹：新しい殺菌技術の現状, 食品流通技術, **16** (12), 5 (1987)
4) 澤井 淳他：遠赤外線・セラミックスによる殺菌の微生物制御における期待, 化学装置, p.64 (1998)
5) 林 徹：乾燥原材料の殺菌を可能にするソフトエレクトロン技術, ジャパンフードサイエンス, **10**, 53 (1998)
6) 矢野俊博：食品の熱殺菌技術の動向, 食品と技術, **9**, 1 (1997)
7) 塚田 直：粉粒体食品原料の殺菌技術, シンポジウム「食品工業の殺菌・除菌・静菌」, p.72 (1983)
8) 五十部誠一郎：最近の物理殺菌技術, 食品と開発, **31** (11), 5 (1996)
9) 山中良郎：過熱水蒸気による粉粒体殺菌技術の展望, 食品と開発, **33** (10), 9 (1998)
10) 林 徹：電子線を利用した食品の殺菌, 防菌防黴, **25** (11), 641 (1997)
11) 澤井 淳他：遠赤外線照射による殺菌, 食品工業, p.39 (1996)
12) 林 力丸, 横山理雄：食品の微生物制御とその利用技術, 缶詰技術研究会 (1994)
13) 横山理雄, 里見弘治, 矢野俊博：HACCP必須技術, 幸書房 (1999)
14) 高野光男, 横山理雄他：日本食品技術アカデミー第7回講座テキスト, サイエンスフォーラム (1999)
15) 土井義明, 西岡純二：食品衛生管理技術に関する調査, 北海道電力(株)総合研究所 研究年報, **31**, 156 (2000)

〈土井 義明〉

第2章　次世代殺菌システムとその技術

　O-157菌やサルモネラ菌などによる食中毒が多発するにつれ，世界各国では，従来の加熱殺菌装置や化学合成品による微生物殺菌のほかに，光や電気エネルギーを用いた殺菌装置による食中毒菌と腐敗細菌の殺菌が行われている．

　ここでは，次世代殺菌システムとその技術というテーマで，21世紀に本格的に使われてくる光と電気エネルギーの殺菌システムなどにつれてふれてみたい．

2.1　実用化されている殺菌装置と無菌化技術

2.1.1　殺菌とは

　食品や医薬品業界では，食品や医薬品に生育する微生物の殺菌と無菌処理に力を入れているが，各業界では殺菌に対する定義も異なっている．医薬品，医療分野では，病原菌を含めた有害微生物を死滅させる度合によって，滅菌(sterilization)[1]と消毒(disinfection)という用語を使い分けてきた．前者の滅菌は，物質中すべての微生物を死滅または除去することをいい，後者の消毒は，病原微生物を死滅させ，感染症を防止することと定義されている．

　食品分野では，「乳および乳製品の成分規格等に関する省令」や「食品，添加物の規格基準」で有害微生物を短時間で殺滅する働きを総括して殺菌といっている．缶詰食品やレトルト食品では，耐熱性芽胞形成細菌で食中毒菌でもあるボツリヌスA型菌芽胞の完全殺滅を目標にした加圧・加熱殺菌を行っている．

　無菌＝Asepticの定義[2]については，これまで明確でなかった．しかし最近では，無菌充填包装における無菌とは，商業的無菌を意味すると定義されている．商業的無菌とは，食中毒菌や病原菌が存在せず，常温流通下において腐敗や経済的損失をもたらすような微生物が存在しないことを意味すると定義付けられている．

2.1.2　実用化の概要

　食品の無菌包装が進むにつれて，食品工場・環境の洗浄・殺菌が重大な仕事になっている．無菌包装を行わない食品でも，O-157(腸管出血性大腸菌)の混入と発育を阻止するために，包装後にレトルト殺菌する無菌化技術がとり入れられている．

　食中毒菌，食品腐敗菌による事故を防ぐため，食品業界ではどのような対策をとっているのであろうか．対策の一つとして，食品の原材料から製品の流通までHACCP (hazard analysis-critical control point system，危害分析重要管理点方式)を採用することにより，食品の無菌処理を徹底させる方法がとられている．

　表2.1.1に，食品業界で使われている無菌処理方法と無菌化技術[3]について示した．この表から，無菌処理には，大きく分けて加熱処理，非加熱処理，膜処理と化学薬剤処理とがある．これらについて説明してみよう．

　加熱処理のうち，代表的なものが超高温短時間殺菌装置であり，一般にUHT (ultra high temperature)殺菌装置とも呼ばれており，135～150℃，2～6秒間の殺菌で牛乳，果汁飲料，ケチャップなどに生育している微生物を完全に死滅させることができる．このUHT殺菌装置には，流動性食品，固液混合食品・粉末食品・香辛料用があり，直接加熱方式，間接加熱方式の2タイプがある．

　通電加熱殺菌装置[4]は，図2.1.1のように，パイプの中を流れる固形食品と液状食品の混合食品に電圧をかけ，電流を流すことにより瞬間的に発熱させ，微生物を完全に死滅させる装置である(2.5に詳述)．オーミックUHT殺菌装置(2.5.3に詳述)では，殺菌されたビーフシチューなど

2.1 実用化されている殺菌装置と無菌化技術　　469

表 2.1.1　食品業界で使われている無菌処理方法と無菌化技術[3]

無菌処理名	装置と薬剤		無菌処理方法と無菌化技術	対　象　物
加 熱 処 理	超高温短時間殺菌装置 (UHT)		直接加熱と間接加熱方式があり，インジェクション方式では，食品に135～150℃の蒸気を吸い込み殺菌	牛乳，果汁飲料，酒，豆腐，ケチャップ
	通電加熱殺菌装置		食品に通電加熱し，120～140℃で微生物殺菌	カレールウ，ビーフシチュー
	マイクロ波殺菌装置		包装された食品をリテーナに詰め，127℃で加熱	米飯とカレー，ビーフシチュー
	レトルト殺菌装置		包装された食品を加圧下110～130℃で加熱（熱水，蒸気）	缶詰，びん詰，レトルト食品
非加熱処理	紫外線殺菌装置		食品，空気，水の殺菌に60 W～1 kW UV装置を使用	一般食品，飲料水
	放射線殺菌装置	γ線照射装置	コバルト60のγ線を食品に照射して微生物殺菌	包装材料，香辛料，肉，野菜
		電子線照射装置	電子に高電圧をかけ，高エネルギーで微生物殺菌	包装材料，香辛料，果物
膜 処 理	高性能エアフィルター (HEPA)		バイオクリーンルーム内に設置，空気を無菌化する	無菌室，冷却装置
	精密ろ過(MF)膜		プレフィルターとメンブランフィルターで液状食品を無菌化	清酒，ワイン，ビール
化学薬剤処理	工場・環境殺菌剤		次亜塩素酸ナトリウムなどの薬液殺菌剤で無菌化	工場・容器，機械設備
	食品保存料		安息香酸，ソルビン酸などで食品微生物の発育阻止	食肉加工品，一般食品
	ガス系殺菌剤		オゾン，メチルブロマイド，エチレンオキシドなどは，食品や環境の無菌化に使用	包装材料，工場設備，一般食品

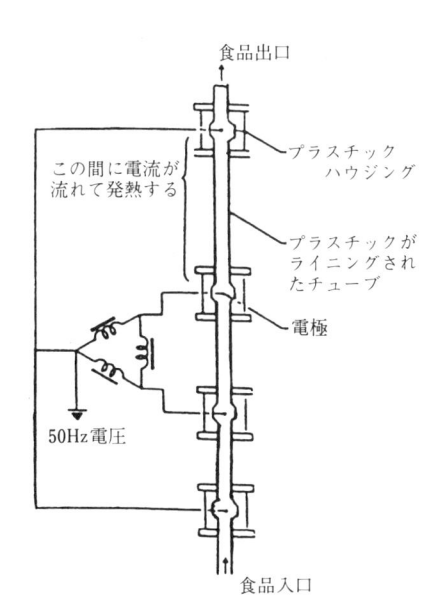

図 2.1.1　オーミック UHT 殺菌装置の電流加熱殺菌装置[4]

を，冷却してから無菌容器に無菌充填包装されている．現在，1時間あたり3～6 t 生産可能なプラントが稼働している．

マイクロ波殺菌装置[5]には，バッチ式と連続式の2タイプがあるが，無菌処理を行う場合，図2.1.2のような連続式の加圧型コンベアー式マイクロ波殺菌装置[5]が使われている．この装置は，従来の加熱とマイクロ波加熱の併用であり，食品を自動成形された容器に充填シールしたのち，水による加圧予備加熱（80℃）を行い，その後，加圧下で127℃でマイクロ波加熱を行って冷却・乾燥する一連のシステムである．この装置は，同一容器に詰められている米飯とカレー，ビーフシチューなどの無菌包装に使われている．

レトルト殺菌装置[6]は，バッチ式と連続式とがあり，バッチ式は加熱媒体から熱水式と水蒸気式とに分けられる．また，熱水式の場合，熱効率を

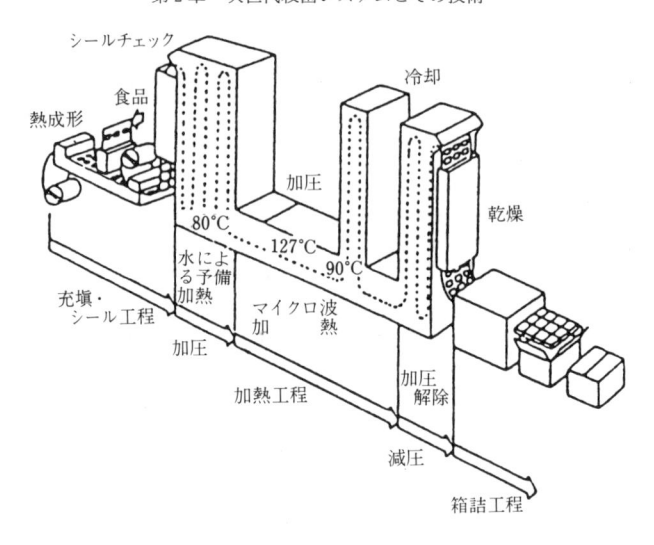

図2.1.2 加圧型コンベアー式マイクロ波殺菌装置の一例[5]

良くするため回転式にしているものがあるが, フィルムの破袋, 製品の曲がりを防ぐため静置式にしているものもある. レトルト食品は, 気密性容器に詰められ, シールまたはパックされ, 細菌胞子の死滅する温度, 100℃以上の湿熱加熱, 一般に120℃, 4分以上の高温・高圧下で殺菌した食品をいう場合が多い.

加熱処理による無菌化技術では, 原料や食品に生育している初発菌数を少なくすることと, レトルト殺菌などでは, 包装容器内部の残存空気を少なくし, 口部の密封を完全にすることなどが挙げられる.

非加熱処理の殺菌装置には, 紫外線殺菌装置と放射線殺菌装置とがある. 紫外線殺菌装置[7]は, 食品の無菌充填包装や食品表面の殺菌に使われている. また, この装置は, 包装材料に付着している微生物の殺菌や医薬品・食品工場などの空気, 水の殺菌にも使われている. 紫外線の殺菌力相対値が高い波長[8]は250〜260 nm (ナノメートル, $nm=10^{-9}$ m) 付近である.

食品の照射に使われる放射線[9]には, γ (ガンマ線), X線および電子線がある. これらは熱によらないで微生物を殺菌することができる. 放射線は, 照射による熱の発生がなく, 風味を変えることなく殺虫, 殺菌処理ができ, 包装後, 放射線が包材を透過して微生物を殺菌することができる.

2.1.3 食品分野での微生物殺菌方法

食品分野では, 食品の原材料, 使用水から製造, 加工, 包装工程に至るまで加熱殺菌をはじめとした微生物殺菌が行われている. 微生物殺菌は調理加工のほかに保存性向上の点でも, もっとも重要な工程である. 表2.1.2に食品業界で使われている主な殺菌方法[8]を示した. 海外から輸入される穀物や果物などは, メチルブロマイド (臭化メチル) などでくん蒸殺菌され, 国内原料は, 次亜塩素酸ナトリウムなどで洗浄殺菌される. また, 一般の食品では, 調理加工か保存を目的とした各種の殺菌処理が行われている.

とくに食品業界では, 加工食品の保存性を上げるために, 包装後再加熱している場合が多い. また, 食品の原材料, 製造室ならびに包装室の空気や使用水の微生物殺菌が重要になっている.

食品の原材料である植物や動物, また水, 土や空気は各種の微生物に汚染されている. それら原材料に混入する細菌[8]には *Pseudomonas, Achromobacter, Flavobacterium, Escherichia, Micrococcus, Streptococcus, Bacillus, Clostridium* などがある. また, かびでは *Mucor, Penicillium, Aspergillus, Fusarium* などがみられる.

これら微生物を制御する方法として, 冷凍, 冷蔵, 塩蔵などによる原料貯蔵法と加熱, 紫外線照射, エタノール噴霧などによる微生物殺菌方法が

表 2.1.2 食品業界で使われている主な殺菌方法[8]

殺菌処理名	対象微生物	殺菌方法	対象物
くん蒸殺菌	細菌, かび, 酵母, 虫	メチルブロマイドによる殺菌・殺虫	果物, 穀物
洗浄・殺菌	食中毒菌, 細菌, かび, 酵母	洗剤にて洗浄, 水洗後, 化学合成殺菌剤にて殺菌	機械, 器具, 床, 枝肉, 食品原料
調理加工を目的とした殺菌	細菌, かび, 酵母	マイクロ波, 加熱, 高圧法, 赤外線	調理食品, 農産加工品, 食肉加工品, 水産加工品, 乳製品
保存性を目的とした殺菌	細菌, かび, 酵母	加熱, マイクロ波, 赤外線, 紫外線, 化学合成殺菌剤, ガス殺菌(オゾン, エチレンオキシド)	レトルト食品, 食肉加工品, 農産加工品, 水産加工品, アルコール飲料, 菓子, 水

とられている.

2.2 閃光フラッシュ装置の開発と使われ方

閃光フラッシュ装置の基礎技術は,アメリカの軍事技術として開発され,Maxwell 社で実用化への道が開かれた.アメリカ,Pure Pulse Technologies 社が開発した Pure Bright パルスライトプロセス(閃光フラッシュ装置)は,強烈なフラッシュによって食品の表面や包装材料の微生物を死滅させることができる.Pure Pulse Technologies 社の申請に対し,FDA (food and drug administration, アメリカ食品医薬品局)[10] は 1996 年 8 月に食品添加物規則を改定し,食品表面の微生物コントロールを目的とした閃光フラッシュの照射ができるようになった.

2.2.1 Pure Bright パルスライトプロセス

Pure Bright の照射光は,太陽光に類似している.図 2.2.1 に,Pure Bright パルス光および太陽光のスペクトル領域の比較[11]について示した.Pure Bright が,波長 300 nm 未満の紫外線を豊富に含むのに対し,太陽光は,これらの紫外線が,地球上の大気圏で吸収されるため,海水面に達する光には含まれない.閃光パルスは,太陽光の約 2 万倍の明るさを持ち,遠紫外線から可視光線,赤外線におよぶ非電離性波長域を含み,全体の約 25%が紫外線の波長域にある.

Pure Bright の殺菌効果は,広い波長域の紫外線を豊富に含み,照射時間が短かく,そのパルス

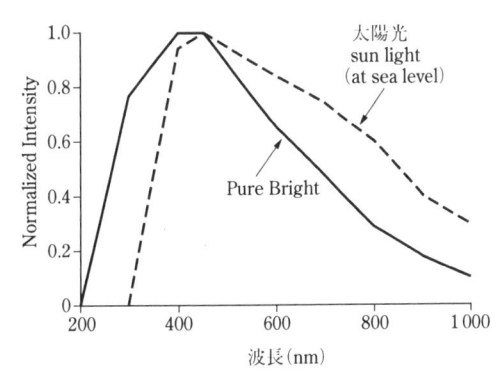

図 2.2.1 Pure Bright パルス光および太陽光のスペクトル領域の比較[11]

光の尖頭出力が高いことに起因している.各パルス光の尖頭出力が,きわめて高いにもかかわらず,総エネルギーは,比較的低く,平均所要電力はさほど大きくならない.

2.2.2 Pure Bright の微生物に対する殺菌効果

閃光パルスは,細菌,かび,酵母の栄養細胞や胞子,ウイルス,原生動物に対して殺菌,殺虫効果を持っている.かびの *Asepergillus niger* (黒麹かび)は,紫外線に強い耐性を持っており,UV (ultraviolet ray, 紫外線) 光では,3〜10 秒間の照射で 2.5〜4.5 log CFU (colony forming unit, 菌数) の,滅菌が得られるが,閃光パルス法[12] では,1 秒間に 1〜数回のフラッシュで 7 log CFU の滅菌が可能である.

表 2.2.1 に,パルス光による殺菌効果と紫外線含有量の関係[13]について示した.この試験試料は,ブロー(B)・フィーリング(充填・F)シ

表 2.2.1 パルス光による殺菌効果と紫外線含有量の関係[13]

微 生 物	菌接種量 (log CFU)	相対照射エネルギー (測定紫外線量)	フラッシュ回数	結果 変敗数	結果 log生残菌数
かび Aspergillus niger 胞子	5.94	0.86(88%)	1	0/10	NA
	5.94	0.72(79%)	1	2/10	NA
	5.94	0.57(65%)	1	10/10	2.3
	5.83	0.48(56%)	1	10/10	1.7
細菌 Bacillus pumilus 胞子	6.12	0.86(88%)	1	0/10	NA
	6.12	0.72(79%)	1	0/10	NA
	6.12	0.57(65%)	1	0/9	NA
	5.98	0.48(56%)	1	0/9	NA
	8.22	0.57(65%)	1	1/9	NA
	8.22	0.48(56%)	1	1/10	NA

ール(密封・S)を同時に行う装置で,20 ml ポリエチレン製容器詰水に,Asepergillus niger と Bacillus pumilus の胞子を,注射器で 6 log CFU 接種した.閃光パルスを 1 回フラッシュしたのち,クリーンベンチ内で無菌注射器で試料を寒天培地に塗付し,32℃で,14 日間培養し,生残菌の有無を調べた.表 2.2.1 から,かび Aspergillus niger の胞子は,紫外線量 88%のときは,変敗数は 0/10 で生残菌は見られなかったが,紫外線量 79%では,2/10 変敗したが,生残菌は見られなかった.相対照射エネルギー 0.57(紫外線量 65%)では,変敗数 10/10,log 2.3 の生残菌が見られた.細菌の Bacillus pumilus 胞子では,log 5.98 の菌数では,相対照射エネルギー 0.48(紫外線量 56%)のとき,変敗数は 0/9 で,生残菌は見られなかった.しかし,細菌胞子濃度が log 8.22 のとき,相対照射エネルギー 0.48 では,変敗数は 1/10 であったが,生残菌は見られなかった.

2.2.3 BFS (blow fill seal,ブロー・充填・密封)容器注入水での閃光パルス殺菌

閃光パルス光は,不透明な物質の中を透過しないが,多くのプラスチックの中を効率よく透過するため,医療用液をプラスチック容器に充填密封したのち,照射によって内容液を殺菌することができる.

図 2.2.2 に,各種プラスチック製品の紫外線透過率[14]を示した.ポリエチレン(PE),塩化ビニリデンフィルムは,殺菌抗力のある 254 nm の紫外線を透過するが,ONY/CPP,PET/Kflex/CPP は,それら殺菌抗力のある紫外線を透過しない.BFS 容器注入水の閃光パルス殺菌では,容器は,254 nm の波長を透過するポリエチレン,塩化ビニリデン材質のものがよい.

表 2.2.2 に,Pure Bright 自動殺菌システムによる BFS 容器注入水の殺菌試験結果[13]について示した.ポリエチレン製 20 ml BFS 容器注入水に,Aspergillus niger 胞子を 6.041 log CFU 接種して,閃光フラッシュ 1 回で,変敗数は 0/10 であった.耐熱性芽胞形成細菌の Bacillus subtilis 胞子を 6.33 log CFU 接種し,閃光フラッシュ 1 回で変敗数は 0/10 であったが,同菌を 8.47 log CFU 接種し,閃光フラッシュ 2 回で変敗数が 1/9 になっている.

Bacillus Pumilus 胞子を 7.38~8.21 log CFU 接種して,閃光フラッシュを 1 回照射で変敗数は,いずれも 0/10 であった.もっとも耐熱性があるといわれている Bacillus stearothermophilus 胞子を 5.48 log CFU 接種し,閃光フラッシュ 1 回で変敗数は 0/10 になった.

2.3 高性能紫外線殺菌装置

食品の無菌充填包装や食品表面の殺菌に紫外線

PE:ポリエチレン
ONY:延伸ナイロン
CPP:未延伸ポリプロピレン
PET:ポリエステル
Kflex:ハイバリヤー塩化ビニリデン

2.3 高性能紫外線殺菌装置

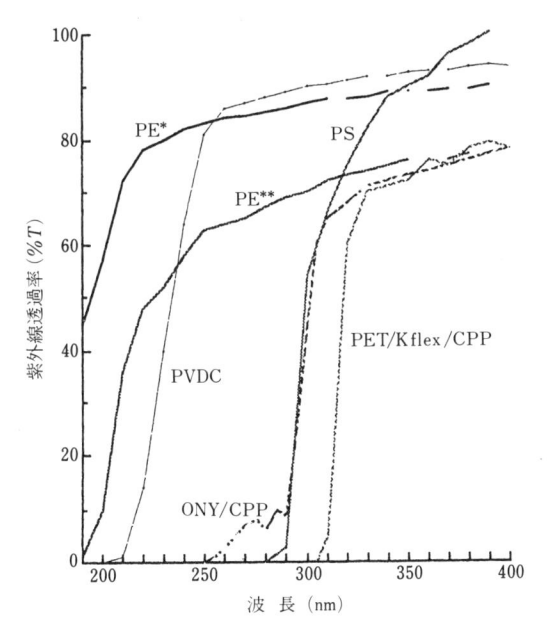

図2.2.2 各種プラスチック製品の紫外線透過率[14]

PE*；ポリエチレン（クリーンラップ，三菱アルミニウム），PE**；ポリエチレン（サンプラス，伊藤忠），PVDC；塩化ビニリデン（クレラップ，呉羽化学），PS；ポリスチレン（分光光度計用，Bio-Rad），ONY/CPP；ナイロン／未延伸ポリプロピレン（R 1，明和産商），PET/Kflex/CPP；ポリエステル/Kflex/未延伸ポリプロピレン（呉羽化学）．

表2.2.2 Pure Bright 自動殺菌システムによる BFS 容器注入水の殺菌試験結果[13]

微生物	菌接種量 (log CFU)	フラッシュ回数	変敗数
Aspergillus niger 胞子	6.04	1	0／10
	6.03	3	0／40
Bacillus subtilis 胞子	6.33	1	0／10
	6.33	2	0／10
	6.61	3	0／37
	8.47	1	0／9
	8.47	2	1／9
	8.47	3	0／37
Bacillus pumilus 胞子	7.38	1	0／9
	7.38	2	1／9
	7.38	3	0／10
	8.21	1	0／10
	8.21	2	0／9
	8.21	3	0／10
Bacillus stearothermophilus 胞子	5.48	1	0／10
	5.48	3	0／10
	6.6	1	1／10
	6.6	2	0／10
	6.6	3	0／10

☐ サンプリング時コンタミネーションの可能性あり．

殺菌装置が使われている．また，紫外線殺菌装置は，包装材料に付着している微生物の殺菌や医薬品・食品工場などの空気，水の殺菌にも使われている．

2.3.1 紫外線による微生物殺菌のメカニズム

紫外線[15]は，電波，赤外線可視光線，X線，γ線と同じ電磁波の仲間であり，波長190～400 nm（ナノメートル）の範囲の光線である．

紫外線のエネルギーは4～10 eV（電子ボルト）であり，赤外線の約1 eVに比べ大きなエネルギーを持っているが，X線やγ線の10万～100万eVに比べると，そのエネルギーは著しく小さい．

紫外線による殺菌機構[7]については，現在のところはっきり解明されていない．紫外線照射によって微生物細胞内の核蛋白質が変化するという説と，DNA鎖構造の変化，すなわちチミンダイマー（thymine dimer）の生成によって死滅するという説[7]がある．紫外線は微生物の核酸に優先的に強く吸収されるものと思われる．

紫外線の殺菌力相対値が高い波長は，250～260 nm（ナノメートル，$nm=10^{-9}$ m）付近であり，近紫外線（波長300～400 nm）の1 000～10 000倍の効果があるといわれている．紫外線の殺菌作用には，紫外線の波長，照射強度および照射時間が関係している．細菌に紫外線を照射した場合の生存数は，有効照射照度と照射時間の積に対して指数関数的に減少する．

2.3.2 従来の紫外線殺菌装置[7]

紫外線殺菌装置は，空気殺菌，表面殺菌，水殺菌に使われており，出力は，通常タイプは30 Wであり，水殺菌は60 Wである．市販されている紫外線殺菌ランプSGL-1 000（ランプ出力65 W，殺菌線出力18 W）では，殺菌力の強い波長253.7 nmのエネルギー量は放射エネルギー量の89％を占めるといわれている．

ブラウン・ボベリ社（BBC）の高性能紫外線殺菌装置は，出力1 kW，紫外線強度200 mW·s/cm²であり，ドイツの食品の無菌充填包装機に組み込まれている．

2.3.3 高性能紫外線殺菌装置[16]

ブラウン・ボベリ社（BBC）が開発した紫外線殺菌装置UV-C 13-50[17]の紫外線ランプX 12-50は，防水処理したランプハウジングGU 13-50と電源装置PU 13 A 5から構成されている．

ランプハウジングは水冷式になっていて，最適な紫外線照射ができる反射体を備えている．石英ガラス窓（大きさ90×500 mm）から照射する紫外

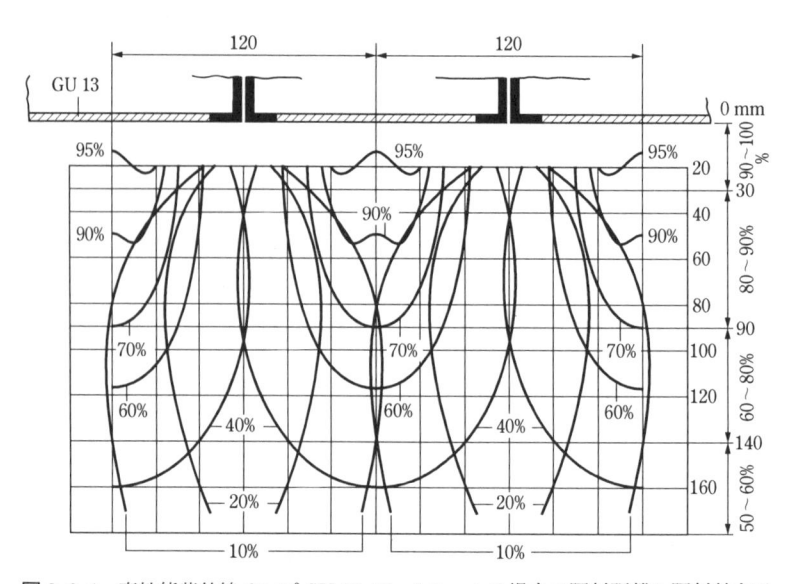

図2.3.1 高性能紫外線ランプGU 13-50，3セットの場合の照射距離と照射効力[17]

線強度は1 cm²当たり200 mWであり，従来のこの種の装置の1 cm²当たり5 mWに比べ強い線量である．

このUV-C 13-50より大形のUV-C 13-70というタイプもあり，ハウジングの石英ガラス窓の大きさは90×700 mmであり，紫外線ランプX 12-70が組み込まれている．

食品を無菌充填包装する場合，充填包装システムの中に，UV-C 13-50タイプの高性能な紫外線殺菌装置が1セットから3セットまで組み込まれている．この装置と殺菌すべき包装容器との距離が，無菌充填包装を成功させるかどうかのキーポイントになっている．

図2.3.1に，紫外線ランプGU 13-50を3セット組み込んだときのランプハウジングと包装材料との距離での照射効力[17]について示した．

この図からもわかるように，紫外線殺菌装置が1セットの場合のランプハウジングからの距離が20 mmで，照射幅が40 mmのときは照射効率は95%であった．ハウジングからの距離が100 mmになると，その照射効率は60%に低下する．

紫外線殺菌装置が3セット取り付けられた場合は，ランプハウジングから包装材料の距離が30 mmで，照射幅240 mmでは，照射効率が90〜100%になっている．

表2.3.1に，この装置の殺菌効果[17]について示した．この表によれば，E. coli（大腸菌）は照射2.5秒で99.9999%完全に死滅し，枯草菌などは発育不全であり，青かびや黒かびは90〜99%の殺菌率であったが，それらかび類を完全に死滅させることはできなかった．また，照射5秒では，Bac. subtilisや熱に強いBac. stearothermophilusは完全に死滅したが，かび類は一部発育した．

この高性能な紫外線殺菌装置は，無菌充填包装機にどのように組み込まれているのであろうか．

図2.3.2に，無菌包装機に取り付けられたプラスチック巻取りフィルムの殺菌方式[17]について示した．この図からもわかるように，巻き取られたフィルムが高性能紫外線ランプを2.5〜5秒間通過することによって，表面に付着している大腸菌やBacillusなどの耐熱性細菌をも死滅させることができる．

プリンやレバーペーストなどの無菌充填包装については，包装材料が過酸化水素などで殺菌されているものが多い．この紫外線殺菌装置を図2.3.3のように無菌充填包装機に連動[17]させることによって，容器の微生物が殺菌され，無菌充填包装が可能になった．

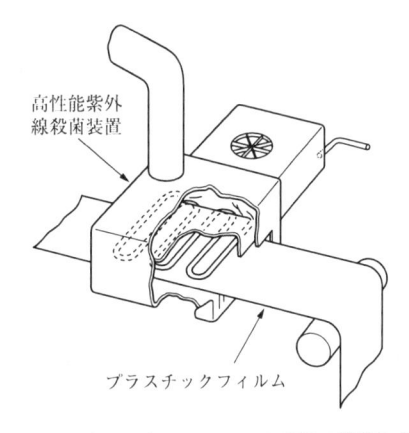

図2.3.2 プラスチックフィルム表面の微生物を殺菌する高性能紫外線殺菌装置[17]
（日本ブラウン・ボベリ社技術資料）

表2.3.1 高性能紫外線殺菌装置(254 nm，0.3 W/cm²)による殺菌効果[17]
（日本ブラウン・ボベリ社技術資料）

微生物の種類	照射2.5秒		照射5秒	
	殺菌率(%)	微生物の発育	殺菌率(%)	微生物の発育
E. coli 大腸菌	99.9999	死滅	—	—
Bac. subtilis 枯草菌 }胞子 Bac. stearothermophilus	99.9999	発育不完全	—	死滅
Penicillium chrysogenum 青かび Aspergillus niger 黒かび	90〜99	発育	99.99	発育

2.3.4 紫外線の各種微生物に対する殺菌効果

わが国でも高性能紫外線殺菌装置が開発され，食品工場の製造ラインに組み込まれている．表2.3.2に，日本における高性能(出力)紫外線ランプの仕様[18]について示した．

このランプの UV 照射強度は，装置窓面で 25, 50, 100 mW/cm² であり，水冷や空冷方式を採用している．

この高性能紫外線殺菌装置は無菌充填包装用の容器，蓋(王冠も含む)の殺菌に使われている．

表2.3.3に，各種の微生物を 90％ および 100％ 死滅させるのに必要な紫外線照射量[19]を示した．胞子をつくらない *Proteus vulgaris*（変形菌），*Escherichia coli*（大腸菌）は比較的少ない線量で死滅するが，胞子を形成する *B. subtilis*（枯草菌）は 100％ 死滅させるのに栄養細胞で 11 000 μW・s/cm², 胞子では 22 000 μW・s/cm² の殺菌線量が必要である．

病原菌である *Shigella dysenteriae*（赤痢菌，志賀菌）は，4 200 μW・s/cm² で完全に死滅し，*Staphylococcus aureus*（黄色ブドウ球菌）は 6 600 μW・s/cm² で死滅する．

酵母については *Saccharomyces ellipsoideus*（*Sacch. cerevisiae* の異名）は 100％ 死滅させるのに 13 200 μW・s/cm², パン酵母では 8 800 μW・s/cm² の線量を必要とする．

かびについては，食品全般に生育する *Aspergillus niger*（黒麹かび）を 100％ 死滅させるには，330 000 μW・s/cm² と大量の殺菌線量を必要とする．紫外線照射のみでかび胞子を死滅させることは難しく，アルコール噴霧などとの併用を行う必要がある．

2.3.5 紫外線と各種殺菌法の併用効果

エタノールと紫外線殺菌の併用試験[20]では，70％ エタノールに浸漬してから 200 mW・s/cm² を照射したところ，包材に付着した *B. subtilis* の胞子は，照射 1 秒で $10^6 \rightarrow 10^1$（コロニー）に，照射 3 秒で $10^6 \rightarrow 10^0$（コロニー）近くになることがわかった．

有機酸と紫外線併用による殺菌試験[21]では，*B. subtilis* の胞子に対する D 値は，20 mW・s/cm² の紫外線照射のみの場合 2.2 秒であったもの

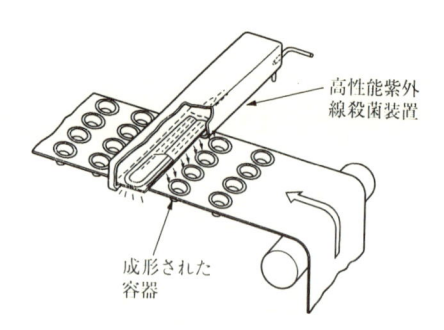

図 2.3.3 成形された容器の微生物を殺菌する高性能紫外線殺菌装置[17]
（日本ブラウン・ボベリ社技術資料）

表 2.3.2 日本における高性能(出力)紫外線ランプの仕様[18]
（岩崎電気・技術資料）

	従来型殺菌ランプ	高出力型殺菌ランプ
ガラス種類	特殊な紫外線透過ガラス(殺菌灯ガラス)	(オゾンレス)石英ガラス
ランプ電力	2〜40 W 程度	100 W〜1 kW 程度
ランプ負荷(単位長当たりのランプ入力)	約 0.4 W/cm	約 5 W/cm
ランプ内封入物	水銀，希ガス	水銀，希ガス
ランプ電流	数百 mA	数 A
電極構造	タングステンフィラメントに電子放射物質を塗布(一般の蛍光灯と同等)	タングステンフィラメントを使用するが，上記ランプ電流に耐える大形構造とし，アノードを付加している．
ランプの管壁温度コントロール	なし	あり(冷却水または，空冷を使用)

表 2.3.3 各種の微生物を 90％および 100％死滅させるのに必要な紫外線照射量（$\mu W \cdot s/cm^2$）[19]

	90%	100%		90%	100%
（細　菌）			Staphylococcus aureus（黄色ブドウ球菌）	2 600	6 600
Bacillus anthracis	4 520	8 700	Streptococcus lactis	6 150	8 800
B. megaterium（栄養細胞）	1 300	2 500	Stc. hemolyticus（溶血連鎖球菌・A 群）	2 160	5 500
B. megaterium（胞子）	2 730	5 200	Vibrio cholerae（コンマ状菌）	3 375	6 500
B. subtilis（枯草菌, 栄養細胞）	5 800	11 000	（酵　母）		
B. subtilis（枯草菌, 胞子）	11 600	22 000	Saccharomyces cerevisiae（パン酵母）	3 900	8 800
Clostridium tetani	13 000	22 000	Sacch. ellipsoideus（ブドウ酒酵母）	6 600	13 200
Corynebacterium diphtheriae	3 370	6 500	Sacch. carlsbergensis（ビール酵母）	3 300	6 600
Escherichia coli（大腸菌）	3 000	6 600	（か　び）		
Mycobacterium tuberculosis（結核菌）	6 200	10 000	Penicillium roquefortii	13 000	26 400
Neisseria catarrhalis	4 400	8 500	P. expansum	13 000	22 000
Phytomonas tumefaciens	4 400	8 500	P. digitatum	44 000	88 000
Proteus vulgaris（変形菌）	3 000	6 600	Aspergillus glaucus	44 000	88 000
Pseudomonas aeruginosa（緑膿菌）	5 500	10 500	Asp. flavus	60 000	99 000
Ps. fluorescens	3 500	6 600	Asp. niger	132 000	330 000
Salmonella typhimurium（ねずみチフス菌）	8 000	15 200	Rhizopus nigricans	111 000	220 000
S. typhosa（チフス菌）	2 150	4 100	Mucor racemosus	17 000	35 200
Salmonella paratyphi（パラチフス菌）	3 200	6 100	Oospora lactis	5 000	11 000
Sarcina lutea	19 700	26 400	（ウイルス）		
Serratia marcescens（霊菌）	2 420	6 160	バクテリオファージ（E. coli）	2 600	6 600
Shigella dysenteriae（赤痢菌, 志賀菌）	2 200	4 200	インフルエンザウイルス	3 400	6 600
S. paradysenteriae（赤痢菌, 駒込 B III 菌）	1 680	3 400	ポリオウイルス	3 150	6 000
Spirillum rubrum	4 400	6 160	タバコモザイクウイルス	240 000	440 000
Staphylococcus albus（白色ブドウ球菌）	1 840	5 720			

が，0.01 M 酢酸存在下では 0.2〜0.3 秒に減少した．一方，Asp. niger に対しては各種有機酸の併用効果は見られなかった．

また，H_2O_2 存在下における紫外線照射試験[22]では，B. subtilis SA22 の紫外線照射のみの生存率は 1.44％であったが，紫外線＋H_2O_2＋加熱処理（85℃，60 秒）では，生存率は 0.0004％で，ほとんど死滅した状態になっている．Bacillus stearothermophilus 202 において，紫外線単独のみの生存率は 0.64％であり，紫外線＋H_2O_2＋加熱処理では 0.004％の生存率であった．

B. subtilis 胞子懸濁液[21]を 90℃，1 分間加熱後，紫外線を 3.6 mW・s/cm^2 照射したときの D 値は 2.1 秒で，紫外線単独照射の D 値は 33 秒であった．

2.3.6 食品・医薬品に対する紫外線殺菌の利用

羊腸詰ポークウィンナー表面に 120 mW・s/cm^2 の紫外線照射したものを，無菌ポリエチレン袋に入れ，10℃で保存試験[23]を行ったところ，対照区は保存 14 日目に生菌数が 1 g 当たり 10^6（コロニー）に達しているのに対し，照射区では 20 日後に 10^6/g 台になった．

また，笹かまぼこの表面に 120 mW・s/cm^2 の紫外線を照射[24]した後，真空包装した製品の生菌数は少なく，15℃，20 日保存後も 10^2/g 台であり，対照（無照射）に比べ細菌の増殖が阻止されている．

生鮮魚に紫外線を照射して，表面付着菌の減少と保存期間の延長の試みがなされている．Toledo ら[25]は，鮮度の良好なサバに対して，300 mW・s/cm^2 の紫外線を照射した場合，対照品に比べ，表面菌数が 2〜3 オーダー減少し，紫外線照射したサバを 25 μm のポリエチレンフィルムで包装して −1℃に氷蔵すると，対照品に比べて 7 日間の保存期間の延長が認められたと報告している．

農産物に紫外線を照射する試験では，団野ら[26]は，農産物に生育する 2 種の酵母に出力 200 W

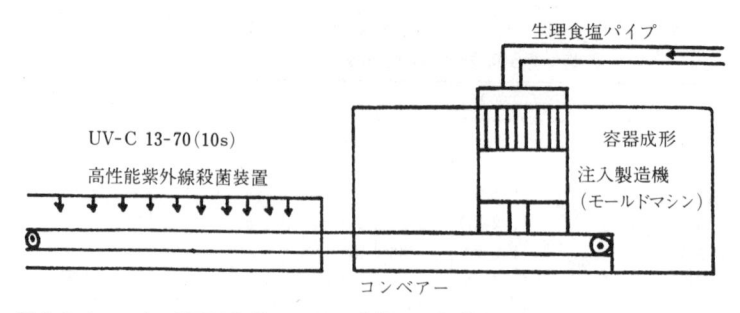

図 2.3.4　スイス VIFOR 社における容器入り無菌生理食塩水の製造プラント[16]

の紫外線を照射した場合，酵母を 1/1 000 に減少させるのに必要な処理時間は，Sacch. cerevisiae は 5.7 秒，Candida utilis は 6.3 秒と報告している．

包装材料表面に付着している微生物[27]は，かびでは Asp. niger, Asp. flavus の 2 種が，細菌では B. subtilis, Pseudomonas aeruginosa などが報告されている．高性能な紫外線殺菌装置による微生物殺菌[28]について，$36 cm^2$ の包材表面にかび，細菌胞子と酵母を，それぞれ 10^5（コロニー）塗布し，出力 1 kW の紫外線殺菌装置を用い 10.5 cm の距離から $30 mW\cdot s/cm^2$ の照射効力で照射した場合，B. subtilis と B. stearothermophilus の胞子は，1 秒間の照射で $10^5 \to 10^1$（コロニー）に急速に低下することがわかった．

1) 医薬用リンゲル液などの殺菌

図 2.3.4 に，医薬用生理食塩水の製造プラント図[16]を示した．この図からもわかるように，バイオクリーンルーム内に設置されたインジェクションモールド機で 5 cc 用のポリエチレン容器に生理食塩水が詰められ，口が密封されたものがコンベアー上に 1 分間 100 個取り出される．

図 2.3.5 に，この生理食塩水の細菌を殺菌する紫外線殺菌装置[17]について示した．コンベアー上のポリエチレン容器入り生理食塩水は，1 kW の紫外線殺菌装置 UV-C 13-70 の殺菌トンネルを 10 秒間通過するときに，生理食塩水内に生育していた E. coli, Pseudomonas などの細菌は完全に殺菌される．

この殺菌方式は，容器に詰められ，密封されたのち，内容物に生育している微生物を殺菌するものであり，生理食塩水以外に，液状医薬品，液状食品の殺菌にも応用できる利点がある．しかし，

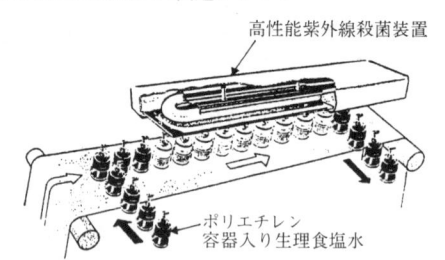

図 2.3.5　ポリエチレン容器入り生理食塩水の高性能紫外線殺菌装置[17]
（日本ブラウン・ボベリ社技術資料）

容器は紫外線の透過しやすい特殊ガラスかプラスチックでなければならない．

2) ミルク・ヨーグルトなどの無菌充填包装

ヨーロッパにおいては，クォーク，ヨーグルトなどは HAMBA 社（ドイツ）の無菌充填包装機で無菌充填されている．この HAMBA 社の装置には，過酸化水素にて容器を殺菌する装置が付いているが，最近では，この過酸化水素殺菌の代わりに紫外線殺菌装置のついた無菌充填包装機が食品メーカーで使われている．

この機械では，成形されたカップ容器が 5 列に並んでくるところを，BBC（ブラウン・ボベリ社）の紫外線殺菌装置 UV-C 13-70，1 kW のものを 3 セット設置し，5〜7 秒間殺菌することにより，容器に付着していた大腸細菌や一般細菌を完全に死滅させることができる．

この無菌充填包装機のイラスト[16]を図 2.3.6 に示した．1 の工程でカップは，紫外線殺菌装置によって殺菌され，完全滅菌されたミルクなどが無菌充填されたのち，2 の工程で殺菌された蓋材によって完全密封される．

3) 真空包装された食肉への紫外線照射

バリヤー性包材で真空包装された食肉に対し，

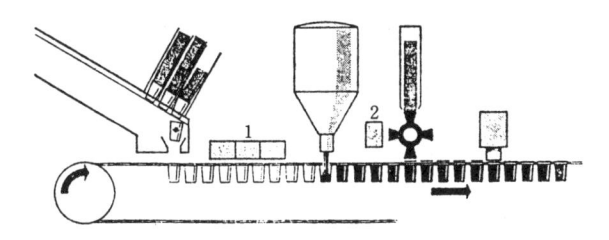

図 2.3.6 高性能紫外線殺菌装置の付いた無菌充填包装機のイラスト図[16]
1：容器を殺菌する紫外線殺菌装置
2：蓋材を殺菌する紫外線殺菌装置

表 2.3.4 真空包装牛生肉の UV 殺菌効果[29]

(単位：菌数/cm^2)

部 位	一般細菌数		乳酸菌数		大腸菌群数	
	対照区	照射区	対照区	照射区	対照区	照射区
ロ ー ス	1.8×10^5	1.7×10^3	2.9×10^4	6.7×10^5	6.8×10^2	7.8
リブロース	3.0×10^4	4.3×10^3	1.3×10^4	6.1×10^3	1.2×10^2	1.6×10
シンタマ	1.1×10^7	4.3×10^4	3.5×10^5	4.1×10^3	8.8×10^3	2.2×10^2

紫外線を照射し，熱収縮後，低温で流通，保存させたとき，シェルフライフが延長するという報告[29]がある．

この装置はコンベアー上にトンネルをのせ，その上部に65 Wの紫外線ランプを28本取りつけて，生肉表面で45 mW・s/cm^2の紫外線強度が得られる紫外線連続殺菌装置である．

この試験に用いた塩化ビニリデン系バリヤー性共押出包材は253.7 nmの紫外線を80％透過することができる．この包材で真空包装したのち，15秒間照射（120 mW・s/cm^2線量）した試験では，紫外線を照射した直後の細菌数変化は，**表2.3.4**のようであり，照射区では対照区に比べ菌数が1～3桁低くなっており，紫外線の殺菌効果[29]が確認された．

2.4 放射線殺菌装置

アメリカでは，臭化メチル代替対策として放射線処理の検封が行われており，ミバエ類以外の6種の害虫について殺虫線量などの規格規準が作られる動きがある．

包装された生肉[30]について，O-157対策として放射線殺菌の規格規準を，1999年12月に米国農務省は提案した．

ヨーロッパでは，フランス，オランダ，ベルギーなどで，乾燥食品の香辛料，乾燥野菜，乾燥果実，冷凍魚介類に放射線が照射され，表示されずにヨーロッパ諸国に流通している．

食品の照射に使用される放射線にはγ線（γ-ray），X線（X-ray）および電子線（electron beam）がある．ここではγ線と電子線について説明しよう．

2.4.1 放射線による微生物殺菌のメカニズム

γ線は限定された波長の電磁波[31]よりなり，その波長は1種ないし2種で，放射性同位元素（放射能物質）の核崩壊によって生じる．もっとも一般的に使用されるのは，コバルト60がニッケル60に変化するときに出てくるγ線である．

電子線は電子に高電圧をかけて加速し，高いエネルギーを持たせたものであり，人工的に得ることのできる放射線の一種である．

このγ線と電子線は性質がまったく同じであり，微生物の殺菌メカニズムや殺菌作用も同じといえる．放射線の生物に対する作用は，主に遺伝子DNAの分子鎖切断，塩基の酸化分解などである．したがってDNA含量の高い高等生物ほど放射線に対する感受性が高く，ウイルスのように

DNAまたはRNA含量が低いと著しく耐性となる．

微生物に対する放射線の殺菌作用は，電離作用により生成し，化学反応を起こしやすい遊離基が，細胞の生存に必要な生体機能に変化を与え，致死効果を示すものと考えられる．

2.4.2 放射線照射装置[32]

放射線照射装置にはコバルト60γ線照射装置と電子線照射装置とがある．

1) γ線照射装置

コバルト60γ線照射装置は，作業員の安全性を考え，コンクリート壁で仕切られている．なお，この装置でコバルト60を使用しないときは，水深5〜6mの線源貯蔵プールで貯蔵される．

γ線照射装置は，全体で5億〜10億円の投資が必要であるが，他法に比べ栄養成分の損失が少なく，食品を梱包したまま大量に照射できるメリットがある．処理コストも，バレイショの発芽防止に0.06〜0.15kGyの線量を照射した場合，バレイショ1kg当たり2円であるといわれている．

2) 電子線照射装置

電子線照射装置は，電子加速器とコンベアー装置から成り立っている．電子線はγ線に比べて1000〜10000倍も放射線発生量が多く，短時間に大量に処理できる．処理コストもγ線の1/2〜1/10といわれ，粉末食品や穀類のように無包装の状態で大量処理するのに適しており，1台の加速器で年間50万〜100万tの処理が可能である．

図2.4.1に容器と包装材料の殺菌に使われる電子線殺菌装置[33]について示した．この装置は，X線シールド壁の中に，電子線照射装置，搬入部，搬出部，反転装置と監視モニター，オゾン処理装置が組み込まれている．

表2.4.1に，各種殺菌法の比較[33]について示した．電子線殺菌装置は，γ線殺菌装置に比べ，小量の包装食品の処理にも対応可能であり，電源を切れば一切安全であるという利点がある．

2.4.3 放射線の微生物殺菌の利点

食品への放射線照射の利点は，
① 照射による熱の発生がなく，風味を変えることなく，殺虫，殺菌処理ができる．
② 包装後，包材を放射線が透過して殺菌することができる．
③ 大量，連続処理が可能である．
などである．

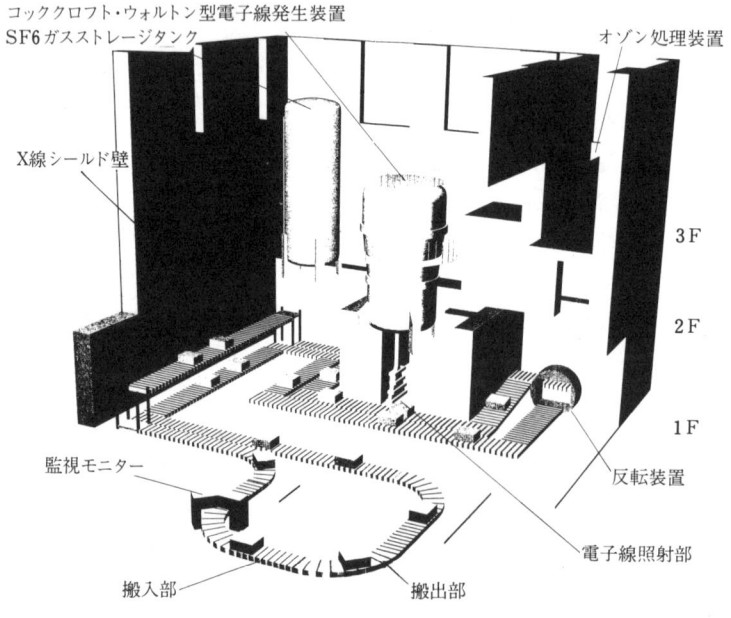

図2.4.1 容器と包装材料の殺菌に使われる電子線殺菌装置[33]
(伸晃化学技術資料)

表 2.4.1 各種殺菌法の比較[33] (伸晃化学技術資料)

項　目	エチレンオキサイドガス	γ線	電子線
装　置	ガス滅菌釜	放射線同位体による曝露装置	高速電子線発生装置
物質透過性	微 密封容器不可	大	中 ケース厚み制限あり
材　料	特定せず ただし残留ガスの影響の大小あり	耐放射線性材料	耐放射線性材料
包装材料	ガス透過性 (滅菌バッグ使用)	耐放射線性 (密封ポリ袋)	耐放射線性 (密封ポリ袋)
施設規模	小	大	中〜大
滅菌コスト	小〜中	大	中
処理方法	バッチ式	連続式	連続式
処理時間	十数時間	数時間	数秒〜分
処理量	釜容量単位	大量処理に適する 小量の場合ダミーが必要	大量処理に適する 小量にも対応可能
後処理	EOG 残留のため放置時間必要	なし	なし
工程確認	バイオロジカルインジケーター (3〜7日)	線量計	線量計
管理項目	温度, 湿度 滅菌時間 加圧, 減圧圧力サイクル 滅菌ガス濃度 残留ガス濃度	線源管理 (放射線物質) コンベアー速度	電圧, 電流 スキャン幅 コンベアー速度
その他	プラスチックでは熱変形のため, 比較的弱い条件で処理しなければならない.	コバルト 60 等使用. 使用済線源の廃棄物処理問題が残る.	電源を切れば一切安全

　食品への照射効果の線量測定にグレイ (Gy) の単位が使われており, 1 Gy は 1 ジュール (J) のエネルギーが被照射物質 1 kg 中に吸収される量とされている. また, kGy (10^3 Gy), MGy (10^6 Gy) も使われている.

　現在, 世界各国で香辛料, 乾燥野菜, タマネギ, バレイショ, 鳥肉などに放射線処理を行っており, それらの処理は線量によってつぎの3タイプに分けられる.
① 低線量照射 (1 kGy まで): 発芽防止と殺虫および害虫不妊化.
② 中線量照射 (1〜10 kGy): 貯蔵期間延長, 食中毒防止と殺菌.
③ 高線量照射 (10〜50 kGy): 完全殺菌.

　各種の一般細菌および真菌類の 0.067 M リン酸緩衝液中, 好気的条件下でのγ線感受性についての試験[32]が行われている. 食品中で無胞子細菌は 1〜7 kGy, 食中毒細菌は 2〜5 kGy, 有胞子細菌は 5〜50 kGy で殺菌できる. *Aspergillus oryzae*, *Penicillium islandicum* などのかびは 1〜5 kGy で殺菌可能と報告されている.

2.4.4　食品と包材の殺菌への利用

　香辛料, 乾燥野菜と配合飼料の殺菌に, 5〜10

kGyの放射線が照射されている. 黒コショウに対する実験[32]では, 10^8(1g当たり)の細菌数が10kGyの放射線処理で 10^2 に減少し, 10^4/g のかびが2kGyの処理で10に減少したとされている.

生鮮食品にγ線を照射した試験[31]では, タラに1〜2.5kGyを照射した場合, 非照射品では0.5〜1.5℃で12〜14日間しか保存できないのに対し, 照射品では30日間保存できると報告されている. また, マンゴーに0.75〜1.0kGyのγ線を照射すると, 7.5〜24℃の保存温度で, 非照射品は4〜8日しか保存できなかったが, 照射品は10〜14日間保存できるといわれている.

γ線および電子線を照射したときの Bacillus pumilus の胞子の D_{10}(生残菌数を1/10にする線量)[34]はγ線が1.26kGy, 電子線が1.60kGyであり, その比は1.27となり, γ線の殺菌効果は電子線より約30%大きくなる.

表2.4.2に, 香辛料の全微生物に対するγ線と電子線の比較[35]について示した. この表から, 各種香辛料に対する殺菌効果はγ線のほうが電子線よりわずかに大きいことがわかる.

食品に対する電子線殺菌[34]は, 従来の放射線殺菌と異なった特徴を持っているので,「ソフトエレクトロン殺菌」といわれている.

なお, 小麦粉などは, 180〜225keVのソフトエレクトロンで15〜30分間処理するとほぼ滅菌でき, 黒コショウは300keVのソフトエレクトロンで数分間処理で滅菌できると報告されている.

電子線によって包材を殺菌し, 無菌包材をつくる試みが世界各国で行われている. この場合, 殺菌線量をどの程度にするかが問題となる. つまり, 線量を増加するほど殺菌の確率は高まるが, 包材の損傷や照射コストが高くなるなどの問題がある. アメリカ, イギリスなどでは, 25kGy(2.5Mrad)が提案されているが, わが国では, 製品の種類や, 菌の汚染レベル, 汚染菌の違いなどを重視して, そのつど算出決定すべきであるとしている. 指標菌としては, 欧米ではもっとも強い放射線抵抗性を示した. Bacillus pumilus E

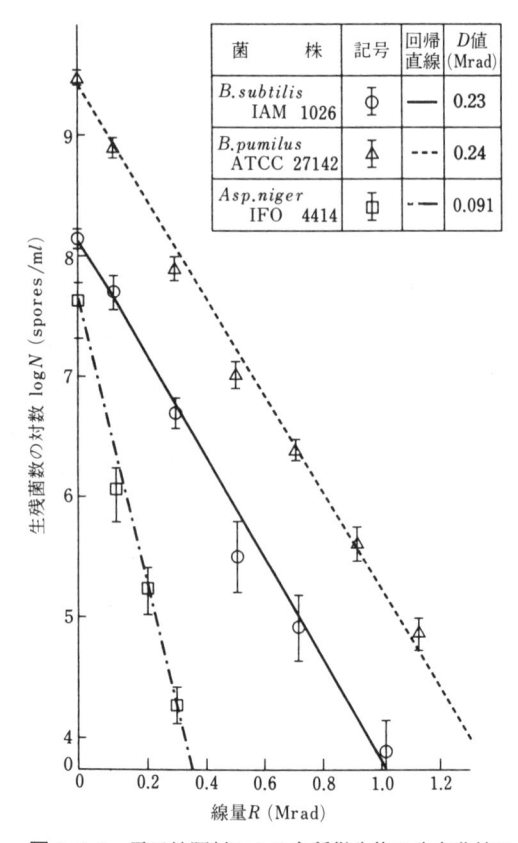

菌株	記号	回帰直線	D値(Mrad)
B.subtilis IAM 1026	○	—	0.23
B.pumilus ATCC 27142	△	---	0.24
Asp.niger IFO 4414	□	-·-	0.091

図2.4.2 電子線照射による各種微生物の生存曲線[36]

表2.4.2 香辛料の全微生物に対するγ線と電子線の比較[35]

	0 kGy	5 kGy		10 kGy	
		γ線	電子線	γ線	電子線
黒コショウ	3.9×10^6	3.2×10^3	3.5×10^3	0	0
白コショウ	1.3×10^5	100>	100>	0	0
ナツメグ	2.8×10^4	0	0	0	0
レッドペッパー	2.4×10^6	2.9×10^2	6.9×10^2	0	0
パセリ	4.4×10^4	5.7×10^2	9.5×10^2	100>	100>
パプリカ	1.6×10^7	7.6×10^3	1.9×10^4	0	100>
ローレルパウダー	2.4×10^4	0	0	0	0
オニオンパウダー	2.4×10^5	5.6×10^3	8.7×10^3	100>	100>

601が用いられており、わが国では B. pumilus ATCC 27142 が用いられている。

図 2.4.2 に、電子線照射による各種微生物の生存曲線[36]を示した。また、包材の両面を殺菌する場合、図 2.4.3 のような多層掛けフィルム処理方法[36]がとられている。この方法では一度に所定の殺菌線量を照射しないで、分割して照射し、処理速度を向上させるメリットがある。

電子線照射による軟包装材料の殺菌試験結果も報告されている[37]。徳岡ら[38]は、電子線と包材の殺菌試験を行っている。この試験では、300〜500 keV の電子線照射装置を用い、シート上に B. pumilus と B. subtilis の胞子を 1 cm² 当たり 10〜10⁵ 塗布し、ON/Al/MDPE の積層フィルム 1〜4 枚でカバーして、300 keV および 400 keV で 20 kGy の電子線を照射した。表 2.4.3 に電子線照射による軟包装材料の殺菌効果[38]を示した。その結果では 400 keV で照射すると包材を 4 枚透過して完全な殺菌ができること、300 keV では 2 枚までしか殺菌されないことがわかった。

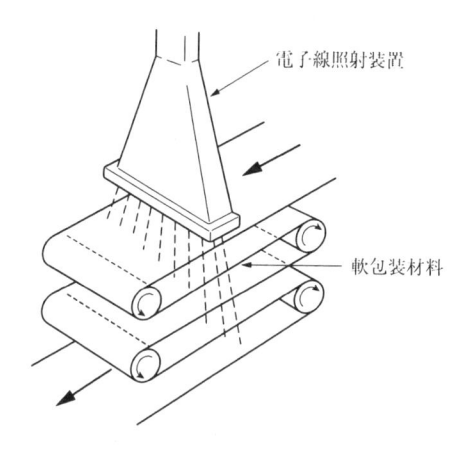

2.5 通電加熱殺菌

海外では、調理食品、フルーツ製品などの無菌充填包装やホットフィル（熱間充填）の殺菌に通電加熱殺菌装置が使われている。わが国では、味噌やかまぼこの殺菌に、この装置を使った実験が行われている。

2.5.1 通電加熱とは[8]

通電加熱は、食品に電流を流したとき、食品が自己発熱することを利用した加熱方法である。その発熱機構は、ジュール熱のほかに誘電損失による発熱もある。この通電加熱[39]には、直流加熱と交流加熱の 2 種類がある。

直流加熱は、食品材料に直流電圧を加えて加熱する方式であるが、電極表面では、電極と食品材料の間で電子の授受が盛んに行われ、電極の溶出または材料の電気泳動の原理で成分の分離が生じる。この方式では、電極の腐食が激しいため繰返しの使用ができないことと、電解した金属イオンが食品材料中に溶出する恐れがあるので、実際に食品の加熱にこの方式を採用することは難しい。

交流加熱は、食品材料の両端に交流電界を加え

図 2.4.3 多層掛けフィルム処理方法[36]

表 2.4.3 電子線照射による軟包装材料の殺菌効果[38]

照射状態	包材 菌付シート							
目 的	包材1枚通過後の殺菌状態		包材2枚通過後の殺菌状態		包材3枚通過後の殺菌状態		包材4枚通過後の殺菌状態	
加速エネルギー シート付着菌数	400 keV	300 keV	400 keV	300 keV	400 keV	300 keV	400 keV	300 keV
10¹ spores/cm²	○	○	○	○	○	○	○	×
10² spores/cm²	○	○	○	○	○	○	○	×
10³ spores/cm²	○	○	○	○	○	△	○	×
10⁴ spores/cm²	○	○	○	○	○	△	○	×
10⁵ spores/cm²	○	○	○	○	○	△	○	×

○：生残菌 0　△：一部生残菌あり　×：殺菌不可

ると，キャリアーは電界の向きの変化にしたがって往復運動し，発熱して加熱されるものである．この方式が世界各国で採用されている．

2.5.2 通電加熱殺菌装置

オーミック通電加熱殺菌装置が世界各国で実用化されている．商業規模システム[40]としては，電力出力75 kWと300 kW，製品処理能力750 kg/hおよび3 000 kg/hの2システムが実用化されている．

オーミックヒーティング（加熱）は，ポンプで搬送可能な固形物を含んだ食品に，低周波交流電流（50/60 Hz）を通し，直後，電気抵抗加熱するものである．この装置には，つぎの4つの利用法がある（図2.1.1参照）．
① 常温で保存および流通できる付加価値を持った調理食品のアセプティックプロセス（無菌処理）．
② 高酸度果実製品や野菜製品のような固形物を含んだ製品の殺菌．
③ 缶詰製品の缶内滅菌前の予備加熱．
④ チルド温度範囲での保存および流通ができる付加価値をもった調理食品の衛生加工．

とくに無菌充填包装する食品は，120〜140℃の高温で通電加熱殺菌される．

パン粉の製造や水産練り製品にジュール加熱による通電加熱方式[41]が採用されている．竹輪，かに足風かまぼこの製造に，チタン電極を使い，1 000 Hzから40 MHZの高周波交流電流による加熱が行われている．

2.5.3 オーミック無菌包装システム

CMB社とAPV社では共同で，パイプの中を流れる固形食品と液状食品の混合食品に電圧をかけ，電流を流すことにより瞬間的に発熱させ，微生物を完全に死滅させるオーミック（OHMIC）無菌包装システムを開発した．その無菌包装システムには，つぎのような利点がある．
① 発熱は瞬間的に起こり，温度は均一になりマイクロ波のような加熱むらは生じない．
② 固形食品は25 mm角まで滅菌できる．
③ 味は新鮮であり，栄養価テクスチャーの変化もない．
④ プロセスは簡単でパッケージコストも安い．

2.6 実験段階のパルス殺菌装置

ビール，果汁飲料の酵母殺菌に，加熱殺菌法以外のパルス放電殺菌が試みられている．まだ研究段階であるが，これから実用段階に入る可能性がある．また，貯蔵玄米のかびの殺菌に高電圧パルス殺菌の実験が行われている．

2.6.1 パルス殺菌とは

一般に，導電率の大きい水あるいはイオンを含む水溶液中の電極に直流電圧を印加すると，イオンを運ぶために大きな電流が流れ，それにともなって電気分解や発熱が生ずる．しかし，直流電圧も短い時間だけ印加すると，イオンを含む水であっても誘電液体のような性質を示すため，電界効果を利用することができる．

この短い時間の直流電圧[42]を直流パルスあるいはパルス電圧といっている．パルス幅が1マイクロ秒程度に短くなると，直流電圧の作用とは全く異なった現象が生じる．ビールや果汁飲料中に懸濁する微生物にパルス電圧を印加すると，微生物は瞬間的に高い電界にさらされ，細胞膜が物理的な破壊を受け死滅するものと思われる．

パルス殺菌[42]は，水中または液状食品中に高電圧極短パルス放電を行うことによって，液中に存在する微生物が死滅することをさしている．パルス放電による殺菌法は，①パルス電界印加法と②パルス放電衝撃波法の2つに分けることができる．①の方式では液体食品中にパルス状の電界のみを印加しており[43]，液体中では放電光は見られず，電解生成物も生じない．②の方式では水中スパーク放電により生ずる衝撃波を利用しており[44]，放電光と音が生じ，電極金属の溶出，ラジカル生成の可能性があるため，食品への応用よりは廃水，下水の処理に適していると考えられる．

2.6.2 パルス電界殺菌装置

パルス殺菌の中でも，パルス電界殺菌が液状食品（ビールなど）の殺菌に利用される可能性があ

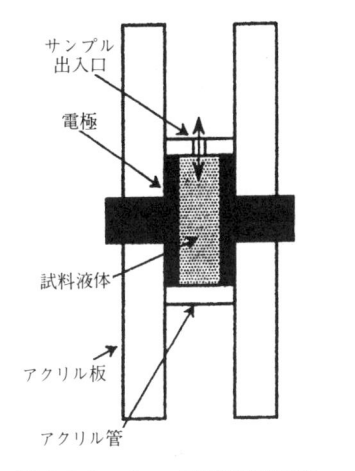

2.6 実験段階のパルス殺菌装置

図2.6.1 パルス電界殺菌装置[45]

図2.6.2 種々の微生物に対するパルス殺菌効果[47]

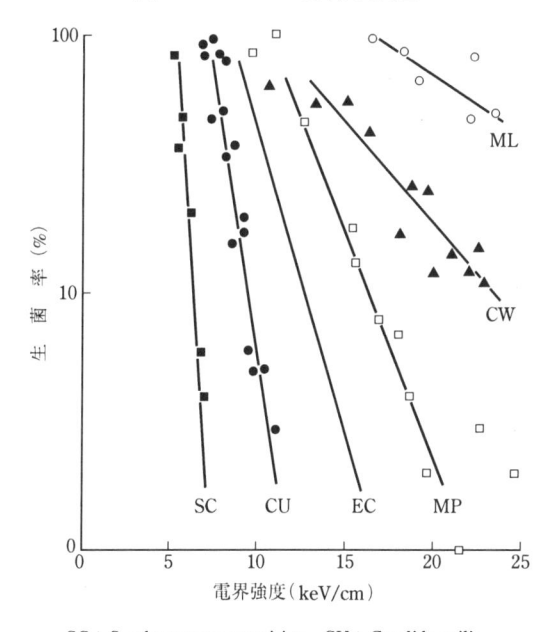

SC : *Saccharomyces cerevisiae*, CU : *Candida utilis*,
EC : *Escherichia coli*, MP : *Motile pseudomonad*,
CW : *Clostridium welchii*, ML : *Micrococcus lysodeikticus*

る．図2.6.1に，パルス電界殺菌装置[45]を示した．この装置は，実験室用に組み込まれたものであり，アクリル円筒中に直径30 mmの円板状ステンレス電極を6 mm離して対向して配置してあり，一方はパルス電源に，他方はアースに接続されている．試料液体は上部に設けてある穴より注入・排出される．この試験では，蒸留水，麦芽汁，ガス抜きしたビール中に，所定の菌数のビール酵母（*Saccharomyces cerevisiae*）を懸濁して入れ，パルス発生器より得られたパルス電界によって殺菌を行っている．

穀類に生育するかびの殺菌には高電圧パルス殺菌装置が開発・実験されている．この装置[46]は，高電圧パルス発生電源部と殺菌処理槽から構成されている．

高電圧パルス印加条件は，電圧30〜50 kV，周波数100 Hz，印加時間5〜15分である．この装置の殺菌メカニズムは，高電圧パルス印加により，ストリーマ放電が発生し，電極付近の高電界域がプラズマ化され，それにより細菌の細胞膜が破壊される．

2.6.3 パルス電界による微生物殺菌

酵母をビール中に懸濁した試料にパルス電圧を印加すると，電界強度（印加電圧を電極間距離で割った値）が増加するにつれて，生菌数の対数値は直線的に減少することが報告[40]されている．

図2.6.2に，種々の微生物に対するパルス殺菌効果[47]を示した．この図では，電界強度が増加するにつれ，いずれの微生物の菌数も減少しており，菌の直径に比例して死滅しやすくなっている．すなわち，菌の直径の大きい *Sacch. cerevisiae* は死滅しやすく，菌の直径の小さい *Micrococcus lysodeikticus* は死滅しにくいことがわかる．

引用・参考文献

1) 芝崎 勲：微生物制御用語辞典, p.103, 文教出版 (1985)
2) 横山理雄：殺菌装置と無菌化技術の開発動向, 生物工学誌, **77**(6), 235〜238 (1999)
3) 横山理雄：無菌化技術と無菌包装について, *SUT BULLETIN*, No.11, 17 (1998)
4) 横山理雄：新殺菌工学実用ハンドブック, p.275, サイエンスフォーラム (1991)
5) Technical Report : Food Engineering, **60**, 99 (1988)
6) 山口尹通：殺菌・除菌応用ハンドブック, p.43, サイエンスフォーラム (1985)
7) 横山理雄：殺菌・除菌応用ハンドブック, p.124, サイエンスフォーラム (1985)
8) 高野光男, 横山理雄：食品の殺菌, pp.5〜148, 幸書房 (1998)

9) 横山理雄：食品微生物ハンドブック, p. 537, 技報堂 (1995)
10) C. E. Morris: Processing Technologies for the 21st Century: *Food Engineering* (USA), **69** (1), 41～44, 46 (1997)
11) J. Dunn, T. Ott and W. Clark: Pulsed-Light Treatment of Food and Packaging, *Food Technol.*, **49**, September, 95～98, (1995)
12) J. Dunn, et al.: パルス照射光による滅菌, *PHARMTECH JAPAN*, **13**(8), 7～18 (1997)
13) J. Dunn: Pure Bright パルス光による殺菌と食品加工, 石川島播磨重工レポート, 15～24 (1998)
14) ヒラノテクシード技術レポート：マイクロ波及び紫外線併用による食品等の高品質技術 (1999)
15) 伊藤 均：紫外線・放射線・オゾンによる殺菌技術, 食品と開発, **27**(6), 9～14 (1992)
16) 横山理雄：無菌化包装への紫外線利用と効果, 食品工業, **24**(8), 20～29 (1981)
17) R. Bachman: Ultraviolet Lamp, *Brown Boveri Review,* p. 30 (1979)
18) 木下 忍：最近の殺菌技術について, 包装技術, **36**(8), 14～21 (1998)
19) Ultravioletradiation, TANA technical report, p. 7, Netive Halamed-Heind (1982)
20) 蒲田 亘：最新食品微生物制御システムデータ集, 河端俊治他編, p. 428, サイエンスフォーラム (1983)
21) 広瀬和彦, 保谷順子, 里見弘治他：細菌胞子の UV 殺菌における熱処理と有機酸の影響, 日食工誌, **36**(2), 91 (1989)
22) C. E. Bayliss and W. M. Waites: *J. Appl. Bact.*, **47**, 263 (1979)
23) 広瀬和彦, 滑川明夫, 保谷順子他：高性能紫外線殺菌装置によるウィンナーソーゼージの殺菌について, 日食工誌, **29**(9), 518 (1982)
24) 里見弘治：食肉加工品・水産加工品・水産加工品の紫外線殺菌, 殺菌・除菌応用ハンドブック, 芝崎 勲監修, p. 330, サイエンスフォーラム (1985)
25) Y. W. Huang and R. Toledo: *J. Food Sci.*, **47**, 1667 (1982)
26) 団野, 他：鹿児島大学農学部報告, **31**, 157 (1981)
27) 横山理雄：無菌化包装食品工場におけるサニテーションの実際(1), 防菌防黴, **10**(3), 129 (1982)
28) G. Cerny: *Verpackungs Rundschau*, **27**, 27 (1976)
29) 河口克己：UV の食品への応用, 新殺菌工業実用ハンドブック, 高野光男, 横山理雄編, p. 336, サイエンスフォーラム (1991)
30) 伊藤 均：第 15 回国際食品照射諮問グループ年次総会報告, JAPI, **2**(2), 8～9 (1999)
31) 伊藤 均：ガンマ線の微生物に対する作用, 殺菌・除菌応用ハンドブック, 芝崎 勲監修, p. 152, サイエンスフォーラム (1985)
32) 伊藤 均：放射線殺菌と食品の安全性, 食品と容器, **34**, 668 (1993)
33) 技術資料：伸晃化学株式会社電子照射センター資料 (1999)
34) 林 徹：電子線による食品の殺菌, 食品工業, **39**, 45～51 (1996, 11 月下旬)
35) 林 徹, マムン, 等々力節子：食総研報告, **57**, 1 (1993)
36) 坂本 勇：殺菌・除菌応用ハンドブック, 芝崎 勲監修, p. 184, サイエンスフォーラム (1985)
37) 古屋良介：電離放射線による包装材料の殺菌, 新殺菌工業実用ハンドブック, 高野光男, 横山理雄編, p. 378, サイエンスフォーラム (1991)
38) 徳岡敬子, 石谷孝佑：日食工誌, **33**(1), 70 (1986)
39) 植村邦彦：通電加熱の実際と殺菌への応用, 殺菌・除菌実用便覧, 田中芳一, 横山理雄編, p. 278, サイエンスフォーラム (1996)
40) 松山良平：通電加熱殺菌システム, 熱殺菌のテクノロジー, 高野光男, 土戸哲明編, p. 225, サイエンスフォーラム (1996)
41) 柴 眞：ジュール加熱殺菌装置とその技術, 光と電気エネルギーによる新しい殺菌技術, セミナー資料, p. 4～1, サイエンスフォーラム (1999)
42) 佐藤正之：パルス殺菌とその効果, 食品の微生物制御とその利用技術, p. 180, 缶詰技術研究会 (1994)
43) M. Sato, and K. Tokita et al.: Sterilization of micro organisms by a high voltage, pulsed discharge under water, *Int. Chem. Eng.*, **30**(4), 695 (1990)
44) S. E. Gilliland and M. L. Speck: In activation of microorganisms by elecohydraulicshock, *Appl. Microbiol.*, **15**(5), 103 (1967)
45) 佐藤正之：高電圧水中パルス放電による殺菌, 新殺菌工学実用ハンドブック, 高野光男, 横山理雄編, p. 439, サイエンスフォーラム (1991)
46) 植木 裕：殺菌装置高圧電気パルス, 光と電気エネルギーによる最新の殺菌・加工技術資料集, p. 22, 日本食品工業クラブ大阪, (1999)
47) A. J. H. Sale and W. A. Hamilton: Effect of high electric fields on microorganisms ms I, Killing of bacteria and yeasts, *Biochim. Biophys. Acta,* **148**, 781 (1967)

〔横山 理雄〕

第5編　安全・衛生・環境と表示

第1章　包装に関連する法規

1.1　消費者保護の立場から包装に関連ある法規

1.1.1　独占禁止法（私的独占の禁止及び公正取引の確保に関する法律）

包装産業を含め，事業者間で公正で自由な競争が行われることは，現在の市場経済システムで消費者主権が働くことができるための，基本的な要件である．また，個々の消費者にとっても，事業者による誇大な広告や虚偽の表示などの不公正な取引方法に影響されず，また価格協定（カルテル）など事業者の自由を制限する行為によって不当な価格を強制されることなく，より良い品質の商品をより安い価格で手に入れることができることになる．

公正自由な競争確保に関する法律は，「私的独占の禁止及び公正取引の確保に関する法律」（昭和22年制定．以下，独占禁止法という）が中心となる．それを補完するために，「不当景品類及び不当表示防止法」（昭和37年制定）さらに「不正競争防止法」（昭和9年制定，平成5年全面改定）などがある．

「独占禁止法」は，私的独占，不当な取引制限，および不公正な取引方法を禁止し，事業支配力の過度の集中を防止して，公正かつ自由な競争を促進することによって，消費者の利益を確保するとともに，国民経済の健全な発展を促進することを目的として（第1条）制定された．

1)　私的独占の禁止

事業者は，私的独占または不当な取引制限をしてはならない（第3条）．一定の取引分野における競争を実質的に制限するような行為を禁止するという趣旨である（第2条）．「私的独占」とは，経済力の集中によって優越した能力を持つ事業者が，他の事業者の事業活動を排除・支配する行為である．「排除する」とは，競争事業者の営業を立ち行かなくするなど市場から排除することであり，「支配する」とは，他の事業者を自己の意思に従わせることである．

なお，市場が超高度に寡占化している状態にある場合（独占的状態にある場合）は，公正取引委員会は，私的独占のように特定の行為がなくても，事業者に対して競争を回復させるために必要な措置を命ずることができる（第8条の4）．

2)　不当な取引制限の禁止

「不当な取引制限」とは，事業者の共同行為として行われるもので，対価を決定し，または取引数量，製品，取引の相手方を制限するなど相互に事業活動を拘束する（カルテル）行為である．昭和46年の石油連盟による石油製品の価格決定事件（石油カルテル事件）などのように，製品の値上げという形で消費者の利益に直接的に影響することも多い．

3)　不公正な取引方法の禁止

事業者は，不公正な取引方法を用いてはならない（第19条）．事業者による公正な競争を阻害する行為が規制の対象となる．「公正な競争」とは，良質廉価な商品・サービスの提供という競争をいい，消費者を得るための競争行為も対象となるため，消費者の利益・不利益に直接係わってくる行為が多い．

独占禁止法で禁止されている行為で，公正な競争を阻害する行為として，公正取引委員会はつぎの16の違法行為を指定している（**表1.1.1**）（一般指定）．

1.1.2　景表法（不当景品類及び不当表示防止法）

馬肉の缶詰に牛肉と偽った表示をしたり，ほとんど痩身効果が期待できない食品に「必ず10日間で5kgやせられる」などと広告している虚偽，誇大な表示や，自転車を買った人のなかから抽選で世界一周旅行に招待したりする過大な景品付き

1.1 消費者保護の立場から包装に関連ある法規

表 1.1.1 公正取引委員会の告示による「公正な競争を阻害する行為」

1号	共同の取引拒絶	不当に共同して、ある事業者との取引を拒絶すること．
2号	単独の取引拒絶	不当に単独で、ある事業者との取引を拒絶すること．
3号	差別対価	地域または相手方によって不当に価格を変えること．
4号	取引条件の差別的取扱い	ある事業者に対し，不当に有利または不利な条件で取引すること．
5号	事業者団体の差別的取扱い	事業者団体が，ある事業者を不当に排斥・差別すること．
6号	不当廉売（ダンピング）	不当に原価を下回る価格で商品を供給し続けること．
7号	不当高価購入	不当に商品を高い対価で購入し，競争者の事業活動を阻害すること．
8号	欺まん的顧客誘引	自己の商品を実際より優良・有利であると誤認させ顧客を誘引すること．
9号	不当な利益による顧客誘引	不当な利益をもって顧客を誘引すること．
10号	抱合せ販売	取引の相手方に対し，不当に目的の商品と併せて他の商品の購入を強制すること．
11号	排他条件付き取引	取引の相手方に競争者と取引しないなどの条件をつけて取引すること．
12号	再販売価格の拘束	不当に取引相手の商品価格を決定する自由を拘束する条件をつけて取引すること．
13号	拘束条件付き取引	販売価格以外の相手方の事業活動を不当に拘束する条件をつけて取引すること．
14号	優越的地位の濫用	自己の取引上の優越した地位を利用して相手方に不当な要求をすること．
15号	競争事業者による取引妨害	競争会社の取引先との取引を不当に妨害すること．
16号	競争会社に対する内部干渉行為	競争会社の株主・役員に対し，その会社に不利益な行為を誘引・強制すること．

* 違反した場合には，公正取引委員会により違法行為の排除措置命令や課徴金を課されることがある．

販売が広く行われると，消費者は，このような広告や景品につられて商品を買わされたり，また，本当に良い品物を作っている企業の商品が売れなくなることにもなりかねない．

そこで，独占禁止法では，第2条第9項第3号において，「不当に競争者の顧客を自己と取引するように誘引し，または強制すること」を不公正な取引方法として，禁止している．

特定の業種における不公正な取引方法として，いわゆる特殊指定を行い独占禁止法の規制対象として，景品付き販売も欺まん的表示・広告の規制も，本来的に不公正な取引方法として，制限または禁止の措置をとってきたが，これらの行為を迅速，かつ効果的に排除するには必ずしも充分ではなかった．

もともと独占禁止法の規制手続は，カルテルや，私的独占といった経済活動を対象として考えられているため比較的慎重な手続となっており，不当な顧客誘引行為を規制するには，その特殊性からして①顧客の不当誘引行為は，多数の消費者を対象に短期間で実施されるので，これを規制するためには，慎重な手続を進めていたのでは規制の実効があがらない，②不当顧客誘引行為は，波及性を有しており，迅速な処理を必要とする，③不当顧客誘引行為は，反復性を有しており，独占禁止法は不当顧客誘引行為を差し止めることができるのみで，同一行為の繰返しを禁止できない，などの問題があった[1]．

これらの問題に対応するため，独占禁止法の規制手続の特別法として景表法が制定された．

景表法は，家庭用品品質表示法などのような事業者と消費者との商品についての情報格差をなくすための積極的な表示の義務付けを目的とする法律とは異なっているが，表示の適正化という観点から見ると，景表法は，一般法としての機能も果たしている．第1に，適用対象が商品・役務（サービス）の種類によって限定されていない．第2に，規制の内容においても，商品の品質などの内容だけでなく，取引条件その他すべての事項について規制することができる．第3に，対象となる

表示も，ラベル，説明書，テレビコマーシャル，ネオンサインなどその方法を問わないからである．

1) 制定の目的[2]

昭和37年に独占禁止法の不公正な取引方法の一類型である不当な顧客誘引行為のうち，過大な景品類の提供と不当な表示をより効果的に規制することにより，公正な競争を確保し，もって一般消費者の利益を保護することを目的として制定された法律である（第1条）．全部で12条からなる．主な内容は「景品類の制限及び禁止」（第3条），「不当な表示の禁止」（第4条），「排除命令」（第6～7条），「公正取引規約」（第10条）などである．

2) 不当表示防止

「不当景品類及び不当表示防止法」は，その名称が示すように2つの内容が盛り込まれており，「不当表示の防止」という点で包装・表示には係わりが深いので，まず不当表示について述べる．

この法律でいう「表示」とは，顧客を誘引するための手段として，事業者が自己の供給する商品または役務の内容または取引条件，その他これらの取引に関する事項について行う広告その他の表示であって，公正取引委員会が指定するもの（同法第2条第2項）であり，具体的には表1.1.2のものが告示（昭和37年6月30日公正取引委員会第30号）されている[3]．

虚偽誇大な広告や表示がされると，事業者間の公正な競争を妨げることはいうまでもないが，消費者も，広告表示を信じて購入したものの，商品にその表示どおりの品質がないなどの被害を受けることになる．そこで，商品または役務の品質，規格その他の内容ないしは価格その他の取引条件について，消費者に誤認される不当な表示を禁止している．具体的には図1.1.1に示す3類型に分けられる．いずれも「消費者に誤認されるため，不当に顧客を誘引し，公正な競争を阻害するおそれがあると認められる表示」という点で共通している．

(1) 公正競争規約

各業界団体の自主規制で，公正取引委員会の認定を受けて制定される公正競争規約があり，一般に「表示規約」と呼ばれている．

表示規約は，景表法を受けて制定され，商品に応じて不当表示の内容を具体的に定めている．また，表示規約では，規約の対象業種を特定し，それぞれ，①必要な表示事項（原材料名など），②日付表示（賞味期限など），③不当表示の内容などを定めている．

3) 不当景品類の提供の禁止

過大な景品の提供をされると，消費者は，購入しようとする商品・サービスの品質や価格ではなく，景品に目を奪われて商品などを選択する恐れがでてくる．このことは，事業者間の公正な競争を妨げる（不当に顧客を誘引する）だけでなく，消費者にとっても合理的な商品の選択を妨げられることにもなりかねない．そこで，公正取引委員会は，景品類の最高額，総額，種類，提供の方法などについて制限・禁止することができるとされている（第3条）．具体的には，委員会が告示によって行う．平成6年3月に，懸賞による景品類，雑誌業における景品類，一般消費者に対する景品類，事業者に対する景品類について制限する告示が出されている．

正常な商慣習に照らして，①値引きと認められる場合，②アフターサービスと認められる場合，

表1.1.2 公正取引委員会告示による包装関連製品の表示[3]

1　商品，容器または包装による広告その他の表示およびこれらに添付した物による広告その他の表示
2　見本，ビラ，パンフレット，広告マッチその他これらに類似する物による広告（宛名広告および入場券などによる広告を含む）および訪問広告
3　ポスター，看板（プラカードおよび建物または電車，自動車などに記載されたものを含む），ネオンサイン，アドバルーン，その他これらに類似する物による広告および陳列物または実演による広告
4　新聞紙，雑誌その他の出版物，放送（有線電気通信設備または拡声機による放送を含む），映写，演劇または電光による広告

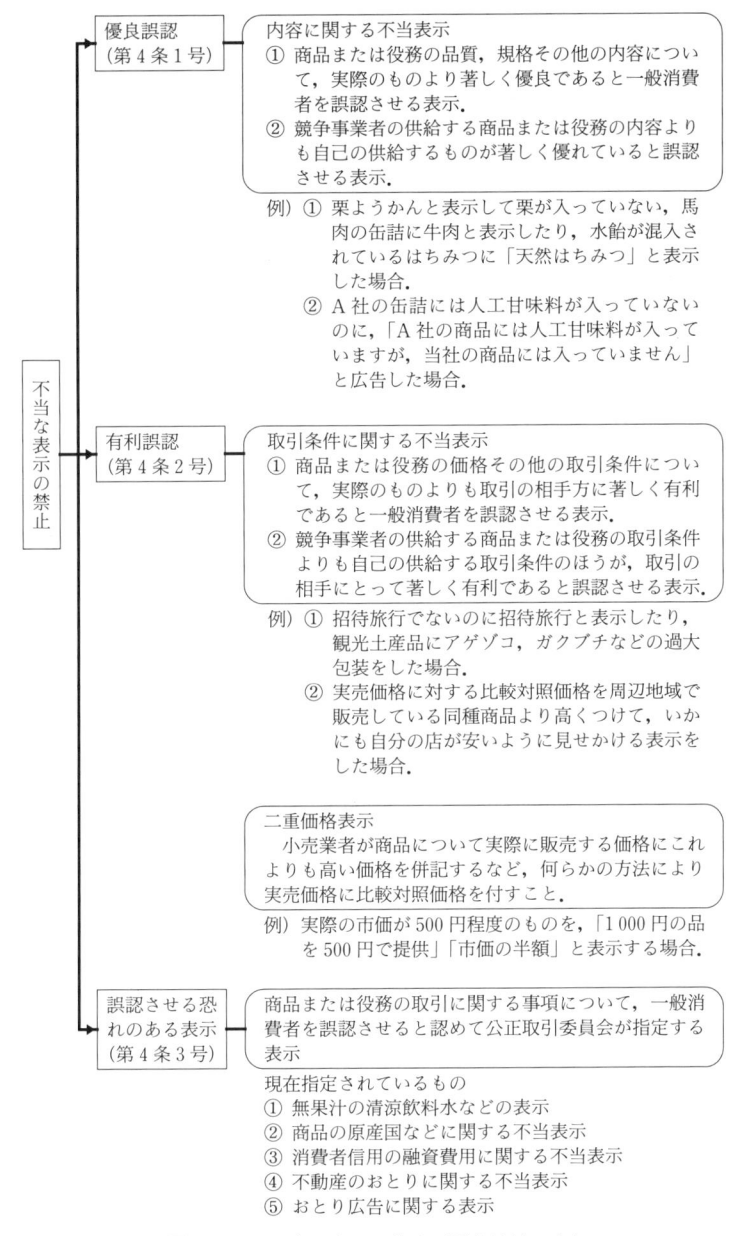

1.1 消費者保護の立場から包装に関連ある法規

```
不当な表示の禁止
├─ 優良誤認（第4条1号）
│    内容に関する不当表示
│    ① 商品または役務の品質，規格その他の内容について，実際のものより著しく優良であると一般消費者を誤認させる表示．
│    ② 競争事業者の供給する商品または役務の内容よりも自己の供給するものが著しく優れていると誤認させる表示．
│
│    例）① 栗ようかんと表示して栗が入っていない，馬肉の缶詰に牛肉と表示したり，水飴が混入されているはちみつに「天然はちみつ」と表示した場合．
│        ② A社の缶詰には人工甘味料が入っていないのに，「A社の商品には人工甘味料が入っていますが，当社の商品には入っていません」と広告した場合．
│
├─ 有利誤認（第4条2号）
│    取引条件に関する不当表示
│    ① 商品または役務の価格その他の取引条件について，実際のものよりも取引の相手方に著しく有利であると一般消費者を誤認させる表示．
│    ② 競争事業者の供給する商品または役務の取引条件よりも自己の供給する取引条件のほうが，取引の相手にとって著しく有利であると誤認させる表示．
│
│    例）① 招待旅行でないのに招待旅行と表示したり，観光土産品にアゲゾコ，ガクブチなどの過大包装をした場合．
│        ② 実売価格に対する比較対照価格を周辺地域で販売している同種商品より高くつけて，いかにも自分の店が安いように見せかける表示をした場合．
│
│    二重価格表示
│    小売業者が商品について実際に販売する価格にこれよりも高い価格を併記するなど，何らかの方法により実売価格に比較対照価格を付すこと．
│
│    例）実際の市価が500円程度のものを，「1000円の品を500円で提供」「市価の半額」と表示する場合．
│
└─ 誤認させる恐れのある表示（第4条3号）
     商品または役務の取引に関する事項について，一般消費者を誤認させると認めて公正取引委員会が指定する表示

     現在指定されているもの
     ① 無果汁の清涼飲料水などの表示
     ② 商品の原産国などに関する不当表示
     ③ 消費者信用の融資費用に関する不当表示
     ④ 不動産のおとりに関する不当表示
     ⑤ おとり広告に関する表示
```

図1.1.1 不当な表示の禁止（景表法第4条）
(凸版印刷社内資料)

③商品などに付属すると認められる場合は景品類には当たらないとされる．

（1）景品の規制

商品購入を条件とするか（取引に付随するか否か），懸賞の方法を用いるかにより判断する．景品の規制について，**表1.1.3**に示す．

1.1.3 消費者保護法

1) 消費者保護法とは

「消費生活の向上と消費者の利益保護・権利擁護を目的として，特に制定された法律群」を消費者保護法ということができる．

1960年代以降，消費者の権利を実現し，豊かで安全な生活を確保することを目的として，次つ

表1.1.3　景品の規制（凸版印刷社内資料）

① 「商品の購入」に当たり，「懸賞により」景品を提供する場合

	商品の取引価額	景品の最高額	景品の総額
一般懸賞	5千円未満	取引価額の20倍	売上予定総額の2%
	5千円以上	10万円	
共同懸賞	金額にかかわらず	30万円	売上予定総額の3%

② 「商品の購入」に当たり「懸賞の方法によらず」に景品を提供する場合

	商品の取引価額	景品の最高額	景品の総額
総付景品	1000円未満	100円	総額の規制はない
	1000円以上	取引価額の1/10	

③ 「商品購入を条件としない」で，「懸賞により」景品を提供する場合

	最　高　額	総　　額
オープン懸賞	1000万円	総額の規制はない

※　景品規制につき公正競争規約という自主規制ルールを設けている業界も多い．

ぎと法律が制定され，あるいは改正されてきた．また，従来は，消費生活に関連する事項を対象としていても，とくに消費者の権利擁護を目的として制定されたものではなかった法律でも，改正によって消費者の権利擁護を目的とする規定が追加されることもある．また，それら以外にも，民法，商法や民事訴訟法など，消費生活に係わりのある法律は，非常に多い．

2） 消費者保護法の特徴

消費者保護法は，他の分野の法律に対して特徴を持っている．

第1に，目的を達成するために機能的に制定されている．従来の法体系にこだわらず，法的な手段が，目的達成のために柔軟かつ総合的に使用される．すなわち，行政的な規制，民事法的な規制，刑事法的な規制が効果的に組み合されることが多い．

行政的な規制としては，営業の許可制，登録制，届出制などがある．使用する約款についても認可制がある．商品の製造基準，表示基準などが定められることも多い．取引の開始後では，違法行為に対して主務大臣の指示（指導），勧告，営業停止命令，製品の回収命令などがある．行政の命令に従わなかったときは，事業者名の公表といった制裁方法が規定されていることもある．

民事法的な規制としては，契約の効力を認めない，一定の基準（条項）に違反する契約条件を無効とする，一定の場合に消費者に契約の解除権を認める，などがある．

刑事法的な規制としては，法律違反行為に対して，懲役，禁固，罰金などの刑罰を科す方法である．

したがって，1つの消費者保護法が，行政に関する法律の面と，私法（私人間の権利・義務などを定める）の面と刑法の面を持っていることがある．たとえば，訪問販売などに関する法律は，その典型である．

第2に，社会問題対応型が多い．大部分の消費者保護法は，特定の商品・サービスや取引方法などによって大量の消費者被害が発生し，大きな社会問題となるたびに，制定されてきた．したがって，法律が，商品やサービスごと（指定商品制など），または取引の類型ごとに個別的に制定され，適用対象がそれらに限定されることが多い．たとえば，消費生活用製品安全法，化学物質の審査および製造などの規制に関する法律，訪問販売などに関する法律，割賦販売法，特定商品などの預託など取引契約に関する法律，海外商品市場におけ

る先物取引の受託などに関する法律,生活関連物資などの買占めおよび売惜しみに対する緊急措置に関する法律などである.これは,事業者の営業活動に対する規制であるから,その社会問題を解決し,以後そのような被害が発生しないようにするために必要最小限の範囲に限定しようとする配慮からである.

なお,立法経過としては問題対応型の消費者保護法でも,商品・サービスごとに適用対象を限定しないものもある.不当景品類および不当表示防止法,医薬品副作用被害救済・研究振興調査機構法,前払い式証票の規制などに関する法律,貸金業の規制などに関する法律などである.

1.1.4 包装適正化条例

1) 包装適正化について

JIS Z 0108(昭和49年制定,平成2年一部改正)では,「適正包装」とは,「合理的で,かつ,適正な包装.輸送包装では流通過程での振動,衝撃,圧縮,水,温湿度などによって物品の価値,状態の低下をきたさないような流通の実態に即応した包装,消費者包装では,過大過剰包装,ごまかし包装などを是正し,同時に欠陥包装を排除するため保護性,安全性,表示,容積,包装費,廃棄物処理性などについても適切である包装」としている.

国民経済の高度成長につれて,包装材料の生産高も急速に伸長し,とくにスーパーマーケットの発達により,消費者包装は大きな進展を見た.

このことは大都市におけるごみ量の増大に伴うごみ対策と,物価の上昇に悩む消費者の生活防衛の立場から,過剰・過大包装追放の消費者運動が昭和45年頃から急激に展開されるようになった.

消費者側からの過剰・過大包装追放運動が広まったため,昭和47年5月に通商産業省は(社)日本包装技術協会に委託し「商業包装適正化推進委員会」を設置して「適正包装の考え方と推進策に関する報告書」を取りまとめた.通商産業省は,商品,業界ごとの包装適正化基準の策定を関係業界などに要望し,関係業界においては,包装適正化に向けてさまざまな努力を行った.

上述の報告書の中で,「適正包装七原則」が提言され,これが関係業界や地方自治体などの条例の基準となった.

① 内容物の保護または品質保全が適正であること.
② 包装材料および容器が安全であること.
③ 内容量が適切であり,小売の販売単位として便利であること.
④ 内容物の表示または説明が適切であること.
⑤ 商品以外の空間容積が必要以上に大きくならないこと(通常の商品全般についての平均的な目安として,中身商品以外の空間容積が20%以下).
⑥ 包装費が内容物に相応適切であること(通常の商品についての平均的な目安として,商品売価の15%以下).
⑦ 廃棄処理上適切であること.

適正包装のポイントは,a. 包装本来の姿に立ち戻り,社会環境,生活環境などからみて不適正なものを排除する.b. 包装設計上,使用資源の適正化を考え,必要以上の包装材料や工程をなくすよう工夫し,反面,保護性,安全性などの必要な機能は充実させ,欠陥包装を排除することで,過剰な包装材料の使用を避け,一方,必要な部分を誤って節減することなく,適正な範囲を選択することである.

2) 包装適正化についての基本的な考え方

昭和47年,いわゆる「適正包装七原則」が提言されてから18年が経過した平成2年8月,地球環境問題を背景とする包装廃棄物問題がクローズアップし,過剰包装,過大包装が再び問題視されるようになってきた.通商産業省生活産業局は(社)日本包装技術協会に対し,適正包装のあり方について,再び検討を要請した.協会は,学会,行政官庁,消費者団体,流通業界,製造業界などの代表で構成された「包装適正化推進委員会」を設置し,同年12月,報告書を答申した.

(1) 「適正包装」についての考え方と包装適正化の目標

この報告書では,「適正包装」とは,包装に求められる役割が適切であり,かつその役割・効用と包装にともなう諸コストが調和している状態であるとしている.また報告書では,包装の適正化に向けての目標が提示されている.

① 包装慣行の適正化（「包装の役割」の見直し）

「贈答品などは立派な包装であるべき」といった慣行，姿勢・意識などの見直しにより，包装に求める役割を適切なものとすること．

② 包装の減量化（「包装量/包装の役割」の低減）

包装にともなうコストを正確に認識し，薄肉化，簡易包装化，空間容積率縮小などにより，包装の役割を損なわない範囲で，最小限の効率的な包装を追求すること．

③ 包装の環境適合化（「環境負荷など/包装量」の低減）

包装材料の再資源化，処理容易化などにより，一定の包装にともなって生じる廃棄物処理コスト，環境負荷を最小限にすること．

（2）包装適正化推進のための具体的方策

① 消費者などによる包装選択の適正化

簡易包装化など包装の程度の差による価格差などの設定，ラッピングコーナーの設置，ショッピングバッグの販売，買物かご持参推進などにより，小売段階においては，包装を行うか否か，あるいは，どのような包装を行うかなどについて，可能なかぎり消費者の選択に委ねる機会を増大させることが必要である．

② 意識・マナーなどの改善

わが国では，包装が過剰になりやすい慣行が存在しており，人々の意識もその影響を強く受けている．このため，包装適正化に当たっては，人々の包装に対する意識・マナーの改善・変革が重要な役割を果たすものと考えられる．こうした意識改革については，消費者の側で重要であることはもちろんのこと，包装実施者の側でも企業の社会的責任の一環として包装問題を再認識することが

表1.1.4　7都道県における条例などに基づく包装基準の内容一覧表（平成7年2月現在）

	都道県	北海道	栃木県	埼玉県	東京都	長野県	兵庫県	徳島県
	設定根拠	条例	条例	条例	条例	要綱	条例	条例
	設定方法	基準	規則	規程	規則	基準	基準	規則
	設定年月日	53.3.10	57.4.1	H4.7.3	51.7.10	48.2.16	52.5.31	53.8.8
	施行年月日	53.7.1	57.10.1	H5.1.1	51.10.1	48.2.16	52.9.1	53.10.1
基準内容	1　内容品の保護または品質保全が適切であること	◯	◯	◯	◯		◯	◯
	2　包装材料および容器が安全であること	◯	◯	◯	◯	◯	◯	◯
	3　内容品が適切であり，小売の売買単価として便利であること	◯	◯		◯		◯	◯
	4　内容品の表示または説明が適切であること	◯	◯		◯		◯	◯
	5　商品以外の空間容積が必要以上に大きくならないこと	◯	◯	◯	◯		◯	◯
	6　包装費が内容物に相応して適切であること	◯	◯	◯	◯	◯	◯	◯
	7　資源節約，廃棄処理上適切であること	◯	◯	◯	◯		◯	◯
	8　二次使用を強調しすぎないこと	◯	◯		◯		◯	◯
	9　詰合せ包装により不利益を受けないこと	◯	◯		◯			◯
	10　過大・過剰包装により商品選択を妨げないこと				◯		◯	

注）政令指定都市では，仙台市，川崎市，名古屋市，京都市，大阪市，神戸市でほぼ同様の基準が定められている．

1.1　消費者保護の立場から包装に関連ある法規

表 1.1.5　適正包装基準（平成 11 年 1 月現在）（消費科学研究所社内資料）

	日本百貨店協会	大阪百貨店協会（大阪府と協定）	大阪市	神戸市	京都市	東京都
I．空間容積率（余剰空間容積比率）	20％以下	20％以下	15％以下 20％以下[異形商品の場合] 25％以下[易損品の場合]	15％以下 15〜25％の場合, 要表示	20％以下	20％以下 25％以下（やむを得ない事由, 形の異なる商品, 特殊な商品）
・必要空間：商品の周囲（縦, 横, 高さ）	5 mm 以内（商品の保護, 保全のために仕切り, 緩衝材を必要とする商品）	5 mm 以内（易損品（ガラス, 陶器など）の保護, 保全のために緩衝材を必要とする商品）		5 mm 以内（内容品の保護などのために個々の内容品の周囲または内容品の間に仕切りまたは緩衝材を必要とする消費者包装（実質はガラス・陶器の保護））		5 mm 以内（商品の保護, 保全のために仕切り, 緩衝材を必要とする商品）
・包装容積	内箱の内のりを計測	内箱の内のりを計測	内箱の内のりを計測 内箱の外のりを計測 ・内箱の枠の厚みが1cmを超える場合 ・外箱の外のりを計測 ・外箱の枠の厚みが1cmを超える場合 ・内箱および外箱の枠の厚みの和が1.6cmを超える場合	内箱の内のりを計測	内箱の内のりを計測	内箱の内のりを計測
・包装内箱の厚み ・商品と内箱の側面との間隔 ・隣接する商品と商品との間隔	10 mm 以下 5 mm 以下 10 mm 以下	10 mm 以下		10 mm 以下		10 mm 以下 5 mm 以下 10 mm 以下
II．包装経費率 ・包装経費	15％以下 個装および外装のそれぞれについて算出して合算したもので算定	15％以下 商品の販売価格から内容品の販売価格を控除した額	15％以下 商品の販売価格から内容品のみの販売価格を控除した額	15％以下 商品の販売価格から内容品のみの販売価格を控除した額	15％以下 商品の販売価格から内容品の販売価格を控除した額	15％以下 詰合せ商品の販売価格から詰め合わせた商品の販売価格の合計額を控除した額
III．その他	・内容品を実量以上に見せかける包装の禁止：アゲゾコ, ガクブチ, アンコ, メガネ, エントツ, 十二単衣　など					

また，学校や家庭での教育なども含め，幅広く，資源の有効利用などに関する意識の啓発活動が行われることが必要である．

（3） 包装適正化のための関係者の役割

包装適正化推進のための方策を実施するに当たっては，包装材料メーカー，商品メーカー，流通業者などが密接な協力関係を保つとともに，それぞれが，欧米諸国における取組も参考として，主体的な取組を行うことが必要である．

政府は，包装適正化推進活動に必要な助言，指導，調整，助成などを行い，また，政府広報を活用し，包装適正化について認識を深めるような啓発活動を行うことが期待されている．

3） 自治体における包装適正化施策の現状

（1） 条例などによる包装適正基準

自治体では昭和43年「消費者保護基本法」が制定され，昭和44年には地方自治法の改正により地方公共団体の事務として消費者保護が明示された．

都道府県，市町村は昭和40年代末から50年代前半にかけて，消費者保護のための条例などを定め，その中に包装適正化を盛り込むこととなった．現在，7都道府県，6政令指定都市が条例などに基づき包装基準を作成している．その7都道府県の包装基準の内容一覧表を**表1.1.4**に示す．また，大阪市，神戸市，京都市，東京都，大阪百貨店協会および日本百貨店協会の適正包装基準を**表1.1.5**に示す．

（2） 大阪市消費者保護条例に基づく「過大包装の基準」と実施要領の抜粋

最後に，比較的厳しいとされる，大阪市消費者保護条例に基づく「過大包装の基準」（平成6年4月）とその実施要領の抜粋を示す．

過大包装の基準（告示）

大阪市告示第288号
　昭和53年大阪市告示第594号（大阪市消費者保護条例に基づく過大包装の基準）を次のように改正し，平成7年4月1日から施行する．
　　平成6年4月1日

　　　　　　　　　　　　　大阪市長　西尾正也

1　適用範囲
　この基準は，宝石・貴金属類及び美術工芸品並びにこれらに準ずるものを除く商品の消費者包装に適用する．なお，配送包装についてもこれを準用する．
2　省略
3　過大又は過剰な包装の禁止
　事業者は，内容品の保護又は品質の保全上，適切な包装をしなければならず，次に掲げる過大又は過剰な包装を行ってはならない．
（1） 内容品の保護又は品質保全の範囲を超えて必要以上に空間容積の大きなもの
（2） 内容品の価格に比べて必要以上に包装経費をかけているもの
（3） アゲゾコ，ガクブチ，メガネ，アンコ，エントツ，十二単衣等の方法により内容品を実量以上にみせかけてごまかしているもの
（4） 明らかに二次使用機能を偽装したもの
（5） 相互に関連性の薄い商品等を無理に詰合せているもの
4　適切な商品選択の確保
　事業者は，次に掲げる行為を行うことにより消費者の適切な商品選択を妨げてはならない．
（1） 包装の二次使用機能を必要以上に強調すること
（2） 消費者の利便性を考慮せずに内容量又は販売量を設定すること
（3） 内容品の表示等を識別しにくくすること
（4） その他前3号に準ずること
5　省資源及び環境への配慮
　事業者は，前2項に定める基準を遵守するとともに，包装に要する資源の有効利用及び廃棄物の適正な処理を図るため，次の事項の推進に努めなければならない．
（1） 包装の減量化
（2） 環境負荷の小さな包装資材の使用
（3） 包装資材の材質及び適切な処理方法の表示
6　包装基準判定委員会
　包装適正化の一層の推進のため，大阪市消費者保護審議会適正化部会に包装基準判定委員会を置く．

> **実　施　要　領**
>
> 1　適用範囲，2　適用除外の判定は省略
> 3　過大又は過剰な包装の禁止
> 　　事業者は，内容品の保護又は品質の保全上，適切な包装をしなければならず，次に掲げる過大又は過剰な包装を行ってはならない．

（趣　旨）
　包装の本来的機能を強調し，その範囲を逸脱した包装を規制するものである．
（解　説）
① 　内容品の保護とは，商品価値を減却する物理的衝撃等から商品を護ることである．例えば，経費節約若しくは過大包装への過度の配慮により簡易化され過ぎたため，輸送又は通常の使用中に破損してしまうような包装は内容品の保護を果たしているとはいえない．

> （1）　内容品の保護又は品質保全の範囲を超えて必要以上に空間容積の大きなもの

（趣　旨）
　内容品の保護又は品質保全上必要とする以上の空間容積を設ける包装を規制するものである．
（解　説）
① 　空間容積とは，包装容積から総商品体積（保冷配送における必要最小限度の蓄冷剤等，品質保全のために必要とされるものを含む．以下同じ．）を減じた後の容積をいい，それは必要最小限度のものでなければならない．
② 　具体的にどの程度の空間容積であれば適正包装であるかということは，商品の種類，形状，特性により一律には定めがたい点はあるが，包装容積に対する空間容積の百分率（以下「空間容積率」という．）15％以下として基準を運用する．
　なお，内容品を小箱等に詰めたうえで更に箱詰めしている商品の場合は，小箱の空間容積率及び小箱を内容品とみなした箱の空間容積率の双方について基準を遵守することが求められる．
③ 　特例として，同型商品の詰合せと比べて余剰空間の生じやすい異型商品の詰合せの場合には空間容積率20％として運用する．
　また，輸送中に商品価値を喪失してしまうほどに壊れやすい商品（以下「易損品」という．）の場合には，商品保護のため通常以上に仕切りや緩衝材を必要とするため空間容積率25％とする．ただし，易損品と通常の商品との詰合せの場合は，15～25％の範囲内で，別に定める方法により決定する．なお，易損品とは，次に掲げる商品をいう．
　〔1〕ガラス製品（容器を含む），〔2〕陶磁器（容器を含む），〔3〕生花，〔4〕桃などの傷みやすい果物，〔5〕ケーキなどの壊れやすい菓子，〔6〕その他これらに準ずる物

> （2）　内容品の価格に比べて必要以上に包装経費をかけているもの

（趣　旨）
　内容品の価格と比べて必要以上に高額の経費をかけた包装を規制するものである．
（解　説）
① 　包装経費とは，最小販売単位である商品の包装に要する経費の和と詰合せ包装に要する経費の合計をいう．即ち，包装経費 a の商品 X（販売価格 A），包装経費 b の商品 Y（販売価格 B）を包装経費 c をかけて詰合せて販売する（販売価格 C）場合，包装経費は a＋b＋c となる．ただし，上記の考え方によって包装経費を求めることが困難な場合においては，便宜上，C－(A＋B) を包装経費とすることができる．
② 　包装経費についても，商品の種類，形状，特性に応じた包装が要求されること，事業者の規模により同一の包装であっても経費に差が生じること，低価格の商品ほど当該商品の販売価格に対する包装経費の百分率（以下「包装経費率」という．）が高率になりやすいことなど，一律には定めがたい要素はあるが，包装経費率15％以下のものを適正包装として基準を運用する．

> （3）　アゲゾコ，ガクブチ，メガネ，アンコ，エントツ，十二単衣等の方法により内容品を実量以上にみせかけてごまかしているもの

（趣　旨）
　特殊な形態をとり消費者を欺瞞する包装を規制するものである．
（解　説）
① 　アゲゾコとは，内容品の保護又は品質保全の範囲を超えて，外観から容易に判明できないように容器の底を上げることをいう．
　樽など，製造技術上の問題により容器自体の底が上がってしまう場合もあるが，一応の目安として，容器の高さの20％以内に収まるよう努めることが望まれる．

$h_1/h_0 \leq 0.2$

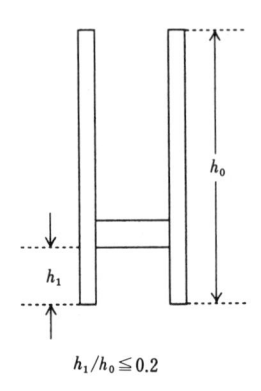

② ガクブチとは，内容品の保護又は品質保全の範囲を超えて，外観から容易に判明できないように容器に額縁状の広い縁取りを設けることをいう．
③ メガネとは，容器の一部に内容品が見える細工を施し，中が見える部分にのみ内容品を詰め，全体に詰めているかのように見せかけることをいう．
④ アンコとは，内容品の保護又は品質保全の範囲を超えて，容器の底又は個々の内容品の間に紙片，その他のものを詰めることをいう．
⑤ エントツとは，包装の中に筒状の部分を設けて商品を巻きつけるなどして不必要な空洞を設けることをいう．
⑥ 十二単衣とは，内容品の保護又は品質保全の範囲を超えて，過度に内装を重ねることをいう．
　具体的に何重の包装までが容認されるかは，商品特性等により異なるが，一般的な目安として三重までが妥当と思われる．
⑦ 欺瞞的包装としては他に，内容品の保護又は品質保全の範囲を超えて，外観から容易に判明できないように過大な外箱を用いるコムソウその他がある．

4　適切な商品選択の確保
事業者は，次に掲げる行為を行うことにより消費者の適切な商品選択を妨げてはならない．

(趣　旨)
　第3項で禁止している過大又は過剰な包装に加え，商品購入に際しての消費者の判断を誤らせ，適切な商品選択を妨げるような包装を規制するものである．
(解　説)
① 消費者の適切な商品選択の機会が十分に保証されていれば本項の包装は認められる．この点が前項に掲げる包装とは異なる．

（3）　内容品の表示等を識別しにくくすること

(趣　旨)
　内容品の品質表示事項又は説明は，消費者の商品選択に際し有力な判断材料となる．これを意図的に隠ぺい又は不明確にする包装を規制し，適切な商品選択の利便を図るものである．
(解　説)
① 内容品の表示等とは，保証表示を含む内容品の品質に関する表示事項及びそれ以外の内容品に関する情報等を意味する．

引用・参考文献

1) 健康食品対策推進委員会編：健康食品取扱マニュアル，東京都 (1999)
2) 厚生省薬事研究会編：医療・医薬品業界の一般知識，薬業時報社 (1998)
3) 日本包装技術協会編：包装技術便覧 (1995)

　　　　　　　　　　　　　　(園田　努)

1.2　包装におけるPL法

1.2.1　製造物責任法（PL法）の内容

　製造物責任法（PL法）は，平成6年6月22日参議院本会議で可決され，同年7月1日公布，平成7年7月1日から施行された．この法律は6条の短いものであるが，その理由は，製造物責任法は明治29年に施行された現行民法の不法行為責任の特例法であるからである．賠償責任に係わる現行法の規定とPL法の関係を図1.2.1に，また各条項の具体的な内容を表1.2.1に示す．
　簡単に説明すると，現行民法では製造業者の故意または過失により製造物に欠陥が生じ，その欠陥により使用者が生命・身体または財産上の被害を生じた場合，使用者が，被害と製造業者の故意または過失の因果関係を立証したとき，損害賠償の請求ができることになっている．ところが，PL法においては，故意または過失と被害の因果関係の立証は不要で，製造物の欠陥と被害の因果関係を立証すれば良いことに変っている．図

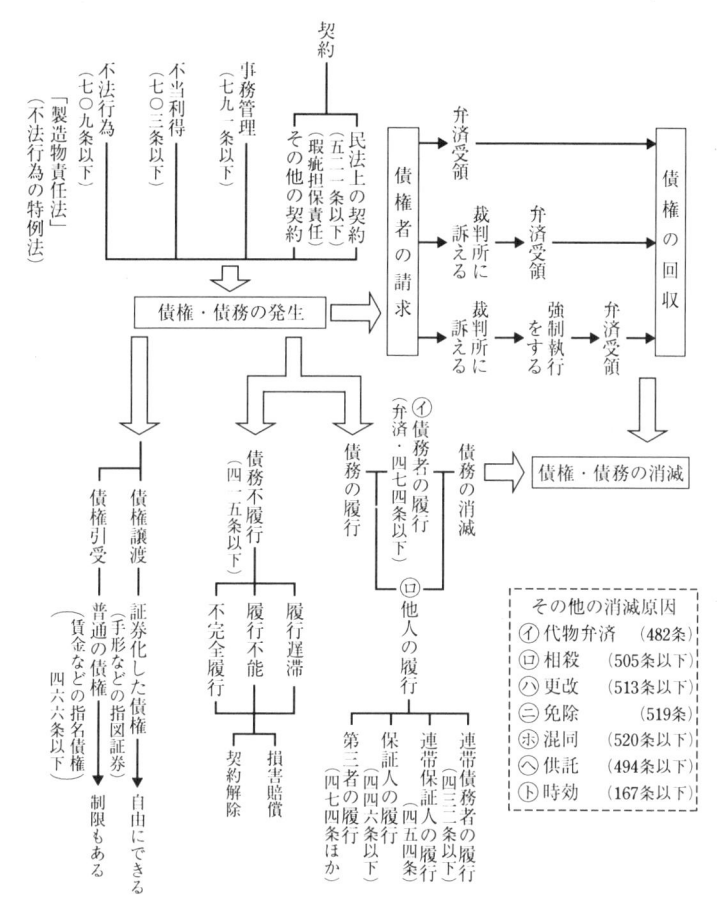

図1.2.1 賠償責任に係わる現行法とPL法
（高梨公之監修「口語六法全書民法」に一部加筆）

1.2.1に示した賠償責任に係わる他の法律関係は，まったく変っていないということができる．

1.2.2 包装材料業者の責任

包装袋の欠陥により食中毒などの被害が発生した場合の責任関係について，**図1.2.2**に示す．製造物責任がなくても現行法でも賠償請求ができることに注意をしてほしい．

このPL法においてフィルムメーカー，コンバーターなどが注意をしなければならない条項は第4条（免責事由）第2項である．まず，全文を以下に示す．

〈二 当該製造物が他の製造物の部品又は原材料として使用された場合において，その欠陥が専ら当該他の製造物の製造業者が行った設計に関する指示に従ったことにより生じ，かつ，その欠陥が生じたことにつき過失がないこと〉

ここで，過失とは「予見可能な結果に対する回避義務に違反したこと」とされている．したがって，設計に関する指示がトラブルを起こす可能性があることを包材メーカーが知っており，しかもそれに対する回避の方法を知っているにも係わらずそのまま指示に従った場合，過失があったことになり，包材メーカーが部品・原材料メーカーだからといって，すぐには製造物責任の免責にはならないことになる．

また，製造物の欠陥には，設計上の欠陥，製造上の欠陥，表示・警告上の欠陥があるとされている．設計上，表示上の欠陥は事後でも容易にチェックできるが，製造上の欠陥は，とくに現物がない場合が多いと考えられるので，品質管理が充分であったか否かの議論になると予想される．通産

第1章　包装に関連する法規

表1.2.1　欠陥製品の責任追及方法（1994.9 岩崎恵一、12 大須賀弘追加）

	製造物責任法 製造物責任 （不法行為責任の特例）	不法行為責任	民　法 債務不履行責任 （契約責任）	瑕疵担保責任 （契約責任）
根拠法 （責任）	製造物責任法 製造物責任 （不法行為責任の特例）	不法行為責任	債務不履行責任 （契約責任）	瑕疵担保責任 （契約責任）
責任追求者	被　害　者	被　害　者	債　権　者	買　　主
責任負担者	1. 製造・加工業者 2. 輸入業者 3. 製造業者として氏名などを表示した者など	故意または過失のある者	債　務　者	売　　主
要　件	1. 製品の欠陥（により） 2. 損害の発生 3. (欠陥と損害の間に)因果関係 （民709の特則） 欠陥　広義に瑕疵に包含（製3）	1. 故意または過失（により、そのため） 2. 損害の発生 3. （過失と損害の間に）因果関係 （民709）	（債務者の故意または過失により） 1. 不完全な履行 2. 債務者の帰責事由（故意・過失） 3. 不履行の正当事由なし （民415）	1. 売買目的物に隠れた瑕疵が存在 （売主無過失でも可） （民570）
立証責任者	被　害　者	被　害　者	債権者（不完全な履行） 債務者（自己の責でないこと）	買　　主
効　果	1. 損害賠償 （範囲　416条類推適用）	1. 損害賠償 （範囲　416条類推適用）	1. 損害賠償 2. 完全履行（代物、修補） 3. 契約解除 （目的不達成のとき）	1. 損害賠償 2. 契約解除（目的不達成のとき）
権利行使期間	1. 損害および加害者を知ったときから3年 2. 製品の引渡し時から10年 （蓄積物質、潜伏症状のときは損害発生時から）（製5）	1. 損害および加害者を知ったときから3年 2. 不法行為のときから20年 （民724）	1. 債務不履行時から10年 （民166 民167）	1. 隠れた瑕疵を知ったときから1年 （民570→566）
免責特約	（契約自由原則、契約関係なし）	（契約自由原則、契約関係なし）	有　効（民条文なし　解釈） ただし、公序良俗違反は無効	有　効（民572）ただし売主悪意公序良俗違反は無効　条文なし（適用される）
過失相殺	過失相殺　条文なし（適用される） （民722，2項）	過失相殺　　　　　（民418）	過失相殺	過失相殺
被害者 メリット	1. 契約関係がなくても責任追求できる 2. 欠陥の立証でよく、不法行為責任に比べて立証負担が軽い	1. 契約関係がなくても責任追求できる 2. 賠償範囲が広い 3. 除斥期間が長い	1. 代物給付、物品の修補を請求できる 2. 賠償範囲が広い 3. 権利行使期間が長い	1. 権利行使期間が長い
デメリット	1. 拡大損害があるときだけ	1. 加害者の故意、過失を立証するので負担が重い	1. 契約関係が必要 2. 権利行使期間が短い	1. 契約関係が必要 2. 代物給付、物品修補の請求不可 3. 特定物のみ適用の議論あり

1.2 包装におけるPL法

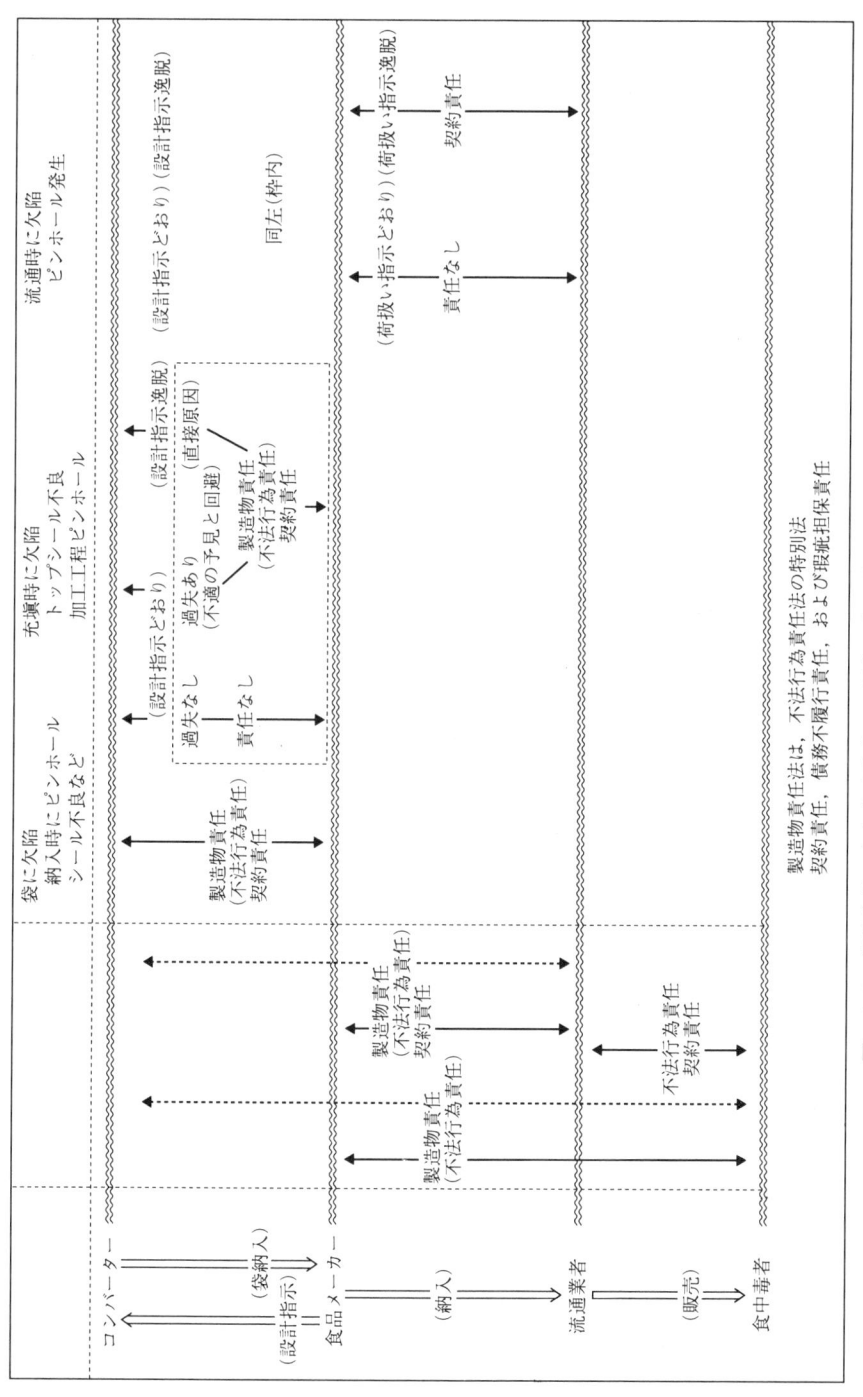

図 1.2.2 袋詰食品で食中毒が発生した場合の責任関係（1995.8 大須賀弘）

省の産業構造審議会は平成5年11月「事故防止及び被害救済のための総合的な製品安全対策の在り方について」という答申を出したが，そのなかで企業の取組の具体的な内容として「企業がこうした対策を講ずるに当たって，適切な品質管理活動は極めて重要であり，これまで我国で採用されてきた品質管理手法に加え，購入者側の要求内容を基礎に企業の品質管理・品質保証体制を構築することを目的としたISO 9000（JIS Z 9900）シリーズを採用することも検討に値するものと考えられる」としている．このような答申が出された以上，いろいろな場面でISO 9000に沿った品質管理が要求されることが予想され，これもフィルムメーカー，コンバーターにとってのひとつのオブリゲーションとなると考えられる．

ISOについて述べると，ISO 9004-1の要求事項19項に「製品の安全性」が規定されている．ここでは製品およびプロセスの安全性を明確にするための考慮点として，以下の項目が挙げられている．
① 製品仕様書の記述内容をさらに実行あるものとするために，該当する安全基準を明確にする．
② 安全性に関する設計評価試験および試作（またはモデル）試験を実施し，その試験結果を文書にする．
③ 使用者の誤解を避けるために，説明書，警告，保守マニュアルラベル，販売促進資料を分析する．
④ 製品の回収を容易にするために，トレーサビリティの手段を開発する．
⑤ 製品の回収が必要になった場合の緊急計画の作成を考慮すること．

ISO 9004-1（1994）は，ISO 9004（1987）の改訂版である．久米均編「品質保証の国際規格—ISO規格の対訳と解説・第二版」（日本規格協会，p. 393（1994））によると，旧版では製品の安全性および製造物責任について記述していたが，新版では製造物責任についての記述は削除された．「製造物責任の問題を最小化するために…」とか，「製造物責任の危険を抑制し発生件数をできるだけ少なくする手段をとると良い」という表現が，PL問題が起きたときにこの規格の指針にしたがって実施したので，PL問題を起こした責任がこの規格にもあると訴えられないようにするためとのことである，アメリカの提案により削除された．

なお，表示全般については，平成6年10月14日の「通産省広報」に「製品の表示・取扱い説明書の充実・適性化に関する指導要綱」が発表されている．

1.2.3 PL法の訴訟例

上述のように，PL法は平成7年7月に施行され，すでに4年が経過した．平成9年10月時点でPL法に基づく具体的な訴訟例は，「口栓付き紙容器訴訟」，「カットベーコン訴訟」，「融雪装置訴訟」，「O-157訴訟」，「ウニ訴訟」，「合成洗剤訴訟」，「駐車場リフト訴訟」，「耳ケア用品訴訟」，「ルームエアコン訴訟」，「コンピューターソフトウェアー訴訟」，「ポテトチップス袋訴訟」である（本島なおみ「食品のPLリスク」食品品質保持技術研究会25年記念シンポジュウム資料，その他から）．口栓付き容器訴訟については，後で詳しく記すこととして，他の訴訟の内容を簡単に記す．

「カットベーコン訴訟」（平成8年11月前橋地裁）は，草津の男性がカットベーコンを食べて食中毒になったとして，福島県にある食品会社を相手に，休業補償や慰謝料など総額95万円の損害賠償を求める訴えを前橋地裁に起こした．本件は和解による解決が図られたとのことである．

「融雪装置訴訟」，「駐車場リフト訴訟」，「コンピューターソフトウェアー訴訟」，「ルームエアコン訴訟」については，ここでは省略する．

1) O-157訴訟（平成9年1月大阪地裁）

集団中毒で死亡した堺市内の小学生の両親が，「市が製造加工した学校給食は，O-157で汚染されており欠陥があった」として，堺市に対しPL法や国家賠償法などに基づき7800万円の損害賠償を，大阪地裁に起こした．

本件は，平成11年9月10日に大阪地裁堺支部で判決が下り，国家賠償法第1条で過失責任を実質的に製造物の欠陥や安全性の瑕疵をもって認定するなど，PL法の趣旨を踏まえた判決が出ている．

2) **ウニ訴訟**（平成9年2月仙台地裁）

仙台市の飲食店で，生ウニに付いた腸炎ビブリオ菌が原因で客23人が食中毒を起こし，店が5日間の営業停止を受けたとして，名古屋市の食品輸入業者と仙台市の卸業者に対し3 300万円の損害賠償を訴えた．輸入業者に対しては，PL法準拠．

3) **合成洗剤訴訟**（平成9年4月東京地裁）

「台所用合成洗剤を使用していたところ手先の感覚がなくなった」として，70万円の損害賠償を洗剤メーカーに要求．

4) **耳ケアー用品訴訟**（平成10年1月仙台地裁）

「耳ケアー用品を使って耳に炎症が起きたのは，業者が適切な説明を欠いたため」として，被害者が約60万円の損害賠償を求め，輸入販売業者を訴えた．

5) **ポテトチップス袋訴訟**（東京地裁）

祖父が孫娘（生後6～7か月）と遊んでいて，孫娘が手に持っていたポテトチップスの袋（アルミ蒸着ラミネート袋）の角が祖父の目に当たって負傷した．原告は袋に安全性を欠いた欠点があったための事故であると主張し，500万円の損害賠償を請求した．東京地裁は平成7年7月，自らその中身を食べることのない乳児が袋を手に持って遊ぶことは通常予想して製造販売されるものとはいえないこと，菓子袋の本来の用法とは無関係の本件事故のような事態を予想して包装の材質・形状を工夫したものでなければ，その製品には安全性を欠いた欠陥があるというべきではないと判示し，原告の請求を棄却した．

「明日の食品産業」（平成9年4月）によると，ほかに平成8年12月時点で「一口サイズこんにゃく入りゼリー」による事故が，窒息死6件を含めて25件あるとのことである．まだ訴訟例はないようであるが，平成8年8月に6歳の男児がのどに詰まらせて死亡した事故に対し，愛知県小牧市のメーカーが製造物責任を認めて，遺族に慰謝料や逸失利益などとして5 000万円を支払って示談が成立したとのことである[1]．

6) **口栓付き容器訴訟**

この飲料容器の訴訟は，平成7年12月25日に起こされた．新聞報道（日本経済新聞，平成7年12月26日付）の訴状内容からもPL法の内容が理解できるので，この説明を行う．

記事によると，訴えたのはレストラン経営者で，「業務用に購入した紙容器入り紅茶を開けるさい，プルリング型の注ぎ口を押えていた左手親指を負傷．傷は長さ15 mm，深さ1～2 mm程度で出血，①業務に支障が出た．突起した注ぎ口のへりの部分が鋭い形状で②安全性を欠き，製造者側に③過失責任がある」として，91万円の④賠償請求を⑤紅茶のメーカーと容器メーカーに行った．原告側は「負傷が製品構造と無関係というなら，⑥立証責任はメーカー側にある」としており，これに対し容器メーカーは「同タイプの容器は五千万個出荷しているが事故はない．事故後の実験でも出血例はなかった．注ぎ口に横に⑦張り出した部分があるのは水切りを良くするためで，材質も柔らかいポリエチレンを使用，⑧欠陥とは認識していない」と反論しているとのことである．

アンダーラインを施したところがPL法のキーワードに相当する．以下，アンダーラインの各項目について述べる．

①については，PL法においても損害賠償額は相当因果関係説によって定まる．すなわち，起こった損害分のみが補償される．この場合指のけがであるから，赤ちん代程度となる．しかしながら，本法では，休業補償もまた認められている．したがって本訴訟において業務に支障をきたしたとして，補償額が多い請求をしている．

②は本法第2条において，欠陥とは通常有すべき安全性を欠くこととしているので，この商品が欠陥商品であるといっている訳である．③については，本法は過失の有無を問わず製品に欠陥があれば責任を取らなければならないので，民法の不法行為責任，すなわち，故意または過失により他人に損害を与えた者は賠償の責めに任ずという項により，不法行為責任も訴えていることになる．④は，民法の賠償は金銭で行うということに対応するものである．⑤は共同不法行為の場合，関係者すべてを訴えることができるので，賠償能力の大きいと思われる容器メーカーも一緒に訴えたものである．⑥については，製品の欠陥と損害の因

果関係の立証責任は被害者側にあるが，記事の内容からして，被害者側は口の突起と切り傷の関係をいっているので，欠陥と損害の因果関係は明らかであるから，反証は加害者側だと主張していると思われる．⑦，⑧については，欠陥には，設計上，製造上，指示・警告上の欠陥の3種に区分されるが，設計上の欠陥はないと主張しているわけである．

このように，一つの記事の中に多様な内容が含まれている．平成11年秋の時点では結審には至っていないようである．

宮川祐吾氏によると[2] PL法に基づいて被害者に勝訴判決が出たのは現在のところ1件（名古屋地裁判決，平成11年6月30日，なお被告は控訴）にとどまっている．この判決内容は，日本経済新聞（平成11年7月1日付）によると，名古屋市の女性が同市内のマクドナルドで購入したオレンジジュースを飲んだ後に吐血．のどに痛みを感じたため，近くの診療所で診察を受けたところ，のどに傷が付いているとの診断を受け，2日間の自宅療養を行った．

判決理由で裁判所は，「女性の傷は混入した異物が原因と認められる．飲料は通常有すべき安全性を欠いており，PL法上の欠陥があった」とし，同社に対し10万円の支払いを命じた．「ジュースを飲んだ直後に傷を負っていることなどか

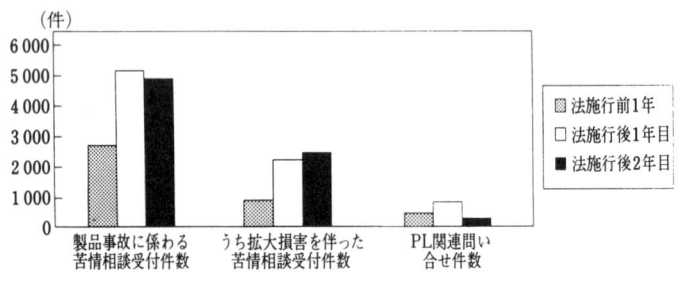

(a) 消費生活センターにおける製品事故に係わる苦情相談受付状況

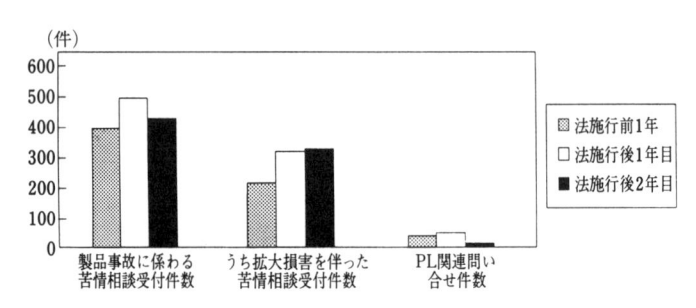

(b) 国民生活センターにおける製品事故に係わる苦情相談受付状況

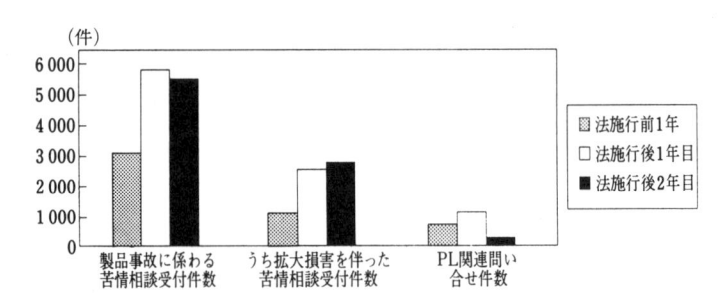

(c) 消費者生活センターおよび国民生活センターにおける製品事故に係わる苦情相談受付状況（合計）

図1.2.3　法施行前後の苦情相談[4]

ら，傷の原因は混入した異物」と認定，「製造工程上，混入はあり得ない」などとするマクドナルドの主張を退けた．そのうえで「異物が何であったか不明のままでも，混入の事実が明らかである以上，飲料の欠陥の有無に影響を及ぼさない」と結論付けたとのことである．

1.2.4 民事訴訟法の改正

平成8年春の民事訴訟法が改正され，平成10年1月より施行された．この改正がPL法運用に与える影響として，弁護士の松尾眞氏は以下の3点を挙げている．

1) 少額訴訟手続きの創設

30万円以下の少額訴訟について，簡易裁判所において原告本人が弁護士に委任しなくても訴訟遂行ができ，原則として1日の審理で判決言渡しまで行う．したがって，PL訴訟が簡単にできるようになる．ただし被告側が防御のため，弁護士を付け，通常訴訟に移行するように申し立てることになると思われる．

2) 選定当事者（集団訴訟）

選定当事者制度の利用の幅を拡大する．これにより，たとえば弁護士が1人の被害者を捜し出し，訴訟を提起し，この訴訟提起をマスコミなどを通して報道させ，同等な被害者に選定当事者の制度を利用して訴訟に参加することを呼びかけることができる．この方法はとくに個別の被害者の損害額はあまり大きくないが，被害者が全国に散らばっているような場合に有効に機能すると思われる．

3) 証拠収集手続きの拡充

訴訟当事者が公平に証拠にアクセスできるように，
① 文書提出命令の対象となる文書の範囲を拡張する．
② 当事者照会制度を新設し，当事者が主張立証を準備するために必要な情報を直接相手側から取得できるようにする．

これらを総括して，同弁護士は，この民事訴訟法の改正によって，ただちに米国並みのPLリスクが発生するようになるとは思われないが，明らかにPLリスクを含めたリーガルリスクが増大することになるとし，企業はこれに対し，さらに，

- 製造物責任予防対策
- 文書管理規定の整備
- PL保険の手当て

の対処を行っていくことが必要であるとしている．

大羽宏一，林田学[3]らによると，ISO対応用に作成した文書は自己使用文書とはいえ，秘密として管理されていないかぎり，すべて企業は提出義務を負うことになるとしている．1.2.2で述べた部品・原材料メーカーの過失で，トレーサビリティの為のクレーム連絡書，加工日報などはすべて提出義務が生ずると考えられる．これらの記録が，トラブル発生が予見可能であったことや，回避の可能性を認識していたことの証拠となるわけである．したがってPL保険の手当てはぜひ必要

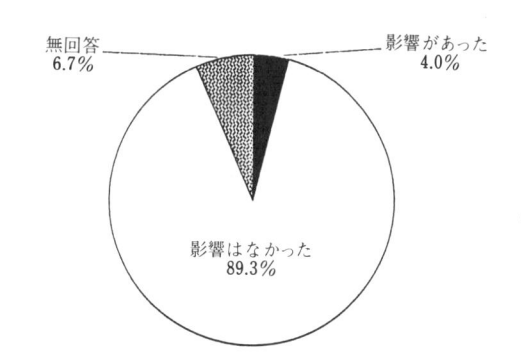

図1.2.4 製品開発に対するマイナスの影響の有無
（経済企画庁調べ）
- 影響があった 4.0%
- 無回答 6.7%
- 影響はなかった 89.3%

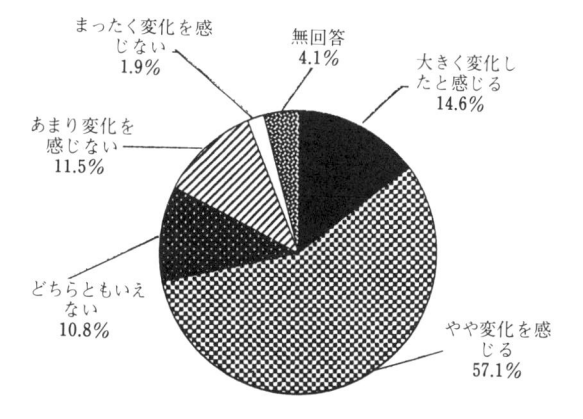

図1.2.5 企業から見たPL法施行後の消費者の意識の変化[2]（製品の安全性に関する消費者啓発活動について，平成10年3月）
- 大きく変化したと感じる 14.6%
- やや変化を感じる 57.1%
- どちらともいえない 10.8%
- あまり変化を感じない 11.5%
- まったく変化を感じない 1.9%
- 無回答 4.1%

であると考えられる．

PL保険を契約する場合でも，包材メーカーの場合，上述したように部品・原材料メーカーとなるので，保険会社の免責特約条項を熟読して，部品・原材料の欠陥による損害賠償も保険範囲に入っていることを確認する必要がある．

1.2.5 PL法の影響

平成6年12月に経済企画庁が発行した「逐条解説製造物責任法」によると，欧州諸国は，日本と同様の特徴を持つPL法をすでに導入しているが，これまでのところ，クレーム・訴訟の件数，製造コスト，保険料，製品開発意欲，物価上昇率などにおいて目立った影響は現れていないとしていた．

日本においては，施行後4年余を経過した平成11年9月30日現在，訴訟例が17件となっている．戦後，PL法制定までの50年間の製造物責任関係の裁判例が240件程度といわれていることから，とくに訴訟件数が増えているわけではない．法施行前後における消費生活センター，国民生活センターにおける製品事故に関する苦情相談受付情況を図1.2.3に示す[4]．経済企画庁による，商品開発に対するマイナスの影響の有無，企業から見たPL法施行後の消費者の意識の変化を図1.2.4，図1.2.5に示す[2]．これらから，日本においても，欧州諸国と同様の経過をたどっているということができよう．

なお，食品産業センターはPL共済事業を行っているが，平成10年度の加入者件数は業種別団体311，地方食品産業協議会171，企業会員35の計517で，PL事故の相談は17件，支払い共済金は5件，1 680 684円とのことである[5]．

引用・参考文献

1) 市井嗣次：PL法施行から3年，食包研会報，No. 80，日本食品包装研究協会
2) 宮川祐吾：製造物責任法が出来て何が変わったか，ESP（1999.11）
3) 大羽宏一，林田　学：PLと改正民事訴訟法，日経（1997）
4) 加藤雅信編：製造物責任の現状，別冊NBL，No. 53, p. 168（1999.5）
5) （財）食品産業センター平成10年度事業報告，（平成11.5.26）

（大須賀　弘）

第2章 安 全・衛 生

2.1 包装材料の食品衛生規格

2.1.1 容器包装の衛生性

食品容器包装材料としては，いろいろなものが使用されてきた．古来からの紙類，金属類，ガラス，陶磁器類からプラスチック類に至るまでである．

食品包装の意義は，食品の長期保存であり，包装材料との接触で人に対して有毒または有害な物質が，材料から食品に移行するようなものであってはならない．

表2.1.1に示すようなものが，過去，器具や容器包装からの溶出物質で問題となったものである．しかし，大きな食中毒事件となったものは，缶詰やホウロウ製品からのすずやアンチモンの溶出による急性中毒など1～2例にすぎない．

容器包装材からの移行物は微量であることが多く，慢性中毒という点で考えねばならない．また，移行物のほとんどは原材料に基づくことから，原材料の選択時に注意をすべきであろう．さらに，最近では「内分泌かく乱化学物質」という超微量で生物の内分泌に関して影響を及ぼすのではないかという物質も考慮する風潮もあり，より気を配らねばならない．

2.1.2 食品衛生法[1]と容器包装

食品衛生法は，昭和22年に制定された．その内容は国民の保健衛生を主題としたものであり，食品，添加物，器具および容器包装など広い分野にわたっての法律である．

関連ある条項を次に示す．

> 第2条 容器包装とは，食品または添加物を入れ，または包んでいるもので，食品または添加物を授受する場合にそのままで引き渡すものをいう．
>
> 第9条 有害な，もしくは有毒な物質が含まれ，もしくは付着して人の健康を害なう虞のある器具もしくは容器包装または食品もしくは添加物に接触してこれらに有害な影響を与えることにより人の健康を害なう虞のある器具もしくは容器包装は，これを販売し，販売のように供するために製造し，もしくは輸入し，または営業上使用してはならない．
>
> 第10条 厚生大臣は，公衆衛生の見地から，販売の用に供し，もしくは営業上使用する器具もしくは容器包装もしくはこれらの原材料につき規格を定め，またはこれらの製造法につき基準を定めることができる．
> ・前項の規定により規格または基準が定められたときは，その規格に合わない器具もしくは容器包装を販売し，販売の用に供するために製造し，もしくは輸入し，または営業上使用し，その規格に合わない原材料を使用し，またはその基準に合わない方法により器具もしくは容器包装を製造してはならない．

表2.1.1 包装材料からの問題となった移行物

移行物質	包装材料	備 考
PCB	紙 類 プラスチック	カーボン紙 可塑剤
ダイオキシン類 鉛など有害金属	紙 類 陶磁器・ホウロウ製品 プラスチック 缶 詰	パルプ漂白時に精製 金属含有釉薬 金属顔料 無塗装缶：すずメッキ
原料モノマー	プラスチック	塩化ビニル，アクリロニトリル，スチレン，ビスフェノールA，ホルムアルデヒド，フェノール
プラスチック 添加剤	プラスチック	可塑剤：フタル酸エステルなど 安定剤：ジブチルすず化合物 酸化防止剤：BHT 帯電防止剤：界面活性剤 着色料：有害性金属

この条項によって，省令や告示が出されている．

1) **厚生省令第52号 乳及び乳製品等の成分規格に関する省令**（昭和26年12月，最終改正 平成10年3月 省令第45号）

その内容は，成分規格とつぎのような容器包装の規格から成り立っている．

（1）乳容器包装についての規格

材質：ガラス，合成樹脂，合成樹脂加工紙，合成樹脂加工アルミ箔．

ただし，内容の乳と接触する合成樹脂はポリエチレンであって，添加剤はステアリン酸カルシウム，脂肪酸グリセライドに限られている．

材質規格については，重金属，ひ素，キシレン溶出分，ヘキサン溶出分など，溶出試験では重金属，蒸発残留物，過マンガン酸カリウム消費量などが試験項目となっている（蒸発残留物，過マンガン酸カリウム消費量は，通常の食品包装材料の規格値の1/2になっている）．

（2）発酵乳，乳酸菌飲料や乳飲料の容器包装についての規格

材質：ガラス，ポリエチレン（乳容器と同じ），ポリスチレン，金属缶，組合せ容器．

材質試験についてはつぎのとおりである．

ガラス，ポリエチレンは乳容器の規格と同じ．

PS（polystyreme，ポリスチレン）では，揮発成分，ひ素，重金属，金属缶では内面塗料についてカドミウム，鉛ジブチルすず化合物，クレゾールリン酸エステル，塩化ビニル，組合せ容器については上述の材質と同じような試験を行うこととなっている．

また，密栓の用に供する合成樹脂加工アルミ箔の食品に接する合成樹脂については，カドミウム，鉛，ジブチルすず化合物，クレゾールリン酸エステル，塩化ビニルなどの試験項目がある．

溶出試験については合成樹脂，金属缶と同じような項目が試験される．

（3）調製粉乳の場合

材質：金属缶，ポリエチレン，ポリエチレンテレフタレート（PET）

材質試験においては，ポリエチレンについては乳容器と同じ，ポリエチレンテレフタレートについてはカドミウム，鉛が規制されている．

溶出試験において，試験項目はポリエチレンについては乳容器と同じ，ポリエチレンテレフタレートについては重金属，蒸発残留物，過マンガン酸カリウム消費量，ゲルマニウム，アンチモンなどがある．

2) **厚生省告示第370号 食品，添加物等の規格 第3 器具及び容器包装**（昭和34年12月最終改正，平成10年10月告示第245号）

この告示は，第1 食品，第2 添加物，第3 器具および容器包装，第4 玩具，第5 洗浄剤などの項目から成り立っており，器具および容器包装の項はさらにつぎのように分けられている．

① 器具もしくは容器包装，またはこれらの原材料一般の規格
② 器具，または容器包装一般の試験法
③ 試薬
④ 器具もしくは容器包装，またはこれらの原材料の材質別規格
⑤ 器具，または容器包装の用途別規格
⑥ 器具，および容器包装の製造基準

その他，上述の告示についての関連通知文が出されている．

2.1.3 衛生的安全性について

容器包装材からの移行物は，意図的に加えたものでなく，材質から内容食品に接することにより移行してくることから，前者は直接添加物，後者は間接添加物として取り扱っている国もある．わが国では，単に移行物としてみており，その安全性については食品添加物と同じように安全性を検討している．

1) **食品添加物についての衛生的安全性の検討法**[2]

（1）1日摂取量

対象食品からの計算量と，毒性試験より知られる安全量または中毒量との比が，考慮される．

食品の1日摂取量は，原則として国民栄養調査成績に示されている数値を採用するが，他にも信頼すべき資料がある場合はそれらのうちの最大値を採用する．各人の食品摂取量は年齢，性別，地域，季節，環境，境遇，嗜好などによって総合的

にも，種類別にもかなりの相違があると思われる．それゆえ添加物の安全性を考慮するためには，状況の異なる各人を総合した考えとして，この1日平均摂取量にある係数を乗じた数量を1日に摂取すると判断することが望ましい．この係数をここでは摂取係数と呼び，1～10の値とする．

(2) 1日摂取許容量

試験物質を試験動物に与えて，種々の毒性を検討し，何ら障害を生じない量（無作用量）を求め，さらに人間との動物差と固体差を考慮して安全係数を乗じて求めたもので，安全係数には100または500を使用している．

(3) 毒性試験

① 急性毒性試験

② 慢性毒性試験：慢性毒性試験の実験期間は，原則として短い寿命の実験動物の全生涯にわたる期間とし，かつ次世代に及ぼす影響の試験を行うこととする．しかし，食品衛生調査会がとくに承認した場合は，慢性毒性試験の期間を適宜変更することができる．また，食品添加物として毒性がない場合と一般に認められるもの，最終製品に残存しないことが証明されるものについては，試験を簡略にすることができる．

(4) その他の生物学的試験

生理的機能に重大な影響を持つと考えられるものについては，つぎの資料を必要とする．

① 食品添加物が生体の機能に及ぼす影響に関する試験（血液学的，生化学的，生理学的，細菌学的検査など）．

② 食品添加物の生体内運命に関する試験．

③ その他必要な特殊試験．

(5) その他の文献

(6) 毒性試験の方法

① 急性毒性試験

・マウスおよびラットを用いて，経口投与による50%致死量（LD 50%）を求める．LD 50%は原則として1週間観察するとした場合の値とする．

・経口投与による急性の中毒症状を，原則として1～2週間にわたり観察する．必要に応じウサギ，イヌ，サルなどを使用することが望ましい．

・病理学的検査を行うことが望ましい．

② 慢性毒性試験

・原則として，ラットおよびマウスを用いて，平均寿命に近い期間の経口投与毒性試験および次世代に及ぼす影響の試験を行う．この際，場合によっては，その12か月以上の中間成績を，毒性の判断を行う資料とすることもある．また必要がある場合は，非ゲッ歯類たとえばイヌまたはサルを用いた亜急性毒性試験（実験動物の寿命の1/10程度）を行う．

・動物は慢性毒性を判定するために充分な数の雌雄両性を用いる．

・必要がある場合は，動物の離乳直後から投与を開始する．

・投与量としては，最大安全量，最小中毒量，および確実中毒量の3種類が判断できるような量を段階的に設定する．そのためには，あらかじめ亜急性毒性を行い，その結果から慢性毒性の投与量を決定することが望ましい．

・病理学的検査はできるだけ多くの臓器について行う．

資料は権威ある試験研究期間で作成されたものとする．毒性試験の資料は原則として2か所以上の国内機関で作成されたものを必要とする．ただし，そのうち充分な外国文献があるときは，1か所はこれに変えることができる．

資料は原著とし，外国文献には邦文抄録を必要とする．

審議に当たっては，必要な資料を求めることができる．

さて，器具や容器包装材料からの溶出物量は金属缶以外では，急性中毒を引き起こすほどの量は溶出することはないことから，溶出物について慢性毒性を生ずるような化合物に注目すべきであろう．

最近では，内分泌かく乱化学物質という，微量でも内分泌作用に障害を引き起こすと推定されるものが注目されてきており，容器包装関連でもビスフェノールA，トリブチルスズ化合物，アルキルフェノール類，フタル酸エステル類，ダイオキシン類など数種のものが挙げられている．

2.1.4 各包装材料について

1) 紙 類

紙の組成は主成分はパルプ（繊維）であり，木材から作られる．粗パルプは着色されているが塩素や酸素漂白によって脱色する．このとき，塩素を用いての脱色工程でダイオキシン類が生成されるといわれている．得られたパルプ（繊維）を漉いて紙ができ上がるが，その漉く工程で，充填剤，サイズ剤などいろいろなものが添加される．

一般に使用される充填剤は鉱物質（炭酸カルシウムなど），サイズ剤は松脂の変質させたもの，着色料としては食品添加物に指定されているものは使用が許可されているが，その他のものでも食品に移行しないように加工されていればよい．紙単層の場合は使用用途が限られるが，アルミ箔やポリエチレンなどとの他の材質と貼り合せ，それぞれの長所を組み合せていろいろな加工紙が作られている．

ところで，衛生的安全性についてはつぎのような点を考慮しなくてはならない．

（1）着色料

通常の紙は白く見させるために，蛍光染料が添加される．着色料や蛍光染料の中には有害なものもあり，食品と接する紙の場合，食品添加物として使用が許可されているもの以外の物質の移行を禁じている．

① 合成食品添加物[3]として許可されている化合物
- 食用赤色2，3および40号（アルミニウムレーキを含む），102，104〜106号
- 食用緑色3号（アルミニウムレーキを含む）
- 食用黄色4，5号（アルミニウムレーキを含む）
- 食用青色1，2号（アルミニウムレーキを含む）
- 食用赤色2，3および40号（アルミニウムレーキを含む）
- β-カロチン，三二酸化鉄，水溶性アナトー，鉄クロロフィリンナトリウム，銅クロロフィリンナトリウム，銅クロロフィル，二酸化チタン，ノルビキシンカリウムまたはナトリウム

② PCB（ポリ塩化ビフェニル）

表2.1.2 市販製品中のダイオキシン類量

製品名	TEQ濃度 (ppt) (US・EPA)	製品名	TEQ濃度 (ppt) (NTEQ)
新聞紙	0.3	紙おしめ	1.0
ろ紙（実験用）	1.8	漂白紙	5.7
ろ紙（コーヒー用）	1.7	非漂白紙	1.9
化粧用ティッシュ	5.6	タバコ巻き紙	4.4
再生紙	12.2	ろ紙（漂白）	8.2
		〃（非漂白）	3.8

表2.1.3 着色顔料

色	化合物
白色	亜鉛，チタン，バリウム，カルシウムなどの酸化物または炭酸塩，ケイ酸アルミニウム，リトポン，
黒色	炭素，イリジウム，ウラン，マンガン，コバルト
灰色	亜鉛
赤色	鉄，クロム，カドミウム，金，水銀，銅
赤茶色	鉄，マンガン，ニッケル
黄色	鉄，クロム，鉛，ウラン，アンチモン
緑色	クロム，銅
青色	コバルト，銅
紫色	ニッケル，マンガン

かつてカーボン紙にPCBが使用され，その回収紙を再生紙に混ぜていた時代があり，PCBの汚染を防止する意味で，食品衛生法では材質中に5ppm以下と規制している．

③ ダイオキシン類（塩素化ジベンゾダイオキシン，塩素化ジベンゾフランなど）

粗パルプを脱色するさいに塩素を使用するとダイオキシン類が生成してくることから，現在では塩素の使用を止めて，酸素による漂白を行なっている．

過去，報告されている紙中のダイオキシン類量は表2.1.2のとおりである．

2) 陶磁器，ガラス，ホウロウ製品

いずれの組成も主成分はケイ酸塩であり，着色顔料（表2.1.3）や釉薬に金属塩が用いられている．ガラスの場合には，鉛クリスタルガラスのみに鉛化合物が大量（15〜30％）加えられている．

釉薬について，陶磁器やホウロウ引き製品に用いられ，鉛塩が加えられていることから不溶性のケイ酸塩を形成させるにはある程度の高温（700〜800℃）で焼成させる必要がある．

衛生的問題点としては鉛やカドミウムなどの有害性金属の溶出であろう．釉薬には，鉛，カドミウムなどの金属類が添加されているが，高温で焼成することにより，不溶性の物質が形成される．低温での処理は金属の溶出を引き起こす．また，鉛クリスタルガラスの場合は20〜30％の鉛を含有しており，キュアリングが不適切の際に鉛の溶出が見られる．

このほかに絵付きのものでは用いた顔料によっていろいろな金属が溶出してくる．

3) 金属製品

食品衛生法では，食品に接する金属製品の場合に，それらの材質中には鉛10％，アンチモン5％以下と定められている．

通常の食品包装用箔にはアルミニウムとスズが用いられている．いずれの場合も金属の純度は高く，溶け出してくるものはどちらかの金属である．一般に固形食品の包装に使用されることから箔からの移行物は微量であると考えられる．

缶の場合は無塗装缶と塗装缶の2種類があり，前者は内面のスズメッキから酸性食品の場合にスズの溶出があり，その多量の溶出は急性金属中毒を引き起こす．

塗装缶の場合には，ポリ塩化ビニル，エポキシ樹脂またはフェノール樹脂などの塗料が用いられる．塗装缶の場合は合成樹脂の規格が当てはめられており，とくにエポキシ樹脂にはエピクロルヒドリンに毒性があるために試験項目が追加されている．

内分泌かく乱物質の一種といわれるビスフェノールAが，エポキシ樹脂から熱充填の際に遊離してくることから，衛生的安全面で注目されている．

衛生的問題点としてスズの溶出と内面塗装材料からの移行物がある．スズに関しては，内面塗装という方法によって溶出量が微量となっている．

また，アルミニウム製品からのアルミニウムの溶出が考えられ，「アルツハイマー病」の原因物質がアルミニウムではないかという疑問が投げかけられ，いろいろな検討が行なわれている．

4) プラスチック

食品容器包装材に使用されている材質は，主にポリエチレンやポリプロピレン，ポリスチレン，ポリエチレンテレフタレートなどの汎用樹脂であり，特殊なものは材料自体が高価で，よほどの効果を期待する場合以外は使用されない．

プラスチックに対する衛生規制は，一般規格と個別規格があり，一般規格としてすべてのプラスチックに，材質中に鉛やカドミウムが使用されないこと，溶出規制では60℃で30分間，食品擬似溶液（水，4％酢酸，20％エタノール，n-ヘプタン）で溶出を行い，溶液中に有機物が一定以上溶け出さないように規制（過マンガン酸カリウム消費量試験，水）と重金属（4％酢酸）の試験が示されている．

（1）一般規格

① 材質試験：鉛，カドミウム，各100ppm以下．

② 溶出試験：重金属（鉛として），1ppm以下（4％酢酸），過マンガン酸カリウム消費量，10ppm以下（水）．

（2）個別規格

ポリエチレン，ポリプロピレン，ポリスチレン，AS樹脂（アクリロニトリルスチレン樹脂），ABS樹脂（アクリロニトリルブタジエンスチレン樹脂），ポリ塩化ビニル，ポリ塩化ビニリデン，ポリエチレンテレフタレート，ポリアミド，ポリメチルメタアクリレート，ポリビニルアルコール，ホルムアルデヒドを原料とする尿素樹脂，フェノール樹脂，メラミン樹脂などについて設けられている．

① ポリエチレン（PE）

PEの使用用途は非常に広く，フィルムから容器に至るまでいろいろな食品に用いられ，とくに牛乳容器の場合は添加剤を含まないもののみが使用許可されている（ただし，ステアリン酸カルシウム，トリグリセライドの使用は可）．また，複合材料の一部に多用されている．

モノマーとしてはエチレンであり，衛生的に問題はないが，ポリマーが酸化劣化を起こしやすいことから添加剤（酸化防止剤）を必要とするために，使用する添加剤の毒性を検討しておく必要がある．

食品包装用材料の添加剤は，プラスチック業界として自主規格[5]を設け，世界諸国で使用が許可

されているものをリストアップし，それらを使用している．

衛生的問題としては，BHT (tert-butyl hidroxy toluene，ブチルヒドロキシトルエン)，BHA (tert-butyl hydroxy anisol，ブチルヒドロキシアニソール)などの酸化防止剤がかつて「突然変異性」や「発ガン性」があると報告され，それらを使用している成形品が排斥されたこともあるが，それらは食品添加物として使用許可されていることから，現在でも使用されている．

また，複合材料の場合は食品と直接接触する面に熱接着できるPEやPPを用いてのものが多く，その際に貼合に用いる接着剤についても安全性を考慮する必要がある．

牛乳容器の場合に多く用いられる紙容器は，内面がPEである（合成樹脂加工紙製容器包装）．このときのPEはグリセリン脂肪酸エステルとステアリン酸カルシウム以外の添加剤は用いてはならないことになっている．

食品用容器包装や乳及び乳製品の容器包装の規格基準を表2.1.4に示す．

② ポリプロピレン（PP）

PEと同様に広い範囲で使用されるプラスチックで，耐熱性の面でPEより優れている．

使用される添加剤などもほとんどPEと同じであり，衛生面における安全性に関する試験項目も同様である．

③ ポリスチレン（PS）

PSはカップやトレイなどに多く用いられる．このものは柑橘類の油分に侵される欠点がある．耐衝撃性に劣ることから，ゴム質を加えてカップ類が作られることが多い（ハイインパクトPS）．また，空気やガス体を用いて発泡を行い，熱の回りを考慮したもの（発泡ポリスチレン）がトレイやカップ類に加工され用いられている．

食品衛生法による規格基準は表2.1.5のとおりである．

揮発成分とは，スチレンを合成する原料のエチルベンゼン，不純分のトルエン，プロピルベンゼンなどをいう．

それらの毒性は表2.1.6のとおりである．

④ ポリエチレンテレフタレート（PET）

PETはエチレングリコールとテレフタル酸から作られる．重合触媒にアンチモンやゲルマニウムが用いられていることから，その溶出に対して注意が必要である．

食品衛生法による規格基準は表2.1.7のとおりである．

PETボトルからの溶出物で内容に異臭を与えることがある．その成分は主にアセチルアルデヒドであることが多い．

⑤ ポリカーボネート

表2.1.4 食品用容器包装，乳及び乳製品の容器包装の規格基準

	食品用容器包装	乳及び乳製品の容器包装
材質試験		
鉛・カドミウム	各100 ppm以下	—
ひ素	—	2 ppm以下
重金属	—	20 ppm以下
キシレン可溶分	—	11.3%以下
ヘキサン抽出分	—	2.6%以下
溶出試験		
蒸発残留物	30 ppm以下	15 ppm以下
過マンガン酸カリウム	10 ppm以下	5 ppm以下
消費量		
重金属	1 ppm以下	1 ppm以下

表2.1.5 食品衛生法によるポリスチレンの規格基準

	通常のPS	発泡PS
材質試験		
鉛・カドミウム	各100 ppm以下	
揮発性成分	5 000 ppm以下	熱湯に用いるものは 2 000 ppm以下 スチレン，エチルベンゼン 各1 000 ppm以下
溶出試験		
蒸発残留物	30 ppm以下（水，4%酢酸，20%エタノール） 240 ppm（n-ヘプタン，100以下で使用するもの）	

表2.1.6 揮発性物質の毒性について

物質名	LD 50 (g/kg 体重)[6]	経口投与無作用量[7]
トルエン	7.0（ラット）	118 mg/kg/day（138日）
エチルベンゼン	3.5（ラット）	136 mg/kg/day（130日）
iso-プロピルベンゼン	1.4（ラット）	154 mg/kg/day（139日）
スチレン	5.0（ラット）	132 mg/kg/day（132日）
α-メチルスチレン	4.9（ラット）	

表2.1.7 食品衛生法によるポリエチレンテレフタレートの規格基準

溶出試験	基　準
アンチモン	0.05 ppm 以下（4%酢酸）
ゲルマニウム	0.1 ppm 以下（4%酢酸）
蒸発残留物	30 ppm 以下（n-ヘプタン）

表2.1.8 食品衛生法によるポリカーボネートの規格基準

	基　準
材質試験	
ビスフェノールA	500 ppm 以下
ジフェニルカーボネート	500 ppm 以下
アミン類	1 ppm 以下
溶出試験	
ビスフェノールA	2.5 ppm 以下（水，4%酢酸，20%エタノール，n-ヘプタン）
蒸発残留物	30 ppm 以下（水，4%酢酸，20%エタノール，n-ヘプタン）

表2.1.9 ポリ塩化ビニルの規格基準

	基　準
材質試験	
塩化ビニル	1 ppm 以下
ジブチルスズ化合物（クロライドとして）	50 ppm 以下
クレゾールリン酸エステル	1 000 ppm 以下
溶出試験	
蒸発残留物	30 ppm 以下（水，4%酢酸，20%エタノール）
	150 ppm 以下（n-ヘプタン）

表2.1.10 食品衛生法によるポリ塩化ビニリデンの規格基準

	基　準
材質試験	
塩化ビニリデン	6 ppm 以下
バリウム	100 ppm 以下
溶出試験	
蒸発残留物	30 ppm 以下

ポリカーボネートはビスフェノールAとホスゲンとによって作られる．

食品衛生法の規格基準を表2.1.8に示す．

ビスフェノールAは内分泌かく乱化学物質として，最近注目されているものである[8]．

その溶出は河村らの報告[9]では，超微量ではあるが検出され，その結果学校給食の食器として問題があるのではないかということから，地方自治体では他の材質に切り替えるというところが増加している．

⑥ ポリ塩化ビニル

ポリ塩化ビニルの原料モノマーには発ガン性[10]があり，世界各国では材質または溶出量の規制を行なっている．また，軟質の材料では，用いられる可塑剤に種々衛生問題を抱えており，また材質中に塩素を含有するために，焼却時にダイオキシン類を発生するということで，塩素系プラスチックの使用を禁止するよう消費者団体から運動が始まっている（表2.1.9）．

最近，クッキングペーパーからトリブチルスズ化合物が微量検出されたということが新聞紙上に報道されたが，このものはジブチルスズ化合物中の不純物であったという解説が付け加えられていた．しかし，ジブチルスズ化合物は毒性があることから，実際に使用してはならないということになっており，製造業者の認識不足と考えられる．

また，トリブチルスズ化合物は「外因性内分泌かく乱化学物質」としてとりあげられており[11]，不純物としてではあるが，超微量溶出でも注意が必要である．

さらに，軟質ポリ塩化ビニルには可塑剤が30～35%程度添加されるが，通常用いられるものはフタル酸エステルやアジピン酸エステルであり，これらの化合物のうちには「外因性内分泌かく乱化学物質」として疑いを持たれているものもある．

クレゾールリン酸エステルは，体内でクレゾールとリン酸に分解され，クレゾールとしての毒性が出現する．そのうち，オルト-クレゾールは神経毒としての毒性が報告されている．

⑦ ポリ塩化ビニリデン

塩化ビニルと構造上似た化合物で，そのもの自体に弱い発ガン性があるという報告[12]も見られる．食品衛生法の規格基準は表2.1.10のとおりである．

塩化ビニリデンにも発ガン性があるという報告[12]があるが，その発ガン性は塩化ビニルよりも小さい．

表 2.1.11 食品衛生法によるポリアミドの規格基準[1]

溶出試験	基準
蒸発残留物	30 ppm 以下
カプロラクタム	15 ppm 以下

安定剤にはポリ塩化ビニルと同様なものが使用されるが，バリウム化合物も使用されることがあり，水溶性の化合物は腸管に対して蠕動（ぜんどう）を押えることにより障害を起こす．

可塑剤の使用があり，ポリ塩化ビニルの添加量より少ないが，10〜15%程度添加するために，蒸発残留物量は他のものに対して大きなものとなる．通常使用されているものはクエン酸エステル系のものが多い．

⑧ ポリアミド

ポリアミドは単一の包装材料としての使用より，複合材料や器具の一部品として多く使用されることが多い．

衛生的問題点としては，6-ナイロンの原料であるカプロラクタムに弱い毒性があるために溶出規制がなされている．表 2.1.11 に食品衛生法の規格基準を示す．

⑨ その他の問題点

通常使用される接着剤にはウレタン系のものが多く，イソシアネート化合物が用いられている．イソシアネート化合物は毒性が強いが，変化してアミン系のものとなる．しかし，その中でトルエンジイソシアネートは発ガン性を有するジアミンに変化することから問題となったことがあるので，その溶出に注意を要する．

また，印刷する際の有機溶剤（トルエン，キシレンなど）についても，その残留に注意を配らねばならない．

2.1.5 用途による規格基準

牛乳や清涼飲料水，レトルト容器などについて容器は食品衛生法によっての規格があり，物理的試験が要求されている．
① 乳及び乳製品の規格基準[1]
② 清涼飲料水規格基準[1]
③ 加圧加熱殺菌食品容器包装の規格基準[1]

あとがき

食品の容器包装は，内容食品に対して人に有毒または有害なものを移行してはならないと食品衛生法で定めている．その有害な，または有毒という定義はなかなか難しいうえに，さらに最近では「内分泌かく乱学物質」という問題で，超微量の移行物が問題化してきている．

食品衛生法では，容器包装材料からの移行物（量および質）に対して規制を設け，安全性を保持している．移行物に対しての安全性の検討は食品添加物の認可時の毒性試験法と結果を準用し，人が1日に摂取する材料からの移行物量が安全量を超えないことを確認することとしている．

現在包装材料として使用されている材料は紙や天然材料（木，竹など）から始まり，ガラス，金属，ゴム，プラスチックなどいろいろなものが用いられている．包装される食品の種類も数多く開発されており，包装または充填時から，摂取消費される時間も考慮に入れねばならない．しかも，毒性や分析方法の開発から，今まで考えられていなかった問題が多く生じてきており，ひとつの包装材料を用いるにもいろいろな面から衛生的安全問題を想定する必要があろう．

引用・参考文献

1) 食品衛生法（1947）
2) 化学的合成品たる食品添加物の指定等に関してよるべき基準（通知），平成8年3月22日衛化第29号
3) 食品添加物公定書（第7版）（1999）
4) 環境庁：外因性内分泌攪乱化学物質問題に関する研究班中間報告書（平成9.7）
5) ポリオレフィン等衛生協議会自主規格
   塩ビ食品衛生協議会自主規格
   塩化ビニリデン食品衛生協議会自主規格
6) IARC: *Monograph*, **19**, 73 (1979)
7) IARC: ibid., **19**, 74 (1979)
8) 石渡 皓（中沢祐之，辰濃 隆編）：内分泌攪乱化学物質と食品容器, p.46, 幸書房（1999）
9) 河村洋子，山田 隆：食衛誌, **39**(3), 206 (1998)
10) 辰濃 隆：環境技術, **4**, 15 (1975)
11) 環境庁：外因性内分泌攪乱化学物質問題への環境庁の対応方針について－環境ホルモン戦略

speed 98（平成 10.5）
12) IARC: *Monograph*, **19**, 439（1979）

(辰濃　隆)

2.2 包装材料の製造に係わる安全性・衛生性

包装材料は内容物と直接接触することから，包装材料それ自体の安全性・衛生性が非常に重要である．また，包装材料は本質的な役割として内容物の保護機能を有し，外部からの汚染を防止して内容物の安全性・衛生性を確保する．したがってこのための充分な物理的強度を具備していなければならない．

安全・衛生面からとくに注意しなければならない具体的なキーポイントとして，
① 包装材料からの溶出・移行物
② 微生物の付着
③ 異物の混入
④ 異臭の発生
⑤ ピンホールの発生
⑥ 破袋

などがあげられる．「包装材料を製造するうえで，どのようにして内容物を含めた包装物の安全性・衛生性を確保するのか」について，本節では，包装材料の①原材料，②製造工程，③強度確認の 3 項目に分けて説明する．

2.2.1 原材料からみた包装材料の安全・衛生（自主規制基準を中心に）

包装材料の法規制については，2.1 節にて詳細な説明がなされているのでここでは省略する．原材料面からは，厚生省の指導のもとに関係業界ごとに自主規制基準が設けられ，安全・衛生性が確保されている．自主規制基準には，安全性が確保された材料を選定して使用するポジティブリスト規制（PL 規制）と，これとは逆に有害性が認められた材料を選定して，これを使用しないネガティブリスト（NL 規制）の 2 つがある．以下に軟包装関係の自主規制基準を示す．
① ポリオレフィン等合成樹脂製食品容器包装等に関する自主規制基準
　ポリオレフィン等衛生協議会；PL 規制
② 塩化ビニル樹脂製品等の食品衛生に係る自主規格
　塩ビ食品衛生協議会；PL 規制
③ ポリ塩化ビニリデン製食品容器包装等に関する自主基準
　塩化ビニリデン衛生協議会；PL 規制
④ 食品包装材料用印刷インキに関する自主規制
　印刷インキ工業連合会；NL 規制
⑤ 食品包装材料用接着剤等に関する自主規制
　食品包装材料用接着剤等衛生協議会；NL 規制
⑥ 食品包装用石油ワックス自主規制基準
　日本ワックス工業会

いずれも国内外の法律，規格基準を参考にして世界トップレベルの自主規制基準を作り上げており，厳格に遵守すべきである．

ここでは，一見内容物に接触しないように思われるために安全・衛生性が見落とされがちなポリマー添加剤，接着剤および印刷インキについて説明する．

1) ポリマー添加剤

包装材料の樹脂，フィルム中に混練されているポリマー添加剤は，ある一定の条件が整えば包装材料から内容物へ移行してくるため，内容物に直接接触する材料と同様に安全・衛生性に対する配慮が必要である．酸化防止剤，熱安定剤，光安定剤，充填剤，分散剤，滑剤，アンチブロッキング剤，帯電防止剤，防曇剤など，さまざまな添加剤が用いられているが，必要最低限の使用に止めなければならない．

包装材料の原材料として使用する樹脂，フィルムについては，そのポリマー添加剤が下記の米国 FDA（food and drug administration，アメリカ食品医薬品局）規格およびその材質によりポリオレフィン等衛生協議会，塩ビ食品衛生協議会，塩化ビニリデン衛生協議会のいずれかの自主規制基準（PL 規制）に適合した材料であり，その適合範囲内の添加量であることを確認して使用すべきである．
① FDA 規格 Part 175　間接食品添加物：接着・コーティング．
② FDA 規格 Part 176　間接食品添加物：紙お

表 2.2.1 ポリウレタン系接着剤の構成材料
(日本接着学会：工業材料, **47** (13) 55, 表 7.1, 日刊工業新聞社 (1999))

構成材料		原料化合物
イソシアネート原料	モノマー	TDI：トリレンジイソシアネート MDI：4,4′-ジフェニルメタンジイソシアネート XDI：キシリレンジイソシアネート HDI：ヘキサメチレンジイソシアネート IPDI：イソホロンジイソシアネート トリス(イソシアネートフェニル)メタン トリス(イソシアネートフェニル)チオフォスフェート
	化合物	トリメチロールプロパン(TMP)付加体：TDI, MDI, HDI, XDI, IPDI, HDI ビューレット HDI, IPD エトリマー
活性水素化合物	低分子ポリオール	エチレングリコール, ジエチレングリコール, ジプロピレングリコール, 1,4-ブタンジオール, 1,6-ヘキサンジオール, ネオペンチルジオール, トリメチロールプロパンなど
	ポリエーテルポリオール	ポリエチレングリコール, ポリオキシプロピレングリコール, ポリテトラメチレンエーテルグリコール, エチレンオキシド/プロピレンオキシド共重合体など
	ポリエステルポリオール	ポリカプロラクトン ジオール/二塩基酸ポリエステル 　ジオール：エチレングリコール, ジエチレングリコール, ジプロピレングリコール, 1,4-ブタンジオール, 1,6-ヘキサンジオール, ネオペンチルジオールなど 　二塩基酸：アジピン酸, アゼライン酸, セバチン酸, イソフタル酸, テレフタル酸など
	その他	ひまし油, 液状ポリブタジエン, エポキシ樹脂, ポリカーボネートジオール, アクリルポリオール, シリコンポリオール, クロロプレンなど
添加剤	カップリング剤	シランカップリング剤, チタンカップリング剤
	粘着付与剤	テルペン樹脂, フェノール樹脂, テルペン-フェノール樹脂, ロジン樹脂, キシレン樹脂など
	無機充填剤	炭酸カルシウム, クレー, 酸化チタン, カーボンブラックなど
	揺変剤	エアロジル, ディスパロンなど
	安定剤	紫外線吸収剤, 酸化防止剤, 耐熱安定剤, 耐加水分解安定剤など

よび板紙の成分．
③ FDA 規格 Part 177　間接食品添加物：ポリマー．
④ FDA 規格 Part 178　間接食品添加物：添加物，製造助剤，殺菌剤．
⑤ FDA 規格 Part 181　規則規定以前に認可された物質．
⑥ FDA 規格 Part 182　一般に安全であると認められている物質．

2) 接着剤

　接着剤を用いたラミネートの加工技術としては，ドライラミネート，ノンソルラミネート，エクストリュージョンラミネート，ウェットラミネートなどがあるが，食品用包材については日本では溶剤型ドライラミネートが圧倒的に多く，また包装後加熱殺菌を行うボイル，レトルト包材の比率が高い特徴がある．ドライラミネートには，2液反応型のポリウレタン系接着剤が主に使用されており，基本的にはジイソシアネート成分，活性水素化合物およびその他添加剤より構成されている（**表 2.2.1** 参照）．
　ボイル，レトルトなどの加熱殺菌を施す包装材料では，条件によってはごく微量ではあるが，接着剤成分の一部が内面のポリエチレンやポリプロピレンを透過して食品に移行することがあるため，充分な注意が必要である．安全・衛生性が確

表 2.2.2　FDA 規格適合接着剤（21 CFR § 177.1390）

FDA登録項目	接着剤の構造	使用温度	不揮発性抽出物のクロロホルム可溶分		
			使用温度条件	抽出条件	最大クロロホルム可溶分量
(C)(2)(iii)	ポリプロピレンの無水マレイン酸付加物	135°C以下	121°C以下 135°C以下	121°C×2時間 135°C×1時間	0.01 mg/in² 0.013 mg/in²
(C)(2)(iv)	ポリエステル-ウレタン接着剤 ・ポリエステル-ウレタンジオールレジン 特定の原料からなるウレタン変性ポリエステルジオールなど ・硬化材 イソホロンジイソシアネート（IPDI）系および/またはキシリレンジイソシアネート（XDI）系からなる硬化剤	121°C以下	121°C以下	121°C×2時間	0.01 mg/in²
(C)(2)(v)	ポリエステル-エポキシ-ウレタン接着剤 ・ポリエステルレジン 特定の原料からなるポリエステルレジン ・エポキシレジン 特定のエポキシレジン ・硬化剤 イソホロンジイソシアネート（IPDI）トリマー	135°C以下	121°C以下 135°C以下	121°C×2時間 135°C×1時間	0.10 mg/in² 0.10 mg/in²
(C)(2)(vi)	ポリウレタン-ポリエステルレジン-エポキシ接着剤 ・ポリウレタン-ポリエステルレジン 特定の原料からなるウレタン変性ポリエステルジオールなど，特定の原料からなるポリエステルレジン ・エポキシレジン 特定のエポキシレジン ・硬化剤 イソホロンジイソシアネート（IPDI）系および/またはキシリレンジイソシアネート（XDI）系からなる硬化剤	135°C以下	135°C以下	135°C×1時間	0.05 mg/in²

認されている下記規格基準に適合した接着剤を使用すべきである．
① FDA 規格 Part 175.105　接着剤（49°C未満での使用）
② FDA 規格 part 175.300　樹脂状物質およびポリマーコーティング剤
③ FDA 規格 Part 177.1390　121°Cから135°Cで使用するラミネート構造体（表 2.2.2 参照）
④ FDA 規格 Part 177.1395　49°Cから121°Cで使用するラミネート構造体
⑤ 食品包装材料用接着剤等に関する自主規制（食品包装材料用接着剤等衛生協議会）（表 2.2.3 参照）

3）印刷インキ

内層と外層の2層構成の包装材料で，内層がポリエチレン，エチレン酢酸ビニル共重合体などの耐熱性，耐油性に乏しい材料が用いられている場合，油脂成分を含む食品が高温で充填されたり，電子レンジ加熱のような加熱処理を施されたりすると，外層の内面に印刷されたインキ成分の一部が内容物に溶出してくる可能性がある[1]ため，充分な注意が必要である．印刷層が内容物に直接接触する場合には，食品添加物として認可されている材料からなる印刷インキを使用しなければならないのは当然であるが，印刷層が内容物に直接接触しない場合でも，安全・衛生性の高い材料で作

表 2.2.3 食品包装材料用接着剤等に関する自主規則(NL 規則)

分類		化学物質名	分類		化学物質名
溶剤		エチレングリコールモノエチルエーテル	助剤	有機すず化合物	トリブチルすず＝クロリド
		エチレングリコールモノエチルエーテルアセテート			トリブチルすず＝スルファマート
		エチレングリコールモノメチルエーテル			トリブチルすず＝ナフテナート
		エチレングリコールモノメチルエーテルアセテート			トリブチルすず＝フルオリド
		四塩化炭素(別名：テトラクロロメタン)			トリブチルすず＝メタクリラート
		1,4-ジオキサン			トリブチルすず＝ラウラート
		1,2-ジクロロエタン(別名：二塩化エチレン)			トリブチルすず＝ロジン塩
		1,2-ジクロロエチレン(別名：二塩化アセチレン)			ビス(トリブチルすず)＝オキシド
		1,2-ジクロロプロパン			ビス(トリブチルすず)＝2,3-ジブロモスクシナート
		O-ジクロロベンゼン			ビス(トリブチルすず)フタラート
		1,2-ジブロモエタン(別名：二臭化エチレン，二臭化エタン)			ビス(トリブチルすず)フマラート
		N,N-ジメチルホルムアミド			ビス(トリブチルすず)マレアート
		1,1,2,2-テトラクロロエタン(別名：四塩化エタン)		有機水銀化合物	エチル塩化水銀
		テトラクロロエチレン(別名：パークレン，四塩化エチレン)			エチルリン酸水銀
		1,1,1-トリクロロエタン(別名：メチルクロロホルム)			フェニル酢酸水銀
		1,1,2-トリクロロエタン			フェニルよう化水酸
		トリクロロエチレン(別名：トリクレン，三塩化エチレン)			プロピオン酸フェニル水銀
		トリクロロメタン(別名：クロロホルム)			2-メトキシエチル塩化水銀
		2-ニトロプロパン		鉛化合物 カドミウム化合物 ひ素化合物 水溶性バリウム化合物	オクチル酸鉛
		二硫化炭素			オレイン酸鉛
		N-ビニル-2-ピロリドン			ステアリン酸鉛
		ベンゼン			ナフテン酸鉛
		メチレンクラロイド(別名：ジクロロメタン，塩化メチレン)			ひ酸鉛
		モノクロロベンゼン			ジエチルジチオリン酸カドミウム
助剤	可塑剤	ポリ塩化トリフェニル(別名：PCT)			ステアリン酸カドミウム
		ポリ塩化ナフタリン			ナフテン酸カドミウム
		ポリ塩化ビフェニル(別名：PCB)			ステアリン酸バリウム
		リン酸トリクレジル		蛍光増白剤	スチルベンゼン型(例：ジアミノスチルベンゼン系化合物)
		リン酸モノクレジル			ベンジジン型
	界面活性剤	アルキル(C=8～16)ジメチルベンジルアンモニウムクロライド			ベンツイミダゾール型
		アルキル(C=8～20)トリメチルアンモニウムブロマイド			ベンツオキサゾール型
		アルキル(C=8～20)ピリジニウムクロライド			クマリン型
		テトラメチルアンモニウムクロライド		その他	アスファルト
		トリメチルベンジルアンモニウムクロライド			1-アリルオキシ-2,3-エポキシプロパン(別名：アリルグリシジルエーテル)
	有機すず化合物	アルキル(C=8)＝アクリラート・メチル＝メタクリラート・トリブチルすず＝メタクリラート共重合物			1,2-エポキシ-3-フェノキシプロパン(別名：フェニルグリシジルエーテル)
		トリフェニルすず＝アセタート			2,3-エポキシ-1-プロパノール(別名：グリシドール)
		トリフェニルすず＝クロリド			N,N-ジフェニル-1,4-フェニレンジアミン
		トリフェニルすず＝クロロアセタート			4,4'-ビスメチレン-2-クロロアニリン
		トリフェニルすず＝脂肪酸(C=8～11)塩			m-フェニレンジアミン
		トリフェニルすず＝N,N-ジメチルジチオカルバマート			フェノール
		トリフェニルすず＝ヒドロキシド			1-ブトキシ-2,3-エポキシプロパン(別名：ブチルグリシジルエーテル)
		トリフェニルすず＝フルオリド			ヘキサクロロベンゼン
		トリプロピルすず＝クロリド			ペンタクロロフェノールおよびその塩
		トリブチルすず＝アセタート			ホルマリン(ホルムアルデヒド)

られた印刷インキを選定しておく必要がある．

グラビアインキに用いられる代表的な有機顔料としては，フタロシアニンブルー，フタロシアニングリーン，溶性アゾ顔料，ジスアゾ顔料などであり，無機顔料としてはカーボンブラック，酸化チタン，硫化バリウム，アルミペーストなどである．また代表的なバインダー樹脂としては，ロジン，硝化綿，ポリアミド，環化ゴム，酢酸セルロースなどが用いられており，これらはLD 50値からは比較的安全性は高いといえる[1]．

印刷インキの選定に当たっては，印刷インキ工業連合会の食品包装材料用印刷インキに関する自主規制（NL規制，表2.2.4参照）およびポリオレフィンなど衛生協議会のポリオレフィン等合成樹脂製食品容器包装などに関する自主規制基準（PL規制）に適合した材料を用いた印刷インキを使用することが重要である．

2.2.2 包装材料製造工程における安全・衛生管理

包装材料の製造工程における安全・衛生管理は，内容物である食品あるいは医薬品の製造工程における管理と同レベルで行われるべきであり，GMP（good manufacturing practice，適正製造規範）による管理がなされるべきである．すなわち，原材料の受入れから製造工程，最終製品の出荷まで一貫した品質管理を行い，不良品の発生防止および製品の安全と品質の確保が不可欠である．表2.2.5にGMPに要請されている主要事項を示す[2]．

ここでは，まず包装材料を製造する生産現場の環境衛生管理について説明し，さらにとくに品質に影響を及ぼす要因として微生物，異物，異臭を取り上げる．

1) 包装材料製造工場の環境衛生管理

近年，食品業界ではHACCP (hazard analysis critical control point，危害分析重要管理点方式）による品質管理が注目され，本格的な導入が始まっている．HACCPを採用した食品メーカーが，副資材である包装材料に対して同等の品質管理を求めることは当然であり，包装材料メーカーもその要請に応えなければならない．包装材料の製造工程には，食品の安全性を確実に保証できる工程（CCP，重要管理点）がないため，HACCPの直接的な対象にはならない．しかしHACCPを適切に機能するための前提条件である「一般的衛生管理プログラム」(prerequisite program）の内容を，包装材料の製造工場に適した形に直し，食品工場と同レベルの衛生管理を行うことが重要である．図2.2.1にHACCPの位置付けと「一般的衛生管理プログラム」の内容を示す．

環境衛生管理の具体的なポイントを以下に説明する[3]．

(1) 作業所の塵埃，微生物管理

作業所の衛生状態を維持・管理するためには，浮遊塵埃数，浮遊微生物数，落下微生物数を測定，記録し，高い数値を示したときは，原因を追求し対策をとる．

① 測定頻度

浮遊塵埃数：毎月1回以上．

浮遊微生物数：春，夏，秋，冬各1回年間4回以上．

落下微生物数：春，夏，秋，冬各1回年間4回以上．

② 測定方法

浮遊塵埃数：光散乱式のパーティクルカウンターを使用．

浮遊微生物数：スリットサンプラー，ローター遠心力サンプラー，メンブランフィルターユニットのいずれかを使用．

落下微生物数：コッホの落下法を用いる．

③ 判定基準

浮遊塵埃数：NASA規格のクラス100 000（0.5μ径以上の粒子3 500個/1以下）の3倍以下．

浮遊微生物数：NASA規格のクラス100 000以下（88個/m³以下）．

落下微生物数：10個/90 mmφシャーレ/時間以下．

(2) 清掃の励行

構造・設備の清掃計画を作成し，定期的に清掃を行う．

作業後毎日：加工機械，作業機，床，通路

週1回以上：補虫具

表 2.2.4 食品包装材料用印刷インキに関する自主規制（NL 規制）

用途	名　称	用途	名　称	用途	名　称
着色剤	黄鉛（別名：クロムエロー）	溶剤	1,2-ジクロルエチレン	助剤	ジチオカルバマート
	鉛　白		（別名：二塩化アセチレン）		トリフェニルすず＝フルオリド
	鉛　丹		1,2-ジクロルエタン		トリフェニルすず＝アセタート
	クロムバーミリオン		（別名：二塩化エチレン）		トリフェニルすず＝ヒドロキシド
	（別名：モリブデートオレンジ		トリクロルエチレン		トリフェニルすず＝脂肪酸（C＝9～11塩）
	モリブデートレッド）		テトラクロルエチレン		トリフェニルすず＝クロロアセタート
	合成パール		（別名：パークロルエチレン）		ステアリン酸鉛
	エオシンレーキ（鉛塩）		クロロホルム		ステアリン酸カドミウム
	フロキシンレーキ（鉛塩）		（別名：トリクロルメタン）		ステアリン酸バリウム
	クロム酸銅		四塩化炭素		オレイン酸鉛
	クロム酸バリウム		（別名：テトラクロルメタン）		リノール酸鉛
	クロム酸亜鉛		1,1,2,2-テトラクロルエタン		トール油脂肪酸鉛
	（別名：亜鉛黄またはジンククロメート）		（別名：四塩化エタン）		ホウ酸鉛
	カドミウムエロー		ジクロルメタン		過ホウ酸鉛
	カドミウムオレンジ		（別名：二塩化メチレン）		樹脂酸鉛
	カドミウムレッド		（別名：メチルクロロホルム）		ナフテン酸鉛
	カドミウムマルーン		臭化エチレン		塩酸化ビフェニル
	マーキュリーレッド		（別名：二臭化エタン）		（略称：PCB）
	メルカライト		2-ニトロプロパン		塩素化トリフェニル
	エメラルドグリーン		エチレングリコールモノエチルエーテル		（略称：PCT）
	コバルトバイオレッド（うす口）		エチレングリコールモノエチルエーテル		塩素化ナフタリン
	緑　青		アセテート		ベンジンおよびその塩
	アンチモンホワイト		エチレングリコールモノメチルエーテル		ジクロロベンジンおよびその塩
	アンチモンレッド		エチレングリコールモノメチルエーテル		4-アミノジフェニルおよびその塩
	マンガンバイオレッド		アセテート		オルトトリジンおよびその塩
	オーラミンおよびそのキレート		N-ビニル-2-ピロリドン		ジアニシジンおよびその塩
	マゼンタおよびそのキレート		N,N-ジメチルホルムアミド（DMF）		コールタール
	バターエロー				ペンタクロロフェノール
	クリソイジン	助剤	リン酸モノクレジル		（略称DCP）
	ギネアグリーン B		リン酸トリクレジル		4,4′(N,N-ビスジメチルアミノ)
	オイルオレンジ SS		ジブチルすず＝ジアセタート		ベンゾフェノン
	オイルオレンジ XO		ジブチルすず＝ジブタネート		（別名：ミヒラーケトン）
	オイルエロー OB		ジブチルすず＝ジペンタネート		ヘキサクロルベンゼン
	ポンソー 3R		トリブチルすず＝アセタート		（略称：HCB）
	ポンソー SX		トリブチルすず＝メタクリラート		アスベスト類
	スーダン 1		トリブチルすず＝フルオリド		塩化ビニルモノマー
	ローダミン B		トリブチルすず＝ラウラート		酢酸ビニルモノマー
	ローダミン 3G		トリブチルすず＝スルファーマート		ビスフェノール A 型エポキシ液状樹脂
	ローダミン 6G		トリブチルすず＝クロリド		メチレンビスフェノール型エポキシ液状樹脂
	メチルバイオレット		アルキル(C＝8)アクリラート・メチル＝メタクリラート・トリブチルすず＝メタクリラート共重合物		アクリルニトリル
	クリスタルバイオレット				トルエンジイソシアネート（TDI類）
	マラカイトグリーン		トリブチルすず＝ナフテナート		イソホロンジイソシアネート
	ビクトリアブルー B		トリブチルすずロジン塩		ヘキサメチレンジイソシアネート
	ビクトリアブルー 4R		ビス（トリブチルすず）オキシド		アクリル酸エチル
	ダイヤモンドグリーン G		ビス（トリブチルすず）フマラート		ヒドロキシプロピルアクリレート
	ニッケル化合物		ビス（トリブチルすず）＝2,3-ジブロモスクシナート		ジエチレングリコールジアクリレート
	コバルト化合物（水溶性無機塩）				グリシジルアクリレート
	インジュリン		ビス（トリブチルすず）フタラート		2-ジメチルアミノエチルメタクリレート
溶剤	ベンゼン		ビス（トリブチルすず）マレアート		アジリジン（アジラン，エチレンイミン）
	モノクロルベンゼン		トリフェニルすず＝クロリド		
	O-ジクロルベンゼン		トリフェニルすず＝N,N-ジメチル		

表 2.2.5　GMP に要請されている主要事項[2]

要　点	主　な　内　容
適 合 性	ダブルチェック，確認・サイン，製造管理責任者と品質管理責任者の独立
汚 染 防 止	作業所分離・隔離，面積と空間，床・壁・天井の材質，配管位置，空気圧差・層流，集塵・排気，作業区分，区分保管，環境管理，製造衛生，標示，機械設備の配置機械設備の材質・構造・性能，容器の材質，包装材料材質
異種混合防止	製造所面積と空間，作業区分（類似材料・製品の取扱作業），区分保管，機械設置の配置，標示，ダブルチェック，点検（作業前後）
品 質 保 持	空調，適切な保管，先入れ先出し，再試験
標 準 化	製造標準（技術標準，作業標準，工程検査を含む），品質規格・試験方法，環境基準，製造衛生管理基準
記録の完備と保管	製造記録，試験記録，保管記録，出荷記録，苦情記録
試 験 検 査	受入試験，工程試験検査，出荷試験，サンプリング
サンプル保管調査	最終製品の安定性評価とロットモニタリング
自 己 監 査	GMP システムを常に監視し，もっとも経済的水準で，時代に即応した，最大の品質保証をするための自己チェック

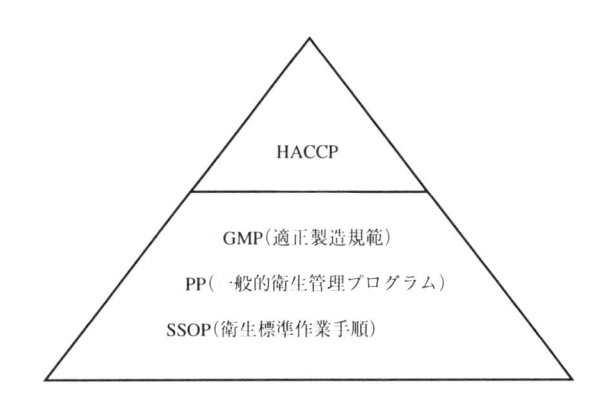

```
        HACCP
    ─────────────
    GMP（適正製造規範）
    PP（一般的衛生管理プログラム）
    SSOP（衛生標準作業手順）
```

[一般的衛生管理プログラム]
① 施設設備の衛生管理
② 従事者の衛生教育
③ 施設設備・機械器具の保守点検
④ そ族昆虫の防除
⑤ 使用水の衛生管理
⑥ 排水および廃棄物の衛生管理
⑦ 従事者衛生管理
⑧ 食品などの衛生的取扱い⇒包装材料の衛生的取扱い
⑨ 製品の回収手段の設定
⑩ 製品などの試験検査に用いる設備などの保守管理

図 2.2.1　HACCP の位置付けと一般的衛生管理プログラム

月 1 回以上：窓，空調設備
年 2 回以上：天井，壁，照明設備

（3）　作業所内外の殺菌・駆除

作業所内外の微生物の殺菌，昆虫，ねずみなどの小動物の駆除を定期的に行う．捕獲数が高い数値を示したときは，原因を究明し対策をとる．

（4）　作業者の衛生管理

作業者について服装，健康状態（定期健康診断），手洗いの管理を行う．作業服，ネット付き帽子，靴などは埃の出にくい素材のものを用い，

作業所内専用とする．また常に清潔に着用し，毛髪，フケなどを落としてから作業所に入る．作業者の手，指などに化膿性疾患が認められるときには，包装材料に接触する作業に従事させない．

（5）作業所の出入り口

前室をはさんだ二重扉とし，同時に開閉できない構造とする．作業員の出入り口は履物を履き替えるスペースとエアシャワー室を設ける．

（6）作業室の外窓

昆虫や塵埃の侵入を防ぐため，完全にシールされた構造とする．

（7）作業所の内装材料

清掃しやすいものとする．表面は穴や溝，隙間のない滑らかな堅い材質で，防水性，耐薬品性を有するものを使用する．

（8）作業所の照明

天井埋込み形あるいは逆富士山形などの塵埃の堆積しにくい形状とする．

（9）空調・給排気

冷暖房などの空調設備を設け，作業に適切な温・湿度の制御を行う．作業中は作業所以外の設備区画に対して常に陽圧に調整し，維持する．吸入口には除塵効果の高いフィルターを設置する．フィルターは定期的に清掃する．

（10）配　　管

できるだけ露出を避け，貫通箇所は完全にシールする．水平配管より垂直配管とする．

（11）運　搬　車

出入口に段差を設けるなどして作業所内外の運搬車を使い分ける．作業所周辺の道路を舗装して，外用運搬車に汚泥をできるだけ付着させない．

（12）便　　所

作業所の出入口から3m以上離して，水洗式で設置する．履物の履き替えおよび手洗い設備を設置するための前室を設ける．

（13）手洗い設備

作業所の入口および便所の前室に設置し，石鹸，消毒液，ペーパータオルまたはエアタオルを常備する．

（14）夜間屋外照明

防虫灯を使用し，虫が集まらないようにする．

2）微　生　物

包装材料の製造現場は，上述の環境衛生管理が実施されていれば微生物の増殖する要因は少なく，たとえばフレキシブルパッケージへの微生物の付着は，一般的に0～10個/m^2程度に過ぎない．微生物の付着が100個/m^2以上に増加している場合には，汚染源があると考えられ，汚染源の究明・対策が必要である．

微生物の最大の発生源は人間であり，とくに手指，頭髪，呼気が汚染源である．このため手指の消毒，手洗いを必ず行い，ネット付き帽子を常に着用し，マスクもできるかぎり着用すべきである．つぎに汚染源となりやすいのが梱包資材であり，木製パレット，段ボール箱などは生産現場に持ち込まないことが大切である．微生物は微生物単独で存在していることはなく，塵埃に付着して浮遊，移動している．したがって塵埃を減らすことが微生物を抑制することになる．

包装材料に付着している微生物の測定は，食品と比較して付着数が非常に少ないため，スタンプ法や混釈法による測定では正確さに欠け，拭き取りまたは洗い出し・メンブランフィルター法を用いるべきである．

最近，無菌包材の要望が非常に高いが，無菌包材を得るためには包装材料を製造後，γ線などにより滅菌処理するのが一般的である．この理由は，製造工程中に微生物を殺菌するのに充分な温度と時間が取れる高温の加熱工程がある場合でも，加熱工程以降を完全な無菌環境下として二次汚染を完全に防止しなければ無菌包材にならないためである．

3）異　　物

異物の混入防止は，包装材料の品質管理においてもっとも重要な課題のひとつである．異物の混入を防止するためには，異物が何であるかをまず分析し，異物の混入経路を推定し，異物の発生原因・発生源を明らかにして，その混入を防止するための設備的な改善，ルール作りを行い，さらに関係者を教育して徹底しなければならない．

表2.2.6に代表的な異物を，また図2.2.2に分析手順を示す[4]．まず肉眼または顕微鏡による形態観察を行い，続いて赤外吸収分光分析を行

表 2.2.6 代表的な異物[4]

外因性異物	動物性異物	昆虫, 骨, 歯, 尿, 糞, 毛
	植物性異物	種子
	鉱物性異物	石, 土, ガラス, 金属
	微生物集落	かびの集落
	その他	樹脂, ゴム, 繊維, 塗料
内因性異物	析出物	塩類, アミノ酸, 糖質
	錆び	鉄錆び
	酸化物, 炭化物	焦げ
	斑点, 着色, 変色,	黒点, 緑変, 褐変

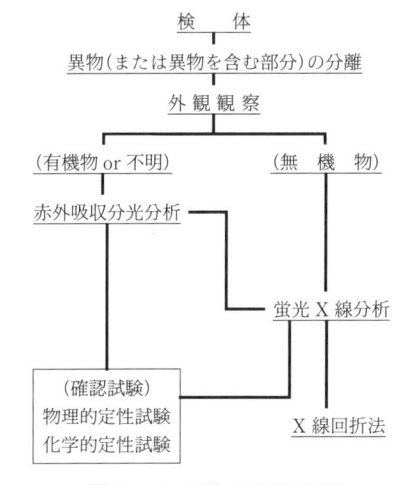

図 2.2.2 異物の分析手順[4]

う. 無機物である可能性が高ければ蛍光 X 線分析による元素の定性分析を行い, さらに結晶性の無機物であれば X 線回折による分析まで行う. 一方, 有機物の可能性が高ければ赤外吸収スペクトルから官能基の種類, 化合物の絞り込みを行い, 各種クロマトグラム, 呈色反応などの物理的・化学的定性試験により確認する.

異物の発生源としてはつぎのものがあげられ[5], 発生源として疑わしい場合には適切な対策を講じなければならない.

① 建物の外部からの侵入物（昆虫など）
② 建物から発生（建材の破片など）
③ 設備から発生（オイルミストなど）
④ 梱包資材から発生（木屑, テープなど）
⑤ 運搬具から発生（オイルミスト, タイヤ屑など）
⑥ 原材料から発生（スリット屑, ダスティングパウダーなど）
⑦ 作業者の身体, 服から発生（毛髪など）

4) 異　臭

(1) 残留溶剤

印刷インキ, 接着剤, アンカーコート剤の溶剤として用いる有機溶剤は, 印刷機やラミネーターでの乾燥が不充分な場合に, 包装材料に多量に残留し, 安全衛生上また内容物のオフフレーバーの原因として問題である. 使用される溶剤は, 酢酸エチル, イソプロピルアルコール, トルエン, メチルエチルケトン, シクロヘキサンなどで, 印刷, ラミネートされた包装材料から可能なかぎり除去しなければならない. このためには, 印刷機, ラミネーターのオーブンを乾燥能力の充分な設備とし, スピード, 乾燥オーブンの設定条件を一定として生産すべきである. 印刷工程, ラミネート工程おのおのでの残留溶剤測定を日常的に行わなければならないが, 規格値は包装材料のデザイン, 構成仕様, 用途によって決める必要がある.

最近では水性インキによる印刷, 無溶剤型接着剤あるいは水性接着剤によるラミネートに関して, 材料性能, 加工技術が急速に進歩しており, 残留溶剤の点からも非常に注目されている.

(2) 揮発性モノマー

包装材料の原材料である樹脂・フィルム, 印刷インキ, 接着剤中の揮発性モノマーが残存して異臭原因となることもある. これまでにスチレンモノマーやメタクリル酸メチルの事例が報告されている[6].

(3) トリクロロアニソールによるかび臭

2,4,6-トリクロロアニソール（TCA）がかび臭の原因となることがある. TCA は木材の防腐剤, 防かび剤として用いられる 2,4,6-トリクロロフェノール（TCP）から微生物によって生成されるとされている. 木製のパレットの防かび剤にTCP が使用され, それが TCA に変化し, 保管中の包装材料を汚染すると考えられるため, プラスチック製パレットを使用すべきである.

2.2.3 安全設計のための密封性・耐ピンホール性確認

包装材料の本質的な役割のひとつとして内容物の保護機能があり，包装材料は，内容物を包装後，消費者に届けられ開封されるまで，外部からの微生物や汚染物質の侵入を防止し内容物を衛生的に保って，その品質を保持する役割を負っている．このためには包装材料の設計段階で，要求強度を明確にし，各種物性試験により充分な強度確認を行っておく必要がある．一般的な密封強度の試験方法および判定基準は，食品衛生法（厚生省告示第20号 昭和57年）と日本工業規格（JIS Z 0238-1998）に規定されており，表2.2.7に試験項目を対比して示す．両者に共通した強度試験として，①シール強さ，②破裂強さ，③落下強さ，④耐圧縮強さがあげられる．また，強度試験後の密封性の確認として漏えい試験やピンホール試験が詳細に説明されている．

ここでは，とくに安全設計上重要である耐ピンホール強さおよび引張り衝撃強さについて説明する（表2.2.7参照）．

1) 耐ピンホール強さ

ピンホールは，一般的に，突刺しピンホール，屈曲疲労ピンホール，摩擦ピンホールの3種類に分類される[7]．

突刺しピンホールの試験方法は，上述食品衛生法に「試料を固定し，試料面に直径1.0 mm，先端形状半径0.5 mmの半円形の針を毎分50±5 mmの速度で突き刺し，針が貫通するまでの最大荷重を測定する」と規定されており，同食品衛生法の「器具及び容器包装の用途別規格」の「容器包装詰め加圧加熱殺菌食品」では，「0.6 kg以上あること」とされている．

ラミネートフィルムの場合，伸びの小さい基材フィルムが破れると同時にこれが伝播し，シーラントフィルムまで破れる．したがって基材フィルムの突刺しピンホール強さにその伸度でのシーラントフィルムの応力を足した強度が，ラミネートフィルムの突刺し強さといえる．突刺しピンホール強さを上げるためには，破断強度・伸度の大きい基材フィルムを使用するか，同じ基材フィルムを使用するのであれば厚みを上げることが有効で，逆にシーラントフィルムの厚みを上げることは，あまり意味がない．

屈曲疲労ピンホールの試験方法は，ASTM F 392に規定されており，ゲルボテスターと呼ばれる試験装置を使用する．図2.2.3に示すように固定円板と移動する回転円板との間にフィルムを筒状に装着し，回転円板を前進させながら回転，

表2.2.7 密封強度の試験方法（食品衛生法 vs.日本工業規格）

食品衛生法	日本工業規格 JIS
食品，添加物等の規格基準⇒ 　厚生省告示等370号(昭和34年) 　第3　器具及び容器包装⇒ 　　厚生省告示第20号(昭和57年) 　　B　器具又は容器包装一般の試験法 　　　2　強度等試験法	Z 0238-1998 ヒートシール軟包装袋及び半剛性容器の試験方法
1. 持続耐圧試験 2. 持続耐減圧試験 3. 耐圧試験 4. 耐圧縮試験 5. 耐減圧試験 6. 突刺し強度試験 7. 熱封かん強度試験 8. 破裂強度試験 9. ピンホール試験 10. 封かん試験 11. 落下試験 12. 漏水試験	1. 袋のヒートシール強さ試験 2. 容器の破裂強さ試験 3. 落下強さ試験 4. 耐圧縮強さ試験 5. 漏えい試験

逆回転させながら元の位置に戻す屈曲操作を繰り返し行う．円板の直径は約9cm，両円板の初期の間隔は20cmでA4サイズの試料フィルムを装着する．回転角度は420°で，規定屈曲回数におけるピンホールの発生数を調べ，比較する．この方法は振動試験や実輸送テストの結果と比較的よく対応することから，広く用いられている．包装材料が使用される環境条件，吸湿状態などを考慮して評価する必要がある．

レトルト用スタンディングパウチで問題となることが多い底材（ガセット部）の輸送時の屈曲疲労ピンホールについて，ゲルボテスターで評価した一例を表2.2.8に示す．同じ厚み，同じ材料を用い，構成（配置）だけ異なるラミネートフィルムの比較結果である．レトルト前，レトルト直後のピンホール数は同じであるが，レトルト後1週間保存したパウチでは，アルミ箔の内側（内容物側）に延伸ナイロンを設けたラミネートフィルムのほうが耐ピンホール性に優れることがわかる．延伸ナイロンの吸湿に起因していると推定されている．衛生性の関係から，最近では，延伸ナイロンをアルミ箔の外側に配置した構成が一般的であるが，延伸ナイロンを内側にした構成に比べて，耐屈曲疲労ピンホール性に劣ることに注意する必要がある．

摩擦ピンホールは，フィルムの折れた角で発生する．とくに規格化された試験方法はなく，一般的にはパウチを2つ折り，あるいは4つ折りにし，角部を一定荷重で研磨紙や金属に擦りつけ，ピンホールが発生するまでの回数で評価する．角部が鋭くなると同じ荷重でも単位面積当たりの圧力は大きくなり，摩耗が激しく，ピンホールが発生しやすくなる．耐摩耗性に優れる材料を選定することが重要であるが，角部の鋭さに影響を与える使用環境条件，とくに温度を充分に考慮する必要がある．

2) 引張り衝撃強さ

シール強さの試験方法では，食品衛生法，日本工業規格ともに「毎分300±20mm」という比較的遅い速度で引張り，シール部が剝離・破断するまでの最大荷重を求める．これに対して引張り衝撃強さは，比較的高いひずみ速度で行う引張り試験のひとつで，シール部の脆さと粘り強さを評価できる．シール強さの測定からは耐落下衝撃性は推定できないが，引張り衝撃強さの測定結果は耐落下衝撃性と比較的よく一致する．

引張り衝撃強さの評価方法は，JIS K 7160 1996年に規定されており，振子式衝撃試験機を使用する．振り子の1回の振下ろしエネルギーを利用し，破壊エネルギーは試料を破壊する過程で

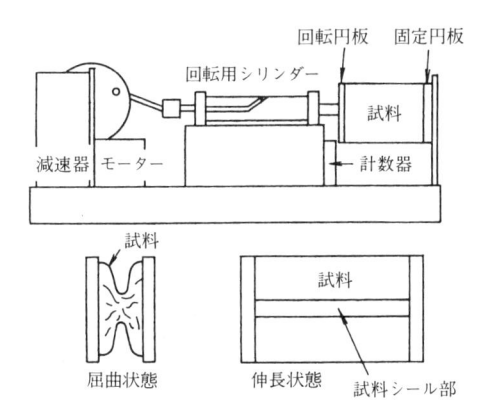

図2.2.3 ゲルボテスター[7]

表2.2.8 ゲルボテスターによる評価例

レトルトパウチ	レトルト前	レトルト直後	レトルト後保存
PET 12/ON 15/Al 9/CPP 60	7	2	7
PET 12/Al 9/ON 15/CPP 60	8	2	2

備考　−5℃×1000回でのA4サイズ当たりのピンホール発生数
レトルト条件：120℃×30分，レトルト後の保存：37℃×1週間
PET：延伸ポリエステル，ON：延伸ナイロン，Al：アルミ箔，CPP：未延伸ポリプロピレン，記号の後の数字はフィルム厚み（μm）

表 2.2.9 振子式衝撃試験機の特性 (JIS K 7160)

振り下ろす前の位置エネルギー (J)[*1]	衝撃速度 (m/s)	最大許容摩擦損失 (%)	クロスヘッド質量[*2]	
			A法 (g)	B法 (g)
2.0	2.6～3.2	1	15±1 または 30±1	15±1
4.0	2.6～3.2	0.5	15±1 または 30±1	15±1
7.5	3.4～4.1	0.5	30±1 または 60±1	30±1
15.0	3.4～4.1	0.5	30±1 または 60±1	120±1
25.0	3.4～4.1	0.5	60±1 または 120±1	120±1
50.0	3.4～4.1	0.5	60±1 または 120±1	120±1

備考 A法の場合，可能なかぎり軽量のクロスヘッドを使用することが望ましい．

[*1] 振子の衝撃位置(最下点)に対する振り下ろす前の位置の位置エネルギー．JIS K 7110-1984, および JIS K 7111-1984 の「ひょう量」に相当する．

[*2] 質量 30 g 以下のクロスヘッドの製作または入手困難な場合は，受渡し当事者間の協定によって決定する．

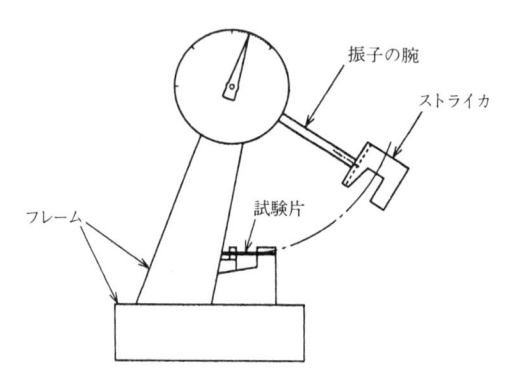

図 2.2.4 A法の振子と試験片つかみ具の関係図 (JIS K 7160)

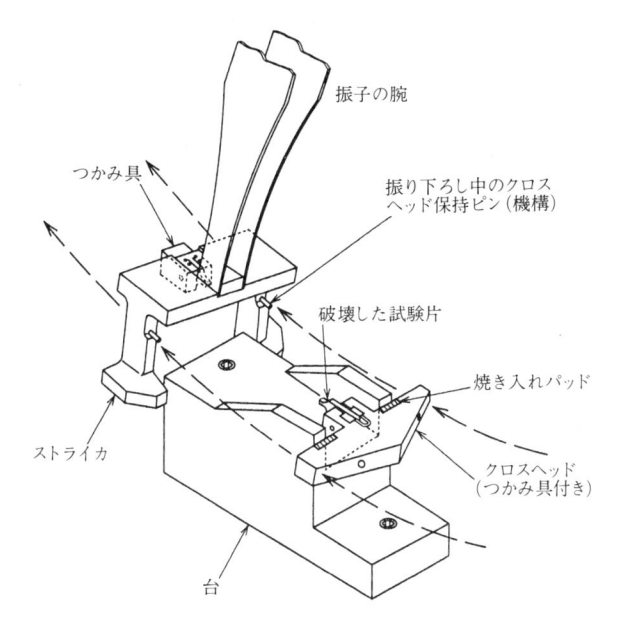

図 2.2.5 B 法の試験片破断後の振子と試験片つかみ具の関係図(JIS K 7160)

表 2.2.10 引張り衝撃強さの評価例

レトルトパウチ	シール強さ	引張り衝撃強さ	落下強さ
PET 12/Al 7/CPP 70(A グレード)	サイド 54.4 ボトム 53.8	サイド 0.092 ボトム 0.147	9.8
PET 12/Al 7/CPP 70(B グレード)	サイド 42.9 ボトム 42.7	サイド 0.216 ボトム 0.364	15.1

備考 140×180 mm サイズのパウチに 220 ml の水を充塡,密封して 120℃×30 分レトルト処理
シール強さ:引張り速さ 300 mm/min, N/15 mm 幅
引張り衝撃強さ:衝撃速度 2.9 m/s, J/15 mm 幅
落下強さ:高さ 120 cm からコンクリート床面上に連続落下,破袋までの落下回数
PET:延伸ポリエステル,Al:アルミ箔,CPP:未延伸ポリプロピレン,記号の後の数字はフィルム厚み(μm)

消費される振子の運動エネルギーとして測定する.クロスヘッドは支持枠に静止して装着する方法(A 法)と振子とともに振り下ろす方法(B 法)がある.**表 2.2.9** に振子式衝撃試験機の特性を,**図 2.2.4, 2.2.5** に A 法,B 法の振子とつかみ具の関係を示す.

引張り衝撃強さの測定の一例として,レトルトパウチのシール部のデータをシール強さ,落下強さのデータとともに**表 2.2.10** に示す.PET 12 μm/Al 7 μm/CPP 70 μm の構成で,CPP のグレードだけが異なるパウチの比較データである.シール強さの測定だけでは落下強さの差違はわからないが,引張り衝撃強さを測定することにより落下強さの違いを推定できる.ピンホールの試験と同様に使用される環境条件を充分に考慮して評価し,得られたデータを安全設計に活用しなければならない.

PET:延伸ポリエステル
Al:アルミ箔
CPP:未延伸ポリプロピレン

引用・参考文献

1) 加工技術研究会：最新ラミネート加工便覧, p. 1125 (1989)
2) 加工技術研究会：最新ラミネート加工便覧, p. 1145 (1989)
3) 軟包装衛生協議会：軟包装材料の加工並びに加工所の構造設備 衛生管理自主基準 (1996)
4) 日本包装技術協会：包装技術便覧, pp. 2497〜2498 (1995)
5) 加工技術研究会：コンバーティングのすべて, p. 1113 (1993)
6) 日本包装技術協会：包装技術便覧, p. 2539 (1995)
7) 日本包装技術協会：包装技術便覧, pp. 1331〜1338 (1995)

(三田 浩三)

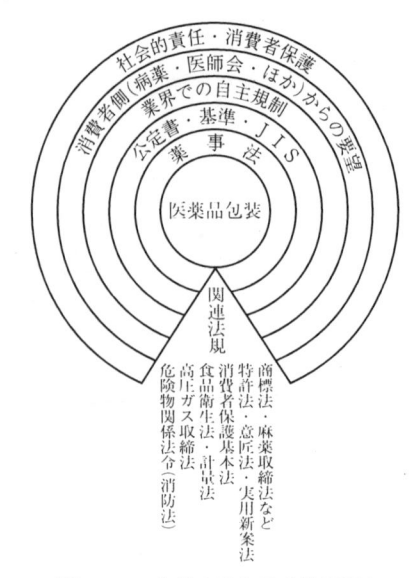

図 2.3.1 包装を取り巻く法規制[1]

2.3 薬事法と包装

はじめに

医薬品の包装には各種の規制が多い．それは疾病の診断，治療および予防に用いられる医薬品はヒトの身体に直接適用されて生命に対しても重大な影響を持つので，社会的な責任も大きいからである．医薬品の包装は医薬品自体の有効性と安全性を損なうことなく，その品質を保持するとともに，医療関係者や患者に対して，より適格な情報を提供したり，より適正な使用と取扱いができるように側面から支えるための重要な役割を担っている．

医薬品包装の置かれた立場を法的規制や業界の自主規制などと関連付けて，その概要を図2.3.1[1]に示した．

薬事法の条文やその意味するところなどの解説は厚生省薬務局編の逐次解説[2]から引用した．

ここでは医薬品の包装を設計するに当たって，法的規制としての薬事法関連の内容や日本薬局方での包装の位置付け，さらには製造上からのGMP規制，バリデーションの内容を解説する．

2.3.1 薬事法と包装

1) 薬事法の目的と定義

薬事法は，医薬品にとっての憲法という位置付けになる法律である．薬事法の目的は「この法律は，医薬品，医薬部外品，化粧品および医療用具の品質，有効性および安全性の確保のために必要な規制を行うとともに，医療上特に必要性が高い医薬品および医療用具の研究開発の促進のために必要な措置を講ずることにより，保健衛生の向上を図ることを目的とする（第1条）」とある．

医薬品は，一般的な日用品類などの商品とは異なり，生命関連商品であるので，研究開発，製造，流通，保管，販売，取扱いおよび使用方法などすべての事柄に細心の留意が必要であり，品質，有効性および安全性を確保し，極力，毒性や健康被害の発生を防止するよう運用と規制が行われることを第一の目的としている．

さらにもう一つの目的として，平成5年の改正により新たに追加されたことに，近年のバイオテクノロジーをはじめ医薬品に関連する多くの分野の科学の進歩が急速であり，その中から国民の保健衛生の向上の観点から必要性の高い新しい医薬品の開発を支援・促進し，審査を迅速に行い，少しでも早く製品化して供給できるように措置を講ずることがある．

これらの目的を持つ医薬品に対して，包装の役割がどのように薬事法の中で関連しているかを取り上げてみる．なお，医薬品の定義は「医薬品とは日本薬局方に収められている物．人または動物

の疾病の診断，治療または予防に使用されることが目的とされている物であって，器具器械でないもの．人または動物の身体の構造または機能に影響を及ぼすことが目的とされている物であって，器具器械でないもの（第2条）」とされている．

2) **薬事法と包装用語**

商品の構成要素の一つである包装の内容を示す用語としての表現は，包装形態や包装材料について通常は容器，フィルム，箱，缶，キャップ，栓，袋などの形態や形状で表したり，さらに材質や構成を加味して表すのが一般的である．しかしながら薬事法の中では医薬品の品質を保持する，表示により情報伝達を行う，および各種の規制を行うという観点から異なった表現がされている．

薬事法の中で記載されている包装の種類には，つぎのようなものがある．

直接の容器：医薬品がじかに納められている容器をいい，単に防湿等を目的として容器の内側に用いられるポリエチレンの袋とか，散剤を1回分の服用量ずつ納めた分包剤の包装など，そのままの形では流通することが考えられないようなものは含まれない（第37条）．

容器：缶，びん，箱のような固形の容れ物をさす（第37条）．

被包：紙，布，ポリエチレン袋のような柔軟な材料による容れ物をさす（第37条）．

直接の被包：「直接の容器」に準じる（第37条）．すなわち，医薬品がじかに納められている被包で，そのままで流通することができる．

内袋：防湿などを目的として被包の内側に用いられるポリエチレン袋や分包剤の包装などをさす（第37条）．そのままの形では流通できない．また，直接の容器（被包）には含まれない．

外部の容器（被包）：「直接の容器」または「直接の被包」をさらに包装する場合の外側の容器（被包）をいう．

3) **包装に求められる機能**

（1） **包装への記載事項，表示事項**

医薬品は適正かつ適切に取扱いや使用がなされることがきわめて大切であり，そのためには必要な情報を包装に記載して伝達している．

① 直接の容器または被包への記載事項（第50条）

- 製造業者または輸入販売業者の氏名（名称），住所．
- 名称（日本薬局方で定められた名称や一般的名称）．
- 製造番号（製造記号）．
- 内容量（重量，容量，個数）．
- 日本薬局方に収載の医薬品にあっては「日本薬局方」の文字および日本薬局方に記載するよう定められた事項．
- 基準が定められた医薬品（生物学的製剤や抗生物質製剤など）ではその基準で定められた事項（貯法，有効期間など）．
- 日本薬局方以外の医薬品にあっては有効成分の名称および分量．
- 習慣性のある医薬品（厚生大臣指定）にあっては「注意－習慣性あり」の文字．
- 要指示薬（厚生大臣指示）にあっては「注意－医師等の処方箋・指示により使用すること」の文字．
- 対象品目として規定された医薬品にあっては使用期限（ただし，製造後3年を超えて安定なものは除外される）．

これらの記載事項が法的に義務付けられており，記載に不備がある場合に販売，投与などが禁止されている．

ここで注意すべきことは，医薬品でいう直接の容器（被包）というのは医薬品がじかに入っているだけでなく，薬事法で定められた事項を記載したものである．

たとえば，PTP（press through package）包装形態では定められた事項の全部の記載のないPTPシートや内袋ではなく，全項目が記載されている紙箱が該当することになり，製造承認書にも紙箱までの記載が必要である．

また，直接の容器（被包）が，さらに外部の容器（被包）に包装された場合で外部の容器（被包）を透かして記載事項が見えないときには，外部の容器（被包）に同様の事項が記載されなければならない．

② 毒劇薬の記載事項（第44条）

- 毒薬（厚生大臣指定）は，直接の容器（被包）

に黒地に白枠，白字で品名，「毒」の文字．
・劇薬（厚生大臣指定）は直接の容器（被包）に白地に赤枠，赤字で品名，「劇」の文字．
③ 記載禁止事項（第54条）
・虚偽，誤解または誤用を招く恐れのある表現．
・承認を受けていない，または基準に定められていない効能，効果の表現．
・保健衛生上危険がある用法，用量または使用期限．

（2） 封

医薬品の取扱いに対する責任の所在を明確にし，品質を確保し，また記載と内容物とが同一であり，消費者を保護する目的で医薬品を収めた容器（被包）には封を施さなければならない（第58条）．

封の方法については薬事法施行規則で「封を開かなければ医薬を取り出すことができず，かつ，封を開いた後には容易に原状に復することができないように施さなければならない（第59条）」と規定している．したがって，主として1980年代から問題になった改ざん，いたずら，荷抜きの防止策にもなる規制が日本では古くからとられていたことになる．具体的な封の例示として，古い時代のもので少々陳腐化しているが，薬務局長通知（昭和36年2月8日薬発第44号）では，エキスプレッソ，エコパック，王冠シール，缶詰，ジプテープ，セロハンテープ，鉛丸，箱のり展着，はんだ付け，ビスコイド，ヒートシール，ビニールチューブ，鋲止め，封かん紙の貼付，閉鎖チューブ，巻き締め封，ミシンかけ，溶接，ロウ付け，アンプルを挙げている．

（3） 安定性に関する資料

医薬品の製造承認申請を行う場合には成分，分量，構造，用法，用量，使用方法，効能，効果，副作用などの他に添付資料として臨床試験の試験成績，毒性試験など，およびその他の資料を添付しなければならない（第14条の3）．この「その他の資料」の中に安定性に関する資料が含まれており（施行規則第18条の3）包装形態でのデータが必要となる．

製造承認申請時の包装については後述する．

4） 不良包装の禁止

医薬品自体の品質が不良である場合の製造，販売が禁止される（第56条）とともに，包装に関しても容器（被包，内袋を含む）が不良であったり，有害な物質を含んでいたりして医薬品を保健衛生上危険なものにすることを禁止している．

また，容器（被包）はその医薬品の使用方法を誤らせやすいものであってはならない（第57条）．この使用方法を誤らせやすい容器とは，たとえば，注射剤以外のアンプルや点眼剤以外の点眼用容器の形状をした容器などが考えられる．

2.3.2 日本薬局方と包装

医薬品は国民の保健衛生上からきわめて大切なものであるが，その品質が無秩序になることは大変危険でもある．そこで国が重要とする医薬品について規格や試験法などを定めて基準を示した公定書が薬局方[6]である．世の中の医薬に関する科学技術の進歩が著しいので，日本薬局方は近年では5年ごとに改定されている．その中で包装容器に関する記載はつぎのようである．

1） 機能からみた容器の種類

（1） 容器：Container（通則33）

「容器とは，医薬品を入れるもので，栓，蓋なども容器の一部である．容器は内容医薬品に規定された性状および品質に対して影響を与える物理的，化学的作用を及ぼさない」．容器は医薬品を入れるもので，内容医薬品と物理的，化学的に作用して規定の品質，性状に影響を及ぼさず，また空気，薬品によっては細菌の汚染から保護されるものを使用する．薬局方では栓，蓋なども容器とみなしている．

（2） 密閉容器：Well-closed Container（通則34）

「密閉容器とは，通常の取扱い，運搬または保存状態において，外部からの固形の異物が混入することを防ぎ，内容医薬品が損失しないように保護することができる容器をいう」．密閉容器は外国薬局方のwell-closed containerに相当し，もっとも一般に広く使用される容器である．一般的に紙袋，箱などでもっとも簡単な容器である．密閉容器の場合においては，液体または気体の異物

の混入することを防ぐことは困難である．通常の取扱い，運搬または保存状態としたのは，いかに適正な容器であっても，乱暴な取扱いを受けた場合，あるいはまったく予想されないような状況，たとえば高温多湿の状況で長期保存されるような場合には，その内容医薬品が変質することがありうるので，そこまで容器の選択に責任を負わせることは困難であるからである．このことは同時に医薬品というものは，常温で保存することを原則とし，とくに規定する場合のほかは高温多湿あるいは極度の冷所に保存し，または乱暴な取扱いをするということは不適当であるということを意味している．

（3） 気密容器：Tight Container（通則35）

「気密容器とは，通常の取扱い，運搬または保存状態において，液状または固形の異物または水分が侵入せず，内容医薬品の損失，風解，潮解または蒸発を保護することができる容器をいう」．気密容器は外国薬局方の tight container に相当する．気密容器の場合には液体，または固体の異物または水分から内容医薬品を保護するものであって，気体は通過することもやむを得ない．ガラスびん，缶，プラスチック容器などがこれに当たる．プラスチック製の包装をほどこしたものなど，ほとんどが気密容器に属する．

（4） 密封容器：Hermetic Container（通則36）

「密封容器とは，通常の取扱い，運搬または保存状態において，気体または微生物の侵入する恐れのない容器をいう」．外国薬局方の hermetic container に相当し，容器としてはもっとも厳密な容器である．すなわち，アンプル，バイアル，ものによっては注射剤を封入した注射筒もこれに入る．

（5） 遮光：Light-resistant（通則37）

「遮光とは，通常取扱い，運搬または保存状態において，内容医薬品に規定された性状および品質に対して影響を与える光の透過を防ぎ，内容医薬品を光の影響から保護することができることをいう」．本節では，遮光の考え方を示している．遮光の目的を達するには，その容器自体が遮光性を保持するのがもっとも良い．一般に医薬品にもっとも光化学的な影響を及ぼすのは近紫外部の波長290〜450 nm の光である．したがって外国薬局方などでは，たとえば2 mm の厚さにおいて波長290〜450 nm の光を10%以上透過しないようなものであると総括的な規定がしてあるものもある．日本薬局方では注射剤用ガラス容器の着色容器を除いては一般的な遮光の規定ではそこまで要求していない．

2） 注射用ガラス容器試験法

包装材料の中でガラスは一般の高分子材料に比べて化学的耐性に優れているため，人体に直接適用される注射剤の材質として適しているが，材質からの微量の溶出物は避けられない．

注射剤の製造は容器に充填した後滅菌されるので，化学的組成として金属の酸化物を多量に含むガラス材質からはアルカリが溶出する．溶出したアルカリによって薬液の液性の変化や変色，沈殿，結晶析出，含量低下などの影響が考えられる．

日本薬局方（XIII）では，粉砕した一定粒度の試料を水中で加熱して溶出したアルカリを酸で滴定する第1法と，100 ml 以上の輸液用の容器を対象とした内面溶出法による第2法とがある．

注射剤の容器であるため異物検査で支障のないよう着色する場合にも遮光性試験に適合しなければならない．

遮光性試験の方法はなるべく湾曲の少ない切片を用いて，光線透過率が光分解を促進する近紫外部290〜450 nm で50%以下，可視部590〜610 nm で60%以上（ただし，融封できない容器で器壁の厚さ1.0 mm 以上のものでは45%以上）としている．

3） 輸液用ゴム栓試験法

輸液用注射剤として用いられている100 ml 以上の容器を密封するゴム栓は内容輸液と直接接触するので，内容医薬品と物理的または化学的に変化して，その品質に影響することが懸念されるが，日本薬局方（XIII）では輸液用ゴム栓の材質試験，溶出性試験および生物試験を規定している（表2.3.1）．

4） プラスチック製医薬品容器試験法

12局までは「輸液用プラスチック試験法」として対象を輸液用プラスチック容器に限定してい

表 2.3.1 日局の輸液用ゴム栓試験法

分　類	項　目	試験方法	規　格
材質試験	カドミウム	原子吸光光度法(波長：228.8 nm)	5 ppm 以下
	鉛	原子吸光光度法(波長：283.3 nm)	5 ppm 以下
溶出試験 (水，121℃， 1時間)	性　状	光線透過率(波長：430 nm, 650 nm)	99.0%以上
	泡立ち	3分間振り混ぜ	3分以内でほとんど消失
	pH	pHメーター	空試験との差 1.0 以下
	亜　鉛	原子吸光光度法(波長：213.9 nm)	1 μg/ml 以下
	還元性物質	滴　定	0.01 N KMnO$_4$ 2 ml/100 ml 以下
	蒸発残留物	蒸発乾固	2.0 mg/100 ml 以下
	UV吸収	吸光度(波長：220〜350 nm)	吸光度 0.20 以下
生物試験 (溶出試験液 について)	急性毒性試験	雄マウス(n=10)，静注50 ml/kg	5日間で異常または死亡を認めない
	発熱性物質	発熱性物質試験	適　合
	溶血性試験	ウサギ脱繊維血 0.1 ml/10 ml，37℃，24時間	溶血を認めない

たが，13局からは「プラスチック製医薬品容器試験法」と改め，対象をすべての医薬品に広げている．

ガラス製容器に比べてプラスチック製容器は利点もあるが，材質も多く組成も複雑であり，目的によって添加剤も配合されるので，内容医薬品との関係で溶出物や移行物を発生したり，吸着や化学変化などの相互作用を起こしたりすることが懸念される．また，容器材質に透過性を持つものが多く，酸素や水蒸気の透過による影響も考慮しなければならない．医薬品の剤形や製品によって試験すべき項目，内容は異なるので必要により選択することになる．概要を表 2.3.2[6]に示した．

このプラスチック製医薬品容器試験法の中に含有されるが，別途にぶどう糖注射などの注射剤について材質別にプラスチック製水性注射剤容器の規格を定めている．これは従来からポリエチレン製，ポリプロピレン製およびポリ塩化ビニル製に限定されていた輸液用プラスチック容器にエチレン酢酸ビニル共重合体など，その他の材質の使用に対する規格が13局から追加されたものである．

5) プラスチック製医薬品の容器

医薬品容器としてプラスチックを選択するに当たり，考慮すべき基本的要件と毒性評価方法などの考え方が，あくまで参考として13局で初めて収載された．参考であるので医薬品の適否判定を行うためのものではなく，医薬品製造者が考えるべき事項や方向を参考として示すとともに，ここに記載されている内容を行えばすべてよしとするものでもない．設計や開発の一助となるよう収載されたものである．

2.3.3 製造承認申請と包装

新たな医薬品を製造しようとする場合には，製造承認申請を行って承認を受けなければならない．申請には非常に多くの項目に関する資料が必要であるが，その中で包装が関係する部分は医薬品の品質を保持して安定な状態で市場に出すための包装形態，材質を記載しなければならない点である．

「医薬品製造指針」[3]は医薬品の承認・許可の手続きを中心に，規制や行政の動きを解説しており，その中から包装に関する内容を拾ってみる．

製造承認申請書の中に「製造方法」欄があり，原料の調製から製剤工程および最終包装に至るまでの製造工程と容器の材質とを簡潔に記載することになっている．ここでいう容器の材質とは薬事法に規定される直接の容器および直接の被包の材質（表示を行う容器・被包のことで薬事法でいう外部の容器・被包は除く），医薬品に直接触れる容

表2.3.2 プラスチック製医薬品容器試験法[6]

試験項目		試験方法
灰化試験	強熱残分	450～550℃で強熱灰化
	重金属	重金属試験法第2法
	鉛	原子吸光度法
	カドミウム	原子吸光度法
	すず	吸光度測定法
溶出物試験 (121℃, 1時間の 溶出液を使用)	泡立ち	3分間振り混ぜ
	pH	pHメーター
	還元性物質	過マンガン酸カリウム液消費量
	紫外線吸収スペクトル	220～240 nm, 241～350 nmの吸光度
	蒸発残留物	蒸発乾固
微粒子試験		120℃, 25分間→微粒子試験
透明性試験		450 nm透過率または参照乳濁度を用いた官能試験
水蒸気透過試験法		第1法：水入容器, 65±5％RH, 20±2℃で14日後の減量 第2法：乾燥剤入容器, 75±3％RH, 20±2℃で14日後の増量
漏れ試験		色素液入容器, 6.9 N/cm², 10分間での液漏れを見る（ろ紙）.
細胞毒性試験		容器材料を培地で抽出し, 細胞浮遊液のコロニー形成率を見る.

器・被包および安定性に影響を与えると思われる容器・被包（内袋を含む）である.

したがって，一つは医薬品の品質を保持するために必要な包装容器と材質であり，もう一つは薬事法上から必要な表示を施す容器と材質である.

たとえば，「PTP（ポリプロピレンフィルム，アルミ箔）し紙箱に入れる」と，記載した場合，PTP（ポリプロピレンフィルム，アルミ箔）が品質を保持するための容器と材質（主成分の種類）であり，紙箱が薬事法上の表示を施す容器と材質である.

材質としては，配合される添加剤までの記載は不要であるが，遮光が必要でガラスびんやプラスチックを着色する場合にはその色調も記載しなければならない.

なお，最近の通知（医薬審第39号，平成12年2月8日）により材質の記載が緩和され，容器などについては，直接の容器などおよび申請医薬品の安定性を確保するうえで重要な容器などの材質のみを記載することで差し支えない．また，内服固形製剤にかぎり，直接の容器などの材質としてポリエチレン，ポリエチレンテレフタレート，ポリ塩化ビニル，ポリ塩化ビニリデン，ポリプロピレン，環状ポリオレフィン，アルミ箔もしくはセロファンおよびこれを組み合せた多層フィルムまたはガラスを用いる場合は，その材質を記載することは要しない.

2.3.4 GMP，バリデーション[4]と包装

1) GMPに基づく製造

GMPとはgood manufacturing practiceの略であり，品質の良い優れた医薬品を製造するために必要な要件をまとめたものをいう．従来からの慣例やノウハウに頼るのではなく，原材料の受入れから最終製品の包装，出荷に至るすべての工程について管理された体制と手順で実施することが求められている.

国内では昭和51年4月に行政指導のかたちで実施が図られ，昭和55年9月には厚生省令として「医薬品の製造管理および品質管理規則」（GMPソフト），および「薬局等構造設備規則」（GMPハード）が定められ施行された.

その後，従来からの医薬品の製造に当たって遵守すべきGMP基準に加え，より徹底を期するためGMPの法律上の立場を変えることにより，製造に対する許可要件として制定し直された．さら

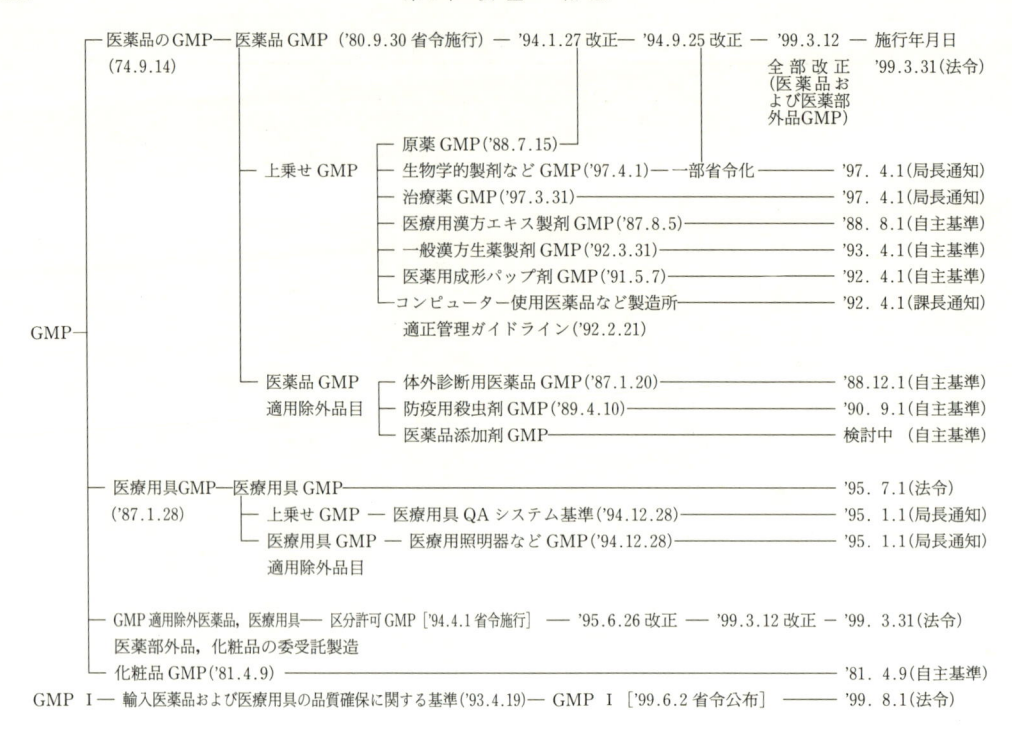

```
                ┌─ 医薬品のGMP ─ 医薬品GMP ('80.9.30省令施行) ── '94.1.27改正 ── '94.9.25改正 ── '99.3.12 ── 施行年月日
                │  (74.9.14)                                                        全 部 改 正      '99.3.31(法令)
                │                                                                   (医薬品お
                │                                                                   よび医薬部
                │                                                                   外品GMP)
                │              ┌─ 原薬GMP('88.7.15)─
                │              ├─ 生物学的製剤などGMP('97.4.1) ── 一部省令化 ──── '97. 4.1(局長通知)
                │   ┌─ 上乗せGMP ─┼─ 治療薬GMP('97.3.31) ──────────────────── '97. 4.1(局長通知)
                │   │          ├─ 医療用漢方エキス製剤GMP('87.8.5) ─────────── '88. 8.1(自主基準)
                │   │          ├─ 一般漢方生薬製剤GMP('92.3.31) ────────────── '93. 4.1(自主基準)
                │   │          ├─ 医薬用成形パップ剤GMP('91.5.7) ───────────── '92. 4.1(自主基準)
                │   │          ├─ コンピューター使用医薬品など製造所 ────────── '92. 4.1(課長通知)
GMP ─┤              └  適正管理ガイドライン('92.2.21)
     │          │
     │          │   ┌─ 体外診断用医薬品GMP('87.1.20) ──────────────── '88.12.1(自主基準)
     │          └─ 医薬品GMP ─┼─ 防疫用殺虫剤GMP('89.4.10) ──────────────────── '90. 9.1(自主基準)
     │             適用除外品目 └─ 医薬品添加剤GMP ────────────────────────── 検討中 (自主基準)
     │
     │  ┌─ 医療用具GMP ─ 医療用具GMP ─────────────────────────────────── '95. 7.1(法令)
     ├─ 医療用具GMP ─┤          ┌─ 上乗せGMP ─ 医療用具QAシステム基準('94.12.28) ──── '95. 1.1(局長通知)
     │  ('87.1.28)  └─ 医療用具GMP ─ 医療用照明器などGMP('94.12.28) ─────── '95. 1.1(局長通知)
     │              適用除外品目
     │
     ├─ GMP適用除外医薬品, 医療用具 ─ 区分許可GMP['94.4.1省令施行] ── '95.6.26改正 ── '99.3.12改正 ── '99. 3.31(法令)
     │  医薬部外品, 化粧品の委受託製造
     ├─ 化粧品GMP('81.4.9) ──────────────────────────────────────────── '81. 4.9(自主基準)
     └─ GMP I ─ 輸入医薬品および医療用具の品質確保に関する基準('93.4.19) ── GMP I ['99.6.2省令公布] ──── '99. 8.1(法令)
```

図2.3.2 GMP体系―現行GRP一覧[4]

に，バリデーションの導入，適用範囲の拡大（原薬），自己点検，教育訓練，回収処理および苦情処理に関する規定の強化を規定したGMPソフトが平成6年4月から施行されている．この中のバリデーションの実施は平成8年4月から施行されている．

医薬品を含めた関連するすべての製品に対するGMP規則の位置付けを図2.3.2[4]に示した．最新のGMPソフトは「医薬品および医薬部外品の製造管理および品質管理規則」（平成11年3月12日厚生省令第16号）である．

ここでは，内服固形剤を念頭においたGMPとバリデーションの考え方を記述する．

（1）製造管理上から必要な書類
① 基 準 書 類

作業条件，作業内容を標準化して担当者に解りやすく，具体的に，実施しやすいように表現する．個別の記載内容の概要は以下のとおりである．

・製品標準書：個々の製品ごとに作成する．製造承認事項，製造手順，製造方法，原材料規格，保管条件，使用期限，規格・試験方法，その他．

・製造管理基準書：製造所ごとに作成する．製造上の管理事項，作業員の作業管理に関する事項，原材料の受入，保管・出庫時の注意事項，中間製品・製品の保管，出荷時の注意事項，作業所への立入り制限事項および工程の点検事項，設備・器具の点検事項，事故発生時の注意事項，その他．

・製造衛生管理基準書：製造所ごとに作成する．構造設備・作業員の衛生管理に必要な事項，作業員による病原菌などの汚染防止，作業室・設備・器具の清掃の手順，使用される薬剤・用具の維持管理，清掃後の点検方法，作業員の服装基準，健康状態の把握方法，手洗い方法，その他．

これらの基準書と製造の流れとの関連の概念を図2.3.3[4]に示した．

② 記 録 書 類

・製造指図記録書：製品標準書に基づき，ロットごとに作成し，あらかじめ指定した者が製造

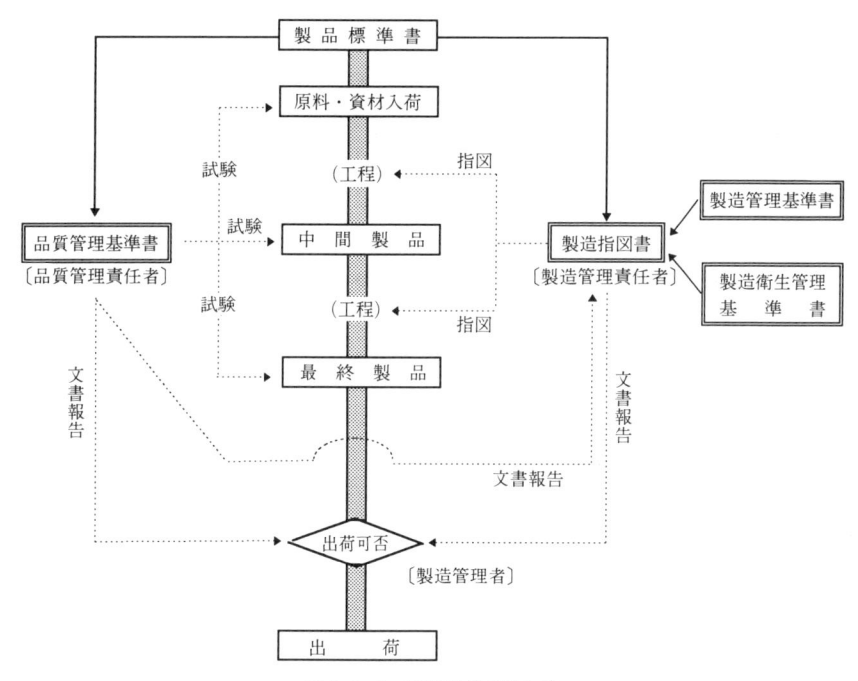

図 2.3.3 基準書等概念図[4]

工程における指示事項，注意事項などを指図し，製造時に記録された事項の確認を行う．医薬品のロット番号または製造番号，製造工程名および作業年月日，原料の名称・ロット番号・仕込量，材料の名称，ロット番号・使用量，工程ごとの出来高・収率，工程試験結果と不適時の措置，特記事項と措置，確認記録，記録者・記録年月日，その他．

・製品の表示および包装に関する記録：製品標準書に基づき，ロットごとに作成する．製品の表示および包装についてロットごとにそれが適正である旨を確認し，記録する．

・保管出納記録：原料および材料の入荷，製造のための出庫，最終製品の出荷などにより変動する在庫数量および保管状況を記録する．原料，中間製品，最終製品および容器は種類ごとに試験前後を表示または区分して保管し，試験検査の結果，不適と判定されたものは他と明確に区分された場所に保管すること．

表示材料は品目別に区分して保管し，保管場所に表示する，その他．

・製造衛生管理記録：製造衛生管理基準書に基づいて実施し，記録する．作業員の衛生管理を行い，その記録を作成する．

・点検整備記録：定期的に各製造所の構造設備（計器の校正を含む）および機械器具を点検し，その結果を記録する．

（2）品質管理上から必要な書類

① 基 準 書 類

・品質管理基準書：製造所ごとに作成しなければならない．検体の採取方法，検体の操作場所の指定，試験結果の判定に関する事項，判定結果の報告に関する事項，参考品の採取・管理に関する事項，試験設備・器具の点検整備に関する事項，安定性試験実施の場合の方法に関する事項，標準品・試薬などの品質確認に関する事項，再試験に関する事項，その他．

・試験検査記録：品質管理基準書に基づき，ロットごとに試験検査を行い記録する．検体名，ロット番号，試験検査項目，試験検査実施年月日，試験検査担当者名，試験検査結果，結果の判定，判定年月日，判定者氏名，その他．

（3）その他の製造・品質管理上から必要な書類

① 手 順 書 類

バリデーション，苦情処理，回収処理，自己点検および教育訓練の手順に関する文書を製造所ご

とに作成しなければならない．

② 記録書類

- バリデーション記録：バリデーションの結果に基づき，所要の書式に記録する．
- 苦情処理記録：医薬品の品質などに関する苦情に対して行った，原因究明などの調査結果および措置の内容について記録する．
- 回収処理記録：医薬品の品質不良の欠陥による健康被害の発生や，その拡大が懸念されるなどの理由により回収に至ったさいの回収内容，原因究明などの調査結果および措置の内容について記録する．
- 自己点検記録：製造所における医薬品の製造管理，および品質管理に関する自己点検の結果，および措置内容について記録する．
- 教育訓練記録：製造所の作業員に対して行った教育訓練の実施状況などについて記録する．

（4） 構造設備（GMPハード）

GMPの基準に則って，医薬品を製造するための製造所のGMPハードとしての構造設備の要件は厚生省令「薬局等構造設備規則」として定められている．

具体的には医薬品などの種類別につぎのような各条になっている．

- 第5条：GMPのソフトを適用しない医薬品製造所の構造設備．
- 第5条の2：GMPのソフトを適用する原薬以外の医薬品製造所の構造設備．
- 第5条の3：GMPのソフトを適用する原薬の製造所の構造設備．
- 第6条：無菌製剤の製造所の構造設備．
- 第6条の2：無菌原薬の製造所の構造設備．
- 第7条：生物学的製剤の製造所の構造設備．
- 第8条：ロットを構成しない血液製剤の製造所の構造設備．
- 第9条：放射性医薬品の製造所の構造設備．
- 第12条の2：医薬部外品の製造所の構造設備．

これらの中から例示として，一般的な医薬品についての第5条の2の条項を示した．

第5条の2 原薬以外の医薬品（法第13条第2項第2号に規定する政令で定める医薬品に限る）の製造所の構造設備の基準は，次のとおりとする．

一 当該製造所の製品を製造するのに必要な設備および器具を備えていること．

二 円滑かつ適切な作業を行うのに支障のないよう配置されており，かつ，清掃および保守が容易なものであること．

三 作業所は，次に定めるところに適合するものであること．

　イ 採光，照明および換気が適切であり，かつ，清潔であること．

　ロ 常時居住する場所および不潔な場所から明確に区別されていること．

　ハ 作業を行うのに支障のない面積を有すること．

　ニ 防じん，防虫および防そのための設備を有すること．

　ホ 廃水および廃棄物の処理に要する設備または器具を備えていること．

　ヘ 作業員の消毒のための設備を有すること．

　ト 製造品目により有毒ガスを発生する場合には，その処理に要する設備を有すること．

　チ 作業のうち作業室は，製造する医薬品の種類，剤型および製造工程に応じ，じんあいまたは微生物による汚染を防止するのに必要な製造および設備を有すること．ただし，製造設備等の有する機能によりこれと同程度の効果を得られる場合は，この限りでない．

　リ 飛散しやすく，微量で過敏症反応を示す医薬品または交叉汚染することにより他の医薬品に重大な影響を及ぼすおそれのある医薬品をその他の医薬品と同時に製造する場合には，それぞれの作業室を分離し，かつ，空気処理システムを別系統にすること．

ヌ　手洗設備，便所および更衣室を有すること．
ル　作業所のうち，原料の秤量作業，医薬品の調製作業，充てん作業または閉そく作業を行う作業室は，次に定めるところに適合するものであること．
（1）作業室内に備える作業台は，作業を円滑かつ適切に行うのに支障のないものであること．
（2）当該作業室の作業員以外の者の通路とならないように造られていること．ただし，当該作業室の作業員以外の者による医薬品への汚染のおそれがない場合は，この限りでない．
（3）屋外に直接面する出入口（非常口を除く）がないこと．
（4）出入口および窓は，閉鎖することができるものであること．
（5）室内の排水設備は，作業室の汚染を防止するために必要な構造であること．

四　原料，資材および製品を区分して，衛生的かつ安全に貯蔵するために必要な設備を有すること．
五　医薬品の種類に応じ，その製造に必要な質および量の水（設備および器具並びに容器の洗浄水を含む．次条において同じ）を供給する設備を有すること．
六　原料，資材及び製品の試験検査に必要な設備および器具を備えていること．ただし，次のイからニまでに挙げる試験検査に必要な設備および器具については，それぞれイからニまでに挙げる試験検査設備または試験検査機関を利用して自己の責任において当該試験検査を行う場合であって，支障がなく，かつ，やむを得ないと認められたときは，この限りでない．

イ　小分けのみを行う医薬品に係わる試験検査　他の試験検査機関
ロ　原料および資材の試験検査　当該製造業者の他の試験検査設備または厚生大臣の指定した試験検査機関
ハ　製品に係る高度な理化学試験および動物を用いる試験検査　当該製造業者の他の試験検査設備または厚生大臣の指定した試験検査機関
ニ　製品に係る試験検査（ハに揚げる試験検査を除く）当該製造業者の他の試験検査設備

2) バリデーションと包装

(1) バリデーションの必要性

医薬品の製造が最終製品の品質だけでなく，工程の各ステップを重要視し，基準書や標準書を基盤にして品質を各工程で作り込むというのがGMPの考え方である．GMPは当初行政指導でスタートし，その後，法的な遵守事項となったが，平成6年にはバリデーションが導入され，科学的根拠と妥当性をデータで示す製造工程の構築が求められることになった．さらに，平成8年4月1日からはバリデーションが製造許可（業許可，品目追加許可，品目変更許可および業許可更新）の要件となり，バリデーションを含めたGMPの完備が医薬品を製造するためには必要となっている．バリデーションはGMPを達成するための科学的根拠となる基盤であり，品質の高い医薬品を恒常的に製造するためのシステム，設備および各工程が定めたとおりに稼動し，常に均一で再現性のあることを証明するための手段である．なお，バリデーションの全貌と詳細については誌面に限りがあるので，他の多くの成書を利用していただきたい．

(2) バリデーション基準

平成8年4月1日より施行されることになったバリデーションについて，その詳細が薬務局長通知（平成7年3月31日薬発第158号）として基準と運用を定められている．その中から主な項目と内容を記載した．

表2.3.3 重要工程の例[4]

剤形/品質特性		無菌性	含量均一性	溶出性	純度および結晶形
無菌製剤	最終滅菌製剤	滅菌工程	溶解工程 混合・溶解工程 充填工程		
	無菌操作製剤	無菌操作工程 ろ過滅菌工程 無菌充填工程 凍結乾燥工程	溶解工程 混合・溶解工程 充填工程		
固形製剤			混合工程 造粒工程 打錠工程 充填工程	打錠工程 造粒工程	
液剤			溶解工程 混合・溶解工程 充填工程		
軟膏剤, 座剤, パップ剤			練合工程 充填工程 展延工程		
原薬					最終精製工程
無菌原薬		滅菌工程 無菌操作工程			最終精製工程

なお，当分の間の運用として，製剤の特性を考慮し，製品の品質に及ぼす影響の大きい製造工程（「重要工程」という．表2.3.3[4]）に係わるものに重点を置き実施することで差し支えないとされている．

① バリデーションの目的

バリデーションは，製造所の構造設備ならびに手順，工程その他の製造管理および品質管理の方法（以下「製造手順等」という）が期待される結果を与えることを検証し，これを文書とすることによって，目的とする品質に適合する医薬品を恒常的に製造できるようにすることを目的とする．

② 実施対象

製造業者は，原則としてつぎの各号に挙げる項目を対象として該当する品目の製造手順などのバリデーションを実施しなければならない．
・製造工程
・製造を支援するシステム
・洗浄などの作業

③ 定めなければならない事項
・バリデーション手順書の作成
・バリデーション責任者の責務
・実施計画書の作成

④ 許可要件とバリデーション

製造業許可および製造品目追加（変更）許可を取得するさいに実施するバリデーション（予測的バリデーション）は以下のとおりである．

・予測的バリデーションの実施項目：設備の据付時における設備の適格性の確認校正，稼動性能適格性の確認，実生産規模での確認．

・予測的バリデーションの範囲：「設備の据付時における設備の適格性の確認（新設または移設設備の場合）」および「校正」によって適格であることを確認した設備を用いて，実生産を予測した「稼働性能適格性の確認」を行う．そこで，設定した製造条件などを，実生産規模で品質を含む期待される結果が，再現性良く得られることを確認し，それに基づいて標準書または基準書を完成させることとなる．

・製造業許可更新時までに実施するバリデーションについては，表2.3.4[4]を参照．

(3) バリデーションの種類

① 設備の適格性の確認

製造設備，計測器，製造環境制御設備などの設

表 2.3.4 製造業許可更新の要件となるバリデーション[4]

		製造許可取得後，業許可までに実施するバリデーション								
		同時的バリデーション	変更時の再バリデーション				定期的な再バリデーション			回顧的バリデーション
		日常的工程管理などの実施	設備変更時における設備の適格性の確認	計測機器変更時の校正	変更に係わる稼働性能適格性の確認	変更に係わる実生産規模での確認[*1]	保守点検時における設備の適格性の確認	計測機器定期点検時の校正	稼働性能適格性の確認	過去の製造管理および品質管理の実績の解析評価
製剤・原薬	無菌性および非発熱性[*2]	○	△	△	△	△	○	○	○	×
	その他の品質[*3]	○	△	△	△	△	○	○	×	○

注）○印は，必須提示項目
　　△印は，医薬品の品質に影響を及ぼす可能性のある場合に適用
　　×印は，提示不必要の項目
＊1は，製造承認事項一部変更承認（以下「一変」もいう）申請が必要な場合には，つぎによること．
　（1）一変が承認される前に確認を行う場合には，バルク製品を生産すること．
　（2）一変が承認された後に確認を行う場合には，製品を生産すること．
＊2は，無菌性および非発熱性に係わる構造設備，手順，工程など．
＊3は，無菌性および非発熱性以外の品質に係わる製造設備，手順，工程など．

備が適切に選定され，正しく据え付けられ，設定された仕様に適合して稼動することを，設備の据付時および保守点検時に確認する．

② 稼動性能適格性の確認

チャレンジテストなどの手法により，製造手順などが，予想される操作条件の範囲全体にわたり，意図したとおり稼動すること（期待される結果を達成していること）を確認する．

③ 生産規模での確認

稼動性能適格性の確認の最終段階で，当該製造所の構造設備などを用いて，個々の設備，工程，中間製品および製品の品質などが期待される結果を達成していることを，原則3ロット実生産規模で製造することによって確認する．

④ 予測的バリデーション

工業化研究の結果や類似品目に対する過去の製造実績などに基づき，この基準4に示す実施対象のおのおの（(2)②参照）について，医薬品の品質に影響を及ぼす変動要因（原料および資材の物性，操作条件など．以下，単に「変動要因」という）を特定し，その変動要因に対する許容条件が目的とする品質に適合する医薬品を恒常的に製造するために妥当であることを検証する．

⑤ 同時的バリデーション

製造許可取得後，実際に医薬品を製造する場合に日常的に実施するバリデーションで，変動要因が許容条件内であることを工程管理などにより確認する．

⑥ 変更時の再バリデーション

医薬品の品質に大きな影響を及ぼす原料，資材，手順，製造工程および構造設備の変更をした場合に実施するバリデーションで，予測的バリデーションの場合と同様に，変動要因を特定し，その変動要因に対する許容条件が目的とする品質に適合する医薬品を恒常的に製造するために妥当であることを検証する．

⑦ 定期的な再バリデーション

工程の性質や医薬品の品質への経時的な影響を定期的に再確認するために実施するバリデーションで，製造頻度，同時的バリデーションおよび回顧的バリデーションの結果などを考慮して実施時期および実施項目を定め，変動要因やその許容条件が引き続き，目的とする品質に適合する医薬品を恒常的に製造するために妥当であることを検証する．

⑧ 回顧的バリデーション

```
                    GMPソフト              GMPハード
                ┌──────────────┐    ┌──────────────┐
                │   開発研究    │    │   設備設計    │
                │  処方化検討   │    │ 製造条件検討  │
                │ 製造方法検討  │    └──────────────┘
                │ 包装仕様検討  │             │
                └──────────────┘             │
  予測的バリデーション    │             │
                ┌──────────────┐    ┌──────────────┐
                │   工業化研究  │    │   設備据付    │
                │ スケールアップ検討│ │  試運転・検査 │
                │  生産確認検討 │    │ キャリブレーション│
                └──────────────┘    └──────────────┘
                 <稼働性能適格性確認>   <据付時適格性確認>
                          │                  │
                          └────────┬─────────┘
                          ┌──────────────┐
                          │   初期生産    │
                          │ 生産条件の最終確認│
                          │   (3ロット)   │
                          └──────────────┘
                          <実生産規模での確認>

  同時的バリデーション     ┌──────────────┐
  定期的バリデーション     │   定常生産    │
  回顧的バリデーション     │ 日常点検, 生産管理│
                          └──────────────┘
                            <日常的モニター>

  変更時再バリデーション   ┌──────────────┐
                          │    変  更     │
                          │ 製造条件, 包装仕様│
                          │  原料, 品質規格 │
                          └──────────────┘
```

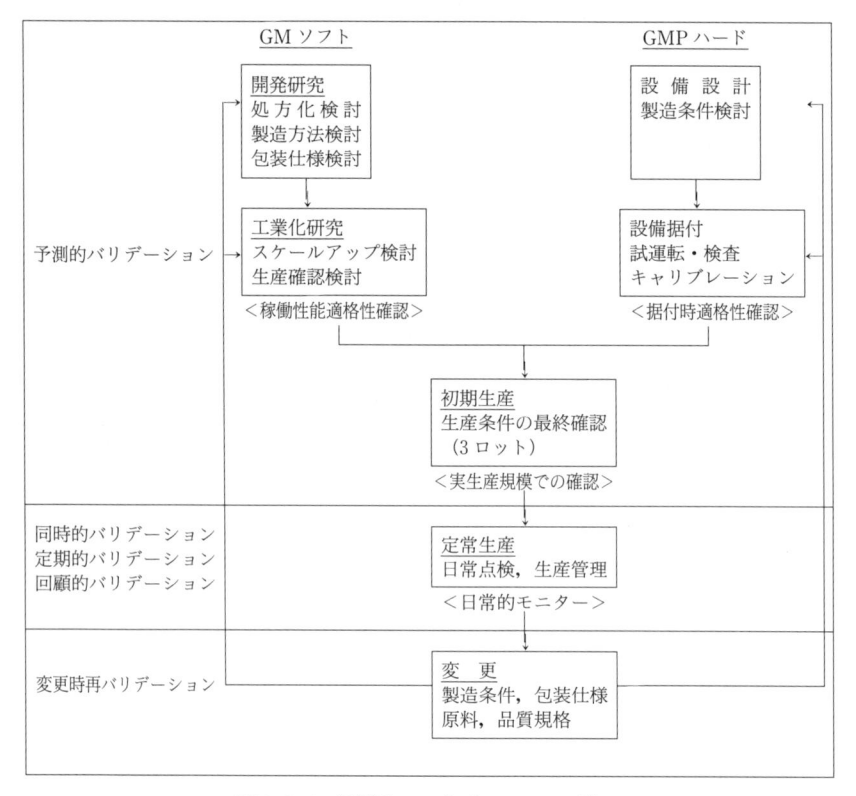

図 2.3.4　新製品のバリデーションの流れ

定期的な再バリデーションなどの実施時期および実施項目を設定するため，それ以前の試験検査に関するデータおよび製造記録を，統計学的方法などにより解析する．

⑨　洗浄のバリデーション

少なくとも，複数の医薬品に共用している重要工程の設備機器については必要である．この場合，バリデーションする当該医薬品の製造後の洗浄方法について，当該医薬品などの残留量が限度値以下となるように検証しておくこと．また，検証した洗浄方法については，作業手順書を作成しておく必要がある．なお，残留物の分析方法については，特異性と感度が妥当であること．またサンプリング方法については，設備表面からの直接サンプリング（スワップ法）が望ましいが，採用理由を明記すること．残留物の限度値の設定根拠は，現時点において確定的なものではなく，各企業が妥当と考えられるものを設定すればよい．

⑩　製造支援システムのバリデーション

空調処理システムおよび製造用水供給システムに係わるバリデーションをいう．空調処理システムのバリデーションは，目的としている空調処理システムの特性を考慮し，当該製品の品質に影響を及ぼすと思われる場合に，その空調処理システムで供給される空気の期待される品質が，科学的に確保できると判断できるまで実施すること．また，製造用水供給システムのバリデーションは，目的としている製造用水供給システムの特性を考慮し，当該製品の品質に影響を及ぼすと思われる場合に，その製造用水の期待する品質が科学的に保証できると判断できるまで実施すること．

（4）　バリデーションの実施手順

バリデーションは医薬品の最終的な製造工程だけの問題ではない．製造を科学的な裏付けと妥当性で，意図したとおりに一貫した均一な高品質で行えるようにするには，もっと前段階の開発，製剤設計および工業化検討から，主要な要因を見極めて最適条件を設定して備えていくことが大切であり，そのフローを図 2.3.4 に示した．

また，既許可品については実情を見直して実績

2.3 薬事法と包装

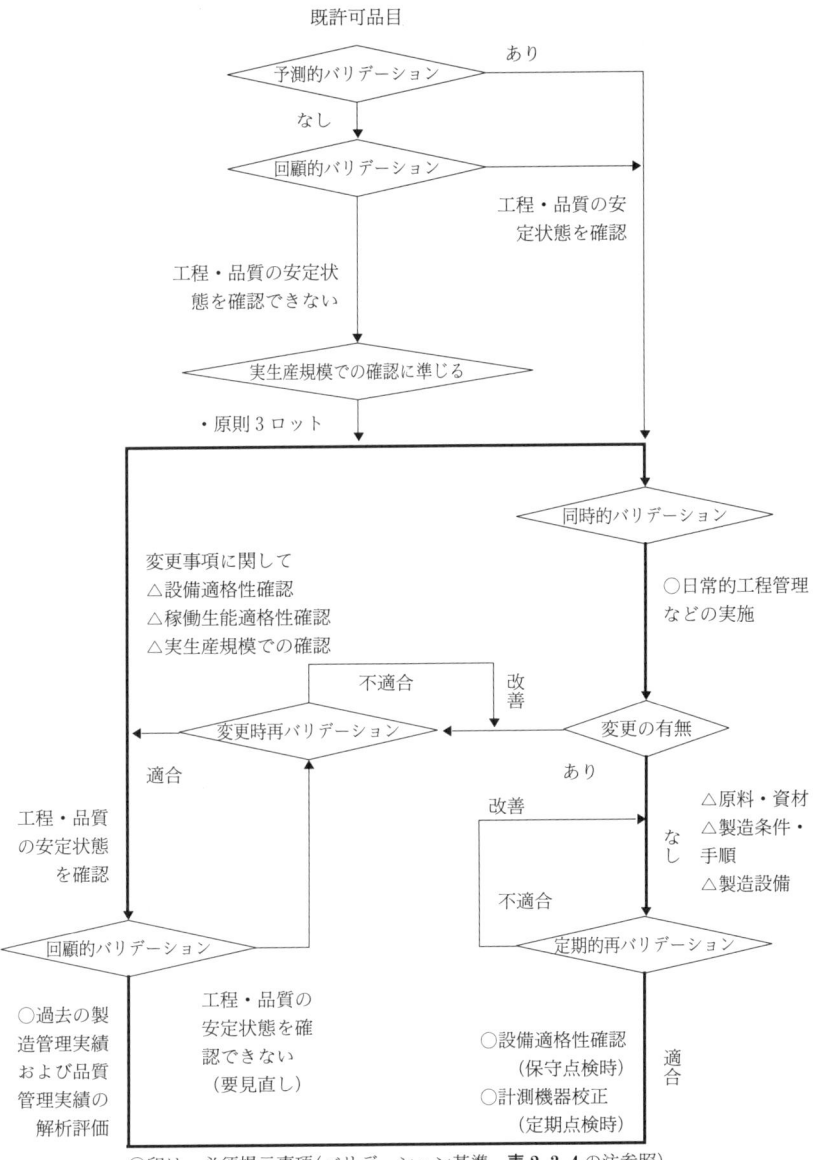

[フローチャート: 既許可品目のバリデーションフロー]

既許可品目
- 予測的バリデーション
  - あり → 同時的バリデーション → ○日常的工程管理などの実施 → 変更の有無
    - あり → 改善 → 不適合 / 適合 → 変更時再バリデーション
    - なし → △原料・資材 △製造条件・手順 △製造設備 → 定期的再バリデーション → ○設備適格性確認（保守点検時）○計測機器校正（定期点検時）
  - なし → 回顧的バリデーション
    - 工程・品質の安定状態を確認
    - 工程・品質の安定状態を確認できない → 実生産規模での確認に準じる・原則3ロット

変更事項に関して
△設備適格性確認
△稼働性能適格性確認
△実生産規模での確認

変更時再バリデーション（不適合→改善／適合）
工程・品質の安定状態を確認
回顧的バリデーション
○過去の製造管理実績および品質管理実績の解析評価
工程・品質の安定状態を確認できない（要見直し）

○印は，必須提示事項（バリデーション基準，表2.3.4の注参照）
△印は，医薬品の品質に影響を及ぼす可能性のある場合に適用（同上）

図2.3.5　既許可品目のバリデーションフロー図[5]

を解析し，製造工程や製造品質が安定状態でない場合には変更していかなければならない．そのフローを図2.3.5[5]に示した．

（5）包装のバリデーション

バリデーションの運用で当分の間の実施として求められているのは，製造工程として表2.3.3に表した．いわゆる重要工程の中で包装の工程が関係するのは，充填工程の含量均一性のみである．

内服固形剤では顆粒剤，細粒剤の分包剤（SP包装，strip package）が該当するが，分包剤の含量均一性試験は日本薬局方[6]に規定されているように，原則として主薬含量の偏差が製剤の重量偏差に比例している場合には，製剤の重量の偏差を含量の偏差とみなし，個々の製剤の重量を測定することにより，製剤の主薬含量の均一性を推定する重量偏差試験で代用することができる．

包装のバリデーションに関して，大阪府からは

つぎのような考え方が出されている[7].

PTP包装については充填工程も大切であるが，1錠1錠の含量均一性は製剤として担保されているのでバリデーションの対象にはならないと考えられ，品目ごとでなく設備としての稼働性能適格性の評価を行うことでよい．

製剤工程と異なって包装工程では単一動作を繰り返すことが多いので，予測的バリデーションに用いる数量も，その設備の稼働性能適格性の確認が完了していることを条件に，ロットの全量とか，1日生産量とかを使用する必要はない（ただし，品目許可を受けた後，充填量変更にともなう変更時の再バリデーションを実施する）．

また，包装形態が複数ある場合の許可申請にともなうバリデーションはいずれか一方のみで差し支えない（ただし，品目許可を受けた後，他方を製造する場合に容器変更時の再バリデーションを実施する）．

その他で，包装工程のバリデーションについては規制が明確でないが，一般に包装工程のラインはプロセスが長く，かつ，細かい駆動の組合せから成り立っているので，おのおののラインに応じた管理により，バリデーションの実施が可能になるように進めることが今後の課題である．

引用・参考文献

1) 杉原正泰：医薬品の包装設計, p.29, 南山堂 (1984)
2) 厚生省薬務局編：逐次解説薬事法, ぎょうせい (1995)
3) 厚生省医薬安全局審査研究会監修：医薬品製造指針, 1988年版 (1988)
4) 厚生省医薬安全局監視指導課監修：医薬品GMP解説, 1999年版 (1999)
5) 大阪府GMPマニュアル検討委員会：大阪府GMPマニュアル (1995)
6) 第13改正日本薬局方解説書, p.208, 広川書店 (1996)
7) 柳原義彦：大阪医薬品協会会報, 第594号, p.38 (1998)

（土田　拓生）

第3章　環境包装

3.1　環境保全と包装

3.1.1　環境保全の流れ

　日本で公害問題がマスコミに最初に取り上げられたのは，わが国が高度成長期を迎えた1955年頃，とくに石油化学工業が着実に発展し始めた時期であった．石油コンビナートにおける大気汚染の問題である．この対策の結果，日本の公害防止技術は世界一といわれるまでになった．
　我われの関係する包装分野では，1970年代に入って金属容器の一つである空き缶（アキカン）の散乱問題が，主に観光地で発生し，テレビの普及と相まって，廃棄物問題が全国的にクローズアップされた．
　その後，この問題は関連業界や自治体その他の努力によって，現在ではほぼ解消しているが，一時は容器包装は環境を汚す元凶とまでいわれ「ノー包装」の声が上がったこともあった．
　このように容器包装は，廃棄物問題という環境問題のなかの一つの視野から見れば，その原因の一つになることは確かであり，他の項で詳述されているように，現在いろいろな対策が進んでいるが，環境問題はこれだけでないことは明らかである．上述した大気汚染，汚水，騒音など地域的な問題や，温暖化，酸性雨，その他，地球規模の問題まで数多い．
　ここでは，これらの環境諸問題を解消するための容器包装面の改良項目と，環境を守り安全にする環境保全のための容器包装の役割について，一般的に総括する．

3.1.2　環境保全について

　冒頭でも述べた「環境」とは，広辞苑によれば「人間および生物をとりまき，相互作用を及ぼし合うものとして見た外界」と定義されている．
　また，地球を一つの外界と見た場合の自然環境，人間社会を単位とした社会環境，職場環境，学校環境，家庭環境などに区分される．
　そして環境にマイナスの効果（負荷）を与える環境問題が世界的に表面化したのは，産業革命以降科学が急速に発展し，かつ人口が著しく増加して以来といわれている．
　最近では，単に石油コンビナート付近の汚染といった地域環境問題だけではなく，たとえば温暖化といったような，地球全体として考えるべき地球環境問題にまで拡大されている．
　環境保全とは，環境負荷を少なくし，かつ安全を維持することであり，その目的は，現在および未来にわたって，人類を含む生物全体が「共生（共存）する」ことである（1992年，国連リオ・サミット宣言より）．
　したがって，廃棄物処理対策や汚水処理対策，あるいは二酸化炭素削減などの地球温暖化防止対策その他の対策は環境保全の目的ではなく，生物全体が共生（共存）するための手段，もしくは方法と考えるべきである．
　このような見方からすると，人間社会においても，利己的あるいは自己中心的な意見や行動は，社会への環境負荷を大きくするのではないであろうか．調和のある言動が大切である．

3.1.3　包装が具備すべき機能

　包装材料に要求される諸特性，すなわち包装機能を，食品包装便覧から抜粋して図3.1.1に示す．この図には，その重要性のランク付けは別として，製品を収納する包装のための必要条件が盛り込まれている．
　21世紀における包装材料は，これらの諸特性の保持を前提としたうえで，環境問題を克服するために，具体的にはつぎのような改良を目指すべきである．

1）　省資源化
① 包装材料の減量化

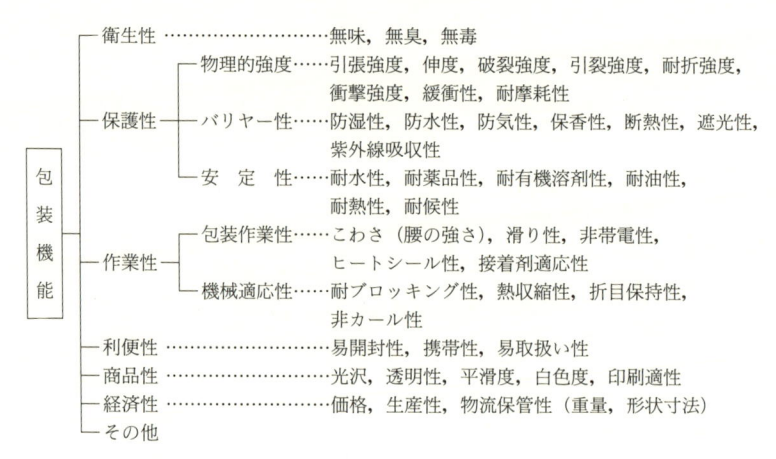

```
                ┌ 衛生性 ……………… 無味，無臭，無毒
                │         ┌ 物理的強度 …… 引張強度，伸度，破裂強度，引裂強度，耐折強度，
                │         │               衝撃強度，緩衝性，耐摩耗性
                ├ 保護性 ─┼ バリヤー性 …… 防湿性，防水性，防気性，保香性，断熱性，遮光性，
                │         │               紫外線吸収性
                │         └ 安 定 性 …… 耐水性，耐薬品性，耐有機溶剤性，耐油性，
包                │                       耐熱性，耐候性
装 ─┤         ┌ 包装作業性 …… こわさ（腰の強さ），滑り性，非帯電性，
機                ├ 作業性 ─┤               ヒートシール性，接着剤適応性
能                │         └ 機械適応性 …… 耐ブロッキング性，熱収縮性，折目保持性，
                │                           非カール性
                ├ 利便性 ……………… 易開封性，携帯性，易取扱い性
                ├ 商品性 ……………… 光沢，透明性，平滑度，白色度，印刷適性
                ├ 経済性 ……………… 価格，生産性，物流保管性（重量，形状寸法）
                └ その他
```

図 3.1.1 包装材料に要求される諸特性
(食品包装便覧, JPI；(社)日本包装技術協会, MPC；旧 三井石油化学(株), N. Yamazoe 90.5.5)

適正包装化：過剰包装是正の推進，個装・外装の見直し，包装材料の薄物化・薄肉化．
② 包装材料の減容化
容器の標準化，空間容積率（空隙率）の削減ないしは縮小．

2) 環境適合化
① 廃棄処理が容易な包装材料の選択．
② 再資源化（リサイクル）しやすい包装材料の選択．
③ 再生された包装材料の用途開発の推進．
④ 再使用（リターナブル）可能な包装材料の選択．
⑤ 処理コスト，環境負荷が少ない包装材料の選択．
⑥ 有害物質の使用禁止（安全衛生性の確認）．

3) 容器の製造・回収・再生あるいは再使用工程における環境汚染防止への対応
① 汚水，廃油，廃インキなどの処理対策．
② 産業廃棄物発生量の削減および発生物の再資源化．
③ 省資源，省エネルギーの推進，二酸化炭素など温室効果ガス発生量の削減．

さらに，単に廃棄物処理対策という意味からだけでなく，限りある資源の保護という観点からも，使用済み容器包装材料の回収および再生は必須である．

もちろん，図 3.1.1 に記載された諸特性，および上述の改良項目は，容器の設計にさいし，それらのすべてが，同時に満足されなくてはならない．一つの項目を重視するがために他の項目が犠牲になってはならない．二次的，三次的な環境問題が発生する恐れがあるからである．

また，過剰包装を慎むことは当然ではあるが，あまり包装の簡易化とか簡素化を進めると，製造物責任法（PL 法）に抵触する事態も発生する．適正包装を目指すべきである．

いずれにせよ，新しい包装体を設計するさいしては，内容物にもっとも適した包装用の原材料（紙，プラスチック，金属，ガラス，木など）を選択すること，すなわち適材適所がその出発点であることはいうまでもない．

3.1.4 21 世紀の包装

わが国の環境問題に関する 20 世紀の対応を振り返ってみると，問題が発生してから原因を究明し，対策を講じるといった「治療的な対応」が，そのすべてであったといえる．

環境保全がより一層強調されるであろう 21 世紀には，発生が考えられる環境問題をあらかじめ予想し，その発生に注意を払う「予防的な措置」が必要と考える．

このため，自治体や企業においては，環境管理・監査，環境会計，LCA（ライフサイクルアセスメント）その他の手法が，現在整備されつつあ

る。21世紀にはこれらが完備して、日常的な業務となることを望む。

21世紀における環境問題の一つとして、世界人口の増加にともなう食糧問題が、とくに途上国において顕在化すると考えられる。

FAO（food and agriculture organization, 国連食糧農業機関）の発表によれば、開発途上国を中心に8億人を超える人々が、現在でも慢性的な栄養不足に直面し、とくに2億人の子供たちが蛋白質とエネルギー不足に悩まされているとのことである。参考までに、栄養不足人口の地域分布を図3.1.2に示す。アジアが世界全体の60%を超えていることが、この図から明らかである。

一方、世界銀行による世界の人口増加の推移と今後の予測を、図3.1.3に紹介する。18世紀の始めには10億人程度であった世界の人口が、1950年には25億人、1987年には50億人を突破した。僅か3世紀足らずの間に倍々に増加している。その後も年間当たりおよそ9千万人ずつ増え続け、1997年現在で約59億人となっている。そして今後は、2025年に85億人、2150年には114億人に達すると予測されている。

ただし、このような世界人口の増加は、その9割が途上国で起きている。とくに20世紀に入って、アジア・アフリカでの人口増加が著しかったとのことである。

地球が養える人の数は、耕作面積、収穫量、必要摂取カロリーなどのデータを基に計算すると、75億人前後といわれているから、もしこれらの仮定がすべて正しければ、地球が定員オーバーになるのは2015年頃と推定される。

この時点で、包装が先述した諸機能を備えていれば、先進国内での食糧の保存（備蓄）、あるいは途上国への食糧輸送に当たって、包装が絶大な効果を発揮することは明らかである。

なお、21世紀にかぎらず、地震や台風などの天災が発生したときにも同じである。事実、阪神・淡路大震災が発生したときには、缶詰入りの非常食やペットボトル入りの飲料水が大活躍したと、地元のペットボトル再生業者から聞いている。

つぎに、高齢者やハンディキャッパーとの共生を目的とする社会福祉関連の分野も、共生という共通項で社会環境と結びつけられる。

筆者は休日などに、ボランティアとしてこれらの養護施設や養護学校を訪問し、介護を手伝っているが、このような環境下でも包装の大切さを実感として受け取ることができる。この場合には、包装の基本特性である保護性はいうまでもなく、とくに易取扱い性や易開封性など図3.1.1に記載された「利便性」を重要視することが必要である。

2000年の4月から公的介護保険制度がスター

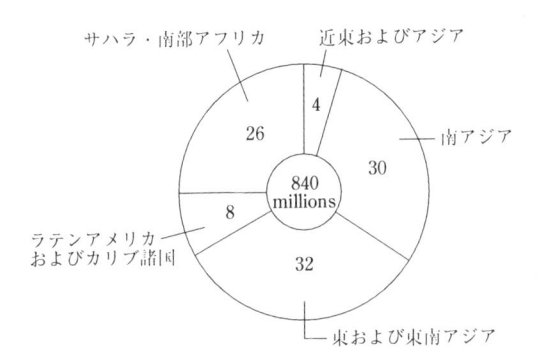

図3.1.2 栄養不足人口地域分布(%)
(http://www.fao.or.jp/)

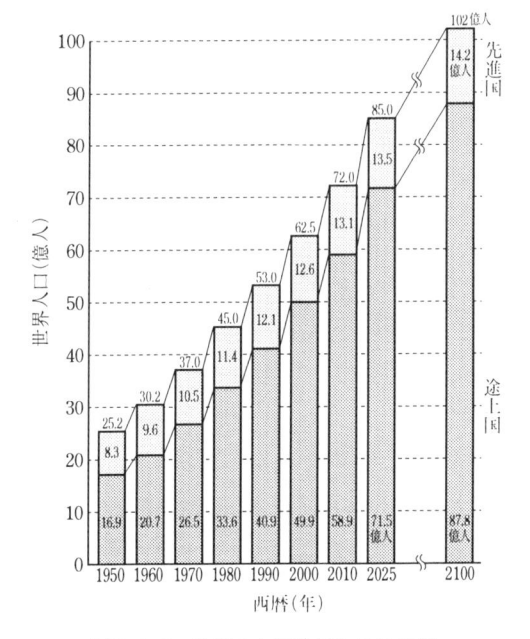

図3.1.3 世界の人口増加とその予測
(http://www.fao.or.jp/)

トした．これは，わが国では急速な高齢化にともない，介護の問題が老後の最大の不安要因となっている現在，介護が必要になっても残された能力を活かしてできるかぎり自立し，尊厳を持って生活するために，介護を社会全体で支えるための制度である．

当然のことながら，この分野でも包装の果たすべき役割は大きい．内容物の持つ特徴を充分にアピールしたうえで，たとえば，頭と指を少し使えば開封できるなど，取扱いが容易で気配りのある包装の提供が望まれる．

まとめ

以上述べたように，環境保全のためには，現在・将来を問わず，包装は不可欠であると結論づけられる．それとともに，相手への思いやりを込めて包む心が大切である．

（平田　貞夫）

3.2　容器包装リサイクル法

3.2.1　容器包装リサイクル法の原点

周知のように，「容器包装リサイクル法」は，平成12年の4月1日から完全実施される．本稿執筆は平成11年12月初めの時点であるが，11月には，各特定事業者に，商工会または商工会議所を通して「容器包装リサイクル協会」から再商品化委託契約に必要な書類および参考文書が送付され，平成12年2月1日までに申込書を送付するように依頼している．また，不明の点は地方通産局に問い合せるようにとの記載もある．本書の発行時点では，おそらく各事業者の申込みも終了して，本法は現実のものとなっていよう．

容器包装リサイクル法は，1982年のナイロビの国連環境会議で合意された「持続可能の開発」を原点としている．10年後のリオの会議での，①持続的発展のための「資源（節約）問題」，②持続的発展のためには環境破壊を進展させてはならないとする「環境（破壊）問題」の明確な認識と，①，②両者への平行した対応を行うという世界的合意の流れの中の一つのポイントとなる法律で，決して独立した特異なものではない．したがってこの法律は，いくつかの実施の困難性があってもそれを克服して，解りやすくいうと，コストをかけても実行されるべきものであると考える．そこで，本稿では容器包装リサイクル法のバックグラウンド，将来像などの解説も行う．

3.2.2　容器包装リサイクル法と関連法規

日本における環境問題の法規類は，①公衆衛生問題，②環境破壊問題，③資源節約問題，④国連関連と区分して考えると理解しやすい．①，②が厚生省，環境庁，③が通産省と管轄が分かれている．環境庁は発足が1971年である．①公衆衛生問題は，国民の健康確保を目的とした法律の流れで，②環境破壊問題は，公害問題から発展して地球環境問題の解決を図るものである．③資源節約問題は，国連の「持続可能な開発」の概念を受け継ぐための法律体系といえよう．とくに，1992年のリオ国連環境会議でのリオ宣言，アジェンダ21採択後は，この3つの問題は互いに関連するものとしてすべての法規類で言及されているが，実効的な部分では所管官庁を念頭に入れれば理解しやすい．これらの法規の関係は表3.2.1のように示される．

容器包装リサイクル法は，大蔵，厚生，農水，通産の4省管轄である．本法は一般廃棄物中の容器包装の再商品化に係わる法律である．一般廃棄物は，公衆衛生の確保の視点から厚生省が管轄している．したがって，厚生省は一般廃棄物収集処理の関係から管轄している．通産省は，資源節約の観点からリサイクル法の流れを受けて所管している．大蔵，農水および通産省は事業者（酒，食品製造業，農漁協など）管轄省として関係している．しかしながら，本法が持続可能の発展を考えて，資源節約を目的の第一義とするならば，本質的な主管は通産省であろう．

3.2.3　国連の経緯・地球環境問題

1）　国連人間環境会議

世界的に見ると，日本の環境庁が発足した翌年の1972年，「国連人間環境会議」が「オンリー・ワン・アース（かけがえのない地球）」という標語

表 3.2.1 環境問題の法規関連

	公衆衛生問題	環境破壊問題	資源節約問題	国連関係
1900	汚物掃除法			
1954	清掃法			
1958		水質保全法		
		工場排水法		
1962		ばい煙法		
1964		公害対策推進会議		
1967		公害対策基本法		
1968		大気汚染防止法		
		騒音規制法		
1970	(公害国会)	水質汚濁防止法		
	廃掃法	改正公害対策基本法		
1971	環境庁発足			
1972				第1回国連人間環境会議
1982				第2回国連人間環境会議
1989				地球環境問題
1990			産構審ガイドライン	
			リサイクル法	
1991	改正廃掃法			
1992				第3回国連人間環境会議
1993		環境基本法		(リオ宣言 アジェンダ21)
1994		環境基本計画		
1995			容器包装リサイクル法	
1998			家電リサイクル法	
1999			自動車リサイクルイニシアティブ	
2000			循環経済基本法	

の基で，ストックホルムで開催された．その背景は環境庁によれば，

① 1950，60年代の急激な経済発展による排ガス，廃水，廃棄物が，環境資源が受容する能力の限界を超えることが認識されはじめたこと．
② 地球が「宇宙船地球号」であるという考えが出てきたこと．
③ 開発途上国において，貧困からの脱出が最大の環境問題となっていたこと．
の3項である．

植田和弘氏によると[1]，この会議はUNEP（国連環境計画機関）が設立されただけで，南北問題で決裂したとのことである．ガンジー首相ははっきりと "We want polution" と，貧困を克服するためには，たとえ公害が出るかもしれなくとも工業化が優先するといったとのことである．

10年後の1982年には，10周年を記念してナイロビ会議が開かれた．ここで，先進国と開発途上国との環境と開発をめぐる議論について「持続的発展」という共通の土俵ができた．

2) 地球環境問題

1989年12月の国連総会で，主要な関心事項として以下の9項目が決議された．これが地球環境問題と称されるものである．

① 気候変動，オゾン層の破壊，越境大気汚染．
② 淡水資源の質および供給の保護．
③ 海洋，海岸地域の保護，合理的な利用および開発．
④ 森林減少，砂漠化および干ばつ克服．
⑤ 生物学的多様性の保護．
⑥ バイオテクノロジーの環境上健全な管理．
⑦ 廃棄物管理，とくに有害廃棄物および有害化学物質の環境上健全な管理．
⑧ 貧困の根絶．
⑨ 人の健康状態の保護および生活の質の改善．

3) リオ「環境と開発に関する国連会議」

そして，ナイロビの10年後が1992年6月のリオデジャネイロの国連環境開発会議で，そこで，この「地球環境問題」が議論され，持続可能な開発を実現するための行動27原則を定めた「環境

と開発に関するリオ宣言」が採択された．

この第一原則は，「人類は，持続可能な開発の中心にある．人類は，自然と調和しつつ健康で生産的な生活を送る資格を有する」としており，上述のように，ナイロビの会議で先進国と開発途上国との，環境と開発をめぐる議論についてでき上がった「持続的発展」という共通の土俵がベースとなっている．リオ宣言の第2から第4原則で，各国は自国の資源を開発する権利を有するが，そのさい，現在および将来の世代の開発の必要性を公平に満たすようにしなければならないこと，および持続可能の開発を達成するためには，環境保護は開発過程の不可分な部分であるとしている．

端的にいうと，持続可能な発展のためには，「資源節約問題」，「環境破壊問題」の2つの問題の克服が必要であるということになろう．

リオ宣言の第11原則は，「各国は，効果的な環境法を制定しなくてはならない．…」としている．この規定が，後述するわが国の「環境基本法」の制定につながっている．

また，この国連会議で，21世紀に向けて持続可能な発達を実現するための具体的な行動計画である「アジェンダ21」が採択された．アジェンダ21の前文1.には「環境と開発を統合し，これにより大きな関心を払うことにより，人間の生存にとって基本的ニーズを充足させ生活水準の向上を図り，生態系の保護と管理を改善し，安全でより繁栄する未来へとつなげることができる」としている．また前文3.では「アジェンダ21は，開発と環境の協力についての世界的なコンセンサスともっとも高いレベルでの政治的公約を反映したものである」としている．

このセクションⅡ「開発資源の保護と管理」，第21章「固形廃棄物及び下水道問題の環境上の適正な管理」，①「廃棄物の最小化」には，すべての国において，とくに工業国において2000年までに「容器および梱包材料の生産を削減するためのプログラム」を適用するべきであるとされている．これが容器包装リサイクル法の制定につながっているのは瞭然である[2]．

3.2.4　公衆衛生問題の経緯

1)　廃掃法制定まで

ごみ処理の法律は，明治時代前半のコレラの大流行などの影響を受けて，公衆衛生，環境衛生の一環として1900年（明治33）に制定された「汚物掃除法」にさかのぼることができる．このとき，上述の法制定趣旨に則って，ごみ処理業務は市町村の固有事務として位置付けられた．その後，大きな変化はなかったが，1954年「清掃法」が制定された．「もはや戦後ではない」とされる1年前で「汚物を衛生的に処理し，生活環境を清潔にすることにより，公衆衛生の向上を図る」ことを目的としていた．処理責任は，やはり市町村であるが，国と都道府県の責任および市民の果たすべき責任にも触れている．年輩の人には懐かしい春秋の大掃除はこのときに定められた．

2)　廃　掃　法

その後の高度成長の影響を受けて，1970年，後述する公害国会において，「公害防止基本法」の改訂などと同時に，「廃棄物の処理及び清掃に関する法律（廃掃法）」が制定された．この法律は「廃棄物を適正に処理し，及び生活環境を清潔にすることにより，生活環境の保全及び公衆衛生の向上を図ることを目的とする」とした．処理責任はやはり市町村であるが，国・都道府県も技術面・財政面での必要な措置を講ずる責務を課している．また，このときに一般廃棄物と産業廃棄物を区分し，事業者・製造者に産業廃棄物の処理責任を問い，さらに廃棄物の再利用などによるごみの減量化と適正処理可能な製品の開発，流通などを義務付けている．

さらに，その後，経済的豊かさを背景に国民のライフスタイルや経済構造が変化し，また，上述のように，地球規模での資源環境問題が議論され「持続可能な発展」が国際社会の一つのキーワードとなった．このような情勢を受けて，1991年10月に「廃掃法」の改正が公布され，1992年7月より施行された．この法律の目的は第1条にも記されているように「廃棄物の排出を抑制し，及び廃棄物の適正な分別，保管，収集，運搬，再生，処分等の処理をし，並びに生活環境を清潔に

することにより生活環境の保全及び公衆衛生の向上を図ることを目的とする」ものである．改正前に比べて，廃棄物の発生の抑制，分別・再生などいわゆるリサイクルの促進，さらには廃棄物の計画的処理という理念が追加されている．

3.2.5　環境（破壊）問題の経緯

1）公害問題

わが国での環境問題は公害問題に起源を持つ．戦前の足尾銅山事件などは別として，戦後の高度成長期において，環境への配慮が充分でなかったことから，全国的に環境汚染，自然破壊が生じ，これが大きな社会問題となった．

後手に回ったという批判はあるが，わが国の公害防止関係の法律制定の経緯を**表 3.2.2** に示す．もはや戦後ではないとした1956年の3年後には公害が問題になりだしている．

2）改正公害対策基本法

1970年のいわゆる「公害国会」で公害対策基本法が改正された．「公害法令・解説集平成3年版」解説によると，この改正において，

① 目的の中の「公害防止と経済の健全な発展との調和」を削除することにより，公害防止が「経済優先」と誤解されやすかったことを排除した．
② 「健康で文化的な生活」の確保を明示することにより，公害後追い行政からの離脱を図った．
③ 「公害」の定義を明確化した．
④ 環境基準を設定した．
⑤ 公害防止計画，紛争処理，被害救済などが定められた．

表 3.2.2　環境破壊問題に対する法規制の経緯

年月	内容
1958年12月	公共用水域の水質保全に関する法律
	工場排水等の規制に関する法律
1962年6月	ばい煙の排出の規制等に関する法律
1964年3月	公害対策推進会議
1967年8月	公害対策基本法
1968年6月	大気汚染防止法
	騒音規制法
1970年12月	（公害国会）
	水質汚濁防止法
	改正公害対策基本法
1971年6月	環境庁発足
1993年11月	環境基本法

3）環境基本法

上述のように，わが国でも1967年に制定され，1970年に改正された「公害対策基本法」が，「リオ宣言」第11原則にしたがって1993年11月に「環境基本法」に改変された．その第1条には「この法律は，環境の保全について，基本理念を定め…」と目的を明らかにしている．この「基本理念」は，

　第三条（環境の恵沢の享受と継承等）
　第四条（環境への負荷の少ない持続的発展が可能な社会の構築等）
　第五条（国際的強調による地球環境保全の積極的推進）

に定められている．

また，第二節「環境基本計画」第15条には「政府は，環境の保全に関する施策の総合的かつ計画的な推進を図るため，環境の保全に関する基本的な計画（以下「環境基本計画」という）を定めなければならない」とされている．この規定に基づき1994年12月16日，次項で説明する「環境基本計画」が閣議決定された．

4）環境基本計画

「環境基本計画」の中で，環境政策の基本方針の長期的目標を以下のように定めている．

（1）循　　環

経済社会システムにおける物質循環をできるだけ確保することによって，環境への負荷をできるだけ少なくし，循環を基調とする経済社会システムを実現する．

この中の「廃棄物・リサイクル対策」については，

① 廃棄物の発生抑制

リサイクルの推進，使い捨て製品・過剰包装の自粛，製品の長寿命化，一般廃棄物の従量制処理手数料，有害廃棄物の発生抑制のための製品設計．

② 適正なリサイクルの推進

使用済み製品の再使用の推進，回収・再生利用の推進，包装廃棄物の分別収集・包装材の再生利用の推進，リサイクル関連施設整備の推進，リサイクルにおける環境配慮．

③ 廃棄物の適正な処理の推進．

3.2.6 資源 (節約) 問題の経緯

1) リサイクル法

リサイクル法は上述のように、1991年4月に制定され10月から施行された。リサイクル法においては第1条に、目的として「(前略) 資源の有効な利用の確保を図るとともに、廃棄物の発生の抑制及び環境の保全に資するため、再生資源の利用の促進に関する所要の措置を講ずることとし、(以下略)」とされており、第3条にこのために「基本方針」を定めることとしている。また、第4条には事業者の責務として「事業に係わる製品が廃棄された後それを再生資源として利用することを促進するように務めなければならない (一部略)」とされている。第6条の「第2種指定製品」すなわち「使用後に容易に分別回収できるように識別のための表示を行うべき製品」として、飲料缶、酒缶、飲料または醬油用 PET (polyethylene terephthalate, ポリエチレンテレフタレート) 容器、酒用 PET 容器が指定された。

事業者の具体的な措置については、以下のとおりである。

まず、「特定業種」とは、再生資源を原材料として使用することが技術的・経済的に可能であり、これを利用することが当該再生製品の有効利用 (リサイクル促進) を図るうえでとくに必要な製品の業種である。具体的には、すでに回収・分別というリサイクルシステムは確立しているが、回収・分別された再生資源が充分に原材料として利用されていないためにリサイクルが促進されていない業種である。

「第一種指定製品」は、使用後にリサイクルができるように製品の構造、材質などを工夫すべき製品である。「第二種指定製品」は、使用後に類似の物品と分別して回収できるように識別表示をすべき製品で、リサイクルシステムはすでにあるにもかかわらず他の類似製品と混同されやすいため、分別収集がうまくなされず、そのためリサイクルが進んでいなかった製品である。第一種指定製品と異なり、ここの事業者が単独ではなく業界全体として実施しなければ効果が薄いと考えられるものである。「指定副産物」は、工場などで発生する副産物のうち、リサイクルが促進されるように品質などを工夫すべきもので、鉄鋼スラグ、石炭灰、建設廃材が指定されている。

2) 産構審 (産業構造審議会) 品目別・業種別ガイドライン

なお、リサイクル法の「基本方針」の中の「再生資源ごとの利用の目標」の項の資源ごとの区分および各業種ごとの事業者の具体的措置は、産業構造審議会に設置された「廃棄物処理・再資源化部会」が1990年12月に答申した「今後の廃棄物処理・再資化対策のあり方」に添付された、関係事業者が遵守すべき基本的事項の「産構審品目別・業種別ガイドライン」も参照にしなければならない。その後何回か改訂され、1999年時点では、23品目、11業種が対象となっている。「ガイドライン」で事業者の自主的なリサイクル努力を要求するとともに、この「ガイドライン」に取り上げられたものの中で「必要性」、「有効性」、「実現可能性」のあるものが「リサイクル法」で「政令指定」されるという構造になっている。

3) EPR (拡大生産者責任)

1996年来、OECD (経済協力開発機構) で意見交換が行われている。EPR とは簡単にいえば、製品の生産者が、製品のライフサイクル全体 (生産, 流通, 消費, 廃棄, リサイクル/処分) を通じて、その製品の環境への影響について責任を負うべきとの考え方である。1999年5月に厚生省がこの考えを推進する姿勢をを表明した。

OECD の「EPR とは何か」によると、EPR は、製品の責任のチェーンの中で一番弱いと見なされているリンク——すなわち販売および消費者の使用後の製品最終廃棄——を扱うものであり、その内容は以下のとおりであると説明している。

製品のデザインおよび製造システムは、製品のライフサイクルを通して資源の使用および汚染の排出の質および量を決定するもっとも基本となるものである。製造者により選定された原料のタイプにより、原料の採取および加工の工程において、エネルギーの消費も含めて、環境に対し重要なインパクトを与えかねない。

EPR の下では消費後の製品に対する責任——

この責任は従来地方自治体および納税者に付加されていた——も，製造者に付加される．EPR は，製品の製造者は製品自体のライフサイクルにわたる環境へのインパクト——製品の原料選択に起因する上流のインパクト，生産者の生産それ自体によるインパクトおよび製品の使用および廃棄に係わる下流のインパクト——に対する責任の重要な部分を負わなければならない，という原則を体現している．EPR の目的は，物理的または財政的責任のすべてまたは一部を，地方自治体から製品の生産者にシフトしようとするものである．

EPR は，製造の容易さの代わりに製品に焦点を当てた，新時代の環境汚染防止政策の基礎となるものである．国連の EPR 政策の鍵となる動機は，より持続可能で，廃棄物の少ない製品を開発するインセンティブを与えようとするものである．この結果，廃棄を必要とするごみが減少し，原料の使用量が抑制され，原資源の効果的使用の増大が期待される．

これに対し，日本の産構審は，1999 年 7 月「OECD における EPR の考え方を単純に拡大して，すべての分野において一律に生産者に責任を負わせれば効率的なリサイクルが実現できるという考え方を取るのは適切でない．回収・リサイクル等のシステム構築にあたっては，生産，流通，消費，廃棄等の分野ごとに実態に即し，社会的・経済的な実効性や効率性の観点からもっとも望ましいシステムを，個別に設計・構築していくことが必須である．その中で，事業者・消費者，国，地方自治体の役割分担も個々に定めていくことになる」という見解を出している．

4) 循環型経済システムの構築に向かって（産構審）

（1） 廃棄物・リサイクル対策の再構築

平成 11 年 7 月，産構審の部会から「循環型経済システムの構築に向けて」という表題の報告書が提出された．この答申に基づき平成 12 年 1 月から始まる通常国会に「循環型社会形成推進基本法」が上程された．産構審の報告書から推定すると，この内容は「リサイクル法（再生資源の利用の促進に関する法律）」の発展といえよう．

循環型経済システムとは環境と経済の統合をめざすものである．同報告書の「概要」によると循環型経済システムとは以下のようなことだとしている．

① 資源・エネルギー効率の最大化（投入・排出の最小化）．
② 事業者・消費者・行政のパートナーシップ（社会全体としての便益の最大化）．
③ 新たな産業技術体系の確立（循環型技術体系の確立）．
④ 環境関連産業の進展（新規産業フロンティアの開拓，企業の競争力強化）．

循環型経済システムの構築に向けた現在の廃棄物・リサイクル対策の再構築として，具体的に以下のようなことが考えられている．

①「排出量」「含有資源の有用性」「処理困難性」の高い分野．

この分野について，今まで以上に広い分野に対策を講ずる．

具体的には，

・リサイクル法の製品指定の追加（第一種製品，第二種製品の追加および運用強化）．

・産構審品目別・業種別ガイドラインの充実（品目の追加および数値目標の作成など，取組み内容の充実）．

・個別立法措置（ガイドラインなどでは取組みの成果の不充分な分野）．

② 1 R（リサイクル）から 3 R（リデュース，リユース，リサイクル）

具体的には，

・リサイクル対策の抜本的拡充（リサイクル関連施設整備の支援およびリサイクル関連産業の起業支援，リサイクル製品市場の整備および創出——規格化・国の積極的調達）．

・リデュース，リユース対策の本格導入（産構審品目別・業種別ガイドラインに省資源化，長寿命化，リペア，部品リユース，製品リユースの取組みの導入，強化）．

・リデュース，リユースの取組みに対する支援（リペア拠点整備，リユース部品品質情報管理基盤の構築，関連産業の起業支援，関連市場の整備および創出——リユース部品市場の情報化による需要マッチング）．

③ 関係者の役割強化

具体的には，

- 事業者：環境配慮型製品の製造・販売，リサイクルなどの実施，環境情報の提供，素材産業と加工・組立産業の連携，技術開発の推進，動脈と静脈の一体化，ほか．
- 消費者：NPOを通じた活動，環境配慮型製品の選択的購入，分別回収への協力，ほか．
- 国・自治体：NPO・関係者との充分な意志疎通，制度設計，市場の整備，環境教育，廃棄物処理の着実な実施など．

（2） 容器包装リサイクル法の完全実施

容器包装については，平成12年度からの容器包装リサイクル法の完全実施が記されており，今後の課題として，以下が記されている．

① スチール缶：平成12年度リサイクル率85％，一層の薄肉化，軽量化による省資源．

② アルミ缶："缶 to 缶"リサイクル率のさらなる向上，薄肉化・軽量化，事業系からの回収・リサイクルの推進．

③ ガラスびん：カレット利用率の向上，エコロジーボトルの利用の推進，薄肉化，リターナブル

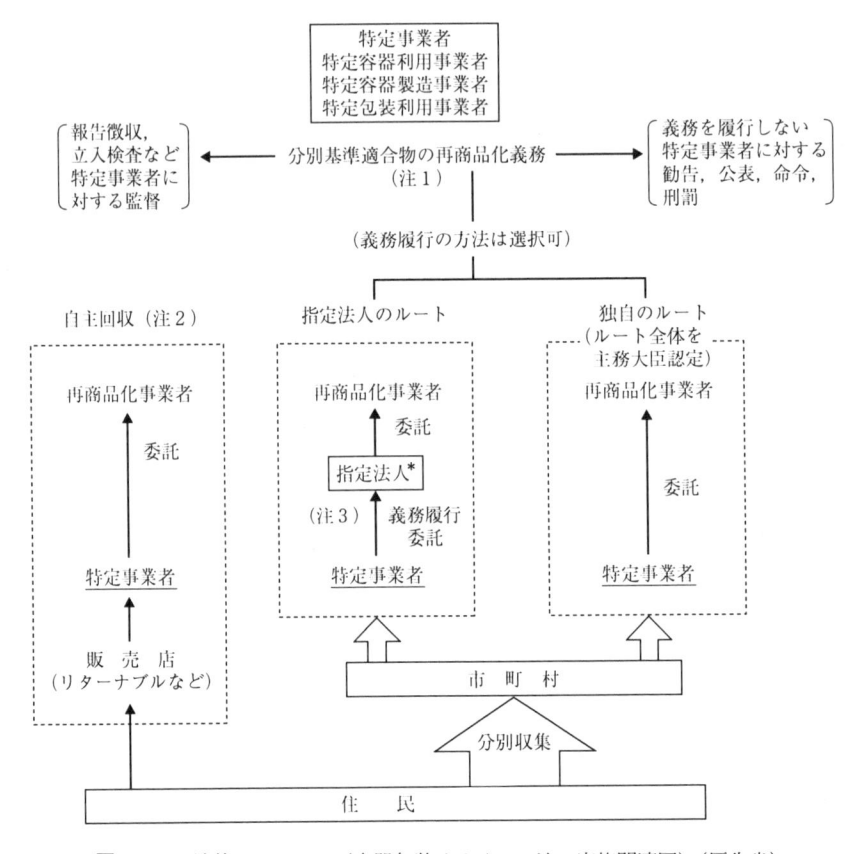

図3.2.1 法律のフレーム（容器包装リサイクル法の実施関連図）（厚生省）

* 日本容器包装リサイクル協会

(注1) 有償または無償で譲渡できることが明らかで再商品化する必要がないものとして主務省令で定める特定分別基準適合物については，再商品化計画および再商品化の義務の対象とはならない．

(注2) 特定事業者は，その用いる容器包装または製造などをする特定容器を自らまたは他の者に委託して回収するときは，主務大臣に申し出て，当該容器包装の回収方法が主務省令で定める回収率を達成するために適切である旨の認定を受けることができる．

(注3) 商工会議所および商工会，商工会連合会は指定法人への委託契約を指定法人から受託可（H 10.12.28 四省令1号）．

びんの拡充の検討，びん以外の用途の拡大．
④ PETボトル：回収率・リサイクル率の向上，"ボトルtoボトル"技術の開発，PETフレーク需要拡大のための新用途開発．
⑤ 紙パック：現在18％の回収・リサイクル率向上のためのアクションプログラムの策定．
⑥ その他プラスチック・紙：新しいリサイクルシステムの構築．

3.2.7 容器包装リサイクル法のフレーム

1) 容器包装リサイクル法制定の目的

1995年6月に制定され，同12月から施行された「容器包装リサイクル法」の制定の目的は，その第1条に「この法律は，容器包装廃棄物の分別収集及びこれにより得られた分別基準適合物の再商品化を促進するための措置を講ずること等により，一般廃棄物の減量及び再生資源の十分な利用等を通じて，廃棄物の適正な処理及び資源の有効な利用の確保を図り，もって生活環境の保全及び国民経済の健全な発展に寄与することを目的とする」と記されている．

一般廃棄物の減量がその目的に明示されていることは，この法律の運用上大きなポイントとなる．

周知のように，この法律は1997年4月1日より一部施行されており，ガラス容器，PETボトルの再商品化が行われている．また，2000年4月より紙製容器包装，プラスチック製容器包装の再商品化が施行された．段ボールの容器包装はスチール缶，アルミ缶，飲料用紙容器と同様に本法の適用除外となった．

今回の容器包装リサイクル法（容器包装に係わる分別収集及び再商品化の促進等に関する法律）制定の必要性の理由は，環境負荷，LCA（ライフサイクルアセスメント）など議論の余地のある点は棚上げして，その基盤を一般廃棄物量の増大と最終処分場（埋立地）の逼迫に絞られている．

しかしながら，この法律の本当の目的は，容器包装廃棄物の中の主要部分を占める，紙およびプラスチック製の容器包装の減量を主目的とするものである．このことは1995年3月に農林水産省が発表した「容器包装廃棄物の分別収集及び容器包装に係わる再生利用の促進に関する制度について」の「基本的考え」の中で「立法化が容器包装廃棄物の発生抑制及び環境保全に真に寄与するものでなければならない．したがって，効果が明確なものでなければならず，現在もっとも再生利用が遅れている紙・プラスチック類の再生利用が現実に促進されるものでなければならない」と記されていることからも明らかである．

容器包装リサイクル法の実施関連図を図3.2.1に示す．

引用・参考文献

1) 植田和弘：環境経済学への招待, p.166, 丸善ライブラリー（1998）
2) アジェンダ21実施計画, エネルギージャーナル社（1997.12）

（大須賀　弘）

3.3　環境対応の新技術

3.3.1　環境対応の技術の概要

製造業者，流通業者，販売者および消費者の利便性や，商品の保護，情報提供，販売促進などを目的に，容器包装材料（以下，包材と略す）・包装技術が発展し，ほとんどの商品は包装されて流通している．その結果，一般廃棄物（5000万t/年）の中に包材が占める割合は，容積比で約60％（図3.3.1），湿重量比で約25％[1,2]になり，徐々に増加する傾向が見られる．これら増加する廃棄物に対処するために，リサイクル法（1991年，再生資源の利用の促進に関する法律），環境基本法（1993年），容器包装リサイクル法（1995年，容器包装に係る分別収集及び再商品化の促進等に関する法律）などが公布されるに至っている．

これらに対する環境対応技術としては，①容器包装自体の環境対応（たとえば，容材の使用量軽減による発生廃棄物量の抑制，包材の単一化），②容器包装リサイクルの環境対応（表3.3.1）（たとえば，包材の再利用，分別回収された包材の原材料としての利用（マテリアルリサイクル），エネルギーとしての利用（サーマルリサイクル）），③生分解性プラ

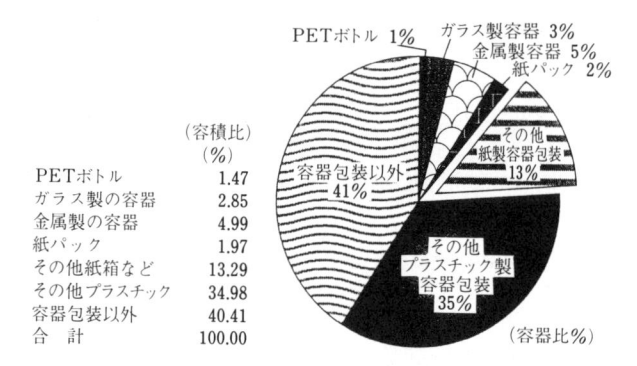

	(容積比)(%)
PETボトル	1.47
ガラス製の容器	2.85
金属製の容器	4.99
紙パック	1.97
その他紙箱など	13.29
その他プラスチック	34.98
容器包装以外	40.41
合　計	100.00

円グラフ内訳：PETボトル 1%、ガラス製容器 3%、金属製容器 5%、紙パック 2%、その他紙製容器包装 13%、その他プラスチック製容器包装 35%、容器包装以外 41%（容器比%）

図 3.3.1　一般廃棄物組成（1996年度厚生省ごみ組成調査）[1]

表 3.3.1　再商品化の手法[3]

(1) マテリアルリサイクル
　a) 材料リサイクル（狭義のマテリアルリサイクルであり，メカニカルリサイクルとも呼ばれている）．
　　プラスチックからプラスチック，紙から紙に利用するなど，材料としてそのまま利用するためのリサイクル．
　　例）PETボトル（繊維原料などとして利用）
　　　　ガラスびん（ガラスびんなどの原料として利用）
　　　　発泡スチロールトレイ（他用途などの素材に利用）
　　　　古紙（製紙原料などに利用）
　b) ケミカルリサイクル（またはフィードストックリサイクル）．
　　リサイクル原料をそのまま材料として利用するのではなく，何らかの化学的プロセスによるリサイクル．
　　ドイツでは，油化，高炉還元法，ガス化をケミカルリサイクルの一種として整理．
　　・油　化（プラスチックを熱分解し，液体状にし，燃料または化学工業などの原料とするもの）
　　・高炉還元法（高炉還元剤であるアグロマレートの原材料としてプラスチックを利用するものであるが，ここでは高炉において還元反応することから，ケミカルリサイクルに分類）
　　・ガス化（プラスチックを熱分解することによりガス留分（一酸化炭素，水素）を得るもの）
(2) サーマルリサイクル
　熱を回収することにより，リサイクル利用を図るもの．
　・セメント焼成利用（プラスチックを粉砕・加工し，セメント製造における焼成用燃料として利用するもの）
　・固形燃料化（プラスチックを固形化し，燃料化するもの）
　・油化・ガス化（燃料としての利用の観点からは油化・ガス化が広い意味でのサーマルリサイクルとも解釈され得る）

注）上記の整理は，議論の参考として海外での解釈も含めた一般的な解釈としてなされているものである．

チックの利用などがある．

このようにさまざまな技術開発が進められてきているので，ここではそれらについて紹介する．

3.3.2　容器包装自体の環境対応

一時期，過剰包装が社会問題となり，包装の簡素化が浸透したことは記憶に新しいが，一方で生活習慣の変化やスーパー，コンビニエンスストアの発展にともない，個装された商品が巷に氾濫してきたことが，容器包装廃棄物量増大の一因となっている．食品・医薬品の場合，消費者への情報提供，生物学的・化学的あるいは物理的変化の防止，事故防止などのために，最低限の包装は必要であるが，それ以上の包装は廃棄物量の増大をもたらすことは明らかである．それゆえ，環境負荷を軽減するためには，最低限の包装，すなわち包材の省資源化が重要である．

1) 包装のコンパクト化と包材の単一化

省資源化でもっとも重要なことは包装のコンパクト化であるが，そのための方法として，包材の減量化，包装容器自体の容積の低減，使用後の減容化が考えられる．現在，種々の包材，包装技術が使用されているが，これらにもっとも適した包装はパウチの適用であり，種々の商品で利用され

ている．レトルト食品はこのパウチを利用しているが，このパウチを箱容器に入れた形態で販売されているものが多く，まだまだ省資源化が行える商品である．パウチ詰食品としては，パウチのみあるいはスタンディングパウチ（写真3.3.1）が，またパウチを利用した液体食品では注ぎ口やスパウト付きスタンディングパウチが環境対応型として多用されるようになってきている．同様にバター類も密封包装による箱容器の廃止が進んでいる（写真3.3.1）．また，湿気を避けるためや，豪華さを表現するために菓子類の個装も多くなってきているが，適正な単位，適正包装などに配慮する必要がある[4]．

分別回収の簡素化を目的として包材の単一化がされている例として，ヨーグルトや納豆のようなカップ詰食品では，上面あるいは下面に板紙をあてフィルム包装されているが，板紙のみによる包装や，カップを上面の板紙のみで支えたものなど，環境対応を意識した包装形態の商品も出回っている（写真3.3.1）．同様に，内部の商品が消費者に理解されるように，紙箱の一部を切り取り，窓を設け，そこに透明性のフィルムを張り付けたような包装容器などの使用は避けるべきである．また，割れ物運搬用の緩衝材として使用されていた発泡スチロールのパルプ系緩衝材（パルプモールドなど）への切換えも包材の単一化として進められている[5,6]．

2) PETボトルにおける環境対応

ポリエチレンテレフタレート（PET）ボトルは軽い，割れない，衛生的，ガスバリヤー性，耐熱性などに優れていることから，その需要は増大の一途を辿っているが，容積率が高く廃棄物として排出する場合，嵩ばる欠点を持っている．これに対応すべく「PETボトル協議会」では自主規制である「第2種指定PETボトルの自主設計ガイドライン」[7]を策定し，環境対応のPETボトルの設計に取り組んでいる．その中には，容易に押し潰せる構造，PET樹脂単体，無色透明化などの内容（図3.3.2）が記載されている．そこで，これらに対応すべく開発された技術を以下に紹介する．

（1）PETボトルの薄肉化

PETボトルの薄肉化[9,10]は使用材料量を軽減できるだけでなく，リサイクル時に容易に潰せ，減容化にも役立つものである．日本では多種類のPETボトルが使用されているが，衛生面（殺菌）から耐熱性，あるいは耐熱圧性が要求されている．ここでは，耐熱圧性PETボトル成形技術の変遷について記す．

① 炭酸入り飲料をPETボトルに充填する場合，加熱殺菌が必要であり，PETボトルには耐熱性と耐圧性が要求される．通常の耐熱ボトルでは，加熱時に未延伸部や低延伸部は内圧により伸ばされ，とくにボトル底部が変形する．このため底部も充分に延伸ブローさせ結晶化させていた．しかし，このボトルの底部の形状は半円形になり自立性を持たせることは困難であった．そこで自立性を持たせるために高密度ポリエチレンのベースカ

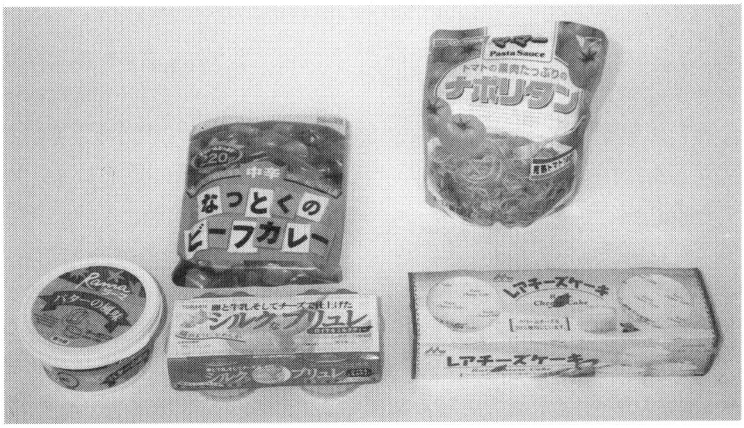

写真3.3.1 省資源化が図られている食品

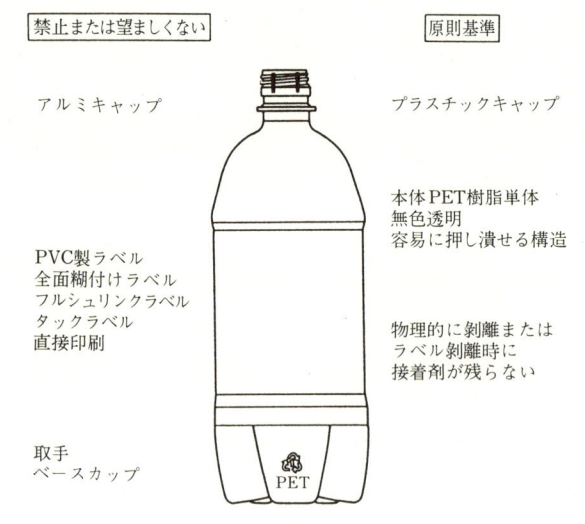

図 3.3.2 自主設計ガイドラインの図解[8]

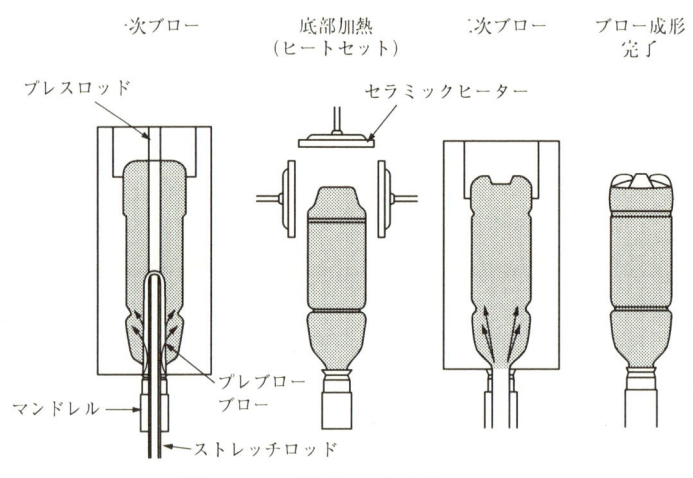

図 3.3.3 2段ブロー成形プロセス[9]

ップを接着させた2ピースタイプのボトルとなっていった.
② つぎに開発されたのが,通常の耐熱ボトルよりも底部を厚くしたタイプである.これは熱による形状変化をあらかじめ考慮して足の高さを通常より高くしたものが採用されている.しかし,底部の中心部は未延伸のため,吸湿するとガラス転移点が低下することで,耐熱温度が低下して,殺菌時に底部のバックリングが生じる場合があり,空ボトル保管の湿度管理が必要であった.
③ 上述の欠点をなくしたPETボトルの成形法[11](2段ブロー成形法)が開発された(図3.3.3).この方法ではボトルの底部を充分に延伸し,効率的な熱処理により結晶度を高くしている.このプロセスは以下のようになっている.まず,口部が結晶化されてブロー成形温度に加熱されたプリフォームは,底形状が最終形状よりも大きめに設計されている1段目の金型内で一次ブローされる.つぎに底部をセラミックヒーター(遠赤外線)で加熱して結晶化する.この結果,底部は収縮するが,それを2段目の金型に挿入して二次ブローすることにより最終形状にされる.この2段ブロー成形法により底部に充分な延伸と熱処理が可能となり,底部の肉薄化が達成された.この方法は通常の耐熱PETボトルの成形にも応用が可能であり,一次ブロー後の加熱結晶化を側面部ま

で行い二次ブローすることにより，ボトル全体を薄肉化する成形法にも発展する可能性がある．

(2) UV（紫外線）バリヤーPETボトル

PETは紫外線（UV）の透過性は比較的低いが，UVによるボトル内容物の品質劣化を防止するために着色PETボトルがお茶などに使用されている．一方では，UV吸収剤を添加したUVバリヤー性PETボトルが製造され，洗剤容器などに使用されている．しかし内容物によってはUV吸収剤が溶出する恐れがあり，飲料用PETボトルには限定的に使用されていた．これらを考慮して，UV吸収性，耐溶出性に優れ，無色透明のPETボトルが製造できる樹脂が開発された[12]．

開発された樹脂はポリマータイプで，ナフタレンジカルボン酸誘導体とナフタレンテトラカルボン酸誘導体の組合せから選定されたと同時に，PET樹脂とのブレンド比を1：30として用いることを前提として設計されたものである．樹脂とPETの性質を**表3.3.2**に示した．

樹脂の色調は，可視光に近い領域まで吸収するため黄色の外観を示しているが，実用濃度（1：30）では，通常のPETボトルに比べ胴部色調が若干高くなるが，目視では優位差がなく，また，ヘーズ（曇り）も通常のPETボトルと同程度である．さらに安全性，衛生性も確保されている．

リサイクル適性についても検討され，繊維用途再利用適性評価の結果，操業性（ろ過性，可紡性，延伸性），物性（糸質評価，染色性評価）のいずれもPET単体と比べ有意差がなく，通常のPETボトルと同等に扱える性質を有している．

(3) PETボトルにおけるその他の環境対応

以上のようにPETボトルは，ボトル自体の省資源化，無色化が進められてきた一方で，ボトルのラベルも省資源化が進み，フルシュリンクラベルから幅の狭い帯ラベルへ，さらには剝がれやすいタックラベルの使用へ，また，アルミキャップから樹脂キャップへ，取手のPET化など，多方面から環境対応型ボトルへの工夫がなされている．

3) 紙容器における環境対応

酒類，ジュース類の販売にスリムパックが使われているが，これには従来アルミ箔が使用されていた．アルミ箔を利用した紙容器は，牛乳パックと同等にバージンパルプが使用されているにもかかわらず，アルミ箔使用により再生する工程に難点があり，リサイクル法でいう飲料用紙容器として取り扱うことができなかった．しかし，環境対応包材の製造技術として透明薄膜蒸着技術[9,13]が進歩し，アルミ箔の代替としてシリカ蒸着やアルミ蒸着を用いたバリヤー包材が開発されている．バリヤー層の厚み（約500Å）がアルミ箔に比べ140分の1程度にまで削減され，環境負荷の低減に役立つとともに，飲料に使用するものについてはリサイクル法でいう飲料用紙容器（再商品化義務がない）に認められたものもある[14]．また，一部のラベルにも同様な方法が取られている．

透明薄膜蒸着フィルムの製造法（第1編2.3.3，**表2.3.18**参照）としては，PVD（physical vaper depositon，物理的気相蒸着法）法とCVD（chemical vaper deposition，化学的気相蒸着法）法

表3.3.2 紫外線吸収樹脂の品質[12]

品質項目		UV吸収性樹脂	比 較 PET	備 考
IV（極限粘度）	dl/g	1.14	0.75〜0.85	PETなみの溶融粘度を目標
溶融粘度（280℃/100 s^{-1}）	poise	3 500	3 000〜6 000	PETとの相溶性確保
b値（色調）	—	33	0.7	
融点(by DSC；示差走査熱量測定)	℃	213	252	
密　度	g/cm³	1.33	1.40	
ペレット形状（Dl×Ds×L）	mm	2.5×1.5×4.0	3.0×1.7×3.5	PETとのブレンドむら防止
乾燥条件（温度×時間）	℃×h	PETと同等	例 150×4	水分はPET同様 ≦50 ppm必要

がある．PVD法には，抵抗加熱法，高周波加熱法や電子ビーム加熱法およびこれらの併用法などがあり，CVD法には，高周波法，低温プラズマ法および電磁波法などがある．原料としてはシリカ（SiO，SiO_2）とアルミナ（Al_2O_3）などが使用されている．

シリカ（SiO_x）を蒸着させる一般的な方法として使用されているPVD法の一種である真空蒸着法では，フレーク状のSiOを抵抗加熱や電子ビーム照射などによって加熱，昇華させてPETフィルムなどの基材フィルム上に$SiO_{1.5～1.7}$の形で蒸着している．CVD法では，液体のヘキサメチレンジシロキサンなどの有機シリコン化合物，または気体のシラン（SiH_4）を原料として，キャリアーガス（ヘリウム）や酸化させるための酸素とともに混合して，真空チャンバー内に導入し，高周波や電磁波（マイクロ波）によってSiをプラズマ化して酸素で酸化させながら，基材上にSiO_2の被膜を蒸着している．CVD法によるSiO_x蒸着層は，PVD法のものに比べて緻密であり，バリヤーが良好で，クラックが発生しにくいという結果が得られている．現在ではコストおよび技術的な面から原料として酸化アルミナを採用することが多くなってきている．酸化アルミナ蒸着フィルムは無色透明で蒸着膜の残留応力が少なく，コスト的にもシリカ蒸着よりも安価である．しかし，両蒸着フィルムはそれぞれの特性を有しており，食品分野では酸化アルミナ蒸着フィルムが主として使用されている．さらに，シリカ・酸化アルミナ二元蒸着やDLC（diamond like carbon）薄膜蒸着法（ダイヤモンドに似た特性を持つアモルファス状の炭素材料を薄膜材料に使用）なども行われている[15]．

これらの方法により製造された透明薄膜は，ハイバリヤー性フィルムとして，レトルトパウチ，ラミネートチューブ，液体容器などに使用されると同時に，アルミ箔のみでなく塩化ビニリデンコート（Kコート）フィルムなどの代替環境対応型包材としても期待されている．

4） ガラス容器における環境対応

ビール・酒・牛乳などのリターナブルびんは数十回利用された後，また，ワイン・ドリンク剤などのワンウェイびんは使用後，カレットとして回収，再溶融されガラスびんとして再商品化されている．また，ガラスは容易に着色できることから，多種類の着色びんが利用されているが，着色びんは再処理によって無色のガラスに戻ることはない．それゆえ，回収時には無色，褐色，その他の着色びん（混色カレット）として回収されている．無色・褐色カレットは再商品化（びん）されているが，混色カレットの再商品化率は低く，一部がエコロジーボトルやレンガ状にされて道路舗装用骨材などに利用されているにすぎない．そこで考案されたのが，透明びんと同様に処理（再溶融時に無色になる）ができ分別の必要がない着色びんである[16,17]．

着色びんはガラスびんの外側が有機無機ハイブリッド材料を用いて着色されている．有機無機ハイブリッド材料は，シリコンなどの無機原子にアルキル鎖などの形で直接炭素原子が結合した構造を有する材料で，無機材料の硬さと有機材料のしなやかさを併せ持っている．また，顔料としては，再溶融時に燃焼・分解し無色に変る有機色素が使用されている．着色びんの膜厚は1～5ミクロンであり，有機物の含有量が非常に少なく，再溶融時にリサイクルの障害とならない．しかし，コーティング材は通常の熱水やアルコールによる溶出試験では成分の溶出は認められなかったが，アルカリ洗浄では剥離するため，リターナブルへの利用には改良が必要である．

5） 代替包装

包材原料や可塑材として使用されている物質に外因性内分泌かく乱化学物質（環境ホルモン）が存在すること[18,19]や，塩化ビニル，塩化ビニリデンなどの塩化ポリマーが発ガン物質であるダイオキシンの発生原因の一つとして話題となっている[20]．そこでこれら原因物質の発生を防止するために代替包材が使用されるようになってきている（表3.3.3）．

3.3.3 容器包装リサイクルの環境対応

容器包装リサイクル法には，分別回収された容器包装廃棄物の再商品化義務が盛り込まれている．容器包装に使われているアルミ，鉄などは再

表 3.3.3 ポリ塩化ビニリデンコートフィルム代替素材および用途[9]

	代替素材	現在代替済み，代替予定品目
KOP	透明蒸着 PET PVA コート OPP アクリルコート OPP MXD 共押出	スナック食品，その他菓子，畜肉加工品，保香食品，他 豆菓子類，クッキー，スナック食品，米菓，珍味，他 オーバーラップ（スナック菓子，和菓子，他） 漬物，水物食品，ウィンナー類（ピロー，巾着），他
KONY	MXD 共押出 EVOH 共押出 透明蒸着 PET, NY エバールフィルム	水物食品，和洋菓子類，液体スープ，乾燥食品，味噌， 蓋材，めん類（生めん他），食品業務袋，他 液体スープ類，チーズ，畜肉加工品，包装もち，水物食品，他 液体スープ類，他
KPET	透明蒸着 PET	スナック菓子，畜肉加工品，保香食品，他

注） KOP ：PVDC コート 2 軸延伸 PP
　　 KONY：PVDC コート 2 軸延伸ナイロン
　　 KPET：PVDC コート PET

溶融された後の再商品化（アルミホイル，鉄筋など）方法はすでに確立されたと考えられる．また，PET ボトルは，回収後の粉砕，他のプラスチックとの分別も容易であり，繊維・シート・成形品・ボトルなどへの再商品化が図られている．

一方，紙容器包装の再商品化については，利用可能なものについては選別を行い，製紙原料，古紙再生ボードの製品などを得るとともに，原材料として利用が困難なものについては固形燃料などにすることとされ，選別時に問題を残しているが，多くの再商品化技術が確立されている[21]．このように上述の廃棄物はメカニカルリサイクルが行われている．

問題になるのは，ポリ塩化ビニル，ポリエチレンなどのプラスチック類が混合物として回収されるプラスチック製容器包装（その他プラスチック容器包装）である．この再商品化とは，①プラスチック製品またはその原材料（ペレットなど）（メカニカルリサイクル），②炭化水素油（油化），③製鉄高炉中の鉄鉱石の還元剤（高炉還元剤），④水素および一酸化炭素を主成分とするガス（ガス化），⑤製鉄高炉中で利用するプラスチック粒状物（コークス炉原料化）を得ることであり，固形燃料化は認められていない[22-24]．ここでは「その他プラスチック容器包装」の再商品化技術について紹介する．

1）分別法

その他プラスチック容器包装廃棄物は，種々のプラスチックが混合されているため，従来の原材料としての利用（メカニカルリサイクル：たとえばポリ塩化ビニルのポリ塩化ビニルとしての利用）は非常に困難であるが，分別が可能な場合には原材料としての再商品化が可能である．

分別装置としては湿式遠心分離装置[25]がある．分別の前処理工程として，回収されたプラスチック類を 50～150 mm 程度に破砕し，磁選機により鉄分を回収する工程と，さらに細破砕機により，15 mm 以下に細破砕する工程がある．分別は，水あるいは比重液と細破砕されたプラスチックが均一濃度のスラリーを形成するように攪拌され，湿式遠心分離装置に送られて行われる．本装置（図 3.3.4）は高速回転する胴体内壁に形成した使用液の層と層内の遠心力（1 000～1 500 G）を利用して，原料供給管を通って装置中央寄りの開口部から円周方向に供給されるスラリーを，使用液より比重の軽いプラスチック（ポリオレフィン主体），重いプラスチック，使用液の 3 つを分離排出する仕組になっている．汚れなどは落とされ，きれいなプラスチックが回収されると同時に使用水は再利用される．その後，造粒工程を経て出荷される．

また，同様な手法のハイドロサイクロンを利用した分別[26]，近赤外分光分析法[27]による分別などが検討されている．

2）油　　化

プラスチックはナフサを出発原料とした高分子化合物であるため，高温に加熱すると分子切断が起こり低分子の有機化合物に戻る．一般的な油化

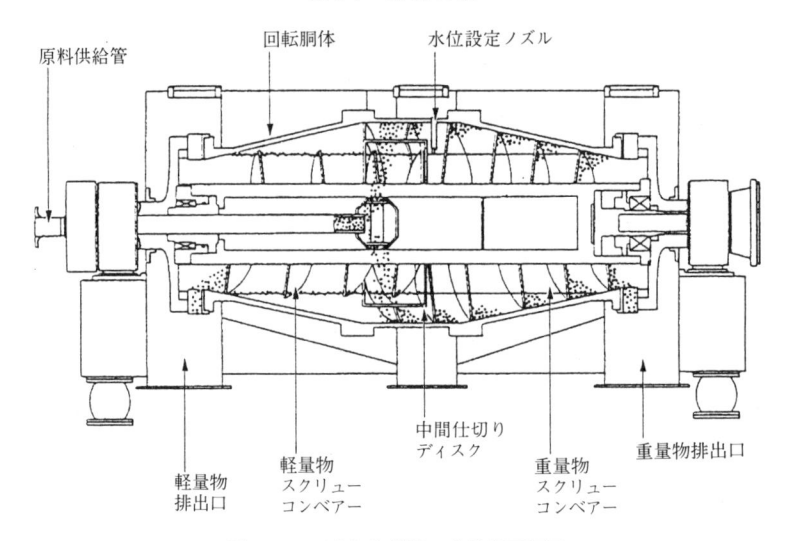

図 3.3.4 遠心分離機の本体断面図[25]

の方法は熱分解，接触分解，水添分解，水蒸気分解などであるが，現在では熱分解が実用段階にある[28]．

熱分解で生成油を得るには，分別回収されたプラスチック類に含まれる異物（金属，土砂，残飯など）を除く前処理工程が必要である．これは油化工程中で回転機器類の摩耗の防止，伴連れ現象による生成油の収率低下防止のためである．前処理方法としては，湿式法と乾式法があるが，主に乾式法が採用されている．その理由は，湿式法では水洗浄により付着物を除去した後，比重差により異物が除去できるが，後処理（乾燥）が必要であるのに対して，乾式法では磁力，振動，風力などを利用するので後処理が必要でないためである．

プラスチック類の油化で避けて通れない過程が，混入する塩化ビニルなどから発生する塩素の対策である．この対策として油化ではつぎのような工程が取られている（図 3.3.5）．

熱分解槽に投入されたプラスチックは約 300°C まで加熱され溶融される．このさい，主として塩化ビニルが熱分解し HCl が発生するので，中和あるいは塩酸として回収処理される．この後，溶融プラスチックは原料混合槽に戻され，約 350°C まで昇温され，完全な溶融状態になる．この工程でも塩化ビニルから HCl ガスが発生するが，押出機からのガスと同様に処理される．溶融プラスチックは約 400°C の熱分解槽に送られ熱分解ガス（炭化水素ガス）となるが，微量の HCl ガスを含んでいるため，脱 Cl 槽でアルカリ剤で処理される．熱分解ガスは接触分解槽で処理され，最終生成物あるいは生成油として回収される[24,29]．生成油は，ガソリン，灯油，および軽油の混合油（全縮油）であり，現状では燃料として利用されている．

3) 高炉還元剤

製鉄工程で還元剤として使用されているコークスの代替物質としてプラスチックを利用する技術である．すなわち，プラスチックは高炉で高温にさらされると炭素と水素にまで分解される．これを鉄鉱石（酸化鉄）と反応させ，一酸化炭素と水素および鉄を得る方法である．得られた一酸化炭素と水素は高炉ガスの燃料として利用し，発電などに利用される（図 3.3.6）．

回収されたプラスチックのうち，フィルム状のものは溶融造粒機で造粒した後，固形プラスチックは粉砕後，高炉に投入，還元剤として利用される[24,30]．

ここでもポリ塩化ビニルなどから生成する塩素が，高炉などの設備を腐食するので脱塩素技術が検討されている．一つは濃度ポリ塩化ビニルから比重分離によりポリ塩化ビニルを分離し，ロータリーキルン方式で，一つは低濃度ポリ塩化ビニルをエクストルーダー方式で処理する方法であ

3.3 環境対応の新技術

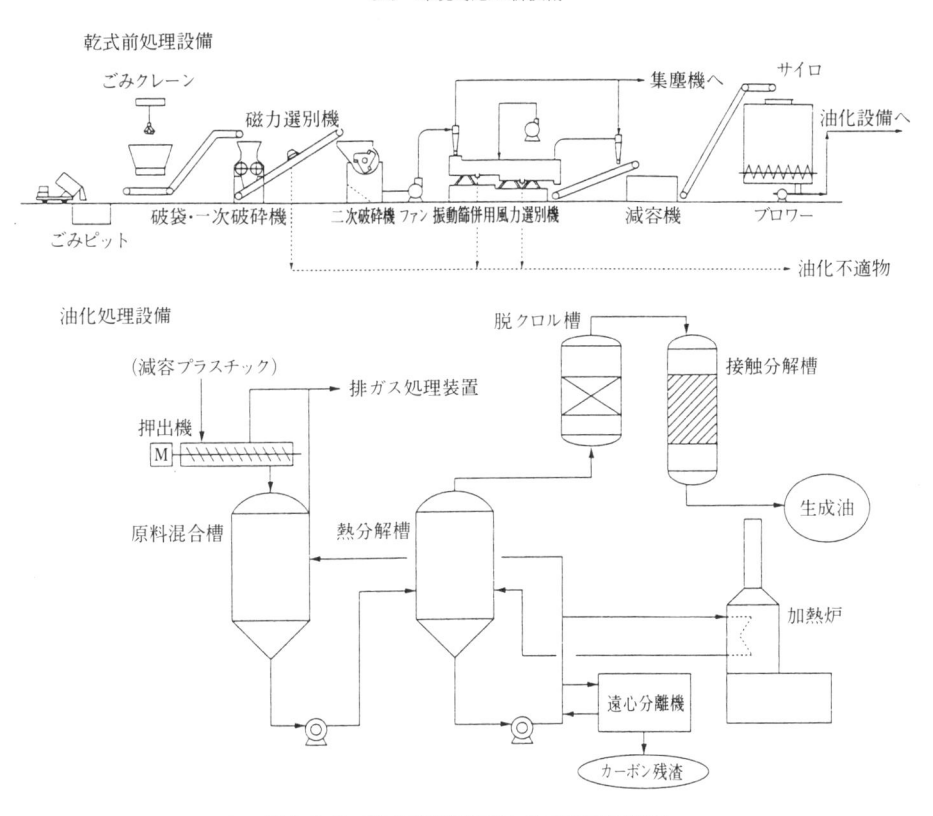

図 3.3.5 乾式前処理設備と油化処理設備[29]

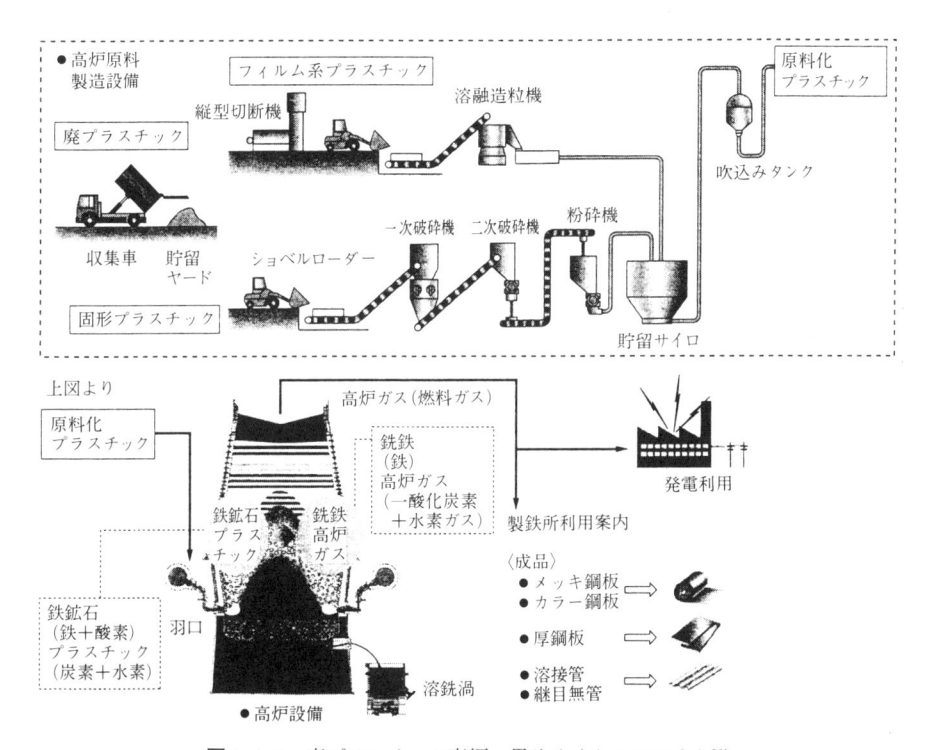

図 3.3.6 廃プラスチック高炉一貫リサイクルシステム[30]

る[30]．この方式が有効に稼働すれば，すべてのプラスチックが高炉還元剤として利用可能になる．この方式の最大のメリットは，コークスの使用量が削減でき，海外に依存している石炭の省資源となることである．

4）ガ ス 化

部分燃焼ガス化は重質油，廃油などの液体原料をベースに開発された技術で，発生した一酸化炭素，水素をアンモニア，メタノール，酢酸などの基礎化学品の合成に利用するものであるが，この技術を固体原料（プラスチック）に応用したものである．現在進められている技術に2段ガス化反応[24]がある．これは約600℃の低温ガス化反応と約1400℃の高温ガス化反応からなっており，得られた一酸化炭素と水素は先に示したようにケミカルリサイクルに，低温ガス化反応の残渣（不燃物）や高温ガス化反応の残渣（溶融スラグ）はマテリアルリサイクルに利用するものである．このプロセスの特徴は塩素の除去をガス化の段階で行えるため，ポリ塩化ビニルなどの分別を必要とせず，前処理工程が大幅に省略できる点にある．

また，プラスチックのみを対象とせず，一般廃棄物を対象としたガス化溶融法[31,32]がある．この方法は廃棄物を高温溶融し，高カロリーガスとリサイクル可能なスラグを得る方法で，次世代型廃棄物処理技術として注目を集めている．このガス化溶融法は，ダイオキシン類の排出量の低減，燃焼灰（主灰）のスラグ化，エネルギー効率向上などの利点がある．また，この直接溶融技術は，熱分解炉の形式や温度，あるいは不燃物の取扱い方法，補助燃料の有無などに各技術の特徴がある（表3.3.4）．

流動層型溶鉱炉の一例を示す（図3.3.7）．廃棄物は補助燃料のコークスおよび溶融助剤である石灰石とともに，廃棄物の乾留物で形成される流動層部に直接投入される．流動層は副羽口からの送風により600℃程度の高温に維持されており，投入された廃棄物は，撹拌効果を受けながら急速に昇温，ガス化される．プラスチック分の多い廃棄物をシャフト炉で処理する場合，炉内で廃棄物同士が相互に融着し降下しにくくなる現象や通気性の阻害が懸念されるが，流動層効果によりこのようなトラブルは回避される．不燃物を含む乾留残渣は，補助燃料などとともに副羽口下の移動層を降下し，主羽口から供給される酸素を富化した空気により2000℃近い高温で燃焼し，不燃物と灰分が溶融される．溶融部はコークスにより還元雰囲気が保たれるため，多くの金属酸化物は還元され，鉛，亜鉛などの低沸点金属はガス側に移行し，冷却後，再び酸化物あるいは塩化物として集塵機で回収される．一方，高沸点金属はメタルとしてスラグとともに炉底に滴下するが，溶融物はスラグとメタルに分離した状態で回収される．回収されたガスは燃料に，スラグは路盤剤などに，メタルは金属原料に利用される[32]．その他，シャフト炉酸素吹込型ガス化溶融炉[31]などがある．

5）コークス炉原料化

粒状化したプラスチックをコークス炉上部の挿入口から挿入し，最高温度1200℃で乾留することによって，油化物，コークス，コークス炉ガスとして回収する方法である．油化物は化学プラントの原料として，コークスは高炉の還元剤として，ケミカルリサイクルする．また，コークス炉ガスは化学原料，エネルギー源として利用する[24]．

6）固 形 燃 料 化

固形燃料化はプラスチック類の容器包装リサイクル法でいう再商品化としては認められていない

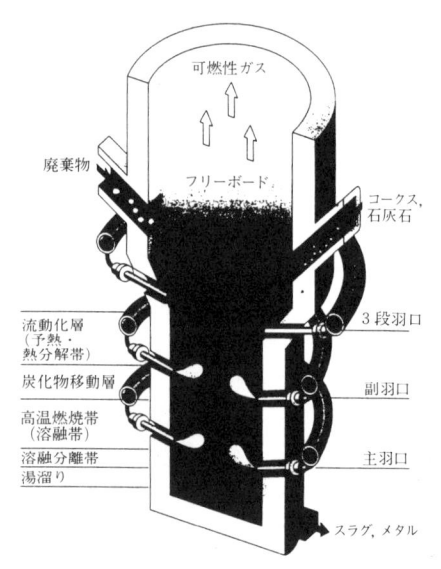

図3.3.7 高温ガス化直接溶鉱炉の概念図[32]

3.3 環境対応の新技術

表 3.3.4 直接溶融技術の特徴[32]

形式	高炉型溶融炉	高炉型溶融炉	低温ガス化旋回溶融炉	低温ガス化旋回溶融炉	高温溶融キルン
	コークスベッド式シャフト炉	上部流動床式高温ガス化溶融炉	ロータリーキルン式熱分解	流動床式熱分解	
主要メーカー	新日本製鐵	NKK	三井造船・タクマ	荏原・三菱重工・日造・川重	住友重工
構造と原理					
熱分解炉	・溶融炉と一体構造の上部移動層	・溶融炉と一体構造の上部流動層	・外熱式のロータリーキルン ・溶融炉排ガスから熱回収 ・空気比により 400〜500 ℃で熱分解	・流動床炉 ・低空気比部分燃焼による熱分解	
溶融炉	・炉下部のコークスベッド ・酸素富化高温燃焼による溶融	・炉下部のコークス移動層 ・炉下部溶融部からの高温排ガスにより熱分解	・熱分解後置きの旋回溶融炉 ・熱分解生成物(チャー+ガス)を燃料源とし、低空気比の高温燃焼により溶融		・高温キルン ・二次燃焼室からの輻射熱も加味した高温燃焼溶融
特徴					
補助燃料、他	・コークス(補助燃料)・石灰石(スラグの融点、粘度調整) ・酸素		・基本的には起動時のみ必要 ・ごみ発熱量が下限値以下となると助燃が必要		・重油(廃油で可)
前処理	・無処理	・破袋程度、流動床式と同等	・150 mm アンダーの破砕	・破袋程度、流動床式と同等	・無処理、ドラム缶投入可能
回収不燃物	・金属:各成分か混合した溶融メタル ・その他:水砕スラグ		・金属:熱分解工程で未酸化状態で回収、原料化が可能 ・がれき等 5mm以上の熱分解残渣:熱分解工程で回収 ・その他:水砕スラグ		・金属および金属酸化物を含む水砕スラグとして回収
排ガス	・二次燃焼室で高温完全燃焼	・溶融炉ガスはガス処理後ガスタービンなどガス利用可能	・溶融炉で高温完全燃焼 ・熱回収後ガス利用可能		・二次燃焼室で高温スラグ完全燃焼
エネルギー回収	・二次燃焼炉以降のボイラーにより熱回収、発電	・二次燃焼炉以降のボイラーにより熱回収、発電	・溶融炉での低空気比ガス燃焼により電力回収効率 25%	・二次燃焼炉式と同等	・二次燃焼炉以降のボイラーにより熱回収、発電可能
セールスポイント	・不燃物全量溶融 ・埋立掘起こしごみも溶融可 ・高品質スラグ	・不燃物全量溶融 ・高カロリーから零カロリーまで溶融可 ・高品質スラグ・連続出滓 ・将来的にはガス利用により電力回収効率 30%が可能	・自己溶融 ・低空気比燃焼によるエネルギー効率の向上 ・熱分解残渣の回収→基本は飛灰溶融		・ドラム缶直接処理 ・シンプルな構成

が，開発が行われているので紹介する．

プラスチック廃棄物を原料とする固形燃料（RPF：refuse paper & plastic feul）は一般ごみを対象とした固形燃料（RDF：refuse derived feul）に比べ，異物混入が少なく水分率も低いことから高カロリーであり，石油代替エネルギーとして利用が期待されている．方法は回収されたプラスチックを破砕機で細断後，成形機で造粒，冷却し，固形燃料とする簡潔なプロセスである[33]．しかし，この方法では，金属類，土砂，ガラス，陶磁器類およびポリ塩化ビニルがほとんど含まれないプラスチック廃棄物のみに限られているので，分別回収，回収後の選別技術の開発が望まれるところである．

7) その他の方法

先にPETボトルの再商品化技術はほぼ確立していると記したが，それはPETポリマーとしての再商品化技術であるが，PETをモノマー化してケミカルリサイクルする技術も開発されている．この技術はPETフレークを原料として再商品化された商品は，品質的に一級品とするには限界があるため，これを考慮した方法である．技術的な手順はモノマーまで化学分解・精製して高純度モノマーとし，その後，溶融重合ペレットを得たのち，さらに固相重合を行い，PETボトル用の樹脂を得る方法である[34]．

もう一つのPETのマテリアルリサイクル法として粉体塗料化が行われている[35]．これはPETをポリマーアロイによる変性処理により塗膜化し，被塗物への密着力を付与したものである（図3.3.8）．

3.3.4 生分解性高分子の分解

生分解性高分子（プラスチック）については，本書第1編第6章6.4.2, 6) や成書[36-38]を参考にしていただき，ここではその分解について記す．

生分解性プラスチック研究会によると，生分解性プラスチックは「自然界において，微生物が関与して，低分子化合物に分解されるプラスチック（高分子化合物およびその配合物）」と定義されている．したがって，生分解性プラスチックは環境対応型であるといえる．しかし，その利便性，強度，コストなどの面から包材への利用頻度が低いなど，これからの課題を有しているが，その分解については種々検討されている．

1) コンポスト化による分解

生分解性プラスチックの試験法としてはASTM（アメリカ材料試験協会）法やJIS（JIS K 6950-1994）などがあるが，ここではASTM法（熟成コンポストを使用し，58℃の高温環境を含むいくつかの温度パターンに保持）とコンポスト化とを比較する．

ASTM法ではポリ乳酸（PLA, M_w = 70 000～170 000）とPoly butylen succinate（PBS, M_w = 70 000～95 000）ともに80日間後においても数％の重量減しか認められず，生分解性に劣ることを示す結果となり，外見的にもPLAが透明か白濁状態に変化した程度であった．一方コンポスト化では（図3.3.9），PBS系フィルムが150日前後で，PLAのシート，フィルム双方が60～100日程度で完全消滅してしまう結果が得られている．また，生分解性が顕著に劣るとされてきたPLAがコンポスト化で迅速に分解することや，その分解形態がPBSと異なることも明らかにされている[39]．

低密度ポリエチレン（LDPE, low density polyethylene）の微生物による分解についても研究が進められている．分子量1 000以上のポリエチレンは事実上分解しないとされていたが，酸素が充

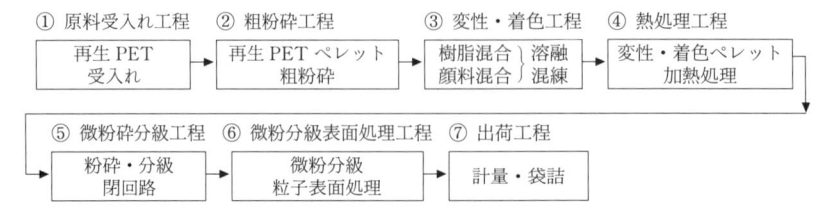

図3.3.8　使用済みPETボトル粉体塗料の製造工程[35]

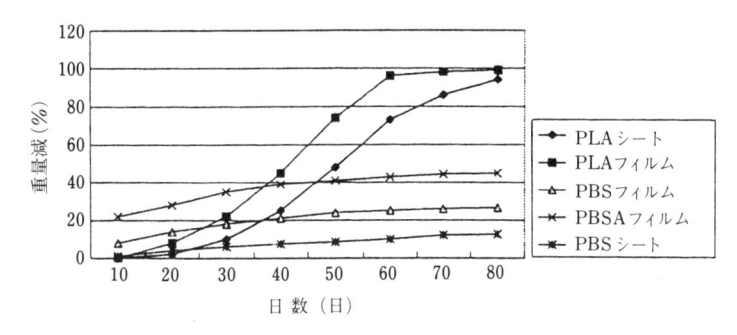

図3.3.9 コンポスト化による生分解性プラスチックの分解[39]

分に供給される微生物の活性が強い土壌中では，LDPEが酸化劣化と微生物劣化との相乗的効果により，分子量500〜1500まで分解されること，作用微生物が *Bacillus* 属細菌であることなどが明らかにされている[40]．

2) 生分解性プラスチックの再利用

微生物を用いた生分解性プラスチックの分解では，生分解性プラスチックは微生物により資化，あるいは分解され，炭酸ガスや水までに分解されるが，分解酵素を使用することによりモノマーとして回収され，再利用が可能となる．このような観点から，PLAを対象にモノマーへの分解，再利用を目的にした研究が進められている．PLAを分解する微生物として土壌より分離された *Amycolatopsis* は菌体外にPLA分解酵素を生産し，本酵素がPLAを乳酸モノマーに分解することが明らかにされた．さらに本酵素のクローニングまで検討されている[41]．分解条件などの課題も残されているが，この研究が進めば他の生分解性プラスチックの再利用の道が開けるであろう．

3.3.5 新技術を活かす分別回収

包材における環境対応技術については，関連業界をはじめ種々検討されており，ここに挙げた内容はその一部である．また，実用段階にある技術から検討段階にある技術までさまざまである．これら技術の完成が環境負荷を軽減することを期待している．しかし，これらの技術が活用されるためには，分別回収が完全に実施されることが課題であろう．たとえば，1997年におけるPETボトル（第2種指定）の生産量が28.2万tであったのに対して，収集量は4.8万t（回収率は17%）である．この数値はいかに分別回収が困難であるかを物語っている．また，アルミ缶やガラス製容器のように直感的に判断できるものは回収率が上がると思われるが，その他紙製容器包装はその判断が難しく，ほとんどが一般ごみとして捨てられる可能性があり，分別回収は非常に難しい．消費者へのPRと消費者の理解が必要である．

引用・参考文献

1) 和田安彦：月刊廃棄物 1999, 7月号, 11 (1999)
2) リサイクル法令研究会：容器包装リサイクル法分別収集計画ガイドブック（改訂版），p.21, ぎょうせい (1999)
3) 久保直紀：工業材料, **46**(11), 18 (1998)
4) 加納謙一：流通・小売り段階での環境・リサイクル対応の実際, リサイクル社会食品包装設計, 石川雅紀, 山口尹通編著, p.106, 幸書房 (1996)
5) 阿部 要：工業材料, **44**(12), 14 (1996)
6) 長谷川淳英：同誌, **44**(12), 21 (1996)
7) PETボトル協議会：第2種指定PETボトルの自主設計ガイドライン (1998.1)
8) 三輪玄修：包装技術, **37**(8), 687 (1999)
9) 葛良忠彦：同誌, **37**(10), 824 (1999)
10) 尾崎忠雄：食品工業, **42**(18), 36 (1999)
11) K. Takeuchi: PET Strategies '98, Conference Proceedings (Sept. 17, 1998)
12) 中村 隆：包装技術, **37**(10), 838 (1999)
13) 藤井秀雄他：同誌, **37**(10), 834 (1999)
14) 武喜 昭：同誌, **37**(10), 852 (1999)
15) 権田俊一編：薄膜作製応用ハンドブック, エヌ・ティー・エス (1995)
16) 藤村善登：バイオサイエンスとインダストリー, **56**(5), 323 (1998)
17) 白倉 昌：包装技術, **37**(8), 858 (1999)
18) 河村葉子他：食衛誌, **39**(5), 310 (1998)
19) 法西皓一郎：食品工業, **42**(6), 35 (1999)

20) 玉置重雄：化学と生物, **36**(9), 529 (1998)
21) 村瀬充麿：工業材料, **46**(11), 32 (1998)
22) 化学工業日報編：廃プラスチックサーマル＆ケミカルリサイクリング, 化学工業日報 (1994)
23) 土居敬和：包装技術, **37**(8), 662 (1999)
24) 日向寺昭夫：同誌, **37**(8), 676 (1999)
25) 中敷国晴：工業材料, **46**(11), 72 (1998)
26) 谷口淳司他：工業材料, **41**(7), 39 (1993)
27) 天野敏夫：食品容器包装に関する生分解性プラスチックと通常プラスチックの識別技術の開発, 平成10年度食品容器包装リサイクル技術開発事業成果報告書, p.178, 日本食品科学工学会 (1999)
28) 飯島林蔵他：廃プラスチック油化技術の開発と動向, エヌ・ティー・エス (1995)
29) 正伯裕之：工業材料, **46**(11), 45 (1998)
30) 根本謙一他：同誌, **46**(11), 49 (1998)
31) 住友金属工業(株)環境プラント部：工業材料, **46**(11), 54 (1998)
32) 松平恒夫：省エネルギー, **50**(8), 60 (1998)
33) 尾崎弘憲：工業材料, **46**(11), 58 (1998)
34) 稲田修司：同誌, **46**(11), 81 (1998)
35) 松島　誠：同誌, **46**(11), 86 (1998)
36) 土肥義治：生分解性高分子材料, 工業調査会, (1990)
37) 土肥義治編：生分解性プラスチックハンドブック, エヌ・ティー・エス (1995)
38) 筏　義人編：生分解性高分子の基礎と応用, アイピーシー (1999)
39) 木村俊範：コンポスト化による生分解性プラスチックの分解促進, 生物系廃棄物コンポスト化技術, p.67, シーエムシー (1999)
40) 大武義人他：工業材料, **47**(10), 98 (1999)
41) 神尾好是：微生物を用いたポリ乳酸プラスチックの再生利用技術の開発, 平成10年度食品容器包装リサイクル技術開発事業成果報告書, p.72, 日本食品科学工学会 (1999)

（矢野　俊博）

第4章　食品容器包装の情報・表示

4.1　容器包装の表示の役割

　食品の容器包装には，内容物の保護（保存性の確保）や，持運びなどの使い勝手の向上などの意義があるが，食品は，外観からその品質や内容を識別することが難しいため，商品の使用者への情報提供という機能もある．情報には以下に記すように，義務付けのもののほか，最近では，任意表示ではあるものの，ほとんど義務化に近いものも多い．

　情報は，主として，「表示」という形で伝えられるが，一般に食品は小さいものが多く，したがって，表示面積も限られる．そのため，商品自体の情報（アイキャッチ，セールスポイントなどの訴求ポイントの表示）とそれ以外の情報とのトレードオフが問題になる．

　さらに，表示もただ行うだけでなく，別項のユニバーサルデザインの観点も考慮しなくてはならない．多くの情報を，デザインを損なうことなく盛り込んでいくことが，パッケージデザインの課題であろう[1,2]．

4.2　法令による表示

4.2.1　食品衛生法

　厚生省が所管する食品衛生法は，飲食に起因する衛生上の危害の発生を防止し，公衆衛生の向上および増進に寄与することを目的としており，この目的に沿った表示を義務付けている．表示事項は，品名，品質保持期限，保存方法，製造者名，食品添加物などである．

　乳および乳製品ならびにこれらを主要原料とする食品については，これら食品の特殊性にかんがみ，「乳及び乳製品の成分規格等に関する省令」（乳等省令）を定めている．表示の基準としては，種類別，殺菌温度および時間，品質保持期限，製造所所在地および製造業者名，使用原材料，成分，添加物がある．

　酒類は酒税法の規制を受けるが，表示については，食品衛生法や「酒税の保全及び酒類業組合等に関する法律」（酒業法）による．

　なお，内容量について，食品衛生法では表示義務はないが，品質表示基準（JAS法）や公正競争規約などに定めのあるものは，それに従わなくてはならない．また，これらに定めがなくても，計量法に指定されている商品には表示しなくてはならない．

4.2.2　栄養改善法

　厚生省が所管する栄養改善法は，1995年に大幅に改正され，販売する食品に栄養成分・エネルギーに関して表示する場合の基準を定めた「栄養表示基準制度」が導入された．これは任意の制度であるが，表示する場合は，基準どおり実施しなくてはならない．たとえば，エネルギー，蛋白質，脂質，糖質，ナトリウムの5項目すべての含有量を，この順序に記載することや，強調表示（多い，少ない，無などを意味する表示）を行う場合は決められた基準を満足すること，文字サイズ（8ポイント以上．ただし，表示面積 100 cm² 以下のとき5.5ポイント以上）などの基準がある[3]．

4.2.3　JAS法（農林物資の規格化及び品質表示の適正化に関する法律）

　JAS（Japanese Agricultural Standard）法は，1950年公布の「農林物資規格法」を1970年に改正したものであり，「適正かつ合理的な農林物資の規格を制定し，これを普及させることによって，農林物資の品質の改善，生産の合理化，取引の単純公正化および使用または消費の合理化を図るとともに，農林物資の品質に関する適正な表示を行わせることによって一般消費者の選択に資し，もって公共の福祉の増進に寄与する」ことを

目的とする．

しかし，近年の食品の消費形態の多様化や，味・鮮度・健康・安全性に対する関心の高まりなどを背景とした食品の表示の充実強化の必要性，有機食品などについての不適切な表示や生産基準の不統一の是正の必要性，JAS規格制度についての規制緩和，民間能力の活用，国際整合性確保の必要性などに対処するため，品質表示制度の充実強化およびJAS規格制度の見直しを図ることを目的として，JAS法の一部を改正する作業が行われている．すでに，1999年7月に「農林物資の規格化及び品質表示の適正化に関する法律の一部を改正する法律について」が公布され，2000年4月の施行が予定されている．

1) JAS規格制度（日本農林規格）

JAS規格とは，食品や林産物などについて，農林水産大臣が全国統一的に定める規格であり，品質の基準と表示の基準からなる．表示の基準では，品名，原材料名，内容量，賞味期限などを一括して枠内に記載しなくてはならないことや，消費者に誤解を与えないように表現を規制したりすることが決められている．

また，生産の方法に関する規格である「特定JAS」が1993年に制定されており，1999年4月現在，JAS規格98品目，特定JAS規格3品目について規格が決められている．

2) 品質表示基準制度

JAS規格は任意の制度で，それだけでは消費者保護に不充分であるとの観点から，1970年にJAS法が改正されたさいに，品質表示基準制度が新たに導入された．JASマークの有無にかかわらず，表示の適正化を図る必要がある品目について，消費者が商品を選択するさいに必要な事項の表示を義務付けたものである．現在は，即席めん類，アイスクリームなど64品目について基準が設けられている．

品質表示基準制度の2000年改正内容は，つぎのようなものである．

① 現在64品目（うち青果物の原産地表示：9品目）の表示対象品目を，一般消費者向けのすべての飲食料品に拡大．
② すべての生鮮食料品について原産地表示する．
③ 有機食品の検査認証制度の創設（別項）．
④ 遺伝子組換え食品に対する表示の基準の制定（別項）．

3) 有機（オーガニック）表示

消費者の食品に対する「安全」「安心」「健康」志向を受け，有機農産物，いわゆるオーガニック食品の需要が高まっている．

農林水産省は「有機栽培」や「無農薬栽培」などと表示された農産物の表示の統一化を図るため，1992年に「有機農産物等に係る青果物等特別表示ガイドライン」を制定した．さらに，1996年に「有機農産物及び特別栽培農産物に係る表示ガイドライン」として改訂した．しかし，これらはあくまでガイドラインであり，法的強制力を持たないものであった．また，不適切な「有機」表示が氾濫している現状や，諸外国のオーガニック基準との不整合などがあった．

そこで，2000年4月に施行予定の新JAS法では，新たに，有機食品の検査認証制度が創設されることになった．

これは，コーデックスに準拠した有機食品の規格を制定し，第三者機関（登録認定機関）が圃場ごとに生産者を認定し，第三者機関が認定した生産者が生産したもののみに「有機」と表示することができる，というものである．それ以外のものは「有機」の表示ができないことになる．

4) 遺伝子組換え食品の表示

遺伝子組換え食品は，遺伝子操作により，除草剤耐性，害虫抵抗性，日持ち性などの特性を付加させたもので，米国で開発され，日本でも1999年11月までに，7作物・29品種の農作物と，3種類・6品目の食品添加物を厚生省が認可している．

遺伝子組換え食品については，安全性の論議とともに消費者の知る権利としての表示の要求もなされており，国内外で，表示の是非を巡って論議が続いている．

世界的にはFAO/WHO合同食品規格委員会

FAO：food and agriculture organization，国連食糧農業機関
WHO：world health organization，世界保健機関

（コーデックス委員会）の「食品表示部会」で検討しているが，各国の思惑もあり，結論がでるまでには，まだ時間がかかりそうな状況である．

日本では，厚生大臣の諮問機関である「食品衛生調査会・表示特別部会」で検討されたが，平成10年度の報告書[4]では，必要・不要の両論が併記されただけで，さらに今後の検討を要す，としている．

農林水産省では，食品流通局長の諮問機関である「食品表示問題懇談会」に「遺伝子組換え食品部会」を設けて検討の結果，1999年8月に，遺伝子組換え食品の表示制度(案)を発表した．これは，基本的には，PCR法などの科学的手法により，遺伝子組換えで生じたDNAや蛋白質が検出できる食品については，原材料に遺伝子組換えである旨の表示を義務付けるものである．この制度は，JAS法の改正に合せ，品質表示基準の一環として，1年間の準備期間を経た2001年4月から施行される予定になっている．

5) JAS制度における表示（一括表示）

JAS規格の大部分および品質表示基準では，食品衛生法，計量法および景表法の表示規制に基づく表示事項も含め，「見やすい箇所に一括して枠内に」表示することになっている．ちなみに，食品衛生法，計量法および景表法に基づく必要表示は，容器包装の見やすい箇所に邦文をもって理解しやすい用語で行う，とだけ定められ，一括表示とはされていない．

4.2.4 計 量 法

通商産業省が所管する計量法は，計量の基準を定め，食品の計量を正確に行う努力義務を求める法律である．食肉・野菜・魚介類などの政令で指定する消費生活関連物資（特定商品）については，一定の誤差（量目公差）の範囲内での計量を義務付けるほか，これらのうちの一定の商品については，容器または包装し密封して販売するときに正味量の表示を義務付けている．また，密封された商品を輸入する事業者にも正味量の表示が義務付けされている．

計量法は，1992年に大改正が行われ，1999年10月1日から完全施行された[5]．単位はSI単位系が基本になるため，エネルギーはジュール（J）やキロジュール（kJ）で表記するが，用途を限定して継続使用可能な非SI単位として，栄養・代謝に関しては，従来どおりカロリー（cal）やキロカロリー（kcal）が使える．栄養改善法の栄養表示基準でもキロカロリー（kcal）を使用するよう定められている．一方，四訂食品成分表では，kcalとkJを併記している．

4.2.5 不当景品類および不当表示防止法

公正取引委員会が所管するこの法律では，公正な競争を確保し，一般消費者の利益を保護するために，不当な表示を禁止している．

これに基づいて，各業界では，表示に関する事項について，自主的に設定する業界のルールとして，公正取引委員会の認定を受けて，食品の表示に関する公正競争規約を締結している．この規約は，業界の自主規制機関（公正取引協議会など）により運営され，会員事業者に対して拘束力を持つ．

表示に関する公正競争規約には，「飲用乳」「はっ酵乳・乳酸菌飲料」など39種類がある．

4.3 主な任意表示

4.3.1 アレルゲン表示

現在，食品衛生法では，食品中のアレルギー物質（アレルゲン）についての表示は義務付けられていない．食品衛生調査会の表示特別部会の平成10年度の報告書[4]のなかで，アレルゲンに関する表示の今後のあり方として，コーデックス委員会でアレルゲンとして知られる下記の8種類の原材料を含む食品については，その旨を表示する案が採択されたことなどの国際的な動向などを踏まえ，健康被害の発生防止の観点から，アレルゲンを含む食品に対し，表示を義務付けるよう，提言している．しかし，具体的な方法は示しておらず，今後の検討課題としている．

コーデックス委員会で表示を規定した物質を下記に示す．

① グルテンを含む穀類およびその製品．

② 甲殻類およびその製品．
③ 卵および卵製品．
④ 魚およびその製品．
⑤ ピーナッツ，大豆およびその製品．
⑥ 乳・乳製品（ラクトースを含むもの）．
⑦ 木の実およびその製品．
⑧ 亜硫酸塩を 10 mg/kg 以上含む製品．

アレルゲンは種類が多く，個人の体質などの特異性によるものであるから，一般的な表示としては考慮しにくい．したがって，通常は原材料表示を，消費者になるべくわかりやすい形で示し，商品選択の利便に供するようにすることを，第一義とすべきである．

なお，商品のなかには，「大豆を使用しておりません」「卵使用」など，いわゆる親切表示を施してあるものがみられる．とくに「不使用」をうたった場合は，当該物質の副原材料からの移行や製造工程での混入に充分注意しなければならない．

4.3.2 PL に関わる表示

製造物責任法（PL 法）が制定された 1994 年 7 月前後から，各企業や業界団体で PL 対策としての表示（注意・警告）への関心が高まり，積極的に実施されるようになった．

警告表示の基本姿勢としてつぎのことに注意する．

注意・警告表示の本来の目的は，製造物責任法でいう責任主体が製品の使用者に対して製品の誤使用や内在する危険性について，表示によって注意・警告することにより，使用者に製品を適正に使用させたり，危険を回避させ，被害の発生を未然に防止することにある．

何もかも注意・警告することは，注意・警告表示の本来の目的から大きく逸脱しており，注意・警告の効果を薄め，逆に表示そのものを不適切なものにする可能性があることを認識する必要がある．

食品の場合，スペースが限られることが多いので，不要な（きわめて常識的な）表示をしないよう気をつける．不要な表示が多くあると，肝心の表示が埋没してしまうことになる．また，免責のための表示ととられかねないので注意する．「表示があれば免責される」とは考えないこと．

表示する範囲は，合理的に予見できる危険または誤使用までであり，その範囲を超えた危険や誤使用については一般的には表示を行う必要はないと考えられている．

したがって，商品の消費・使用場面で，その商品に内在している危険性や，通常予見される使用形態以外での危険性が，現時点での業界の技術水準からみて，設計変更や技術変更では回避できないときに，表示の見直しを検討する．

表示の内容は，何が危険か，何をしてはならないか，注意・警告を守らなかった場合どうなるかなど，事故の回避方法が原則となる．一般の使用説明文や品質に関わる表示とは区別し，これらと混在させないこと[6-8]．

4.3.3 容器包装資材表示

雪印乳業(株)に消費者から寄せられた照会のうち，容器包装に関するものは，1998 年度で約 500 件あった．このなかで多い質問としては，
① 容器の材質に関するもの（材質は何か）．
② 容器は燃やせるか（燃えるごみか）．
③ 燃やしたときダイオキシンなどの有害物質が発生しないか．
④ 環境ホルモンは含まれていないか．
などであり，消費者の安全性や環境に対する意識の高まりが感じられる．

ダイオキシンなどの有害物質発生や環境ホルモンと関連付けて，塩素系プラスチック（ポリ塩化ビニル，ポリ塩化ビニリデン）やポリスチレン，ポリカーボネートなどを使用している商品が消費者から忌避される傾向があり，代替素材への切替えを実施あるいは検討している企業もある．

さらに，企業としては，情報開示の一環として容器包装の材質を明らかにすることが必要と思われる．すでにいくつかの企業で，材質表示を実施しているが，表示の方法は各社各様である．

なお，容器包装リサイクル法が 2000 年 4 月から全面施行されるが，紙およびプラスチックについて，分別の目安となる表示は，現在は義務付けされていない．しかし，義務化の方向で通産省・

厚生省など4省庁で検討中である．

4.3.4 照会先の表示

消費者からの苦情・意見・提案・質問などは，顧客満足（customer satisfaction）の観点から，企業への貴重なメッセージとして受け取り，商品の改良や新製品発掘の重要な機会ととらえ，積極的に対応すべきである．そのためには，連絡先（電話番号）の表示が必要で，できればフリーダイヤルなどの通話料受信者負担電話の設置が望ましい．

4.4 表示の方法

4.4.1 ユニバーサルデザインの考え方

ユニバーサルデザインは，1990年に米国で，ロナルド・メイス氏により提唱された．年齢や能力などにかかわらず，できうるかぎり最大限，すべての生活者に利用可能であるように製品，建物，空間をデザインすることを意味する，社会開発目標に近い，全体的なデザイン・アプローチである．この概念は，特別なニーズを持つ人々のための特別な設計を行うという考え方とは対極にある．バリアフリーなどの特別なニーズという考え方に基づくアプローチでは，結局，障害者や高齢者は物理的環境によって，他の人々から隔離され，阻害されることになる．ユニバーサルデザインが目指すものは，年齢や，障害を持つ，持たないにかかわらず，すべての人々が利用できる空間をつくり出すことである．

4.4.2 ユニバーサルデザインを考慮した容器包装

ユニバーサルデザインを意図した容器包装を目指す場合，たとえば，「開けやすい」「閉めやすい」「出しやすい」「持ちやすい」「残りにくい」「見やすい」「判りやすい」などいくつもの要素がある．

さらに，安全性や環境などを配慮すると，「けがをしない」「いたずら防止」「減容化」「省資源」「リサイクル性」なども加わる．

これらの要素は，これまでも，当然配慮されてきたわけだが，高齢化社会を迎え，一層の検討が必要になっている．

しかし，容器包装の当然の機能としての「漏れない」「保存性」などを達成しようとすると，たとえば，「開けやすい」ことと相反するため，最適ポイントを見つける必要がある．

4.4.3 見やすさの配慮

1) 文字の大きさ

表示する文字の大きさが問題になる．本来，高齢者が読みやすい文字サイズは，11ポイント以上といわれているが，パッケージ表面積などの関係から判断することとなる．

法律などで基準があれば，当然，それにしたがうことになる．たとえば，JAS法の一括表示では，「8ポイント以上の大きさの統一のとれた文字．表示可能面積がおおむね150 cm²以下のものは，6ポイント以上」と定められている．栄養改善法における栄養表示基準でも文字サイズが指定されている（別掲，4.2.2参照）．

2) 字 体

字体にはゴシック体系と明朝体系の2種類がある．一般的には食品関連の表示では，慣例的にゴシック体系が優先される．しかし，同字体のみの表示はメリハリがなく，かえって読みづらくなる場合があることから，場合により，明朝体系の文字を使用し，認知性，視認性を向上させる工夫が必要とされる．

3) 字間・行間

読みやすさの観点から，字間・行間を適切に設定する必要がある．文字の高さ a に対し，$0.25 \sim 0.5 a$ の範囲を行間設定の目安とする．

4) 地色と図色の関係

表示における色彩の扱いについては，読みやすさの観点から，「高明度の地色に低明度の図色」を配置し，地色と図色の間に適切な明度差を設けることを基本とする．

また，PCCS（日本色彩研究所が規定する色彩標準）明度を明度差測定の基準とし，地色と図色の明度差をPCCSにおける明度差で7以上確保することを基本とする．

JAS法では「表示に用いる文字または枠の色は，背景の色と対照的な色とする」とだけ定められている．

5) 視覚的・眼科的障害への配慮

視覚的・眼科的障害への配慮から，地色と図色の組合せが，
① 赤と黒
② 赤と緑
③ 同彩度のもの

というものについては，前項で規定した明度差を達成していたとしても，行わないほうがよい．

6) 絵表示化など

表示は文字（文章）だけでなく，絵・図も直観的に理解できる点で，認識度を上げる有効な方法である．一般には，注意・警告表示に多く用いられ，国際的な基準（ISO 3864-1984 など）や国家基準（ANSI Z 535.2-1991，ANSI Z 535.4-1991 など，米国）などで，ピクトグラム（絵表示）が決められている．

日本では，たとえば，家電業界が統一した警告表示の記号を定めている[9]が，食品では，一部の業界（即席めん，冷凍食品など）や個々の企業でアイコンやピクトグラムが決められているに過ぎない．絵だけでわかることが望ましいが，一般にはフレーズが添えられている．

引用・参考文献

1) 食品表示マニュアル，改訂版（加除式），中央法規出版（1989）
2) わかりやすい食品衛生の手引（加除式），食品保健研究会編，pp. 601～767，新日本法規出版（1999）
3) 早わかり栄養表示基準，厚生省生活衛生局食品保健課新開発食品保健対策室監修，中央法規出版（1997）
4) 平成10年度 食品の表示のあり方に関する検討報告書，厚生省食品衛生調査会表示特別部会（1999）
5) 新計量法とSI化の進め方，通商産業省SI単位等普及推進委員会（1999）
6) 大須賀 弘：食品包装とPL法，日本包装技術協会（1995）
7) 最新実例によるPL法対策関連事例集，日本包装管理士会（1996）
8) 食品の警告表示実例資料集，食品産業戦略研究所，サイエンスフォーラム（1996）
9) 家電製品の安全確保のための表示に関するガイドライン，(財)家電製品協会（1993）

〔髙藤 愼一，根橋 秀邦〕

食品・医薬品包装ハンドブック

2000年7月15日　初版第1刷発行

21世紀包装研究協会 編
監　修　新　田　茂　夫
編集委員長　横　山　理　雄
発　行　者　桑　野　知　章
発　行　所　株式会社　幸　書　房
　　　　　　　　　　　さいわい
東京都千代田神田神保町1-25
電　話　東京(3292)3061(代表)
振替口座　00110-6-51894番

Printed in Japan
2000 ©

三美印刷(株)

本書を引用または転載する場合は必ず出所を明記して下さい．
R 本書の全部または一部を無断で複写複製(コピー)することは，著作権法上での例外を除き，禁じられています．本書からの複写を希望される場合は，日本複写権センター(03-3401-2382)にご連絡下さい．

ISBN4-7821-0175-9　C3058